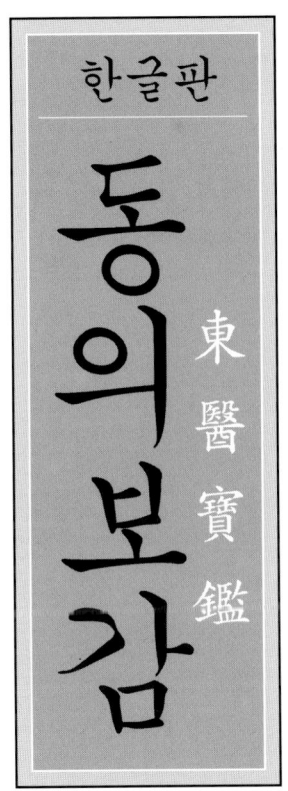

한글판 동의보감 東醫寶鑑

가정건강비전

허준 지음

신라출판사

전신골격

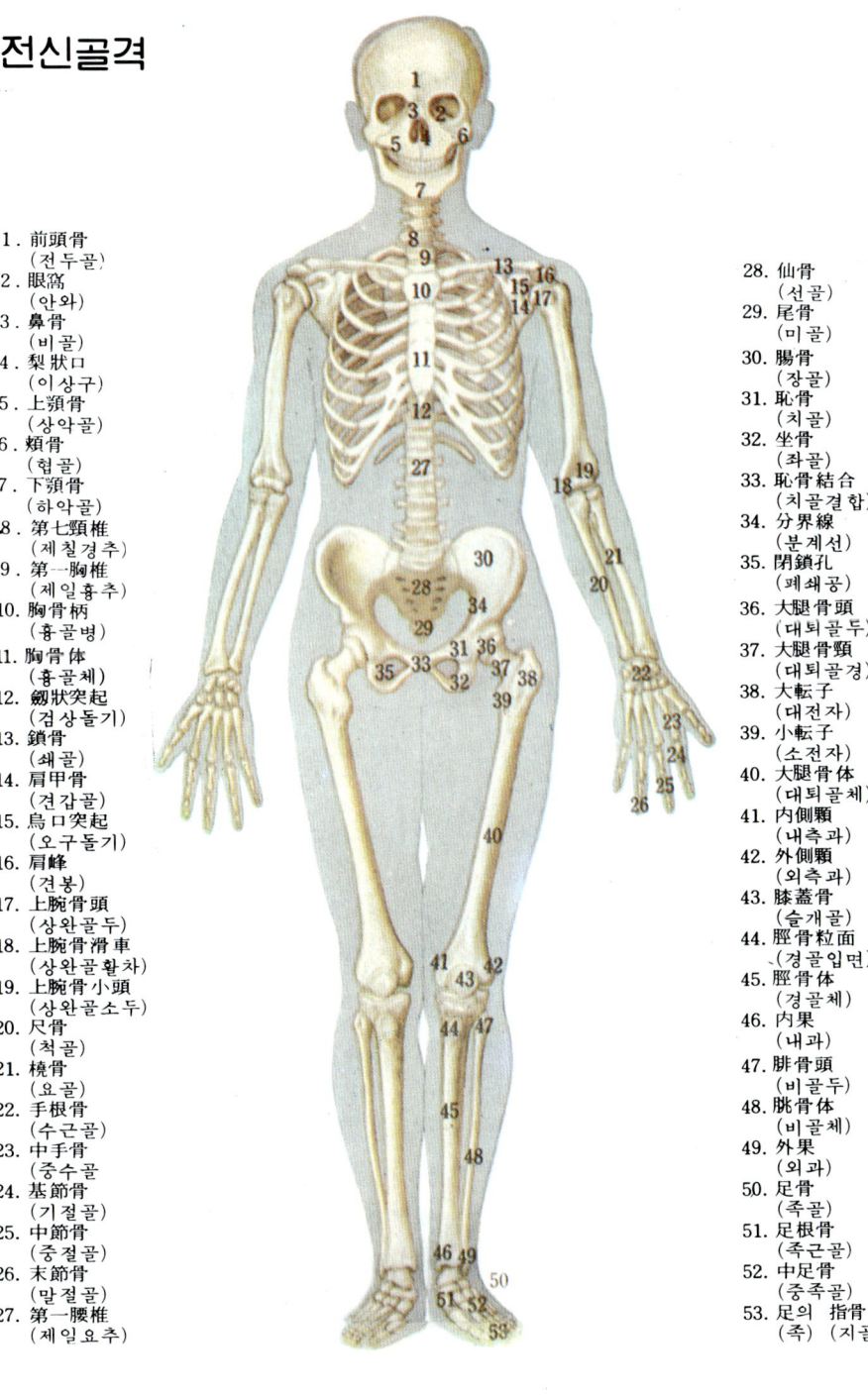

1. 前頭骨 (전두골)
2. 眼窩 (안와)
3. 鼻骨 (비골)
4. 梨狀口 (이상구)
5. 上顎骨 (상악골)
6. 頬骨 (협골)
7. 下顎骨 (하악골)
8. 第七頸椎 (제칠경추)
9. 第一胸椎 (제일흉추)
10. 胸骨柄 (흉골병)
11. 胸骨体 (흉골체)
12. 劍狀突起 (검상돌기)
13. 鎖骨 (쇄골)
14. 肩甲骨 (견갑골)
15. 烏口突起 (오구돌기)
16. 肩峰 (견봉)
17. 上腕骨頭 (상완골두)
18. 上腕骨滑車 (상완골활차)
19. 上腕骨小頭 (상완골소두)
20. 尺骨 (척골)
21. 橈骨 (요골)
22. 手根骨 (수근골)
23. 中手骨 (중수골)
24. 基節骨 (기절골)
25. 中節骨 (중절골)
26. 末節骨 (말절골)
27. 第一腰椎 (제일요추)
28. 仙骨 (선골)
29. 尾骨 (미골)
30. 腸骨 (장골)
31. 恥骨 (치골)
32. 坐骨 (좌골)
33. 恥骨結合 (치골결합)
34. 分界線 (분계선)
35. 閉鎖孔 (폐쇄공)
36. 大腿骨頭 (대퇴골두)
37. 大腿骨頸 (대퇴골경)
38. 大転子 (대전자)
39. 小転子 (소전자)
40. 大腿骨体 (대퇴골체)
41. 内側顆 (내측과)
42. 外側顆 (외측과)
43. 膝蓋骨 (슬개골)
44. 脛骨粒面 (경골입면)
45. 脛骨体 (경골체)
46. 内果 (내과)
47. 腓骨頭 (비골두)
48. 腓骨体 (비골체)
49. 外果 (외과)
50. 足骨 (족골)
51. 足根骨 (족근골)
52. 中足骨 (중족골)
53. 足의 指骨 (족) (지골)

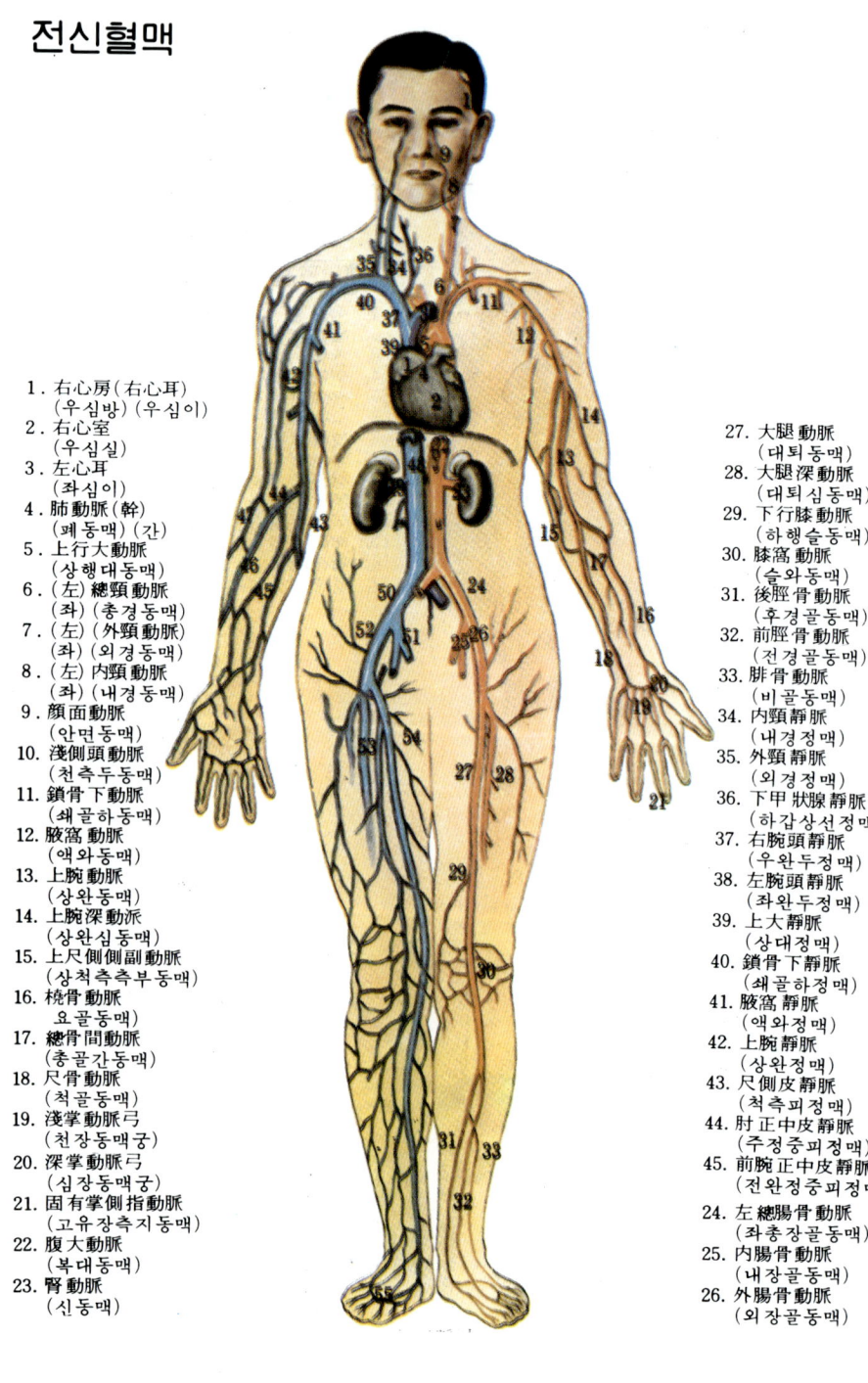

전신내장 (앞면)

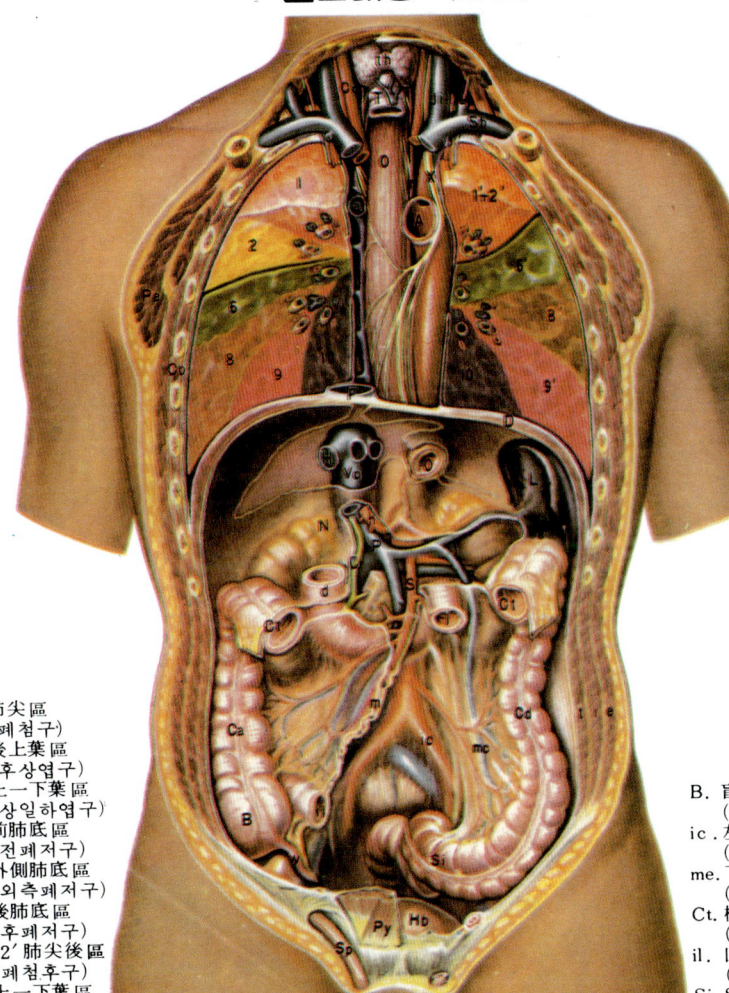

1. 肺尖區 (폐첨구)
2. 後上葉區 (후상엽구)
6. 上一下葉區 (상일하엽구)
8. 前肺底區 (전폐저구)
9. 外側肺底區 (외측폐저구)
10. 後肺底區 (후폐저구)
1'+2' 肺尖後區 (폐첨후구)
6'. 上一下葉區 (상일하엽구)
8'. 前肺底區 (전폐저구)
9'. 外側肺底區 (외측폐저구)
10'. 後肺底區 (후폐저구)
th. 甲狀腺 (갑상선)
Cc. 右總頸動脈 (우총경동맥)
T. 氣管 (기관)
O. 食道 (식도)

Ji. 左內頸靜脈 (좌내경정맥)
Sb. 左鎖骨下靜脈 (좌쇄골하정맥)
A. 大動脈弓 (대동맥궁)
X. 左迷走神經 (좌미주신경)
r. 左反回神經 (좌반회신경)
a. 奇靜脈 (기정맥)

F. 大靜脈孔 (대정맥공)
P. 門靜脈 (문정맥)
h. 固有肝動脈 (고유간동맥)
d. 十二指腸 (십이지장)
C. 總胆管 (총단관)
H. 右肝靜脈 (우간정맥)

S. 上腸間膜動脈 (상장간막동맥)
i. 空腸上部斷端 (공장상부단단)
Ca. 上行結腸 (상행결장)
Cd. 下行結腸 (하행결장)
m. 小腸間膜切斷線 (소장간막절단선)
w. 虫垂 (충수)

B. 盲腸 (맹장)
ic. 左總腸骨動脈 (좌총장골동맥)
me. 下腸間膜動靜脈 (하장간막동정맥)
Ct. 橫行結腸의 斷端 (횡행결장의 단단)
il. 回腸의 斷端 (회장의 단단)
Si. S 狀結腸 (S상결장)
e. 外腹斜筋 (외복사근)
i. 內腹斜筋 (내복사근)
t. 腹橫筋 (복횡근)
Hb. 膀胱 (방광)
Py. 錐体筋 (추체근)
Sp. 精索 (정색)
N. 副腎 (腎上体) (부신신상체)

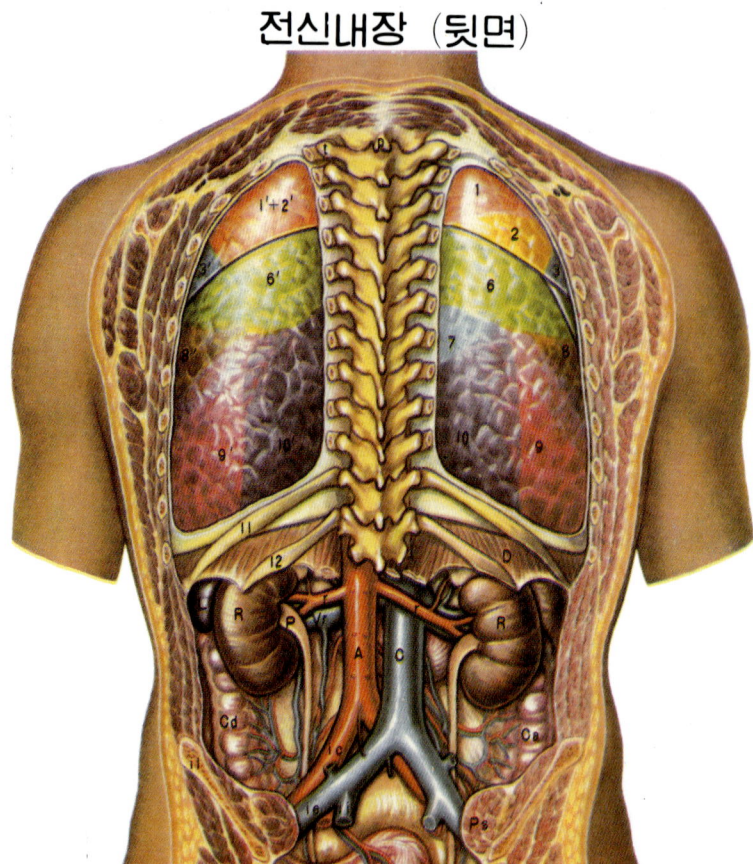

전신내장 (뒷면)

1. 肺尖區 (폐첨구)
2. 後上葉區 (후상엽구)
3. 前上葉區 (전상엽구)
6. 上一下葉區 (상일하엽구)
7. 內側肺底區 (내측폐저구)
8. 前肺底區 (전폐저구)
9. 外側肺底區 (외측폐저구)
10. 後肺底區 (후폐저구)
p. 第七頸椎(尖椎)의 棘突起 (제 7 경추(첨추)의 극돌기)
t. 第一胸椎橫突起 (제 1 흉추횡돌기)
1'+2'. 肺尖後區 (폐첨후구)
3'. 前上葉區 (전상엽구)
6'. 上一下葉區 (상일하엽구)
8'. 前肺底區 (전폐저구)
9'. 外側肺底區 (외측폐저구)
10'. 後肺底區 (후폐저구)
11. 第十一肋骨 (제십일늑골)
12. 第十二肋骨 (제십이늑골)
D. 橫隔膜 (횡격막)
L. 脾臟 (비장)
R. 腎臟(左右) (신장(좌우))
P. 腎盤(腎盂) (신반(신우))
A. 腹大動脈 (복대동맥)
C. 下大靜脈 (하대정맥)
r. 腎動脈(左右) (신동맥 좌우)
Vr. 左腎靜脈 (좌신정맥)
Ca. 上行結腸 (상행결장)
Cd. 下行結腸 (하행결장)
ic. 左總腸骨動脈 (좌총장골동맥)
ii. 左內腸骨靜脈 (좌내장골정맥)
ie. 左外腸骨靜脈 (좌외장골정맥)
S. S 狀結腸 (S상결장)
M. 直腸 (직장)
il. 腸骨翼의 斷面 (장골익의 단면)
Ps. 大腰筋의 斷面 (대요근의 단면)
is. 坐骨의 斷面 (좌골의 단면)

각종 생약초

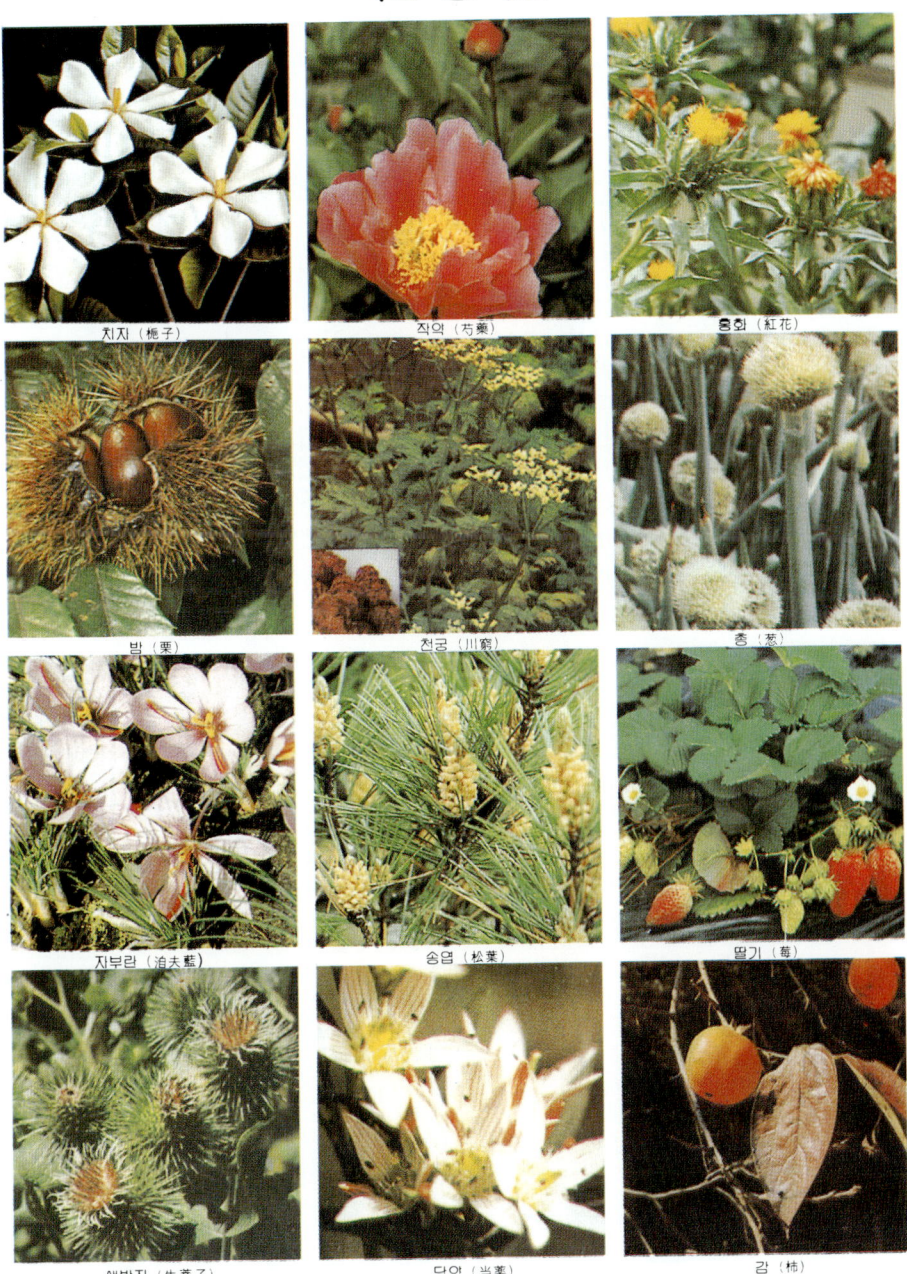

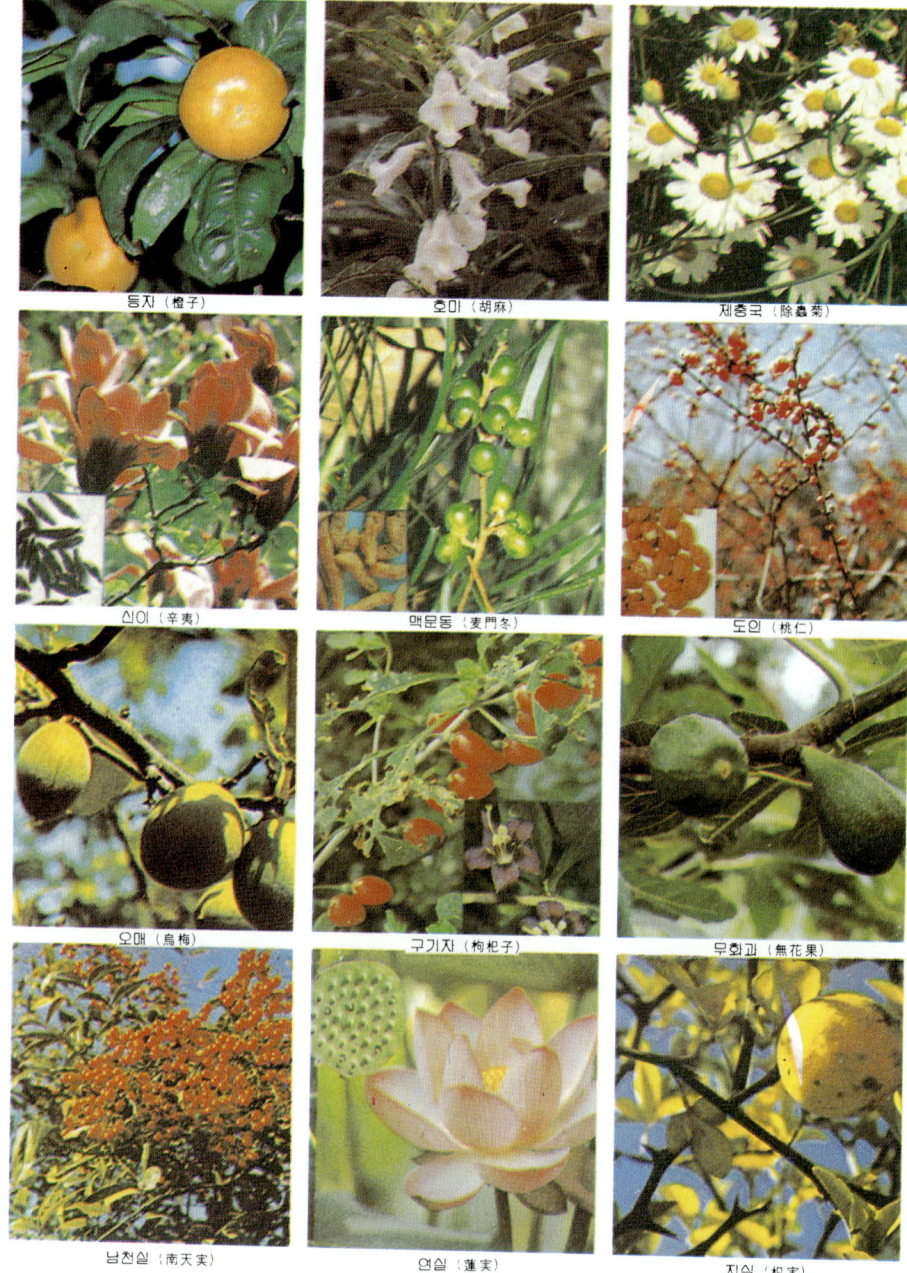

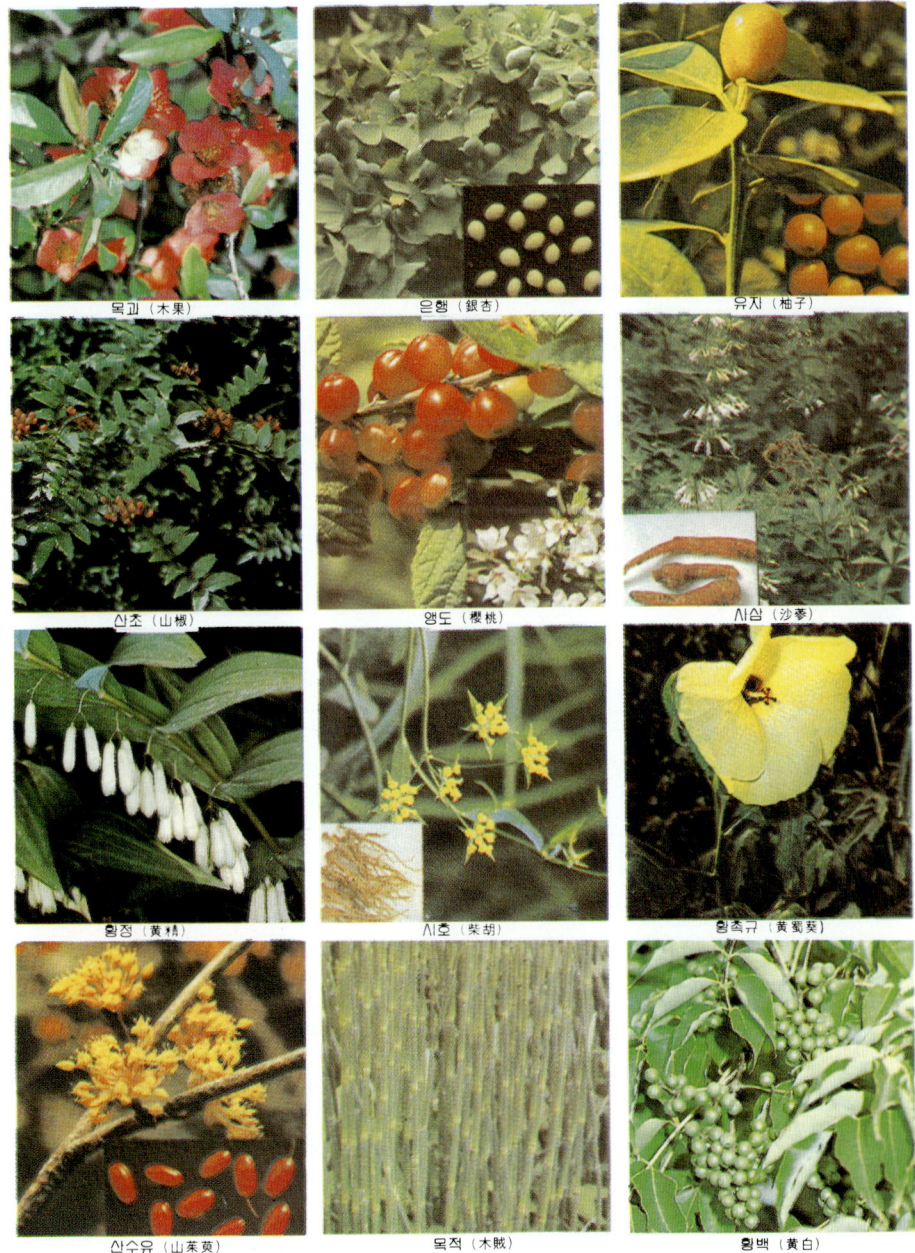

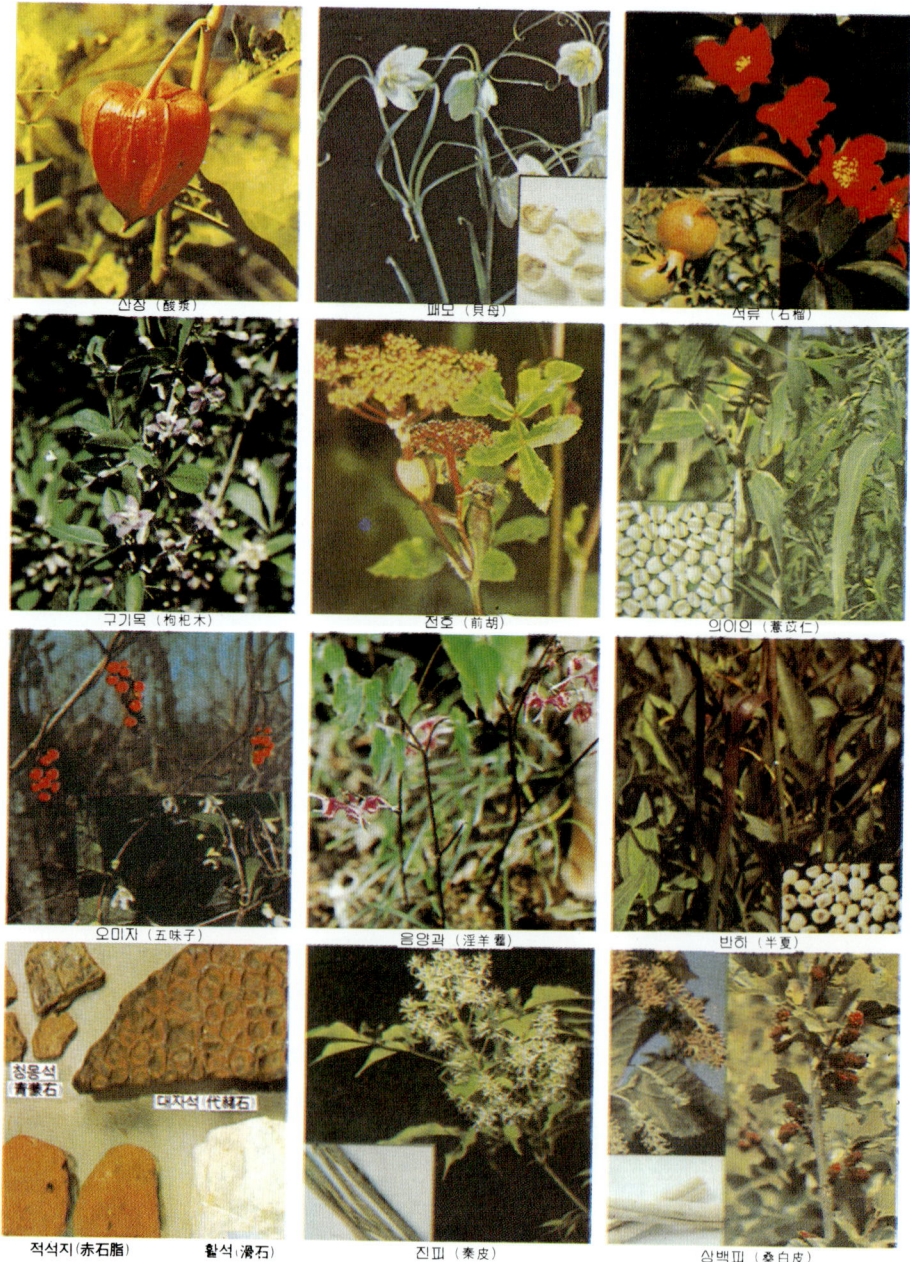

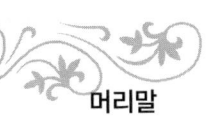
머리말

　동의보감(東醫寶鑑)은 누구나 너무나 잘 아는 바와 같이 서기 1613년 음력으로 11월(광해군 5년)에 왕명으로 내의원(內醫院)에서 처음 발행된 명의(名醫) 허준이 편찬한 광대한 임상 경험의 총서이며 빛나는 우리나라 한방 문화재이다.

　더욱이 이 책은 국내에서 뿐 아니라 동양 삼국에서 공통적인 평가를 받아 1714년에는 일본에서 1766년에는 청국에서 각각 간행하기 시작하였고 오늘날까지 계속 중간(重刊)되고 있으며 오늘날 동양 3국의 중견층 한의사들은 대부분이 가지고 있는 이 책은 4세기 동안에 걸쳐서 한방의 원전으로 보급되어 왔다.

　이와 같이 세기적인 한방 의학의 진서임에도 불구하고 오늘날 서구문화가 전파되면서 부터 차츰 고대의 문화를 경시하고 신학문을 중시하는 나머지 우리나라의 한방 의학은 청산속에 묻힌 옥(玉)이 되어 있으나 이미 의학의 선진국에서는 그 옥을 발굴하여 과학적으로 증명하여 입증이 되었고 의술의 총아로서 새로운 의술, 장래성 있는 의술로 그 참된 가치를 인정 받아가는 것이 사실이며 이러한 추세하에 한방의학은 종합의학으로서 마치 찬연한 태양의 존재와 같이 군림하고 있는 현실로 더욱이 20세기 후반기에 도래하여 세계의 사조가 동양문화를 검토코자 고전의 연구와 사색에 집중됨에 따라 한방의학의 연구가 궤도에 올라서 날로 왕성하여 가는 장래에 이 책에서는 각 가정에서 손쉽게 활용할 수 있도록 동의보감 원본중에서 단방요법과 침구요법을 총망라하여 난해한 한자와 어려운 술어들을 보기쉽고 이해가 빠르도록 설명하였으며 현대의학에서 버림받는 난치(難治)의 병이라 할지라도 절대적인 효과를 보게 될 것이며 이 책에서 서술한 모든 방법들이 활용 될 것으로 믿으면서 아무쪼록 많이 활용하여서 건강관리에 보탬이 되기를 바란다.

엮은이

목 차

내경편(內景篇) 一

1. 신형(身形) ················17
   신형장부설(身形臟腑說) / 18
   형기(形氣)의 시작에는 / 18
   정(精)·기(氣)·신(神)을 보양할 때 / 18
   구제법(灸臍法) / 25

2. 정(精) ··················26
   정(精)이 신체의 근본일때 / 26

3. 기(氣) ··················29
   기(氣)는 정신의 근체(根蔕) / 29
   기(氣)가 곡식에서 생길때 / 29
   기(氣)가 제병(諸病)의 원인 / 30
   기(氣)가 끊어졌을 때 / 30
   침구법(鍼灸法) / 35

4. 신(神) ··················35
   신(神)이 일신(一身)의 주(主) / 35
   오미가 신(神)을 낳을때 / 36
   침구법(鍼灸法) / 39

내경편(內景篇) 二

5. 혈(血) ··················40
   음혈(陰血)은 수곡(水穀)에서 / 40
   혈(血)이 영(榮)이 될 때 / 40
   혈(血)과 기(氣)가 배합될때 / 40
   맥법(脈法) / 41
   열(熱)이 혈(血)을 살할때 / 41
   침구법(鍼灸法) / 45

6. 몽(夢) ··················46
   혼백(魂魄)이 몽으로 될때 / 46
   음사(淫邪)가 꿈이 될때 / 46
   오장(五臟)의 허증(虛症)·실증(實症)이 꿈이 될때 / 47
   침구법(鍼灸法) / 49

7. 성음(聲音) ················49
   성음(聲音)이 신(腎)에서 나올때 / 49
   성음으로 병의 증세를 분별할 때 / 50
   침구법(鍼灸法) / 52

8. 진액(津液) ················52
   체내(體內)의 진액(津液) / 52
   신이 액을 주관할때 / 53
   침구법(鍼灸法) / 56

9. 담음(痰飮) ················56
   담(痰)·연(涎)·음(飮)의 삼자가 다를때 / 56

담과 음을 청(淸)·탁(濁)으로 분별
할때 / 56
음병(飮病) 팔종(八種) / 57
담병(痰病) 구종(九種) / 58
반하제(半夏製法) / 60
침구법(鍼灸法) / 63

내경편(內景篇) 三

10. 오장육부(五臟六腑)············64
의자(醫者)가 오장육부를 인식할때
/ 64
장부(臟腑)의 음양일때 / 64
장(臟)과 부(腑)의 맡은 일일때 / 64
장부(臟腑)를 진맥할때 / 64
모든 장부의 이상증세 / 64
장부병 치료가 난이할때 / 65

11. 간장(肝臟)··················68
간장(肝臟)의 형상일때 / 68
간장의 병증(病症)일때 / 68
간장병의 허실일때 / 69
간장병이 간헐적으로 심해질때 / 69

12. 심장(心臟)··················72
심장(心臟)의 형상일때 / 72
심장병의 증세일때 / 72
심장병의 허(虛)와 실(實) / 73

13. 비장(脾臟)··················76
비장(脾臟)의 형상일때 / 76
비장(脾臟)의 병증(病症) / 76

비장병의 허와 실 / 76

14. 폐장(肺臟)··················79
폐장(肺臟)의 형상일때 / 79
폐장병의 증세일때 / 80
폐장병의 허와 실 / 80
폐병이 간헐적으로 심해질때 / 80

15. 신장(腎臟)··················83
신장(腎臟)의 형상일때 / 83
신장의 병증일때 / 83
신장병의 허와 실 / 83

16. 담낭(膽囊)··················87
담낭(膽囊)의 형상 / 87
담낭병의 증세일때 / 87

17. 위(胃)·····················88
위(胃)의 형상 / 88
위병(胃病)의 증세 / 89
위병의 허와 실 / 89

18. 소장(小腸)··················92
소장(小腸)의 형상일때 / 92
소장병의 외증(外症) / 92
소장병의 증세일때 / 93

19. 대장(大腸)··················94
대장(大腸)의 형상 / 94
대장병(大腸病)의 외증(外症) / 94
대장병의 증세일때 / 94

20. 방광(肪胱)··················97
    방광병의 형상일때 / 97
    방광병의 외증 / 98
    방광병의 증세일때 / 98

21. 삼초(三焦)··················100
    삼초(三焦)의 형상일때 / 100
    삼초병의 외증(外症) / 101
    삼초병의 증세 / 101

22. 포(胞)··················103
    포(胞)의 형상일때 / 103
    월경에 이상이 있을때 / 103
    월경질환과 혈색 / 103
    적·백 대하증 / 104
    침구법(鍼灸法) / 111

23. 충(蟲)··················111
    삼시충(三尸蟲) / 111
    오장충(五臟蟲) / 112
    충(蟲)의 외증(外症) / 112
    노채병의 증세일때 / 113
    침구법(鍼灸法) / 119

내경편(內景篇) 四

24. 소변(小便)··················121
    소변의 원인일때 / 121
    소변색을 분별할때 / 121
    각종 임질(淋疾) / 122
    침구법(鍼灸法) / 130

25. 대변(大便)··················131
    대변의 원인일때 / 131
    대변의 병인(病因) / 131
    여러가지 설사증일때 / 132
    사(瀉)와 이(痢)가 다를때 / 135
    오래 설(泄)하여 이(痢)가 될때 / 135
    침구법(鍼灸法) / 143

외형편(外形篇) 一

1. 두(頭)··················144
   두부(頭部)는 천곡(天谷)이며 신(神)을 간직할 때 / 144
   두부병의 외증(外症) / 144
   두통의 불치와 난치증 / 147
   침구법(鍼灸法) / 152

2. 면(面)··················153
   얼굴에 열이 있을때 / 154
   얼굴에 오색(五色)이 있을때 / 154
   위풍증(胃風症) / 154
   면상(面上)의 잡병일때 / 155

3. 안(眼)··················159
   눈이 장부(臟腑)의 정(精) / 159
   눈병의 원인일때 / 160
   내장(內障) / 160
   외장(外障) / 161
   예막(瞖膜) / 161
   원시와 근시일때 / 162

침구법(鍼灸法) / 172

4. 이(耳) ······················· 173
   귀와 눈의 양기(陽氣) / 173
   귀가 가려울 때 / 173
   귀에 벌레가 들어갔을 때 / 174

5. 비(鼻) ······················· 178
   비(鼻)를 신려(神廬) / 178
   면(面) 비(鼻)가 자흑(紫黑) / 180
   비색을 보고 병을 구별할때 / 180
   침구법(鍼灸法) / 182

6. 구설(口舌) ··················· 182
   입을 옥지(玉池)라고 할때 / 182
   혀가 심(心)에 속할때 / 182
   구진(口唇)이 비(脾)에 속할때 / 183
   설종(舌腫) / 183
   중설(重舌) / 184
   설장(舌長)과 설단(舌短) / 184
   설(舌)에 태(胎)가 생길때 / 184
   혓바늘이 돋아날 때 / 185
   소아의 구설병(口舌病) / 185
   침구법(鍼灸法) / 190

7. 아치(牙齒) ··················· 190
   이와 뼈의 관계일때 / 190
   치통을 7종으로 구별할때 / 191
   충치통을 치료할때 / 192
   치옹(齒䧺)이 있을때 / 193
   통치(痛齒)를 뺄 때 / 193
   치병의 금기일때 / 194

침구법(鍼灸法) / 198

8. 인후(咽喉) ··················· 199
   인(咽)과 후(喉) / 199
   인후의 병명과 증세일때 / 200
   침구법(鍼灸法) / 207

9. 경항(頸項) ··················· 207
   경항(頸項)의 크기 / 207
   경항의 위치 / 207
   항강(項強) / 208
   침구법(鍼灸法) / 208

10. 배(背) ······················ 209
    배척(背脊)의 골절수(骨節數) / 209
    배통(背痛) / 209
    척강(脊強) / 209
    배(背)의 구루(傴僂: 꼽추) / 209
    침구법(鍼灸法) / 210

외형편(外形篇) 二

1. 흉(胸) ······················ 211
   흉격(胸膈)의 명칭일때 / 211
   심통(心痛)과 위완통(胃脘痛) / 211
   심통(心痛)이 6종일때 / 212
   침구법(鍼灸法) / 220

2. 젖(乳) ······················ 221
   유방의 간격일때 / 221
   남신(男腎) • 여유(女乳)가 성명의
   근본이 될때 / 221

산후에 젖이 나오지 않을때 / 222
산전에 젖이 날 때 / 222
젖을 안나게 할때 / 222
유두가 파열할 때 / 222
유현증(乳懸症) / 222
침구법(鍼灸法) / 226

3. 복(腹) ·····················226
　배의 둘레의 크기일때 / 226
　대복(大腹)・소복(小腹) / 226
　복통(腹痛)에 6종이 있을때 / 226
　복피(腹皮)가 마비되거나 아플때 / 228
　침구법(鍼灸法) / 229

4. 제(臍) ·····················230
　요통(腰痛)을 10종으로 구별할때 / 230
　침구법(鍼灸法) / 234

5. 협(脇) ·····················235
　협액(脇腋)의 크기일때 / 235
　협액과 간담(肝膽)의 관계일때 / 235
　협통(脇痛)을 6통으로 구별할때 / 235
　액취(腋臭) / 235
　침구법(鍼灸法) / 237

6. 피(皮) ·····················237
　피부의 구분일때 / 237
　반진(班疹) / 237
　음증발반(陰症發班) / 238

내상발반(內傷發班) / 238
발반(發班)의 증세 / 238
은진(癮疹) / 238
단독(丹毒) / 238
침구법(鍼灸法) / 242

7. 육(肉) ·····················243
　육(肉)이 비위(脾胃)에 속할때 / 243
　군(䐃)이 육(肉)의 본보기일때 / 243
　육탈(肉脫)의 난치증 / 244
　육(肉)의 기(氣)가 끊어진 때 / 244
　구법(灸法) / 247

8. 맥(脈) ·····················248
　맥이 혈기(血氣)에 앞설때 / 248
　맥이 움직이는 규칙일때 / 248
　사시맥(四時脈) / 248
　촌(寸)・관(關)・척(尺)의 임무일때 / 249
　침구법(鍼灸法) / 252

9. 근(筋) ·····················252
　근(筋)이 간(肝)에 속할때 / 252
　근(筋)의 완급(緩急) / 252
　근병의 외증(外症)일때 / 253
　근이 끊어진때 / 253
　근이 신(腎)에 속할 때 / 256
　골(骨)이 수(髓)의 부(俯)가 될때 / 256
　골병의 외증(外症)일때 / 257
　골절증에 기(氣)가 끊어진때 / 257
　침구법(鍼灸法) / 259

외형편(外形篇) 三

1. 수(手) ··············· 260
   수부(手部)의 크기일때 / 260
   손이 견(肩)·노(臑)·주(肘)·비(臂)·완(腕)을 거느릴때 / 260
   사지(四肢)가 제양(諸陽)의 근본이 될때 / 260
   수장(手掌)으로 위(胃)를 점할때 / 260
   사지(四肢)의 열(熱) / 261
   사지(四肢)를 못 쓸때 / 261
   수족(手足)이 얼어 떠질때 / 261
   침구법(鍼灸法) / 263

2. 족(足) ··············· 264
   족부(足部)의 크기일때 / 264
   발이 비(脾)·고(股)·슬(膝)·빈(臏)·천(腨)·경(脛)·완(腕)을 거느릴때 / 265
   궐(厥)에 한(寒)과 열(熱)이 있을때 / 265
   각기병(脚氣病)의 치료법 / 267
   각기(脚氣)를 안마(按摩) / 267
   위(痿)병의 원인일때 / 267
   위(痿)병의 치료 / 268
   각기병의 위험일 때 / 269
   침구법(鍼灸法) / 273

3. 모발(毛髮) ··············· 274
   머리털이 신(腎)에 속할때 / 274
   머리털과 혈(血)의 관계 / 274
   수발(鬚髮)과 황락(黃落) / 274
   수발을 검게 할때 / 274
   모발에 빗질을 많이 할때 / 276
   모발의 위험일때 / 276

4. 전음(前陰) ··············· 278
   전음(前陰)이 종근(宗筋)에 속할때 / 278
   전음(前陰)의 제질환(諸疾患) / 279
   산병(疝病)의 원인일때 / 279
   맥법(脈法) / 280
   산병(疝病)의 증세일때 / 281
   모든 산(疝)의 치료일때 / 281
   음종(陰縱)과 음축(陰縮) / 283
   음낭(陰囊)의 습양(濕痒) / 285
   제산(諸疝)을 치료할때 / 285
   산병의 위험한 증세일때 / 285
   산병(疝病)의 금기(禁忌) / 285
   음낭병의 위험한 증세일때 / 285
   침구법(鍼灸法) / 294

5. 후음(後陰) ··············· 295
   치병(痔病)의 원인일때 / 295
   치(痔)가 치(峙) / 296
   치(痔)에 내외(內外)가 있을때 / 296
   장풍(腸風)과 장독(臟毒) / 297
   취치충방(取痔虫方) / 298
   누공(漏孔)을 메울때 / 299
   항문(肛門)이 가렵고 아플때 / 300
   치(痔)가 다른 병을 겸할 때 / 300
   치병(痔病)을 치료할때 / 300
   세치법(洗痔法) / 301

훈치법(熏痔法) / 302
치병의 위험한 증세일때 / 302
침구법(鍼灸法) / 307

잡병편(雜病篇)

1. 천지운기(天地運氣) ············ 309
    천지의 형상(形象) / 309
    천지와 인체의 방향일때 / 309
    음양의 차차(差錯) / 309
    용약(用藥)하는 대법(大法) / 310
    병을 치료하는 삼법(三法) / 310
    요병(療病)의 오법(五法) / 310
    위기를 상하지 말아야 할때 / 311
    비(脾)와 수(廀)의 용양법 / 311
    치병(治病)의 팔요(八要) / 312
    치병에 먼저 근원을 제거해야 할때 / 313
    18제(十八劑)를 쓸 때 / 313
    용약(用藥)의 범례(凡例) / 314

2. 토(吐) ··························· 315
    토를 고법(古法)으로 볼때 / 315
    용제(涌劑)를 쓰기 어려울 때 / 315
    조토법(助吐法) / 315
    관비법(灌鼻法) / 316
    토(吐)해서는 안될때 / 316
    하부맥(下部脈)과 토(吐) / 317

3. 한(汗) ··························· 319
    한(汗)을 일찍하는 것을 피할 때 / 319

    발한법(發汗法) / 320
    땀을 내어서는 안되는 증세일때 / 320
    한다(汗多)하면 망양(亡陽) / 320

4. 하(下) ··························· 322
    하(下)가 늦으면 안될때 / 322
    당연히 하(下)해야 할때 / 322
    하(下)가 많아서 음(陰)이 망할 때 / 322
    하(下)를 삼가해야 할때 / 323

5. 풍(風) ··························· 324
    중풍(中風)의 원인 / 324
    치료와 예방 / 325
    비인(肥人)의 중풍(中風)이 많을 때 / 325
    중풍(中風)의 대증(大症) / 325
    졸중풍(卒中風)을 구급(救急) / 326
    난치증(難治症) / 327
    중풍(中風)의 열증(熱症) / 328
    중풍(中風)의 허증(虛症) / 328
    풍병(風病)의 치법(治法) / 328
    역절풍(歷節風)의 증세일때 / 329
    역절풍의 치법(治法) / 329
    금기법(禁忌法) / 330
    파상풍(破傷風)의 원인일때 / 330
    파상풍의 흉증(凶症) / 331
    침구법(鍼灸法) / 338

6. 한(寒) ··························· 340
    겨울에 상한(傷寒) / 340

상한(傷寒)은 대병(大病) / 341
양감상한(兩感傷寒)이 사증(死症) / 341
소양병(小陽病)이 협통(脇痛) / 342
상한(傷寒) 잡증 / 342
상한(傷寒)과 발광(發狂) / 344
상한(傷寒)이 제중증(除中症) / 344
상한(傷寒)의 혈증(血症) / 345
상한(傷寒)의 유증(遺症) / 345
상한(傷寒)의 흉증(凶症) / 346
상한(傷寒)의 난치증 / 346
상한(傷寒)의 십권(十勸) / 347
상한의 기(忌)하는 일 / 349
침구법(鍼灸法) / 351

7. 서(暑) ······ 353
서(暑)가 상화(相火)의 영(令)을 받을때 / 353
상한이 전변에서 온(溫)과 서(暑)가 될때 / 353
서병형증(暑病形症) / 353
중서(中暑)의 구급(救急) / 354
서열(暑熱)의 통치약(通治藥) / 354

8. 습(濕) ······ 355
습(濕)이 수기(水氣) / 355
습에 신통이 많고 서는 신통이 없을때 / 356
습이 내외가 다를때 / 356
습병 치법과 통치약(通治藥) / 356
습병에 한(汗)·하(下) 및 구(灸)하는 것을 금할때 / 357

습병에 대한(大汗)하면 치(痓)가 될때 / 357
침구법(鍼灸法) / 359

9. 조(燥) ······ 360
피가 적은 데에서 조(燥)가 일어날때 / 360
조(燥)가 폐금(肺金)의 병일때 / 360
조(燥)에 혈(血)을 양(養)해야 할때 / 360

10. 화(火) ······ 361
화(火)에 군(君)·상(相)의 2종이 있을때 / 361
화(火)가 원기(元氣)의 적(賊)이 될때 / 361
오장의 열증(熱症)을 분별할때 / 362
장부의 열이 있는 곳을 살펴야 할때 / 363
화열(火熱)에 허와 실이 있을때 / 363
허번(虛煩) / 364
오열(惡熱)과 오한(惡寒) / 364
혈이 체(滯)하여 발열(發熱) / 365
화를 제어할때 / 365
화열(火熱)을 통치할때 / 365
침구법(鍼灸法) / 373

11. 내상(內傷) ······ 373
음식과 약으로서 병을 치료할때 / 373
내상에 음식상과 노권상의 이인(二

因)이 있을때 / 373
식상증(食傷症) / 374
주상(酒傷) / 375
음주금기(飮酒禁忌) / 376
주독이 변해서 모든 병이 될때 / 377
술이 취하지 않게 할때 / 377
내상이 변해서 여러가지 병이 될때 / 377
오미(五味)가 과상하면 병이 될때 / 379
침구법(鍼灸法) / 384

12. 허로(虛勞) ························ 385
　허로병의 근원이 될때 / 385
　허로증(虛勞症) / 386
　오노증(五勞症) / 387
　육극증(六極症) / 388
　칠상증(七傷症) / 388
　전궐증(煎厥症) / 388
　해역증(解㑊症) / 389
　주하증(注夏症) / 389
　이양병(二陽病) / 390
　난치(難治) / 390

13. 곽란(霍亂) ························ 398
　곽란의 원인이 될때 / 398
　곽란의 형증(形症) / 399
　침구법(鍼灸法) / 397
　곽란은 건습이증(乾濕二症)일때 / 399
　건곽란의 치법 / 400
　곽란의 토법(吐法) / 400

곽란의 울법(熨法) / 401
곽란의 침법(鍼法) / 401
곽란의 구법(灸法) / 401
금기법(禁忌法) / 402
난치증(難治症) / 402

14. 구토(嘔吐) ························ 405
　구토(嘔吐)의 원인일때 / 405
　토병(吐病)을 세가지로 볼때 / 406
　열격(噎膈)과 반위병의 원인일때 / 407
　난치의 증세일때 / 408
　침구법(鍼灸法) / 414

15. 해수(咳嗽) ························ 415
　해수병의 원인이 될때 / 415
　기침의 모든 증세일때 / 416
　해수 통치의 약 / 419
　천증(喘症)의 8종일때 / 420
　모든 상이 천수를 일으킬때 / 423
　침구법(鍼灸法) / 429

16. 적취(積聚) ························ 430
　적취의 원인이 될때 / 430
　비괴(痞塊)와 적취의 들어있는 부분 / 431
　비괴병의 치료방법 / 431
　적취의 치법 / 432
　모든 식물에 상해서 적(積)이 될때 / 433

17. 부종(浮腫) ························ 437

부종(浮腫)의 원인이 될때 / 437
부종의 징조일때 / 439
부종의 형증(形症) / 439
수종(水腫)의 치법 / 441
10수증(十水症) / 441
결양증(結陽症) / 442
가치(可治)와 불치증(不治症) / 442
금기법(禁忌法) / 443
침구법(鍼灸法) / 448

18. 창만(脹滿)·················448
 창만의 원인이 될때 / 448
 창만증(脹滿症) / 449
 창병을 7종으로 볼때 / 450
 창만의 치법(治法) / 451
 가치(可治)와 불치증(不治症) / 452
 침구법(鍼灸法) / 455

19. 소갈(消渴)·················455
 소갈의 근원이 될때 / 455
 소갈의 형증(形症) / 456
 식역증(食㑊症) / 457
 소갈이 각기와 상반될때 / 457
 난치증(難治症) / 458
 금기(禁忌) / 458

20. 황달(黃疸)·················464
 황달의 원인이 될때 / 464
 황달을 5종으로 볼때 / 465
 황달의 치법(治法) / 466
 가치(可治)와 불치증(不治症) / 467

21. 해학(痎虐)·················472
 학병(虐病)의 근원이 될때 / 472
 학질의 형증(形症) / 473
 학질의 치법(瘧疾) / 474
 금기법(禁忌法) / 474
 난치와 불치증 / 474
 침구법(鍼灸法) / 477

22. 온역(瘟疫)·················478
 온역의 원인이 될때 / 478
 온역의 형증(形症) / 479
 대두온증(大頭瘟症) / 479
 대두온치법(大頭瘟治法) / 480
 양법(禳法) / 481
 온역의 예방법 / 481
 전염되지 않는법 / 481
 온역열병의 난치증 / 482

23. 사수(邪祟)·················487
 사수의 형증(形症) / 487
 양법(禳法) / 487
 도인법(導人法) / 488
 침구법(鍼灸法) / 492

24. 옹저(癰疽)·················493
 옹저발병의 근원이 될때 / 493
 옹저가 발하려는 증세 / 495
 옹저가 발하면 위험한 부분 / 495
 옹저가 난치 / 496
 옹저의 탕세법(湯洗法) / 498
 장옹(腸癰)과 복옹(腹癰) / 502

장옹을 치료한 경험일때 / 502
부골저(附骨疽) / 504
시발(始發)을 예방할때 / 505
정저(疔疽) / 505
정저의 형증(形症) / 506
정저를 치료할때 / 506
구법(灸法) / 509
애구(艾灸)의 치험(治驗) / 510

25. 제창(諸瘡) ·················· 516
대풍창(大風瘡) / 516
금기법(禁忌法) / 519
아장선(鵝掌癬) / 519
누력(瘰癧) / 520
난치와 가치증 / 520
구법(灸法) / 522
침구법(鍼灸法) / 527
유명·무명한 모든 악창 / 535

26. 제상(諸傷) ·················· 537
금인상(金刃傷) / 537
불치증(不治症) / 537
금창(金瘡)의 맥후(脈候) / 538
활촉과 금인이 뼈에 박혀 맥이 끊어졌을때 / 538
구급(救急) 처방일때 / 538
엎어지거나 떨어지거나 눌려서 상할때 / 542
맥후 및 불치증 / 542
골절(骨折)·근단상(筋斷傷) / 546
이(耳)·비(鼻)·설(舌)이 상해서 끊어진 것을 치료할때 / 549

장상(杖傷) / 549
맞아도 아프지 않는 방법 / 550
사람이 물어서 상했을때 / 551
모든 짐승에 상했을때 / 551
침구법(忱灸法) / 555
충상(蟲傷) / 555
구법(灸法) / 561

27. 부인(婦人) ·················· 561
구사(求嗣)를 할때 / 561
여자의 상(相)을 볼때 / 562
맥법(脈法) / 562
태잉(胎孕) / 563
음양교합을 기피해야 힐때 / 564
임신맥(妊娠脈) / 564
태(胎)를 경험할때 / 565
쌍태(雙胎)와 품태(品胎) / 566
임신의 금기법(禁忌法) / 567
음식의 금기법(禁忌法) / 568
약물의 금기법(禁忌法) / 568
임신중에 조리할때 / 569
반산(半產) / 569
맥법(脈法) / 570
갑자기 낙태가 될때 / 570
얼굴색을 진찰하여 태의 생사를 알때 / 570
해산하려는 증후가 보일때 / 570
사태(死胎)를 산하 시킬때 / 571
포의가 내리지 않을때 / 571
산후의 모든 증산 / 572
산후취법 / 575
산후맥법 / 575

산후허소(産後虛勞) / 576
과월불산(過月不散) / 576
단산(斷産) / 576
과부와 여승의 병이 일반 부인과 다를 때 / 577
부인의 잡병 / 578
침구법(鍼灸法) / 586

28. 소아(小兒) ······················ 588

소아병의 난치 / 588
처음 나서 해독(解毒) 할때 / 588
처음나서 세욕(洗浴) 시킬때 / 588
처음나서 배꼽을 끊을때 / 589
젖을 먹일때 / 589
소아의 보호법일때 / 590
아이를 기르는 10법일때 / 591
변증(變蒸)의 증세일때 / 591
소아의 계병과 기병 / 592
아이의 명의 장단을 볼때 / 592
소아의 맥을 진찰할때 / 593
소아병에 두부와 정신을 중요시 할 때 / 595
소아에 경중이 있고 우는 것에 건습이 있을때 / 595
금구(噤口)・촬구(撮口)・제풍증(諸風症) / 596
제종과 제창을 치료할때 / 597
객오(客忤)와 중오(中忤) / 597
야제(夜啼) / 598
오장이 주관하는 허와 실증일때 / 599
경풍증(驚風症) / 602

경풍에 먼저 나타나는 증세 / 602
경풍을 4종과 팔후(八候)로 볼때 / 603
경풍의 구분과 치료순서 / 604
태경(胎驚)과 간풍(肝風) / 605
급경풍(急驚風) / 605
급경풍의 불치증 / 607
만경풍(慢驚風) / 607
만비풍(慢脾風) / 608
만비풍의 불치증일때 / 609
천조경풍(天吊驚風) / 609
치경(痓痙) / 610
전간(巓癎) / 610
감병(疳病) / 611
발열삼조(發熱三朝) / 619
발열시의 길흉증 / 620
출주삼조(出痘三朝) / 621
기창삼조(起脹三朝) / 622
기창시의 길흉증(吉凶症) / 623
담연(痰涎)과 천수(喘嗽) / 625
설리(泄痢) / 625
복통(腹痛)과 복창(腹脹) / 625
단독(丹毒) / 626
제창(諸瘡) / 627
약독이 임병(淋病)을 이룰때 / 627
두창의 제증(諸症) / 628
두창을 치료할때 / 628
홍사류(紅絲瘤) / 629
소아의 제병사증 / 629
오연(五軟)과 오경(五硬) / 630
말과 걸음이 더딜 때 / 630
침구법(鍼灸法) / 641

내경편(內景篇) 一.

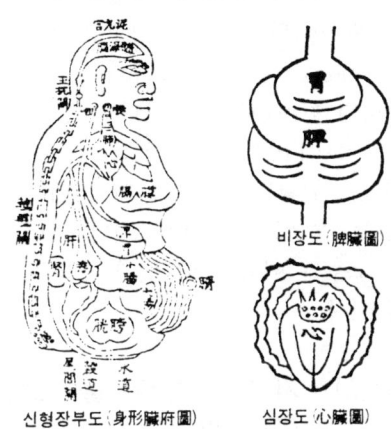

신형장부도(身形臟府圖) 비장도(脾臟圖) 심장도(心臟圖)

1. 신형(身形)

신형장부설 (身形臟腑說)

손진인(孫眞人)이 말하기를, 사람은 하늘과 땅 사이에서도 가장 영귀(靈貴)한 존재에 속하며 둥근 머리는 하늘을 상징(象徵)하고, 모난 발은 땅을 상징한다 하였으며, 하늘에는 사시(四時)가 있듯이 사람의 몸에는 사지(四肢)가 있으며 또한 하늘에는 오행(五行)이 있듯이 사람의 몸속에는 오장(五臟)이 있으며, 하늘에는 육극(六極)이 있듯이 사람 몸에는 육부(六腑)가 있으며 하늘에는 팔풍(八風)이 있듯이 사람 몸에는 팔절(八節)이 있으며, 하늘에는 구성(九星)이 있듯이 사람 몸에는 구규(九竅;아홉개 구멍)가 있으며, 하늘에는 십이시(十二時)가 있듯이 사람 몸에는 십이경맥(十二經脈)이 있으며, 하늘에는 이십사기(二十四氣)가 있듯이 사람 몸에는 이십사유(二十四兪)가 있으며, 하늘에는 삼백육십오도(三百六十五度)가 있듯이 사람 몸에는 삼백육십오골절(三百六十五骨節)이 있으며, 하늘에는 일월(日月)이 있듯이 사람 몸에는 양눈〔眼目〕이 있으며, 하늘에는 주야(晝夜)가 있듯이 사람에게는 오매(寤寐)가 있으며, 하늘에는 뇌전(雷電)이 있듯이 사람은 희노(喜怒)가 있으며, 하늘에는 우로(雨露)가 있듯이 사람은 체루(涕淚)가 있으며, 하늘에는 음양(陰陽)이 있듯이 사람은 한열(寒熱)이 있다.

땅속에는 천수(泉水)가 있듯이 사람 몸속에는 혈맥(血脈)이 있으며, 땅위에는 초목(草木)과 그 속에는 금석(金石)이 있듯이 사람에게는 모발과 치아가 있는 것이다. 모든 것들은 사대·오상(四大·五常)이 묘한 조화속에서 성형(成形)이 되었다고 하였다.

주단계(朱丹溪)는 말하기를, 모든 사람의 형체가 긴 편이 짧은 편만 못하고 큰 편이 작은 편만 못하고 살찐 편이 여윈 편만 못하며, 흰 편이 검은 편만 못하고 연(嫩)한 편이 창(蒼)만 못하며 엷은 편이 두터운 편만은 못한 것이다. 더욱이 살찐 사람의 몸에는 습(濕)이 많고 여윈 사람에게는 화(火)가 많으며, 흰 피부의 사람은 폐기(肺氣)가 약하고 검은 피부의 사람은 신기(腎氣)가 부족하므로 사람들은 나름대로 형색이 다르고 장부(臟腑)도 다른 것이며, 외형은 비록 꼭 같다 해도 치료방법에는 사람 생김에 따라서 다르다고 하였다.

형기(形氣)의 시작에는

건착도(乾鑿度)에 이르기를, 하늘의 형체는 건(乾)으로부터 생겨 났고 건은 태역(太易)・태초(太初)・태시(太始)・태소(太素)로 이루어졌으며, 태역(太易)은 기(氣)가 생기기 이전이므로 태초(太初)는 기(氣)의 처음이 되고, 태시(太始)는 형의 처음이 되고, 태소(太素)는 질(質)의 처음이 되며, 형기(形氣)가 이미 갖추어졌기 때문에 아(痾)가 생기게 되고, 아(痾)는 채(瘵)가 되었고 채(瘵)가 변해서 병이 되었으니 병은 이로 인해 싹트게 된 것이라 하였고, 사람은 태역(太易)에서 시작되고 병은 태소(太素)에서 시작된다고 하였다.

참동계주(參同契註)에 이르기를, 형기가 갖추어지지 않으면 홍몽(鴻*)이라 하고, 이미 갖추어져 있으면 혼륜(混倫)이라고 하였다.《參同契註》

주역(周易)에 이르기는 역(易)이 있어「태극(太極)이 양의(兩儀)를 낳는다」하였고, 여기에서 역(易)은 즉 홍몽(鴻*)이 되며, 태극, 즉 혼륜(混倫)이 되는 것이다. 건곤(乾坤)은 태극이 변한 것, 즉 이것을 합함으로써 태극이・되고 태극을 나눔으로써 건곤(乾坤)이 되며 건곤(乾坤)을 합해서 혼륜(混倫)이라 하였고 다시 나누어 말하면 천지(天地)라 한다.

열자(列子)가 말하기를, 「태초(太初)는 기(氣)의 처음이 되고 태시(太始)는 형(形)의 처음이 된다」하였으니 모두가 이와 같이 연관이 되는 말이 된다.

정(精)・기(氣)・신(神)을 보양(保養)할 때

구선(*仙)에 이르기를, 정(精)은 몸의 근본이 되고 기(氣)는 신(神)의 주(主)가 되며, 형(形)은 신(神)의 집이 된다. 그래서 신(神)을 너무 많이 쓰면 정식(停息)을 하게 되고 정(精)도 또한 과(過)히 쓰면 마르게 되며, 기(氣)도 태로(太勞)하게 되면 끊어지게 된다. 사람이 사는 길은 신(神)이 되며, 형체의 의탁은 기(氣)가 됨으로써 기(氣)도 쇠하게 되면 형(形)이 모손(耗損)하게 된다. 그러기 때문에 장생할 수가 없는 것이다. 모든 유(有)라는 것은 무(無)에서부터 생기게 되고, 형(形)이란 신(神)의 집이 된다. 안전한 집을 마련하지 않고 편안하게 수신과 양신(養神)을 하려고 하니 결국 기(氣)는 흩어지게 되고 공허(空虛)로 돌아가게 되니, 혼(魂)이 놀라서 변태(變態)되는 것을 면하기 어려울 것이다. 촛불을 쓰게 되면 초가 모두 타서 불이 꺼지게 되는 것이며 제방(堤防)이 무너지게 되면 물도 흩어지는 이치와 같은 것이다. 혼(魂)은 양(陽)이 되고 백(魄)은 음(陰)이 되니, 신(神)은 기(氣)가 아주 맑으면 신(神)도 또한 상쾌(爽快)하게되고, 형(形)도 힘을 많이 쓰면 기(氣)가 탁하게 되는 것이다. 기(氣)를 복(服)하는 사람은 천백이 모두 죽게 되니 형체가 땅에 떨어지게 된다. 사람이 죽게 되면 혼백이 하늘과 땅에 갈라지고 물과 불로 분산해서 각각 본 곳으로 들아가세 뇌니, 살아서 한몸인데 죽으면 서로 떨어져 흩어지고 잠기는 것은 자연(自燃)의 이치가 된다. 여기에 비유해서 나무의 뿌리 하나를 불태워보면 그 연기는 위로 오르고 재는 밑에 흩어져 잠기는 것도 또한 자연의 이치와 같은 것이다. 그러므로 신명(神明)은 생화(生化)의 근본이 되고, 정기(精氣)는 만물의 몸체로써 그 형태를 제대로 한다면 살게 되고 또 정기(精氣)를 기른다면 생명은 길어지게 된다. 《懼仙》

황정(黃精)

오랫동안 복용하면 경신(輕身)·주안(駐顏)·불로(不老)·불기(不飢)하고, 근(根)·경(莖)·화(花)·실(實)을 모두 복용(服用)할 수 있다. 물에 담가서 쓴 물을 우려내어 버리고 구증(九蒸)·구폭(九曝)하여 먹는다. 또는 그늘에 말려서 가루로 만들어 맑은 물로 조복(調服)하되 가리는 것은 매실(梅實)을 피해야한다. 《本草》

창포(菖蒲)

경신(輕身)·연년(延年)·불로(不老)한다.

뿌리를 뜨물에 담가서 하룻밤을 재운 뒤 뜨거운 햇볕에 말려서 가루로 하여 찹쌀 죽에 백밀(白蜜)을 조금 넣고 오동 열매 크기의 환을 지어 온주(溫酒)로 아침에는 30알, 저녁에는 20알을 복용한다. 《本草》

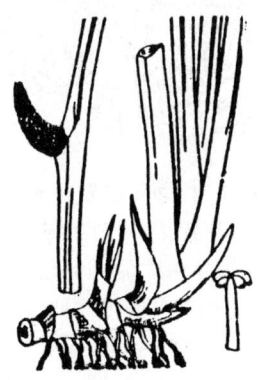

— 창포주방(菖蒲酒方) —

뿌리를 즙으로 짜서 찹쌀의 양과 반반으로, 보통 술 빚을 때와 같은 방법

으로 술을 빚어서 상복하면 연년익수(延年益壽)하고 신명(神明)을 통한다. 《入門》

감국화(甘菊花)

경신(輕身)·내로(耐老)·연년(延年)하고, 묘(苗)·화(花)·엽(葉)·근(根)까지 모두 복용(服用)되니 그늘에 말려서 가루로 하여 주조복(酒調服)이나 또는 꿀로 환을 지어 상복하면 좋다. 《本草》

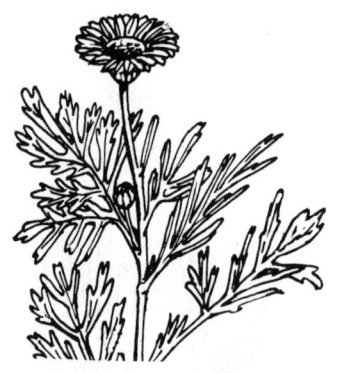

— 국화주방(菊花酒方) —
감국화(甘菊花)·생지황(生地黃)·구기근피(枸杞根皮) 각 5되를 물 10말에 같이 삶아서 5말이 되도록 달인 다음, 찹쌀 5말에 좋은 누룩을 넣어 술을 빚어서 따뜻하게 하여 마시면 근골(筋骨)을 장(壯)하게 하고 골수(骨髓)를 보하여 연년익수(延年益壽)하며 눈을 밝게 한다. 백국화(白菊花)로 하면 더욱 좋다. 《入門》

천문동(天門冬)

오랫동안 복용하면 경신(輕身)·장수(長壽)한다. 뿌리의 껍질을 벗겨서 가루로 하여 술과 같이 복용하거나 또는 생(生)으로 즙(汁)을 짜서 고약처럼 만들어 술에 한두 숟갈씩 타서 마신다. 《本草》

— 천문동주방(天門冬酒方) —
뿌리를 찧어서 즙(汁)을 내어 찹쌀과 같은 분량으로 술을 빚어서 마시고 마른 뿌리는 가루로 하여 술을 빚어도 좋은데 이어(鯉魚)는 금식한다. 《入門》

지황(地黃)

오래 복용하면 경신 불로(經身不老)한다.
뿌리를 찧어서 즙을 내어 끓이다가 백밀(白蜜)을 넣고 다시 끓여서 고약처럼 만들어 오동 열매 크기의 환으로 만든 다음 공복에 더운 술로 30알씩 하루 3회를 복용하되 파·마늘·무를 피하고 철기(鐵器)를 절대로 쓰지 말아야 된다. 《入門》

— 지황주방(地黃酒方) —
찹쌀 1말을 100회쯤 씻어서 잘게 썰은 생지황(生地黃) 3근을 같이 찜통에

찐 뒤 백국(白麴)을 적당하게 반죽하여 술을 빚어서 마신다. 《入門》

출(朮)

달여서 장복하면 경신(輕身)·장수(長壽)하게 된다.

일명 산정(山精)이라고도 하는데 신농경(神農經)에 이르기를, 「오래 살려면 산정(山精)을 먹지 않으면 안된다.」하였다. 뿌리를 뜨물에 담가 검은 껍질을 버리고 볶아서 가루로 하여 1근을 찜통에 찐 다음 복령(茯苓) 8냥을 넣어 꿀로 환을 지어 먹거나 즙을 내어 달여서 술에 타 먹어도 좋고 고약처럼 만들어 먹어도 좋다. 도리(桃李)·합자(蛤子)·마늘·파·무를 금식한다. 《本草》

― 선출탕(仙朮湯) ―

매일 먹으면 연년(延年)·명목(明目)·경신(輕身)·주안(駐顔)·불로(不老)한다.

창출(蒼朮) 19냥(一九兩) 2돈(二錢), 조육(棗肉) 6되, 행인(杏仁) 2냥 4돈, 건강포(乾薑炮) 5돈, 감초자(甘草煮) 5냥(五兩)과 백염초(白鹽炒) 10냥을 가루로 하여 끓인 물로 2돈씩 공복에 복용한다. 《局方》

토사자(兔絲子)

눈이 밝아지고, 몸이 가벼워지며, 연년(延年)하게 된다.

술에 적셔 햇빛에 말린 다음 그대로 찜통에 9회를 쪄서 가루로 하여 매(每) 2돈씩 공복에 더운 술로 하루 2회씩 복용한다. 《本草》

백초화(百草花)

백병(百病)을 다스리고 장생(長生)한다.

옛부터 신선(神仙)이 100가지의 초화(草花)를 채취하여 그늘에 말려 가루로 해서 술에 타 마시거나 꽃즙(花汁)을 끓여 술을 빚어 복용한다. 《本草》

하수오(何首烏)

오래 먹으면 흰머리가 검어지며, 정수(精髓)를 보익(補益)하고 연년불로(延年不老)한다. 가릴 음식은 파·마늘·무·무린어(無鱗魚)를 금하고 철그릇을 쓰지 말아야 한다. 《本草》

※ 또한 뿌리를 뜨물에 담그고 부드럽게 하여 대칼〔竹刀〕로 껍질을 벗긴 다음 잘게 썰어서 검은콩 즙에 담갔다가 그늘에 말린 뒤에 가루로 하여 2돈씩 술로 복용하거나, 또는 꿀로 환을 지어 먹기도 한다.

― 하수오환(何首烏丸) ―

하수오(何首烏) 1근을 뜨물에 담갔다가 그늘에 말린 다음 잘 썰어서 첫아들 낳은 부인의 젖으로 반죽하고 다시 말린 다음 가루로 하여 조육(棗肉)과 함께 찧어서 오동 열매 크기의 환을 지어 첫회는 하루 20알씩, 다음회부터는 매일 10알씩 더해서 먹되 100알이 넘지 않도록 공복에 더운 술 또는 염탕으로 복용한다. 하수오(何首烏)는 양(陽)이 매우 허한 사람이 아니면 단복(單服)을 금한다. 《入門》

송지(松脂)

오래 복용하면 경신(輕身)·불로(不老)·연년(延年)할 수 있다.

송지(松脂) 7근을 뽕나무 잿물 10말에 넣고 끓여서 찬물 속에 담그면 그 즙물이 엉기게 되니, 다시 끓이기를 10회 정도 반복하면 빛이 아주 희게 된다. 그 백색의 송지(松脂)를 가루로 하여 청주나 백밀(白蜜)에 타서 하루 1냥씩을 복용한다. 《得効方》

— 복엽법(服葉法) —

솔잎은 가능한 한 잘게 썰어서 그늘에 말려야 되며 다시 가루로 하여 3돈씩 술에 타서 복용하거나 죽에 타서 먹기도 하고 가루를 낼 때에 큰 검은콩을 볶아서 같이 넣어도 좋으며 온수(溫水)에 타 먹어도 좋다. 《俗方》

괴실(槐實)

오래 복용하면 눈이 밝아지고 흰머리가 검어지며 연년(延年)한다.

괴자(槐子)는 허성(虛星)의 정기(精氣)니 10월 초순경(十月初旬頃)에 열매를 따서 먹으면 백병(百病)을 물리치고 장생(長生)한다. 《本草》

— 괴담환(槐膽丸) —

명목(明目)·흑발(黑髮)·고치(固齒)·연년(延年)한다. 10월 초순경(十月初旬頃)에 괴실(槐實)을 따서 옹기 항아리 속에 넣고 진흙에 소금을 섞어서 항아리의 입을 꼭 봉하여 그늘진 땅을 석자 정도 파고 묻어 두었다가 12월 초순경(十二月初旬頃)에 꺼내어 껍질은 벗겨 버리고 소의 쓸개속에 넣어서 다시 높은 곳에 매어 달아 두었다가 그 다음 해의 청명(淸明) 때에 꺼내어 매일 공복에 백탕(白湯)으로 첫날은 1알, 다음날은 2알로 하루 한알씩 더하여 15알까지를 먹고 다시 하루에 1알씩 줄여서 1알까지 되면 또다시 반복해서 먹는다. 《入門》

백엽(柏葉)

오래 복용하면 백병(百病)을 물리치고 연년(延年)·익수(益壽)한다.

잎은 그늘에 말려서 꿀에 적은 콩알

크기의 환을 지어 81알씩 술로 복용한다. 1년을 복용하면 10년을 연명(延命)하고 2년을 복용하면 20년을 연명(延命)한다. 쇠고기 외에는 모든 고기와 부추·마늘·자총이·평지·무 등을 금식한다. 《本草》

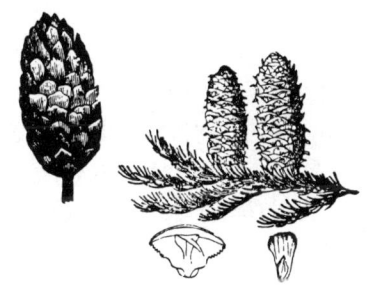

─ 백엽차(柏葉茶) ─

동쪽을 향한 백엽(柏葉)을 따다가 시루에 쪄서 물에 2~3차 씻은 다음 그늘에 말려두고 매일같이 맑은 물로 달여 그 물을 수시로 차(茶) 마시듯이 마신다. 《入門》

구기(枸杞)

오래 복용하면 경신(輕身)·불로(不老)하고 한서(寒暑)를 견디어 장수한다.

줄기의 껍질을 구기(枸杞)라 하는데 대체로 그 열매와 잎의 약효가 같은 것이며, 또한 근(根)·경(莖)·엽(葉)·자(子)를 모두 버리지 않는다.

부드러운 잎은 국이나 나물, 김치를 담가 먹고 껍질과 열매는 말려서 가루로 하여 꿀로 환을 지어 상복(常服)하거나 또는 술에 타서 복용해도 좋다. 《本草》

─ 금수전(金髓煎) ─

빨갛게 익은 구기자(枸杞子)를 술에 담가 두 달이 되면 그 술을 가는체로 걸러내고, 찌꺼기를 짓이겨서 가는 베로 짠 다음 즙을 내어 뚝배기에 끓여 고약처럼 만들어 먹는다. 매일 2회로 2숟갈씩을 더운물에 타서 오래 먹으면 신선(神仙)이 된다고 한다. 《本草》

복령(茯苓)

오래 복용하면 불기(不飢)·연년(延年)·불로(不老)한다.

백복령(白茯苓)에 백국화(白菊花) 또는 백출(白朮)을 합해 환이나 가루를 만들어 마음대로 먹는다.

또는 백복령(白茯苓)의 껍질을 벗겨내고 15일동안 술에 담근 뒤 말려서 가루로 하여 1일 3회로 3돈씩 물에 타서 복용한다.

오래 복용하면 연년(延年)·내로(耐老)하고 얼굴이 동자(童子)와 같이 된다. 《本草》

오가피(五加皮)

오래 복용하면 경신(輕身)·내로(耐老)한다.
뿌리와 줄기를 끓여서 그 물로 술을 빚어 먹는다. 또는 물에 끓여서 차 대신으로 마셔도 좋다. 세상에는 오가피주(五加皮酒)와 가루를 상복(床服)하여 연년(延年)·익수(益壽)한 사람이 많다. 《本草》

상심(桑椹)

오래 복용하면 백발이 검어지고 불로(不老)한다.
검게 익은 뽕나무 열매(오디)를 햇볕에 말려서 가루를 내어 꿀로 환을 지어 장복(長服)하거나 또는 술을 빚어 마셔도 많은 보익(補益)이 된다. 《本草》

연실(蓮實)

오래 복용하면 경신(輕身)·내로(耐老)·연년(延年)·불기(不飢)한다. 껍질과 심(心)을 버리고 가루로 하여 죽을 만들어 먹거나 쌀에 섞어 밥을 지어 오랫동안 먹어도 좋고, 또한 가루를 술에 타서 마셔도 좋다. 《本草》

감인(芡仁)

계두실(鷄頭實) 가시연밥이다. 오래 복용하면 경신(輕身)·불기(不飢)·내로(耐老)한다.
신선방(神仙方)에는 감인과 연실(蓮實)을 합하여 찧어서 떡을 만들어 먹거나 가루로 만들어 먹어도 장생(長生)의 약으로는 참으로 좋은 것이다. 《本草》

— 감인죽(芡仁粥) —
멥쌀 1홉에 가시연밥 가루 2홉을 넣고 죽을 쑤어 공복에 먹으면 정기(精氣)를 보익(補益)하고 귀와 눈을 밝게 한다. 《本草》

해송자(海松子)

죽을 쑤어서 오래 먹으면 경신(輕身)·연년(延年)·불기(不飢)·불로(不老)한다. 《本草》

호마(胡麻)

검은깨(黑脂麻)인데, 오래 먹으면 경신(輕身)·불로(不老)하고 기갈(飢渴)을 견디며 연년(延年)한다.
일명 : 거승(巨勝)이라고도 하는데, 백밀(白蜜)과 거승(巨勝)을 각 1되로 합하여 환으로 지어진 것이 정신환(靜神丸)이다. 또한 호마(胡麻)를 9번 쪄서 9번 햇볕에 말린 다음 향불에 볶아서 절구에 찧어 꿀로 콩알 크기의 환으로 하여 술에 1알씩 먹되 독어(毒魚)

• 생채(生菜)를 금식하면 참으로 장생의 약이 된다. 옛날 노(魯)나라 어느 여자가 날것으로 호마떡과 출(朮)을 먹고, 곡식을 끊은지 80여년 후에도 매우 젊어지고 매일 300리를 걸었다고 한다.
호마(胡麻)・대두(大豆)・대조(大棗)를 합하여 9번 쪄서 9번 햇볕에 말린 다음 떡을 만들어 먹으면 역시 곡식을 먹지 않아도 연년(延年)할 수 있다.《本草》

만청자(蔓菁子)

오래 복용하면 역시 곡식을 먹지 않아도 장생(長生)할 수 있다.
적당량의 만청자를 9번 쪄서 가루로 하여 1일 2회로 2돈씩 물로 복용한다. 《本草》

인유즙(人乳汁)

오장(五臟)을 보(補)하여 살찌게 하고 연년익수(延年益壽)한다.
은(銀)으로 된 그릇에 넣어 새벽 3~5시 사이에 끓여 마시되 매번 마실 때마다 손가락으로 콧구멍을 막고 입을 다물어 입속에서 양치질 하듯이 하여 유즙(乳汁)과 침을 혼합시킨 뒤에 콧구멍으로 호흡하면 기운(氣運)이 명당(明堂)으로부터 뇌(腦)에 들어간다. 여러번 반복한 뒤에 천천히 유즙(乳汁)을 5~7번으로 나누어서 삼킨다. 한(漢)나라의 장창(張蒼)이 인유(人乳)를 오래 먹었더니 나이 100여세가 넘도록 살이 찌고 살색이 희었다고 한다.《本草心法》

백죽(白粥)

새벽 일찍 일어나서 흰죽(白粥)을 먹으면 흉격(胸膈)을 이롭게 하고 위(胃)를 도우며 진액(津液)이 생겨서 하루 종일 청상(淸爽)하고 보익(補益)이 됨으로 특히 노인에게 더욱 좋다. 《入門》

구제법(灸臍法)

어떤 사람이 늙어서도 얼굴색이 동자(童子)와 같기에 사람들이 물었더니, 매년 쥐똥으로 배꼽을 뜸질한다고 하였다.《資生經》
본조(本朝)의 한옹시랑(韓雍侍郞)이 대등협(大藤峽)에서 산적을 토벌하다가 적(賊) 한 명을 포로로 잡았는데 나이 100세가 넘었는데도 아주 건장하므로 그 이유를 물었더니, 「젊었을 때 병이 많았는데 한 이인(異人)에게 배운 다음 해마다 배꼽을 뜸질했더니 자연히 건장해졌다.」라고 하였다.《彙言》

2. 정 (精)

정(精)이 신체의 근본일 때

영추(靈樞)에 이르기를, 양쪽 신(神)이 서로 합해서 형체를 만들어 신체보다 먼저 만들어지는 것을 정(精)이라고 하며, 이 정(精)을 신체의 근본이라 한다.

또한 오곡 백미(五穀百米)의 진액(津液)이 화합하여 끈끈한 액이 되고, 안으로 뼛속에 스며들어가서 수(髓)와 뇌(腦)를 보익(補益)하게 되며, 밑으로 음고(陰股)까지 뻗치게 된다. 만약 음양(陰陽)이 불화(不和)하여 그 끈끈한 액이 넘쳐흘러서 음부(陰部)로 흘러내리고, 또한 흘러내리는 양이 과도하면 허(虛)하게 되고, 허(虛)하면 허리와 등이 쑤시고 아프게 되며, 정강이가 피곤을 느끼게 된다. 또 수(髓)는 골(骨)을 채우고 뇌는 수해(髓海)가 되기 때문에 수해(髓海)가 모자라면 뇌가 어지럽게 되고 귀가 울면서, 모든 어지러운 증세가 일어나는 것이다. 《靈樞》

지황(地黃)

침즙세주(浸汁洒酒)해서 구증 구포(九蒸九曝)한 것을 숙지황(熟地黃)이라 하며, 그늘에 말린 것을 생건지황(生乾地黃)이라 하는데, 성질이 온(溫)하고 자신(滋腎)·보혈(補血)·진정(塡精)·익수(益髓)하며 생건(生乾)은 성질이 평온해서 정(精)과 혈(血)을 보(補)한다. 환으로 먹거나 술에 적셔 먹어도 좋다. 《本草》

토사자(兔絲子)

첨정(添精)·익수(益髓)하고, 신경(腎莖) 속의 한정(寒精)이 스스로 나오는 증세와 귀교설정(鬼交泄精)을 치료하며, 가루로 먹거나 환으로 지어서 먹어도 좋다. 《本草》

육종용(肉蓗蓉)

정수(精髓)를 보익(補益)하고 남자의 설정(泄精)과 얼굴이 검어지는 것을 치료한다. 육종용 4냥을 물로 달여서 햇볕에 말려 가루로 한 다음 깨끗한 양육(羊肉)에 반죽하여 양념과 쌀죽을 타서 공복에 복용한다. 《本草》

오미자(五味子)

남자의 정(精)을 보익(補益)해 준다. 고(膏)는 정기(精氣)를 삽(澁)하게 하고, 몽유(夢遺)와 활탈(滑脫)을 치료하는 것이니, 1근을 깨끗하게 씻어서 물에 담그어 하룻밤 잰 뒤 즙을 짜서 냄비에 넣어 꿀 2근을 넣고 끓이면 끈끈한 고약이 된다. 이것을 1~2수저씩 공복에 백탕(白湯)으로 복용한다. 《本草》

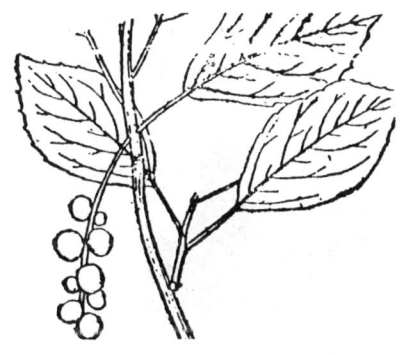

하수오(何首烏)

정수(精髓)를 보익(補益)해 준다. 뿌리를 뜨물에 담가서 하룻밤을 재이고, 대나무 칼로 껍질을 긁어버리고 검은콩즙에 담가서 햇볕에 말려 가루로 하여 순한 술로 복용하거나 또는 꿀로 환을 만들어 먹어도 좋다. 《入門》

백복령(白茯苓)

술에 적신 뒤 광명사(光明砂)와 같이 쓴다. 비정제(秘精劑 : 東垣湯液)·심허몽설치제(心虛夢泄治劑)로서 가루로 하여 매번 4돈씩 1일 3회에 미음으로 복용한다. 《直指》

산수유(山茱萸)

정수(精髓)를 첨익(添益)하고 또한 비정(秘精)한 것이니 달여 먹거나 환으로 먹으면 모두 좋다. 《本草》

금앵자(金櫻子)

정기(精氣)를 삽(澁)하게 하고 유설(遺泄)을 치료하며, 계두실(鷄頭實) 같이 수륙단(水陸丹)을 만들어 복용한다. (처방은 정전〈正傳〉 참조) 《本草》

구기자(枸杞子)

정기(精氣)를 보익(補益)하는 것이니 환복(丸服)이나 주침복(酒浸服) 모두 좋다. 《本草》

모려(牡蠣)

귀교(鬼交)·설정(泄精)·정활 불

고(精滑不固) 등을 치료하니 불에 말리고 초(醋)에 7차례 담갔다가 초호(醋糊)로 오동 열매 크기의 환을 지어 50알씩 공복에 염탕으로 복용한다. 이것을 고진환(固眞丸)이라고 한다. 《東垣》

상표소(桑螵蛸)

정기(精氣)를 보익(補益)하고 누정(漏精)을 치료하니 찜통에 쪄서 가루로 하여 미음에 타서 복용하거나 환으로 지어 복용한다. 《本草》

원잠아(原蠶蛾)

정기(精氣)를 보익(補益)하고 설정(泄精)을 멈추게 한다. 구워서 가루나 환(丸), 또는 산(散)을 해서 복용한다. 《本草》

청령(蜻蛉)

즉 청정(蜻蜓)을 말한다. 정(精)이 새는 것을 멈추게 하니 볶아서 가루나 환으로 하여 복용한다. 《本草》

계두실(鷄頭實)

즉 감인(坎仁)을 말한다. 정기(精氣)를 보익(補益)하고 정(精)을 비장(秘臟)하니 가루나 산(散)·환(丸), 또는 죽으로 복용하면 좋다. 《本草》

복분자(覆盆子)

신정(腎精)의 허갈(虛竭)한 증세를 치료하니 쪄서 말린 다음 가루나 산(散), 또는 환(丸)으로 하여 복용한다. 《本草》

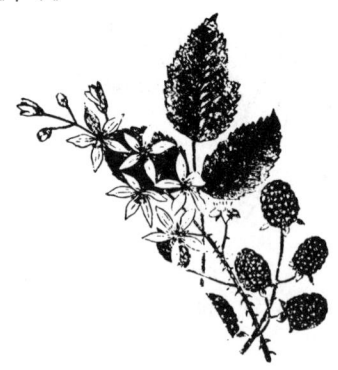

호마(胡麻)

즉 흑지마(黑脂麻)를 말한다. 정수(精髓)를 메우고 다스리는 데 효력이 크다. 반나절 동안 술에 쪄서 산(散), 또는 환(丸)으로 하여 복용한다. 《本草》

구자(韭子)

몽설(夢泄)과 설정(泄精)을 치료하니 상표소(桑螵蛸)와 용골(龍骨)을 더하여 살짝 볶은 다음 산(散)이나 환(丸)으로 해서 복용한다. 《本草》

용골(龍骨)

몽설정(夢泄精)을 치료하는 약으로, 불에 구워서 구자(韭子)와 같이 가루로 하거나 산(散) 또는 환(丸)으로 복용한다. 《本草》

녹용(鹿茸)

몽설(夢泄)과 설정(泄精)을 치료하니 불에 구워서 털을 버리고 산(散)이나 환(丸)으로 하여 복용한다. 《本草》

황구육(黃狗肉)

정수(精髓)를 보진(補*)하니 오래 고아서 간을 입맛에 맞추어서 공복에 복용한다. 《本草》

올눌제(膃肭臍)

정랭(精冷)과 정쇠(精衰)를 치료하니 구워서 가루로 하여 산(散) 또는 환(丸)으로 해서 복용한다. 《本草》

3. 기 (氣)

기(氣)는 정신의 근체(根蒂)

동원(東垣)에 이르기를, 기(氣)는 신(神)의 조상이요, 정(精)은 기(氣)의 아들이 되니 기(氣)란 정신의 근체(根*)가 된다. 《東垣》

아진군(芽眞君)이 이르기를, 기(氣)는 연수(年壽)를 더해주는 약이 되고 마음은 기(氣)를 움직이는 신(神)이 된다. 만일 기(氣)를 움직이게 하는 원리를 안다면 신선(神仙)을 알게 될 수가 있다. 《養性》

기(氣)가 곡식에서 생길 때

영추(靈樞)에 이르기를, 사람은 곡식에서 기(氣)를 얻게 되며, 곡식은 위(胃)에 들어가 폐(肺)로 전하면 오장육부(五臟六腑)는 그 기운을 받아서 맑은 것은 영(榮)이 되고 탁(濁)한 것은 위(衛)가 되는 것이다. 영(榮)은 맥(脈)의 중앙에 있고, 위(衛)는 맥(脈)의 밖에서 그 주위를 50회 돌며, 쉬지 않고 다시 모여서 음양(陰陽)이 서로 꿰뚫어 통하니 고리처럼 둥그러 끝이 없다.

또한 상초(上焦)가 오곡(五穀)의 자양(滋養)을 개발 선포(開發宣布)하여 기부(肌膚)를 훈증(熏蒸)하니 온 몸을 충족하고 모발(毛髮)에 광택을 주게 된다. 이것이 무로(霧露)의 관개(灌漑)와 같은 것이니 기(氣)는 그곳에서 나온다.

정리(正理)에 이르기를, 매일 음식을 섭취하는 정기(精氣)는 기(氣)를 보익(補益)시키니 기(氣)는 곡식에서 나오는 것으로 기자(氣字)와 미자(米字)를 합한 것이 기자(氣字)가 되는 것이다.

사람의 몸 가운데 천지(天地)·음양(陰陽)에 따른 조화의 기(氣)를 갖추고 있으니 열심히 섭생(攝生)하고 몸을 조양(調養)한다면 20세 때에 기(氣)가 왕성해지고, 욕심을 조절하고 노고(勞苦)를 줄이면 기(氣)가 길어지고 완화(緩和)하며, 욕심이 많고 노고가 쌓이면 기(氣)가 적어지고 짧아진다. 기(氣)가 적어지면 몸이 쇠하고, 몸이 쇠하면 많은 병이 생기고, 병이 생기면 생명이 위태롭다.

기(氣)가 제병(諸病)의 원인

단계(丹溪)에 이르기를, 기(氣)는 한몸에 두루 흘러서 생(生)을 유지시킨다. 실제로 내상(內傷)과 외감(外感)이 없다면 기(氣)에서 일어나는 병은 없을 것이다. 그러나 냉기(冷氣)·체기(滯氣)·역기(逆氣)·상기(上氣) 등은 모두 폐(肺)가 화사(火邪)를 받고 기(氣)가 염상(炎上)의 변화를 받기 때문에 유승무강(有昇無降)해서 요도(尿道)가 훈증(熏蒸)되어 일어나는 것인데 심하면 극병(劇病)이 되는 경우가 있다. 이러한 경우에는 약방에서 말하는 신(辛)·향(香)·조(燥)·열(熱)한 약을 쓰는데 이것은 물로써 불을 구하는 방법이 될 수 있다. 《丹溪》

장자화(張子和)가 이르기를, 모든 병은 기(氣)에서 나게 되며, 모든 통증(痛症)도 기(氣)로 인한 것이다. 《張子和》

회춘(回春)에 이르기를, 바람이 기(氣)를 상하게 하면 동통(疼痛)이 되고, 추위가 기(氣)를 상하게 하면 전율(戰慄)이 되고, 더위가 기(氣)를 상하게 하면 열민(熱悶)이 되고, 습기(濕氣)가 기(氣)를 상하게 하면 종만(腫滿)이 생기고, 마른 것이 기(氣)를 상하게 하면 폐결(閉結)이 된다. 《回春》

서례(序例)에 이르기를, 사람이 기(氣) 때문에 산다는 이치는 마치 고기가 물속에서 사는 것과 마찬가지로 물이 혼탁(混濁)하면 고기가 여위게 되고, 기(氣)가 어두우면 사람이 병들게 된다. 사기(邪氣)가 사람을 상하게 하니 무엇보다 가장 심중(深重)하고, 경락(經絡)이 사기(邪氣)를 받아서 장부(臟腑)에 전해 들어가면 그 허(虛)·실(實)·냉(冷)·열(熱)을 따라서 병이 되며, 또한 병이 서로 관련되어 일어나기 때문에 몸안의 모든 병이 한꺼번에 발생한다. 《序例》

기(氣)가 끊어졌을 때

영추(靈樞)에 이르기를, 오음(五陰)의 기(氣)가 끊기면 눈이 어지러우며 이로 인해서 지(志)가 먼저 죽고 지(志)가 죽으면 늦어도 1일 반이면 죽게 된다.

육양(六陽)의 기(氣)가 모두 끊기면 음(陰)과 양(陽)이 서로 떠나고, 주리(腠理)가 발설(發泄)해서 진땀이 흐르게 되며, 하루 이상 살기 어렵다. 《靈樞》

또 이르기를, 육부(六腑)의 기(氣)가 밖에서 끊기면 상기(上氣)가 되고 다리가 오므라들며, 오장(五臟)의 기(氣)가 안에서 끊기면 설사를 멈추지 못하고 심할 때는 수족(手足)이 불인(不仁)하는 증세가 된다.

또 이르기를, 만약 양기(陽氣)가 먼저 끊기고 음기(陰氣)가 그 후에 고갈(枯渴)되면 죽게 되는 것이니 몸빛이 반드시 푸르고, 음기(陰氣)가 먼저 끊기고 양기(陽氣)가 그 뒤에 끊어져도 죽게 되며, 몸빛이 누렇고 겨드랑밑은 따뜻해도 심장만은 차다. 《仲景》

인삼(人蔘)

오장(五臟)의 기(氣)가 모자라는 것을 보(補)하고 또한 기단(氣短)•기약(氣藥)•기허(氣虛)를 치료한다. 달여서 먹거나 가루로 먹어도 좋으니 고약(膏藥)처럼 만들어 많이 먹는다.

목향(木香)

심복(心服)의 모든 기(氣)를 치료한다.
강자리(腔子裏 : 뱃속)의 모든 기(氣)는 목향(木香)으로 운행시킨다. 《入門》

단계(丹溪)에 이르기를, 목향(木香)이 중•하 이초(二焦)의 기(氣)를 운행하는데 빈랑(檳榔)으로써 일을 시키는 것이 묘한 것이다. 목향(木香)은 맛이 매워서 기(氣)가 울(鬱)하여 통하지 못하는 곳까지 선통(宣通)케 하는 효력이 크고, 만약 음화(陰火)가 상충(上衝)하면 당연히 황백(黃柏)이나 지모(知母)를 쓰되 목향(木香)으로 도움을 준다. 《丹溪》

탕액(湯液)에 이르기를, 목향(木香)은 모든 기(氣)를 조절하고 체기(滯氣)를 흩어버리며, 뱃속의 기(氣)가 운전되지 못하는 증세에 쓰는데 가루로 먹거나 달여서 먹어도 모두 좋다. 《湯液》

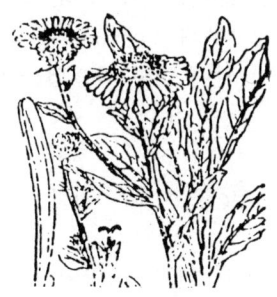

편자강황(片子薑黃)

기(氣)의 치료에 최상의 약이다. 냉기(冷氣)와 자통(刺痛)을 치료하는 것이니 가루로 먹거나 달여서 먹어도 좋다. 《本草》

황기(黃芪)

탕액(湯液)에 이르기를, 위기(衛氣)를 실(實)하게 하고 기육(肌肉)을 따뜻하게 해주며, 피부를 채워주고 주리(腠理)를 살찌게 하며, 또 충분히 상·중·하의 내외(內外) 삼초(三焦)의 기(氣)를 보(補)한다. 《湯液》

동원(東垣)에 이르기를, 신체가 비백(肥白)하고 기(氣)가 허한 사람은 많이 달여 먹으면 신체가 좋아지고 검어지며, 기(氣)가 실(實)한 사람은 안 먹는 것이 좋다. 《東垣》

생강(生薑)

산기(散氣)를 잘해 준다. 《丹溪》

행양(行陽)과 산기(散氣)의 묘약(妙藥)이 되니 달여 먹으면 좋다. 《湯液》

향부자(香附子)

하기(下氣)해 주는 약이다. 《本草》

단계(丹溪)에 이르기를, 향부(香附)는 기분의 병을 주로 치료하는 것이니 목향(木香)으로써 돕도록 하고, 또한 체기(滯氣)를 발산시키며 폐기(肺氣)를 사설(瀉泄)하는 증세에는 침향(沈香)으로써 도와 주면 오르고 내리지 않는 것이 없는 특효가 있다.

또한 침향(沈香)이 향부(香附)를 도와 주면 모든 기(氣)를 유동시키는 데는 아주 묘약이다. 대체로 사람은 병이 생기면 기(氣)가 체(滯)하여 주리기 때문에 향부(香附)가 기분에 들어가는 좋은 약이 되니 가루로 먹거나 달여서 먹는데, 환으로 해서 먹어도 모두 좋다. 《丹溪》

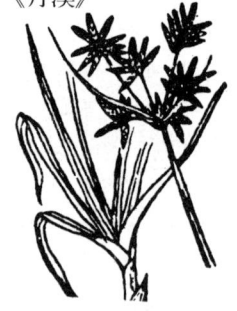

백두구(白豆蔻)

하기(下氣)하는 데 쓴다. 《本草》

단계(丹溪)에 이르기를, 상초(上焦)의 원기(元氣)를 보하고, 형향(馨香)한 기미(氣味)가 위기(胃氣)로 인하여 올라가게 하니 가루로 하여 복용한다. 《丹溪》

견우자(牽牛子)

검은 것은 수(水)에 속하고, 흰 것은 금(金)에 속하는데 사기(瀉氣)하는 약으로 쓴다. 《心法》

모든 기(氣)의 옹체(壅滯) 증세를 내려주니 가루로 하여 먹거나 환으로

하여 먹어도 모두 좋다. 《本草》

침향(沈香)

진기(陳氣)를 오르고 내리게 하며, 모든 기(氣)를 조양(調養)하여 위로는 하늘에 닿고 밑으로는 땅에 닿기까지 심부름을 잘한다. 《湯液》

오약(烏藥)으로써 도와 주면 체기(滯氣)를 흩어지게 하니 가루로 하여 먹거나 환으로 하여 먹으면 모두 좋다. 《本草》

지각(枳殼)

하기(下氣)하는 데 쓴다. 《本草》

정전(正傳)에 이르기를, 품부(禀賦)가 좋은 사람이 기(氣)가 자통(刺痛)할 때에는 지각(枳殼)과 오약(烏藥)을 쓰면 기(氣)가 퍼지지 않고 자통(刺痛)하면 목향(木香)을 쓴다. 《正傳》

냉기(冷氣)로 결리는 증세에는 지각(枳殼) 2냥, 향부자(香附子)・감초(甘草) 각 1냥을 가루로 하여 2돈을 총백전탕(葱白煎湯)으로 조절해서 복용한다. 《得效》

오약(烏藥)

모든 기(氣)를 주로 치유한다.
침향(沈香)과 같이 가루로 하여 온탕에 점복(點服)하며 흉복냉기(胸服冷氣)에도 타당하다. 《本草》

빈랑(檳榔)

모든 기(氣)를 내리게 한다. 《本草》
탕액(湯液)에 이르기를, 쓴 성분으로는 체(滯)를 없애고 매운 성분으로는 사기(邪氣)를 흩어지게 한다. 그러므로 체기(滯氣)를 깨뜨려서 내리게 하고 흉중 지고(胸中至高)의 기(氣)를 새어 나오도록 하는 데는 가루로 해서 복용한다. 《湯液》

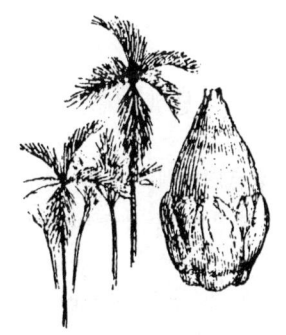

후박(厚朴)

5장(五臟)의 모든 기(氣)를 주로 치료하고 또한 냉기(冷氣)를 흩어지게 하므로 달여서 복용한다. 《本草》

가자피(訶子皮)

하기(下氣)하는 데의 치유약으로서

모든 기허(氣虛)를 주로 치료한다.
 그러나 조금씩 먹는 것이 좋고, 또한 삽장(澁腸)시키는 데도 쓰지만 설기(泄氣)할 염려가 있으며, 달여서 먹거나 가루로 하여 먹으면 좋다. 《本草》

용뇌(龍腦)

악기(惡氣)를 내리게 한다.
성(性)이 경부(輕浮)하고 비양(飛揚)하여 충분히 소통하고 개규(開竅)하기 때문에 모든 약에 넣어서 쓴다. 《本草》

사향(麝香)

악기(樂氣)를 물리친다. 《本草》
악기를 끌어들여 통투(通透)시킨다. 《直指》
관(關)을 통하고 규(竅)를 열어서 위로는 기부(肌膚)에 이르고 안으로 골수까지 삼입(渗入)하는 효과가 용뇌(龍腦)와 같아도 향기는 더 하다. 가루로 먹거나 또는 환약에 넣어서도 쓴다. 《入門》

진피(陳皮)

하기(下氣)를 시키고 또는 역기(逆氣)를 치료 해준다. 《本草》
가슴속의 체기를 이끌어 주고 익기(益氣)를 잘해준다. 만일 체기를 없앨 때는 귤피(橘皮) 3푼에 청피(靑皮) 1푼을 가하여 달여 먹는다. 《本草》

나복(蘿蔔)

기를 크게 내리도록 한다. 초목중에 오직 나복(蘿蔔)만이 하기(下氣)가 속한 것은 그 맛이 신(辛)하기 때문이다. 생강은 비록 신(辛)하나 다만 산(散)뿐이고, 나복(蘿蔔)은 매우면서 또 달기 때문에 능히 산(散)하고 내리기를 빠르게 한다. 그 씨가 하기에 더욱 좋은데 볶아서 달여먹거나 가루로 해서 먹어도 좋다. 《本草》

총백(葱白)

상(上)·하(下)의 양기(陽氣)를 통하게 한다. 푸른곳(靑)은 버리고 흰곳(白)을 가지고 뿌리가 달린채로 달여서 먹는다. 《本草》

자소엽(紫蘇葉)

하기(下氣)시켜주는 것은 귤피(橘皮)와 서로 같으며 기(忌)가 정중(正中)에 있을 때 많이 쓰고 표기(表氣)도 잘 발산(發散)시켜주니 물로 짙으게 달여 먹는다. 《本草》

황구육(黃狗肉)

익기(益氣)의 보양(補陽)을 하니 오미(五味)를 가하여 달여 먹는다.《本草》

침구법(鍼灸法)

모든 기(氣)의 질병에는 기해(氣海)를 택하고, 기역(氣逆)에는 척택(尺澤)•상구(商丘)•태백(太白)•삼음교(三陰交)를 택한다. 희기(噫氣)가 역상(逆上)하는 데는 대연(太淵)•신문(神門)을 택하며, 단기(短氣)일 때는 태릉(太陵)•척택(尺澤)을 택하고, 소기(少氣)일 때는 간사(間使)•신문(神門)•태릉(太陵)•소충(少衝)•족삼리(足三里)•하렴(下廉)•행간(行間)•연곡(然谷)•지음(至陰)•간유(肝兪)•기해(氣海)를 택한다.《神應》
상기(上氣)에는 태충(太衝)에 뜸을 뜨고, 기결(氣結)하여 음식이 소화되지 않는 증세는 태창(太倉)에 뜸을 뜨며, 냉기(冷氣)로 인해서 제하(臍下)가 아픈 증세에는 관원(關元)에 백장(百壯)을 뜨고, 단기(短氣)에는 대추(大顀)에 나이 수대로 뜸을 뜬 뒤에 폐유(肺兪)에 100장(百壯), 신관(神關)에 27장(二七壯)을 뜬다. 또한 제오추하(第五顀下)를 나이 수대로 뜸을 뜬다.《得効》

단기(短氣)에는 천정(天井)•대추(大*)•폐유(肺兪)•간유(肝兪)•어제(魚際)•척택(尺澤)을 택한다.《甲乙》
기(氣)가 심(心)을 어지럽히는 증세에는 신문(神門)•태릉(太陵)을 택하고, 기(氣)가 폐(肺)를 어지럽히는 증세에는 어제(魚際)•태계(太谿)를 택하며, 기(氣)가 장위(腸胃)를 어지럽히는 증세에는 태백(太白)•함곡(陷谷)•족삼리(足三里)를 택하고, 기(氣)가 머리를 어지럽히는 증세에는 천주(天柱)•대저(大杼)•통곡(通谷)•속골(束骨)을 택해야 되며, 기(氣)가 팔다리를 어지럽히는 증세에는 이간(二間)•삼간(三間)•내정(內庭)•함곡(陷谷)•액문(液門)•중저(中渚)•협계(俠溪)•임읍(臨泣)을 택해야 한다.《靈樞》

4. 신 (神)

신(神)이 일신(一身)의 주(主)일

내경(內經)에 이르기를, 심(心)은 군주(君主)와 같은 자리에 있고 신명(神明)이 그곳에서 난다.《內經》
무명자(無名子)가 이르기를, 천일(天一)은 수(水)를 낳으니 사람의 정(精)에 해당이 되고, 지이(地二)는 화(火)를 낳으니 사람의 신(神)에 해당

된다.《無名子》

회춘(回春)에 이르기를, 심(心)은 일신(一身)의 주(主)가 되고 청정(淸淨)의 부(府)가 되며, 밖에는 포락(包絡)이 있으므로 그물과 같이 얽혀 있고, 그 속에 정화(精華)가 모여 있는 것을 신(神)이라고 한다. 신(神)은 음양(陰陽)을 통하게 되고 섬호(纖毫)를 살펴서 약간의 문란(紊亂)함도 없는 것이다.《回春》

소자(召子)가 이르기를, 신(神)은 심(心)의 통솔에 들고, 기(氣)는 신(腎)의 통솔을 받으며, 형(形)은 수(首)의 통솔을 받아서 형기(形氣)가 서로 사귀고 신(神)이 그 속에서 주(主)가 되는 것이니 삼재(三才)의 도(道)라고 한다.《召子》

내경(內經)에 이르기를, 태상(太上)한 사람은 신(神)을 기르고 그 다음으로는 형(形)을 기르기 때문에 양신(養神)하는 사람은 반드시 형(形)의 비(肥)•수(瘦), 영위(榮衛)와 혈기(血氣)의 성쇠(盛衰)를 알 수 있을 것이다. 혈기(血氣)는 인신(人身)의 신(神)이 되니 아울러 기르지 않으면 안 될 것이다. 주(註)에 이르기를,「신(神)이 편안하면 수(壽)가 연장되고 신(神)이 떠나가면 형체가 없어지므로 근양(謹養)해야 할 것이다.」《內經》

오미(五味)가 신(神)을 낳을 때

내경(內經)에 이르기를, 하늘은 오기(五氣)를 사람에게 주고 땅은 오미(五味)를 사람에게 먹이니 오기(五氣)는 코로 들어가서 심(心)과 폐(肺)의 위에서 서식(棲息)하는데 오색(五色)으로 인하여 수명(修明)하도록 하고 성음(聲音)으로 인하여 서창(叙彰)하게 하며, 오미(五味)는 입으로 들어가서 장위(腸胃)에 위치하여 오기(五氣)를 자양(酒養)하게 되므로 기(氣)가 화(和)하여 진액(津液)이 되고, 신(神)은 이곳에서 자생(自生)하는 것이다.《內經》

주사(朱砂)

정신을 기르고 혼백(魂魄)을 편하게 하니 상복(常服)하면 통신(通神)한다. 심열(心熱)•심허(心虛)에는 주사(朱砂)가 아니면 고치지 못하니 가루를 수비(水飛)해서 1돈씩 꿀물에 복용한다.《本草》

자석영(紫石英)

경계(驚悸)를 안정시키고 혼백(魂魄)을 편안하게 한다. 쌀알 크기로 부수어서 물 한 말을 붓고 끓여 두 되 정도로 줄어들면 그 징청(澄淸)을 마시는데 속칭 자수정(紫水晶)이라고도 한다.《本草》

수은(水銀)

안신(安神)하고, 심장(心臟)의 정충(怔忡)과 경계(驚悸)를 진정시킨다. 《入門》

영사(靈砂)를 계속 복용하면 통신(通神)하고 혼백(魂魄)을 안정(安靜)시켜 주며 마음이 신령(神靈)해진다. 양자도(陽子度)가 말하기를, 「영사(靈砂)를 원숭이에게 계속 먹이면 사람과 통화(通話)가 가능하다」고 하였다.

철장(鐵漿)

전간(巓癎)・발열(發熱)・광주(狂走)・심기난동(心氣亂動)・주호(走呼) 등의 모든 증세를 치료한다. 생철(生鐵)을 물로 달여서 그 물을 마신다. 《本草》

복신(茯神)

혼백(魂魄)을 편하게 하고 정신을 조양(調養)해 주며 경계(驚悸)와 건망증(健忘症)을 치료한다. 가루로 하여 2돈씩 술로 복용한다. 원지(遠志)와 같이 먹으면 더욱 좋다. 《本草》

황련(黃連)

경계(驚悸)・번조(煩燥)・심열(心熱)을 치료한다.
가루로 해서 꿀물로 복용하거나, 또는 환으로 해서 먹어도 좋다.

연실(蓮實)

신(神)을 길러주며, 많이 먹으면 즐거워지고 걱정도 없어진다. 죽을 끓여 먹어도 좋고, 껍질을 벗기고 말려서 가루로 하여 물에 타면 붉은 껍질이 다시 떠오르는데 걷어버리고 푸른 것만 가루로 해서 용뇌(龍腦)를 조금 넣고 더운물로 점복(點服)하면 영지(寧志)와 청신(淸神)이 된다.

치두(鴟頭)

전간(巓癎)을 주로 치료하게 되니 구워서도 먹고, 또는 치두 두 개를 태워서 황련(黃連) 1냥과 함께 가루로 하여 환으로 해서 복용한다. 《本草》

복익(伏翼)

오래 먹으면 즐겁고 사람을 끄는 마력이 있으며 근심 걱정이 없어진다. 굽거나 고아서 먹되, 날아다니는 것보다 움추리고 있는 것이 효력이 더 많다. 《本草》

인삼(人蔘)

정신과 혼백(魂魄)과 경계(驚悸)를 치료하고, 개심(開心)과 익지(益智)를 하여 기억력을 증강시킨다. 인삼가루 1냥을 돼지 기름 1돈과 술을 함께 반죽해서 복용한다. 100일만 계속 복용하면 매일 천 마디 말을 기억하고, 피부도 윤택해진다. 《本草》

천문동(天門冬)

안혼(安魂)과 정백(定魄)을 하고 경계(驚悸)와 전광건망(癲狂健忘)을 치료한다. 거심작말(去心作末)해서 온수(溫水)에 2돈씩 복용한다. 《本草》

석창포(石菖蒲)

심장(心臟)의 구멍을 열어 주고 건망증(健忘症)을 치료하며, 지혜를 도와 준다. 창포(菖蒲)와 원지(遠志)를 등분해서 가루로 하여 1일 3회, 1돈씩을 온수(溫水)로 복용한다. 오래 먹으면 귀와 눈이 총명해지고 겉에서 속을 볼 수 있고 천리 밖의 일을 관찰할 수 있다. 《千金》
전간(癲癇)을 주로 치료하니 가루로 하여 2돈씩을 돼지 염통을 끓인 물로 공복에 복용한다. 《正傳》

원지(遠志)

혼백(魂魄)을 편하게 하고 지혜를 더해 주며 건망증(健忘症)을 치료한다. 감초(甘草)물에 담가서 끓인 뒤에 뼈는 버리고 살을 말려 가루로해서 매 2돈씩을 술로써 복용한다. 《本草》

사향(麝香)

전간(癲癇)・경계(驚悸)・황홀(恍惚)・안신(安神)을 주로 치료한다. 가루로 하여 더운물에 점복(點服)한다. 《本草》

저심(猪心)

안혼(安魂)・정백(定魄)하고 경계(驚悸)・전광(癲狂)・건망증(健忘症)을 치료하니 환이나 가루로 복용해도 모두 좋다. 《本草》

우황(牛黃)

심혈(心血)의 부족을 보(補)하고 경계(驚悸)・건망(健忘)・전간(癲癇)・우사(憂邪)・분양(忿恙) 등을 치료한다. 피를 빼어 약에 넣기도 하고 구워서 먹기도 하며 쪄서 먹기도 한다. 《本草》

자하거(紫河車)

〈사람의 태의(胎衣)〉

전광(巓狂)・건망(健忘)・정충(怔忡)・황홀(恍惚)・경포(驚怖)・심신불안(心神不安)・다언 불안(多言不安) 등을 치료하고, 안심(安心)・양혈(養血)・정신에 특효가 있으니 찌개나 삶아서도 먹고, 약에 넣어서 환으로 하여 먹기도 한다.《本草》

침구법(鍼灸法)

전간(巓癇)이 낮에 발작하면 양교(陽橋: 申*를 취할 것이며, 밤에 발작하면 음리(陰利: 昭海)를 취할 것이며 각각 27장을 뜨고(易老), 또한 백회(百會)와 풍지(風池)를 뜬다.《資生》

전광(巓狂)에는 풍륭(豊隆)・기문(期門)・온류(溫留)・통곡(通谷)・축빈(築賓)・양곡(陽谷)・후계(後谿)・음곡(陰谷)을 택한다.《綱目》

실신(失神)하고 치해(痴駭)할 때는 신문(神門)・중충(中衝)・귀복(鬼服)・구미(鳩尾)・후계(後谿)・대종(大鍾)을 택한다.《綱目》

간사(間使)에는 30장(壯)을 뜨고, 천추(天樞)에는 100장(壯)을 뜬다.

건망(健忘)에는 열결(列缺)・심유(心兪)・신문(神門)・중완(中脘)・삼리(三里)・소해(少海)를 택하고 또한 백회(百會)를 뜬다.《綱目》

공구(恐懼)하고 놀라는 데는 연곡(然谷)・내관(內關)・음릉(陰陵)・천협계(泉俠谿)・행간(行間)을 택하고, 심장이 울렁거리고 동요하는 데는 대릉(大稜)・삼리(三里)를 택한다.《綱目》

내경편(內景篇) 二.

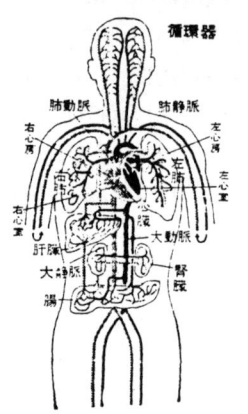

5. 혈 (血)

음혈(陰血)은 수곡(水穀)에서

영추(靈樞)에 이르기를, 중초(中焦)가 수곡(水穀)의 기운을 받아서 붉게 나온다.

수곡(水穀)이 위장(胃腸)에 들어가면 맥도(脈道)가 운행하고 수분이 경(經)에 들어가서 피가 된다. 《靈樞》

영(榮)은 수곡(水穀)의 정기(精氣)로써 오장(五臟)을 조양(調養)하고 육부(六腑)를 거쳐서 맥(脈)에 들어가기 때문에 맥(脈)의 상·하를 둘러서 오장(五腸)을 관철(貫徹)하고 육부(六腑)를 연락하는 것이다. 《內經》

혈(血)이 영(榮)이 될 때

피가 영(榮)이 된다는 사실은 신체의 번영을 말하고 있으니 눈은 피를 얻어서 보게 되고, 발은 피를 얻어서 걷게 되며, 손은 피를 얻어서 움켜쥐고, 손가락은 피를 얻어서 물건들을 만지게 된다. 《內經》

영(榮)은 수곡(水穀)의 정기(精氣)다. 비(脾)에서 생화(生化)해서 심장(心臟)의 통솔을 받고 간(肝)에서 받아서는 폐(肺)에 선포하고 신장(腎臟)에서 배설하면 전신에 퍼지게 되 눈이 잘 보이게 되며 귀가 들리고 손이 움직이며 손바닥을 움켜쥐고 발이 걸음을 걷고 오장(五臟)이 진액(津液)을 얻어 육부(六腑)가 그 진액을 받아서 맥(脈)으로 전하게 된다.

진액(津液)이 적으면 깔깔하고 많으면 실(實)하니 항상 음식으로 자양(酒養)하기 때문에 양(陽)이 생화(生化)되고 음(陰)이 보양(補養)해서 그 액체(液體)를 취하여 변화되는 것이 피가 되는 것이다. 그러므로 피가 성하면 형체도 성하고 피가 약하면 형체도 쇠약해지는 것이다. 《劉宗厚》

혈(血)과 기(氣)가 배합될 때

피를 비유할 때 물과 같고 기(氣)를 비유하면 바람과 같으니 바람이 물위에 불면 물은 바람을 따르게 된다. 대체로 기(氣)라는 것은 피를 통솔하는 것인데 기(氣)가 돌아다니면 되고 돌게 되고, 기(氣)가 그치면 피도 그치게 되며 기(氣)가 따뜻하면 피는 부드럽고 기(氣)가 차가우면 피가 삽(澁)하게 되며 기(氣)가 잠시라도 돌지를 않으면 피도 또한 그때는 돌지를 않고 정지하게 되는 것이다.

병이 혈분(血分)에서 나면 기(氣)로써 인도할 수 있겠지만 병이 만약 조양(調養)에서 나면 피를 아무리 조양(調養)해도 고칠 수가 없다. 그렇기 때문에 사람의 한 몸은 첫째, 기(氣)를 조양(調養)해야 되고 둘째, 피를 조양(調養)해야 되는 것이니 이것은 양(陽)이 먼저이고 음(陰)은 그 뒤가 되는 이치가 되는 것이다. 《直指》

맥법(脈法)

맥경(脈經)에 이르기를, 맥(脈)은 삽(澁)·유(濡)·약(弱)하면 망혈(亡血)이 된다.

맥결(脈訣)에 이르기를, 실혈제증(失血諸症)에 맥(脈)이 규(芤), 침(沈)·세(細)·부(浮)가 큰 것이 난치(難治)에 속한다. 규맥(芤脈)은 실혈(失血)이고 삽맥(澁脈)은 소혈(少血)이다. 다시 말하여 토혈(吐血)의 맥(脈)은 반드시 크고 규(芤)하며 큰 것은 발열(發熱)하고 규(芤)한 것은 실혈(失血)이 된다. 《正傳》

육혈(衄血)이 멎지 않고 맥(脈)이 클 때는 역(逆)이 된다. 《靈樞》

맥(脈)이 손가락 끝에 이르고 육혈(衄血)하면서 신열(身熱)이 일어나면 죽는다. 또한 복창(腹脹)하고 변혈(便血)하며, 맥(脈)이 크고 때로 끊어지는 증세도 죽는다. 만약 병자가 코피를 흐르고, 토하며 맥(脈)은 당연히 침세(沈細)해야하는데 도리어 부대(浮大)하고 굳어지면 죽는다. 《難經》

많은 피를 흘리고 맥(脈)이 실(實)한 증세라면 치료하기가 어렵다. 《仲景》

코피를 토하며 맥이 미끄러운 증세가 자주 있으면 치료하기가 어렵다. 《丹溪》

피가 침에 섞여 나오는데 맥(脈)이 적고 약한 증세는 살게 되고, 실(實)하고 큰 증세는 죽게 된다. 모든 실혈(失血) 증세에 맥(脈)이 크고 심하면 대체로 치료가 어렵다. 《丹溪》

열(熱)이 혈(血)을 상(傷)할 때

열(熱)은 모두가 심장(心臟)에서 나오게 되는데 열(熱)이 많으면 피를 상하게 된다. 세심산(洗心散)을 쓰지 않고서는 치료하지 못한다. 〈처방은 화문(火門)〉

열(熱)이 피를 상하게 하는 증세에는 사순청량음(四順淸凉飮)을 쓴다. 《直指》

대부분 사람의 몸에 피가 배설하는 것은 전부가 열(熱)로 인한 증세이니 피는 뜨거운 것을 만나면 돌게 되고 차가운 것을 만나면 엉키며, 대부분 코와 입으로 흘러나오는 것은 모두가 양(陽)이 성하고 음(陰)은 허약해서 오르기만 하고 내리지는 않아서 피는 기(氣)를 따라 위로 넘쳐 나오게 되니 당연히 음(陰)을 보(補)하고 양(陽)을 억제해야 한다. 그리고 기(氣)가 내려가면 피는 경락(經絡)으로 들어간다. 《丹溪》

피가 뜨거우면 넘쳐흐르기 때문에 빛이 붉고, 차가우면 엉키고 삽(澁)하기 때문에 혈(血)의 빛이 검은 것이다. 《三因》

백초상(百草霜)

산촌의 가마솥 밑의 것이 좋으니 솥 밑을 긁어서 가루로 하여 쓴다. 피가 검은색을 보면 그치는데 이 약을 주로 쓴다. 실혈(失血)에 불어 넣기도 하고 냉수에 조복(調服)하기도 하며 환으로 지어 복용하기도 한다. 《本草》

정화수(井華水)

구규 출혈(九竅出血)과 코피가 멎지 않는 데 쓴다. 갑자기 얼굴에 뿜어서 환자로 하여금 놀라게 하면 된다. 《本草》

생황지(生黃地)

토(吐)·육(衄)·변(便)·요혈(尿血) 등 모든 실혈(失血)을 치료하는 데 쓴다. 즙(汁)을 만들어 1일 3회로 반 되쯤 마시는데 박하즙(薄荷汁)이나 생강즙을 넣으면 더욱 좋다. 《丹心》

차전자엽(車前子葉)및 근(根)

육(衄)·토(吐)·요혈(尿血)을 멎게 한다. 즙으로 해서 5홉 정도 마신다. 《本草》

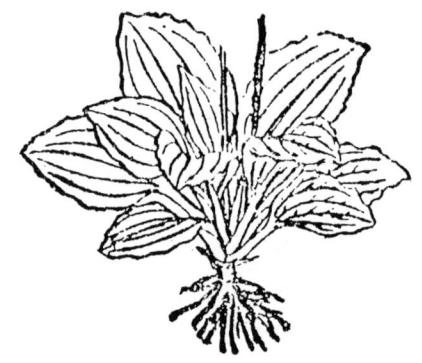

포황(蒲黃)

모든 파혈(破血)을 멎게 한다. 생(生)은 보혈을 하고 초(炒)는 냉수에 2~3돈을 타서 먹는다.

궁궁(芎藭)

행혈(行血)을 하고 토(吐)·육(衄)·변(便)·요혈(尿血) 등 모든 실혈(失血)을 치료한다. 달여서 먹거나 가루로 하여 먹어도 모두 좋다. 《本草》

당귀(當歸)

 모든 혈(血)을 치료하며, 화혈(和血)·행혈(行血)·양혈(養血)도 치료해 준다. 궁궁(芎藭)과 합하면 궁귀탕(芎歸湯)이 된다. 혈(血)을 다스리는 데는 제일 좋다. 《綱目》

천근(茜根)

 토(吐)·육(衄)·변(便)·요혈(尿血) 및 붕중(崩中)을 치료하니 가루로 해서 매 2돈을 냉수로 먹는다. 《本草》

백모근(白茅根)

 지혈(止血)하고, 토(吐)·육(衄)·변(便)·요혈(尿血) 등 모든 혈질(血疾)을 치료하니 물로 달여 복용한다. 꽃도 동공(同功)으로 쓴다. 《本草》

애엽(艾葉)

 토(吐)·뉵(衄)·변(便)·요혈(尿血) 등 모든 실혈(失血)을 치료하니 즙(汁)을 내어 마시고 말린 것은 달여서 복용한다. 《本草》

지유(地楡)

 육(衄)·토혈(吐血)을 그치게 하고 결음 변혈(結陰便血)을 주로 다스리니 물로 달여서 복용한다. 《本草》

대소계(大小薊)

 모든 혈질(血疾)을 치료하고 파혈(破血)·지혈(止血)해 주니, 즙을 내어 마시고 꿀을 섞으면 더욱 효과가 있다. 《本草》

울금(鬱金)

 토(吐)·육혈(衄血)을 멎게 하고 악혈(惡血)을 없애주니 가루로 해서 동변(童便)·강즙(薑汁)·호주(好酒)에 타서 마신다. 또한 담혈(痰血)을 잘 치료하니 가루로 해서 구즙(韭汁)·동변(童便)에 타서 마시면 담혈(痰血)이 저절로 없어진다. 《丹心》

백급(白芨)

 육(衄)·토(吐)·해(咳)·타(唾)·각혈(咯血)을 치료하니 가루로 해서 3돈을 냉수에 조복(調服)하면 신효하고 미음(米飮)에 복용해도 좋다.
 백급(白芨)이 혈규(血竅)에 이르면 곧 보(補)해 주니 피가 그친다.
 어느 죄인이 심한 고문으로 인하여 토(吐)·육혈(衄血)이 흘러나와 인사불성(人事不省)이었는데 백급(白芨) 가루를 조복(調服)시키니 오래 되지 않아 나왔다. 그 뒤에 흉부 수술(胸部手術)을 해보니 백급말(白芨末)이 폐규(肺竅)에 엉겨 있었다고 전한다. 《醫說》

괴화(槐花)

양혈(涼血)하고, 각(咯)·타혈(唾血) 및 하혈(下血)을 그치게 한다.
볶아서 가루로 하여 열주(熱酒)에 2돈을 타서 먹는다. 또 치뉵(齒衄)을 잘 치료하니 그 가루를 잇몸 헐린 데 바르면 살아난다. 또한 볶아서 가루로 하여 달여 먹어도 좋다.

측백엽(側栢葉)

토(吐)·육(衄)·변(便)·요혈(尿血) 및 모든 실혈(失血)을 그치게 하고 지혈(止血)·자음(酒陰)한다. 가루로 하여 먹거나 달여서 먹고, 즙으로 먹어도 다 좋다. 《入門》

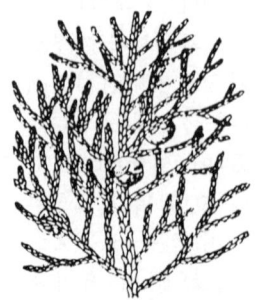

측백나무

송연묵(松煙墨)

모든 실혈(失血)을 그치게 한다. 생지황즙(生地黃汁)에 갈아서 마시거나 또는 우물에 갈아서 마셔도 좋다. 《丹心》

생우즙(生＊汁)

어혈(瘀血)을 없애 주고 모든 출혈을 그치게 한다. 지황즙(地黃汁)·열주(熱酒)·동변(童便)을 섞어서 마시면 더욱 좋다. 《本草》

구즙(韭汁)

토(吐)·육(衄)·각(咯)·타혈(唾血)을 그치게 하고 흉격문(胸膈間)에 어혈(瘀血)이 엉긴 것을 치료하니 즙을 내어 3~4잔을 차게 하여 마시면 가슴이 번조(煩燥)하여 편하지 않다가도 조금 후면 저절로 낫는다. 《丹心》

난발회(亂髮灰)

모든 실혈(失血)과 토(吐)·육(＊)·변(便)·요(尿)·구규 출혈(九竅出血)을 치료한다. 가루로 하여 초탕(醋湯)이나 정화수(井華水)에 2돈을 조복(調服)하고, 환(丸)으로 복용해도 좋다. 《本草》

제혈(諸血)

육축(六畜)과 장(獐)·녹(鹿)의 피가 사람 몸의 피의 부족, 또는 얼굴에 핏기가 없는 것을 치보(治補)해 주고 과로로 인한 토혈(吐血)에는 흑구혈(黑狗血)을 마시면 즉시 차도가 있다. 《壽域》

나복즙(蘿蔔汁)

육(衄)·토(吐)·해(咳)·타(唾)·담혈(痰血)을 치료해 주니 즙을 내어 소금을 조금 넣어서 마시면 좋고, 좋아하는 술을 조금 섞어서 마시면 더욱 좋다. 기(氣)가 내리면 지혈(止血)한다. 《種杏》

침구법(鍼灸法)

육(衄)·토혈(吐血) 및 하혈(下血)에는 은백(隱白)·대릉(大陵)·신문(神門)·대계혈(大谿穴)을 택한다. 《易老》

코피에는 신회(顖會)·상성(上星)을 뜸 뜬다. 《資生》

대추(大顀)·아문(瘂門)을 뜸 뜨면 코피가 곧 그친다. 《丹心》

코피가 멎지 않을 때는 삼릉침(三稜鍼)으로써 기충(氣衝)을 택하여 출혈시키면 바로 낫는다. 《東垣》

육혈(衄血)에는 상성(上星)·풍부(風府)·아문(瘂門)·합곡(合谷)·내정(內庭)·삼리(三里)·조해혈(照海穴)을 택한다. 《綱目》

토혈(吐血)에는 대릉혈(大陵穴)에 뜸을 뜬다. 《得效》

토혈(吐血)에는 풍부(風府)·대추(大顀)·단중(膻中)·상완(上脘)·기해(氣海)·관원(關元)·삼리혈(三里穴)을 택한다. 《綱目》

구혈(嘔血)에는 상완(上脘)·대릉(大陵)·극문(郄門)·신문혈(神門穴)을 택한다. 《東垣》

관맥(關脈)이 규(竅)하고 대변 출혈(大便出血)이 심한 증세는 격유(膈兪)가 상했기 때문이니 격유(膈兪)에 뜸을 뜬다. 《脈經》

허로(虛勞)하여 토혈(吐血)할 때는 중완혈(中脘穴)에 300장의 뜸을 뜨고, 토(吐)·타혈(唾血)에는 폐유(肺兪)를 나이대로 뜸을 뜨고, 구비 출혈(口鼻出血)이 멎지 않는 증세는 일명 뇌뉵(腦衄)이라고 하는데 상성혈(上星穴)에 50장의 뜸을 뜬다. 《得效》

하혈(下血)하여 그치지 않는 데는 제심(臍心)과 척골(脊骨)을 평량(平量)해서 척골(脊骨)에 7장의 뜸을 하면 곧 그친다. 《資生》

6. 몽 (夢)

혼백(魂魄)이 몽(夢)으로 될 때

유취(類聚)에 이르기를, 꿈이란 모두 혼백(魂魄)이 사물과 관계하는 데서 연기(緣起)하고, 또 형체를 접하면 사물이 생기고, 정신이 사물을 만나면 꿈으로 반영된다. 《類聚》

옛날의 진인(眞人)은 꿈이 없었다. 꿈이 없다는 것은 신(神)이 밖으로 나가지 않고 수사(守舍)했기 때문이다. 《正理》

입문(入門)에 이르기를, 심(心)이 실(實)하면 꿈에 우(憂)·경(驚)·괴(怪)의 환상이 떠오르고, 허(虛)하면 혼백이 비양(飛揚)하며 분운(紛紜)해서 꿈이 많아진다. 별리산(別離散)·익기안신탕(益氣安神湯)이 좋다. 《入門》

중경(仲景)에 이르기를, 사기(邪氣)가 혼백(魂魄)으로 말미암아 불안하게 되는 것은 혈기(血氣)가 부족한 때문이니 혈기(血氣)가 부족한 것은 심(心)에 속하는 것이며, 심(心)이 허하면 사람이 두려움이 많아지므로 눈을 감고 잠자면 꿈에 멀리 떠나서 정신이 흩어지고 혼백이 망행(妄行)해진다. 증세가 심해져서 음기(陰氣)가 쇠(衰)한 사람은 미치게 되고, 양기(陽氣)가 쇠(衰)한 사람은 정신 이상이 된다. 《仲景》

음사(淫邪)가 꿈이 될 때

기백(岐伯)이 이르기를, 정기(正氣)와 사기(邪氣)가 밖에서 안으로 침입하여 정사(定舍)가 없으면 오히려 장내(臟內)에서 음사(淫邪)를 일으키고 그래도 정할 곳을 찾지 못하면 영위(榮衛)와 함께 다니고 혼백(魂魄)과 같이 비양(飛揚)하여 사람으로서는 누워도 편하지 않고 꿈만 꾸게 하므로 음기(陰氣)가 성하면 꿈에 큰물을 헤엄치듯 두려워 하고, 양기(陽氣)가 성하면 큰 화재를 만나서 신체가 번작(燔灼)하고, 음양(陰陽)이 모두 성하면 서로 살해하고, 위가 성하면 날며, 아래가 성하면 높은 곳에서 떨어진다. 굶주리면 꿈에 취하고, 배부르면 주고, 간기(肝氣)가 성하면 성내며, 폐기(肺氣)가 성하면 울음을 터뜨리고, 심기(心氣)가 성하면 선소(善笑)·선공(善恐)하며, 비기(脾氣)가 성하면 노래를 부르고 신체가 무거워서 들지 못하며, 신기(腎氣)가 성하면 등마루·허리가 끊어질 듯한 헛된 생각이 일어난다. 《岐伯》

영추(靈樞)에 이르기를, 궐기(厥氣)가 심(心)에 들어가면 꿈에 구산(丘山)과 연화(煙火)를 보고, 폐(肺)에 들어가면 비양(飛揚)하여 기이한 금철(金鐵)을 보며, 간(肝)에 들어가면 나무가 우거진 숲을 보고, 비(脾)에 들어가면 꿈에 구릉(丘陵)·대택(大澤)·괴옥(壞屋)·풍우(風雨)를 보며, 신(腎)에 들어가면 깊은 연못에 빠져서 몸이 물 속에 머물러 있고, 방광에 들어가면 돌아다니고, 위(胃)에 들어가면 꿈에 음식을 먹으며, 대장(大腸)에 들어가면 꿈에 들판을 이리저리 돌아다니고, 소장(小腸)에 들어가면 꿈에 고을과 시가지의 도로를 보고, 담(膽)에 들어가면 싸워서 송사(訟事)하거나 쇠갈고리로 자상(自傷)하며, 음부(陰部)에 들어가면 남녀가 교접하고, 목에 들이가면 꿈에 참살(斬殺)하며, 정강이에 들어가면 꿈에 주행(走行)해도 전진하지 못하고 또한 깊은 구덩이나 숲 속에 처해 있으며, 팔과 다리에 들어가면 꿈에 일어나 절을 하고, 오줌통에 들어가면 꿈에 설사하는 꿈들을 꾼다. 《靈樞》

자화(子和)에 이르기를, 어떤 부인이 꿈에 항상 괴물과 교합하고는 놀라서 두려워하고, 또한 신당(神堂)·음사(陰司)·주즙(舟楫) 등이 늘 꿈에 보이면서 15년이 넘도록 임신을 못하고 여러모로 치료를 했으나 아무 효험이 없었다.

대인(戴人)이 진찰하고 말하기를, 「양화(陽火)가 위에서 성하고 음화(陰火)가 아래서 성한 것이며, 귀신을 본 것은 음(陰)의 신령이고, 신당(神堂)은 음(陰)의 처소이며, 주즙(舟楫)은 물의 용(用)으로써 다 음사(陰邪)의 작용이다.」하고 맥을 짚어보니 양손의 수맥(手脈)이 모두 침(沈)·복(伏)하였다. 이것은 흉(胸)·격(膈)에 담(痰)이 실(實)해서 그러한 것을 알고 삼용(三涌)·삼설(三泄)·삼한(三汗)의 방법으로 약을 쓰니 10여일이 지나서 꿈이 없어지고 1개월이 지나서 임신이 되었다 한다.

오장(五臟)의 허증(虛症)·실증(實症)이 꿈이 될 때

내경(內經)에 이르기를, 간기(肝氣)가 허(虛)하면 꿈에 균향(菌香)과 살아 있는 풀들을 보고 실(實)하면 꿈에 깊은 숲 속에 누워서 일어나지 못하며, 심기(心氣)가 허(虛)하면 꿈에 불을 지르고 양물(陽物)이 실(實)하면 꿈에 생물의 불에 굽는 것을 보며, 비기(脾氣)가 허(虛)하면 꿈에 음식이 모자라고 실(實)하면 꿈에 담장을 쌓고 지붕을 덮으며, 폐기(肺氣)가 허(虛)하면 꿈에 흰 물건과 남을 참살(斬殺)에 붉고 깨끗한 핏자국을 보며 실(實)하면 꿈에 병란(兵亂)을 보고, 신기(腎氣)가 허(虛)하면 꿈에 배(舟)와 사람이 물에 빠지는 것을 보고 실(實)하면 꿈에 물 속에 엎드려서 공포를 느낀다. 《內經》

녹두육(鹿頭肉)

번민 다몽(煩悶多夢)과 야몽(夜夢)에 귀물(鬼物)을 보는 증세를 치료한다. 즙을 내어 마시고 살은 삶아서 먹는 것이 좋다. 《本草》

안식향(安息香)

부인의 몽중 귀교(夢中鬼交)를 치료한다. 웅황(雄黃)을 합해서 환을 만들어 연소(煙燒)해서 단전혈(丹田穴:石門穴)을 그 훈김에 쐬이면 영원히 사라진다. 《本草》

고죽엽(苦竹葉)

허번 불수(虛煩不睡)를 치료하니 달여서 복용한다. 《本草》

소맥(小麥)

번열(煩熱)과 잠이 적음을 치료하니 삶아서 복용한다. 《本草》

산조인(酸棗仁)

잠이 많으면 날것으로 쓰고 잠을 이루지 못하면 볶아서 쓴다. 《本草》

유백피(楡白皮)

잠을 이루지 못함을 치료하니 맨 처음 나는 협인(荚仁)으로 국을 끓여 복용하면 잠이 많아진다. 《本草》

임금(林檎)

잠을 이루지 못함을 치료하니 많이 복용하면 많이 잔다. 《本草》

목근(木槿)

달여서 복용하면 잠을 잘 잔다. 《本草》

순·궐(蓴·蕨)

많이 복용하면 잠을 많이 잔다. 《本草》

사삼(沙蔘)

잠이 많은 것을 치료하니 달여서 복용하거나 구워서 먹으면 좋다. 《本草》

통초(通草)

비달(脾疸)과 불면(不眠)을 치료하니 삶아서 복용한다. 《本草》

오매(烏梅)

잠을 이루지 못하는 데에 차를 만들어 마신다. 《本草》

차(茶)

따뜻하게 데워 마시면 잠이 적어진다. 《本草》

고채(苦菜) 및 고거(苦苣)

오래 복용하면 잠이 적어진다. 《本草》

복익(茯翼)

피를 내어 눈 속에 떨어뜨리면 잠을 못 잔다. 《本草》

마두골(馬頭骨)

베갯속에 넣어 두면 잠이 없어진다. 《本草》

초결명자(草決明子)

오래 복용하면 잠이 없어진다. 《本草》

침구법(鍼灸法)

담(膽)이 냉해져서 잠을 못 자는 데는 규음(竅陰)을 취하고, 침곤 수다(沈困睡多)한 데는 무명지(無名指)의 둘째 마디를 꼽쳐 놓고 첨단(尖端)을 취하여 1장의 뜸을 뜬다. 《綱目》

놀라서 잠을 이루지 못하는 데는 음교(陰交)를 취하고 눕지 못하는 데는 부극(浮隙)을 취한다. 《甲乙》

7. 성음(聲音)

성음(聲音)이 신(腎)에서 나올 때

직지(直指)에 이르기를, 심(心)은 목소리의 주가 되고, 폐(肺)는 목소리의 문이 되며, 신(腎)은 목소리의 근원이 된다. 풍(風)・한(寒)・서(暑)・습(濕)・기(氣)・혈(血)・담(痰)・열(熱) 등의 사기(邪氣)가 심폐(心肺)에 관계되는 것은 병이 위에 있는 것이니 증세에 따라 분류하여 사기(邪氣)를 쫓으면 천뢰(天籟)가 울리겠지만 만약에 신(腎)이 허(虛)하여 병이 되는 증세는 모든 기(氣)를 본원(本元)에 돌려 보내지 못하기 때문에 기(氣)가 역(逆)하여 상충(上衝)하고, 해수(咳嗽)와 담옹(痰壅)으로 또는 헐떡거리며 또는 흉복(胸腹)이 창만(脹滿)하여 백해(百骸)가 견제(牽制)하며, 기침이 더욱 심하고 기(氣)가 더욱 빈핍(貧乏)하며, 목소리가 더욱 건조해진다. 《直指》

성음(聲音)으로 병의 증세를 분별할 때

내경(內經)에 이르기를, 천식(喘息)을 보고 목소리를 들어서 고통스러움을 알아야 한다. 중완(中喘)이 왕성하고 장(臟)이 창만(脹滿)하며, 기(氣)가 승(勝)하고 두려운데 상(傷)한 자는 소리가 실중(室中)에서부터 나오는 것 같으니 이것은 습기에 중독되었기 때문이다. 《內經》

영추(靈樞)에 이르기를, 환자의 소리가 적막한 것 같고 가끔 놀라는 듯한 것은 골절(骨節) 사이에 병이 있는 것이고, 어둡고 명랑하지 못한 것은 심격(心膈) 사이에 병이 있는 것이며, 해수(咳嗽), 즉 귀성(鬼聲)과 비슷하고 가늘고 긴 것은 머리에 병이 있는 것이다. 《靈樞》

오음(五音)을 듣고 병명을 알아야 한다. 예를 들면 간병(肝病)은 소리가 슬프고 폐병(肺病)은 급하며 심병(心病)은 웅장하고 비병(脾病)은 느리며 신병(腎病)은 잠잠하고 대장병(大腸病)은 길고 소장병(小腸病)은 짧으며 위병(胃病)은 빠르고 담병(膽病)은 맑으며 방광병(膀胱病)은 작은 것이다. 《回春》

금성(金聲)은 울리고 토성(土聲)은 탁하며 목성(木聲)은 길고 수성(水聲)은 맑으며 화성(火聲)은 마른 듯하다. 《入門》

동원(東垣)에 이르기를, 토성(土聲)은 깊은 도가니 속에서 나오는 것 같다.

습기가 이기면 그러한 것이니 습(濕)은 수(水)와 같다. 《東垣》

석창포(石菖蒲)

목소리가 쉰 증세를 치료하니 달여서 먹거나 가루로 먹어도 다 좋다. 《本草》

연복자(燕覆子)

오장(五臟)의 기(氣)가 끊어진 것을 잇고, 말소리의 기(氣)를 보충하니 항상 복용하면 좋다. 《本草》

통초(通草)

목소리가 쉰 증세를 치료하니 달여서 복용하면 좋다. 《本草》

행인(杏仁)

우유를 넣고 끓여 먹으면 소리와 기(氣)를 부드럽게 한다.

행인(杏仁) 1되(껍질을 벗긴 것)를 우유 1냥과 함께 달여서 꿀을 조금 넣고 오동 열매 크기의 환을 지어 미음에 15~20알을 복용한다. 《本草》

계심(桂心)

추위로 인하여 목소리가 쉰 증세를 치료하니 가루로 하여 침에 섞어서 삼킨다. 목구멍이 가렵고 아프며 목이 쉬어 말을 못하는 데는 계심(桂心)·행인(杏仁) 각 1냥을 가루로 하여 꿀을 넣고 앵두 크기로 환을 지어 솜으로 싸고 침에 녹여서 빨아 삼킨다. 《本草》

고죽엽(苦竹葉)

갑자기 목이 쉬어서 소리가 껄떡거리고 나오지 않는 증세를 치료하니 진하게 달여서 복용한다. 《本草》

귤피(橘皮)

갑자기 목이 쉬어 소리를 못 내게 된 증세를 치료하니 진하게 달여 즙으로 자주 복용한다. 《本草》

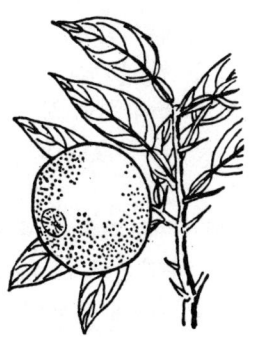

이(梨)

중풍(中風)으로 목이 쉬어서 말을 못하는 증세를 치료하니 생즙(生汁)을 내어 1일 2회 1홉씩 마신다. 《本草》

건시(乾柿)

목소리를 부드럽게 하니 물에 담가서 매일 복용한다. 《本草》

호마유(胡麻油)

말을 못하는 것을 주치(主治)하고 폐(肺)를 부드럽게 하니 죽력(竹瀝)·생강즙·동변(童便) 등에 타서 마시면 좋다.

동자뇨(童子尿)

오랜 기침으로 목이 쉰 것을 강화(降火)시켜 준다. 사람의 오줌이 목소리를 부드럽게 하니 더웁게 해서 마신다. 《綱目》

계자(鷄子)

많이 먹으면 소리가 좋아지니, 물에 끓여서 물과 함께 복용한다. 《本草》

침구법(鍼灸法)

갑자기 목소리를 내지 못하는 증세에는 천돌(天突)을 택한다. 《靈樞》

궐기(厥氣)가 목구멍을 침범하여 말을 하지 못하는 증세는 조해(照海)를 택한다. 《靈樞》

목구멍이 마비되어 갑자기 말을 못하는 증세는 풍륭(豊隆)을 택한다. 《靈樞》

갑자기 혀가 굳어 말을 못하는 증세, 숨이 차고 목구멍에서 가래가 나는 증세에는 부돌(扶突)과 염천(廉泉)을 택한다. 《靈樞》

갑자기 목이 쉰 증세는 신문(神門)과 용천(涌泉)을 택한다. 《綱目》

갑자기 혀가 굳어 말을 못하고 벙어리가 되는 증세에는 합곡(合谷)·양교(陽交)·통곡(通谷)·천정(天鼎)·기문(期門)·지구(支溝)·용천(涌泉)을 택한다. 《甲乙經》

8. 진액(津液)

체내(體內)의 진액(津液)일 때

영추(靈樞)에 이르기를, 주리(腠理)가 발설(發泄)하면 땀이 나서 끈끈하니 이것을 진(津)이라 하고 진(津)이 나와 버리면 주리(腠理)가 열리고 땀이 많이 흐른다. 《靈樞》

자생(資生)에 이르기를, 수곡(水穀)이 체내(體內)에 들어가서 기(氣)가 가득차면 진한 액(液)이 뼈에 들어가고 뼈는 굴신(屈伸)에 속하니 진택(津澤)을 끌어들여서 뇌수(腦髓)를 보익(補益)해 주고 피부를 윤택하게 하는 것을 액(液)이라고 한다. 액(液)이 나와 버리면 뼈를 구부리고 펴는 것이 불편하며, 피부색이 마르고 뇌수(腦髓)가 소모되며, 정강이가 아프고 귀가 자주 울린다. 《資生》

수곡(水穀)이 입으로 들어가서 장위(腸胃)에 들어오면 그 액(液)이 5가지로 나누어지는데 날이 차고 옷이 엷으면 오줌과 기(氣)가 되며, 날이 따뜻하고 옷이 두터우면 땀이 되고, 비애(悲哀)의 기(氣)가 어울리면 눈물이 되며, 속이 더웁고 위(胃)가 늦추어지면 잠이 되고, 사기(邪氣)가 안에서 역(逆)하면 기(氣)가 막히고 움직이지 않아서 수창증(水脹症)이 생긴다. 《資生》

내경(內經)에 이르기를, 주리(腠理)가 발설(發泄)하여 땀이 진(湊: 성한 모양)한 것을 진(津)이라 하고 진(津)이 피부의 구멍에 어려 붙어서 움직이지 않는 것을 액(液)이라 한다. 《內經註》

동원(東垣)에 이르기를, 대장(大腸)은 진(津)을 주관하고 소장(小腸)은 액(液)을 주관하는데 대장(大腸)·

소장(小腸)이 함께 위(胃)의 영기(榮氣)를 받아서 곧 진액(津液)을 상초(上焦)에 보내고 피모(皮毛)에 관개(灌漑)하여 주리(腠理)를 충실하게 하여 주니 만약 음식을 조절하지 않고 위기(胃氣)가 모자라면 대장(大腸)·소장(小腸)이 받아들일 곳이 없기 때문에 진액(津液)이 말라서 없어진다. 《東垣》

신(腎)이 액(液)을 주관할 때

난경(難經)에 이르기를, 신(腎)이 오액(五液)을 주관해서 오장(五臟)을 분화시키므로 간(肝)에 들어가게 되면 눈물이 되고, 심(心)에 들어가게 되면 땀이 되며, 비(脾)에 들어가게 되면 연(涎)이 되고, 폐(肺)에 들어가면 체(涕)가 되며, 자입(自入)하면 타(唾)가 된다. 《難經》

영추(靈樞)에 이르기를, 오장(五臟)이 액(液)으로 화(化)하니 심(心)은 땀이 되고, 폐(肺)는 체(涕)가 되며, 간(肝)은 누(淚)가 되고, 비(脾)는 연(涎)이 되며, 신(腎)은 타(唾)가 되는 것을 보통 일컬을 때 오액(五液)이라 한다. 《靈樞》

석고(石膏)

해기(解肌)하고 독한(毒汗)을 치료하니 잘게 빻아서 물로 달여서 복용한다. 《本草》

갈근(葛根)

해기(解肌)·발표(發表)·출한(出汗)하고 주리(腠理)를 여니 물에 달여서 복용한다. 《本草》

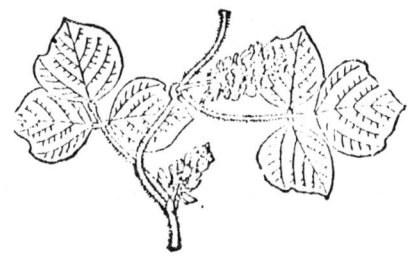

마황(麻黃)

마디를 없애면 땀을 내고 뿌리와 마디는 겉을 실(實)하게 하며 땀을 멎게 하니 물로 달여서 복용한다. 《本草》

형개(荊芥)

발한(發汗)과 해열(解熱)하는 데 물로 달여서 복용한다. 《本草》

박하(薄荷)

독한(毒汗)을 발(發)하고 노핍(勞乏)을 풀고 두목(頭目)을 맑게 하니 물로 달여서 복용한다. 《本草》

총백(葱白)

연수용(連鬚用)하면 해표(解表)·출한(出汗)하고, 풍사(風邪)를 흩으니 물로 달여서 복용한다. 《本草》

자소엽(紫蘇葉)

표기(表氣)를 흩뜨리고 땀을 내게 한다. 《本草》
땀이 나지 않는 증세에는 청피(淸皮)와 함께 달여 복용하면 곧 땀이 난다. 《丹溪》

인동등(忍冬藤)

오랫동안 쌓인 진울(陳鬱)한 기(氣)를 흩뜨리고, 땀을 나게 하니 삶아서 복용한다. 《丹溪》

세신(細辛)

산풍(散風)과 땀을 나게 하니 물로 달여 복용하며, 가루로 하여 복용하면 기(氣)가 막히게 된다. 《本草》

행인(杏仁)

해기(解肌)와 발한하니 물로 달여서 복용한다. 《本草》

두시(豆豉)

발한(發汗)하고 또 오랫동안 식은 땀이 나는 데는 1되쯤 볶아서 술 3되에 담그었다가 3일만에 마시고 낫지 않으면 다시 복용한다. 《本草》

백출(白朮)

땀을 멈추게 하고 식은땀을 치료하는 데 극효가 있으니 백출(白朮)을 있는대로 썰어서 작은 덩어리를 만들고 부맥(浮麥) 1되에 물 1말을 같이 끓여 조려서 마른 뒤에 꺼내어 썰어서 불에 말리고 보리는 버린 다음 가루로 하여 매 2돈을 부맥(浮麥) 달인 물에 타서 복용한다. 《得效》

계지(桂枝)

표허 자한(表虛自汗)·지한(止汗) 등을 치료하니 가을과 겨울에만 달여서 복용한다. 《東垣》

산조인(酸棗仁)

잠잘 때 땀이 나는 것을 멎게 하니 산조인초(酸棗仁炒)·인삼(人蔘)·백복령(白茯苓)을 가루로 하여 매 2돈을 미음과 함께 복용한다. 《得效》

상엽(桑葉)

식은땀을 멎게 하는 데 큰 효험이 있으니 청상(靑桑) 두 번째 잎을 그늘에 말리고 불에 쬐어서 가루로 하여 미음과 함께 복용한다. 《入門》

방풍(方風)

땀을 멈추게 하고 식은땀을 멎게 하니, 물로 달여서 복용하는데 잎이 더욱 좋다. 《本草》

모려분(牡蠣粉)

땀을 멎게 하고 두충(杜冲)을 화(和)해서 함께 복용하면 식은땀을 치료해 주며, 마황근(麻黃根)과 함께 가루로 하여 바르면 식은땀이 그치게 된다. 《本草》

부소맥(浮小麥)

표허(表虛)를 실(實)하게 하고 저절로 땀이 나는 증세를 치료하니 물로 달여서 복용한다. 대개 저절로 땀을 흘리는 데는 면식(麵食)을 많이 하는 것이 좋다. 《得効》

황기(黃芪)

표허(表虛)를 실(實)하게 하고 저절로 흐르는 땀을 치료하니 밀수초황기(蜜水炒黃芪)에 구감초(灸甘草)를 조금 넣어서 물에 달여 복용한다. 자한(自汗)에는 봄·여름에만 황기(黃芪)를 쓴다. 《東垣》

마황근(麻黃根)

자한(自汗)과 도한(盜汗)을 치료하니 물로 달여 복용하고 또한 모려분(牡蠣粉)을 부드럽게 하여 몸에 바르면 땀을 멎게 한다. 《本草》

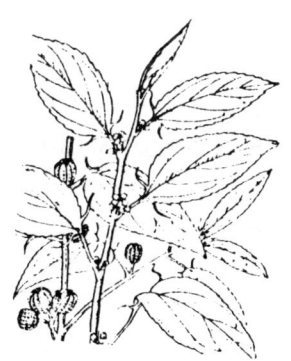

초목(椒目)

식은땀을 치료하는 데 가장 좋다. 볶아서 가루로 하여 반 돈을 생저(生猪)의 윗입술을 삶은물 1홉과 같이 편하게 복용하면 효과가 있다. 《本草》

오매(烏梅)

침이 많이 나오는 증세를 치료하니 차대용으로 마신다. 《本草》

백복령(白茯苓)

자한(自汗)·도한(盜汗)을 치료하니 가루로 하여 오매(烏梅)와 진애전탕(陳艾煎湯)에 2돈을 타서 복용한다.

침구법(鍼灸法)

식은땀이 멎지 않는 데에는 음극(陰隙)을 택하여 사(瀉)한다. 《綱目》

땀이 나지 않는 데는 곡차(曲差)를 택하고, 식은땀에 음도(陰都)·오리(五里)·간사(間使)·중극(中極)·기해(氣海)를 택하고, 허손 도한(虛損盜汗)에 백노(百勞)·폐유(肺兪)를 택한다. 《甲乙經》

상한(傷寒)에 땀이 나지 않는 데는 합곡(合谷)·복류(復溜)를 택하여 같이 사(瀉)하는 것이 좋다.

9. 담음(痰飮)

담(痰)·연(涎)·음(飮)의 삼자(三者)가 다를 때

직조(直措)에 이르기를, 담(痰)이란 진액(津液)의 이명(異名)이니 사람이 그것을 믿고서 지체(肢體)를 윤양(潤養)하는 것이다. 담(痰)·연(涎)·음(飮) 3자(三者)가 또 이일분수(理一分殊)의 분별이 있으니 포락(包絡)에 숨어 있다가 기(氣)를 따라서 떠올라 폐(肺)를 침로(侵虜)하고 가래를 옹색(壅塞)하며 일어나 움직이는 것은 담(痰)이고, 비원(脾元)에 모여서 기(氣)를 따라 상일(上溢)하고 구각(口角)으로 흘러 나오는 것은 연(涎)이며, 오직 음(飮)이란 증세는 위부(胃府)에 나서 구(嘔)도 되고 토(吐)도 되니 이것이 위(胃)의 병인 것이다. 《直措》

담(痰)과 음(飮)을 청(淸)·탁(濁)으로 분별할 때

단심(丹心)에 이르기를, 담(痰)은 진액(津液)의 열(熱) 때문에 되는 것이니 열(熱)하면 진액(津液)이 훈증(熏蒸)해서 탁(濁)해지므로 그 이름을 담(痰)이라고 한다. 《丹心》

직지(直指)에 이르기를, 수(水)·음(飮)은 출처는 같으나 이름은 다르다. 비토(脾土)에 휴손(虧損)이 있으면 마시는 모든 수장(水漿)이 잘 전화(傳化)되지 않아서 또는 심하(心下)에 머물고 또는 협간(脇間)에 모이며 또는 경락(經絡)에 흘러 들고 또는 방광에 넘쳐 나와서 병이 되는 수가 많다. 《直指》

음(飮)이란 것은 물을 마신 것이 흩어지지 않아서 병이 된 것이고, 담(痰)은 화염(火炎)의 훈작(熏灼)으로 인해 생기는 것이므로 담(痰)의 형색(形色)은 주탁(稠濁)하고 음(飮)은 빛이 맑다.

담(痰)을 옛날에는 음(飮)이라 하고 지금은 담(痰)이라 하는데 실상은 모두 같다.

음병(飮病) 팔종(八種)

유음(留飮)·벽음(癖飮)·담음(痰飮)·일음(溢飮)·유음(流飮)·현음(懸飮)·지음(支飮)·복음(伏飮) 등 8증(八症)이 있으나 모두가 음주(飮酒)와 모한(冒寒)과 또는 음수(飮水)의 지나침으로 인해서 된 증세다. 《仲景》

유음(留飮)

유음(留飮)이란 것은 물이 심하(心下)에 멈추어 있고 배척(背脊)에 손바닥만한 찬 것이 있는 것 같고, 또는 단기(短氣)하면서 갈(渴)하고 사지 역절(四肢歷節)이 동통(疼痛)하며 갈빗대가 인통(引痛)하고 기침이 심해진다. 《入門》

유음증(留飮症)은 사지 역절(四肢歷節)이 아프고 기단(氣短)하고 맥(脈)이 잠기니 오래 되면 골절이 어긋나는 전간(巓癎)이 될 수도 있다.

벽음(癖飮)

수벽(水癖)이 양협(兩脇) 밑에 있으면서 움직이면 소리가 난다.

담음(痰飮)

원래는 비성(肥盛)하던 사람이 점차 여위어지고 물이 장간(腸間)에 머물러서 소리가 나는 증세를 담음(痰飮)이라 한다.

일음(溢飮)

물을 마신 다음 흘러 들어가서 사지(四肢)에 들어가면 당연히 땀이 나야 하는데 땀이 나지 않고 몸이 무겁고 아픈 증세를 일음(溢飮)이라고 한다.

현음(懸飮)

마신 뒤에 물이 갈빗대 밑에 고여서 기침과 가래가 나오며 통증이 있는 증세를 현음(懸飮)이라고 한다.

지음(支飮)

기침이 역상(逆上)하고 안석(案席)에 몸을 기대어 숨을 쉬게 되고 기(氣)가 짧아서 눕지도 못하며 얼굴이 종기가 난 것 같은 증세를 지음(支飮)이라고 한다.

복음(伏飮)

흉격(胸膈) 위에 담(痰)이 차서 숨이 가쁘고 기침을 하며 또는 토하는 증세가 일어나면 한열(寒熱)이 교작(交作)하고 배통(背痛)·요통(腰痛)이 일어나며 눈물이 스스로 나오고 또는 몸이 꿈틀꿈틀 움직이는 것.

담병(痰病) 구종(九種)

풍담(風痰)·한담(寒痰)·습담(濕痰)·열담(熱痰)·울담(鬱痰)·기담(氣痰)·식담(食痰)·주담(酒痰)·경담(驚痰) 등 증세가 있는데 그 근본은 여러 가지가 있다. 열(熱)·기(氣)·풍(風)·경(驚)·음(飮)·식(食)·서(暑)·냉(冷)·비허(脾虛)·주(酒)·신허(腎虛) 등으로 인해서 일어나는 여러 가지 증세가 있다.

풍담(風痰)

탄탄(癱瘓)의 기이한 증세가 일어나고 두풍(頭風)으로 인하여 현훈(眩暈)하고 민란(悶亂)하며 또는 축약(搐搦)하고 윤동(瞤動)한다.

한담(寒痰)

한담(寒痰)이란 것은 즉 냉담(冷痰)이다. 뼈가 마비되고 사지(四肢)를 움직일 수 없으며, 기(氣)가 자통(刺痛)하고 번열(煩熱)은 없어도 응결(凝結)해서 청냉(淸冷)하다.

습담(濕痰)

온 몸이 무겁고 연약하고 권태로우며 곤약(困弱)한 증세이다.

열담(熱痰)

열담(熱痰)이란 것은 즉 화담(火痰)이다. 열담의 색은 누렇고 번열(煩熱)과 조결(燥結)이 많으며 두면(頭面)이 홍열(洪熱)하고 혹은 눈꺼풀이 짓무르고 목이 쉬며 전광(巓狂)·조잡(＊雜)·오뇌(懊惱)·정충(怔忡) 등의 증상이 일어난다.

울담(鬱痰)

노담(老痰)과 조담(燥痰)과 같은 증세로 즉 화담(火痰)이 심폐(心肺) 사이에 울(鬱)해서 오래 되면 흉격(胸膈)에 엉기고 말라붙어서 뱉지를 못하며 털이 마르고 얼굴이 창백하여 고골(枯骨)과 같고 인건(咽乾)과 구조(口燥)해서 해수(咳嗽)와 천촉(喘促)이 겸하는 증세이다.

기담(氣痰)

7정(七情)이 울결(鬱結)하고 담(痰)이 목구멍에 체해서 형(形)이 패서(敗絮), 또는 매핵(梅核)과 같으며 뱉어도 나오지 않고 삼켜도 넘어가지 않으며 흉격(胸膈)이 비민(痞悶)한 증세이다.

식담(食痰)

식담(食痰)이란 것은 즉 식적담(食積痰)인데 음식물이 소화가 되지 않거나 또는 어혈(瘀血)이 껴서 과낭(窠囊)이 되고 뱃속에 덩어리와 비만증을 일으키는 증세를 말한다.

주담(酒痰)

술을 마셔서 소화가 안 되거나 또는 술을 마신 뒤 물을 많이 마시며 다시 술을 마시고 다음날에 또 토하고 음식은 먹지 못하며 산수(酸水)를 구토(嘔吐)하는 증세를 말한다.

경담(驚痰)

자주 놀라서 담(痰)이 맺히고 덩어리로 되어 흉복(胸腹) 속에 있으며 증세가 일어나면 조동(跳動)하여 아픔을 견디지 못하며 또는 전간(巔癎)이 되는 수도 있는데 부인들이 이러한 증세에 많이 걸린다.

백반(白礬)

가슴속의 담음(痰飮)을 토해 내니 물 2되에 1냥을 넣어 1되까지 달여서 꿀 반홉을 넣고 한번에 모두 복용하면 잠시 뒤에 곧 토하는데 토하지 않으면 더운물을 조금 마신다. 《本草》

창출(蒼朮)

담수(痰水)를 소멸하고 담음(痰飮)이 과낭(窠囊)을 이룬 증세를 치료하는 데는 효력이 크다. 즉 위의 신출환(神朮丸)이다. 성(性)이 마르기 때문에 습(濕)을 치료한다. 《本草》

패모(貝母)

소담(消痰)하고, 또 가슴의 담기(痰氣)를 치료하는 데는 가장 좋은 묘약이다. 《本草》

패모환(貝母丸)의 패모(貝母)를 동변(童便)에 3일 동안 담가서 씻고 햇볕에 말려서 가루로 하고 당상(糖霜)에 섞어서 수시로 복용한다. 《入門》

전호(前胡)

열담(熱痰)을 치료하고, 담(痰)이 차서 가슴이 비만(痞滿)하는 증세를 치료하니 3돈을 물에 달여서 복용한다. 《本草》

건강(乾薑)

한담(寒痰)을 치료하고, 소담(消痰)과 하기(下氣)를 하니 환으로 지어서 먹거나 달여서 복용해도 모두 좋다. 《本草》

생강(生薑)

담(痰)을 없애고, 하기(下氣)를 하며, 냉담(冷痰)을 없애 주고, 위기(胃氣)를 조절한다. 《本草》

담벽(痰癖)을 치료하니 생강(生薑) 4돈과 부자생(附子生) 2돈을 물에 달

여서 복용한다. 《本草》

반하(半夏)

한담(寒痰)을 치료하고 비위(脾胃)의 습기(濕氣)를 이겨서 화담(化痰)을 시킨다. 《湯液》

담연(痰涎)을 소화(消化)하고 가슴 속의 담만(痰滿)을 없앤다. 《本草》

반하유초(半夏油醋)는 습담(濕痰)을 치료하는 데 아주 좋다. 《丹心》

담(痰) 치료에는 반하(半夏)를 쓰되 열(熱)에는 황금(黃芩)을 가하고, 풍(風)에는 남성(南星)을 가하며, 비(痞)에는 진피(陳皮)와 백출(白朮)을 가한다. 《入門》

반하환(半夏丸)이 담천(痰喘)과 심통(心痛)을 치료하니 반하향유초(半夏香油炒)를 가루로 하여 미음으로 오동 열매 크기의 환을 지어 강탕(薑湯)으로 30~50알을 복용한다. 《入門》

반하국(半夏麴)

담병(痰病) 치료에는 반하(半夏)가 가장 좋으니 반드시 누룩을 만들어서 써야 된다. 그리고 또 하천고(霞天膏) • 백개자(白芥子) • 강즙(薑汁) • 반탕(礬湯) • 죽력(竹瀝)을 넣어 누룩을 만들어서 담적(痰積)의 오래된 증세를 치료하니 담(痰)이 저절로 부패해서 대 • 소변을 따라서 나오도록 하고 또 흩어져서 종창(腫瘡)이 되어 치료되는 경우도 있다.

이것이 반하국(半夏麴)의 신기한 작용이다. 남성(南星)으로 도우면 풍담(風痰)을 치료하고, 황련(黃連) • 과루인(瓜 仁)을 강즙(薑汁)과 술에 담가서 향유(香油)로 누룩을 반죽한 것을, 볶은 것으로 도와 쓰면 화담(火痰)을 치료하며, 부초(麸炒)한 지실(枳實)과 강즙(薑汁)에 침증(浸蒸)하여 해분(海粉) 유(類)로써 도와 쓰면 노담(老痰)을 치료하며, 창출(蒼朮)과 백출(白朮)을 미감강즙침초(米泔薑汁浸炒) • 건강(乾薑) • 오두(烏頭)로써 도와 쓰면 습담(濕痰)을 치료한다. 제법(製法)은 잡병편에 상세히 기술되어 있다. 《丹心》

반하제법(半夏製法)

대반하(大半夏) 1근을 석회(石灰) 1근에 물 7주발을 타서 동이에 넣어 잘 젓고 흔들어서 징청(澄淸)은 따로 두고 찌꺼기는 버린 뒤에 반하(半夏)를 담가서 낮에는 햇볕에 쬐고 밤에는 이슬 맞히기를 7일 동안을 하여 정화수(井華水)로 깨끗이 3~4번 씻고 3일 동안 담가서 거품을 빼되 매일 3차례 물을 갈아서 말린 뒤에 백반(白礬) 8냥, 피초(皮硝) 1근을 동이에 물 7~8사발을 부어 반하(半夏)와 함께 담가 역시 7일 동안을 주쇄 야로(晝晒夜露)

하여 물로 씻기를 3~4번 하고 3일 동안 거품을 빼며 매일 3차례 물을 갈아서 꺼내어 말린 뒤에 감초(甘草)・박하(薄荷) 각 4냥, 정향(丁香)・지실(枳實)・목향(木香)・백강(白薑)・진피(陳皮)・청피(靑皮)・지각(枳殼)・오미자(五味子)・축사(縮砂) 각 5돈, 백두구(白頭*)・육계(肉桂) 각 3돈, 침향(沈香) 1돈을 썰어서 물 15주발에 타서 반하(半夏)를 함께 동이 속에 넣어 14일간 거품을 빼되 일쇄 야로(日衰夜露)하고 자주 저어 흔들어서 날수가 차면 건져내어 흰 헝겊에 싸서 뜨거운 빙마닥에 잘 방지하여 그릇에 덮고서 선향(線香) 세 개 정도가 탈만한 시간이 지난 뒤에 반하(半夏)를 골라내어 말려서 쓴다.

담화(痰火)가 있는 사람은 복용하면 첫날에 대변에서 어교(魚膠) 같은 것이 나오고 하룻밤만 자고 나면 담(痰)의 뿌리가 빠져서 영원히 재발하지 않는다. 이 약이 화담(化痰)하는 데는 신(神)과 같은 것이다.

이것을 실험해 보려면 그릇에 담을 뱉어서 거기에 반하(半夏)를 조금만 넣으면 담(痰)이 당장에 청수(淸水)로 되어 버린다. 담질(痰疾)이 있고 중풍(中風)으로 말을 못하는 증세에 7~8 알을 갈아서 정수(井水)에 복용하고 손으로 배를 슬슬 문지르면 곧 깨어나면서 말을 하게 된다. 《回春》

과루인(瓜*仁)

열담(熱痰)・주담(酒痰)・노담(老痰)・조담(燥痰)을 치료하고, 윤폐(潤肺)・화담(化痰)・강기(降氣) 하며, 흉격중(胸膈中)의 구니(垢*)를 씻어 주니 환으로 지어서 먹거나 달여서 복용해도 모두 좋다. 《丹心》

정력자(葶藶子)

가슴속의 담음(痰飮)을 없애고 폐경(肺經)의 물을 내보내니 가루로 복용하거나 달여서 복용해도 모두 좋다. 《本草》

선복화(旋覆花)

가슴 위의 담결(痰結)과 가래가 교칠(膠漆) 같은 것과 심협(心脇)의 담수(痰水)를 없애 주니 달여서 복용하거나 환으로 지어서 복용해도 모두 좋다. 《本草》

청몽석(靑礞石)

식적담(食積痰)을 치료하니 염초(焰硝)와 같이 화하(火煆)하여 먹으면 담적(痰積)이 대변을 따라 나온다. 환을 지어 복용하거나 가루로 해서 복용해도 모두 다 좋다. 《入門》

지실(枳實)

흉협(胸脇)의 담벽(痰癖)을 없애 주니 달여서 복용하거나 환으로 지어서 복용해도 모두 좋다.《本草》

지각(枳殼)

소담(消痰)하고 흉격(胸膈)의 담체(痰滯)를 흩뜨려 주니 달여서 복용하거나 가루로 해서 복용해도 모두 좋다.

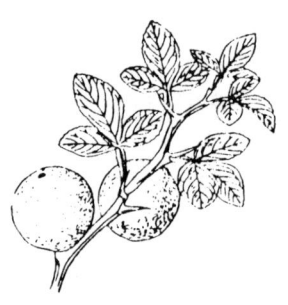

모과(木瓜)

담(痰)을 없애고 담타(痰唾)를 그치게 한다.《本草》
모과를 달여서 복용하면 담(痰)이 치료되고 비위(脾胃)를 이롭게 한다.
모과(木瓜)를 난숙(爛熟) 취육(取肉)하여 찧어 가지고 체로 걸러서 연밀(煉蜜)·강즙(薑汁)·죽력(竹瀝)을 넣고 달여서 하루에 3~4회 1수저씩 복용한다.《俗方》

오매(烏梅)

거담(去痰)과 지갈(止渴)을 하니 차로 만들어서 복용한다.《本草》

백개자(白芥子)

가슴의 담랭(痰冷)을 치료한다.《本草》
담(痰)이 협하(脇下)에 있을 때 백개자(白芥子)가 아니면 치료하지 못하니 가루로 복용하거나 달여서 복용해도 모두 좋다.《丹心》

과체(瓜蔕)

담(痰)을 토하게 하니 담(痰)이 심흉(心胸)에 있어서 민절(悶絶)할 때에 과체산(瓜*散)으로 토하게 하면 바로 소생한다.

천남성(天南星)

풍담(風痰)을 치료하니 포(炮)해서 누른빛이 날 때 쓴다. 생강 7쪽을 넣고 물에 달여서 복용하거나, 또는 강즙호(薑汁糊)에 환을 지어서 복용한다.《本草》

해분(海粉)

열담(熱痰)이 내리고, 습담(濕痰)이 마르며, 결담(結痰)이 연(軟)해지고, 완담(頑痰)이 없어진다. 탕약(湯藥)에는 넣지 못하고 환약(丸藥)에만 넣어서 쓴다. 《丹心》

합분(蛤粉)

담(痰)을 떨어뜨리고 굳은 담을 연하게 하니 해합화하(海蛤火煆)한 분(粉)을 가루로 하거나 환으로 지어서 복용한다. 《丹心》

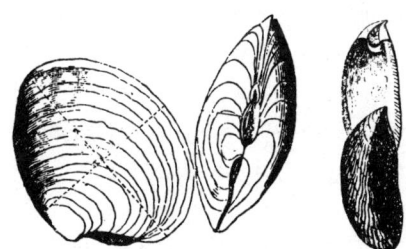

현각(蜆殼)

태워서 백회(白灰)를 만들어 복용하면 심흉(心胸)의 담수(痰水)를 없애 준다. 《本草》

침구법(鍼灸法)

모든 담음증(痰飮症)에는 풍륭(豊隆)과 중완혈(中脘穴)을 택한다. 가슴 속에 담음(痰飮)이 있어 토역(吐逆)해서 먹지를 못하는 증세에는 거궐(巨闕)과 족삼리혈(足三里穴)을 택한다. 《綱目》

일음(溢飮)에는 중완혈(中脘穴)을 택한다. 《甲乙》

삼초(三焦)에 정수(停水)되고 기(氣)가 치고(攻), 먹지 못하는 증세에는 유도(維道)·중봉(中封)·위유(胃兪)·신유혈(腎兪穴)을 택한다. 《東垣》

담증(痰症)에는 종류가 많은데 오직 족유(足惟)나 노채(癆瘵)에 담(痰)이 있으면 치료하기가 어렵다.

고황혈(膏肓穴)을 조구(早灸)하여 장수(壯數)가 더할수록 내리는 것이 빠르니 꿀렁꿀렁하게 물이 흐르는 것 같은 증상을 느끼면 담(痰)이 내리기 시작하는 것이다. 《資生》

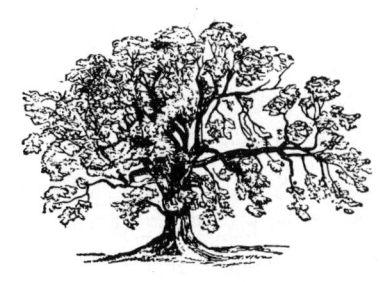

내경편(內景篇) 三.

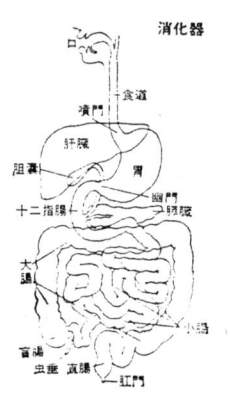

10. 오장육부 (五臟六腑)

의자(醫者)가 오장 육부(五臟六腑)를 인식할 때

세상 사람들은 천지 만물의 이치는 알려고 애를 쓰면서도 자기 자신의 오장 육부(五臟六腑)·모발(毛髮)·근골(筋骨)의 구조는 잘 모르고 있다. 더구나 의자(醫者)가 모른다면 될 말인가?《入門》

장부(臟腑)의 음양(陰陽)일 때

내경(內經)에 이르기를, 「사람의 장(臟)은 음(陰)이 되고 부(腑)는 양(陽)이 된다.」 즉, 간(肝)·심(心)·비(脾)·폐(肺)·신(腎)의 오장(五臟)은 음(陰)이며, 담(膽)·위(胃)·대장(大腸)·소장(小腸)·방광(膀胱)·삼초(三焦)의 육부(六腑)는 양(陽)이 된다.

장(臟)과 부(腑)의 맡은 일일 때

영추(靈樞)에 이르기를, 「오장(五臟)은 정신과 혈기(血氣)·혼백(魂魄)을 간직하고 육부(六腑)는 수곡(水穀)을 소화시켜서 진액(津液)으로 만든다.

내경(內經)에 이르기를, 「오장(五臟)은 정기(精氣)를 간직하여 내보내지 않기 때문에 가득해도 실(實)하지 않고, 육부(六腑)는 화(化)한 것을 전하기만 하고 간직하지 않기 때문에 실(實)해도 가득하지 않다.」 그 원인은 수곡(水穀)이 입에 들어가면 위(胃)는 실(實)하고 장(腸)은 허(虛)하며, 음식이 내려가면 장(腸)은 실(實)하고 위(胃)는 허(虛)하기 때문이다.

장부(臟腑)를 진맥할 때

난경(難經)에 이르기를, 맥(脈)이 빠르면 병이 부(腑)에 있고 느리면 장(臟)에 있으며, 빠르면 몸이 덥고 느리면 몸이 차다. 모든 양(陽)은 덥고 음(陰)은 차기 때문에 장(臟)과 부(腑)의 병을 알 수가 있다.

모든 장부(臟腑)의 이상 증세

난경(難經)에 이르기를, 병은 더운 것을 좋아하는 증세가 있고, 찬 것을 좋아하는 증세가 있으며, 사람을 보고 싶어하는 증세가 있고, 사람을 보기 싫어하는 증세가 있다. 이 모든 병의 근본은 각각 어느 장(臟)과 부(腑)에서 생기는가 하면, 대체로 찬 것을 좋아하는 증세와 사람을 보고 싶어하는 증세는 부(腑)에 있고, 더운 것을 좋아하고 사람을 보기 싫어하는 증세는 장(臟)에 있는 것이다.

그 이유는 부(腑)는 양(陽)에 속하기 때문에 찬 것을 좋아하고 사람을 보고 싶어하는 것이며, 장(臟)은 음(陰)에 속하기 때문에 더운 것을 좋아하고 문을 닫고 혼자 거처하며 시끄러운 것을 싫어하기 때문에 이러한 점으로 보아서 장부(臟腑)의 병을 알 수 있는 것이다.

장(臟)의 병은 옮기지 않으니 한 곳에만 있고, 부(腑)의 병은 돌아다니므로 일정한 곳이 없다. 《靈樞》

장부병(臟腑病) 치료가 난이(難易)할 때

난경(難經)에 이르기를, 장병(臟病)은 난치(難治)이고 부병(腑病)은 이치(易治)가 된다. 즉 장병(臟病)은 그 승(勝)한 곳으로 전하기 때문에, 가령 심병(心病)은 폐(肺)에 전하고 폐(肺)는 간(肝)에 전하며, 간(肝)은 비(脾)에 전하고 비(脾)는 신(腎)에 전하며, 신(腎)이 심(心)에 전하면 한 장(臟)이 두 번 전하지 못하므로 다음으로 전(傳)을 받을 곳은 죽게 되는 것이다. 부병(腑病)은 자(子), 즉 약한 곳으로 전하기 때문에 가령 심병(心病)은 비(脾)에 전하고 비(脾)는 폐(肺)에 전하며, 폐(肺)는 신(腎)에 전하고 신(腎)은 간(肝)에 전하며, 간(肝)은 심(心)에 전하는 것으로써 이것은 자모(子母)가 서로 전하여 멎었다가 다시 계속하니 생생(生生)의 이(理)가 있다는 것이다.

내경(內經)에 이르기를, 사풍(邪風)의 빠르기가 비바람과 같기 때문에 다음과 같이 치료해야 된다. 먼저 피모(皮毛)를 치료하고, 그 다음은 기부(肌膚)를 치료하며, 다음은 근맥(筋脈)을 치료하고, 다음은 육부(六腑)를, 그리고 오장(五臟)을 치료한다. 만약 오장(五臟)을 먼저 치료하면 반은 죽고 반은 살게 된다. 《內經》

갱미(粳米)

오장(五臟)을 평온하게 하니 흰 죽을 끓여서 이른 새벽에 항상 복용하면 위기(胃氣)가 화창(和暢)하고 진액이 솟아난다. 《本草》

소맥면(小麥麵)

오장(五臟)을 온화하게 하니 항상 복용하면 좋다. 《本草》

대맥(大麥)

오장(五臟)을 실(實)하게 하니 반(飯)·면(麵)·죽(粥)이 모두 좋다. 《本草》

교맥(蕎麥)

오장(五臟)의 재예(滓穢)를 단련하니 면이나 죽으로 해서 먹으면 좋다. 《本草》

흑두(黑豆)

오장(五臟)의 결적(結積)을 풀어준다. 물에 담가서 싹을 낸 것을 대두황권(大豆黃卷)이라 하는데 오장(五臟)과 위기(胃氣)의 결적(結積)을 치료하니 달여서 복용한다. 《本草》

호마(胡麻)

오장(五臟)을 윤택하게 하니 반(飯)이나 면(麵)을 만들어 항상 먹으면 좋다. 즉 흑임자(黑任子)라 한다. 《本草》

인유(人乳)

오장(五臟)을 보(補)하니 항상 복용하면 좋다. 《本草》

우두(牛肚)

오장(五臟)을 보(補)하니 무르도록 삶아서 초장(醋醬)에 화(和)해 먹는다. 《本草》

우수(牛髓)

오장(五臟)을 편하게 하니 술과 같이 먹는다. 《本草》

녹육(鹿肉)

오장(五臟)을 강하게 하니 무르도록 삶아서 먹는다. 장육(獐肉)이 또한 오장(五臟)을 보익(補益)하니 항상 먹으면 좋다. 《本草》

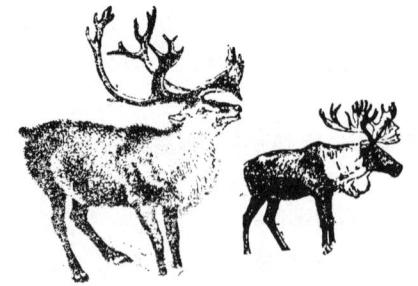

구육(狗肉)

오장(五臟)을 편하게 하니 오미(五味)를 섞어서 무르도록 삶아서 공복에 먹으면 좋으며, 황구육(黃狗肉)이 더욱 좋다. 《本草》

황자계(黃雌鷄)

오장(五臟)을 보익(補益)하니 삶아서 오미(五味)를 섞어서 먹는다. 《本草》

작육(雀肉)

오장(五臟)의 부족한 기(氣)를 보(補)하니 구워서 먹는다. 《本草》

밀(蜜)

오장(五臟)을 편하게 하고, 기(氣)의 부족함을 보(補)하니 죽에 타서 먹고 약에 타서 오랫동안 복용하면 더욱 좋다. 《本草》

우유(牛乳)

즉, 낙(酪)인데 오장(五臟)을 보(補)하니 죽(粥)으로 해서 항상 먹으면 좋다. 《本草》

연자(蓮子)

오장(五臟)의 기(氣)의 부족을 치료하니 가루로 하여 죽을 쑤어 항상 먹으면 좋다. 그 뿌리를 우(藕)라고 하는데 쪄서 먹으면 오장(五臟)을 심히 보(補)한다. 《本草》

즉어(鯽魚)

오장(五臟)을 보익(補益)하니 삶거나 달이거나 또는 쪄서 항상 먹으면 좋다. 《本草》

해송자(海松子)

오장(五臟)을 윤택하게 하니 죽으로 해서 항상 먹으면 좋다. 《本草》

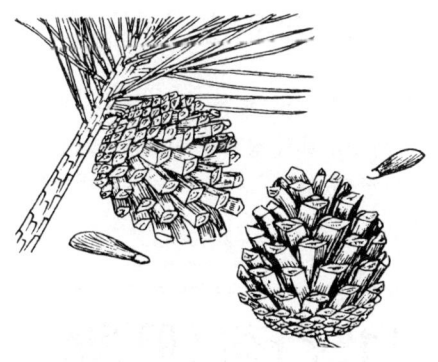

대조(大棗)

오장(五臟)을 보(補)하니 달여서 복용한다. 《本草》

규채(葵菜)

오장(五臟)의 기옹(氣壅)을 통하므로 매월 1회씩 먹으면 장부(臟腑)를 통리(通利)시키니 역시 채(菜)의 주가

된다.《本草》

생강(生薑)

장부(臟腑)를 열어 주니 항상 먹는 것이 좋고, 궐(闕)하면 안 된다.

총백(葱白)

장부(臟腑)를 조화시키니 달여서 복용한다.《本草》

개자(芥子)

오장(五臟)을 통리(通利)하니 미오연(微熬硏)해서 장(醬)을 만들어 먹고, 그 눈경(嫩莖)은 나물로 하여 먹으면 좋다.《本草》

11. 간장(肝臟)

간장(肝臟)의 형상일 때

간(肝)에는 2포엽(二布葉)과 7소엽(七小葉)이 있는데 마치 목갑(木甲)이 벌어진 것과 같은 형상이고, 포엽(布葉)마다 지락맥(支絡脈)이 있으며 그 거중(居中)의 맥(脈)이 온화한 기(氣)를 선발하니 혼(魂)의 관(官)이 된다.《內經註》

간(肝)에는 2대엽(二大葉)과 7소엽(七小葉)이 있는데 왼쪽이 3엽(三葉)이고, 오른쪽이 4엽(四葉)으로 나뉘며 목갑(木甲)의 다엽(多葉) 같다.《入門》

간의 무게가 4근 4냥이며, 왼쪽 3엽(三葉)과 오른쪽 4엽(四葉)으로 전부가 7엽(七葉)인데 혼을 간직한다.《難經》

간장(肝臟)의 병증(病症)일 때

사(邪)가 간(肝)에 있으면 양쪽 협(脇)이 중통(中痛)하여 속이 차고 악혈(惡血)이 속에 머물게 된다.《靈樞》

간장병(肝臟病) 환자는 양쪽 갈비 밑이 아프고 소복(小腹)이 당기며 성을 잘 낸다. 폐(肺)가 간(肝)에 전하는 것을 간비(肝脾)라 하고, 일명 궐협통출식(厥脇痛出食)이라고도 한다. 간(肝)에 열이 있으면 얼굴빛이 푸르고 손톱이 마르게 된다.《內經》

겉 증세는 깨끗한 것을 좋아하고 얼굴빛이 푸르며 성을 잘 내고, 속 증세는 배꼽의 왼쪽에 동기(動氣)가 있어서 만지면 딱딱하고 아프며 그 증세는 사지(四肢)가 만폐(滿閉)하고 임삽(淋澁)하며 변(便)이 어렵고 힘줄이 반전(反轉)하는데 이 모두가 간병(肝病)의 증세가 된다.《難經》

뼈가 마르고 살이 많이 빠지며 가슴 속이 기만(氣滿)하고 뱃속이 아프고 심중(心中)이 불안하며 어깨와 목 등 전신에 열이 있고 대퇴(大腿)가 부서

내경편(內景篇)三 69

지며, 살이 빠지면 눈두덩이 꺼지고 진장맥(眞藏脈)이 나타나 눈에 물건이 보이지 않으면 곧 죽고 보인다 해도 위에서 말한 불승(不勝)한 때에 이르면 죽는 것이다. 주(註)에 이르기를 「이것은 간(肝)의 장맥(臟脈)이 나타난 증세요 불승(不勝)의 때라는 것은 경신(庚辛)의 월(月)을 말한다」라고 했다. 내경《內經》

간장병(肝臟病)이 허실(虛實)

간(肝)은 혈(血)을 간직하고 혈(血)은 혼(魂)을 보호하는데 간기(肝氣)가 히약하면 두려워하고 실(實)하면 양협(兩脇)의 밑이 아프고 소복(小腹)이 결리며 성을 잘 내고, 허하면 눈이 희미하여 보이지 않고 귀가 잘 들리지 않으며, 다른 사람들이 자기를 잡으러 오는 것과 같은 공포감을 느낀다.

간(肝)이 혈(血)을 간직하는데 혈(血)이 너무 많으면 성을 잘 내고 모자라면 공포에 질린다. 《內經》

사람이 동(動)하면 혈(血)이 경(經)에 통하고 정(靜)하면 혈(血)이 간(肝)에 돌아가니 이것은 간(肝)이 혈해(血海)이기 때문이다. 《入門》

간장병이 간헐(間歇) 적으로 심해질 때

병이 간(肝)에 있으면 여름에는 낫고 여름에 낫지 않으면 가을에는 심하고 가을에 죽지 않으면 겨울에는 지속되며 봄에는 심해진다. 간병(肝病)은 병(丙)・정(丁)에 낫고, 병(丙)・정(丁)에 낫지 않으면 경(庚)・신(辛)에는 더하고 경(庚)・신(辛)에 죽지 않으면 임(壬)・계(癸)에 지속되며 갑(甲)・을(乙)에 심해진다. 간병(肝病)은 아침에 명랑하고 석양에는 심해지며 자정에는 정(靜)한다. 《內經》

간장병(肝臟病)을 치료할때

간(肝)이 급(急)하면 고통이 많으니 속히 단것을 먹어서 늦추어 주어야 하는데 여기에는 감초(甘草)가 주제(主劑)요, 갱미(粳米)・우육(牛肉)・조(棗)・규(葵)를 먹는다. 주(註)에 이르기를 간이 급해서 괴로워 하는 것은 그 기(氣)가 남아 있어서 그러는 것이니 신(辛)한 것을 먹어야 한다. 여기에는 천궁(川芎)이 당제(當劑)요, 허약하면 생강과 진피(陳皮)등으로 보(補)해 준다. 《內經》

간병(肝病)에는 달게 먹어야 하는데 갱미(粳米)・우육(牛肉)・조(棗)・규(葵)등에서 그 당분을 취하여 급(急)을 늦추어 준다. 《內經》

간병(簡病)에 마(麻)・태육(太肉)・이(李)・구등의 신맛을 취하는 것은 산(酸)이 간(肝)의 본미(本味)이다. 《

초용담(草龍膽)

간담(肝膽)의 기를 보익(補益)해야

한다.《本草》
 달여서 복용하면 간장(肝臟)의 습열(濕熱)이 치료된다.《湯液》

공청(空靑)

치료법은 위와 같다.
 나무를 본받아 색이 푸르며, 간(肝)에 들어갈 때는 세말수비(細末水飛)하여 점복(點服)하고 또는 약을 넣어 먹기도 한다.《本草》

황련(黃連)

간을 진압하고 열독(熱毒)을 없애주니 가루로 복용하거나 달여서 복용해도 모두 다 좋다.《本草》

세신(細辛)

간담(肝膽)을 보익(補益)하니 달여서 복용하거나, 가루로 복용해도 모두 좋다.《本草》

청상자(靑箱子)

진간(鎭肝)하고 간장(肝臟)의 열을 주로 치료하니 가루로 하여 복용한다.《本草》

산조인(酸棗仁)

간기(肝氣)를 보익(補益)하니 가루로 하여 복용하거나 달여서 복용해도 모두 좋다.《本草》

복분자(覆盆子)

보간(補肝)·명목(明目)하니 가루로 해서 복용하거나 생으로 먹거나 모두 좋다.《本草》

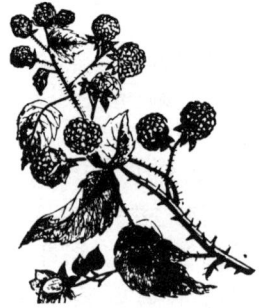

차전자(車前子)

간을 치료하니 가루로 하여 복용하거나 또는 볶아서 달여 복용하기도 하고 눈엽(嫩葉)으로 국을 끓여서 먹어도 좋다.《本草》

제자(薺子)

즉, 석명자(*明子)이다. 간옹(肝壅)을 주로 치료하니 가루로 하여 복용하고, 눈근(嫩根)을 쌀과 섞어서 죽을 끓여 먹으면 혈(血)을 끌어서 간으로 보낸다.《入門》

산수유(山茱萸)

간을 더웁게 하니 가루로 하여 복용하거나 달여서 복용해도 모두 좋다. 《本草》

사삼(沙蔘)

간기(肝氣)를 치료하니 달여서 복용하거나 또는 나물로 하여 먹으면 좋다. 《本草》

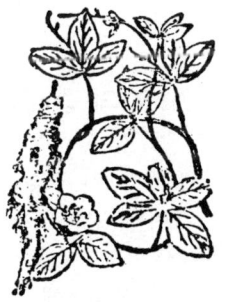

창이자(蒼耳子)

간열(肝熱)을 주로 치료하고 눈을 밝게하니 달여서 복용하거나 가루로 하여 복용하면 모두 좋다. 《本草》

작약(芍藥)

보간(補肝)·완중(緩中)하니 간을 손상한 사람은 속을 부드럽게 한다는 것이 즉 완중(緩中)이다. 가루로 하여 복용하거나 달여서 복용해도 모두 좋다. 《湯液》

고삼(苦蔘)

간담기(肝膽氣)를 치료하니 달여서 복용한다. 《本草》

청피(靑皮)

간기(肝氣)가 통달(通達)하지 못할 때 이 약으로써 소통하니 가루로 하여 복용하거나 달여서 복용해도 모두 좋다. 《丹心》

모과(木瓜)

간에 들어가면 근(筋)과 혈(血)을 보익하니 달여서 복용한다. 《本草》

소맥(小麥)

간기(肝氣)를 다스리니 달여서 복용한다. 《本草》

구(韭)

간기(肝氣)를 충족시키니 나물로 무쳐서 매일 복용하면 좋다. 《本草》

이(李)

간병(肝病)에 매일 먹으면 좋다.

《本草》

총백(葱白)

간의 사기(邪氣)를 없애 주니 달여서 복용하거나 또는 즙을 내서 복용하기도 한다. 《本草》

12. 심장(心臟)

심장(心臟)의 형상일 때

심장(心臟)의 형상은 아직 피지 않은 연꽃과 같고 그 중앙에는 9공(九空)이 있어서 천진(天眞)의 기(氣)를 끌어당기니 그것이 신(神)의 집(宇)이다. 《內經註》

심장(心臟)의 무게는 12냥으로 그 가운데 7공(七孔)과 3모(三毛)가 있어서 정즙(精汁) 3홉을 담고 장신(臟神)을 위주로 한다. 《難經》

상지(上智)의 사람은 심(心)에 7규(七竅)와 3모(三毛)가 있고, 중지(中智)의 사람은 심(心)에 5규(五竅)와 2모(二毛)가 있으며, 하지(下智)의 사람은 심(心)에 3규(三竅)와 1모(一毛)가 있고, 보통 사람은 심(心)에 2규(二竅)가 있을뿐 모(毛)는 없고, 우인(愚人)은 심(心)에 1규(一竅)가 있되 아주 비좁은데 규(竅)가 없으면 신(神)의 출입이 어려운 것이다. 심(心)에 7공(七孔)과 3모(三毛)가 있어 7공(七孔)은 북두칠성을 응(應)하고 3모(三毛)는 3태(三台)를 응(應)한다. 그러므로 심(心)이 지성이면 하늘이 응(應)한다는 것이다. 《入門》

심포락(心包絡)은 심(心)을 싼 막(膜)이 되니, 즉 심(心)의 밖을 둘러싸고 있다. 《正傳》

심형(心形)은 피지 않은 연꽃과 같아서 위는 크고 밑은 첨예(尖銳)하며, 거꾸로 매달려서 폐에 붙어 있는 것이다. 《類聚》

심장병(心臟病)의 증세일 때

심(心)에 사(邪)가 있으면, 심(心)이 아프고 희비(喜悲)가 무상(無常)하며 간혹 어지러워서 넘어지는 증세도 일어난다. 《靈樞》

신(腎)이 병을 심(心)에 전달하면 근(筋)과 맥이 서로 끌어당기므로 급한 병이 일어나는데 그 병명을 계(*)라고 한다. 심(心)에 열이 있으면 얼굴빛이 붉어지고 낙맥(絡脈)이 넘치게 된다. 《內經》

겉 증세로는 얼굴이 붉으며 입이 마르고 웃기를 잘하며, 속 증세로는 배꼽 위에 동기(動氣)가 있기 때문에 만지면 딴딴하고 아프며 마음이 번잡스럽고 심장이 아프며 손바닥에 열이 나고 완(*)하는데 이러한 증세가 모두 심병(心病)이 된다. 《難經》

큰 뼈가 마르고 살이 많이 빠지며 가슴속에 기(氣)가 가득하여 천식(喘息)을 하면 불편하고, 안으로는 아프고 어깨와 목이 당기면 한 달만에 죽게 되고 진장맥(眞藏脈)이 나타날 때는 하루만에 죽게 된다. 주(註)에 이르기를, 「이런 증세는 심(心)의 장맥(藏脈)이 나타난 증세이니 1개월 이내에 죽는다.」고 하였다. 《內經》

건망(健忘)•경계(驚悸)•불안(不安)한 증세는 모두 심혈(心血)이 적기 때문이다. 《入門》

심장병(心臟病)의 허•실(虛實)

심(心)은 맥(脈)을 간직하고 맥(脈)은 신(神)을 지키는데 심기(心氣)가 허(虛)하면 슬퍼하고, 심기(心氣)가 실(實)하면 웃음이 그치지 않게 된다. 심(心)이 실(實)하면 가슴속이 아프고 갈비 밑이 가득하면서 또한 아프며 가슴과 등과 어깨와 어깻죽지의 사이가 아프고 두 팔이 안으로 통증이 있으며, 심(心)이 허(虛)하면 흉복(胸腹)과 대협(大脇)이 밑이 허리와 등이 서로 끌어당겨서 아프게 된다. 《靈樞》

심(心)이 신(神)을 간직하기 때문에 신(神)이 남아 있으면 웃음을 그치지 못하고, 신(神)이 모자라면 슬퍼하게 된다. 《內經》

주사(朱砂)

화(火)를 본 받았으니 적색이 심장에 들어와서 심신(心神)을 진양(鎭養)한다. 《本草》

주사(朱砂)만이 심열(心熱)을 없애 주니 수비(水飛)해서 약을 넣어 쓰거나 또는 점복(點服)을 한다. 《湯液》

적석지(赤石脂)

심기(心氣)를 보양하니 화하(火煆)•수비(水飛)하여 약을 넣어 복용하거나 가루로 해서 복용한다. 《本草》

생지황(生地黃)

심혈(心血)을 보(補)하고 또한 심열(心熱)을 치료하니 즙을 내서 복용하거나 또는 달여서 복용한다. 《本草》

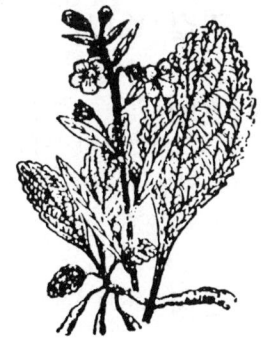

맥문동(麥門冬)

심열(心熱)을 맑게 하고 심기(心氣)의 부족을 보(補)하니 거심(去心)하고 달여서 복용한다. 《本草》

원지(遠志)

심기(心氣)를 바르게 하니 거심(去心)해서 가루로 하거나 달여서 복용한다. 《本草》

황련(黃連)

심열(心熱)을 맑게 하고 심중(心中)의 악혈(惡血)을 없애 주니 달이거나 가루로 해서 복용하면 모두 좋다. 《本草》

복신(茯神)

심장을 열어주니 가루로 하거나 달여서 복용하면 모두 좋다. 《本草》

귀갑(龜甲)

심(心)을 보(補)한다. 거북이는 영물(靈物)이므로 보심(補心)에는 특히 영험(靈驗)이 있으니 가루로 하여 점복(點服)한다. 《丹心》

연자(蓮子)

조심(助心)과 안심(安心)을 하고 심기(心氣)를 통하게 하니 가루로 하거나 달여서 복용해도 모두 좋다. 또는 연자(蓮子) 1근을 흑피(黑皮)를 띤채 볶아 찧어서 가루로 하여 흑피(黑皮)는 버리고 감초(甘草)를 살짝 볶아서 1냥을 가루로 하고 2돈씩 끓는 염탕(鹽湯)에 점복(點服)하면 심허(心虛)를 크게 보(補)하고 기(氣)를 더하게 한다. 《居家必用》

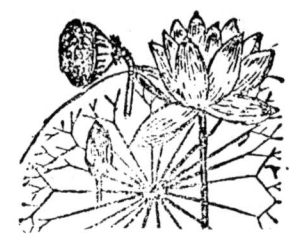

행(杏)

심병(心病)에 먹으면 좋다. 《本草》

소맥(小麥)

심기(心氣)를 길러주고 심병(心病)에 좋으니 항상 먹는다. 《本草》

서각(犀角)

심신(心神)을 진정시키니 가루로 해서 약을 넣어 쓰거나, 또는 물에 갈아서 즙을 내어 복용한다. 《本草》

계자(鷄子)

진심(鎭心)을 하고, 그중 흰자위는 심하(心下)의 복열(伏熱)을 없애니 날것으로 1알씩 복용한다. 《本草》

고채(苦菜)

심신(心神)을 편하게 하니 항상 먹으면 좋다. 《本草》

적소두(赤小豆)

심공(心孔)을 열어주니 미음을 쑤어 복용하거나 또는 즙을 끓여 마시기도 한다. 《本草》

죽엽(竹葉)

심(心)을 서늘하게 하고 심(心)의 번열(煩熱)을 없애니 달여서 탕으로 하여 마신다. 《本草》

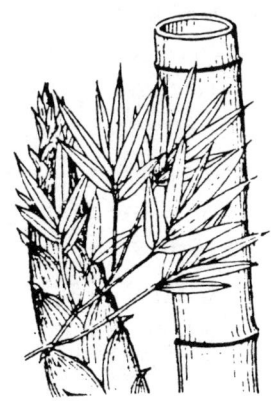

금박(金箔)과 은박(銀箔)

모두 진심(鎭心)하니 약을 넣어서 복용한다. 《本草》

황단(黃丹)

진심(鎭心)과 안신(安神)을 하니 수비(水飛)하여 약을 넣어서 쓴다. 《本草》

석창포(石菖蒲)

심공(心孔)을 열고, 심지(心智)를 보익(補益)하여 총명하게 하니 가루나 삶아서 복용하면 모두 좋다. 《本草》

박하즙(薄荷汁)

심(心)의 열(熱)을 없애니 즙을 내어 마신다. 《本草》

연교(連翹)

심(心)의 객열(客熱)을 없애니 삶아서 탕으로 하여 마신다. 《本草》

치자(梔子)

심중(心中)의 객열(客熱)을 없애고 또한 심중(心中)의 번민(煩悶)과 초조(焦燥)를 없애니 삶아서 탕으로 하여 마신다. 《本草》

13. 비장(脾臟)

비장(脾臟)의 형상일 때

비(脾)의 형상은 말굽과도 같고 위완(胃脘)을 내포하고 있으므로 토형(土形)을 닮은 것이다. 경락(經絡)의 기(氣)가 속으로 돌아가서 진령(眞靈)의 기운(氣運)을 운영하니 의(意)의 사(舍)가 된다. 《內經》

비(脾)의 형상이 말굽과 같고, 또한 도겸(刀鎌)과도 같다. 《入門》

비(脾)의 무게는 2근 3냥이며, 편광(扁廣)은 3치이고 길이는 5치 인데 산고(散膏) 반 근이 있으므로 혈(血)을 싸고 오장(五臟)을 따뜻하게 하여 의(意)를 간직한다. 《難經》

비(脾)는 비(俾)로 통하니 위장의 아래에 있으면서 위기(胃氣)를 도와주고 수곡(水穀)의 소화를 맡는다. 위(胃)는 받아들이는 것을 위주로 비(脾)는 소화시키는 일을 위주로 한다. 《綱目》

비장(脾臟)의 병증(病症)

사(邪)가 비(脾)・위(胃)에 있으면 기육(肌肉)이 동통(疼痛)하고, 양기(陽氣)가 남아 있고 음기(陰氣)가 부족하면 열이 있고 배가 쉽게 고프며, 음기(陰氣)가 남아 있고 양기(陽氣)가 부족하면 속이 차갑고 장(腸)이 울며 배가 아프다. 《靈樞》

비(脾)의 겉 증세는 얼굴빛이 누렇고 트림을 자주하며 생각하는 것이 많고 맛을 잘 아는 것이다. 속 증세는 배꼽 정도에 동기(動氣)가 있어서 만지면 딴딴하고 아픈 느낌이며, 배가 창만(脹滿)하고 음식의 소화가 잘 되지 않으며, 몸이 무겁고 관절이 아프며 태타(怠惰)해서 눕기를 좋아하고 사지(四肢)를 움직이지 못하니 이런 증세들이 모두 비병(脾病)의 증세가 된다.

큰 뼈가 마르고 많은 살이 빠지면서 가슴속에 기(氣)가 가득하고 천식(喘息)이 불편하며, 내통(內痛) 때문에 어깨와 목이 당기고 몸에 열이 나서 살이 여위고 군육(䐃肉)이 바스러지며 진장(眞臟)이 보이게 되면 열 달 안에 죽게 된다. 주(註)에 이르기를, 「이것은 비(脾)의 장맥(藏脈)이 나타난 증세이니 300일 안에 죽는다.」했다. 간(肝)이 사(邪)를 비(脾)로 전하면 비풍(脾風)이 되고, 소단증(消癉症)이 일어나서 복중(腹中)에 열이 나면 번심(煩心)하고 황(黃)이 나온다. 비열(脾熱)하면 얼굴빛이 누르고 힘살이 경련을 일으킨다. 《內經》

비장병(脾臟病)이 허실(虛實)

비(脾)는 영(營)을 맡고 영(營)은 의(意)를 보살피는데 비기(脾氣)가 허(虛)하면 사지(四肢)를 못 쓰고 오장

(五臟)이 편하지가 못하며, 실(實)하면 배가 부르고 경수(涇溲)하는데 불편하다. 주(註)에 이르기를,「경(涇)은 대변이고, 수(溲)는 소변이다.」《靈樞》

비(脾)가 실(實)하면 몸이 무겁고 배가 자주 고프며 살이 늘어지고 발을 움직이지 못하니 걸음을 걸어도 다리가 뒤틀리고 발바닥이 아프며, 비(脾)가 허(虛)하면 배가 가득하여 장(腸)이 울리고 손설(飱泄)을 하며 음식이 잘 소화도 안 되고, 비(脾)가 남아 있으면 복창(腹脹)이 되어서 대소변이 편치를 못하고, 비(脾)가 무속하면 사지(四肢)를 쓰지 못하게 된다. 《內經》

웅황(雄黃)

비(脾)를 보익(補益)하게 한다. 웅황(雄黃)이 토(土)를 법(法)함으로써 색이 누렇고, 비(脾)에 들어가니 물에 걸러서 쓴다. 《本草》

창출(蒼朮)

건비(健脾)하고 습(濕)을 마르게 하니 뜨물에 담가서 하룻밤을 재운 뒤 썰어 말려서 가루로 하여 복용하거나 달여서 복용한다. 《本草》

산정환(山精丸)이 즉, 창출(蒼朮)을 뜨물에 담가 가루로 해서 신국호(神麴糊)에 환을 지어 만든 것이다.

백출(白朮)

보비(補脾)를 하니 복용하는 방법은 창출(蒼朮)과 같다. 《丹心》

승마(升麻)

비(脾)의 마비(麻痺)를 없애는 데는 이 약으로만 치료가 되니 썰어서 물에 달여 복용한다. 《丹心》

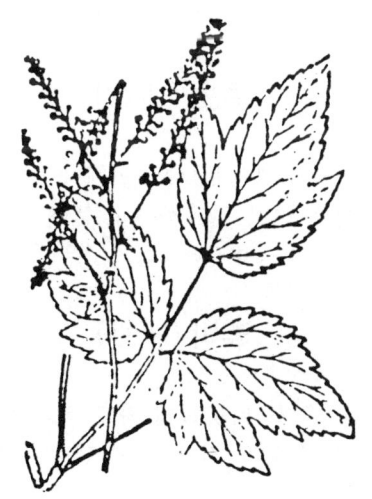

축사(縮砂)

비위(脾胃)를 따뜻하게 하니 가루로 하거나 달여서 복용하거나 모두 좋다. 《本草》

곽향(藿香)

조비(助脾)와 온비(溫脾)를 하니 가루로 하거나 달여서 복용하거나 모두 좋다. 《本草》

정향(丁香)

비(脾)를 따뜻하게 하고, 비(脾)가 냉해서 기(氣)가 부드럽지 않은 증세를 치료하니 달이거나 가루로 하여 복용하거나 모두 좋다. 《本草》

통초(通草)

비달증(脾疸症)에 언제나 졸리는 증세를 먼저 치료하는데 물에 달여서 복용한다. 《本草》

후박(厚朴)

비(脾)를 따뜻하게 하고 비기(脾氣)를 잘 통하게 하니 물에 달여 복용한다. 《本草》

귤피(橘皮)

비(脾)가 소화를 시키지 못하는 증세를 치료하니 달이거나 가루로 해서 복용하거나 모두 좋다. 《本草》

속미(粟米)

비(脾)를 이롭게 하니 미음이나 밥으로 하여 항상 먹으면 좋으며 다른 종류의 좁쌀들도 그 효능은 같다. 《本草》

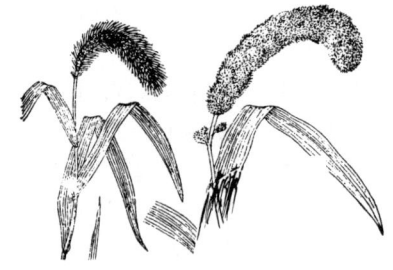

대조(大棗)

비(脾)를 다스리고 속을 편하게 하니 삶은 물을 마시거나 또는 달여서 살을 따로 하여 비위(脾胃의 환약(丸藥)에 넣어 쓰면 더욱 좋다. 《湯液》

건시(乾柿)

비기(脾氣)를 건장하게 하고, 비(脾)가 허약해서 소화가 되지 않는 증세에 쓰니 우유와 꿀을 섞어 달여서 복용한다. 《本草》

이당(飴糖)

비(脾)를 건장하게 한다. 즉, 흑설

탕을 자주 먹으면 좋다. 《本草》

직미(稷米)

비(脾)의 양식이 되니 항상 먹으면 좋다. 《本草》

진창미(陳倉米)

비(脾)를 따뜻하게 하니 삶은 물을 자주 복용하면 좋다. 《本草》

유미(懦米)

맛이 달고 비(脾)의 양식이 되니 삶아서 그 물을 자주 마신다. 《本草》

대맥아(大麥芽)

비(脾)를 보(補)하고 소화를 시키니 삶아서 그 물을 자주 마신다. 《本草》

신국(神麴)

비(脾)를 건장하게 하고 소화를 시키니 가루로 하거나 삶아서 먹거나 모두 좋다. 《本草》

우육(牛肉)

비기(脾氣)를 길러 주는데 우두(牛肚)가 더욱 좋으니 푹 고아서 자주 먹으면 좋다. 《本草》

밀(蜜)

비기(脾氣)를 길러 주니 비약(脾藥)에 넣어도 좋고 미음에 타서 자주 복용하면 더욱 좋다. 《本草》

즉어(鯽魚)

이 고기는 진흙을 먹기 때문에 보비(補脾)와 양위(養胃)에 효험이 많으니 갱(羹)・증(蒸)・회식(膾食)이 모두 좋다. 《本草》

치어(鯔魚)

보비(補脾)를 하며, 이 고기도 역시 식니(食泥)하므로 즉어(＊魚)와 같은 효과가 있다. 《本草》

규(葵)

비기(脾氣)를 충족시켜 주니 국이나 나물로 만들어서 먹는다. 《本草》

14. 폐장(肺臟)

폐장(肺臟)의 형상일 때

폐(肺)의 형상은 어깨와 같고 이대

포엽(二大布葉) 가운데에는 24구멍이 줄지어 있다. 제장(諸臟)의 맑고 탁한 기(氣)를 분포하고 장백(藏魄)을 주관하고 있다. 《內經註》

폐(肺)의 무게는 3근 3냥이고, 6엽(六葉)과 양이(兩耳)를 합하면 모두 8엽이 된다. 《難經》

폐(肺)의 형상은 어깨와 같고, 또는 경쇠나 일산(日傘)과 같으며 오장(五臟) 위에 매달려 있다. 《入門》

폐장병(肺臟病)의 증세일 때

사(邪)가 폐(肺)에 있으면 피부가 아프고 한열(寒熱)이 왕래하며, 상기(上氣)가 잘되고 천식을 하며, 땀이 많이 나고 해수(咳嗽)를 하며, 어깨와 등이 움직거리게 된다. 《靈樞》

풍한(風寒)이 폐(肺)에 들어오면 폐비(肺痺)가 일어나서 기침을 하고 상기(上氣)된다. 폐병은 천해(喘咳)와 역기(逆氣)가 나고 견배(肩背)가 아프며 땀이 나고, 궁둥이를 비롯해서 다리와 무릎과 넓적다리와 종아리와 발이 모두 아프다. 허(虛)가 심하게 되면 소기(少氣)해서 숨을 계속 쉬지를 못하고, 귀가 먹고 목구멍이 마른다. 폐가 열(熱)하면 살빛이 희고 모발이 패(敗)한다. 《內經》

겉 증세로는 얼굴빛이 희고 재채기를 자주하며 우울하고 자주 울게 되며, 속 증세로는 배꼽의 오른쪽에 동기(動氣)가 있는데 만지면 딴딴하고 아프며 천해(喘咳)하고 으슬으슬 한열(寒熱)이 왕래한다. 《難經》

또한 큰 뼈가 마르고 많은 살이 빠지며, 가슴속이 기만(氣滿)하고 천식(喘息)을 하여 편치 못하고, 이상한 것이 얼굴에 보이면 6개월 전후에 죽게 된다. 만일 진장맥(眞藏脈)이 나타나면 죽을 날을 정한 것과 같으므로 이것은 폐(肺)의 장맥(藏脈)이 나타난 증세이며 180일 안에 죽게 된다. 《內經》

폐장병(肺臟病)의 허실(虛實)

폐기(肺氣)가 허약하면 코로 숨쉬기가 곤란하고 소기(少氣)하며, 실(實)하면 천갈(喘喝)하고 가슴이 들먹이며 숨을 쉬면서 위를 쳐다보게 된다. 《靈樞》

폐(肺)가 기(氣)를 간직하니 기(氣)가 남아 있으면 천식 상기(喘息上氣)하고, 기(氣)가 모자라면 숨이 이롭고, 기(氣)가 적다. 폐(肺)가 실(實)하면 기(氣)가 역(逆)하고 등이 아프고 마음이 답답하며, 허(虛)하면 호흡이 거북하고 소기(少氣)하며 기침을 하면 상기(上氣)되고 피가 나오며 앓는 소리를 낸다. 《內經》

폐병(肺病)이 간헐적(間歇的)으로 심해질 때

내경(內經)에 이르기를, 「폐병(肺病)은 겨울이 되면 낫고, 겨울에 낫지를 않으면 여름에는 더 심해지고, 여름에 죽지 않으면 한여름까지 지속하고, 가을이 되면 일어난다.」 폐병(肺病)은 임일(壬日)과 계일(癸日)에 낫고, 임일(壬日)과 계일(癸日)에 낫지 않으면 병일(丙日)과 정일(丁日)에 더 심하며, 병일(丙日)과 정일(丁日)에 죽지 않으면 무일(戊日)과 기일(己日)에 지속하고, 경일(庚日)과 신일(辛日)에 일어난다. 폐병은 해질 무렵에는 명랑하고, 정오에는 심해지며, 한밤중에는 조용해진다. 《內經》

운모(雲母)

보폐(補肺)하며, 금(金)을 법(法)했으므로 색이 희고 폐에 들어가니 물에 걸러서 가루로 하여 복용한다. 《本草》

인삼(人蔘)

폐(肺) 속의 양기(陽氣)를 보(補)해 준다. 갑자기 상기(上氣)되고 숨이 헐떡거리면서 기(氣)가 끊어지려고 하며 어깨가 자신도 모르게 들먹거리면 폐기(肺氣)가 끊어질 우려가 있는 증세이니 인삼고(人蔘膏)·독삼탕(獨蔘湯)을 돈복(頓服)한다. 또는, 가루로 하여 1일 5~6회 조절해서 복용한다. 《本草》

천문동(天門冬)

폐(肺) 속의 양기(陽氣)를 도와 주니 삶거나 가루로 하여 복용한다. 또는, 술에 타서 복용한다. 《本草》

맥문동(麥門冬)

폐열(肺熱)을 치료한다. 맥문동(麥門冬)·인삼(人蔘)·오미자(五味子) 등 삼미(三味)가 생맥산(生脈散)이 되는 것이니 폐 속의 복화(伏火) 때문에 기(氣)가 끊어지려는 증세를 낫게 한다. 《湯液》

오미자(五味子)

폐기(肺氣)를 수렴(收斂)하니 차로 하거나 환으로 해서 복용한다. 《本草》

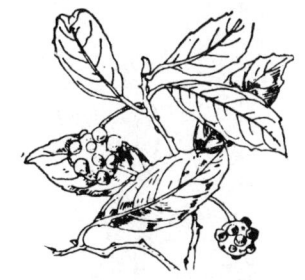

사삼(沙蔘)

폐기(肺氣)를 보하고, 폐 속의 음기(陰氣)를 보하니 달여서 복용하거나

여러 가지 양념으로 무쳐서 복용해도 좋다.《本草》

편황금(片黃芩)

폐열(肺熱)을 치료하니 환으로 하거나 삶거나 가루로 해서 먹으면 모두 좋다.《本草》

자완(紫菀)

폐익(肺益)과 폐청(肺淸)을 하니 삶아서 복용하면 좋다.《本草》

길경(桔梗)

폐기(肺氣)를 치료하고, 폐열(肺熱) 때문에 기촉(氣促)한 것을 치료한다. 가루로 복용하거나 삶아서 복용한다.《本草》

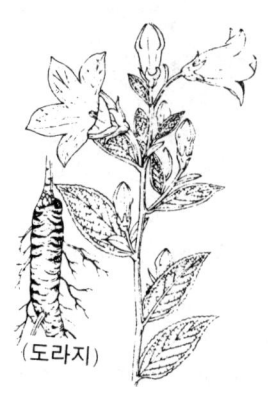

(도라지)

패모(貝母)

폐(肺)를 윤활하게 하니 가루로 하여 설탕으로 환을 만들어 복용한다. 또는, 삶아서 복용해도 좋다.《本草》

마두령(馬兜鈴)

폐(肺)를 보하고 열을 제거하니 삶아서 복용한다.《本草》

상백피(桑白皮)

폐(肺)를 사(瀉)하고 폐 속의 수기(水氣)를 없애니 삶아서 복용한다.《本草》

정력자(葶藶子)

폐옹(肺癰)과 천급(喘急)을 치료하니 씨를 볶은 것 5돈, 대추 5개를 같이 달여서 복용한다.

지각(枳殼)

폐기(肺氣)를 흩어지게 하니 삶거나 가루로 하여 복용한다.《本草》

호도(胡桃)

염폐(斂肺)와 기침을 멎게 하니 자

주 복용하는 것이 좋다. 《湯液》

오매(烏梅)

폐기(肺氣)를 수렴(收斂)하주니 차로 해서 마신다. 《湯液》

행인(杏仁)

치폐(治肺)·윤조(潤燥)·산결(散結)하니 죽으로 해서 복용한다. 《本草》

귤피(橘皮)

폐기(肺氣)를 이롭게 하고 기(氣)의 역상(逆上)을 치료하니 삶거나 가루로 하여 복용한다. 《本草》

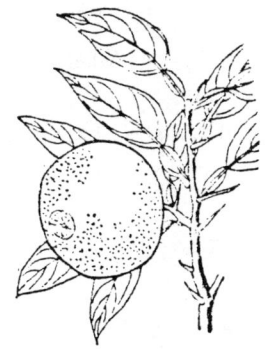

도(桃)

폐병(肺病)에 복용하면 좋다. 《本草》

서미(黍米)

폐병(肺病)에 밥을 지어 먹으면 좋다. 《本草》

우유(牛乳)

윤폐(潤肺)·양폐(養肺)하니 낙죽(酪粥)을 만들어 자주 먹으면 좋다. 《本草》

계자백(鷄子白)

윤폐(潤肺)·소열(消熱)하니 생으로 삼킨다. 《本草》

15. 신장(腎臟)

신장(腎臟)의 형상일 때

신장(腎臟)이 두 배가 있는데 그 형상은 붉은콩이 서로 엉킨 것 같으며, 척골(脊骨)의 근(筋)에 붙어서 기름으로 쌓여 있고 장정(臟精)을 위주로 한다. 《內經》

신(腎)은 두 개인데 한 개의 무게가 9냥으로 합하면 1근 2냥이니 왼쪽은 수(水)에 속하고 오른쪽은 화(火)에 속하며, 남자는 좌신(左腎)을 위주로 하고 여자는 우신(右腎)을 위주로 하는 것이다.

신(腎)의 형상은 붉은콩이 서로 엉킨 것 같고, 환곡(環曲)해서 등골 뼈의 막 속에 붙어 있는데 속은 희며 겉은 자색이다. 양신(兩腎)의 2계(二系)가 서로 통해서 밑으로 가고 위로는 심계(心系)와 통해서 합일이 되니 이른바 「감북이남(坎北離南), 수화상감(水火相感)」이라는 것이다. 《入門》

신장(腎臟)의 병증(病症)일 때

사(邪)가 신(腎)에 있으면 골수통(骨髓痛)과 음비(陰痺)에 걸리게 된다. 음비(陰痺)란 그냥 만져만 보아서는 알 수가 없으며, 배가 가득하고 허리가 아프며, 대변이 어렵고 견(肩)•배(背)•경(頸)•항(項)이 모두 아프며, 수시로 현훈(眩暈)한다. 《靈樞》

비(脾)가 사(邪)를 신(腎)에 전하게 되면 산가(疝瘕)가 되어 소복(小腹)이 번열(煩熱)하고 아프며, 소변 속에 백액(白液)이 섞여 나오는데 또는 고(蠱)라고도 한다.

신(腎)이 열(熱)하면 얼굴이 검게 되며 이가 초고(焦枯)한다. 큰 뼈가 마르고 많은 살이 빠지며 견수(肩髓)가 안으로 소모되고 동작이 느리게 되며 진장맥(眞藏脈)이 가끔 나타나면 1년만에 죽고, 정확히 나타나면 1~2일만에 죽는다.

주(註)에 말하기를, 「이것은 신(腎)의 장맥(藏脈)이 나타났기 때문이니 365일 이내에 죽는다」고 하였다. 《內經》

겉 증세는 얼굴빛이 검고 겁이 많으며 기지개를 자주 한다. 속 증세는 배꼽 아래에 동기(動氣)가 있는데 만지면 딴딴하고 아프며, 역기(逆氣)와 소복(小腹)에 갑자기 통증이 있으며, 설사와 후중기(後重氣)가 있고, 정강이와 발이 차며, 위로 역(逆)하게 된다.

신장병(腎臟病)이 허실(虛實)

신기(腎氣)가 허약하면 궐역(厥逆)하고, 실(實)하면 창증(脹症)이 생긴다. 신(腎)이 실(實)하면 배가 부르고 다리의 장단지가 붓게 되며, 천해(喘咳)를 하고 몸이 무거우며 잠을 잘 때 땀이 나고 바람을 싫어하며, 허약하면 가슴이 아프고 대•소복(大•小腹)이 모두 아프며 청궐(淸厥)하고 마음이 즐겁지 않게 된다. 《靈樞》

신(腎)이 허약하면 마음이 까닭 없이 초조해지고 자주 무서워한다. 《入門》

자석(磁石)

신기(腎氣)를 보하고 신허(腎虛)•이성(耳聲)•목혼(目昏) 등을 치료한다.

자석(磁石)은 수(水)를 법(法)하므로 색이 검고 신(腎)에 들어간다. 가루로 하여 물에 걸러서 약에 넣어 쓴

다.《本草》

양기석(陽起石)

신기(腎氣)를 보하고 신기(腎氣)의 허랭(虛冷)을 치료하니 가루로 하여 물에 걸러서 약에 넣어 쓴다.《本草》

염(鹽)

약을 끌어서 신(腎)에 들어가게 한다. 화염초(和鹽炒)와 입염(入鹽)하는 것이 모두 인경(引經)의 뜻인 것이다.《本草》

토사자(兎絲子)

신(腎) 속의 양기(陽氣)를 보하고 신랭(腎冷)을 치료하니 술에 담가 두었다가 가루로 하여 술에 복용하거나 또는 약에 넣어서 쓴다.《本草》

육종용(肉蓯蓉)

명문(命門)의 상화(相火)가 모자람을 보하니 술에 넣고 쪄서 약에 넣어 쓴다.《湯液》

오미자(五味子)

수장(水臟)을 따뜻하게 하고 신(腎)을 보해 준다.

술류상형(述類象形)한 것이니 환으로 먹거나 삶아 먹어도 모두 좋다.《本草》

녹용(鹿茸)

신허(腎虛)를 보해 주고 요신(腰腎)의 허랭(虛冷)을 치료한다. 수(酥)해서 가루로 하여 환약에 넣거나 또는 가루로 해서 복용한다.《本草》

산수유(山茱萸)

보신(補腎)과 첨정(添精)을 하고, 수장(水臟)을 따뜻하게 하며, 정기(精氣)를 삽(澁)하게 한다. 환으로 하거나 삶아서 복용한다.《本草》

숙지황(熟地黃)

화력(火力)을 이용해서 구증(九蒸)을 했으므로 신정(腎精)을 보(補)한다. 팔미환(八味丸)의 군재(君材)로 삼는 것은 천일 소생(天一所生)의 근원이 되기 때문이다.《湯液》

지모(知母)

신음(腎陰)이 모자람을 보하고 신열(腎熱)을 치료해 준다. 염수(鹽水)에 볶아서 환으로 먹거나 삶아서 먹어도 좋다.《本草》

백자인(柏子仁)

신장(腎臟)을 윤택하게 하고 신랭(腎冷)을 치료하니, 환으로 해서 복용하거나 약에 넣어서 복용한다. 《本草》

두충(杜沖)

신랭(腎冷)을 치료하고 신로(腎勞)와 요각(腰脚)의 냉통(冷痛)을 치료하니, 볶아서 환으로 하거나 삶아서 복용한다. 《本草》

침향(沈香)

명문(命門)의 화(火)가 모자람을 보해 준다. 가루로 하여 약에 넣어 쓰거나 물에 갈아서 즙을 내어 복용한다. 《本草》

녹각교(鹿角膠)

신장(腎臟)이 기쇠(氣衰)하고 허손(虛損)한 증세를 치료하니 볶아서 주(珠)를 만들어 가루로 해서 복용한다. 《本草》

온눌제(膃肭臍)

신(腎)을 이롭게 하고, 신정(腎精)이 쇠손(衰損)하며 과색(過色)해서 노췌(勞瘁)가 된 것을 치료하며, 또한 난신(暖腎)을 한다. 술에 담갔다가 구워서 향취가 나면 가루로 해서 먹거나 환약(丸藥)에 넣어 쓴다. 《本草》

구음경(狗陰莖)

보신(補腎)하고, 음위 불기(陰痿不起)를 치료하여 강하게 하고 더웁게 하고 크게도 한다. 구워서 가루로 하여 먹고 환약(丸藥)에 넣기도 한다. 《本草》

우신(牛腎)

보신(補腎)해 주니, 자주 먹는 것이 좋다 《本草》

율(栗)

보신(補腎)해 주니, 신병(腎病)에는 구워서 자주 먹으면 좋다. 《本草》

흑두(黑豆)

소금을 넣어서 삶아 먹으면 보신(補腎)해 주니, 자주 먹으면 좋다.《療食》

모려(牡蠣)

보신(補腎)을 하니, 불에 구워서 가루로 하여 환약(丸藥)에 넣고 살은 삶아서 먹는다.《本草》

상표소(桑螵蛸)

신(腎)이 약해서 누정(漏精)하는 것을 치료한다. 주세약증(酒洗略蒸)해서 환약(丸藥)에 넣는다.《本草》

복분자(覆盆子)

신장(腎臟)을 이롭게 하고 또 난신(暖腎)을 하니, 술에 담갔다가 불에 말린 후 환약에 넣어 쓰기도 하고 가루로 하여 복용하기도 한다.《本草》

파고지(破故紙)

신장(腎臟)을 따뜻하게 보해 주고 약기(藥氣)를 끌어서 신(腎)에 보내기도 한다. 볶아서 가루로 하여 약에 넣어 쓰기도 하고 가루로 해서 복용하기

도 한다.《本草》

16. 담낭(膽囊)

담낭(膽囊)의 형상

그 색은 현(玄)하고, 그 형태는 매달린 박(瓢)과 같은데 간(肝)의 단엽(短葉) 사이에 붙어 있으며, 무게는 2냥(1작 3냥) 3수(三銖)이고, 정즙(精汁) 3홉이 담겨져 있으며, 출입하는 구멍은 없다.《入門》

간(肝)의 남은 기(氣)가 담(膽)에 모여 들면 정(精)이 되어 안으로는 정(精)을 간직하여 설(泄)하지 않게 하고, 밖으로는 사물을 보는데 밝으니 청정(淸淨)의 부(腑)가 되며 눈으로 통한다.《脈訣》

담낭병(膽囊病)의 증세일 때

담(膽)에 병이 들면 한숨을 자주 쉬게 되고 입이 쓰며, 토할 때는 고즙(苦汁)이 나오고 심중(心中)이 울렁거리며, 누군가가 잡으러 오는 것 같고 목구멍이 가랑가랑하면서 가래침을 자주 뱉는다.《靈樞》

아프고 번민(煩悶)해서 왼편 갈빗대의 다섯 번째쯤 안에 피가 맺혀 혹이 나고 마도(馬刀)가 나며, 담(膽)의 외후(外候)가 인문(咽門)이 되므로 열이 옹색(壅塞)하면 창(瘡)이 생기고

종통(腫痛)을 한다.《入門》
　담병(膽病)은 한열(寒熱)이 많이 난다.《入門》

담낭병(膽囊病)의　허실(虛實)

　담(膽)이 허약하면 공포 때문에 두려워서 혼자서는 누워 있지도 못하고, 담(膽)이 실(實)하면 성을 자주 내고, 용감하다. 담(膽)이 허약하면 두려움이 많아서 용감지도 못하고 수면도 못하며, 실(實)하면 수면이 많다.《入門》

시호(柴胡)

　담병(膽病)의 한열(寒熱)과 족소양경(足少陽經)을 치료하는 주된 약이 된다. 또 담비(膽痺)는 이 약으로만 없앨 수 있다. 잘 썰어서 물에 달이고 깨끗하게 하여 복용한.《湯液》

건지황(乾地黃)

　심담기(心膽氣)를 도와 주니, 달이거나 환으로 하여 복용한다.《本草》

황련(黃連)

　담(膽)을 유익하게 하니, 달이거나 환으로 하거나 가루로 하여 복용한다.《本草》

세신(細辛)

　담기(膽氣)를 더해 주니, 물에 달여서 복용한다.《本草》

백백합(白百合)

　담(膽)을 바르게 하니 물에 달여서 복용한다.《本草》

17. 위 (胃)

위(胃)의 형상

　위(胃)의 길이는 1자 6치가 되는데 우곡 굴신(紆曲屈伸)한 길이는 2자 6치가 되며 크기는 1자 5치이고, 지름은 5치로서 수곡(水穀) 3말 5되를 받을 수 있으며 유장(留藏)되어 있는 곡(穀)이 2되이고 저장된 물이 1말 5되가 된다.《靈樞》
　위(胃)의 무게는 2근 14냥이 된다.《難經》
　위(胃)는 시장과 같다. 주(註)에 이르기를,「수곡(水穀)이 들어갈 때에는 오미(五味)가 같이 들어가니 시장과 같은 것이다」라고 하였다.《內經》
　위(胃)를 태창(太倉)이라 하고, 속칭 밥통이라고도 한다. 수곡(水穀) 3말 5되를 받는데 보통 사람이 하루에 두 번 대변을 보면 한 번은 2되 반이고, 하루는 5되를 배설하며 7일이면 3말 5되의 수곡(水穀)이 나오기 때문에 7일 동안 음식을 먹지 않으면 죽는 것이니, 위(胃) 속의 수곡(水穀)과 진액(津液)이 절핍(絶乏)되는 증세를 말한다. 《入門》

위병(胃病)의 증세

위(胃)가 병들면 배가 가득하고, 위완(胃脘)이 심(心)에 당(當)해서 아프며 위쪽으로 두 갈비를 버티고 흉격(胸膈)이 끼룩거려 통하지를 않고 음식이 내려가지 않는다. 음식이 내려가지 않고 흉격(胸膈)이 막혀서 통하지 않는 것은 사(邪)가 위완(胃脘)에 있는 증세이다. 위(胃) 속이 차면 손이 어제(魚際)의 낙맥(絡脈)에 푸른색이 많고, 위(胃) 속이 따뜻하면 붉은색이 많은 것이다.

얼굴에 열이 있는 증세는 족양명(足陽明)이 병들고, 양쪽 발등의 맥(脈)이 견(堅)한 것도 족양명(足陽明)이 병든 것이니 이것이 모두 위맥(胃脈)이기 때문이다. 《靈樞》

위병(胃病)의 허실(虛實)

위맥(胃脈)이 실(實)하면 창기(脹氣)가 있고, 위맥(胃脈)이 허약하면 설사를 한다. 《內經》

위(胃) 속의 원기(元氣)가 성하면 약간의 과식을 해도 상하지 않으며 먹을 때가 지나가도 배가 고프지 않고, 비(脾)・위(胃)가 왕성하면 선식(善食)해서 살이 찌고, 비(脾)・위(胃)가 모두 허약하면 먹지를 못하고 몸이 마르며 조금씩 먹어서 현상을 유지한다고 해도 사지(四肢)를 움직이지 못한다. 《東垣》

석고(石膏)

위열(胃熱)을 없애 주고 위(胃) 속의 화(火)를 전사(專瀉)한다.

1냥을 물에 달여서 복용하거나 또는 물로 걸러서 2돈씩 물에 타서 복용하기도 한다. 《本草》

인삼(人蔘)

위기(胃氣)를 보(補)하고 또는 개위(開胃)와 소화를 시키니, 달여서 복용하거나 가루로 하여 복용해도 또한 좋다. 《本草》

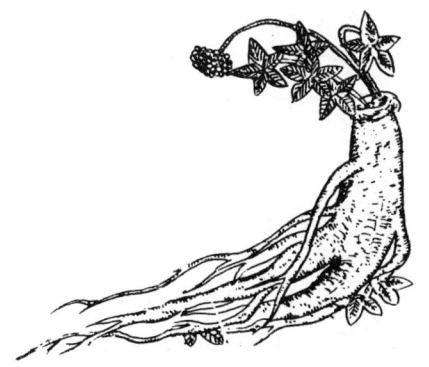

백두구(白豆蔲)

위랭(胃冷)을 치료하고 수곡(水穀)의 소화를 시키니, 갈아서 가루로 하여 물에 달여서 복용하거나 가루로 하여 복용해도 또한 좋다. 《本草》

창출(蒼朮)

위(胃)를 강하게 하며 위(胃) 속의 습(濕)을 없애 주니, 달이거나 환으로 하거나 가루로 해서 복용해도 모두 좋다. 《本草》

백출(白朮)

위(胃)를 보(補)하고, 복용 방법은 위와 같다.

대두(大豆)

위(胃) 속의 열비(熱痺)를 없애 주고, 대두황권(大豆黃卷)은 위기(胃氣)를 잘 치료해 준다.
삶아 먹거나 또는 가루로 하여 2돈씩 물에 타서 복용하기도 한다. 《本草》

축사(縮砂)

위(胃)를 따뜻하게 하고 수곡(水穀)의 소화를 시키니, 달여서 복용하거나 가루로 하여 복용해도 모두 좋다. 《本草》

건강(乾薑)

개위(開胃)와 온위(溫胃)를 하니 달이거나, 가루로 하고 또는 환으로 해서 복용해도 모두 좋다. 《本草》

갈근(葛根)

개위(開胃)와 하식(下食)을 하고 주독(酒毒)을 풀기도 한다.
물에 달여서 복용하거나 물에 걸러서 가루를 만들어 물에 타서 복용한다. 《本草》

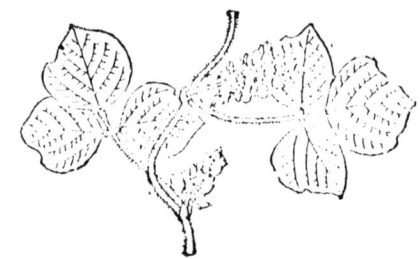

정향(丁香)

위(胃)를 따뜻하게 하니, 삶아서 복용하거나 또는 가루로 해서 복용한다. 《本草》

대맥(大麥)

평위(平胃)와 개위(開胃)를 하니 밥

이나 죽을 끓여서 자주 먹으면 좋다. 또한 대맥(大麥)의 싹은 개위(開胃)와 소화에도 좋다. 《本草》

갱미(粳米)

위기(胃氣)를 보(補)하니 흰 죽을 끓여서 자주 먹으면 좋다. 《本草》

직미(稷米)

위(胃)를 이롭게 하니 밥이나 죽으로 먹어도 모두 좋다. 《本草》

양육(羊肉)

개위(開胃)를 잘하니 무르익게 삶아 먹는다. 국을 끓여 먹어도 또한 좋다. 양두(羊肚)는 보위(補胃)도 한다. 《本草》

황구육(黃狗肉)

위(胃)를 보(補)하고 또 장(腸)과 위(胃)를 두텁게 하니, 무르게 삶아 먹거나 또는 포로 만들어 구워 먹어도 좋다. 《本草》

우두(牛肚)

보위(補胃)를 하니 무르익게 삶아 먹으면 좋고, 낙죽(酪粥)도 또한 위(胃) 속의 열(熱)을 없애 주니 자주 먹으면 좋다. 《本草》

청량미(靑粱米)

위(胃)・비(脾)를 치료하니 무리를 만들어 마시면 효험이 좋다. 《本草》

대조(大棗)

위기(胃氣)를 평안하게 하고 장(腸)과 위(胃)를 두텁게 하니, 자주 먹으면 좋다. 《本草》

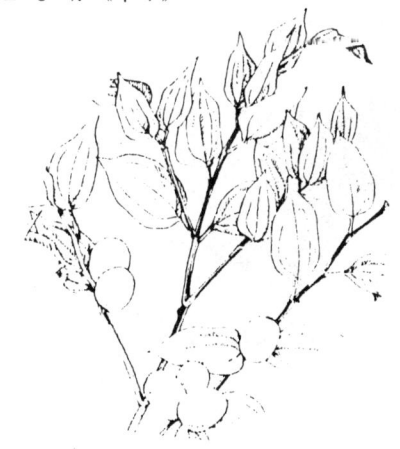

석수어(石首魚)

개위(開胃)를 하니, 자주 먹으면 좋다. 《本草》

우(芋)

개위(開胃)와 관위장(寬胃腸)을 하

니, 국으로 끓여서 자주 먹으면 좋다.
《本草》

귤피(橘皮)

개위(開胃)를 하니, 차로 끓여 마시거나 가루로 하여 강탕(薑湯)에 점복(點服)을 한다. 《本草》

황자계(黃雌鷄)

보위(補胃)를 하니, 무르게 삶거나 죽으로 끓여 먹는다. 《本草》

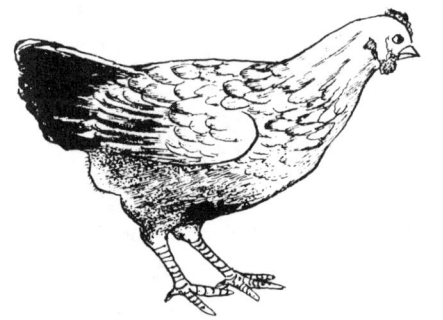

즉어(鯽魚)

위기(胃氣)를 평안하게 보(補)하니, 찌거나 국으로 하거나 회로 만들어 먹어도 다 좋다. 《本草》

치어(鯔魚)

개위(開胃)를 하니, 국이나 회로 만들어 먹어도 모두 좋다. 《本草》

건시(乾柿)

개위(開胃)를 하고 장(腸)과 위(胃)를 두텁게 하니, 자주 먹으면 좋다.

부추(韭)

위(胃) 속의 열을 없애니 자주 먹으면 좋다. 《本草》

18. 소장(小腸)

소장(小腸)의 형상일 때

소장(小腸)의 길이는 3장 2척이고, 넓이는 2치반이며, 지름은 8푼반에서 조금 모자라고, 무게는 2근 14냥이 된다. 배꼽 근처의 왼쪽으로 돌아서 16곡(一六曲)으로 쌓여서 곡(穀)을 2말 4되, 물을 6되 3홉반이 되는 분량을 담을 수 있다. 《靈樞》

소장병(小腸病)의 외증(外症)

입술이 두껍고 인중(人中)이 길면 소장(小腸)도 또한 그러하다. 심(心)이 맥(脈)에 응하는 것이니 피(皮)가 두꺼우면 맥(脈)도 두껍고 맥(脈)이 두꺼우면 소장도 두꺼우며, 피(皮)가 얇으면 맥(脈)도 얇고 맥(脈)이 얇으면 소장(小腸)도 얇으며, 피(皮)가 완

(緩)하면 맥(脈)도 완(緩)하고 맥(脈)이 완(緩)하면 소장(小腸)도 크고 길며, 피(皮)가 엷고 맥(脈)이 충(衝)하고 작으면 소장도 작고 짧으며, 제양(諸陽)의 경맥(經脈)도 모두 굴곡이 많은 것은 소장(小腸)이 결(結)한 때문이다. 《靈樞》

소장병(小腸病)의 증세일 때

중기(中氣)가 모자라면 장(腸)도 고명(苦鳴)하니, 소장(小腸)에 병이 있으면 소복(小腹)도 아프고 요(腰)와 척(脊)이 고환(睾丸)을 당겨서 아프며 수시로 이전(耳前)의 열 때문에 고민을 하게 된다. 소장(小腸)이 고환(睾丸)을 당기고 요(腰)와 척(脊)을 잡아 당기며 위로 심장(心臟)을 찌르는 것은 사(邪)가 소장(小腸)에 있기 때문이다. 《靈樞》

소장(小腸)이 병들면 설사를 한다. 《內經》

소장(小腸)에 기(氣)가 있으면 소복(小腹)이 아프고, 소장(小腸)에 혈(血)이 있게 되면 소변이 순조롭지 못하고, 소장(小腸)에 열이 있게 되면 음경(陰莖) 속이 아프다. 《入門》

택사(澤瀉)

소장(小腸)을 순통하게 하고 소변을 이롭게 하니 물에 달여서 복용한다. 《本草》

목통(木通)

소장(小腸)을 통하게 하고 물을 내리게 하니 물에 달여서 복용한다. 《本草》

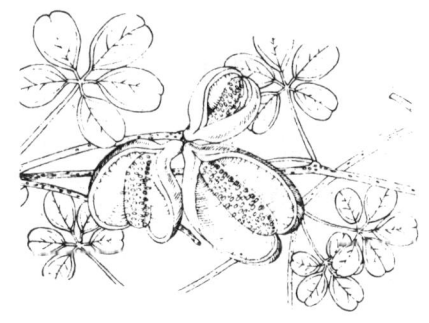

구맥(瞿麥)

심경(心經)을 통하게 하고 소장(小腸)을 이롭게 하는 가장 적절한 약이니 물에 달여서 복용한다. 《本草》

연교(連翹)

소장(小腸)을 통하게 하니 물에 달여서 복용한다. 《本草》

복신(伏神)

소장(小腸)의 해로운 것을 치료하니 물에 달이거나 가루로 해서 복용한다.

흑두(黑豆)

삶아서 즙을 내어 먹으면 장(腸) 속의 임로(淋露)를 치료하고 또한 장통(腸痛)을 치료하니, 볶아서 더울 때 술에 담갔다가 마셔도 좋다. 《本草》

치자(梔子)

소장(小腸)의 열을 치료하니 물에 달여서 먹는다. 《本草》

동과즙(冬瓜汁)

소장(小腸)을 이롭게 한다. 《本草》

자규즙(煮葵汁)

소장(小腸)을 윤활하게 하니 국이나 나물로 만들어 먹는다. 《本草》

19. 대장(大腸)

대장(大腸)의 형상

대장(大腸)은 일명 회장(廻腸), 또는 광장(廣腸)이라고도 하는데 길이가 무려 2장 1척이고, 넓이가 8치이고, 지름이 2치 5푼이며, 무게는 2근 12냥이고, 오른쪽으로 돌아서 16곡(一六曲)을 거듭 쌓이고, 곡(穀) 2되와 수(水) 7되반을 담을 수 있다. 《難經》

장(腸)과 위(胃)가 들어가는 곳에서부터 나오는 곳까지의 길이가 6장 4치 4푼이고, 회곡(廻曲)한 구비가 32곡이며 장(腸)과 위(胃)가 합해서 수곡(水穀) 8말 7되 6홉 8푼의 1홉을 받게 된다. 《難經》

대장병(大腸病)의 외증(外症)

비수(鼻隧)의 길이로써 대장(大腸)을 측지(測知)한다. 폐(肺)가 피(皮)를 주관하니 피(皮)가 후(厚)하면 대장(大腸)도 두텁고, 피(皮)가 엷으면 대장(大腸)도 엷으며, 피(皮)가 완(緩)하고 배의 둘레가 크면 대장도 크고 길며, 피(皮)가 급하면 대장(大腸)도 급하고 짧으며, 피(皮)가 활(滑)하면 대장(大腸)도 곧고, 거죽과 살이 서로 떨어지지 않으면 대장(大腸)도 결(結)한다. 천추(天樞) 밑으로 횡골(橫骨)에 닿기까지 길이가 6치반이 되니 이보다 더 길면 회장(廻腸)이 광대하고, 모자라면 좁고 짧은 것이다. 《靈樞》

대장병(大腸病)의 증세일 때

대장(大腸)이 병들면 장(腸)이 끊어질 듯이 아프고 울리며 겨울에 거듭 감한(感寒)이 되면 곧 설사(泄瀉)를 하고 배꼽이 아파서 오래 서 있지를 못한다. 배가 아프고 장(腸)이 울며 기(氣)가 상충(上衝)하고 가슴이 헐떡거리므로 오래 서 있지를 못하는 것이다. 장(腸)속이 차면 장(腸)이 울고 설사를 하며 장(腸)속이 더우면 누런 것이 나오는데 미음과 같다.《靈樞》

대장(大腸)과 소장(小腸)이 다 손설(飱泄)을 한다. 장(腸)과 비(痺)는 자주 마시고 배설(排泄)은 비정상이 되며 기(氣)가 헐떡거리는 것이 심해지고 간간히 손설(飱泄)을 한다.《內經》

대장(大腸)이 차면 목당(鶩溏) (오리똥) 같은 것이 많고 열(熱)이 있으면 장구(腸垢)가 끼게 된다.《仲經》 장(腸)이 허약하면 울고 또 한기(寒氣)가 상박(相博)하면 장(腸)이 울게 된다.《入門》

석류각(石榴殼)

삽장(澁腸)을 하고 지설(止泄)을 하니 달이거나 가루로 해서 복용한다. 《本草》

진창미(陳倉米)

삽장위(澁腸胃)와 조위(調胃)를 하니 밥이나, 죽이나, 마실 것으로 해서 먹는다.《本草》

속미구(粟米糗)

대장(大腸)을 실(實)하게 하니 미숫가루로 만들어 물에 타서 복용하면 좋다.

가자피(皮)

삽장(澁腸)과 지설(止泄)을 하니 달여서 쓰거나 가루로 해서 복용하면 좋다.《本草》

황구두골(黃狗頭骨)

설리(泄利)가 그치고, 대장(大腸)의 활탈(滑脫)을 견고히 한다. 누렇게 불에 구워서 가루로 하여 미음에 섞어서 먹거나 또는 환으로 해서 복용한다.《本草》

오배자(五倍子)

장허(腸虛)를 치료하고 장(腸)을 삽(澁)하게 하며 장(腸)의 활탈(滑脫)을 견고하게 하니, 가루로 하여 쓰거나 또는 환으로 해서 복용한다.《本草》

오매(烏梅)

삽장(澁腸)을 하니 차로 끓여서 마신다.《本草》

상실(橡實)

장(腸)과 위(胃)를 두텁게 하고 장

(腸)을 삽(澁)하게 하니 가루로 하여 미음에 타서 먹고 또는 환으로 하여 복용하면 좋다. 《本草》

모려분(牡蠣粉)

대소장(大小腸)을 삽(澁)하게 하니 가루로 하여 미음에 타서 먹거나 또는 환으로 해서 복용하면 좋다. 《本草》

욱리인(郁李仁)

장(腸) 속의 결기(結氣)를 치료하니 가루로 하여 물에 타서 복용한다. 《本草》

대황(大黃)

대소장(大小腸)을 이롭게 하니 달이거나 환으로 해서 복용한다. 《本草》

속수자(續隨子)

대소장(大小腸)을 이롭게 하니 가루로 해서 먹거나 환으로 해서 복용하기도 한다. 《本草》

상백피(桑白皮)

대소장(大小腸)을 이롭게 하니 물에 달여서 복용한다. 《本草》

치자(梔子)

대소장(大小腸)의 많은 열을 치료하니 달이거나 가루로 해서 복용한다. 《本草》

도화(桃花)

대소장(大小腸)을 이롭게 하니 떨어진 꽃을 주워서 면(麵)에 섞어 소병(燒餠)을 만들어 먹으면 아주 좋다. 《子和》

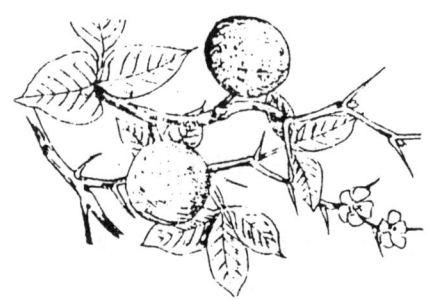

지마유(脂麻油)

즉, 향유(香油)이다. 대소장(大小腸)을 순통하게 하니 그냥 먹거나 또는 깨죽에 타서 먹기도 한다. 《本草》

마인(麻仁)

대장(大腸)의 풍열(風熱)과 변비를

치료하니 물에 갈아서 즙을 내어 마시거나 또는 죽으로 끓여서 복용한다. 《本草》

수근(水芹)

대소장(大小腸)을 이롭게 하니 그 줄기와 잎을 찧어서 즙을 마시거나 나물을 만들어서 자주 먹으면 아주 좋다. 《本草》

총백(葱白)

대소장(大小腸)을 순통하게 하니 즙을 짜서 마시거나 삶아서 그 물을 마신다. 《本草》

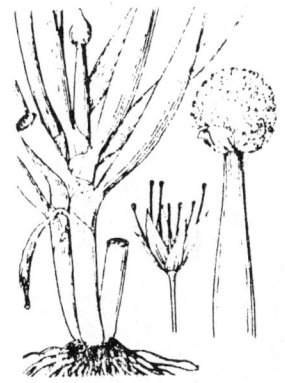

동과(冬瓜)

대소장(大小腸)을 이롭게 하니 국을 끓이거나 김치를 만들어 먹으면 좋다. 《本草》

숭채(菘菜)

장(腸)과 위(胃)를 이롭게 하니 국을 끓이거나 김치를 만들어 자주 먹으면 좋다. 《本草》

우유(牛乳)

대장(大腸)을 이롭게 하니 죽을 끓여서 먹거나 또는 그냥 마셔도 좋다. 《本草》

동자뇨(童子尿)

대장(大腸)을 이롭게 하니 생강즙과 감초가루를 조금 타서 먹으면 좋다. 《本草》

사순(絲蓴)

대소장(大小腸)의 허기(虛氣)를 보(補)해 주니 국이나 김치를 만들어서 먹는다. 《本草》

20. 방광(肪胱)

방광의 형상일 때

방광(膀胱)은 비어 있기 때문에 물을 받아서 진액(津液)의 부(腑)가 된다. 상구(上口)는 있고 하구(下口)는 없으며, 기해(氣海)의 기(氣)를 얻어서 시화(施化)를 하면 대소변이 유주설사(流注泄瀉)를 하고, 기해(氣海)의 기(氣)를 토하여 모자라면 비삽(秘澁)해서 통하지 못한다. 상구(上口)의 넓이가 2치반이고, 중간 넓이가 9치인데 오줌을 9되 9홉을 담고 무게가 9냥 2수가 된다. 《難經》

방광병의 외증(外症)

비(鼻)의 구멍이 밖으로 드러나면 방광이 누설된다. 《靈樞》

신(腎)은 뼈에 응(應)하므로, 살갗이 조밀하고 피부가 두꺼워지면 삼초 방광(三焦膀胱)이 두껍고, 살갗이 굵고 피부가 엷으면 삼초 방광(三焦膀胱)이 엷고, 주리(腠理)가 성글면 삼초 방광(三焦膀胱)이 느리며, 피부가 급하고 가는 털이 없으면 삼초 방광(三焦膀胱)이 급하고, 가는 털이 예쁘고 굵으면 삼초 방광(三焦膀胱)이 곧으며, 가는 털이 성글면 삼초 방광(三焦膀胱)이 맺혀진다. 《靈樞》

방광병의 증세일 때

방광에 병이 들면 소복(小腹)의 한쪽이 부어서 아프고 손으로 만지면 곧 소변을 하고 싶어 소변을 누려고 해도 나오지 않으며, 어깨에 열이 나고 맥(脈)이 빠져드는 것 같으며, 작은 발가락의 외렴(外廉)과 정강이와 발꿈치가 모두 열이 난다. 《靈樞》

방광이 이롭지 못하면 융폐(癃閉)하여 불약(不約)할 때는 소변이 저절로 흘러나온다. 《內經》

방광이 병들면 하초(下焦)에 열이 맺히고 소복(小腹)이 고만(苦滿)하며 포(胞)가 전(轉)하여 소변이 이롭지 못하고 발광을 하며, 하초(下焦)가 냉하면 습담(濕痰)이 상일(上溢)해서 타담(唾痰)을 많이 하고 소변이 임력(淋瀝)하고 또는 유뇨(遺尿)를 하게 된다. 《入門》

위령선(威靈仙)

방광의 숙농(宿膿)과 오수(惡水)를 없애 주니 가루로 하거나 달여서 복용한다. 《本草》

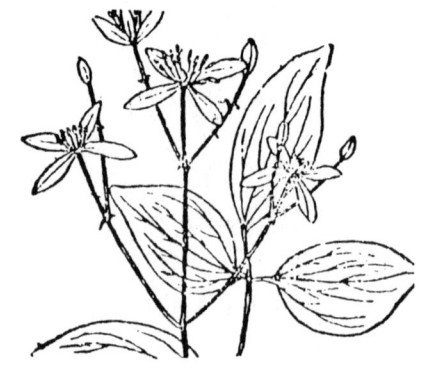

욱리인(郁李仁)

방광의 급통(急痛)을 치료하니 가루로 하거나 환을 만들어 복용한다. 《本草》

청귤피(靑橘皮)

방광의 유열(留熱)과 정수(停水)를 없애 주니 달이거나 가루로 하여 복용한다. 《本草》

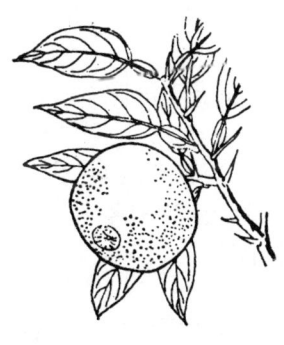

택사(澤瀉)

방광의 열을 이롭게 하며 수도(水道)를 잘 통하게 하니 물에 달여서 복용한다. 《本草》

회향(茴香)

방광을 따뜻하게 하고 냉기를 없애 주니 가루로 하여 점복(點服)하거나 또는 달여서 복용한다. 《本草》

방기(防己)

방광의 열을 없애 주니 썰어서 물에 달여 복용한다. 《本草》

석위(石韋)

방광의 심한 열을 치료해 주니 물에 달여서 복용한다. 《本草》

지부자(地膚子)

방광의 열을 주로 치료하고 소변을 이롭게 하니 물에 달이거나 가루로 하여 복용한다. 《本草》

구맥(瞿麥)

방광의 사역(邪逆)을 없애고 소변을 순통하게 하니 물에 달여서 복용한다. 《本草》

백자인(柏子仁)

방광의 냉(冷)과 농숙수(膿宿水)를 없애 주니 가루로 하거나 환을 만들어 복용한다. 《本草》

황백(黃柏)

방광의 열을 없애고 하규(下竅)를 이롭게 하니 달이거나 또는 환으로 해서 복용한다. 《本草》

오약(烏藥)

방광과 신간(腎間)의 냉통(冷痛)을 치료하니 달이거나 가루로 해서 복용한다. 《本草》

초목(椒目)

방광의 급(急)함을 주로 치료하니 가루나 환을 만들어 복용한다. 《本草》

저신(猪腎)

방광의 순통을 이롭게 하고 또한 보해 주니 삶아서 먹거나 즙을 내어 복용한다. 《本草》

오수유(吳茱萸)

방광을 따뜻하게 해 주니 물에 달여서 복용하면 좋다. 《本草》

곤포(昆布)

방광의 급(急)함을 치료하고 수기(水氣)가 내리지 못하는 데 쓴다. 4냥을 썰어서 총백(葱白) 3줄기를 넣고 무르도록 삶아서 생강・후추・소금을 섞어서 복용한다. 《本草》

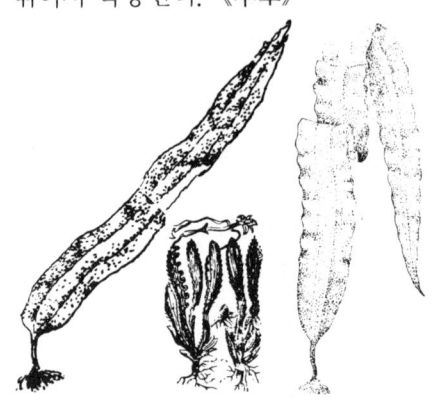

어회(魚膾)

방광의 물을 없애 주니 강(薑)・초(醋)・산(蒜) 등 양념을 고루 섞어서 먹는다. 《本草》

21. 삼초(三焦)

삼초(三焦)의 형상일 때

상초(上焦)는 안개와 같으며, 중초(中焦)는 거품과 같고, 하초(下焦)는 도랑과 같은 것이다. 《靈樞》

상초(上焦)는 주로 양기(陽氣)를 내어서 피부와 분육(分肉 : 피부와 뼈의 중간 부분의 살을 말함)의 사이를 따뜻하게 하여 무로(霧露)가 증발하는 것과 같으니 상초(上焦)는 안개와 같다고 말하는 것이다.

중초(中焦)는 주로 수곡(水穀)을 변화시켜서 그 정미(精微)한 기운이 위로 폐(肺)에 들어가게 하고 피가 되어 경수(經隧)에 운행을 하며, 오장(五臟)을 번영하게 해서 전신을 두루 돌고 있는 것이 마치 거품과 같으므로 중초(中焦)는 거품과 같다고 말한 것이다. 하초(下焦)는 주로 대소변을 통리하여 적기에 전해 내려서 배출하면 다시 받아들이지 않고 비색(秘塞)한 깃을 개동하니 하초(下焦)를 도랑과 같다고 말한 것이다. 《入門》

삼초(三焦)는 즉 공자(腔子 : 心臟을 주로한 臟腑의 中間)를 주관하고 또한 장(腸)과 위(胃)의 총사령관이 된다. 가슴의 황막(肓膜 : 胸膈膜)에서부터 위를 말하여 상초(上焦)라 하고, 황막(肓膜)의 아래에서 배꼽의 위를 말하여 중초(中焦)라 하며, 배꼽의 밑을 말하여 하초(下焦)라 하는데 통틀어 말하기를 삼초(三焦)라고 한다. 《正傳》

삼초병(三焦病)의 외증(外症)

콧대의 중앙이 불룩하게 올라오면 삼초(三焦)가 맺히는 것이다. 《靈樞》

삼초병(三焦病)의 증세

삼초(三焦)가 병이 들면 복기(腹氣)가 가득하고 소복(小腹)이 더욱 딴딴해서 소변이 어렵고 급하며, 그것이 넘치면 수류(水留) 즉 창(脹)이 되니, 소복(小腹)이 아프고 부어서 소변을 못 누는 것은 삼초(三焦)가 맺혀서 사(邪)를 보내기 때문이다. 《靈樞》

상초(上焦)가 안개와 같다는 것은 안개가 흩어지지 않으면 천만(喘滿)이 되니 이것은 반출(搬出)만 하고 납입(納入)이 없기 때문이고, 중초(中焦)가 거품과 같다는 것은 거품이 이롭지 않으면 유음(留飮)이 되고 유음(留飮)이 흩어지지 않으면 중만(中滿)이 되어 위에서 들이지(納)를 못하고 밑으로 내지(出)도 못하는 것이며, 하초(下焦)가 도랑과 같다는 것은 도랑이 흐르지를 못하면 꽉 차서 착란(錯亂)하는 것과 같으니 이것은 위에서는 받아들여도 밑에서는 배설을 못하기 때문이다. 《海藏》

하초(下焦)가 넘쳐흐르면 물이 된다. 《內經》

삼초(三焦)는 병화(丙火)의 부(腑)가 되므로 일어나면 무근(無根)의 상화(相火)가 된다. 《入門》

황기(黃芪)

삼초(三焦)를 보하고 위기(衛氣)를 실(實)하게 하니 이것은 상·중·하·내외·삼초(三焦)의 전반적인 치료약으로서 물에 달여서 복용한다. 《湯液》

익지인(益智仁)

삼초(三焦)를 편하게 하니 가루로 하거나 환으로 해서 복용해도 모두 좋다. 《本草》

지마유(脂麻油)

삼초(三焦)의 열독기(熱毒氣)를 내리게 하니 그대로 취하여 복용한다. 《本草》

청귤(靑橘)

하초(下焦)의 냉기(冷氣)를 치료하니 달이거나 가루로 해서 복용해도 모두 좋다. 《本草》

우(藕 : 蓮根)

연근(蓮根)을 쪄서 먹으면 하초(下焦)를 실(實)하게 한다. 《本草》

연복자(燕覆子)

삼초(三焦)의 객열(客熱)을 없애 주니 삶아서 먹는다. 《本草》

우수(牛髓)

삼초(三焦)를 평온하게 하니 술에 타서 복용한다. 《本草》

저장(猪腸)

하초(下焦)의 허갈(虛竭)을 보(補)하니 삶아서 먹거나 국을 끓여 먹는다. 《本草》

사순(絲蓴)

하초(下焦)를 편하게 하니 국을 끓여 먹는다. 《本草》

첨과(甛瓜)

삼초(三焦) 사이의 옹색(壅塞)한 기(氣)를 통하니 불에 익혀서 먹는다. 《本草》

인삼(人蔘)

상초(上焦)의 원기(元氣)를 보하니 달이거나 환으로 해서 복용해도 모두 좋다. 《湯液》

황구육(黃狗肉)

하초(下焦)를 실(實)하게 하니 삶아서 오미(五味)를 섞어 먹는다. 《本草》

순육(鶉肉)

우유와 함께 달여서 먹으면 하초(下焦)에 살이 찌게 된다. 《本草》

22. 포 (胞)

포(胞)의 형상일 때

포(胞)를 일명 적궁(赤宮) 또는 단전(丹田) 또는 명문(命門)이라고 한다. 남자는 포(胞)에 정(精)을 간직하여 시화(施化)하도록 하고 부인은 포(胞)로써 잉태를 하는데, 모두 생화(生化)의 근원이 되는 하나 오행(五行)은 아니다. 물도 아니고 불도 아닌 천지의 색다른 이름으로써 곤토(坤土)의 만물 생성을 상징하는 것이다. 《東垣》

내경(內經)에 이르기를, 포(胞)는 음(陰)에 간직되어서 지(地)를 상징하니 기항(奇恒)이라고 일컫는다.

이 포(胞)는 방광 속의 오줌 담는 포(胞)는 아니다.

월경(月經)에 이상이 있을 때

여자는 보통 14세에 천계(天癸)가 이르고 49세에 천계(天癸)가 마르는데 월사(月事)가 일찍 오면 성질이 기교하고 늦게 오면 노둔(魯鈍)하다. 월사(月事)가 시작되면 음양(陰陽)이 화합하여 드디어 잉태를 할 수 있게 된다. 14세로부터 20세까지 월사(月事)가 없으면 명(命)이 바람 앞의 촛불과 같고 또는 죽지 않아도 일생에 병이 많고 하루도 편안하게 살 수 없게 된다.

4계절에 한 번씩 운행하는 것도 역시 해는 없지만 1년에 1번씩 운행하는 것은 좋지 않다. 또한 일생에 정상적으로 나오지 않다가 만년에 와서 벽질(僻疾)이 있으면 치료를 못하게 된다. 《得効》

월경 질환(月經疾患)과 혈색(血色)

경수(經水)는 즉 음혈(陰血)이다. 음(陰)은 반드시 양(陽)을 따르기 때문에 화색(火色)을 품수(禀受)한 것이다. 혈(血)은 기(氣)와 배합되니 기(氣)가 열이 있으면 혈(血)도 열이 있고 기(氣)가 한(寒)하면 혈도 한(寒)하고 기(氣)가 오르면 혈(血)도 오르고 기(氣)가 내려가면 혈(血)도 내려가고 기(氣)가 응결(凝結)되면 혈(血)도 응결되고 기(氣)가 체(滯)하면 혈(血)도 체(滯)하고 기(氣)가 맑으면 혈(血)도 역시 맑고 기(氣)가 탁하면 혈(血)도 탁하며 가끔가다가 혈(血)이 엉긴 덩어리가 나오는 증세는 기(氣)가 응결한 증세이며, 월사(月事)가 시작하려고 할 때에 동통(疼痛)하는 증세는 기(氣)가 체(滯)한 증세이고, 월사(月事)가 끝난 뒤에 통증이 생기는 증세는 기혈(氣血)이 구허(俱虛)한 증세이며, 색이 담(淡)한 증세도 허한 증세이고 물이 섞인 것이다.

정상적으로 나오지 않는 증세는 기(氣)가 난(亂)한 증세이며, 자색은 기(氣)가 열이 있는 증세이고, 흑색은 기(氣)가 많은 열이 있는 증세이니 사람들은 흔히 자색·흑색·동통(疼痛)·성괴(成塊)한 증세를 풍랭(風冷)이라고 해서 온열(溫熱)한 약을 쓰는데 이것은 화(禍)가 발을 돌리기 전에 말하는 것이다. 《丹心》

심(心)이 혈(血)을 주관하므로 혈색이 붉은 것은 정상이라 하며, 월사(月事)가 비록 시기는 지나도 색이 붉으면 정상적인 것이니 치료하기가 쉽다. 《入門》

적·백대하증(赤·白帶下症)

비(脾)가 신(腎)에 전하는 병을 산가(疝瘕)라 하는데 소복(小腹)이 번열(煩熱)하면서 아프고 소변으로 백대(白帶)와 백탁(白濁)이 나오는 것이니 이러한 증세를 고(蠱)라고도 한다. 《內經》

임맥(任脈)에 병이 들면 여자의 대하(帶下)와 가취(瘕聚)가 생기는 것이다.

주(註)에 이르기를, 「임맥(任脈)이 포(胞)의 위로부터 대맥(帶脈)을 지나 배꼽 위를 뚫기 때문에 대하(帶下)라 하고 또 대맥(帶脈)이 계륵(季肋)과 장문(章門) 두 혈(穴)로부터 일어나서 마치 띠(帶)를 묶어 놓은 것과 같으니 이것은 습(濕)·열이 맺혀져서 흩어지지 않기 때문이다.

맺혀진다는 것은 원결(寃結)이라는 뜻이니 굴(屈)하고 체(滯)해서 통증이 생기면 열이 흩어지지 않는다.」 적대(赤帶)라는 것은 열이 소장(小腸)에 들어간 증세이며, 백대(白帶)라는 것은 열이 대장(大腸)에 들어간 증세인데 그 원인을 살펴보면 모두 습열(濕熱)이 맥(脈)에 맺혀서 진액(津液)이 유일(流溢)하고 적·백대하(赤·白帶下)가 되어서 배꼽 밑이 아프고 음(陰)속이 계속해서 내리는 것이다. 《保命》

소복(小腹)이 맺히면 열이 임맥(任脈)에 맺혀서 포(胞)의 위에서부터 대맥(帶脈)을 지나 대·소장의 갈라진 곳까지 닿게 되니 소변으로 흰 액체가 내리는 증세이다. 대하증(帶下症)이란 알고 보면 적·백탁(赤·白濁)과 같은 증세로써 다만 통증만 없는 증세이다. 《入門》

부인의 대하(帶下)라는 증세는 아주 어려운 병으로 심하면 생산(生産)을 못하니 급히 치료를 해야 된다. 편작(扁鵲)이 귀부인들의 대하증(帶下症)을 많이 치료했으므로 대하의(帶下醫)라는 말을 들었다고 한다. 《綱目》

부인의 대하증(帶下症)에 맥(脈)이 부(浮)하고 오한(惡寒)이 있으며 누하(漏下)하면 치료가 어려운 증세이다. 《脈經》

복룡간(伏龍肝)

즉, 부엌 바닥의 흙을 말한다. 주로 부인의 붕중(崩中)과 대하(帶下)에 피를 그치게 하는 성약(聖藥)이 되며 대개는 마른 것이 습한 것을 없애 준다. 《湯液》

혈로(血露)를 치료하는데 잠초(蠶砂)와 아교(阿膠) 각 1냥, 복룡간(伏龍肝) 반 냥을 가루로 하여 더운 술로 2돈씩 적절히 복용한다. 《本草》

백초상(百草霜)

혈붕(血崩)을 치료한다.
백초상말(百草霜末) 2돈을 구담즙(狗膽汁)에 반죽해서 2회로 나누어 복용하는데 당귀주(當歸酒)로 복용한다. 《本草》

망초·박초(芒硝·朴硝)

월경이 막힌 증세와 피가 막혀 어혈(瘀血)이 된 증세를 치료한다.
가루 1돈을 담초탕(淡醋湯)으로 공복에 복용한다. 《本草》

건지황(乾地黃)

포(胞)가 새서 하혈하는 증세를 치료하니 달여서 복용하거나 환으로 복용해도 모두 좋다. 《本草》

익모초(益母草)

적(赤)·백대하(白帶下)를 치료한다.
꽃이 필 때 채취해서 찧어 가루로 하여 공복에 1일 3회 2돈씩 술에 타서 복용한다. 《本草》

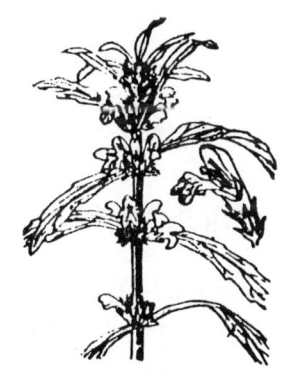

포황(蒲黃)

붕루(崩漏)와 적(赤)·백대하(白帶下)를 치료한다.
볶은 가루 2돈을 더운물에 복용하거나 또는 환으로 해서 복용한다. 《本草》

당귀(當歸)

붕루(崩漏)와 월경 불리를 주로 치

료한다. 달여서 복용하거나 가루로 하여 복용해도 모두 좋다. 《本草》

피가 쌓인 데는 당귀(當歸) 4돈과 건칠(乾漆) 3돈을 가루로 해서 꿀로 환을 하여 15알을 술에 복용한다. 《良方》

황금(黃芩)

피가 닫힌 증세와 임로 하혈(淋露下血)을 치료한다. 《本草》

혈붕(血崩)에는 황금(黃芩)을 가루로 하여 태워서 2돈을 술에 타서 공복에 복용한다. 《良方》

산장초(酸漿草)

적(赤)·백대하(白帶下)를 치료하니 그늘에 말려 가루로 해서 2돈을 공복에 술로 복용한다. 《本草》

지유(地楡)

대하(帶下)의 12종류 병을 주로 치료하니 1은 적(赤)이 많은 증세이고, 2는 백(白)이 많은 증세이고, 3은 월경이 막힌 증세이고, 4는 음식 陰蝕 (부인의 음중(陰中)에 생창(生瘡)하는 증세)이고, 5는 자궁이 굳어지는 증세이고, 6은 자궁의 문이 편벽되는 증세이고, 7은 교합할 때에 아픔을 못 견디는 증세이고, 8은 소복(小腹)이 한통(寒痛)하는 증세이고, 9는 자궁의 문이 닫히는 증세이고, 10은 자궁이 냉한 증세이고, 11은 꿈에 귀물(鬼物)과 같이 교합하는 증세이고, 12는 오장(五臟)이 부정하는 증세이고, 그 밖에 또 붕부지(崩不止)하는 증세를 치료하니 달여서 복용하거나 가루로 복용해도 모두 좋다. 《本草》

적(赤)·백대(白帶) 때문에 뼈만 남은 데는 지유(地楡) 1근을 고아서 고(膏)를 만들어 1일 2회로 공복에 2홉씩 복용한다. 《良方》

작약(芍藥)

혈폐(血閉)를 치료하니 달이거나 가루로 하거나 환으로 하여 복용해도 모두 좋다. 《本草》

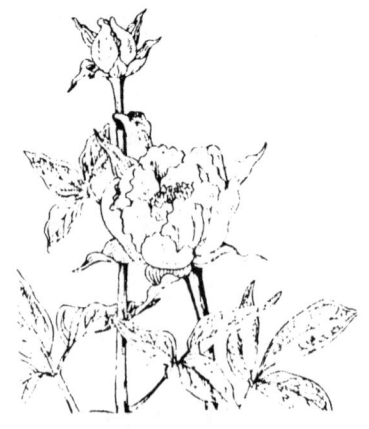

궁궁(芎藭)

붕루(崩漏)를 치료하니 달이거나

가루로 해서 복용해도 모두 좋다.《本草》

혈붕(血崩)을 치료하니 1냥을 썰어 술 5잔과 달여서 1잔이 되면 거재(去滓)하고 생지황즙(生地黃汁) 1잔을 넣어 재차 달이는데 2~3회 끓거든 3푼을 복용한다.《良方》

애엽(艾葉)

붕루(崩漏)와 대하(帶下)를 주로 치료하니 달여서 복용한다. 또 혈붕(血崩)에 숙애(熟艾) 계자대(鷄子大)와 아교주(阿膠珠) 5돈, 건강포흑(乾薑炮黑) 1돈을 달여서 복용한다.《本草》

대계(大薊)・소계(小薊)

붕루(崩漏)와 적(赤)・백대(白帶)를 주로 치료하니 즙을 내어 복용한다.《本草》
혈붕(血崩)에는 뿌리 5냥과 모근(茅根) 3냥을 술에 달여서 복용한다.《良方》

백지(白芷)

붕루(崩漏)와 적(赤)・백대하(白帶下)를 치료하니 달이거나 가루로 하여 복용해도 모두 좋다.《本草》
적(赤)・백대(白帶)에는 백지(白芷) 1냥, 오적어골소(烏賊魚骨燒) 2개,

태발(胎髮) 1단을 말려서 가루로 하여 2돈을 공복에 술로 복용한다.《良方》

목단피(牧丹皮)

월경 불통을 주로 치료하니 달이거나 가루로 해서 복용해도 모두 좋다.《本草》

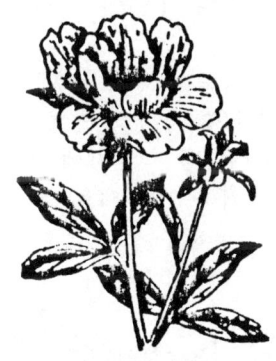

삼릉(三稜)

월경을 통하게 하고 혈가(血瘕)를 파(破)한다. 달이거나 가루로 하거나 환으로 하여 복용해도 모두 좋다.《本草》

현호삭(玄胡索)

월경이 고르지 않는 증세와 붕중(崩中)의 임로(淋露)를 주로 치료한다. 달이거나 환으로 하거나 가루로 해서 복용해도 모두 좋다.《本草》

대황(大黃)

혈(血)이 달혀서 창만(脹滿)하고 모든 노혈(老血)이 유결(留結)해서 가(瘕)를 이룬 데 쓰니 달이거나 환으로 해서 복용해도 모두 좋다. 《本草》

상목이(桑木耳)

월경이 고르지 못한 증세와 붕중(崩中)과 대하(帶下)와 또는 월경이 막혀서 혈(血)이 뭉친 증세에 쓰니 술에 달여서 먹거나 또는 태운 것 2돈을 술에 타서 복용해도 좋다. 《本草》

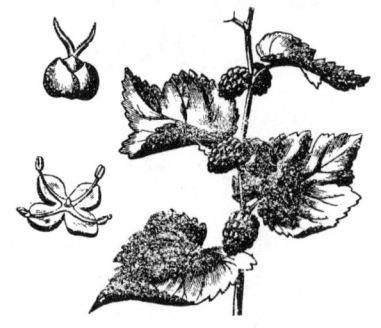

교맥면(蕎麥麵)

적(赤)·백대하(白帶下)를 치료하니 적거나 많음을 가리지 말고 달걀 흰자위에 섞어 환으로 해서 백탕(白湯)으로 30~50알을 공복에 복용하면 바로 낫는다. 《回春》

저근백피(樗根白皮)

붕루(崩漏)와 적(赤)·백대하(白帶下)를 치료하니 흰 뿌리 한 줌을 물 1되에 달여서 2푼을 먹거나 또는 가루로 해서 꿀로 환을 지어 복용해도 좋다. 《回春》

상실각(橡實殼)

붕중(崩中)과 대하(帶下)를 주로 치료하니 태워서 가루로 만들어 미음에 타서 복용한다. 이 각(殼)을 창이(蒼耳)와 같이 태워서 가루로 하여 백지(白芷)·건강포(乾薑炮)·사물탕(四物湯)을 더해서 복용해도 좋다. 《正傳》

종려피(棕櫚皮)

붕루(崩漏)와 대하(帶下)를 치료하니 태워서 재로 만들어 백반고말(白礬枯末)과 등분하여 2돈을 술에 타서 복용하거나 또는 사과(絲瓜) 태운 것을 가루로 해서 염탕(鹽湯)에 복용해도 좋다. 《本草》

모려(牡蠣)

붕루(崩漏)와 적(赤)·백대하(白帶下)를 치료하니 말려서 누렇게 구워 가루를 만들고 초(醋)에 환을 지어 다시 하연세말(煆研細末)한 것을 애초탕(艾醋湯) 오고(熬膏)에 환을 하여 역시 애초탕(艾醋湯)으로 50알을 복용한다.《綱目》

별갑(鼈甲)

오색(五色)이 새어 내리는 것을 치료하니 말려서 누렇게 구워 가루로 하여 1돈을 술에 마시고 그 살로 국을 끓여서 자주 먹으면 좋다.《本草》

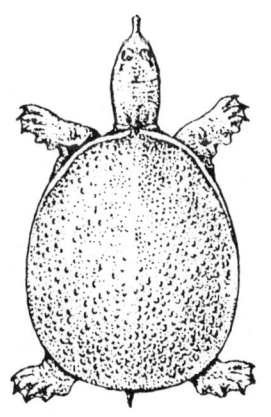

맹충(蝱蟲)

처녀의 월경 불통과 어혈(瘀血)과 적혈(積血)과 혈폐(血閉)를 치료하니 날개와 발을 버리고 볶아서 가루로 하여 초탕(醋湯)으로 복용하거나 환으로 해서 복용한다.

오령지(五靈脂)

경혈(經血)을 통하게 하고 혈붕 부지(血崩不止)와 적(赤)・백대하(白帶下)를 치료하니 반은 생으로 하고 반은 볶아서 1돈을 술에 타서 복용하거나 또는 환으로 해서 복용한다.《丹心》

만려어(鰻鱺魚)

대하(帶下)의 백 가지 병을 치료하니 굽거나 고아서 복용한다.《本草》

모서시(牡鼠屎)

처녀의 월경 불통을 치료하니 태워서 가루로 하여 1돈을 술에 타서 복용하면 신효하다. 이것을 환자에게 알리면 안 된다.《本草》

수질(水蛭)

치료 방법은 위와 같고 파혈(破血)의 좋은 재료이니 토막을 내어 석회와 같이 2~3회 볶아서 가루로 하거나 환으로 해서 복용한다.《本草》

형개수(荊芥穗)

혈붕(血崩)과 혈루(血漏)가 멎지 않

음을 치료하니 태워서 가루로 하여 매 2돈을 어린 사내아이 오줌에 타서 복용한다.《良方》

촉규화(蜀葵花)

붉은 꽃은 적대(赤帶)를, 흰 꽃은 백대(白帶)를 치료하니 가루로 하여 더운 술에 2돈을 타서 마시고, 단엽(單葉)의 홍촉규근(紅蜀葵根)은 대하(帶下)의 농혈(膿血)을 산(散)해 주는데 신효하다.《本草》

수근(水芹)

붕루(崩漏)와 대하(帶下)를 치료하니 나물을 만들어 먹고 또 달이거나 생식도 모두 좋다.《本草》

녹각교(鹿角膠)

붕루(崩漏)와 적대하(赤帶下)를 주로 치료하니 볶아서 가루로하여 2돈을 술에 복용하거나 환으로 먹거나 달여서 복용해도 좋다.《本草》

녹용(鹿茸)

붕루(崩漏)와 적(赤)·백대하(白帶下)를 치료하니 볶아서 가루로 하여 1돈을 술에 타서 복용한다.《本草》
녹각(鹿角)을 태워서 재를 먹어도 좋다.

잠퇴지(蠶退紙)

붕루(崩漏)와 대하(帶下)를 주로 치료하니 태워서 가루로 하여 미음과 같이 복용한다.《本草》

오적어골(烏賊魚骨)

혈고(血枯)를 치료하고 월경을 통하게 하며 붕루(崩漏)를 치료하니 환으로 하거나 가루로 해서 복용한다.《本草》

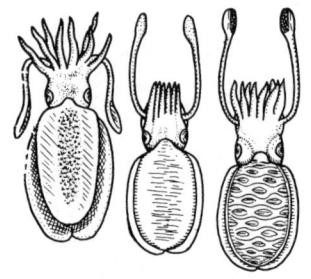

작육(雀肉)

혈붕(血崩)·대하(帶下)를 치료하니 구워서 먹고 전을 부쳐 먹기도 한다.《本草》

우각새(牛角䚡)

혈붕(血崩)과 적(赤)·백대하(白帶

下)를 치료하니 태워서 재로 하여 2돈을 술에 타서 복용하고 또는 환으로 해서 복용해도 좋다.《本草》

황구두골(黃狗頭骨)

혈붕(血崩)과 적(赤)·백대하(白帶下)를 주로 치료하니 태워서 재로 하여 1돈을 술에 타 먹거나 환으로 먹어도 좋다. 음경(陰莖)과 음란(陰卵)은 대하(帶下)의 12병을 치료하니 소존성(燒存性) 가루로 하여 1돈을 술에 타서 복용하거나 환으로 해서 복용해도 좋다.《本草》

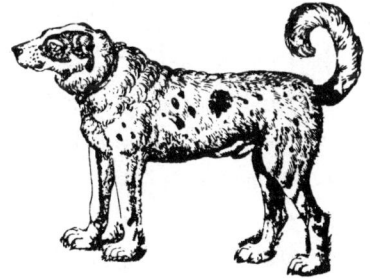

침구법(鍼灸法)

월경이 고르지 못할 때는 음독(陰獨)·중극(中極)·삼음교(三陰交)·신유(腎兪)·기해(氣海)를 택한다.《綱目》
월경이 끊어진 때는 중극(中極)·삼음교(三陰交)·신유(腎兪)·합곡(合谷)·사만(四滿)·삼리(三里)를 택한다.《綱目》

붕루(崩漏)가 멎지 않을 때는 혈해(血海)·음곡(陰谷)·삼음교(三陰交)·행간(行間)·대충(大衝)·중극(中極)을 택한다.《綱目》
적(赤)·백대하(白帶下)에는 중극(中極)·신유(腎兪)·기해(氣海)·삼음교(三陰交)·장문(章門)·행간(行間)을 택한다. 적(赤)·백대하(白帶下)에는 대맥혈(帶脈穴)을 뜨는 것이 가장 신기하다.
어떤 여인이 병에 걸려 위와 같이 혈(穴)에 뜸을 뜨니 난데없이 귀신이 몸에 붙어서 외쳐 말하기를,「뜸이 나한테 붙었다. 나는 곧 간다.」고 하더니 잠시 뒤에 바로 나았다는 말이 있다.《資生》
적대(赤帶)에는 중극(中極)·기해(氣海)·위중(委中)을 택하고 백대(白帶)에는 곡골(曲骨)·승음(承陰)·중극(中極)을 택한다.《綱目》
경(經)이 끊어진 지 오래 되었는데 갑자기 대붕(大崩)하는 데는 풍륭(豊隆)·석문(石門)·천추(天樞)·중완(中脘)·기해(氣海)를 택한다.《綱目》

23. 충 (蟲)

삼시충(三尸蟲)

중황경(中黃經)에 이르기를,「1은 상충(上虫)이니 뇌 속에 살고 2는 중충(中虫)이니 명당(明堂)에 살고 3은 하충(下虫)이니 위(胃)에 살고 있으므로 그 이름을 팽거(彭琚)•팽질(彭質)•팽교(彭矯)라고 하며, 사람이 옳은 일을 하면 미워하고 그른 일을 하면 좋아한다.」상전(上田)은 원신(元神)이 사는 곳인데 사람이 여기를 열지 못하고 단지 시충(尸虫)이 그 자리에 살고 있으니 윤회 생사(輪廻生死)의 마치는 시기를 모르는 것이다.

만약 원신(元神)을 시키어 본궁(本宮)에 깃들게 하면 시충(尸虫)이 저절로 없어지고 진식(眞息)이 안정되는데 말하자면 일규(一竅)가 열리면 만규(萬竅)가 똑같이 열리고 대관(大關)이 통하면 백해(百骸)가 모두 통하게 되므로 이것은 천진(天眞)이 영(靈)을 내려오게 하고 신아닌 신이 되는 것이다.《養性書》

오장충 (五臟蟲)

사람이 피로하면 열이 나고 열이 나면 벌레가 생기는데 심충(心虫)을 회충(蛔虫)이라 하고, 비충(脾虫)을 촌백충(寸白虫)이라 하고, 신충(腎虫)은 실을 잘라 놓은 것 같고, 간충(肝虫)은 썩은 살구와 같고, 폐충(肺虫)은 누에와 같으니 모두 사람을 죽이는 것으로서 그 중에 폐충(肺虫)이 가장 위독한 것이다.

폐충(肺虫)은 폐엽(肺葉) 속에 살면서 폐계(肺系)를 먹으므로 채질(瘵疾)을 이루어서 각혈(咯血)을 하고 목소리가 쉬니 약의 힘이 미치기 어렵기 때문에 치료가 매우 어렵다.《千金》

여기에는 달과산(獺瓜散)을 쓴다.

충(蟲)의 외증(外症)

팔목의 뒤가 굵고 그 밑으로 3~4치에 열이 있는 사람은 장 속에 벌레가 있는 것이다.

위 속에 열이 있으면 벌레가 움직이고 벌레가 움직이면 위가 느리고 위가 느리면 염천(廉泉)이 열려서 침이 흘러나온다.《靈樞》

대체로 충통(虫痛)의 증세는 배 밑에 덩어리가 생겨서 손으로 만지면 이리저리 움직이면서 통증이 그치지 않으며, 오경(五更)에 마음이 조잡(糟雜)하고 아관(牙關)이 강경하며, 연말(涎沫)을 구토하고 또는 맑은 물을 토하며, 자면서 이를 갈고 얼굴빛이 청황(靑黃)해지며, 음식을 많이 먹어도 살이 찌지 않는다.《得效》

충증(虫症)은 눈두덩과 코밑이 검푸르며 얼굴빛이 누렇고 볼 위에는 몇 줄기의 혈사(血絲)가 있던 흔적이 나타나는데 그 형상이 게〔蟹〕발톱과 같다.

얼굴에 흰 반점이 있고 입술이 붉고 무엇이나 잘 먹고 마음이 조잡하며 얼굴빛이 보통과 다르고 볼 위에 게발톱으로 그은 것 같은 흔적이 있으면 이것은 충증(蟲症)인 것이다.《入門》

충통(虫痛)의 증세는 가끔씩 더하다 덜하다 하는데 통증이 나면 심장을 움켜쥐고 입으로 맑은 물을 토하고 인중(人中)과 코와 입술이 동시에 청흑(靑黑)해지고 배가 아프며 뱃가죽의 힘줄이 푸르게 된다. 《醫鑑》

어린아이가 배가 아프고 입에서 맑은 물이 나올 때는 충통(虫痛)이다. 《回春》

삼충(三虫)의 증세는 모두 입에서 침이 나온다. 《綱目》

노채병(勞瘵病)의 증세일 때

채(*)에는 6증(六症)이 있는데 조열(潮熱)·도한(盜汗)·각혈(咯血)·담수(痰嗽)·유정(遺精)·설사 등으로 경(輕)하면 6증(六症)이 하나씩 일어나고 중(重)하면 6증이 함께 일어난다. 대개 화(火)가 위에서 움직이면 조열(潮熱)과 각혈(咯血)을 하고 화(火)가 밑에서 움직이면 유정(遺精)과 설사를 하는 것이다. 《入門》

노채병(勞瘵病)을 처음 얻어서 반와 반기(半臥半起)하는 것을 엄엽(殗殜)이라 하고, 기(氣)가 급하고 담해(痰咳)하는 것을 폐위(肺痿)라 하고, 골수가 더운 것을 골증(骨蒸)이라 하고, 안으로 오장(五臟)에 전하는 것을 복련(復連)이라 하고, 허손(虛損)이 심한 것을 노극(勞極)이라 한다.

남자는 신(腎)에서 심(心)으로 전하고 심(心)은 폐(肺)에 전하고 폐(肺)는 간(肝)에 전하고 간(肝)은 비(脾)에 전하며, 여인은 심(心)에서 폐(肺)로 전하고 폐(肺)는 간(肝)에 전하고 간(肝)은 비(脾)에 전하고 비(脾)는 신(腎)에 전하는데 신(腎)이 전하는 것이 진(盡)해지면 죽게 된다. 《入門》

병의 증세가 대개 한열(寒熱)과 식은땀이 같이 나고 꿈속에서 괴물과 교합을 하며 백탁(白濁)을 흘리고 머리털이 말라서 곤두서며 또는 뱃속에 덩어리가 생기고 또는 뇌의 뒤 양쪽 가에 핵(核)이 맺히고 가슴속이 벅차며 번민(煩悶)하고 어깨와 등이 동통(疼痛)하며 두 눈이 어두워지고 사지(四肢)가 무력해지며 무릎과 다리가 몹시 아프고 눕기를 잘하며 증세가 양병(佯病)과 비슷하다. 보통 아침이 되면 정신이 매우 좋아지나 정오가 지나면 사지(四肢)에 미열이 생기면서 얼굴에는 핏기가 없고 남의 허물을 지나치게 말하기를 좋아하고 늘 분노를 품고 있으며, 걷거나 서면 다리가 약하고 누워도 불편하며 꿈속에서 먼저 죽은 분들이 자주 보이고 놀라기를 잘하고 가끔 기침을 하면 담연(痰涎)이 말라붙고 또 피고름을 토해서 폐위(肺痿)의 증세 같기도 하고 가끔 설사를 하여 여위고 곤핍(困乏)하며 입과 코가 마르고 볼과 입술이 붉으며 비록 음식 생각은 있어도 먹지를 못하고 죽음이 눈앞에 있어도 정신은 오히려 좋아서 마치 물이 말라도 고기가 죽는 것을 깨

닫지 못하는 것과 같다.《得效》

노채(勞瘵)가 음허(陰虛)를 주관하니 대체로 오전은 양(陽)에 속하고 오후는 음(陰)에 속하는데 음(陰)이 허하면 열이 오후부터 자정까지 계속된다. 깨는 것은 양(陽)에 속하고, 자는 것은 음(陰)에 속하므로 음(陰)이 허하면 잘 때에 식은땀이 난다. 오르는 것은 양(陽)에 속하고 내리는 것은 음에 속하니, 음(陰)이 허하면 담연(痰涎)이 위로 올라가 그치지 않고 토하게 된다.《丹心》

묘간(猫肝)

채충(瘵虫)을 죽이니 흑고양이의 간을 말려서 가루로 하여 오경(五更)에 공복시 온주(溫酒)에 같이 먹는다.《直指》

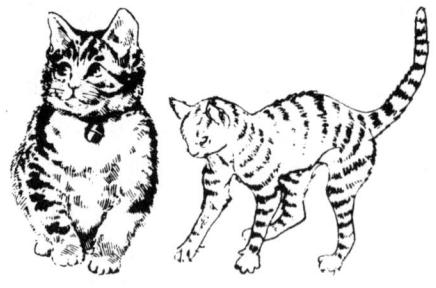

천문동(天門冬)

삼시충(三尸蟲)과 복시(伏尸)를 없애니 가루나 환으로 먹으면 모두 좋다.《本草》

호분(胡粉)

삼충(三蟲)을 죽이고 시충(尸蟲)을 치료하는 좋은 약제이다. 촌백충(寸白虫) 치료에는 호분(胡粉) 1돈을 공복일 때 곰국에 타서 먹으면 효험이 크다.《本草》

석류황(石硫黃)

뱃속의 벌레를 죽이는 데 금액단(金液丹)을 만들어 먹으면 좋다.《本草》

황정(黃精)

오래 먹으면 삼시충(三尸虫)을 내리게 하니 가루로 먹거나 또는 환으로 해서 먹는다.

상시(上尸)는 실질(實質)을 좋아하며 100일이면 내리고, 중시(中尸)는 오미(五味)를 좋아하며 60일이면 내리고, 하시(下尸)는 오색을 좋아하며 30일이면 내리는데 모두 물컹해져서 나온다.

뇌환(雷丸)

삼시(三尸) 및 회충·촌백충을 죽인다. 물에 담갔다가 껍질을 벗기고 불에 쬐어 말려서 가루로 하여 1돈씩

을 월초 오경(五更)에 미음으로 조절해 먹는다. 《本草》

흑연회 (黑鉛灰)

쌓인 것이 있어서 저절로 벌레를 토하는 사람을 치료하니 연(鉛)을 볶아서 회(灰)를 만들어 빈랑말(檳榔末)과 함께 미음에 2돈을 복용한다. 촌백충(寸白虫)은 연회(鉛灰) 4돈을 공복에 먼저 살진 고기를 씹고 사탕물에 타서 먹으면 벌레가 모두 내린다. 《綱目》

백랍진 (白鑞塵)

벌레를 몰살시키니 환이나 신약으로 넣어 쓴다. 계자(鷄子)로 한 백랍진(白*塵)을 환으로 해서 술풀에 먹으면 촌백충의 치료가 된다. 《正傳》

석창포 (石菖蒲)

뱃속의 모든 벌레를 죽이니 달이거나 가루•환으로 해서 복용한다. 《本草》

의이근 (薏苡根)

삼충(三蟲)을 내리고 또 회충의 심통(心痛)을 치료하니 뿌리로써 즙을 내어 죽을 만들어 먹고 또 1되를 농즙으로 먹으면 효험이 크다. 《本草》

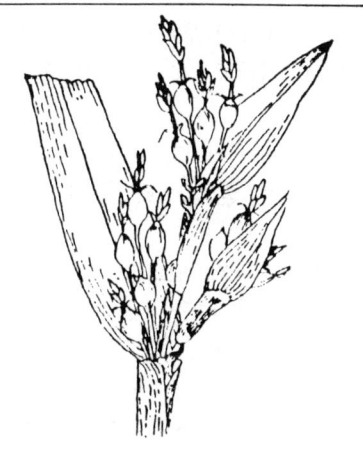

고삼 (苦蔘)

악충(惡虫)을 죽이니 술에 담가서 마신다. 《本草》

무이 (蕪荑)

삼충(三虫)을 없애고 촌백충(寸白虫)을 쫓아내며 모든 벌레를 죽이니 밀가루에 섞어서 볶는데 황색이 되거든 가루로 하여 미음에 2돈을 복용한다. 《本草》

애즙 (艾汁)

회충을 죽이니 공복에 1되쯤 마시면 내린다. 《本草》

청대 (靑黛)

악충(惡虫)을 녹여서 물을 만드니

이것이 남엽(藍葉)으로 정(靛)을 만든 것인데 가루로 하여 물에 복용한다. 《本草》

남청즙(藍靑汁)

효력은 위와 같으니 1되쯤 마시는 것이 좋으며 채충(虫)을 녹여서 물로 변화시킨다.

생람(生藍) 청즙(靑汁) 큰 것 한 잔에 웅황(雄黃)·고백반(枯白礬)·안식향(安息香)·강진향말(降眞香末) 각 반 돈, 사향(麝香) 한 푼 가루로 하여 월초 오경(五更)에 공복에 복용한다. 《本草》

관중(貫衆)

삼충(三蟲) 및 촌백충(寸白虫)을 죽이니 공복에 달여 먹거나 또는 가루로 하여 복용한다. 《本草》

낭아(狼牙)

벌레를 전부 죽이니 가루로 해서 꿀로 삼씨 크기의 환을 지어 공복에 미음으로 1~2돈 복용한다. 《本草》

사군자(使君子)

살충을 하고 어린애의 회충에 더욱 좋으니 7개를 불에 구워 껍질을 벗기고 공복에 더운물로 복용하면 벌레가 모두 나온다. 《回春》

생지황(生地黃)

충심통(虫心痛)을 치료하니 즙을 밀가루에 반죽하여 수제비를 떠서 먹거나 쌀에 섞어서 쌀무리를 만들어 먹으면(소금은 피함) 벌레가 영원히 나오지 않는다. 《本草》

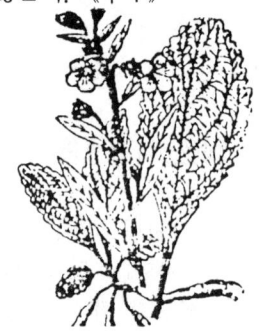

변축(萹蓄)

삼충(三虫) 및 회충을 죽이고 충통(虫痛)을 진정시키니 끓여서 즙을 내어 공복에 1되쯤 먹으면 벌레가 내린다. 《本草》

학슬(鶴虱)

오장충(五臟虫)을 죽이고, 살충약에 제일 중요한 것이니 회요충(蛔蟯虫)을 주로 치료한다. 회궐심통(蛔厥心痛)에는 가루로 해서 꿀로 오동 열매 크기의 환을 지어 밀탕(蜜湯)으로 40알을 복용한다.

충통(虫痛)에는 가루 2돈을 공복에 더운 술로 복용하면 벌레가 모두 내린다. 《本草》

괴목이(槐木耳)

회충·심통(心痛)을 치료하니 괴상(槐上)의 목이(木耳)를 따서 소존성(燒存性) 가루로 하여 물에 복용해도 낫지 않거든 더운물 1되를 마시면 벌레가 곧 내린다. 《本草》

천초(川椒)

채충(瘵虫)과 모든 벌레를 죽이니 달이거나 환으로 해서 먹어도 좋다. 《本草》

채(瘵)를 치료하는 데는 홍초(紅椒) 2푼, 고련근(苦練根) 1푼을 가루나 환으로 복용하면 시충(尸虫)이 전부 대변으로 나온다. 달여서 복용해도 좋다. 《正傳》

빈랑(檳榔)

삼충(三虫)·복시(伏尸) 및 촌백충(寸白虫)을 치료하니 적색(赤色) 미고(味苦)한 것을 골라서 굽고 가루로 하여 매(每) 2돈을 공복에 총밀탕(葱蜜湯)으로 복용하면 즉효이다. 《本草》

건칠(乾漆)

삼충(三虫)·전시(傳尸)·노충(勞虫)을 죽이니 빻아서 볶는데 연기가 안나기까지 볶아서 가루로 하여 꿀로 오동 열매 크기의 환을 지어 온수에 15알을 복용한다. 가루로 하여 먹으면 회궐심통(蛔厥心痛)에 좋다. 《本草》

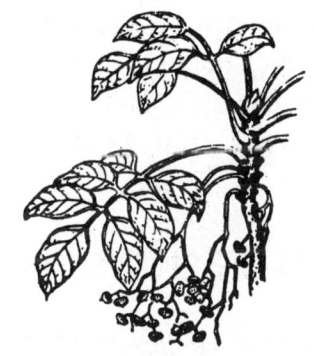

비실(榧實)

삼충(三蟲)과 촌백충(寸白蟲)을 치료하니 항상 7개씩 먹되 한 근을 먹으면 벌레가 모두 근절(根絶)된다. 《回春》

고련근(苦練根)

모든 벌레를 죽이니 뿌리의 흰 껍질을 가루로 하여 미음에 2돈씩 복용한다. 《本草》

회궐심통(蛔厥心痛)에는 흰 껍질을

잘게 썰어 진하게 달여서 1잔을 천천히 마시고 또는 즙으로써 죽을 끓여 먹기도 한다. 흰 껍질 1냥을 잘게 썰고 검은콩 20알을 넣어 물로 달여서 사탕(砂糖) 2돈을 넣고 복용하면 벌레가 곧 내린다. 《入門》

만려어 (鰻鱺魚)

전시(傳尸)·노채충(勞＊虫) 및 모든 벌레를 죽이니 자숙(煮熟)하여 오미(五味)를 화(和)해서 자주 먹거나 또는 말려서 구워 먹으면 좋다. 《本草》

백경구인 (白頸蚯蚓)

삼충(三虫)과 복시(伏尸)와 장충(長虫)·회충을 죽이니 말려서 가루로 하여 미음에 타서 먹든지 또는 즙을 내어 복용한다. 《本草》

금선와 (金線蛙)

시주채충(尸疰瘵虫) 및 회(蛔)를 죽이니 이것을 굽든지 또는 지져서 자주 복용한다.

석류동인근피 (石榴東引根皮)

벌레나 촌백충(寸白虫)을 죽이니 껍질 한 줌을 진하게 달여서 공복에 복용하면 모든 벌레가 곧 내린다. 《本草》

앵도동행근 (櫻桃東行根)

벌레와 촌백충(寸白虫)을 치료하니 진하게 달여서 복용한다. 《本草》

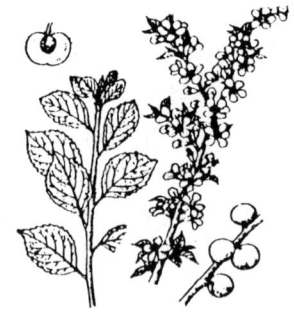

도엽 (桃葉)

삼충(三虫)과 시충(尸虫)을 치료하니 즙을 내어 마신다. 《本草》

지마유 (脂麻油)

벌레를 전부 죽이니 1홉에 계란 2개와 망초(芒硝) 2냥을 타서 복용하면 곧 내린다. 《種杏》

마치현 (馬齒莧)

모든 벌레와 촌백충(寸白虫)을 죽이니 즙을 내어 먹거나 삶아서 소금과 초를 넣어 공복에 복용하면 벌레가 저절로 내린다. 《本草》

야압(野鴨)

뱃속의 모든 벌레와 12종의 벌레를 죽이니 삶아서 먹거나 즙을 만들어 먹기도 한다. 《本草》

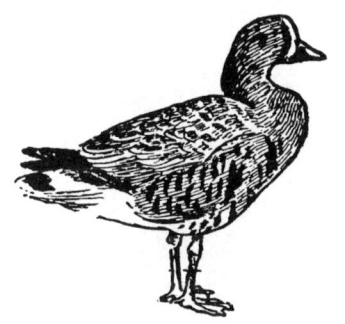

웅담(熊膽)

벌레를 죽이고 회심통(蛔心痛)을 치료하니 콩알만큼 더운물에 타서 복용한다. 《本草》

탁목조(啄木鳥)

채충(瘵虫)을 죽이니 산 놈을 잡아서 주사말(朱砂末) 4냥과 정저육(精猪肉) 4냥을 세절 반균(細切拌勻)하여 먹이면 일주야(一晝夜) 만에 육(肉)을 다 먹는데 탁목조(啄木鳥)를 진흙 속에 넣어서 단단히 봉하고 하룻밤 동안 화하(火煆)해서 이튿날 일광을 보이지 말고 내어서 진흙은 버리고 은석기내(銀石器內)에 잘 갈아서 가루로 하여 좋은 술에 사향(麝香) 조금을 넣어서 한 번 복용하고 환자의 장(帳) 속을 닫아두면 벌레가 입과 콧속에서 나오는데 빨리 집게로 끓는 기름에 넣어 죽인다. 《正傳》

동자뇨(童子尿)

노채(勞瘵)에 가장 좋다. 고인이 이르기를, 「양약(涼藥)을 먹어서 백(百)에 하나도 살지 못하나 어린 사내아이의 오줌을 마셔서는 만(萬)에 하나도 죽지 않는다.」 하였으니 비위(脾胃)가 허(虛)하고 기혈(氣血)이 약한 사람이 보양하는 약속에 조금씩 넣으면 강화(降火)약을 대신하고, 먹을 때에 강즙(薑汁)이나 감초(甘草)가루를 조금 넣으면 더욱 좋다. 《入門》

침구법(鍼灸法)

골증(骨蒸)·전시(傳尸)·노채(勞瘵)에는 최씨사화혈(崔氏四花穴: 침구편에 상세히 나와 있음)을 일찍 구(灸)해야 하고 늦으면 구하지 못한다. 《入門》

채충(瘵虫)이 폐(肺) 속에 살면서 폐계(肺系)를 먹으므로 피를 토하고 목이 쉰다. 폐계(肺系)는 고(膏)의 위이며, 황(肓)의 밑으로써 침(鍼)과 약이 미치지 못하므로 급하게 고황유(膏肓兪)·폐유(肺兪)·사화혈(四花穴)을 구(灸)하는 것이 좋다.

노채(勞瘵)를 치료하는 데는 육신(六神)이 다 모이는 계해야(癸亥夜) 삼경(三更)을 택해서 윗옷을 벗고 요상(腰上) 양방(兩傍)의 조금 함(陷)한 요안(腰眼)이라고 하는 곳에 몸을 곧추서서 붓으로써 그곳을 점정(點定)한 다음, 침상에 올라가 얼굴을 가리고 누운 뒤 적은 애주(艾炷)로 칠장(七壯)을 뜨면 벌레를 구토하거나 설사를 하고 곧 편안해지니, 이것을 우선구(遇仙灸)라고 한다. 《得效》

하루 먼저 요안혈(腰眼穴)을 점정(點定)해 놓고 밤중 자시(子時)와 계해일(癸亥日)이 교차될 때를 기해서 칠장(七壯) 또는 구장(九壯)을 구(灸)하는 것이 더욱 좋으니 벌레가 대변으로 나오거든 곧 태워 버려야 한다. 《醫鑑》

골증 노열(骨蒸勞熱)에는 고황(膏肓)·삼리(三理)를 구(灸)한다. 노채 골증(勞 骨蒸)와 판치(板齒)가 고초(枯焦)하는 데는 대추(大)·구미(鳩尾)를 각각 27장씩 뜨고 또 고황(膏)·폐유(肺兪)·사화(四花)·대추(大)·등의 혈(血)을 일찍 구(灸)하면 백발백중으로 효험이 있다. 《以上 入門》

내경편(內景篇) 四.

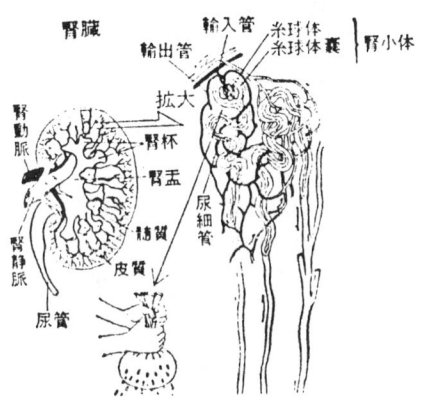

24. 소변 (小便)

소변의 원인일 때

수곡(水穀)이 언제나 위(胃) 속에 있어서 조박(糟粕)을 만들고, 대장(大腸)으로 내려보내서 하초(下焦)를 이룩하고, 하초(下焦)에서 다시 스며서 같이 내려가면 맡은 일을 다하고 또 다른 즙을 분비하여 하초(下焦)를 따라서 방광으로 스며든다. 《靈樞》

수곡(水穀)을 소장(小腸)으로부터 난문(闌門)에서 받고 분리해 놓으면 그 물은 방광 상구에 스며들어서 소변이 된다. 위의 말을 종합해 보면 소변은 즉 비별(泌別)되는 물이 방광으로 스며들어 나오는 것이다.

내경(內經)에 이르기를, 「마시면 바로 위(胃)에 들어가서 정기(精氣)를 유일(遊溢)시켜 위로 비(脾)에 보내면 비기(脾氣)가 정기(精氣)를 흩어서 폐(肺)에 전하여 수도(水道)를 통하게 하고 방광에 보내면 소변의 정미(精微)한 기운이 비(脾)와 폐(肺)에 올라가서 운화(運化) 되는 것이다. 소변은 물인데, 물이 아래로 흐르는 것은 그 성질이 그렇기 때문이다. 마신 것이 위(胃)에 들어가면 그 정기(精氣)는 비록 위로 올라가지만 그 본체는 실질적으로 오르지 못하는 것이니, 어찌 소변이 홀로 기화(氣化) 때문에 이루어진다고 하겠는가? 또 방광은 진액(津液)을 가지고 있는 곳이니 기(氣)가 변하면 꼭 나온다. 또한 수(水)는 기(氣)의 자(子)이고 기(氣)는 수(水)의 모(母)이니, 기(氣)가 운행하면 물이 운행하고 기(氣)가 막히면 물도 막히는 것이다.」 어떤 사람이 말하기를, 「소변은 순전히 분비로 나오는 것이요, 운화(運化)로 이루어지는 것이 아니다.」 하니 그것은 위와 같은 이치에 밝지 못하기 때문이다. 《東垣》

소변의 색을 분별할 때

수액(水液)이 흐린 것은 모두가 열에 속한다. 소변이 누런 것은 소복(小腹) 속에 열이 있는 증세이고, 간(肝)의 열병과 족양명(足陽明)의 맥(脈)에 병기(病氣)가 성한 증세는 전부가 소변의 빛이 누렇다. 《內經》

달증(疸症)의 소변은 황백즙(黃柏汁)과 같다. 《仲景》

소변에는 오색(五色)이 있으니 적색과 백색이 가장 많다. 적색은 대개 술 때문인 증세이고, 백색은 하원(下元)이 허랭(虛冷)한 증세이다. 《資生》

하초(下焦)에 피가 없으면 소변이 삽(澁)하고 잦으며 누렇다. 《正傳》

소변을 참지 못하면서 붉은 것은 열이 있는 증세이고, 흰 것은 기허(氣虛)한 증세이다. 《丹心》

각종 임질(淋疾)

임질(淋疾)의 증세는 소변이 좁쌀같고 아랫배가 당기며 배꼽도 아프고 당긴다. 《仲景》

임질(淋疾)의 발생은 모두 신허(腎虛)해서 방광에 열이 있기 때문이다. 심신(心腎)에 기(氣)가 울(鬱)하면 쌓이는 것이 하초(下焦)에 있으니 방광이 급하고 고혈(膏血)이 사석(砂石)으로 변하여 소변에 섞여 나오는 것이니 이렇게 되면 나올 듯 말 듯 새어 나오며 그치지 않는 증세가 생기고 심해서 그 구멍을 메우면 끊어질 듯이 아파서 견디지 못한다. 《直指》

무릇 소장(小腸)에 기(氣)가 있으면 소변이 벅차고, 혈(血)이 있으면 소변이 삽((澁)하고, 열이 있으면 소변이 통하니, 통하는 증세는 혈림(血淋)이고, 통(痛)하지 않으면 요혈(尿血)이다. 패정(敗精)이 맺힌 증세는 사(砂)가 되고, 그것이 산(散)하면 고(膏)가 되고, 금석(金石)이 맺힌 증세는 석(石)이 된다. 《直指》

보약을 쓸 때 먼저 조심해야 할 것은, 기(氣)를 보하면 더욱 벅차고 혈(血)을 보하면 더욱 삽(澁)하며 열을 보하면 더욱 성하게 되니 수도가 운행을 못하고 곡도(穀道)까지 폐알(閉遏)해서 치료할 수가 없다. 《直指》

임질(淋疾)의 증세는 소변이 방울방울 떨어지고 삽(澁)하며, 아프고 그칠듯 그치지 않고 다시 발작한다.

임질(淋疾)은 대부분 열에 속하는데 또 냉증도 있는 것은 심신(心腎)의 기(氣)가 울(鬱)하기 때문에 소장과 방광이 이롭지 못하고 또는 분노·방로(房勞)·인뇨(忍尿)·주육(酒肉)·습열(濕熱)로 말미암아 간경(肝經)에 흘러 들어오지 못하며, 음공(陰孔)이 울결(鬱結)하여 처음에는 열림(熱淋)에 그치다가 오래되면 화기가 사석림(砂石淋)이 되니 이것은 마치 탕관에 오랫동안 불을 달구면 그 속의 물건이 눌어 붙어서 덩어리가 되는 것과 같은 것이다. 《入門》

신허(腎虛)가 심하여 임질이 된 증세는 당연히 신정(腎精)을 보해서 소변을 이롭게 할 것이고, 단 한 가지 쓰임으로 이수제(利水劑)만 써서는 안된다. 《正傳》

오림(五淋)이란 증세는 방광의 쌓인 열이다. 《回春》

임질(淋疾)은 소복(小腹)이 창만(脹滿)하니 사신탕(瀉腎湯)을 쓴다. 《入門》

모든 임질(淋疾)이 다 열에 속하고 또한 냉림(冷淋)이 있다 해도 천백 가운데 하나에 불과한 것이다. 《綱目》

임질(淋疾)은 비록 5가지가 있다고는 하나 모두가 열에 속하니 자신환(酒腎丸) 100알을 사물탕에 감초소(甘草梢) • 호장근(虎杖根) • 목통(木通) • 도인(桃仁) • 활석(滑石) • 목향(木香)을 가해서 달인 탕으로 복용하고 겸하여 삼음교(三陰交 : 穴名)에 뜸하는 것을 기듭하면 너욱 효과가 있다. 《丹心》

임질(淋疾)에는 땀을 내는 것을 피하는데 땀을 내면 변혈(便血)이 나온다. 《仲景》

임질(淋疾)

1은 노림(勞淋), 2는 혈림(血淋), 3은 열림(熱淋), 4는 기림(氣淋), 5는 석림(石淋), 6은 고림(膏淋), 7은 사림(沙淋), 8은 냉림(冷淋)이다. 《本草》

노림(勞淋)

노고와 피권(疲倦)해서 허손(虛損)이 심하면 소변이 통하지 않고 소복(小腹)이 갑자기 아프다. 《本草》

노림(勞淋)은 방사(房事)를 하면 곧 일어나니 통증이 기충(氣衝 : 穴名)을 당기고 꽁무니까지 이른다. 《正傳》

혈림(血淋)

소변이 나오지 않고 가끔 피가 나오며, 동통(疼痛)하고 만급(滿急)한 증세이다. 《本草》

열림(熱淋)

소변이 뜨겁고 색이 붉으며 임력(淋瀝)해서 불결하고 배꼽 밑이 급통(急痛)한다. 《本草》

기림(氣淋)

소변이 삽(澁)하고 막혀서 항상 물방울이 남아 있으므로 원만하지 않고 아랫배가 창만(脹滿)하다.

석림(石淋)

음경(陰莖) 속이 아프고 소변이 나오지 않으며, 소복(小腹)이 당기고 급통(急痛)해서 팽창하며, 소변으로 사석(砂石)이 내리고 민절(悶絶)해서 견디지를 못한다. 《本草》

경(莖) 속이 아프고 힘을 쓰면 사석(砂石)이 나온다. 《正傳》

고림(膏淋)

소변이 고(膏)와 같고 경(莖) 속이 삽(澁)하고 아프다. 《入門》

소변이 탁하기가 고(膏)와 같으며 뜨고 엉기는 것이 기름과 같은 증세다. 《正傳》

사림(沙淋)

음경(陰莖) 속에 모래가 있으므로 삽(澁)하고 아프며 소변이 잘 나오지 않고, 모래가 나오면 아픔이 그친다. 《正傳》

소변에 가는 모래가 나와서 요강 밑에 쌓이는 증세인데 방광의 음화(陰火)가 타서 진액(津液)이 엉킨 것이니, 경(輕)하면 모래가 되고 중하면 돌이 되는 증세이다.

냉림(冷淋)

반드시 먼저 한율(寒慄)하고 소변을 하는데 삽삭(澁數)하고 경(莖) 속이 부어서 아프다. 《入門》

또한 냉(冷)을 끼고 생기는 것도 있으니 그 증세는 한율(寒慄)하면서 수변(溲便)한다. 대부분 냉기와 정기(正氣)가 서로 다투는 것인데 냉기가 이기면 벌벌 떨어서 임(淋)이 되고, 정기(正氣)가 이기면 한율(寒慄)이 풀리고 소변을 잘 누는 것이다. 《直指》

활석(滑石)

이규(利竅)하고 수도(水道)를 통하는데 지조(至燥)의 제(劑)가 된다. 소변을 이롭게 하고 임삽(淋澁)을 치료하니 활석(滑石)을 단 하나만 복용하면 즉 익원산(益元散)이 된다. 《本草》

초석(硝石)

오림(五淋)과 소변 불통을 치료한다. 설백초석(雪白硝石)을 잘 갈아서 매 2돈을 노림(勞淋)에는 규자탕에 타서 내리고, 혈림(血淋)과 열림(熱淋)에는 냉수에 타서 내리고, 기림(氣淋)에는 대통탕(大通湯)에 타서 내리며, 석림(石淋)에는 격지초(隔紙炒)하여 온수에 타서 내리고, 소변 불통에는 참밀 달인물로 공복에 먹으니 이름을 투격산(透膈散)이라고 한다. 모든 약이 효과가 없어도 이것을 먹으면 곧 낫는다. 《本草》

해금사(海金沙)

소장(小腸)을 통리(通利)하고 사림(沙淋)의 요폐(尿閉)를 치료한다. 1냥에 납다(臘茶) 가루 5돈을 넣고 섞어서 생강과 감초 달인물에 3돈을 타서 먹는다. 《本草》

부석(浮石)

사림(沙淋)의 삽통(澁痛)을 치료한다. 가루로 하여 2돈을 감초 달인 물로 공복에 복용한다. 《直指》

임석(淋石)

석림(石淋) 환자의 소변 속에서 나

오는 잔돌을 말하는 것이니 임수(淋水)에 갈아서 마시면 부서진 돌이 소변을 따라 나온다. 《直指》

감초소(甘草梢)

맛이 담백한 것은 경(莖) 속의 찌를 듯이 아픈 것을 치료하니 목통(木通)과 함께 공복에 달여서 복용한다. 요관(尿管)이 삽통(澁痛)한 데는 맛이 담백하여 달지 않은 것을 취해서 복용한다. 《湯液》

비해(萆薢)

밤에 소변이 많은 것과 유뇨(遺尿)하는 증세, 또 소변의 횟수가 밤낮으로 한도가 없는 것을 치료한다.

달여 먹고 또 가루로 하여 술풀에 환을 해서 공복에 염탕(鹽湯)으로 70알을 복용한다. 《得效》

우슬(牛膝)

노인의 유뇨(遺尿)를 치료한다. 소변이 삽(澁)하고 경(莖) 속이 아파서 견딜 수가 없을 때 술에 달여 공복에 복용한다. 《本草》

우슬고(牛膝膏)는 사혈(死血)이 작림(作淋)함을 치료하는데, 우슬(牛膝) 1냥을 썰어 물 5잔에 1잔이 되도록 달여서 사향(麝香)을 조금 넣어 공복에 복용한다. 우슬(牛膝)은 치림(治淋)의 좋은 성약(聖藥)이다. 《丹心》

차전초(車前草)

소변을 이롭게 하고 오림(五淋)과 융폐 불통(癃閉不通)을 치료한다. 뿌리와 잎을 즙을 내어 1잔에 꿀 1수저를 넣어 복용한다.

사(沙)•석림(石淋)에는 즙을 내어 한수석말(寒水石末)을 넣어서 먹고, 혈림(血淋)에는 즙을 해서 공복에 복용한다. 차전자(車前子)가 근엽(根葉)과 효력이 같으니 달여 먹거나 가루로 먹어도 좋다. 《本草》

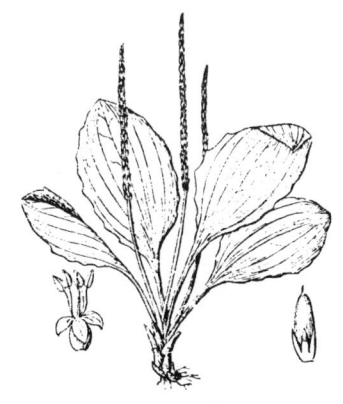

동규자(冬葵子)

오림(五淋)을 치료하고 소변을 이롭게 한다. 뿌리 또한 임(淋)을 치료

하고 소변을 이롭게 하니 모두 달여서 공복에 복용한다. 《本草》

택사(澤瀉)

오림(五淋)을 치료하고 소변의 삽(澁)한 것을 그치게 한다. 포중(脬中)의 유구(留垢)를 없애고 소변의 임력(淋瀝)을 그치게 하니 맛이 짠 것으로써 충분히 복수(伏水)를 설(泄)하고 포(脬) 속의 오래 쌓인 것들을 없애니 달여 먹거나 가루로 먹어도 좋다. 《湯液》

지부초(地膚草)

소변을 이롭게 하고 또 소변 불통을 주로 치료한다. 즙을 내어 마시면 곧 통하고 기사회생(起死廻生)하는 효력이 있다.
씨와 줄기와 잎이 다 효력이 같으니 물에 달여 복용한다. 《本草》

목통(木通)

오림(五淋)을 치료하며 관격(關格)을 열고 또 소변이 급하고 아픈 것을 주로 치료한다. 썰어서 달이고 공복에 복용한다.

구맥(瞿麥)

오림(五淋)과 모든 융폐(癃閉)와 관격(關格)을 치료하니 물에 달여 먹는다. 석림(石淋)에 구맥자(瞿麥子)를 가루로 하여 1돈을 술에 먹으면 돌이 곧 내린다. 《本草》

황금(黃芩)

오림(五淋)과 열림(熱淋)·혈림(血淋)을 치료하니 물에 달여서 복용한다. 《本草》

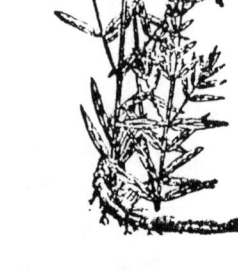

산장초(酸漿草)

모든 임(淋)의 삽통(澁痛)을 치료하고 수도(水道)를 순화시킨다.
생즙(生汁) 1홉에 술 1홉을 타서 공복에 먹으면 금방 통한다. 《本草》

익지인(益智仁)

소변의 빈(頻)·삭(數)을 치료한다. 염수(鹽水)에 담가서 달여 먹고 또는 환으로도 먹는다. 《醫鑑》

석위(石韋)

오림(五淋)의 융폐(癃閉)와 오줌주머니의 결열 불통(結熱不通)을 치료하고 수도(水道)를 이롭게 하니 물로 달여 먹는다. 《本草》

견우자(牽牛子)

융폐(癃閉)해서 소변이 통하지 않는 증세를 주로 치료하고 수도(水道)를 이롭게 하니 두말(頭末) 2돈을 취하여 목통(木通)과 치자(梔子) 달인 물에 타서 먹는다. 《本草》

등심초(燈心草)

오림(五淋)을 주로 치료하고 수도(水道)를 이롭게 하니 물로 달여서 공복에 복용한다. 《本草》

변축(萹蓄)

오림(五淋) 및 소변 불통을 치료한다. 물가에 자줏빛 꽃이 핀 변축(萹蓄) 뿌리를 즙으로 해서 1잔을 공복에 먹으면 바로 통한다. 《經驗》

율초(葎草)

오림(五淋)을 주로 치료하고 소변을 이롭게 하니 즙을 내어 먹거나 물로 달여 먹는다. 고림(膏淋)에는 즙 2되를 취하여 초 2홉을 타서 공복에 1잔을 마시면 바로 차도가 있다. 《本草》

훤초근(萱草根)

소변의 삽통(澁痛)을 치료하고 또 사석림(沙石淋)을 내리게 하니 그 뿌리로 즙을 내어 공복에 복용한다. 《丹心》

유백피(楡白皮)

오림(五淋)을 치료하고 또 석림(石淋)을 주로 치료하니 물에 달여서 공복에 먹으면 활(滑)해서 능히 이규(利竅)한다. 《本草》

복령(茯苓)

오림(五淋)과 소변의 불통을 주로 치료하고 수도(水道)를 이롭게 하니 달여 먹거나 가루로 먹어도 좋다. 《本草》

호박(琥珀)

오림(五淋)과 모든 사(沙)·석림(石淋)을 주로 치료하고 소변을 이롭

게 하니 가루로 하여 2돈을 공복에 총백전탕(葱白煎湯)으로 복용하면 효력이 있다. 《綱目》

호장근(虎杖根)

오림(五淋)을 통하게 하고 소변을 이롭게 하니 1냥을 물로 달여서 사향(麝香)과 유향말(乳香末)을 조금 넣어 공복에 복용하면 바로 효력이 있으니 일명 두우슬(杜牛膝)이라고도 한다. 《本草》

치자(梔子)

오림(五淋)을 통하게 하고 소변을 이롭게 하며 또 혈체(血滯)하여 소변의 불편한 것을 치료하고 열림(熱淋)・혈림(血淋)에는 더욱 효과가 좋다. 치자실(梔子實)이 소변을 이롭게 하는 것이 아니고 폐를 맑게 하는 것이다. 폐기(肺氣)가 맑고 방광이 이것을 얻으면 기(氣)가 능히 운화(運化)해서 소변을 순조롭게 한다. 《湯液》

저령(猪苓)

소변을 이롭게 하고 수도(水道)를 통하게 하니 달여서 복용한다. 《本草》
오령산(五苓散)에 저령(猪苓)이 있으니 이것은 능히 수도(水道)를 이롭게 하는 것인데 모든 탕약이 이와 같이 완쾌한 것이 없다. 《湯液》

산수유(山茱萸)

소변의 활삭(滑數)함을 그치게 하고 노인의 소변을 순조롭게 조절하여 주니 달여 먹거나 환으로 먹어도 다 좋다. 《本草》

상표소(桑螵蛸)

소변의 활삭(滑數)과 유뇨(遺尿)와 백탁(白濁)을 치료한다. 술로 쪄서 가루로 하여 강탕(薑湯)에 2돈을 복용하면 아주 좋다. 《本草》

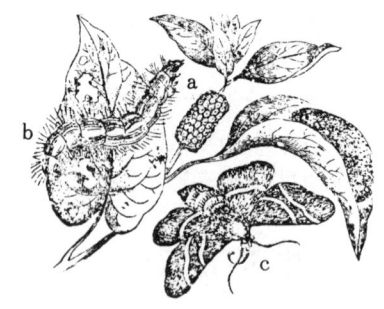

누고(螻蛄)

석림(石淋)과 수도(水道)를 내린다. 7매를 가지고 소금 2냥과 같이 기와 위에 말려서 가루로 하여 더운 술로 1돈을 복용하면 곧 낫는다. 《本草》
소변 불통에 모든 약이 효과가 없을

때 산놈 1매를 생으로 갈아서 사향(麝香)을 조금 넣어 맑은 물로 공복에 복용하면 곧 통한다. 《類聚》

모려분(牡蠣粉)

소변의 활리(滑利)함을 그치게 하니 환으로 먹거나 또는 가루로 먹는다. 《本草》

석수어두중골(石首魚頭中骨)

석림(石淋)을 주로 치료하니 불에 대워서 가루로 하여 공복에 2돈을 물에 타서 복용한다. 《本草》

석룡자(石龍子)

오림(五淋)을 주로 치료하고 수도(水道)를 이롭게 하며 석림(石淋)을 내린다. 1매를 불에 구워서 가루로 하여 공복에 물로 복용한다. 《本草》

구인즙(蚯蚓汁)

소변 불통을 치료하니 공복에 반 대접을 먹으면 바로 통한다. 《本草》

도교(桃膠)

석림(石淋)을 내려 준다. 대추씨만 한 것을 가지고 여름에는 냉수, 겨울에는 온수로 공복에 1일 3회만 먹으면 석(石)이 내린다. 《本草》

미후도(獼猴桃)

석림(石淋)을 내리니 익은 것을 먹는다. 등(藤) 속의 즙이 아주 활(滑)하여 석림(石淋)을 내리니 즙을 취하여 생강즙을 조금 타서 마신다. 《本草》

동과(冬瓜)

오림(五淋)을 치료하고 소변을 이롭게 하니 즙을 내어 1잔 마신다. 《本草》

홍촉규경근(紅蜀葵莖根)

임(淋)을 치료하고 소변을 이롭게 하며 꽃과 씨의 효력이 같으니 물로 달여서 복용한다.

난발회(亂髮灰)

오림(五淋)을 주로 치료하고 또 전포(轉脬)로 인한 소변의 불통을 치료하니 재로된 가루 2돈을 초탕(醋湯)에 타서 먹는다. 《綱目》

혈림(血淋)에는 2돈을 백모근(白茅根)과 차전자전탕(車前子煎湯)에 타서 먹는다. 《丹心》

발회(髮灰)가 보음(補陰)하는 효력이 아주 빠르다. 《丹心》

인조갑(人爪甲)

전포(轉脬)와 요폐(尿閉)를 치료한다. 자신의 손톱을 가지고 재로 하여 물에 타서 마신다. 《本草》

저담(猪膽)

소변 불통을 주로 치료하니 담즙을 더운술 속에 넣어서 복용한다. 《本草》
소변의 폐삽(閉澁)에 돼지생담을 경두(莖頭)에다 둘러 씌워서 조금 뒤에 즙이 구멍 속으로 들어가면 소변이 저절로 나오고 부인은 즙을 음부 속에 방울로 떨어뜨려 넣으면 반드시 통하게 된다. 《類聚》

저포(猪脬)

유뇨(遺尿)를 치료한다. 잘 씻고 구워서 공복에 온주로 복용한다. 《得効》

양두(羊肚)

소변이 잦은 것을 치료하니 밥통을 취해서 국을 끓여 먹는다. 《本草》
유뇨(遺尿)를 치료하니 양의 밥통에 물을 가득 넣어서 양두(兩頭)를 잘라 매고 삶은 뒤에 한복판을 잘라서 나오는 물을 마신다. 《綱目》

우뇨(牛尿)

소변을 이롭게 하고 또 통하지 않는 증세를 치료하니 수소의 더운 오줌을 마신다. 《本草》

계장(鷄腸)

유뇨(遺尿)와 소변의 참지 못함을 치료하니 장닭을 고아서 온주(温酒)에 타서 먹거나 또는 불에 태워서 가루로 하여 온주 1돈씩 같이 먹는 것도 좋다. 《本草》

웅계비치이황피(雄鷄肶胵裏黃皮)

유뇨(遺尿) 및 소변의 활삭 불금(滑數不禁)을 주로 치료하니, 태운 재가루를 매 2돈씩 온주에 같이 마시되 남자는 암놈을, 여자는 수놈을 쓰고 장(腸)과 같이 태워서 먹는 것이 더욱 좋다. 《本草》

침구법(鍼灸法)

융폐(癃閉)에는 음교(陰蹻), 즉 조해혈(照海穴)　대돈(大敦)·위양(委陽)·대종(大鍾)·행간(行間)·위중(委中)·음릉천(陰陵泉)·석문(石門)을 선택한다. 《甲乙》

소변 임폐(小便淋閉)에는 관원(關元)(8푼), 삼음교(三陰交)(2푼) 즉 투(卽透)·음곡(陰谷)·음릉천(陰陵泉)·기해(氣海)·태계(太谿)·음교(陰交)를 선택한다. 《綱目》

석림(石淋)에는 관원(關元)·기문(氣門)·대돈(大敦)을 선택한다. 《東垣》

혈림(血淋)에는 기해(氣海)·관원(關元)을 선택한다. 《東垣》

열림(熱淋)에는 음릉천(陰陵泉)·관원(關元)·기충(氣衝)을 선택한다. 《東垣》

소변 활삭(小便滑數)에는 중극(中極)을 구(灸)하고 신유(腎兪)·음릉천(陰陵泉)·기해(氣海)·음곡(陰谷)·삼음교(三陰交)를 선택한다. 《綱目》

유뇨 불금(遺尿不禁)에는 음릉천(陰陵泉)·음양천(陰陽泉)·대돈(大敦)·곡골(曲骨)을 선택한다. 《東垣》

경중통(莖中痛)에는 행간(行間)을 삼십장 구(灸)하고 또 중극(中極)·태계(太谿)·삼음교(三陰交)·복류(復溜)를 선택한다. 《資生》

백탁(白濁)에는 신유(腎兪)를 구(灸)하고 또 장문(章門)·곡천(曲泉)·관원(關元)·삼음교(三陰交)를 선택한다. 《綱目》

부인의 전포(轉脬)로 인하여 소변을 누지 못하는 데는 곡골(曲骨)·관원(關元)을 선택한다. 《甲乙》

부인의 음중(陰中)이 아플 때는 음릉천(陰陵泉)을 선택한다. 《甲乙》

25. 대변(大便)

대변의 원인일 때

난경(難經)에 이르기를, 「대장(大腸)과 소장(小腸)의 만나는 곳이 난문(闌門)이 된다.」

대개 위 속의 수곡(水穀)이 소화되면 위의 아랫입에서 소장의 윗입으로 들어가고, 소장의 아랫입에서 청탁(淸濁)을 분비하여 수액은 방광에 들어가서 오줌이 되고 찌꺼기는 대장(大腸)으로 들어가서 대변이 되니, 난문(闌門)에서 나뉘어져 관(關)과 난(蘭)이 분격(分隔)되기 때문에 난문(闌門)이라고 한다. 《內經》

대장(大腸)은 전해 주는 관(關)이니 음식물을 소화해서 내보낸다.

주(註)에 말하기를, 「화물(化物)을 대변이라 했다.」

대변의 병인(病因)

적풍(賊風)의 허사(虛邪)는 양(陽)이 받고 음식과 기거의 실조(失調)는 음(陰)이 받으니 양(陽)이 받는 것은 육부(六腑)로 들어가고 음(陰)이 받는 것은 오장(五臟)으로 들어간다.

육부(六腑)에 들어가면 몸에 열이

생기며 갑자기 눕고 위로는 숨을 헐떡이게 되며, 오장(五臟)에 들어가면 막히고 가득 차서 밑으로는 새게 되고 오래 되면 장벽(腸澼:痢疾)이 된다. 《內經》

봄바람에 상하면 여름에는 반드시 설사를 한다.

그것은 봄바람에 상하여 사기(邪氣)가 머물러 있고 떠나지 않다가 마침내 새버리기 때문이다.

오랜 풍(風)이 으로 들어가면 장풍(腸風)과 설사가 되고 청기(淸氣)가 밑에 있거나 습(濕)이 이기면 유설(濡泄) 한다. 주(註)에 이르기를, 「습(濕)이 이기면 안으로 비위(脾胃)를 치니 비위(脾胃)가 습(濕)을 받으면 수곡(水穀)이 분별되지 않으므로 대장이 전해 주니 주사(注瀉)하는 것이다.」 《內經》

창고에 물건을 간직하지 않으면 이것은 문호(門戶)가 불필요한 것이다.

주(註)에 이르기를, 「이것은 대장의 문호(門戶)가 거두어 들이지 못하고 설사한다는 뜻이다.」 《內經》

대장(大腸)에 한(寒)이 있으면 목당(鶩溏:진흙 같은 대변)이 많고 열이 있으면 창자에 때가 생긴다. 《仲景》

장구(腸垢)란 것은 창자 사이에 쌓인 즙과 기름기를 말하고 또한 체하(滯下)라고 하는데 습화(濕火)가 창자 속에 체(滯)해 있으니 체하(滯下)라고 한다. 《入門》

이질(痢疾)의 원인 2가지 중에 1은 더울 때 번갈(煩渴)하면 생것과 찬것을 방자한 마음으로 먹는 것이고, 2는 밤에 이불을 잘못 덮어서 풍습(風濕)이 밖에서 들어온 것이니 두 가지가 모두 수곡(水穀)을 소화시키지 못하도록 하고 열을 나게 하면 열이 습과 합해서 기분을 상하고 기혈(氣血)이 모두 상하면 적백리(赤白痢)가 되는 것이다. 《丹心》

고인(古人)이 말하기를, 「쌓여서 이(痢)가 안 되는 것이 없다.」 하였으니 모두 다 더운 달에 생것과 찬것을 과식하여 음식을 소화시키지 못하기 때문에 쌓이고 체해서 이(痢)가 되는 것이다. 《類聚》

여러 가지 설사증일 때

설사에는 습설(濕泄) • 유설(濡泄) • 풍설(風泄) • 한설(寒泄) • 서설(暑泄) • 화설(火泄) • 열설(熱泄) • 허설(虛泄) • 활설(滑泄) • 손설(飱泄) • 주설(酒泄) • 담설(痰泄) • 식적설(食積泄) • 비설(脾泄) • 신설(腎泄) • 비신설(脾腎泄) • 낭설(飱泄) • 폭설(暴泄) • 동설(洞泄) • 구설(久泄) 등이 있다.

대부분 설(泄)은 모두 습(濕)을 겸하는 것이니 처음에는 당연히 중초(中焦)를 분리하고 하초(下焦)를 스며서 이롭게 해야 하며 오래 된 증세는 올려 주며 반드시 활탈(滑脫)해서 불금

(不禁)한 뒤에만 삽약(澁藥)을 써서 그치게 한다. 《入門》

설사를 치료할 때는 보허(補虛)를 하되 감온제(甘温劑)로만 쓰는 것은 기(忌)해야 한다.

달면 습(濕)이 나고 열을 맑게 하는데 또한 아주 쓴약을 쓰지 말 것이니 약이 쓰면 비(脾)를 상하게 하므로 단지 담제(淡劑)로써 이규(利竅)를 시키는 것이 좋다. 《入門》

△ 습설(濕泄)

즉 유설(濡泄), 또는 통설(洞泄)이라고도 하니 증세는 물을 기울이는 것처럼 설(泄)하고 장(腸)이 울고 몸이 무겁고 배는 아프지 않다. 《入門》

풍설(風泄)

오풍(惡風)하고 땀을 흘리며 또는 청혈(清血)을 띤 증세는 봄바람에 상하고, 여름에는 습(濕)에 감염이 되어 발동하기 때문에 설사가 심한 것이다. 《入門》

한설(寒泄)

오한(惡寒)하고 몸이 무겁고 배가 부풀으며 끊어지는 듯이 아프고 우뢰같이 울며 압당(鴨*)이 청랭(清冷)하고 먹은 음식이 소화가 안된다.

서설(暑泄)

가슴이 답답하고 목이 마르며 소변이 붉고 폭사(暴寫)하는 것이 물과 같은 증세이다.

화설(火泄)

즉, 열사(熱瀉)인데 입이 마르고 차가운 것을 즐기며 한동안 아프면 한동안 설사하는 증세가 교체하는 것이 아주 빠르고 진하며 끈끈한 증세이다.

허설(虛泄)

노곤노곤해 고달프고 힘도 없으며 음식을 먹으면 곧 토하는데 배는 좀처럼 아프지 않다.

활설(滑泄)

활설(滑泄)을 억제하지 못하고 오래 설사해도 그치지 않으며 항문이 대나무와 같이 곧게 나와 막지를 못한다.

손설(飱泄)

손설(飱泄)이란 것은 미곡(米穀)이 소화가 되지 않고 설사로 나오는 것이다. 《綱目》

저녁밥을 손(飱)이라 하니 밥을 소화하는 것은 저녁밥이 제일 어렵기 때문에 밥이 그대로 나오는 증세를 손설(*泄)이라고 한다. 《聖濟》

내경(內經)에 이르기를, 「청기(清氣)가 아래에 있으면 손설(*泄)한다.」 주(注)에 이르기를, 「청기(清氣)는 양기(陽氣)인데 양(陽)이 열이 되므로

열기가 아래에 있으면 곡(穀)이 소화가 안 되므로 손설(*泄)이 된다.」《內經》

담설(痰泄)

토하기도 하고 사(瀉)하지 않기도 하고 또는 많이 토하다가 적게 토하다가 하는 것이다.

이진탕(二陳湯)〔처방은 담음문(痰飮門)〕에 건갈(乾葛)·백출(白朮)·신국(神麴)을 더해 쓴다.

실(實)하면 해청환(海靑丸)을, 허하면 육군자탕(六君子湯)을 쓴다.《入門》

담설(痰泄)에 맥이 침활(沈滑)하면 만병이진탕(萬病二陳湯)을 쓴다. 《回春》

식적설(食積泄)

설사에 복통이 심하고 설사하고 나면 아픔이 덜하나 계란 썩은 냄새가 나고 트림하면 신물이 나는 증세이다.

주설(酒泄)

음식과 술로 상해서 끝내는 주설(酒泄)이 되어 뼈만 남도록 여위고 먹지 못하여 다만 술 1~2잔만 마시고 해를 넘기도록 낫지 않는 증세이다.

비설(脾泄)

비설(脾泄)은 사지(四肢)와 온 몸이 무거우니 중완(中脘)에 방해가 되고 얼굴빛이 누렇고 배와 창자가 잔뜩 부르는 증세이다.

신설(腎泄)

일명 신설(晨泄), 또는 낭설(瀼泄)이라고도 하는데 5경(五更)마다 1번씩 퇴설(瘕泄)을 하니 이것은 신허(腎虛)해서 음기(陰氣)를 옮기는 증세이다.

폭설(暴泄)

태양(太陽)이 태음(太陰)에 전하면 하리(下痢)에 목당(鶩溏)과 같은 것이 나온다.

대장(大腸)이 견고하지 못하고 갑자기 내리니 대변이 물과 같으며 그 속에는 작게 맺힌 것들이 있어서 그칠 듯하다가 다시 내리고 그치려고 해도 그쳐지지 않고 소변이 아주 맑으니 이것은 한(寒)이다. 이중탕(理中湯)과 장수산(漿水散)을 쓴다. 《易老》

구설(久泄)

궐음경(厥陰經)이 움직이면 하리(下痢)가 그치지 않고 맥이 아주 더디고 손발이 궐역(厥逆)하며 콧물과 침 속에 피고름이 나오니 이 증세는 난치에 속한다.

법(法)에 이르기를, 「풍사(風邪)가 안에서 위축되니 흩어 주어야 한다. 계지마황탕(桂枝麻黃湯)으로 땀을 내야 한다.」《易老》

사(瀉)와 이(痢)가 다를 때

설사의 증세는 수곡(水穀)이 소화가 되기도 하고 또는 안 되기도 하는데 오직 고달플 뿐이지만, 체하(滯下)는 그렇지가 않아 여기서 변전(變轉)하면 농(膿)이 나오고 또는 혈(血)이 나오고 또는 농혈(膿血)이 서로 섞이고 또는 장구(腸垢)가 되고 또는 조박(糟粕)이 서로 섞이고 또는 유통(有痛)과 무통(無痛)이 각기 다르니 모두 속이 급하고 뒤가 무거워서 핍박(逼迫)하여 사람을 괴롭히는 것인데 적백(赤白)이 섞어서 흐르는 것이 꼬 다르다. 《丹心》

오래 설(泄)하여 이(痢)가 될 때

태음경(太陰經)이 습(濕)을 받게 되면 수설(水泄)과 허활(虛滑)이 되므로, 몸이 무겁고 뼈근하며 음식맛을 잃고 오래 되면 전변(轉變)해서 농혈리(膿血痢)가 된다. 《機要》

이질(痢疾)이란 것은, 영위(榮衛)가 화(和)하지 않고 장위(腸胃)가 허약하기 때문에 냉열(冷熱)의 기(氣)가 허(虛)를 타고 장위(腸胃)에 들어가서 설(泄)하여 이(痢)가 된다. 《類聚》

음식을 알맞게 먹지 않고 사는 곳이 적합치 않아서 위기(胃氣)를 손상하면 위로 오르는 세밀한 기(氣)가 오히려 밑으로 내려서 손설(泄)이 되니 오래 되면 태음(太陰)이 소음(少陰)에 전하여 장벽(腸澼)이 된다. 《東垣》

유황(硫黃)

냉사(冷瀉)와 폭사(暴瀉)가 물과 같이 내리는 것을 치료하니 유황(硫黃)과 활석(滑石)을 등분하여 가루로 하여 더운물로 3돈을 같이 내리면 곧 그친다. 《得效》

염초(焰硝)

관격(關格)에 대소변의 불통을 치료하니 꿀 1잔, 초(硝) 2돈, 백탕(白湯) 1잔을 공복에 같이 복용하면 바로 통한다. 《回春》

호황토(好黃土)

설리적백(泄痢赤白)과 복통 하혈을 치료한다. 물에 끓여 3~5번 끓은 뒤 찌꺼기는 버리고 1~2되를 더웁게 복용한다. 《本草》

창출(蒼朮)

상습(傷濕)과 설사를 치료하니 또는 복령(茯苓)을 합하고 또는 작약(芍藥)을 합해서 매 5돈을 물로 달여서 복용한다. 만일 상풍 설사(傷風泄瀉)에는 방풍(防風)을 합해서 물로 달여서 복용한다. 《湯液》

백초상(百草霜)

폭사리(暴瀉痢)를 치료하니 가루로 하여 2돈을 미음으로 같이 내린다. 《本草》

오랫동안 설사가 그치지 않을 때 백초상말(白草霜末)을 죽에 환을 만들어서 백탕(白湯)으로 삼켜 내린다. 《綱目》

백출(白朮)

모든 설사를 치료하니 달여 먹거나 가루나 환으로 해서 같이 달여서 복용하면 지설(止泄)에 더욱 좋다. 《湯液》

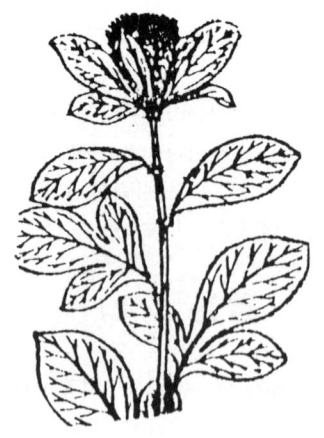

차전초(車前草)

열설(熱泄)을 치료하니 줄기과 잎을 가지고 즙을 내어 한 잔에 꿀 1홉을 넣어 2번으로 나누어 더웁게 먹는다. 《本草》

차전자(車前子)

모든 설사를 치료하는 데 좋으니 볶아서 가루로 하여 공복에 2돈을 미음으로 같이 내리면 가장 좋고 또는 물로 달여 먹어도 좋다. 《得效》

목향(木香)

모든 설사와 이질(痢疾)을 치료하니 달여 먹거나 가루로 해 먹어도 좋고, 또는 황련(黃連)을 합해서 환으로 먹으면 적백제리(赤白諸痢)를 치료하는 데 아주 좋은 요약(要藥)이 된다. 《本草》

백작약(白芍藥)

설사와 이질(痢疾)을 치료하니 달여 먹거나 가루로 먹고 환으로 먹어도 좋다. 산수 감완(酸收甘緩)하니 하리(下痢)에 꼭 써야 하는 약이다. 《湯液》

황련(黃連)

적(赤)·백리(白痢)에 복통과 농혈(膿血)이 내리는 증세를 치료한다. 황련(黃連) 3돈을 술에 달여 먹고 또는 가루로 하여 달걀흰자로 환을 하여 먹으면 좋다.

황련(黃連)으로 이질(痢疾)을 치료하는 것이 대개 쓴것으로 마르게 하는 것이니, 열리(熱痢)와 혈리(血痢)에는 좋아도 냉리(冷痢)에는 쓰지 못한다. 《本草》

건강(乾薑)

냉설(冷泄)과 냉리(冷痢)에 달여 먹거나 가루로 먹어도 모두 좋다.

만약 혈리(血痢)면 태워서 가루로 하여 매번 1돈을 미음에 같이 내린다. 《本草》

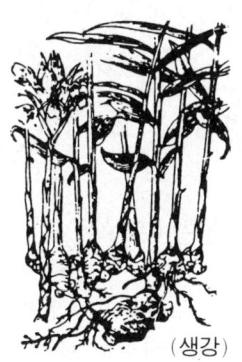
(생강)

토과근(土瓜根)

대변의 불통을 치료하니 즙을 내어 대롱으로 항문 속에 불어 넣는다. 《綱目》

마린자(馬藺子)

수리(水痢)를 치료하니 황색이 나도록 볶아서 가루로 하여 백면(白麵)과 등분하고 미음에 2돈을 같이 내린다. 《本草》

훤초근(萱草根)

대변의 불통을 치료하니 1줌을 생강과 같이 두드려서 즙을 내어 마시면 바로 통한다. 《綱目》

황금(黃芩)

장벽(腸澼)과 적(赤)·백리(白痢)·복통·신열(身熱)을 치료하니 작약(芍藥)과 같이 달여 먹고 환이나 가루로 먹어도 다 좋다. 《湯液》

애엽(艾葉)

적(赤)·백리(白痢) 및 농혈리(膿血痢)를 주로 치료하니 초에 달여서 공복에 복용한다. 《本草》

지유(地楡)

이(痢)를 치료한다. 성분이 침한(沈寒)하여 하초(下焦)에 들어가는데, 적백리(赤白痢) 및 농혈리(膿血痢)를 치료하니 3홉을 물로 달여 공복에 먹고,

수사(水瀉) 및 백리(白痢)에는 쓰지 않는다.《本草》

축사(縮砂)

냉설(冷泄)과 휴식리(休息痢)를 치료하니 가루로 하여 1돈을 공복에 미음으로 같이 내린다.《丹心》

육두구(肉豆蔻)

설사가 폭수(暴水)와 같고 수설(水泄)이 그치지 않는 데는 3개를 밀가루에 싸서 굽고 가루로 하여 미음에 같이 내리면 효과가 있다. 냉리(冷痢)에 복통이 있어서 못 먹는 데는 가루 1돈을 미음으로 같이 내린다.《綱目》

흑견우자(黑牽牛子)

대·소변을 통리하는데, 대변이 통하지 않으면 반은 생으로 하고 반은 볶아서 가루로 하여 매 2돈을 강탕(薑湯)에 같이 내리고, 만일 통하지 않으면 더운 차에 같이 내린다.

풍비결삽(風秘結澁)에는 살짝 볶아서 가루로 1냥, 부초도인말(麩炒桃仁末) 5돈을 꿀로 오동 열매 크기의 환을 해서 온수에 30알을 삼켜 내린다.《本草》

빈랑(檳榔)

대·소변을 통리하고 또 대변 불통을 치료하니, 가루 2돈을 공복에 꿀물로 같이 먹는다.《綱目》

오배자(五倍子)

장허 설사(腸虛泄瀉)에 가루로 하여 백탕(白湯)으로 2돈을 같이 먹으면 곧 그친다.《本草》

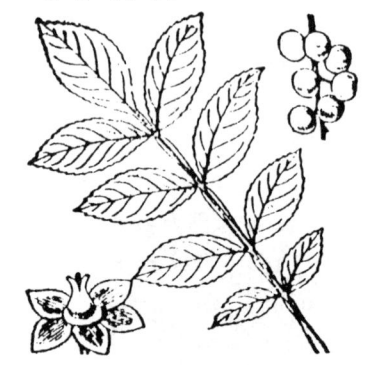

대황(大黃)

대·소변을 통리하고, 열리(熱痢)로 농혈(膿血)이 내리는 데 쓴다. 대변을 통하려면 물로 달여 먹고, 열리(熱痢)에는 술로 달여 먹는다.《綱目》

변축(萹蓄)

대·소변의 불통을 치료하니 자주

색 꽃이 피고 물가에 난 것이 좋다. 뿌리의 즙을 내어 1잔을 마시면 곧 통한다. 《綱目》

유백피(楡白皮)

대·소변의 불통을 치료한다. 물에 달여 먹는다. 《本草》

상실(橡實)

장(腸)을 삽(澁)하게 하고 지설(止泄)하니 가루로 하여 미음에 타서 먹는다. 《本草》

가자피(訶子皮)

설사와 적(赤)·백(白) 제리(諸痢)를 주로 치료한다. 가자(訶子) 3개중 2개는 굽고, 1개는 생으로 같이 가루로 하여 더운물로 같이 먹는다.
기리(氣痢)와 구리(久痢)에는 불에 구워서 껍질을 가루로 하고 2돈을 미음에 섞어서 같이 먹으면 좋다. 《本草》

적소두(赤小豆)

설사를 그치게 하므로 죽을 끓여 먹는다. 적(赤)·백리(白痢)에 죽을 끓여서 납(蠟) 1냥을 타서 복용하면 즉시 차도가 생긴다. 《本草》

생지마유(生脂麻油)

열비(熱秘)와 대변의 불통을 치료하니 한 홉 가량 먹으며 편해지는 것을 한도로 한다. 《本草》

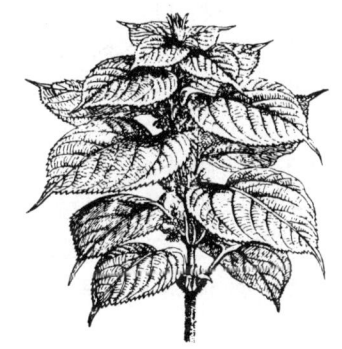

나미(糯米)

설사를 치료하는데 반은 생으로 반은 볶아서 죽을 쑤어 먹는다. 《醫鑑》

신국(神麴)

설리(泄痢)를 그치게 하니 볶아서 가루로 하여 좁쌀미음에 1일 3회로 2돈씩 같이 내린다. 《本草》
더위로 폭설(暴泄)하는 데는 신국초(神麴炒)와 창출제(蒼朮製)를 등분하여 가루로 하고 밀풀에 오동 열매 크기의 환을 하여 미음으로 30알을 삼켜 내리니 국출환(麴朮丸)이라고 한다. 《綱目》

앵속각(罌粟殼)

모든 이질(痢疾)을 치료한다. 만일 오래 되면 배가 아프지 않은 것인데 이러한 증세에는 당연히 장(腸)을 삽(澁)하게 하면 낫는다.

속과 꼭지를 버리고 초에 볶아서 가루로 하여 미음에 1돈을 같이 먹는다. 《直指》

이것은 이질(痢疾)을 치료하는데 효험이 크지만 단지 일찍 쓰면 성분이 긴삽(緊澁)하므로 구역(嘔逆)하거나 금구리(噤口痢)가 되는 경우도 많다. 《綱目》

오래 된 이(痢)가 허활(虛滑)하고 하루 100번이나 변을 누는 데는 각(殼)을 생강즙에 담가서 하룻밤을 재우고 볶아서 가루로 하여 매번 2돈을 미음에 같이 내리면 바로 효과가 있으며, 이것을 백중산(百中散)이라고도 한다. 《入門》

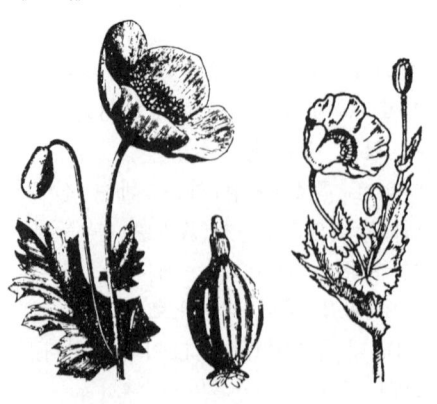

동규자(冬葵子)

대·소변이 불통하고 배가 창만(脹滿)하여 몹시 괴로울 때 동규자(冬葵子) 2되를 물 4되로 달여서 1되가 되거든 돼지기름 1홉을 넣어 같이 먹으면 바로 통한다. 《本草》

계장초(鷄腸草)

어린아이의 적백리(赤白痢)에는 즙 1홉쯤 하여 꿀을 타서 먹으면 좋다. 《本草》

제채(薺菜)

적(赤)·백리(白痢)에 뿌리와 잎을 태운 재를 가루로 하여 미음에 타서 먹으면 효과가 크다. 《本草》

해백(薤白)

구리(久痢)·냉사(冷瀉)에는 수시로 삶아 먹는다. 적백리(赤白痢)에는 흰 부분만 가지고 쌀과 같이 죽을 쑤어 먹는다. 《本草》

독두산(獨頭蒜)

대변 불통에 1개를 불에 구워서 껍질을 버리고 헝겊에 싸서 아래쪽 부분의 냉한 데에 넣으면 바로 통한다.
《本草》

마치현(馬齒莧)

대·소변을 이롭게 하니 쌀과 오미(五味)를 넣어 국을 끓여 먹는다. 적(赤)·백리(白痢)에는 즙을 내어 3홉에다 달걀흰자 1개를 넣어 반죽하여서 더움게 복용하면 곧 낫는다. 또는 비름으로 국을 끓여서 소금·간장·생강·초를 넣어 먹기도 한다. 어린아이의 혈리(血痢)에는 즙 1홉에 꿀 한 수저를 넣어 먹는다. 《本草》

구채(韭菜)

모든 이질(痢疾)을 치료하는데, 적리(赤痢)에는 구즙(韭汁)에 술을 타서 1잔을 더움게 마시고, 수곡리(水穀痢)에는 국과 죽으로 또는 살짝 구워서 마음대로 먹고, 백리(白痢)에는 달여서 먹는다. 《本草》

황자계(黃雌鷄)

오래 된 적(赤)·백리(白痢)를 치료한다. 1쪽을 보통 때와 같이 국을 끓여 먹는다. 장(腸)이 활(滑)하고 하리(下痢)하는 데는 1쪽을 불에 굽고 소금과 초를 발라 다시 불에 구워서 말려 가지고 공복에 먹는데, 구계산(灸鷄散)이라고도 한다. 《本草》

계자(鷄子)

적(赤)·백리(白痢)가 오래 된 데는 초에 삶아서 공복에 먹고, 또는 1개를 태워서 납(蠟) 1돈을 섞어 가지고 볶아 먹고 또 노른자를 가지고 호분(胡粉)을 타 가지고 태워서(燒) 가루로 하여 1돈을 술과 같이 먹는다. 《本草》

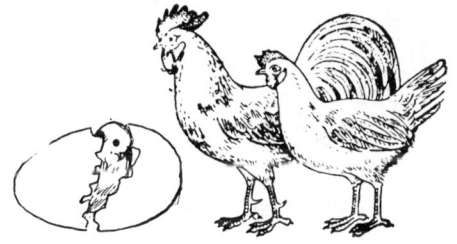

치(雉)

구리(灸痢)에 장(腸)이 활(滑)하여 음식이 내리지 않는 증세를 치료한다. 귤(橘)·초(椒)·총(葱)·염(鹽)·장(醬)을 고루 섞어서 도래떡을 만들어 먹는다. 《本草》

우간(牛肝)

이질(痢疾)을 치료하니 초에 삶아서 먹는다. 《本草》

우각새(牛角䚡)

적백리(赤白痢)와 냉리(冷痢)의 사

혈(瀉血)을 치료한다.
　불에 태워서 가루로 하여 더운 술 또는 미음에 2돈을 타서 먹고 또는 환을 하여 먹기도 한다.《本草》

총백(葱白)

대·소장의 불통을 치료하니 흰 부분만을 가지고 찧어서 초를 섞어 소복(小腹) 위에 붙이면 바로 효과가 있다. 적(赤)·백리(白痢)에 총백(葱白) 1줌을 잘게 썰어서 쌀에 섞어 죽을 끓여 먹는다.《本草》

백나복(白蘿蔔)

구리(久痢)를 낫게 하니 즙을 내어 1잔에 꿀 1잔을 넣어 달여서 더웁게 먹으면 곧 낫는다.《回春》

난발(亂髮)

대·소변의 불통에 불태운 재를 1일 3회로 1돈씩 더운 물로 같이 복용한다. 적(赤)·백리(白痢)에 복용하는 방법은 위와 같고 또는 환을 해서 같이 먹는다.《本草》

오골계(烏骨鷄)

어린아이의 금구리(噤口痢)를 치료한다. 1쪽을 삶아서 맑은 즙을 내어 자주 먹으면 이질(痢疾)이 그치고 위(胃)가 열린다.《名翁》

가압(家鴨)

이질(痢疾)을 그치게 한다. 무르게 삶아서 즙을 마시고 살도 먹으며 국을 끓여 먹기도 한다.《本草》

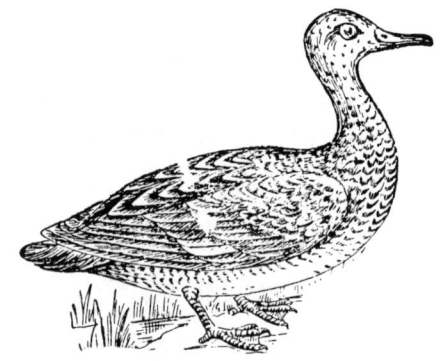

황웅구두골(黃雄狗頭骨)

구리(久痢)·노리(勞痢)·휴식리(休息痢)를 치료하니 뇌골(腦骨)을 누렇게 구워서 가루로 한 후 미음에 2돈을 타서 먹고 또는 꿀로 환을 하여 먹기도 한다.《本草》

구간(狗肝)

하리(下痢)와 제(臍)·복통을 치료한다. 개의 간 1구를 얇게 썰어서 쌀 1되에 넣어 죽을 끓여 파·후추·소금·간장을 섞어 먹는다.《本草》

저담(猪膽)

대변의 불통을 치료하는데, 상세한 것은 도변법(導便法)에 기록되어 있다.

저간(猪肝)

냉설(冷泄)·습설(濕泄)을 치료한다. 돼지 간 1마리 분을 얇게 썰어 가자피말(*子皮末)을 발라서 약한 불에 구워 가루로 한 것을 5돈씩 공복에 잘 썸어서 미음으로 내려 보낸다.《本草》
폭설(暴泄)·습설(濕泄)에는 돼지 간을 간장에 삶아서 먹는다.《得效》
기(氣)가 허(虛)하여 하리(下痢)할 때 돼지 간 전부를 편으로 썰어 초 1되를 넣고 달여서 말린 후 공복에 먹으면 아주 신통하다.《入門》

침구법(鍼灸法)

목이 몹시 마를 때 물을 마시면 활설(滑泄)이 되고, 물이 들어가면 곧 설(泄)하는데 또 마시면 약으로 치료가 어렵다. 대추(大顀)를 35장 뜸을 한다.《易老》
설사가 35년간 낫지를 않아서 백회(百會)를 5~7장의 뜸질을 했더니 나았다.《醫鑑》
오래 설리(泄痢)하는 데는 천추(天樞)·기해(氣海)를 뜸하면 곧 그친다.

설리(泄痢)가 그치지 않을 때는 신관(神關)에 7장을 뜸질하고(1회 3~7장) 관원(關元)에 30장을 뜸한다.《得效》
당설(溏泄)에는 배꼽 속을 뜸질하는 것이 제1이고, 삼음교(三陰交)가 그 다음이다.《資生》
설리(泄痢)에 비유(脾兪)를 나이대로 뜸하고 제중(臍中) 20장, 관원(關元) 100장, 3보(三報) 27장을 뜸한다.
손설(殮泄)에 음릉천(陰陵泉)·연곡(然谷)·거허(巨虛)·상렴(上廉)·대충(大衝)을 택한다.《綱目》
설사가 물과 같고 손발이 차고 맥(脈)이 끊어질 듯하며 제복통(臍腹痛)해서 점점 단기(短氣)한 데는 기해(氣海) 100장을 뜸한다.《得效》
하리 복통(下痢腹痛)으로 농혈변(膿血便)을 하는 데는 단전(丹田)·복류(復溜)·소장유(小腸兪)·천추(天樞)·복애(腹哀)를 택한다.《東垣》
냉리(冷痢)에는 관원·궁곡(關元窮谷)을 각 50장 뜸한다.《東垣》
이급 후중(裏急後重)에는 합곡·외관(合谷外關)을 택한다.《東垣》
이부지(痢不止)에는 합곡(合谷)·삼리(三里) 음릉천·중완·관원(陰陵泉中脘關元)·천추(天樞)·신관(神關)·중극(中極)을 택한다. 모든 하리(下痢)에는 대도(大都) 5장 상구(商丘)·음릉천(陰陵泉)에 각 3장을 뜸한다.《綱目》

외형편(外形篇) 一.

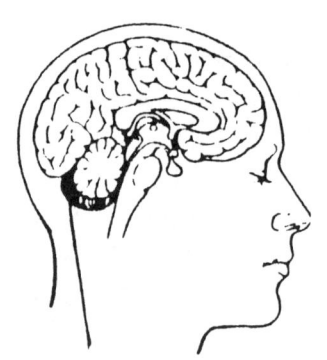

1. 두 (頭)

두부(頭部)는 천곡(天谷)이며 신(神)을 간직할 때

　곡(谷)이란 천곡(天谷)이고, 신(神)이란 일신(一身)의 원신(元神)으로 하늘의 곡(谷)은 조화(造化)를 포함하여 허공을 용납하고, 땅의 곡(谷)은 만물을 포용하여 산천을 싣고 있다. 사람이 천지와 같이 품수(禀受)를 함께 하여 또한 곡(谷)이 있으니, 그 곡(谷)에 진일(眞一)을 간직하고 원신(元神)을 주거시킨다. 그리하여 머리에 구궁(九宮)이 있어서 위로 구천(九天)을 응(應)하고, 중간의 일궁(一宮)을 이환(泥丸)이라 하며, 또는 황정(黃庭)·곤륜(崑崙)·천곡(天谷) 등으로 그 이름은 매우 많으나 이것은 모두가 원신(元神)이 거주하는 곳을 말한다.

　공허하여 골짜기와 같고 신(神)이 거기에 거(居)하므로 곡신(谷神)이라고 하니, 신(神)이 있으면 살고 떠나면 죽는 것이다. 낮에는 사물에 접하고 밤에는 꿈에 접하여 신(神)이 그 거주를 편하게 하지 못하는 것은 보통 사람의 천곡(天谷)이다. 황제(黃帝)의 내경(內經)에 말하기를, 천곡(天谷)은 원신(元神)이 지켜 저절로 되게 하는데 말하자면 인신(人身)의 가운데는 위에 천곡(天谷)과 이환(泥丸)이 있으니 신(神)을 간직하는 부(腑)이고, 중앙에 응곡(應谷)과 강궁(降宮)이 있어 기를 간직하는 부(腑)이며, 밑에는 허곡(虛谷)과 관원(關元)이 있으니 정(精)을 간직하는 부(腑)가 되는데 천곡(天谷)은 원궁(元宮)이므로 원신(元神)의 거실(居室)로서 영성(靈性)이 존재하니 이것이 신(神)의 요지가 된다. 《正理》

두부병(頭部病)의 외증(外症)

　머리는 깨끗하고 맑은 부(腑)이니 머리가 기울고 보는 것이 깊으면 정신을 빼앗기게 된다. 《內經》

　상한(傷寒)에 머리가 무거워서 들지 못할 때는 두 가지 증세가 있으니, 태양에 병이 깊으면 머리를 못 들고 음양병(陰陽病)에도 머리를 못 드니

모두가 급한 병에 속한다. 《入門》

상한(傷寒)에 양맥(陽脈)이 순조롭지 않으면 머리를 흔들고, 심장의 기(氣)가 끊겨도 또한 흔들며 치병(痓病)으로 풍(風)이 성해도 또한 머리를 흔드니 모두가 급한 증세이다. 《入門》

속(리=裏)「경맥(經脈)·장(腸)·위(胃) 등」에 통증이 있으면서 머리를 흔드는 것도 또한 중한 증세이다. 《入門》

두풍증(頭風症)

증세의 대부분은 음담(飮痰)에 그 원인이 있으나, 또는 목욕한 뒤에 양풍(涼風)을 쐬고 또는 오래 누워서 바람을 맞아서 적풍(賊風)이 뇌와 항(項)에 들어가면 목(頸)에서부터 위로 귀·눈·입·코·눈썹 사이에 마비불인(麻痺不仁)한 곳이 있고, 두중두훈(頭重頭暈)이 있으며 두피가 완후(頑厚)하여도 깨닫지 못한다. 또는 입과 혀가 불인(不仁)하여 음식맛을 알지 못하고 이롱(耳聾) 안통(眼痛)이 일어나며, 미릉(眉稜)의 위아래가 끌어 당기고, 코가 향내음을 맡으면 향내음이 지독하고 냄새를 맡으면 지독한 냄새가 나며 또는 하품과 기지개를 하다가 현훈(眩暈)하는 등의 증세가 일어나는 증세이다.

정두통(正頭痛)

대개 손의 삼양(三陽)은 손에서부터 머리에 닿고, 발의 삼양(三陽)은 머리에서부터 발에 닿는데 이렇게 손과 발의 육양(六陽)의 맥(脈)은 모두 머리에 오르는 것이다. 《靈樞》

삼양(三陽)은 두통이 있고, 삼음(三陰)은 두통이 없는 것인데 오직 궐음맥(厥陰脈)이 독맥(督脈)으로 같이 수전(首巓)에 모이기 때문에 두통이 있고 소음(少陰)이 또한 두통이 있다. 《活人》

두통은 담(痰) 때문에 생기는 것이 많고 아픔이 심한 것은 화(火)가 많은 것이니 토해야 될 증세가 있고, 내려야 될 증세가 있으며 모든 경(經)의 기(氣)가 체(滯)하면 또한 두통을 일으킨다. 《丹心》

두통이 눈에 이어서 아픈 증세는 풍담(風痰)이 위를 친 증세이니 백지(白芷)를 써서 열어 주어야 한다. 《丹心》

편두통(偏頭痛)

편두통(偏頭痛)이란 것은 머리의 반쪽이 아픈 증세를 말한다. 《丹心》

머리의 한쪽 반이 차고 아픈 증세가 편두통(偏頭痛)이다. 《丹心》

편두통(偏頭痛)이 오른쪽에 있으면 담(痰)과 열(熱)에 속하는 증세인데 담(痰)이면 창출(蒼朮)과 반하(半夏)를 쓰고, 열(熱)이면 주제편금(酒製片芩)을 쓰며, 왼쪽에 있으면 풍(風)과 혈허(血虛)에 속하는 증세이니 풍(風)이면 형개(荊芥)와 박하(薄荷)를 쓰고,

혈허(血虛)면 궁귀(芎歸)·작약(芍藥)·주황백(酒黃栢)을 쓴다.《丹心》
　편두통(偏頭痛)이 오른쪽에 있으면 이진탕(二陳湯)에 천궁(川芎)·백지(白芷)·방풍(防風)·형개(荊芥)·박하(薄荷)·승마(升麻)를 가해 쓰고, 왼쪽에 있으면 이진탕(二陳湯)에 사물탕(事物湯)을 합하고 방풍(防風)·형개(荊芥)·박하(薄荷)·세신(細辛)·만형자(蔓荊子)·시호(柴胡)·주금(酒芩)을 가해서 쓴다.《正傳》
　두풍(頭風)이 심해서 오래 되면 눈까지 어두워진다. 편두통(偏頭痛)은 소양상화(少陽相火)에 속하는 증세인데 오래 되면 눈이 어지럽고 대변이 비삽(秘澁)하게 되니 당연히 출혈을 하고 많이 내려야 한다.《子和》
　편두통(偏頭痛)이 오래 되면 대변이 마르고 눈이 붉어지며, 어지러운 것은 폐(肺)가 간기(肝氣)를 타서 울혈(鬱血)이 옹색하여 그렇게 되는 것이다.

풍한두통(風寒頭痛)

　풍한(風寒)이 위를 상하면 사(邪)가 밖에서 경락(經絡)으로 들어가 진한(振寒)하고 두통하며, 또는 한(寒)의 사(邪)가 양경(陽經)에 숨어 있으면 편(偏)·정두통(正頭痛)이 된다.

궐역두통(厥逆頭痛)

　대한(大寒)이 들어가면 안으로 골수(骨髓)에 이르며, 수(髓)는 뇌를 주로 삼기 때문에 뇌가 역(逆)하면 두통에 치통을 겸하는 것이니, 즉 궐역두통(厥逆頭痛)이라는 증세이다.

담궐두통(痰厥頭痛)

　두통이 일어날 때는 두 볼이 청황(靑黃)하고 어지러워서 눈을 뜨지 못하고 말하기를 싫어하며 신체가 무겁고 토할 것 같은 증세는 궐음(厥陰)과 태음(太陰)의 합병증이니, 병명은 담궐두통(痰厥頭痛)이라고 한다.

기궐두통(氣厥頭痛)

　기혈(氣血)이 허(虛)하고 궐기(厥氣)가 역상(逆上)하면 머리가 아프고 귀가 울리며, 구규(九竅)가 불편하고 두 태양혈(太陽穴)이 심하게 아픈 증세는 즉 기허두통(氣虛頭痛)이다.

열궐두통(熱厥頭痛)

　머리가 아프고 번열(煩熱)하는 증세는 심한 추위에도 풍한(風寒)을 좋아하여 한풍(寒風)을 쏘이면 잠깐 그쳤다가 다시 더운 곳에 들어가거나 또 연화(煙火)를 보면 통증이 다시 일어나는 증세이다.

습궐두통(濕厥頭痛)

　비를 자주 맞고 습(濕)에 상해서 두중(頭重)에 어지러워서 동통(疼痛)하는 증세로서 음우(陰雨)를 만나면 더욱 심하다.

수풍증(首風症)

목욕 후 바람을 심히 쏘이면 수풍증(首風症)이 되니, 그 증세는 이마에 땀이 많고 바람을 싫어하며, 하루 전에 바람을 쏘이면 다음날은 병이 심하고 두통이 너무 심하다가 다시 돌이되면 조금 낫게 된다. 《內經》

두통의 불치(不治)·난치(難治) 증

진두통(眞頭痛)이란 증세는 두통이 심하여 뇌까지 아프고 손발이 차서 마디까지 이르면 치료가 어렵다. 《靈樞》

진두통(眞頭痛)은 통증이 위로 풍부(風腑)를 꿰뚫어 이환궁(泥丸宮)에까지 들어가면 약으로는 치료를 못하고, 아침에 발병하면 저녁에 죽고 저녁에 발병하면 아침에 죽는 증세이다. 머리 속은 인체의 근본인데, 근본이 먼저 끊어진 증세가 된다. 《得效》

머리가 침통(沈痛)하여 이환(泥丸)에 들어가고 손발이 차고 손톱 발톱이 푸른 증세는 진두통(眞頭痛)인데 치아까지 이어서 아프고, 심한 증세는 소음궐증(少陰厥症)에 속하니 모두 치료가 어렵다. 《入門》

두통과 안통(眼痛)으로 오래 보아도 보이지 않는 사람은 치료가 어렵다. 《綱目》

머리와 눈이 모두 동통(疼痛)하고 갑자기 안 보이는 사람은 치료가 어렵다. 《醫鑑》

설사를 많이 하고 자주 어지러우며 스스로 무례하면 치료가 어렵다. 《回春》

어지러움에 말이 횡설수설하고 땀이 많으며, 하리(下利)하고 때로는 스스로 무례한 것은 아주 허한 증세이니 치료가 어렵다. 《入門》

풍두선(風頭旋)

풍두선(風頭旋)이란 것은 별로 아프지도 않고, 자신도 모르는 사이에 늘 머리가 흔들리는 증세이다. 간풍(肝風)이 왕성하면 머리가 흔들린다. 《綱目》

치료 방법은 두풍(頭風)과 같다. 어떤 사람이 7년 동안 머리를 흔드는 증세가 있고 3년 동안을 하혈했는데 백방으로 약을 썼으나 효력을 못 보고 있었는데, 이것은 간에 혈(血)이 태성(太盛)하고 또 밖에서 풍열(風熱)이 타고 들어갔기 때문이다.

간은 목(木)에 속하니 목(木)이 성해서 비토(脾土)를 이기고, 비(脾)와 폐(肺)는 모자의 사이인데 같이 간을 이기지 못하면 혈(血)이 마침내 대변에 쌓이기 때문에 변혈(便血)이 그치지 않는 것이다. 이러한 증세에는 다만 간기(肝氣)를 덜고 풍(風)을 없애 주며 비(脾)를 보익해 주는 처방으로 약을 써야 된다.

약을 시험 삼아 써 보았더니 2~3회

복용하고 나았으며, 10여일이 지난 뒤에는 혈(血)이 그치고 백농(白膿)이 내리면서 편안하였다.

방풍(防風) 3냥, 과루근(瓜蔞根)·황기밀초(黃芪蜜炒)·강활(羌活)·백작약(白芍藥) 각 5돈, 서각설(犀角屑)·감초(甘草) 각 2돈반, 사세구(蛇灸)·적구(赤鉤)·등조자(藤釣子)·마황(麻黃) 각 1돈을 가루로 하여 대추살로 오동 열매 크기의 환을 하여 식후에 박하탕(薄荷湯)으로 50~70알을 삼켜 내리는데, 단 2번 복용하면 머리 흔들리는 증세가 그치고 변혈(便血)이 낫는다. 《綱目》

초석(硝石)

편(偏)·정두통(正頭痛)을 치료하니 초말(硝末)을 약간 가지고 왼쪽이 아프면 오른쪽 콧속에, 오른쪽이 아프면 왼쪽 콧속에 불어 넣으면 바로 낫는다.

염초(焰硝)도 같은 효능이 있다. 《本草》

석고(石膏)

열궐두통(熱厥頭痛)과 양명두통(陽明頭痛)을 주로 치료하니 백호탕(白虎湯)을 쓴다. 《本草》

양명두통(陽明頭痛)에는 석고(石膏)·천궁(川芎)·백지(白芷)를 각 등분하고 가루로 하여 매 3돈을 맑은 차에 같이 내리니, 즉 이것이 석고산(石膏散)이다. 《綱目》

감국(甘菊)

풍현두통(風眩頭痛)을 치료하니 꽃을 가루로 하여 1일 2회로 1돈씩 술과 같이 먹고, 또는 술을 만들거나 술에 담갔다가 먹어도 좋다. 또 어린 줄기나 잎으로써 국을 끓이거나 나물을 만들어 먹어도 좋고, 또 백국(白菊)은 더욱 좋다. 《本草》

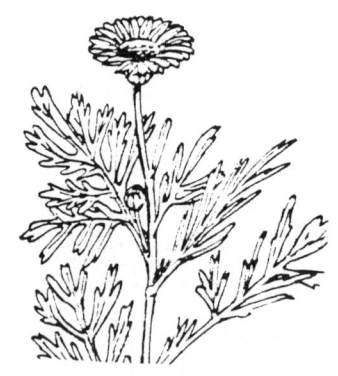

세신(細辛)

풍두통(風頭痛)과 뇌동(腦動)을 주로 치료하고, 두면(頭面)의 풍(風)을 치료하는 데는 유일한 약이 된다. 《本草》

족소음신경(足少陰腎經)의 두통을 치료하니 달이거나 가루로 먹어도 좋다. 《綱目》

강활(羌活)

적풍(賊風) 때문에 두통현운(頭痛眩暈)하는 증세는 태양두통(太陽頭痛)에 속하고, 또 풍독(風毒) 때문에 머리와 이가 연이어 아픈 증세를 치료하니 달여서 복용한다.

방풍(防風)

대풍(大風) 때문에 머리가 어지럽고 아픈 증세를 주로 치료하고, 또 두면(頭面)의 풍(風)을 치료한다. 달여 먹거나 가루로 먹어도 다 좋다. 《本草》

상부의 풍사(風邪)를 치료하는 효험이 아주 좋은 약이다. 《湯液》

궁궁(芎藭)

풍사(風邪)가 뇌에 들어가서 두통하는 증세를 치료하고, 두면(頭面)의 풍(風)을 고치는 유일한 약이다. 《本草》

편(偏)•정두통(正頭痛)에 자주 먹으면 완치가 된다. 천궁(川芎) 2냥, 향부자(香附子) 4냥을 가루로 하여 2돈을 맑은차에 고루 내리니 약의 이름이 점두산(點頭散)이 된다. 《得効》

열궐두통(熱厥頭痛)에 천궁(川芎)•석고(石膏)를 등분하여 물에 달여서 먹으니 약의 이름이 천궁석고탕(川芎石膏湯)이 된다. 《綱目》

천궁(川芎)은 궐음경두통(厥陰經頭痛)이 뇌에 있는 증세를 치료한다. 《綱目》

편두통(偏頭痛)에는 잘게 썰어서 술을 담가 먹고 또는 달이거나 가루로 먹어도 모두 좋다. 《本草》

결명자(決明子)

두풍(頭風)을 치료하고 눈이 밝아지니 베갯속에 넣고 베면 매우 좋다. 《本草》

편두통(偏頭痛)에는 가루를 물에 개어 태양혈(太陽穴)에 붙이면 아주 신기하다. 《本草》

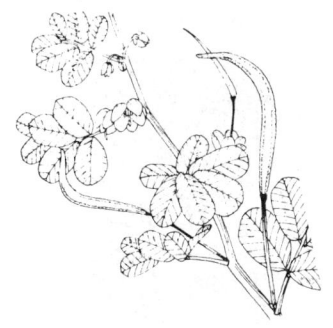

갈근(葛根)

주로 상한(傷寒)과 중풍(中風)의 두통에 달여서 복용한다. 《本草》

양명경두통(陽明經頭痛)의 약이다. 《湯液》

창이(蒼耳)

풍두(風頭)의 한통(寒痛)을 치료한다. 혈풍(血風)이 부인의 뇌를 쳐서 혼미하여 쓰러진 데는 눈심(嫩心)을 그늘에 말려서 가루로 하여 2돈을 술로 먹으니 약의 이름이 갈기산(喝起散)이 된다. 《本草》

이 약이 뇌에 닿는 특성이 있어서 정수리를 잘 통하니, 가루로 먹는 것이 제일 좋고 달여 먹어도 좋다. 《本草》

당귀(當歸)

혈허두통(血虛頭痛)에는 잘게 썰어서 술로 달여 먹는다. 《本草》

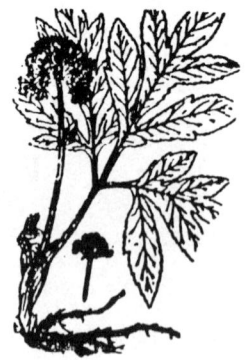

마황(麻黃)

풍한두통(風寒頭痛)에는 마디를 버리고 달여 먹는다. 《本草》

백지(白芷)

열풍두통(熱風頭痛)을 치료하고 또 풍현(風眩)을 주로 치료하니 환을 만들어 먹으면 도량환(都梁丸)이 된다. 《本草》

양명두통(陽明頭痛)이 이마에 있는 증세를 치료하니 달여 먹거나 가루로 먹어도 모두 좋다. 《湯液》

고본(藁本)

풍두통(風頭痛)과 두풍(頭風)을 없애 준다. 《本草》

뇌치통(腦齒痛)・전정통(巓頂痛)을 치료하고 모든 약을 끌어서 꼭대기에까지 오르도록 한다. 달여 먹거나 가루로 먹거나 다 좋다. 《丹心》

반하(半夏)

두현(頭眩)을 주로 치료한다. 《本草》

족태음(足太陰) 담궐두통(痰厥頭痛)에 반하(半夏)가 아니면 치료가 어려우니 달여서 복용한다. 《東垣》

만형자(蔓荊子)

풍두통(風頭痛)과 뇌명(腦鳴)을 주로 치료하니 달여서 복용한다. 《本草》

태양경두통(太陽經頭痛)의 약이므로 풍사(風邪)를 흩고, 머리가 혼미하고 눈이 어두운 것을 없애 준다. 《丹心》

산수유(山茱萸)

두풍(頭風)과 뇌골통(腦骨痛), 간허현훈(肝虛眩暈)을 치료한다. 간장약이니 달여서 복용한다. 《本草》

조협(皂莢)

두풍(頭風)과 두동을 치료하니 가루로 하여 콧속에 불어 넣고 또 몰약(沒藥)으로도 쓴다. 《本草》

다(茶)

납다(臘茶)가 머리와 눈을 맑게 하니 달여서 탕으로 하여 자주 마시고, 낙엽도 효과가 같다. 《本草》

녹두(綠豆)

두풍(頭風)과 두통을 치료하니 베갯속에 넣어 베면 좋다. 《本草》

박하(薄荷)

두풍(頭風)과 풍열두통(風熱頭痛)을 치료하니 위를 맑게 하는 좋은 약으로 달여 먹거나 가루로 먹거나 다 좋다. 《本草》

총백(葱白)

수염이 달린 흰파가 상한 두통(傷寒頭痛)을 치료한다. 달여 먹고 땀을 내면 곧 낫게 되니 태양경약(太陽經藥)이다. 《本草》

나복(蘿葍)

편두통(偏頭痛)에는 즙을 내어 콧속에 넣어 준다.
연탄 탈 때 나는 독한 냄새로 두통하는 데는 생나복(生蘿葍)을 즙을 내어 마시고, 없으면 나복(蘿葍) 씨를 갈아서 즙을 내어 마셔도 좋다. 《得效》

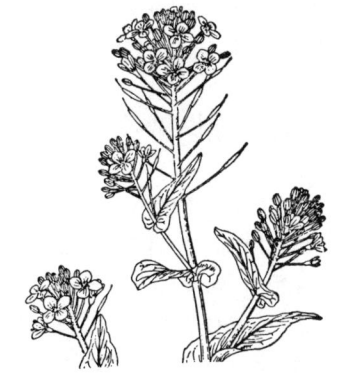

형개(荊芥)

두선(頭旋) · 목현(目眩) · 두풍(頭風)의 좋은 약이니 달이거나 가루로

먹거나 다 좋다. 《本草》
두풍(頭風)에는 형개수(荊芥穗)·석고하(石膏煆)를 등분하고 가루로 하여 매 2돈을 생강탕으로 내리니 약의 이름이 형개산(荊芥散)이다. 《綱目》

황우뇌수(黃牛腦髓)

편(偏)·정두통(正頭痛)을 치료하니 골 1개에 백지(白芷)·천궁말(川芎末) 각 3돈을 합하여 놋그릇에 넣고 술을 부어 더웁게 먹되 양껏 먹으면 취했다가 깬 뒤에 병이 낫는다. 《入門》

치두(鴟頭)

두풍(頭風)으로 어지럽고 졸도하는 것을 치료한다. 태워서 재로 하여 술에 타서 복용한다. 《本草》

침구법(鍼灸法)

어지러움에는 신정(神庭)·상성(上星)·신회(顖會)·전정(前頂)·뇌공(腦空)·풍지(風池)·양곡(陽谷)·대도(大都)·지음(至陰)·금문(金門)·신맥(申脈)·족삼리(足三里)를 택한다. 《綱目》
어지러움과 추위를 무서워해서 봄과 여름에도 늘 모자를 쓰고 잠시라도 벗으면 곧 일어나는 데는 백회(百會)·상성(上星)·풍지(風池)·풍륭(風隆)을 택한다. 《綱目》
편두통(偏頭痛)과 정두통(正頭痛)에는 사죽공(絲竹空)·풍지(風池)·합곡(合谷)·중완(中脘)·해계(解谿)·족삼리(足三里)를 택한다. 《綱目》
정두통(正頭痛)에는 백회(百會)·상성(上星)·신정(神庭)·태양(太陽)·합곡(合谷)을 택한다. 《綱目》
신궐두통(腎厥頭痛)에는 관원(關元) 100장을 뜸한다. 《資生》
궐역두통(厥逆頭痛) 및 치통에는 곡수(曲鬢) 7장을 뜸한다. 《資生》
두풍두통(頭風頭痛)에는 백회(百會)를 택하면 곧 나으며, 또 신회(顖會)·전정(前頂)·상성(上星)·백회(百會)를 뜸한다. 《丹心》
뇌통(腦痛)·뇌선(腦旋)·뇌사(腦瀉)·뇌열(腦熱)·뇌랭(腦冷)에는 신회(顖會)를 뜸한다. 《資生》
미릉골통(眉稜骨痛)에는 찬죽(攢竹)·합곡(合谷)·신정(神庭)·두유(頭維)·해계(解谿)를 택한다. 《綱目》
어떤 늙은 부인이 두통을 앓아서 손발을 보니 혈락(血絡)이 모두 자흑색이므로 침으로 찔러서 흑즙(黑汁) 같은 출혈을 시킨 뒤에 병을 받은 경(經)을 택하여 침을 놓으니 시원하게 낫다 한다. 《綱目》
편두통(偏頭痛)과 정두통(正頭痛)에는 아시혈(阿是穴)을 택하여 침을 놓으면 바로 낫게 된다.

2. 면 (面)

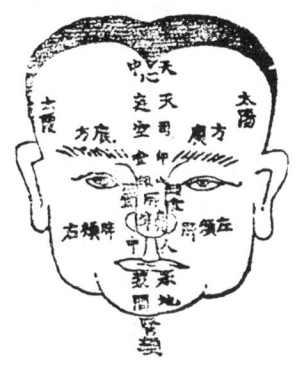

이마는 천정(天庭)이 되니 심(心)에 속하고, 턱은 지각(地閣)이 되니 신(腎)에 속하고, 코는 얼굴의 한가운데 있으니 비(脾)에 속하고, 왼쪽 뺨은 간(肝)에 속하고, 오른쪽 뺨은 폐(肺)에 속하니 이것이 오장(五臟)의 자리가 되므로 그 빛을 보아서 병을 알 수 있다.

코로부터 머리끝에 닿기까지를 천중(天中)이라 하고, 천중(天中)의 밑을 천정(天庭)이라 하니 즉 이마를 말하고, 천정(天庭)의 밑을 사공(司空)이라 하며, 사공(司空)의 밑을 인당(印堂)이라 하니 양쪽 눈썹의 한가운데에 있고, 인당(印堂)의 밑을 산근(山根)이라 하니 즉 양쪽 눈의 사이가 되며, 산근(山根)의 밑을 비준(鼻準)이라 하니 즉 명당(明堂)이며, 비준(鼻準)의 밑을 인중(人中)이라 하고, 인중의 밑을 승장(承漿 : 혈이름)이라 하며, 승장(承漿)의 밑을 지각(地閣)이라 하니 즉 턱이 되는 것이며, 이마의 양쪽 각(角)을 방광(方廣) 또는 태양혈(太陽穴)이라 한다.

천중(天中)·천정(天庭)·사공(司空)·인당(印堂)·액각(額角)·방광(方廣) 등의 부위에 병이 있으면 존망(存亡)을 정하니 이것이 명문(命門)이 되는 데도 불구하고 이것을 견주어 헤아리는 사람들이 드물다.

천중(天中)·천정(天庭)·사공(司空)·인당(印堂)·액각(額角)·방광(方廣)이 모두 명문(命門)의 자리이며, 안위(安危)를 알 수 있는 곳이 된다. 《入門》

오색을 명당(明堂)에서 결정하니 명당(明堂)은 즉 코를 말한다. 명당(明堂)의 빛이 푸르거나 검으면 아픔이 있고, 누렇고 붉으면 열이 있으며, 희면 한(寒)이 있는 것이다. 《靈樞》

맥(脈)의 동정(動靜)으로 정명(精明 : 혈이름)을 보고, 오색(五色)을 살펴서 오장(五臟)의 남음과 모자람을 보고 육부(六腑)의 강약과 성쇠를 보며, 이것으로써 죽음과 삶의 나뉘어짐을 결정하게 된다.

주(註)에 이르기를, 정명(精明)은 혈(穴)의 이름이니 명당(明堂)의 좌우와 양눈의 눈자위 안에 있다. 《內經》

얼굴에 열이 있을 때

얼굴이 뜨거운 것은 족양명(足陽明)의 병인 것이다. 《靈樞》

얼굴이 술에 취한 것 같이 붉은 것은 위(胃)의 열이 상훈(上熏)한 증세이다. 《仲景》

얼굴의 열은 울열(鬱熱)이 원인이 된다. 《丹心》

얼굴의 열은 위병(胃病)인 것이다. 《東垣》

음식을 조절하지 않으면 위(胃)가 병이 들고, 위가 병이 들면 기(氣)가 짧고 정신이 없으며, 열을 많이 낳아서 수시로 화(火)가 위로 올라가서 얼굴을 태운다. 《東垣》

얼굴의 열로 괴로워하며 맥(脈)이 넓고 큰 힘이 있으면 그것은 양명경(陽明經)에 피가 많기 때문인데, 고량(膏粱)의 쌓인 열 때문에 생긴 증세이다.

얼굴에 오색(五色)이 있을 때

간(肝)의 외증(外症)은 얼굴이 푸르고 화를 잘 내며, 심(心)의 외증(外症)은 얼굴이 붉고 웃기를 잘 하며, 비(脾)의 외증(外症)은 얼굴이 누렇고 트림을 잘 하며, 폐(肺)의 외증(外症)은 얼굴이 희고 재채기를 하며, 신(腎)의 외증(外症)은 얼굴이 검고 두려워하며 기지개를 잘 한다. 《難經》

족궐음(足厥陰)의 맥(脈)이 병들면 얼굴에 때가 끼고 빛이 어두워지며, 족소양(足少陽)의 맥(脈)이 병들면 얼굴에 때가 끼고, 수궐음(手厥陰)의 맥이 병들면 얼굴이 붉고, 족소음(足少陰)의 맥(脈)이 병들면 얼굴이 검어서 숯빛과 같고, 족양명(足陽明)의 맥(脈)이 병들면 얼굴이 검게 된다. 《靈樞》

태양병(太陽病)의 끝에는 얼굴빛이 희고 진땀이 나며, 소음병(少陰病)의 끝에는 얼굴이 검고 이빨이 길어지며 때가 끼고, 태음병(太陰病)의 끝에는 얼굴이 검고 피모(皮毛)가 마르게 된다. 《靈樞》

촌구맥(寸口脈)이 작은 증세는 위기(衛氣)가 쇠(衰)한 증세이고, 삽(澁)한 증세는 영혈(榮血)이 모자라는 증세이니 위기(衛氣)가 쇠(衰)하면 얼굴빛이 누르고, 영혈(榮血)이 모자라면 얼굴빛이 푸르다. 또 음양(陰陽)이 같이 허하면 얼굴빛이 푸르고 희다. 《仲景》

위풍증(胃風症)

위풍(胃風)은 얼굴에 종기를 일으킨다. 《入門》

얼굴의 종기를 풍(風)이라고 한다. 《內經》

식사 후 찬바람을 쐬면 그러한 증세가 생기는 것인데 음식이 안 내리고 얼굴이 여위며 배가 부풀고, 바람을 싫어하며 머리에 땀이 많이 나고 가슴이 막혀서 통하지도 않으며 맥(脈)의 우관(右關)이 어지럽고 느리니 그 원인은 부(浮)를 띠고 있는 까닭이다. 《東垣》

면상(面上)의 잡병일 때

풍자(風刺)・분자(粉刺)・간증(䵟𪒪)・좌비(痤痱)・주사(酒皻)・폐풍창(肺風瘡) 등의 증세는 모두 얼굴에 생기는 병이다. 《入門》

풍(風)이 피부에 있고 담(痰)이 장부(臟腑)에 쌓이면 얼굴에 기미가 생기고, 비(脾)・폐(肺)의 풍습(風濕)이 열(熱)과 서로 싸움을 해서 홍자색의 부스럼이 나고 종기가 일기도 한다.

염탕(鹽湯)

얼굴의 오색(五色) 부스럼을 치료하니 따뜻한 소금물에 솜을 담가서 하루 5~6차례씩 부스럼에 바르면 잘 낫는다. 《本草》

석회(石灰)

얼굴의 흑자(黑子)・식육(瘜肉)・분자(粉刺)를 치료하니, 석회가루를 물에 개어서 죽처럼 만들고 찹쌀알을 넣어서 하룻밤 재인 뒤에 쌀알이 수정과 같이 되거든 침끝으로 검은 사마귀를 찌른 다음 찹쌀알을 건져서 그 위에 붙여 두었다가 반나절쯤 지난 뒤 검은 사마귀에서 즙이 나오면 약을 떼어 버리고 물을 대지 말아야 한다. 《本草》

백반(白礬)

분자(粉刺)를 치료한다. 백반가루를 술에 개어 바른다. 《得効》

얼굴의 자적색의 기미와 땀띠를 치료하니 백반(白礬)・유황(硫黃) 등분에 황단(黃丹)을 조금 섞어서 가루로 하여 침에 개어서 바른다. 《入門》

밀타승(密陀僧)

얼굴의 주근깨와 반점을 치료하니 가루로 하여 젖에 개어서 바른다. 밤마다 바르면 얼굴빛이 좋아지고 또 적포(赤疱)를 치료한다. 《本草》

주사(朱砂)

얼굴빛을 좋게 하니, 수비(水飛)해서 정화수에 조금씩 찍어 먹는다. 《本草》

장수(漿水)

신 것이 피부를 희게 하니, 따뜻한 장수(漿水)로 얼굴을 씻고 헝겊으로 검은 사마귀를 문질러서 통증이 조금 생기게 한 다음 백단(白檀)을 물에 갈

아서 바른다. 《本草》

또 좁쌀죽의 윗물을 걷어서 맛이 신 것을 바른다.

여회(藜灰)

얼굴의 간증(皯䵟)·분자(粉刺)·흑점(黑點)을 없애니, 재를 물에 타서 바른다. 《本草》

토사자묘(兎絲子苗)

치료는 위와 같다.

싹을 찧어 즙을 내어서 매일 바른다. 《本草》

백지(白芷)

기미와 흠집을 없애고 얼굴빛을 윤택하게 하니, 기름을 만들어 바르면 좋다. (本草)

생강즙(生薑汁)

얼굴에 생긴 손톱자국을 치료한다. 즙을 경분(輕粉)에 섞어서 바르면 얼굴이 고와진다. 《本草》

고본(藁本)

주근깨, 주사(酒齇), 검은 깨 등을 없애 주니 목약(沐藥)과 면지(面脂)를 만들어 쓰면 좋다. 《本草》

토과근(土瓜根)

얼굴빛을 곱게 하니, 가루로 하여 좁쌀 미음에 타서 밤에 세수를 한 뒤 발랐다가 아침에 씻으면 광택이 나고, 100일을 계속하면 광채가 사람을 쏠 정도이다. 《本草》

상엽(桑葉)

얼굴의 폐독창(肺毒瘡)이 대풍창(大風瘡)과 같이 된 증세를 치료한다. 잎사귀를 쪄서 햇볕에 말려 가루로 하고 매일 3회 2돈씩 물에 타서 먹는다. 약명을 녹운산(綠雲散)이라고 한다. 《本草》

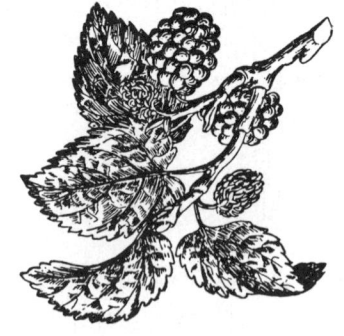

과루근(瓜蔞根)

얼굴빛을 광택나게 하고 손과 얼굴의 주름살을 편다. 분(粉)을 만들어

항상 바르면 매우 좋다. 《本草》

익모초 (益母草)

얼굴약에 넣으면 광택을 나게 하니, 5월 5일에 뿌리와 잎을 채취하여 햇볕에 쬐어 말려서 가루로 하여 달걀만하게 떡을 만들어 구워서 질그릇 속에 두고 다시 갈아 체에 쳐서 쓰면 주근깨를 없애고 얼굴빛을 빛나게 한다. 《本草》

백부자 (白附子)

얼굴의 백병(百病)을 고치니, 면지(面脂)에 넣어서 쓴다. 《本草》

백복령 (白茯苓)

주근깨를 없애 주고 얼굴빛을 곱게 하니, 가루로 하여 꿀에 섞어서 항상 얼굴에 바른다. 《本草》

상시회 (桑柴灰)

치료는 위와 같다.
여회(藜灰)와 같이 즙으로 하여 볶아서 바른다. 《本草》

진주 (眞珠)

치료는 위와 같다.

가루로 하여 젖에 타서 자주 바른다. 《本草》

밀 (蜜)

자주 먹으면 얼굴에 빛이 난다. 《本草》
치료는 위와 같다.

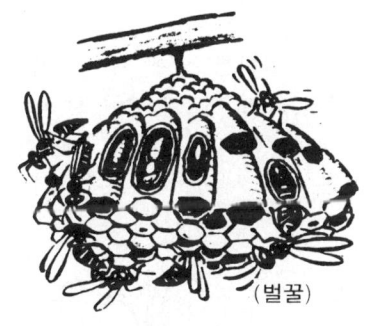
(벌꿀)

백강잠 (白彊蠶)

치료는 위와 같다.
가루로 하여 자주 바르고, 또 의어(衣魚)와 독수리의 흰 똥으로 등분하여 가루로 하고 젖즙에 타서 바른다. 《本草》

복분자 (覆盆子)

얼굴빛을 곱게 한다.
봉류(蓬虆)도 효과가 같다. 《本草》

오매육 (烏梅肉)

주근깨를 없애고 악육(惡肉)을 없

애 주니, 모든 약에 타서 쓴다. 《本草》
주근깨에는 매육(梅肉)·앵도지(櫻桃枝)·저아조각(猪牙皂角)·자배(紫背)·부평(浮萍)을 등분하고 가루로 하여 세수를 하면 좋다. 《入門》
백매(白梅)도 효과가 같다.

행인(杏仁)

얼굴의 기미를 없애 주니, 달걀의 흰자위에 타서 바르고 이튿날 아침에 더운 술로 씻는다. 얼굴이 바람을 쐬어 부은 데도 찧어서 바른다. 《本草》

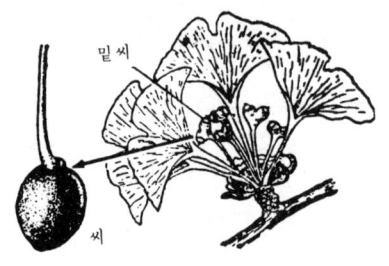

율피(栗皮)

밤의 얇은 껍질을 가루로 하여 꿀에 타서 얼굴에 바르면 피부가 고와진다. 《本草》

도화(桃花)

얼굴빛이 좋아지니, 술에 담가서 마신다.

얼굴의 부스럼에서 누런물이 나오는 데는 도화(桃花)를 가루로 하여 1일 3회 1돈씩 물로 같이 먹는다. 《本草》

만청자(蔓菁子)

기름을 짜서 면지(面脂)에 넣어 쓰면 주근깨를 없애고, 또 잘 갈아서 바르면 주름살이 펴진다. 《本草》

동과인(冬瓜仁)

얼굴빛을 빛나게 하니, 면지(面脂)를 만들어 쓴다.
씨 3~5되를 껍질을 벗기고 가루로 하여 꿀로 환을 해서 공복에 30알씩 먹는다.
오래도록 먹으면 얼굴빛이 구슬과 같다. 《本草》

총백(葱白)

바람에 상하여 얼굴과 눈이 부은 증세를 치료하니, 달인 물에 씻고 마시기도 한다. 《本草》

노자시(鸕鶿屎)

얼굴의 간증(䵟䵳)·암지(黶痣)·반자(瘢疵)·포간(皰皯)·작란반(雀卵斑)을 없애 주니, 흰 똥을 돼지기름

에 섞어서 바른다. 《本草》

웅지(熊脂)

주근깨를 없애고 얼굴빛을 곱게 하니, 바르고 먹는다. 《本草》

고양담(羖羊膽)

치료는은 위와 같다.
담(膽)을 술에 타서 끓여 바르고 문지르기를 1일 3회하면 바로 차도가 있다. 《本草》

대저제(大猪蹄)

노인의 얼굴을 광택있게 한다. 대저제(大猪蹄) 1개를 장물에 달여서 아교와 같이 만들어 가지고 밤에는 얼굴에 바르고, 아침에는 장물로 씻으면 주름살이 펴진다. 《本草》

녹각(鹿角)

구워서 가루로 해 가지고 1일 3회 2돈씩 복용하면 얼굴빛이 꽃과 같이 된다. 장물로써 진하게 갈아서 얼굴에 바르면 주름살이 생기지 않고 부스럼을 없애며 겸해서 얼굴빛이 고와진다. 소년이 기(氣)가 성(盛)하여 얼굴에 부스럼이 생긴 데는 사슴기름을 죽처럼 끓여 바르면 바로 차도가 있다.

3. 안 (眼)

눈이 장부(臟腑)의 정(精)

오장(五臟)·육부(六腑)의 정기(精氣)가 전부 위로 또는 눈으로 올라가서 정(精)이 되는데 그 정기(精氣)가 눈이 되고, 뼈의 정기가 눈동자가 되며, 근(筋)의 정기가 검은 눈자위가 되고, 피의 정기(精氣)가 낙((絡)이 되어서 다시 눈의 흰자위가 된다.
기육(肌肉)의 정(精)은 근골(筋骨)과 혈기의 정(精)을 묶고 싸서 맥계(脈系)와 함께 뇌로 통하고, 뇌후(腦後)로 나와 목으로 통한다. 그러하기 때문에 사(邪)가 목에 맺혀서 신체의 허한 부분을 만나면 적중되는데 그것이 깊숙이 들어가면 안계(眼系)를 따라서 뇌로 들어가고, 뇌로 들어가면 뇌가 어지럽고, 안계(眼系)가 끌어당기는 증세가 급하고 눈이 어지러워진다.
즉, 풍(風) 때문에 생긴 어지러움이다. 사(邪)가 정(精)에 적중하였는데 정(精)이 사(邪)를 비적(比敵)하지 못하면 정(精)이 흩어지고, 정(精)이 흩어지면 보는 것이 두 갈래로 나뉘니 그것을 시기(視岐)라고 하는데 이 시기는 두 개의 물건으로 보이기 때문이다.

눈이란 것은 오장(五臟)·육부(六腑)의 정(精)이요, 영위(榮衛)와 혼백이 머무는 곳이다. 신(神)이 피로하면 혼백이 흩어지고 마음이 요란스럽기 때문에 눈동자와 검은자위가 음(陰)에 법(法)하며, 흰자위와 적맥(赤脈)은 양(陽)을 법(法)한다.

따라서 음양(陰陽)이 합하여 정명(精明)이 되는 것이다. 눈은 마음의 심부름꾼이요, 마음은 신(神)을 지키는 곳이 되니 정신은 요란스러워도 마음은 요동되지 않는다.

갑자기 예사롭지 않은 일을 보면 정신과 혼백이 혼란해서 서로 이끌지 못하기 때문에 의심이 일어난다. 《靈樞》

이러하니 오장(五臟)·육부(六腑)와 12경맥(十二經脈)·365락(三百六十五絡)의 혈기가 모두 비토(脾土)로부터 받아 위로 눈에 관철해서 밝음을 얻는다.

그리하여 비(脾)가 허하면 오장(五臟)의 정기(精氣)가 모두 자리를 잃어 눈이 밝지 못하고 결국은 시력 상실을 가져 온다. 《綱目》

눈병의 원인일 때

매운 것들을 생식하고, 뜨거운 음식을 먹은 뒤에 머리에 침(鍼)을 놓아서 출혈을 많이 하고, 멀리 쳐다보며 밤에 잔 글씨를 읽고, 연기를 쏘이며 도박을 즐기고, 밤에 과식과 술에 더운 음식을 먹고, 오랫동안 책을 베끼고 세밀한 조각을 하며, 지나치게 울고 방사(房事)를 참지 못하며, 해와 달의 빛을 자주 보고 달빛 아래에서 독서를 하며, 밤에 별과 달을 많이 보고 시력을 많이 써서 산천 초목을 멀리서 보는 것 등이 모두 눈을 상하게 하는 원인이 되는 것이다. 또 산양을 좋아하고 찬바람을 맞으며 걷거나 밤낮 쉬지 않고 등산하고 비바람을 무릅쓰는 것이 모두 눈을 상하게 하는 원인이 된다. 《千金》

눈병은 대부분 풍열(風熱)·혈소(血少)·신로(神勞)·신허(腎虛)에 속하는 것이다. 《丹溪》

내장(內障)

내장(內障)은 간의 병이 된다. 《回春》

내장(內障)이란 것은 동자 속이 희미한 증세인데 외모로 볼 때는 성한 눈과 비슷하고 오직 눈동자 속에 희미하게 푸르고 흰 것이 있는데 없는 경우도 있다. 《綱目》

내장(內障)은 한 눈을 먼저 앓고 그 다음 두 눈을 다 앓게 되는데 이것은 백태가 흑정(黑睛) 속에서 동자를 덮기 때문에 그러한 것이다. 대부분 흑정(黑睛)을 통하는 맥은 목계(目系)인데 족궐음(足厥陰)·족태양(足太陽)·수소음(手少陰) 삼경(三經)에 속하는 것이니, 삼경이 허하면 사(邪)가 목계(目系)에서 흑정(黑睛)으로 들어가 안질이 된다. 침(鍼)으로는 당연히 삼경의 유혈(兪穴)인 천주(天柱)•풍부(風府)•대충(大衝)•통리(通里) 등의 혈(穴)을 택해야 된다.《綱目》

내장(內障)은 아프지도 않고 눈물도 흘러나오지 않으며, 자세히 보면 엷은 안개와 가벼운 연기같은 것이 눈에 낀다. 날으는 파리와 같은 벌레가 허공에 어지럽게 보이는 증세가 생기는데 뇌지(腦脂)가 오륜(烏輪)에 응결하고 안질이 흑수(黑水)에 생기는 것이다.《類聚》

내장(內障)은 혼미하니 밖에는 예막(*膜)이 없고 뇌지(腦脂)가 내려 흘러서 검은 구슬에 맺혀 다시 흰것으로 변하는데 때로는 금색과 같기도 하고 때로는 녹두색과 같기도 하며 또는 구름이나 연기와 같고 또는 오색이 나타나기도 한다. 치료하기는 외장(外障)보다 어렵고 만약 뇌지(腦脂)가 눈동자의 배반(背反)에 응결되면 치료하기가 어렵다.《入門》

눈병은 대부분 혈(血)이 적으며 신(神)이 피로하고 신(腎)이 허약한 데 속하니, 당연히 피를 기르고 수(水)를 보(補)하며 신(神)을 편하게 하여야 될 것이다.《丹心》

외장(外障)

외장(外障)은 폐(肺)의 병이다. (回春) 눈동자가 밖으로 가리워지면 어둡다.《綱目》

눈이 아플 때 적맥(赤脈)이 위에서 내려온 증세는 태양병(太陽病)이고, 밑에서 올라간 증세는 양명병(陽明病)이며, 밖에서 안으로 들어온 증세는 소양병(少陽病)이다. 적맥예(赤脈瞖)가 처음에 위에서 내려오는 증세는 태양(太陽)에 속하니 겉을 주로 치료하고, 반드시 미릉골(眉稜骨)이 동통(疼痛)하며 또는 뇌와 목이 아프고 또는 편두종통(偏頭腫痛)이 생긴다.

예막(瞖膜)

풍열(風熱)이 심하면 생기고 또는 반두(斑痘) 뒤에 생길 때에도 있는데, 간기(肝氣)가 성해서 외부에 일어나는 증세이니, 퍼져서 흩어지게 하여 없애주어야 하는 증세이다.

만일 소통시켜서 이롭게 하면 사기(邪氣)가 쌓여서 예(瞖)가 한층 더 심해진다. 사기(邪氣)가 이미 안정한 증세를 빙예(氷瞖)가 잠겼다 하고, 사기(邪氣)가 굳어서 깊은 증세를 함예(陷瞖)라고 한다. 그러므로 당연히 훈발(燻發)하는 재료를 써서 사기(邪氣)로 하여금 다시 움직이도록 하고, 예막(瞖膜)으로 하여금 다시 떠서 나오도록 하여 퇴예(退瞖)할 약을 쓰면 스스로 없어지는데 오래된 증세는 빠른 효과를 바랄 수가 없으니 인내로 치료를 해야 한다.《綱目》

예(瞖)가 폐장(肺臟)에서 일어나는 것인데 폐(肺)의 열이 가벼우면 의식이 분명치 않을 뿐이고, 무거우면 예(翳)가 생긴다. 예(翳)가 비록 열에서 생기나 치료 방법은 예(翳)를 먼저 치료하고 열은 다음에 치료하는 것이니, 그것은 열이 아주 심하면 예(翳)가 생긴다는 원칙에 따른 것이다. 만일 먼저 적열(赤熱)을 치료하면 피가 물이 되어 예(翳)를 제거하지 못한다. 《直指》

원시와 근시일 때

멀리는 보여도 가까이는 보지 못하는 것은 양기(陽氣)가 남아 있고 음(陰氣)가 모자라는 증세이니, 즉 혈(血)이 허하고 기(氣)가 성하여 화(火)가 남아 있는 것이다. 가까이는 보아도 멀리를 못 보는 것은 양기(陽氣)가 모자라고 음기(陰氣)가 남아 있는 것이니, 즉 기(氣)는 허하고 혈(血)이 성하기 때문이다. 혈(血)이 성한 것은 음화(陰火)가 남아 있는 증세이고, 기(氣)가 허한 증세는 원기가 쇠약한 증세이니 이것은 노인의 예증(例症)이다. 《東垣》

마아초(馬牙硝)

눈의 적종(赤腫)·예장(翳障)·삽루(澁淚)로 아픈 것을 치료하니 가루로 해서 바르거나 먹으면 아주 좋다. 《本草》

백룡산(白龍散)이 눈을 밝게 하고 예(翳)를 물리친다. 마아초(馬牙硝)를 두꺼운 종이에 싸서 품안에 살이 닿도록 넣어 120일이 지난 뒤에 가루로 하고 용뇌(龍腦)를 쌀알 두 개만큼 넣어서 눈 속에 바른다. 안혼(眼昏) 때문에 예(翳)가 생기고 눈동자가 상하지 않은 것을 치료한다. 《本草》

공청(空靑)

하늘의 푸름이 나무를 법(法)하기 때문에 빛이 푸르고 간(肝)에 들어간다. 청맹(靑盲)을 고치고 눈을 밝히며 예막(翳膜)을 없애고 눈동자의 상한 것이 다시 보이며, 그 껍질을 마예고(磨翳膏)에 넣으면 효과가 있다. 《本草》

식염(食鹽)

달여서 탕으로 하여 따뜻할 때에 눈을 씻으면 혼적(昏赤)을 없앤다. 소금(鹽)이 충분히 피를 흩기 때문이다. 《直指》

입소산(立消散)이 부예(浮翳)와 속예(粟翳)와 무막(霧膜)의 차정(遮遮)을 치료한다. 눈처럼 흰 소금을 가루로 하여 등심초(燈心草)를 소금에 묻혀서 가볍게 예상(翳上)에 바르면 반드시 효과가 있다. 《直指》

일찍 일어나서 소금 끓인 물로 양치하고 그것을 토하여 눈을 씻으면, 눈

을 보양하고 이를 튼튼하게 한다. 《本草》

청염(青鹽)

눈을 밝게 하니 끓여서 눈을 씻는다. 《本草》

눈이 삽(澁)한 데는 깨끗한 소금으로 닦으면 낫는다. 맑은 소금도 좋지만 청염(青鹽)이 더 효과가 있다. 끓인 탕으로 눈을 씻고 약에 넣어도 좋다. 《資生》

백반(白礬)

예(瞖)와 노육(努肉)을 없애 주니 좁쌀만큼 눈에 넣으면 눈물이 나는데 자주 닦으면 좋다. 《本草》

동청(銅青)

즉, 동록(銅綠)이다. 명목(明目)·거부(去膚)·적식육(赤息肉)을 없애 주고 또는 난현풍(爛弦風)을 치료한다. 백반을 불에 태운 것 1냥, 동청(銅青) 3돈을 가루로 하여 매 반 돈을 끓인 물 1홉에 맑은 거품을 내서 따뜻하게 씻으면 처음에는 반드시 삽(澁)할 것이니, 눈을 감고 앉아서 삽(澁)한 증세가 그치도록 기다리면 자연히 눈이 뜨이고 효과가 있으니 1일 4~5차례씩 씻는다. 《得效》

정화수(正華水)

눈이 붉은 것과 부예(膚瞖)를 없애 준다. 눈동자가 까닭없이 부어 올라서 1~2치 튀어나온 데에 맑은 물로써 눈속에 넣어 주면 눈동자가 저절로 들어간다. 솟아나는 물도 좋다. 맥문동(麥門冬)·상백피(桑白皮)·치자인(梔子仁)을 물로 달여 먹는다. 《本草》

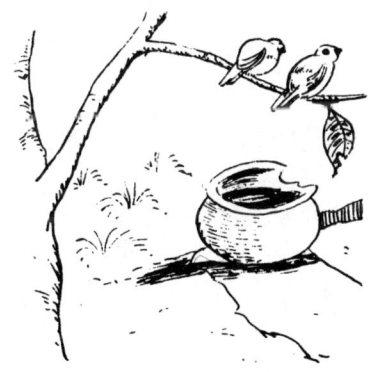

붕사(硼砂)

노육(努肉)과 어혈(瘀血)에는 붕사(硼砂) 1돈, 용뇌(龍腦) 반 푼을 가루로 하여 등심초(燈心草)로 약가루를 찍어 1일 3번 살 위에 바른다. 《入門》

노감석(爐甘石)

풍안(風眼)으로 눈물이 안 그치는 증세를 치료한다. 노감석(爐甘石)과 오적어골(烏賊魚骨)을 등분하고 용뇌

(龍腦)를 조금 넣어 가루로 하여 눈 속에 바르면 눈물이 바로 그친다. 《入門》

석창포(石菖蒲)

먼지가 눈에 들어가서 붓고 아픈 데는 석창포(石菖蒲)를 부드럽게 빻아서 왼쪽 눈에 들어갔으면 오른쪽 콧속에 넣으면 바로 효과가 있다. 《得效》

감국(甘菊)

예막(翳膜)을 없애 주고 눈을 밝게 하며 안혈(眼血)을 양생(養生)하고 내장(內障)과 풍루(風淚)를 치료하니, 가루로 먹거나 달여서 먹거나 모두 좋다. 《本草》

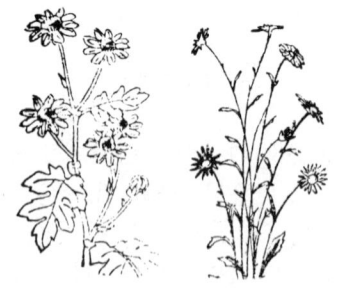

창출(蒼朮)

내외장(內外障)을 치료하니, 창출(蒼朮) 4냥을 썰어서 청염(靑鹽) 1냥과 같이 볶으되 누른 빛이 나거든 소금은 버리고, 목적(木賊) 2냥을 동변제(童便製)하고 가루로 해서 매 1돈을 더운 뜨물에 1일 2~3번씩 고루 내린다. 약명은 염출산(鹽朮散)《直指》

작목(雀目)에는 창출말(蒼朮末) 3돈, 저간(猪肝) 2냥을 쪼개어 약가루를 뿌려서 동여매고 좁쌀 1홉과 물 한 주발에 삶아 익혀서 눈을 훈(熏)한 뒤에 먹으면 효과가 매우 크다. 《綱目》

초용담(草龍膽)

양쪽 눈에 붉은 종기가 나고 눈동자가 부풀어 예막(翳膜)이 생기며 엉킨 살이 솟아 올라서 아픔을 견디지 못하는 증세를 치료하고 안질(眼疾)에 꼭 써야 하는 약이니, 환이나 달여 먹어도 모두 좋다. 《湯液》

세신(細辛)

눈을 밝게 한다. 초결명(草決明) • 이어담(鯉魚膽) • 청양간(靑羊肝)과 함께 모두 눈이 아픈 증세를 치료한다. 《本草》

황련(黃連)

청맹(靑盲) • 장예(障翳) • 열기목통(熱氣目痛) • 자란누출(眥爛淚出) 등의 증세를 치료하니, 달이거나 가루로 먹어도 모두 좋다. 황련(黃連)을 유즙에 담가서 눈에 바르면 백병(百病)을 고친다. 자(眥)가 상해서 눈물이 나는 데는 황련(黃連) 달인 즙을 솜에 묻혀서 자주 닦으면 효과가 있다.《本草》

결명자(決明子)

청맹(靑盲)과 눈 속의 무살과 운예(雲瞖)와 적(赤)•백막(白膜)과 종기로 눈물이 나는 증세를 치료하고 간열(肝熱)을 없애 주니, 매일 아침 1수저를 공복에 먹으면 100일이면 밤에 사물을 촛불 없이 본다. 여러 해 동안 실명(失明)한 데는 결명사(決明子) 2되를 가루로 하여 매번 2돈을 식사 후에 미음으로 고루 내리면 신기하다. 결명(決明) 잎을 나물로 무쳐서 자주 먹으면 눈이 밝아지는 데에 가장 좋다.《本草》

작목(雀目)•결명자(決明子) 각 1냥, 지부자(地膚子) 5돈을 가루로 하여 죽으로 환을 지어 복용한다.《千金》

청상자(靑箱子)

간장(肝臟)의 열독(熱毒)이 충안(衝眼)해서 적장예(赤障瞖)와 청맹(靑盲)과 종기가 나는 증세를 치료한다. 또한 내장(內障)을 치료하는 데 매우 좋으니 볶아서 가루로 하여 매 1돈을 미음으로 고루 내린다.《本草》

죽력(竹瀝)

눈이 붉고 자통(眥痛)해서 눈을 못 뜨며 또는 예장(瞖障)이 생기는 증세를 치료하니, 죽력(竹瀝)에 황련(黃連)을 넣어서 하룻밤 재워 즙을 짜서 바른다.《本草》

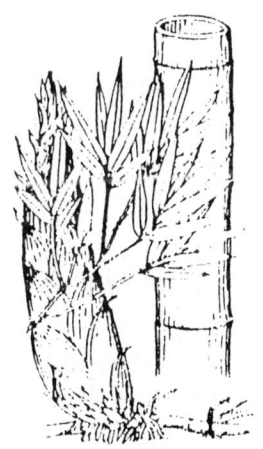

진피(秦皮)

눈 속의 청예(靑瞖)와 백막(白膜)을 주로 치료하고, 양쪽 눈의 붉은 종기로 아프고 눈물이 그치지 않는 데에 진피(秦皮) 1되를 달여서 맑게 하여 차게 씻으면 특효하니, 눈동자를 보익(補益)하고 눈을 밝게 한다. 눈이 붉고 눈동자 위의 부스럼과 예훈(瞖暈)이 나는 것을 치료하는 데는 진피(秦皮) 1냥을 물 1되에 담가서 푸른색이 나오면 솜으로 찍어 눈에 바르고, 조금 아픔이 있어도 해가 없으니 한참 있다가 더운 즙을 씻어 버리고 다시 새것을 바르기를 매일 10번씩 하면 이틀이 지나지 않아서 차도가 생긴다. 《本草》

목적(木賊)

간담(肝膽)을 보익(補益)하고 눈을 밝게 하며, 안질(眼疾)과 예막(＊膜)을 치료한다. 사내아이 오줌에 담가서 하룻밤이 지난 뒤 햇볕에 말려 마디를 버리고 가루로 해서 바르거나 달여 먹어도 좋다. 《本草》

하고초(夏枯草)

눈동자가 아파서 밤이면 심한 증세를 치료한다. 하고초(夏枯草) 5돈, 향부자(香附子) 1냥을 가루로 하여 매 1돈을 맑은차로 고루 내린다. 《本草》
이 풀은 3~4월에 꽃이 피고 여름을 지나서 음기(陰氣)가 나면 마르니, 순양(純陽)의 기(氣)를 받아서 궐음(厥陰)의 혈맥(血脈)을 돕는 효과가 있기 때문에 검은자위를 치료하는 데 신(神)과 같은 것은, 양(陽)으로 음(陰)을 치료하기 때문이다. 《綱目》

괴실(槐實)

눈을 밝게 하고 혼암(昏暗)을 없애

준다. 10월 상사일(上巳日)에 괴각(槐角)을 따서 항아리 속에 넣고 우담즙(牛膽汁)으로 절여서 봉하고 100일이 지난 뒤에 꺼내서 처음 1개를 공복에 먹고 이튿날 2개를 먹으며, 10일에는 10개를 먹은 다음부터는 다시 줄여서 1개까지 돌아가는 것인데 오래 먹을수록 좋다. 《本草》

저실자(楮實子)

간열(肝熱)로 예(瞖)가 생기는 증세를 치료한다. 또한 기예(氣瞖)의 세점(細點)과 반정예막(攀睛瞖膜)을 치료하니 가루로 하여 꿀탕에 1돈을 식사 후에 고루 내린다. 《直指》

황백(黃柏)

목열(目熱)・적통(赤痛)・다루(多淚)를 치료하고 세간(洗肝)과 눈을 밝게 하니 달인 탕으로 씻으면 좋다. 《本草》
백피(柏皮)를 젖에 담가서 구워 가지고 짜서 즙을 내어 눈이 아플 때 바른다. 《綱目》

상지전탕(桑枝煎湯)

청맹(青盲)을 치료해서 사물 보는 것을 매눈과 같이 만든다. 정월 8일・2월 8일・3월 6일・4월 6일・5월 5일・

6월 2일·7월 7일·8월 25일·9월 12일·10월 2일·11월 26일·12월 그믐 중에 매번 신일(神日)을 택하여 상시회(桑柴灰) 1홉을 끓이고 사기 그릇 속에 부어서 맑고 깨끗하게 하여 눈을 더웁게 씻고 차가워지면 다시 데워서 더웁게 씻으면 효과가 있다.《本草》

바람을 맞으면 냉루(冷淚)가 흐르는데, 겨울에 뽕잎 마르지 않은 것을 따서 놋그릇에 끓여 눈을 더웁게 씻으면 효과가 많다.《綱目》

오배자(五倍子)

풍독(風毒)이 위를 쳐서 눈이 부어 가렵고 아프며, 양쪽 뺨이 적란부예(赤爛浮瞖)하고 어육(瘀肉)이 동자를 침노하는 증세를 치료한다. 오배자(五倍子) 1냥, 만형자(蔓荊子) 1냥반을 가루로 하여 매 2돈을 물 2잔과 함께 약탕기에 달여서 1잔쯤 되거든 더운 물방울로 2~3차례 눈을 씻으면 밝아지고 삽양(澁痒)을 없애 준다.《本草》

제조(蠐螬)

눈 속의 무살과 청예(靑瞖)·백막(白膜)·예장(瞖障)·청맹(靑盲)을 없앤다. 즙을 내서 눈 속에 떨어뜨리고 또 불에 말려서 가루로 하여 먹는다. 성언(盛彦)의 어머니가 먹고 눈이 다시 밝았으니, 비록 효성이라고 하지만 약의 성분이 바로 그러했던 것이다. 벼의 껍질이 눈에 들어가서 나오지 않는데 보드라운 헝겊을 눈 위에 덮고 제조(蠐螬)를 가지고 헝겊 위를 문질러 주면 껍질이 베에 붙어 나온다.《本草》

오적어골(烏賊魚骨)

눈 속의 부예(浮瞖)와 적(赤)·백예(白瞖)를 치료한다. 갈아서 만든 가루를 꿀에 섞어서 바르고 용뇌(龍腦) 조금을 넣으면 더욱 좋다.《本草》

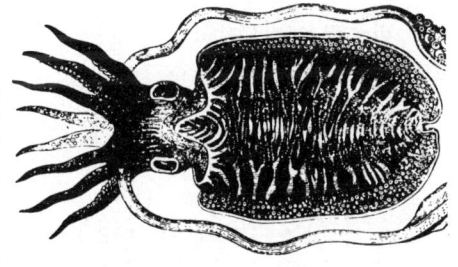

전라즙(田螺汁)

간열(肝熱)·목적(目赤)·종통(腫痛)을 주로 치료하니, 큰 논우렁이를 물에 넣어서 진흙을 버리고 뚜껑을 떼고 황련(黃連) 가루 1돈과 사향(麝香) 조금을 넣어서 땅의 위에 놓아 하룻밤을 재우고 다음날 닭의 털로 우렁이 속의 즙을 찍어서 아픈 눈을 씻으면 바로 차도가 생긴다.《綱目》

야명사(夜明砂)

즉, 박쥐의 똥이니 내(內)·외장(外障)을 치료하고, 눈을 밝게 하며 혼화(昏花)를 없애 주니, 일어서(淘) 불에 말리고 가루로 하여 환이나 가루로 먹어도 좋다. 《本草》

석결명(石決明)

청맹(靑盲)과 장예(障翳)를 없애니, 껍질을 물에 담가 눈을 씻으면 밝아지고, 불에 구워 가루로 하여 물에 타서 눈에 바르면 예막(翳膜)을 없앤다. 씨도 눈을 밝게 한다. 《本草》

이어담(鯉魚膽)

목열(目熱)·적통(赤痛)·청맹(靑盲)·예장(翳障)에 바르면 많은 효과를 본다. 작목(雀目)과 담뇌(膽腦)도 좋다. 《本草》

강랑(蜣蜋)

모래나 티끌이 눈에 들어가서 나오지 않는 데는 강랑(蜣蜋) 1개를 가지고 그 등을 눈 위에 그림자처럼 어른거리면 모래나 티끌이 저절로 나온다. 《本草》

이즙(梨汁)

갑자기 붉은 눈이 되고 노육(努肉)이 나오는 데는 좋은 배 1개를 찧어 즙을 내고 황련(黃連) 3가지를 썰어 솜에 싸서 담갔다가 누른 빛이 울어나면 눈에 바른다. 《綱目》

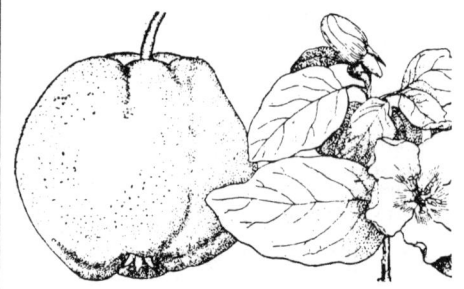

대맥즙(大麥汁)

보리 껍질이 눈에 들어가서 안 나올 때는 쌀보리를 달여 즙을 내서 씻으면 바로 나온다. 《本草》

만청자(蔓菁子)

청맹(靑盲)을 치료하고 눈이 밝아 환히 본다. 단 눈동자가 상하지 않았으면 대부분 치료가 된다. 씨 6되를 쪄서 열탕에 넣어 추겨 가지고 건져서 햇볕에 말리기를 세 번하고 가루로 하여 1일 2번씩 식사 후에 2돈을 술과 같이 먹는다. 만청자(蔓菁子) 3되, 식초 3되를 끓여서 햇볕에 말려 가루로 하여 1일 3회 1~2돈씩 맑은 물에 타서 먹으면 밤에 사물을 환히 본다.《本草》

제채자(薺菜子)

일명 석명자(菥蓂子)라고 한다. 청맹(靑盲)을 치료하고 눈을 밝게 하며 예장(瞖障)을 없앤다. 가루로 하여 가루로 먹거니 환으로 믹어노 보누 좋으며, 뿌리는 눈이 아픈 것을 치료하니 국이나 나물을 만들어 자주 먹으면 좋고, 심하게 붉거나 눈이 아픈 데는 뿌리를 즙으로 하여 눈에 바른다.《本草》

수생'남자유(首生男子乳)

눈이 붉으며 아프고 눈물이 많은 증세를 치료한다. 젖이 눈을 치료하는 데 효험이 많은 까닭은 무엇인가? 대부분 심(心)이 혈(血)을 낳고 간(肝)이 혈(血)을 간직하니, 간(肝)이 혈(血)을 받으면 충분히 볼 수 있는 것은 물이 경(經)에 들어가면 혈(血)이 되는 것과 연관되어 있기 때문이다. 또한 위로는 젖이 되고 아래로는 월수(月水)가 되기 때문에 젖이 바로 혈

(血)이라는 것을 알 수 있다. 그것을 눈에 바르는 것이 당연하지 않겠는가.《本草》

선각(蟬殼)

목혼(目昏)과 장예(障瞖)를 치료하니, 날개와 발을 버리고 가루로 먹거나 달여서 복용한다.《本草》

사세(蛇蛻)

눈을 밝게 하고 장예(障瞖)를 없앤다. 초침(醋浸)하고 구건(灸乾)하여 가루로 하거나 환으로 해서 복용한다. 뱀이 허물을 벗을 때 입으로부터 벗는데 눈동자도 따라서 벗어지니, 예막(瞖膜)을 없애는 것은 이 뜻을 가진 것이다.《本草》

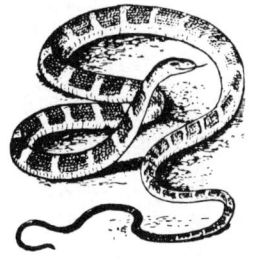

인뇨(人尿)

눈을 밝게 하고 붉은 종기와 혼예(昏瞖)를 없애 주니, 사내아이의 오줌

을 먹고 씻으면 가장 좋다. 《本草》

내가 일생 동안에 눈이 붉어서 괴로워 하는데, 사내아이의 오줌을 쓴다. 눈의 적삽(赤澁)에 자기 오줌을 손가락으로 찍어서 눈을 3~4차례 씻으면 조금 뒤에 바로 효과가 있다. 이것은 진기(眞氣)가 사열(邪熱)을 핍박해서 없애는 것이다. 《綱目》

오웅계담즙(烏雄鷄膽汁)

눈의 흐린 것을 치료하니 자기 전에 항상 바르면 좋다. 《本草》

웅작시(雄雀屎)

눈 속에 노육(努肉)이 나는 증세와 적맥(赤脈)이 눈동자를 꿰는 증세와 부예(膚瞖) 및 적(赤)·백막(白膜)을 주로 치료한다. 똥을 처음 낳은 사내아이 먹는 젖에 섞어서 바른다. 《本草》

백막(白膜)을 치료하는 데 웅작시(雄雀屎)·용뇌(龍腦) 각 약간을 젖에 개어서 눈에 바른다. 《類聚》

어린아이 작목(雀目)에는 참새 머리의 피를 자주 바른다. 《本草》

웅담(熊膽)

안질(眼疾)이 적란(赤爛)하고 예(瞖)가 생기며 눈물이 많은 증세를 치료하니, 곰의 쓸개를 물에 개어서 자주 바르면 신기한 효과가 있다. 《資生》

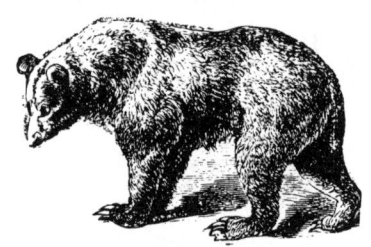

우간(牛肝)

눈을 밝게 하니, 회를 만들어 먹거나 쪄서 먹어도 좋다. 검은 소 쓸개가 눈을 밝게 하니 눈에 바르면 좋다. 《本草》

청양간(靑羊肝)

청맹(靑盲)을 치료하고 눈을 밝게 하며 흐린 것을 없애 준다.

영양간(羚羊肝) 1구를 엷게 썰어 기왓장 위에 깔고서 불에 구워 말리고, 초결명(草決明) 반 되와 요자(蓼子) 1홉을 함께 볶아서 향내가 나거든 함께 찧어 가루로 하여, 꿀 끓인 물에 1돈을 섞어서 1일 3번 식사 후에 먹고, 더 복용할 때는 2돈까지 해서 2제까지 먹으면 눈이 아주 밝고 밤에 잔 글씨를 읽을 수 있다. 《本草》

눈이 붉고 흐리며 아픈 데는 양간을

얇게 썰어서 5가지 맛을 섞어 먹으면 아주 좋다. 《本草》

열병 뒤에 실명(失明)한 데는 양간을 얇게 썰어서 눈 위에 붙이고 또 생으로 먹으면 더욱 신기하다. 《本草》

청양(靑羊)의 쓸개가 청맹(靑盲)과 눈을 밝게 하는 데 주로 치료하니, 눈에 바르면 적장(赤障)·백막(白膜)·풍루(風淚)를 없애 준다. 또 열병 뒤에 실명한 데는 양의 쓸개즙을 눈에 바르면 신기하다. 《本草》

눈의 모든 질환에는 양의 쓸개 하나에 꿀 1돈을 넣어서 단단히 봉하고 달여서 식은 뒤에 눈에 바르면 효과가 있다. 《得效》

눈의 질환에는 청양간(靑羊肝)이 제일 좋고 흑양(黑羊)과 백양(白羊)은 그 다음이다. 《丹心》

견담(犬膽)

눈을 밝게 하고 눈 속의 고름을 없애 준다. 6월 초복에 쓸개를 가지고 술에 타서 먹는다. 눈이 가렵고 적삽(赤澁)한 데는 쓸개즙을 눈에 바른다. 《本草》

토간(兎肝)

눈을 밝게 하고 흐린 것을 치료하니, 초결명(草決明)에 섞어서 환을 지어 먹는다. 열독이 상충(上衝)해서 눈이 흐린 데는 간을 생으로 먹되 양간(羊肝)을 먹을 때와 같이 한다. 눈이 흐리고 아픈 데는 생간을 즙을 짜서 사람의 젖을 넣고 눈에 바르면 좋다. 《本草》

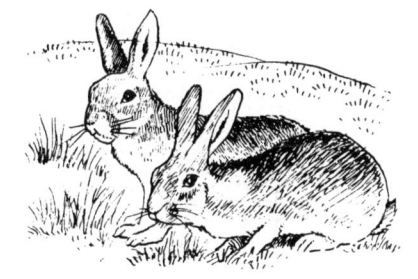

저간(猪肝)

눈을 밝게 하고 또 간열(肝熱)과 목적(目赤)으로 아픈 증세를 치료하니, 돼지의 간 1구를 얇게 썰어 5가지 맛과 간장과 초를 섞어서 먹는다. 《本草》

작목(雀目)에는 돼지의 간을 뜨물에 삶아서 병든 눈에 김을 쐬고 또 먹는다. 《本草》

청맹(靑盲)에는 돼지 쓸개 하나를 약간 익혀서 좁쌀 크기로 환을 만들어 눈 속에 넣으면 좋다. 《本草》

외장예(外障瞖)에는 돼지 쓸개 하나를 은석기(銀石器)에 달여 고약처럼 만들어서 용뇌(龍腦) 약간을 넣어 눈에 바르고, 동시에 돼지 쓸개 흰 껍질을 잘 말려서 불에 태워 재로 하여 예(瞖) 위에 바르면 3~5번 정도에 효과

를 볼 수 있다.《得效》

달담(獺膽)

장예(障翳)가 흑화(黑花)와 파리가 나는 듯하는 증세와 사물을 보아서 알아 보지 못하는 데 수달피의 쓸개즙을 눈에 바르고 약에 넣어도 좋다.《本草》

침구법(鍼灸法)

눈동자가 아픈 데는 풍부(風府)•풍지(風池)•통리(通里)•합곡(合谷)•신맥(申脈)•조해(照海)•대돈(大敦)•규음(竅陰)•지음(至陰)을 택한다.《綱目》

목적(目赤)•종예(腫翳)•수명(羞明)•은삽(隱澁)할 때는 상성(上星)•백회(百會)•찬죽(攢竹)•공정(空睛)•명동(明瞳)•자료(子髎)•태양(太陽)•합곡(合谷)을 택하고 또 풀줄기로 콧구멍을 찔러서 피를 많이 내면 곧 낫는다.《子和》

눈이 심하게 붉고 종기로 아플 때 신정(神庭)•상성(上星)•신회(顖會)•전정(前頂)•백회(百會)를 택해서 피를 내면 바로 낫고, 또 광명(光明)•지오회(地五會)혈을 택한다.《綱目》

모든 장예(障翳)에는 정명(睛明)•사백(四白)•태양(太陽)•백회(百會)•상양(商陽)•여태(厲兌)•광명(光明)을 택해서 각각 피를 내고, 합곡(合谷)•삼리(三里)•명문(命門)•간유(肝兪)•광명(光明)에 각각 뜸을 뜬다.《綱目》

내장(內障)에는 족궐음(足厥陰)•족소음(足少陰)•양교(陽蹻)를 택한다.《綱目》

예(翳)를 없애는 것은 거위 날개를 끊어서 흑정(黑睛)에는 가깝게 하고, 백정(白睛)에는 대면 막(膜)이 저절로 모여서 솟아오르니 침(鍼)으로 끌어당겨 가볍게 긁어버리면 눈이 밝아지고 사물을 볼 것이니, 헝겊으로 눈을 싸매고 피를 막으면 3일 만에 낫는다.《千金》

노육(努肉)이 눈동자를 당기는 데는 정명(睛明)•풍지(風池)•기문(期門)•태양(太陽)혈을 택하여 피를 낸다.《綱目》

난현풍(爛弦風)에는 대골공(大骨空)을 택하여 9장을 뜸하고, 입으로 불을 불어서 끄고, 삼릉침(三稜鍼)으로 눈두덩이를 찔러서 피를 내면 바로 낫는다.《綱目》

바람을 쏘여서 냉루(冷淚)가 흐르고 눈곱이 끼며 흑화(黑花)가 보이는 데는 대골공(大骨空)과 소골공(小骨空)을 택하여 뜸을 하고 불을 불어서 끄며 또 임읍(臨泣)과 합곡(合谷)혈을 택한다.《綱目》

청맹(靑盲)에는 거료(巨髎)혈을 뜸

하고 또 간유(肝兪)•명문(命門)•상양(商陽) 혈을 택한다.《得效》

눈이 희미한 데는 삼리(三里) 혈을 뜸하고 승읍(承泣)에 침을 놓으며 또 간유(肝兪)•동자료(瞳子髎) 혈을 택한다.《綱目》

작목(雀目)에는 신정(神庭)•상성(上星)•전정(前頂)•백회(百會)•정명(睛明) 혈을 택하여 피를 내면 바로 낫고, 또 간유(肝兪)•조해(照海) 혈을 택한다.《綱目》

폭맹(暴盲) 때문에 사물이 안 보이는 데는 찬죽(攢竹)과 정전(頂前) 오혈(五穴)을 택하고, 또 콧속을 찔러서 피를 많이 내면 바로 밝아진다.《子和》

눈이 종기로 아프고 동자가 튀어나오려는 데 손가락 열 개의 사이를 찔러서 피를 내면 바로 낫는다.《易老》

눈을 치뜨고 못 보는 데는 이마의 제2추골(第二顀骨)과 제5추골(第五顀骨) 위를 각각 7장을, 한꺼번에 불을 붙여 뜸하면 좋다.《寶鑑》

4. 이 (耳)

귀와 눈의 양기(陽氣)

사람의 귀와 눈이 달의 경우와 같아서 달이 반드시 햇빛을 받아서 밝듯이, 귀와 눈도 역시 양기(陽氣)의 힘을 얻어 마침내 총명하게 되는 것이다. 그러므로 귀와 눈의 음혈(陰血)이 허해지면 양기(陽氣)의 힘을 못 받고 저절로 작용을 못하여 총명을 잃게 되니, 귀와 눈의 총명은 반드시 혈기가 서로 순조롭게 움직여야만 보고 듣게 되는 것이다.《綱目》

귀와 신(腎)

내경(內經)에 이르기를,「신(腎)은 귀를 주관한다.」하였고, 또 이르기를,「신(腎)이 규(竅)에서는 귀가 된다.」고 하였으니 신기(腎氣)가 귀에 통하여 신(腎)이 온화하면 귀가 충분히 5음(五音)을 잘 듣게 된다.《難經》

또 내경(內經)에 이르기를,「신(腎)이 정(精)을 간직했다.」하였고, 영추(靈樞)에 이르기를,「정(精)이 벗어나면 귀가 안 들린다.」하였으니 신(腎)은 족소음(足少陰)의 경(經)이 되고 정(精)을 주관하며, 기(氣)가 귀에 통하므로 귀는 종맥(宗脈)이 모이는 곳이 된다. 정기(精氣)가 서로 어울리면 신장(腎臟)이 강성하여 귀가 오음(五音)을 잘 듣고, 혹시 기혈(氣血)이 노상(勞傷)하고 겸하여 풍사(風邪)를 받으면 신장(腎臟)이 상하고 정기(精氣)가 떨어지며 귀가 먹어 들리지 않는다.《寶鑑》

귀가 가려울 때

귀의 가려움증이 1일에 1번 일어나

면 위태한 증세이니, 침(鍼)으로써 피를 나게 하며, 조금 나았다가 다음날 다시 재발하면 이것은 신장이 허(虛)한 것으로 인해서 부독(浮毒)이 위를 치는 증세이니 고치기가 쉽지 않다. 처방으로는 투빙단(透氷丹)을 쓰고, 술·닭·돼지·맵고 뜨거운 것은 피한다. 한 달 동안만 먹으면 낫는데 만일 낫지 않으면 효력이 없는 것이다. 《得效》

귀에 벌레가 들어갔을 때

벌레가 귀에 들어가서 나오지 않을 때는 칼 두 자루를 가지고 귀에 대고 서로 마찰해서 소리를 내면 벌레가 저절로 나온다. 또 거울을 두드려도 나온다. 《本草》

차강지(車釭脂)를 귓구멍에 바르면 벌레가 나온다. 《本草》

벌레나 이(虱)가 귀에 들어가면 백교향(白膠香)을 태워 연기를 쏘이면 귀안이 뜨거워 벌레가 저절로 나온다. 《綱目》

남청즙(藍靑汁)을 귓속에 떨어뜨리면 벌레가 죽어서 나온다. 《得效》

벌레가 귀에 들어가서 아픔이 생긴 데는 뱀장어 고기진을 귓속에 바른다. 《本草》

천초(川椒) 가루를 초에 적셔서 그 즙을 귓속에 떨어뜨리면 벌레가 저절로 나온다. 《本草》

복숭아잎을 삶아서 비벼가지고 귓속을 막으면 벌레가 나온다. 《本草》

나쁜 벌레가 귀에 들어갔을 때는 복숭아잎으로 베개를 만들어 베면 벌레가 코로 나온다. 《得效》

날으는 벌레가 귀에 들어갔을 때는 좋은 초를 귓속에 떨어뜨리면 벌레가 죽어서 나온다. 《綱目》

또 간장을 귓속에 찍어 넣으면 바로 나오고 또 놋그릇을 귓가에 대고 두드리면 나온다. 《本草》

아무런 벌레나 귀에 들어갔을 때는 부추·파·생강즙 또는 삼씨 기름을 귓속에 떨어뜨리면 바로 나온다. 《本草》

당나귀 젖이나 우유를 떨어뜨리면 바로 나온다. 《丹心》

지네가 귀에 들어갔을 때는 생강즙이나 부추즙을 찍어 넣으면 바로 나온다. 《本草》

돼지고기를 구워 귀에 붙이면 지네가 나온다. 《本草》

유연(蚰蜒 : 땅지네)이 귀에 들어갔을 때는 생반하(生半夏)를 가루로 하여 삼씨 기름에 섞어서 귓속에 바르면 벌레가 향내를 맡고 나온다. 《綱目》

서부충(鼠婦虫)을 개어서 종이에 발라 가지고 말아서(卷) 귓속에 넣으면 벌레가 저절로 나오고, 또 달팽이를 물에 갈아 그 즙을 귓속에 떨어뜨리면 벌레가 나온다. 《綱目》

참기름을 달여 떡을 만들어서 베면 벌레가 바로 나온다. 《本草》

마늘즙을 귓속에 떨어뜨리면 벌레가 저절로 나온다.《本草》

우유나 당나귀 젖을 귓속에 찍어 넣으면 벌레가 물이 된다.《本草》

귓속에 어떤 물건이 들어갔을 때 활줄이나 노끈의 한끝을 두드려 비벼서 끝에 아교를 묻혀서 붙여 가지고 천천히 끌어낸다.《本草》

개미가 귀에 들어간 데는 천산갑(穿山甲)을 불에 태워서 가루로 하여 물에 섞어서 귓속에 넣으면 바로 나온다.《本草》

돼지기름 또는 소기름, 또는 살을 구위서 귓구멍에 붙이면 벌레가 저절로 나온다.

파줄기를 귓구멍에 대고 힘껏 빨면 나온다.《本草》

모든 벌레의 종류가 귀에 들어갔을 때는 대롱을 귀에 대고 힘껏 빨면 나온다.《丹心》

백반(白礬)

고름이 귓속에서 나오는 증세를 치료하니 가루로 하여 사향(麝香)을 조금 넣어 솜에 싸서 귀를 막는다.《本草》

염(鹽)

귀가 갑자기 심하게 아픈 데는 소금 3~5되를 물에 넣고 끓여서 푸른 빛깔의 베를 덮고 베개로 하여 김을 쏘이고, 식으면 다시 덥게 해서 베면 낫는다.《綱目》

자석(磁石)

오래도록 귀가 먹은 것을 치료한다. 긴자석(緊磁石) 콩알만큼한 것과 천산갑(穿山甲) 태운 가루 2푼반을 새 솜에 싸서 귓구멍을 막고 입에 조그마한 쇳조각을 물고 있으면, 귓속에서 비바람 소리가 나고 바로 낫는다.《綱目》

또 자석(磁石)을 갈아 가루를 솜으로 싸서 귀가 먹은 귓속에 넣고 따로 침사(鍼砂) 가루를 반대편의 귓속에 넣으면 바로 통한다.《直指》

창포(菖蒲)

귀가 먹은 것을 치료한다. 석창포(石菖蒲) 1치, 파두육(巴豆肉) 1알을 두드려 환을 만들어 솜에 싸서 귀를 막는데 하루에 한 번씩 바꾸어 막는다. 아픈 귀에는 즙을 해서 찍어 넣으면 효과가 있다.《本草》

생지황(生地黃)

귀가 울고 귀가 먹은 것을 치료하니, 생지황(生地黃)을 불에 태워서 재로 하여 솜에 싸서 귀를 자주 막는데 나을 때까지 자주 바꾸어 막는다.《本

草》

박하(薄荷)

물이 귀에 들어간 데는 박하즙을 조금 넣으면 바로 효과를 본다. 《經驗》

비마자(蓖麻子)

귀가 먹은 것과 귀가 우는 것을 치료하니, 비마자(蓖麻子) 껍질을 벗긴 것 49알과 큰 대추살 10개를 사람의 젖에 섞어서 짓찧어 대추씨 크기로 환을 하여 솜에 싸가지고 귀에 막는데 열이 나는 정도에 따라 하루 한 번씩 바꾼다. 약명을 조자정(棗子錠)이라고 한다. 《得效》

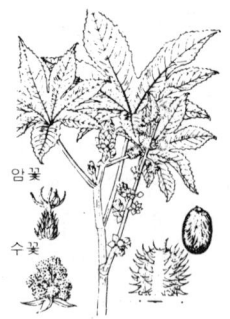

감수(甘遂)

오래도록 귀가 먹은 것을 치료하니 감수(甘遂) 반 치를 솜에 싸서 귓속을 막고 감초(甘草) 반 치를 씹으면 바로 통한다. 《綱目》

또 감수(甘遂)가루를 오른쪽 귀에 넣고 왼쪽 귀에도 불어 넣으면 효과가 있는데 양쪽 귀에 넣는 가루를 두 사람이 각각 만들어야 된다. 《丹心》

파두(巴豆)

귀가 먹고 오래 되어 아픈 것을 치료하니 파두(巴豆)살 1냥, 송지(松脂) 3냥을 함께 찧어서 대추씨 크기로 환을 하여 솜에 싸서 하루 한 번씩 바꾸어 귀에 막는다. 《本草》

파두(巴豆) 1알을 껍질을 벗기고 밀초에 싸되 침으로 한쪽에 구멍을 내어서 귓속을 막는다. 《本草》

파두(巴豆)살 14개를 가루로 하고 거위기름 반 냥을 불에 녹여서 환을 하여 솜에 싸서 귀를 막는다. 《丹心》

귀뇨(龜尿)

오래도록 귀가 먹은 것을 치료한다. 거북의 오줌을 푸른 파관 속에 넣어서 귓속에 넣어 준다. 거북의 오줌을 받는 법은 거울을 거북이에게 비추면 거북이가 음(淫)이 일어나서 오줌을 누며, 또 쑥으로 그의 꼬리를 뜨면 오줌을 흘린다. 《丹心》

이어담(鯉魚膽)

귀가 먹은 것을 치료한다. 담즙(膽汁)을 받아서 귓속에 넣어 준다. 《本

草》

심하게 귀가 먹은 데는 이어뇌수(鯉魚腦髓) 2냥을 멥쌀 3홉에 소금장을 넣어 죽을 쑤어 먹는다. 《入門》

서담(鼠膽)

오랫동안 귀가 먹은 것을 치료한다. 쓸개즙을 환자에게 옆으로 눕게 하고 귓속에 넣으면 반대의 귀로 즙이 나오는데, 처음에는 귀가 더 어둡다가 반나절이 지나면 낫고 30년간 귀가 먹은 것도 치료가 된다.

단, 얻기가 어려운데 그것은 쥐가 죽으면 쓸개가 바로 녹아 버리기 때문이다. 어떤 사람이 말하기를, 매월 초사흘 전에는 안 녹는다고 하였다. 《入門》

쥐의 뇌골을 싸서 귀를 차게 해도 좋다.

구인즙(蚯蚓汁)

귀가 먹은 것을 치료한다. 지렁이를 파잎 속에 넣으면 물이 되니 귓속에 찍어 넣는다. 《本草》

사고(蛇膏)

귀가 먹은 것을 치료한다. 사고(蛇膏)로 귀를 막으면 바로 효과가 있다. 《千金》

귓속이 갑자기 많이 아파서 못 견디는 데는 뱀의 허물을 태워서 귓속에 불어 넣으면 바로 낫는다. 《正傳》

행인(杏仁)

귀가 아프고 고름이 나오는 증세를 치료하니, 붉게 볶아서 가루로 하여 파즙에 환을 만들어 솜에 싸서 1일 3번 귀를 바꾸어 막는다. 《本草》

개자(芥子)

귀가 먹은 것을 치료한다. 가루로 하고 젖에 환을 만들어 솜에 싸서 귀를 1일 2번씩 바꾸어 막는다. 《本草》

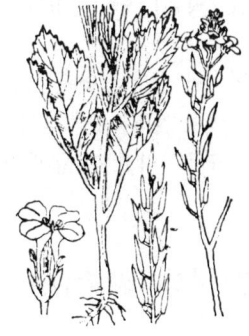

계포란각(鷄抱卵殼)

귓속이 헐고 아파서 못 견디는 것을 치료하니, 계란 껍질을 볶아 가루로 하여 향유(香油)에 섞어서 귓속에 넣으면 아픔이 바로 그친다. 《種杏》

웅묘뇨(雄猫尿)

귀가 먹은 것을 치료하니, 수고양이 오줌을 받아서 귓속에 넣으면 바로 효과가 있는데, 오줌을 받는 방법은 생강으로 이빨을 문지르면 오줌을 눈다. 《綱目》

사향(麝香)

기(氣)가 막혀서 귀가 먹은 것을 치료하니, 진사향(眞麝香)을 파구멍으로써 귀에 불어 넣고 그 파잎을 찧어서 막으면 저절로 밝아진다. 《回春》

노생지(驢生脂)

오랫동안 귀 먹은 것을 치료한다. 생비계를 생초(生椒)에 익혀서 찧어 솜에 싸서 귀를 막으면 효과가 좋다. 《本草》

침구법(鍼灸法)

귀가 우는 데는 액문(液門)·이문(耳門)·중저(中渚)·상관(上關)·완골(完骨)·임읍(臨泣)·양곡(陽谷)·전곡(前谷)·후계(後溪)·양계(陽溪)·편력(偏歷)·합곡(合谷)·대릉(大陵)·대계(大溪)·금문(金門)을 택한다.

귀 먹은 데는 중저(中渚)·외관(外關)·화료(和髎)·청회(聽會)·청궁(聽宮)·합곡(合谷)·상양(商陽)·중충(中衝) 혈을 택한다.
심하게 귀 먹은 데는 천유(天牖)·사독(四瀆) 혈을 택한다. 귀가 심하게 먹은 데는 7푼 길이의 창출(蒼朮)을 1두(一頭)는 평평하게 깎고 또는 뾰족하게 깎아서 뾰족한 것을 귓속에 꽂고 평평한 데다 7장의 뜸을 뜨는데, 심하게 아픈 데는 27장을 떠서 귓속이 열을 느끼면 바로 낫는다. 《綱目》

5. 비 (鼻)

비(鼻)를 신려(神廬)

황정경(黃庭經)에 이르기를,「신려(神廬)로 숨을 쉬고 단전(丹田)으로 통하게 하니, 신려(神廬)라는 것은 즉 코를 말하는데 신기(神氣)의 출입하는 문」이라고 하였다. 《類聚》

비연(鼻淵)

담(膽)이 열을 뇌로 옮기면 알(頞 : 콧줄기)이 신(辛)하고 흐르니, 비연(鼻淵)이라는 것은 탁(濁)한 콧물이 그치지 않고 흐르는 증세이다. 그것이 전변(傳變)해서 코피로 눈이 어두워진다.
주(註)에 말하기를,「담액(膽液)이

밑으로 흘러서 탁한 물이 되는데 흘러서 안 그치면 우물과 같으므로 비연(鼻淵)이라고 하며 오래도록 안 그치면 반드시 코피가 되어 실혈(失血)이 많아서 눈이 어두워진다.」 비연(鼻淵)이란 것은 바깥의 추위가 속의 열을 억제하는 증세이다. 《正傳》

어떤 사람이 코에 탁한 물이 흐르고 거친 기(氣)가 있는데 맥(脈)이 작은 줄 같고 오른쪽 마디는 활(滑)하며 왼쪽 마디는 삽(澁)하므로 상성(上星) · 합곡(合谷)혈을 뜸하고, 다음 주금(酒芩) 2냥, 창출(蒼朮) · 반하(半夏) 각 1냥, 신이(辛夷) · 세신(細辛) · 천궁(川芎) · 백지(白芷) · 석고(石膏) · 인삼(人蔘) · 갈근(葛根) 각 5돈을 썰어서 7첩에 나누어 먹으니 완전히 나았다. 《丹溪》

콧속에 계속 누런 콧물을 흘리고 냄새가 나며 심하면 뇌가 심하게 아프니, 속칭 공뇌사(控腦砂)라고 하는데 벌레가 뇌속을 먹는 증세이다.

사과등(絲瓜藤)의 가까운 뿌리 3~5자를 태워서 가루로 하여 술에 타서 먹으면 바로 낫는다. 《正傳》

비구(鼻鼽)

비구(鼻鼽)란 것은 코에서 맑은 콧물이 흐르는 증세이다. 《本草》

콧속에서 물이 나오는 증세를 구(鼽)라고 한다. 《內經》

상풍(傷風)하면 저절로 코에서 맑은 물이 흐른다. 《綱目》

비색(鼻塞)

비색증(鼻塞症)은 모두 폐에 속한다. 《綱目》

한기가 피모(皮毛)를 상하면 코가 막히고 이롭지 못하며 화(火)가 청도(淸道)를 답답하게 찔를 듯하면 향내를 모르니, 새로 일어난 증세는 우연히 풍한(風寒)을 자극하여 코가 막히고 소리가 둔하며 콧물을 흘리고 재채기를 한다.

비치(鼻痔)

가벼우면 코에 부스럼이 되고, 무거우면 비치(鼻痔)가 되는데 모두 폐열(肺熱)에 속한다. 《入門》

비치(鼻痔)란 것은, 폐기(肺氣)가 열이 심하여 오래 되면 탁하게 엉겨서 군살이 되게 하여 대추만한 큰 알맹이가 콧구멍을 막고 심하면 코가 막히기까지 한다.

비차(鼻齄)

비차(鼻齄)란 것은 코의 끝이 붉은 증세이니 심하면 검은 갈색으로 되는데 술꾼들에게 많이 있다. 혈열(血熱)이 폐(肺)에 들어가서 답답하고 오래 되면 혈(血)이 탁하게 엉기고 빛이 붉으며, 또는 술을 마시지 않아도 붉은 증세는 폐풍창(肺風瘡)이라고 하는데 역시 혈열(血熱)이 폐(肺)에 들어간 것이다.

면(面)·비(鼻)가 자흑(紫黑)

얼굴은 양(陽) 속의 양(陽)이 되고 코는 얼굴의 한가운데에 자리잡고 있으니 한 몸의 피가 얼굴과 코로 운반되어서 모두가 아주 맑은 피가 되는 것이다. 술꾼은 주기(酒氣)가 훈증하면 얼굴과 코가 술을 받아서 심한 열이 나고, 더운 피가 추위를 받으면 더럽고 탁하며 응삽(凝澁)하여 운행하지 못하기 때문에 빛이 검은 자색으로 되는 것이다. 치료 방법은 당연히 막힌 피를 통하며 새로운 피를 낳게 할 것이다.

비색(鼻色)을 보고 병을 구별할 때

코끝이 푸르면 병이 있고, 검으면 피로한 증세이고, 붉으면 풍(風)이며, 누르면 변이 힘들고, 선명하면 먹은 것이 체해서 신물이 나온다. 《靈樞》

코의 색이 푸르고 뱃속이 심하게 아프며 냉(冷)한 사람은 치료가 어렵다. 《正傳》

코끝이 약간 흰 것은 망혈(亡血)된 증세이며, 붉은 것은 피가 열이 있는 증세이니 술꾼에게 많이 있다. 《三因》

백염(白鹽)

주차(酒齄)를 치료하니 진타(津唾)에 섞어서 계속 문질러 주면 신기하다. 《得效》

백반(白礬)

콧속의 군살을 치료하니 백반말(白礬末)을 돼지기름에 개어서 솜에 싸가지고 콧속을 막으면 아주 좋다. 《本草》

유황(硫黃)

코가 붉은 것을 치료하는 데는 귀신과 같다. 유황을 덩어리로 소주에 넣는데 세 번 담그어서 가루로 하고 가자즙(茄子汁)에 섞어서 3차례 바르면 바로 효과가 있다. 《種杏》

웅황(雄黃)

콧속의 군살을 치료한다.
대추씨 크기로 만들어 콧속에 넣어두면 군살이 저절로 없어진다. 《本草》

경분(輕粉)

주차(酒齄)를 치료한다.
경분(輕粉)과 유황(硫黃)을 가루로 하여 침에 섞어서 문지르거나 또는 경분(輕粉)·유황(硫黃)·유향(乳香)·세신(細辛)을 가루로 하여 침에 반죽하여 붙인다. 《綱目》

세신(細辛)

코 막힌 것과 군살을 없애 주니 과체(瓜蔕)와 함께 쓰면 과정산(瓜丁散)이 된다. 군살이 늘어져 밖에까지 나오는 데도 이 약을 바르면 없어진다. 《綱目》

신이(辛夷)

코가 막힌 것을 통한다. 가루로 하여 파 끓인 물에 1돈을 같이 먹고, 또 솜에 싸서 콧속을 막는다. 《本草》

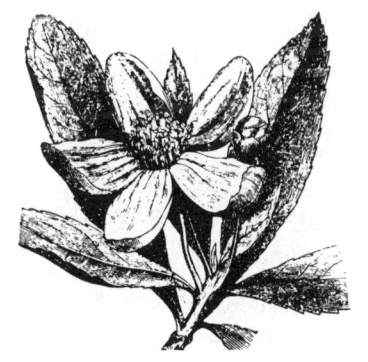

궁궁(芎藭)

콧물이 많은 것을 치료하니, 달이거나 가루로 먹거나 모두 좋다. 《本草》

건강(乾薑)

코가 막힌 것을 치료하니, 가루로 해서 꿀로 환을 만들어 콧속에 넣는다. 《本草》

조각(皂角)

코가 막힌 것을 치료한다.

구워서 가루로 하여 약간씩 콧속에 넣는다. 또 음식이 콧속에 들어가서 나오지 않는 것은, 콧속에 약간 불어 넣으면 재채기를 하면서 나온다. 《本草》

백초상(百草霜)

코에 부스럼이 오래 되어 부스럼이 헐어서 심한 냄새가 나는 증세를 치료한다. 가루로 하여 찬물에 2돈을 같이 먹는다. 《綱目》

과체(瓜蔕)

콧속의 군살을 없애 주니 가루를 솜에 싸서 콧속에 넣고, 또는 양의 기름에 섞거나 세신(細辛)에 섞는 것이 좋다. 《本草》

호유(胡荽)

콧속의 군살을 없애 주니, 짓찧어서 콧속에 넣으면 군살이 저절로 없어진다. 《丹心》

견담(犬膽)

코가 막히는 것과 군살을 주로 치료하니, 과체(瓜蔕)와 세신말(細辛末)을 쓸개즙에 섞어서 코를 막으면 바로 효과가 있다. 《本草》

구두골회(狗頭骨灰)

망사(硵砂) 약간을 재와 섞어서 콧속에 불어 넣으면 군살이 자연히 없어진다. 《丹心》

구두골회(狗頭骨灰) 1돈과 정향(丁香) 반 돈을 가루로 하여 콧속에 불어 넣으면 군살이 변해서 물이 된다. 《類聚》

침구법(鍼灸法)

코에 탁한 물이 흐르는 데는 상성(上星) 27장을 뜸하고, 또 인중(人中)과 풍부(風府)혈을 택하여 낫지 않으면 백회(百會)·풍지(風池)·풍문(風門)·대추(大顀)혈을 택한다. 《綱目》

코가 막혀서 향냄새를 맡지 못하는 데는 영향(迎香)·상성(上星)·합곡(合谷)혈을 택하여 낫지 않으면 인중(人中)·풍부(風府)·백로(百勞)·전곡(前谷)혈을 뜸질한다. 《綱目》

콧물이 흐르고 냄새가 나는 데는 상성(上星)·곡차(曲差)·합곡(合谷)·인중(人中)·영향(迎香)혈을 택한다. 《東垣》

콧물이 많이 흐르는 데는 신회(顖會)·전정(前頂)·영향(迎香)혈을 뜸을 한다. 《資生》

6. 구설(口舌)

입을 옥지(玉池)라고 할 때

황정경(黃庭經)에 말하기를, 「옥지(玉池)의 맑은 물이 영근(靈根)에 관주(灌注)한다.」하였다. 또 주(註)에 말하기를, 「옥지(玉池)는 입을 말함이며, 맑은 물은 진액(津液)을 이름이고, 영근(靈根)은 혀를 말한 것이다.」라고 하였다.

혀가 심(心)에 속할 때

심(心)이 구멍에 있어서 혀가 된다. 또는 심기(心氣)가 혀에 통하므로 심(心)이 온화하면 충분히 5가지 맛을 안다. 혀는 심(心)의 싹이다. 《入門》

혀는 심(心)의 관(官)이 되니 5가지 맛보는 것을 주재한다. 심(心)의 본맥(本脈)은 혀뿌리에 매었고, 비(脾)의 낙맥(絡脈)은 혀 옆에 매었고, 간맥(肝脈)은 음기(陰器)를 돌아서 혀의 근본에 매었으니, 신(腎)의 진액(津液)이 혀끝에 나와서 오장(五臟)에 퍼지는 것을 심(心)이 실질적으로 주관하는 셈이다. 삼경(三經)이 사기(四氣)의 중독됨을 입으면 혀가 말려서 말을 못하고, 7정(七情)의 기(氣)가 답답하면 혀에 부스럼이 나서 말을 못하며, 심(心)에 열이 있으면 혀가 상하여 부스럼이 나고 간(肝)이 막히면 엉키면 피가 솟아나고, 비(脾)가 닫히면 백태(白苔)가 눈(雪)과 같은 것이 생기니 이것이 모두 다 혀의 병이 된다. 《得效》

구진(口唇)이 비(脾)에 속할 때

한가운데의 누런색이 비(脾)에 들어가서 통하고 입에 구멍을 열기 때문에 병이 혀의 뿌리에서 난다. 또한 비(脾)가 구멍에 있어서 입이 된다. 《內經》

비기(脾氣)가 입에 통하니, 비(脾)가 온화하면 충분히 5가지 맛을 안다. 《難經》

심(心)은 혀를 주장하고 비(脾)는 진구(唇口)를 주관하므로 심비(心脾)의 2기가 계속 서로 통하고 있는 것이다. 《入門》

입술은 비(脾)에 속하므로 바람을 맞으면 경련을 일으키고, 차면 떨면서 오그라지며, 열이 있으면 말라서 찢어지고, 혈(血)이 허하면 핼쑥하고, 기(氣)가 울하면 부스럼이 나는 것이니 입술에 병이 있으면 증세에 따라서 비(脾)를 치료하는 것이 좋다. 《入門》

설종(舌腫)

혀의 종기가 입에 가득차서 기(氣)를 토하지 못하는 증세를 목설(木舌)이라고 한다. 《入門》

목설(木舌)은 심비(心脾)의 열이 막혀서 엉킨 것이다. 《入門》

목설(木舌)은 혀의 종기가 크고 거칠며, 차차 종기가 단단하여 입에 가득차는 증세이니 빨리 치료하지 않으면 죽는다. 《綱目》

목설(木舌)은 혀가 종기로 단단하여 온화하고 연하지 않은 증세이니 배초상(百草霜)·망초(芒硝)·활석(滑石)을 가루로 하여 술에 개어 붙인다. 《丹心》

목설(木舌)의 치료 방법은 자설(紫雪) 2돈에 죽력(竹瀝)을 섞어서 입 속을 자주 닦으면 바로 없어진다. 《綱目》

모든 혀의 종창(腫脹)에 용뇌파독산(龍腦破毒散) 반 돈을 손가락으로 찍어다 혀에 문지르고 삼켜도 좋다. 《丹心》

어떤 노인이 설근(舌根)에 종기가 나서 차차 입에 가득차고 그 증세가 심히 흉하여 대인(戴人)이 이르기를, 「혈(血)이 실(實)한 증세는 당연히 터뜨려서 치료해야 한다.」하고 쇠꽃이침으로써 매일 8~9번을 찔러서 약 2~3잔의 피를 흐르게 하니 종기가 없어지고 아픔이 덜어졌다. 혀라는 것은

심(心)의 외후(外候)인데 심(心)이 혈(血)을 주관하기 때문에 혈(血)이 나오면 낫는다. 《子和》

중설(重舌)

혀뿌리에 붙어서 또 하나의 작은 혀가 나는 증세를 중설(重舌)이라고 하는데, 침으로 찔러서 나쁜 피를 빼내야 한다. 《入門》

혀 밑에 작은 혀 같은 것이 나는 증세를 중설(重舌)이라 하고, 뺨속과 입천장에 나는 것을 중악(重齶)이라 하고, 잇몸 위에 나는 것을 중은(重齦)이라 하니 모두 침으로 찔러서 피를 내야 한다. 《綱目》

설장(舌長)과 설단(舌短)

혀를 토해서 거두어 들이지 못하는 증세를 양강(陽強)이라 하고, 혀가 위축되어 말을 못하는 증세를 음강(陰強)이라 한다. 《醫鑑》

상한열병(傷寒熱病) 뒤에 범방(犯房)해서 얻은 병의 증세를 음양역(陰陽易)이라고 하는데 혀가 2~3치 나와서 죽는다. 《仲景》

상한열병(傷寒熱病) 뒤에 혀가 한 치가 넘게 나와서 여러 날을 거두어 들이지 못하는 데는 편뇌(片腦)를 가루로 하여 혀 위에 바르면 곧 오므라지니 5돈쯤 쓰는 것이 적합할 것이다. 《醫說》

족궐음(足厥陰)의 기(氣)가 끊어지면 혀가 말려서 짧아진다. 궐음(厥陰)은 간에 속하고, 간은 근(筋)을 주관해서 음기(陰器)에 모이고 혀뿌리에서 그치기 때문에 간의 기(氣)가 끊어지면 혀가 말리고 고환이 오므라든다. 《靈樞》

혀는 심(心)의 관(官)이니 심(心)이 병들면 혀가 말리고 짧아진다. 《靈樞》

설(舌)에 태(胎)가 생길 때

혀는 심(心)의 관(官)이니 남쪽의 화(火)가 본래는 붉고 윤택한 것인데, 상한(傷寒)에 사기(邪氣)가 겉에 있을 때엔 혀에 태(胎)가 없다가 사기(邪氣)가 속으로 전해 들어오면 진액(津液)이 엉겨서 혀 위에 태(胎)가 난다. 《明理》

혀 위의 태(胎)가 미끄러운 증세는 단전(丹田)에 열이 있고, 가슴속에 한사(寒邪)가 처음 전하여 안으로 들어간다. 《仲景》

한(寒)이 변하여 열이 되면 혀 위의 태(胎)가 미끄럽지 않고 깔깔하니 이것은 열이 진액(津液)을 닳아 없애고, 미끄러운 증세는 벌써 말라 버린 때문이다.

만일, 열이 위(胃)에 모이면 혀가 누렇게 되니 금궤(金匱)에 말하기를, 「혀가 누른 증세는 설사하면 낫고 만일 혓바닥이 검으면 열의 극심한 증세이다.」라고 하였다.

영추(靈樞)에 말하기를, 「열병에 입

이 마르고 혀가 검게 되면 죽는데 심(心)이 혀에 구멍을 열고 검은 것은 신(腎)의 빛깔이 되니 수화(水火)가 서로 형살(刑殺)하여 틀림없이 죽는다.」《明理》

신(腎)이 허약해서 화가 있는 증세는 끝이 없는 허화(虛火)이니 혀의 색이 1~2점의 약간 검은 증세는 보신(補腎)과 강화(降火)의 약을 쓰면 된다. 《入門》

설태(舌胎)에는 찰설법(擦舌法)을 쓴다. 혀가 검은 것은 모두 위급한 증세이며, 오직 냉활(冷滑)하고 묽은 먹과 같은 증세는 끝이 없는 화(火)인 것이다. 《入門》

혓바늘이 돋아날 때

혀에 가시가 나는 증세는 심한 열이 맺힌 것이다. 《入門》

혀에 붉은 좁쌀 같은 것이 나면 자설(紫雪)에 죽력(竹瀝)을 섞어서 바른다. 《入門》

소아의 구설병(口舌病)

어린아이의 입 안의 부스럼에 약을 쓰기가 너무나 어려운 데는 대남성(大南星)의 중심을 가지고 용안(龍眼) 큰 것을 가루로 하여 초에 섞어서 각심(脚心)에 바르면 또한 효과가 있다. 《綱目》

어린아이의 입 안의 부스럼에는 황백(黃柏) • 청대(靑黛)를 등분하고 편뇌(片腦)를 조금 넣어 가루로 하여 죽력(竹瀝)에 섞어서 바른다. 《入門》

백초상(百草霜)

혀에 갑자기 종기가 나서 돼지 태보와 같고 입에 가득 차는 데 급하게 치료를 안하면 위태롭다. 서리(霜)를 갈아서 초와 섞어 붙이면 바로 차도가 있다. 《丹心》

혀에 갑자기 난 종기에는 깨진 가마솥 밑의 검정을 갈아 초에 섞어서 혀의 위아래에 바르는데 벗겨지면 다시 바르며, 소금을 약간 넣으면 더욱 좋고 침으로 째어서 피를 내고 약을 붙이면 가장 좋다. 《綱目》

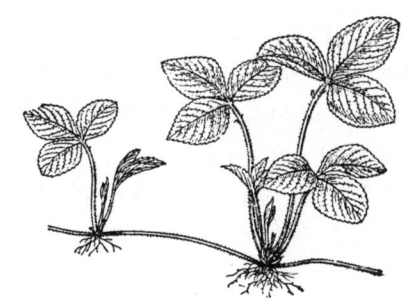

백반(白礬)

입 안의 부스럼을 치료하니 더운물 반 주발에 백반(白礬) 한 줌을 넣어 따뜻할 때에 여러 번 양치하면 낫는다. 《種杏》

생백반(生白礬)을 가루로 하여 붙

여도 또한 효과가 있다.《丹心》

담반(膽礬)

입 안의 부스럼을 치료하니, 반(礬)을 불에 달궈서 가루로 하여 부스럼에 바르면 침을 토하고 바로 낫는다.《本草》

정화수(井華水)

입의 냄새를 제거해 주니, 아침에 입에 머금었다가 변소 밑에 토하기를 여러 번 하면 없어진다.《本草》

붕사(硼砂)

혀가 종기로 부풀어 올라 들어가지 않는 데는 붕사(硼砂)를 가루로 하여 생강쪽에 묻혀서 종기가 난 자리를 문지르면 낫는다.《綱目》
　구창(口瘡)에는 붕사(硼砂)와 염초(焰硝)를 입 속에 머금고 남성(南星)을 가루로 하여 초에 섞어서 족심(足心)에 붙이면 효과가 있다.《正傳》

세신(細辛)

입 냄새 및 닉치(䘌齒)가 부어 아픈 것을 치료하는데, 진한 즙을 내서 더웁게 머금어 차게 토하면 바로 차도가 있다.《本草》

마아초(馬牙硝)

중설(重舌)을 치료하니, 초(硝)를 가루로 하여 혀 밑에 1일 3번 붙여 준다.《本草》

승마(升麻)

입 안의 부스럼과 구기(口氣)의 감닉(疳䘌)을 치료하니, 진하게 달이고 소금을 약간 넣어서 자주 양치하면 좋다.《本草》

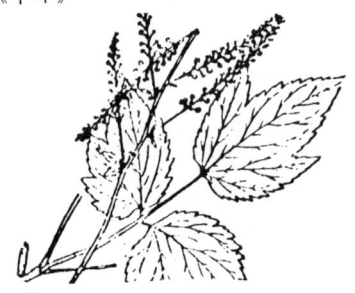

황련(黃連)

입과 혀에 부스럼이 나는 증세를 치료하니 좋은 술에 황련(黃連)을 끓여 머금어 내리면 바로 낫는다.《丹心》

포황(蒲黃)

중설(重舌)과 혀에 부스럼이 나는 증세를 치료하니, 약간 볶아서 뿌린다.《本草》

혀의 종기가 입에 가득한 데는 포황(蒲黃)가루를 자주 혀 위에 뿌리고 황련탕(黃連湯)을 머금어 내려서 심화(心火)를 나오게 한다. 《正傳》

익지(益智)

심기(心氣)의 모자람과 입의 냄새를 치료하니, 익지(益智)는 껍질을 벗기고 감초(甘草)가루를 더하여 삼켜 내리고 또는 끓인 물에 적셔 먹기도 한다. 《得効》

회향(茴香)

구취(口臭)를 없애 주니, 싹과 줄기를 국으로 끓여 먹거나 생으로 먹어도 좋다. 《本草》

사간(射干)

늙은 피가 심비(心脾) 사이에 있어서 기침으로 침을 뱉고, 말을 하면 입냄새가 나는 데는 뿌리를 삶아서 그 물을 마신다. 《本草》

향유(香薷)

입 냄새를 없애는데 아주 빠른 것이니 정향(丁香)이 미치지 못한다. 끓여서 즙을 내어 마시거나 양치를 한다. 《丹心》

색미근(薔薇根)

입과 혀에 부스럼이 나서 오래도록 낫지 않는 것을 치료하니 진하게 달여서 약간씩 입에 머금되 더웁게 머금어 차게 토하면 바로 효과가 있고 겨울에는 뿌리를, 여름에는 줄기와 잎을 쓴다. 《本草》

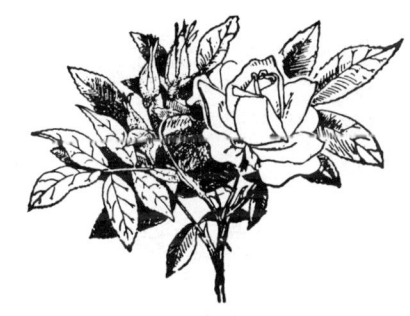

오배자(五倍子)

입 안의 부스럼은 가루로 해서 붙이면 음식을 먹는다. 《本草》

입 안의 부스럼이 헤지고 아픈 데는 오배자(五倍子) 1냥을 꿀에 굽고 황백(黃柏)·활석(滑石) 각 5돈, 동록(銅綠) 2돈, 사향(麝香) 2푼반을 가루를 하여 뿌리면 효과가 매우 크다. 《正傳》

긴진(緊唇)에 오배자(五倍子)·가자육(*子肉)을 등분해서 가루로 하여 입술 위에 붙이면 바로 효과가 있다.

《丹心》

백양수지(白楊樹枝)

입 안의 부스럼을 치료하니 가지를 간장에 달여 소금을 넣어서 입에 머금어 양치한다. 《本草》

빈랑(檳榔)

입아귀(口吻)에 부스럼이 나서 백란(白爛)한 데는 태워서 재로 하여 경분(輕粉)을 조금 넣어 건삼(乾糝)한다. 《得效》

누고(螻蛄)

입 안의 부스럼에 좋은 약이니 누고(螻蛄)를 잘 갈아서 붙이면 바로 효과를 보고, 누고(螻蛄)가 소장(小腸)과 방광으로 달리니 그 효과가 아주 빠르다. 《綱目》

사세(蛇蛻)

긴진(緊脣)·중악(重齶)·중은(重齦)을 치료하니 태워서 가루로 하여 붙인다. 《本草》

밀(蜜)

입술과 입 안의 부스럼을 치료하니 계속 머금는다. 《本草》

백매(白梅)

입 냄새가 나는 것을 치료하니 계속 머금으면 입 안이 향기롭다. 《本草》

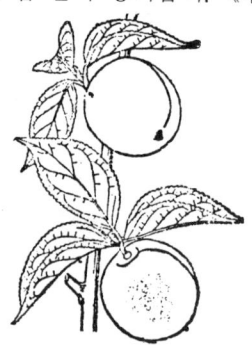

황백(黃柏)

입 안의 부스럼을 치료하는 데 신과 같으니 꿀로 볶아서 가루로 하여 바른다. 《湯液》

황백(黃柏)을 초(醋)에 적셔서 머금으면 역시 낫는다. 《本草》

심(心)과 비(脾)의 열로 혀와 볼에 부스럼이 난 데는 꿀로 볶아 황백(黃柏)과 청대(靑黛)를 가루로 하여 바른다. 《本草》

첨과(甜瓜)

입 냄새에는 오이씨를 가루로 해서 꿀로 앵두 크기로 환을 하여 매일 아침에 1알씩 양치하여 머금는다. 입 안의 부스럼에는 오이 속의 즙을 삼켜

내린다. 《本草》

유자(柚子)

술을 마시는 사람의 입 냄새에 씹거나 달여서 탕으로 마신다. 《本草》

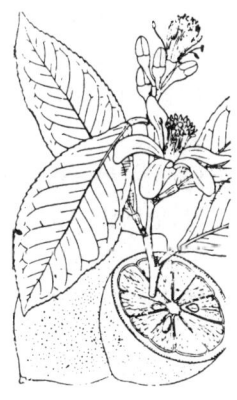

고죽엽급력(苦竹葉及瀝)

입 안의 부스럼을 치료하니, 잎을 달여서 탕으로 양치하고 력(瀝)은 바른다. 《本草》

난발회(亂髮灰)

입 안의 냄새로 접근할 수 없을 때 난발회(亂髮灰) 1돈을 정화수(井華水)로 공복에 고루 내린다. 《醫說》
혀가 부은 데는 난발회(亂髮灰)를 물에 고루 내린다. 《綱目》

서과(西瓜)

입 안의 부스럼을 치료하니, 오이 속의 즙을 천천히 마시고, 겨울에는 껍질을 태워 재로 하여 머금는다. 《丹心》

인유즙(人乳汁)

노인이 입 안의 부스럼으로 음식을 못 먹는 데는 사람 젖을 데워 먹으면 아주 좋다. 《本草》

양유(羊乳)

어린아이의 입 안의 부스럼이 문드러진 데는 양젖을 자주 먹이면 좋고 혀가 부은 데도 효과가 있다. 《本草》

비마자(蓖麻子)

혀가 부어 올라 피가 나는 데는 기름을 내어 종이를 담가서 태워 연기를 쏘이면 바로 효과가 있다. 《綱目》

자소엽(紫蘇葉)

티끌이 입과 혀 사이에 들어가서 수포가 난 데는 잎을 가지고 잘 씹어서 끓인 물로 내려 보내면 바로 효과가 있다. 《丹心》

침구법(鍼灸法)

 입 안의 부스럼은 승장(承漿)・합곡(合谷)・인중(人中)・장강(長強) 혈을 택하고 또 금진(金津)・옥액(玉液) 혈을 택하여 각각 피가 나오게 한다. 《綱目》
 또 위중(委中)혈을 택하고 후계(後谿) 혈을 토하니, 이 이혈(二穴)은 즉 심화(心火)・신수(腎水) 2경(二經)의 겉이 되는 것이다. 《綱目》
 담유(膽兪)・소장유(小腸兪) 혈을 각각 7장씩 뜸하고 또 대충(大衝)・노궁(勞宮) 혈을 찌른다. 《東垣》
 혀에 종기가 나서 말하기가 어려운 데는 염천(廉泉)・옥액(玉液) 혈을 택하여 각각 삼릉침(三稜鍼)으로 피를 내고, 또 천돌(天突)・소상(少商)・연곡(然谷)・풍부(風府) 혈을 택한다. 《綱目》
 혀가 말린 데는 액문(液門)・이간(二間) 혈을 택한다. 《綱目》
 혀가 늘어져 침이 흐르는 데는 음곡(陰谷) 혈을 택한다. 《綱目》
 혀가 긴급한 데는 아문(瘂門) 혈을 택하고, 혀가 느린 데는 풍부(風府) 혈을 택한다. 《資生》
 혀가 종기로 부어 올라서 심한 데는 먼저 혀끝이나 혀 위나 혀 곁을 찔러서 피를 내야 하며, 단지 혀밑의 염천혈(廉泉穴)만은 침을 억제하는 곳이다.

《回春》
 긴진(緊脣)을 개합(開合)하지 못하는 데는 수호구(手虎口)를 남자는 왼쪽, 여자는 오른쪽을 뜨고 또 승장(承漿) 혈을 3장 뜬다. 《得效》
 혀가 부은 데는 혀 밑에 반드시 금충(噤蟲)이 있는데 그 모양이 누고(螻蛄)나 와잠(臥蠶)과 같고 머리와 꼬리가 있으며 머리에 흰빛이 있는데 철락(鐵烙)으로 머리를 지지면 사라져 버린다. 《三因》
 혈종(血腫)이 저포(猪胞)와 같은 데는 침으로 혀밑 양쪽 곁의 대맥(大脈)을 찔러 피를 내면 바로 사라지는데, 혹시 가운데 맥(脈)을 찔러서 피가 안 그치면 죽는다. 만일 잘못 찔렀으면 동저(銅箸)를 불에 달구어 낙(烙)하고, 또는 초에 백초상(百草霜)을 섞어서 바르면 즉시 저절로 사라지는 것인데 이 증세를 사람들은 잘 모르고 잘못 치료해서 죽는다. 《得效》

7. 아치(牙齒)

이와 뼈의 관계일 때

 이는 뼈의 나머지로, 신(腎)이 그 영양을 맡고 호흡하는 문호(門戶)가 되는 것이다. 《得效》
 이(치아)란 것은 뼈의 마지막이고, 수(髓)의 기르는 곳이 되며 신(腎)이 주관하기 때문에 경(經)에 이르기를, 「신(腎)이 허약하면 이가 소통되고 정(精)이 성하면 이가 단단하고, 허열(虛熱)하면 이가 흔들리는 것이다.」《直指》

이는 뼈에 속하니 신(腎)의 표(標)가 된다.《入門》

병이 찬 음식을 즐기고 더운 음식을 싫어하면, 수양명 대장낙맥(手陽明 大腸絡脈)은 이의 하봉(下縫)에 들어가니 그 병이 더운 음식을 싫어한다.

어금니가 열로 아프면 찬물을 두려워 하고 어금니가 찬 것으로 아프면 더운 물을 두려워 하며 찬것과 더운 것을 모두 두려워 하지 않는 증세는 어금니가 풍으로 아픈 것이다.《入門》

치통을 7종으로 구별할 때

어금니의 통증이 위 속의 습열(濕熱) 때문에 위로 이와 잇몸의 사이에 나가서 풍한(風寒)을 입거나 또는 찬 것을 마셔서 답답하게 되면 습열(濕熱)이 밖으로 알리지 못하기 때문에 통증이 되는 것이다. 추위는 표(標)가 되기 때문에 밖으로 맵고 더웁게 양치하는 약을 쓰며 열은 본(本)이 되기 때문에 안으로 맵고 시원하고 열을 흐트리는 약을 쓴다.《丹心》

같이 쓰는 것으로 찰아방(擦牙方)과 사전소거산(謝傳笑去散)을 쓴다. 수양명(手陽明)의 지맥(支脈)이 이에 들어가서 막히면 이가 뜨고, 허약하면 선로(宣露)하고, 풍(風)을 끼면 위로 머리를 치고, 감닉(疳䘌)이 되면 변해서 충치가 빠지게 된다.《直指》

이가 아플 때 입을 열고 바람을 마시면 아픔이 심한 증세는 위 속에 풍사(風邪)가 있기 때문이며, 입을 열면 더러운 냄새가 나서 접근할 수 없는 것은 장위(腸胃) 속에 열이 쌓여 있기 때문이고, 잇몸에 종기가 나고 아픈 증세는 위열(胃熱)이며, 아프면서 흔들리는 것은 신원(腎元)이 허약한 증세이며, 구멍이 있으면서 아픈 증세는 벌레가 먹은 것이다.《醫鑑》

바람을 마시면 통증이 심한 것과 입을 열면 더러운 냄새가 나는 증세는 모두 당귀연교음(當歸連翹飮)을 쓴다.《回春》

한증(寒症)에 이가 굳어지며 아프고, 열이 심하면 이가 흔들리고 잇몸이 들추어지며 아픔이 되는 것이다.《東垣》

시원해지면서 아픔이 심한 증세는 한증(寒症)이고, 서늘한 바람을 마시면 아픔이 그치는 증세는 열증(熱症)이다.《綱目》

치통에는 풍열(風熱)•풍랭(風冷)•열통(熱痛)•독담(毒痰)•어혈(瘀血)•충식(虫蝕) 등이 있다.

풍열통(風熱痛)

풍열(風熱)이란 바깥 바람이 속의 열과 어울려 서로 싸워서 잇몸이 붓고 아프며 고름이 나고 더러운 냄새가 나는 증세이다.

풍랭통(風冷痛)

풍랭(風冷)이란 잇몸에 종기도 없고 벌레 먹은 것도 아니면서 날로 점점 흔들리는 증세이다.

열통(熱痛)

열통(熱痛)이란 증세는 이에 장위(腸胃)의 열이 쌓이고 잇몸이 종기로 문드러지며 구기(口氣)가 더러운 냄새가 나는 증세이다.

한통(寒痛)

한사(寒邪)가 뇌를 쳐들어가면 머리와 이가 계속해서 아픈 증세이다.

독담통(毒痰痛)

열이 있으면 담(痰)이 나고 독기가 위를 쳐서 경락(經絡)에 흘러 들어가면 아픔이 제일 심하며, 겉 증세는 담(痰)이 성하고 기침을 하며 침을 흘린다. 《直指》

어혈통(瘀血痛)

풍열(風熱)이 잇몸 사이를 협공(挾攻)해서 피가 나고 어(瘀)가 막혀서 없어지지 않으며 침으로 찌르듯이 아픈 증세이다.

충식통(蟲蝕痛)

음식을 먹고 이를 깨끗하게 닦지 않으면 썩은 냄새의 기(氣)가 오래 배어서 시일이 오래 되면 잇몸에 구멍이 생기고 벌레가 그 사이를 하나씩 차례로 모두 먹게 되는데 감닉(疳)과 같은 것이 모두 그 종류이다. 반드시 벌레를 없애야만 아픔이 그친다. 《直指》

충치통을 치료할 때

어금니가 벌레 먹은 것을 치료하는 데는 작은 기와조각 위에 기름을 약간 떨어뜨리고 구자(韭子)를 조금 놓아서 연기가 나도록 불사르고 물그릇 속에 넣되 물이 잠기지 않도록 하고 새는 용기로 덮어서 벌레 먹은 어금니를 그 연기에 쏘이도록 하면 어금니 속의 벌레가 모두 물그릇 속에 떨어져서 침과 같으니 거듭 시험을 해도 효과가 나타난다. 《綱目》

벌레 먹은 어금니가 아플 때는 구채두(韭菜頭)를 뿌리가 달린 채로 해판(解板 : 관솔 판자) 위의 진흙을 긁어서 화내(和匀)하여 아픈 어금니와 뺨 위에 발라 종이로 덮어 두면 조금 지난 뒤 작은 벌레가 진흙약 위에 나오며, 능히 뿌리를 뽑을 수 있는 약이다. 《得效》

몇해가 된 벌레 먹은 이를 치료하는 데는 작맥초(雀麥草)를 고호엽(苦瓠葉) 30장의 이슬에 씻어서 하룻밤 재우고 이튿날 아침에 작맥초(雀麥草)를 꺼내어 길이 2치, 넓이 1치, 두께 5푼으로 접어 호엽(瓠葉)으로 싸서 초에 담가 두었다가 점심때쯤 두 개를 꺼내어 뜨겁게 구워서 벌레 먹은 이에 1개를 붙이고 바깥 볼에 1개를 붙여서 그 위에 다리미질을 하여 뜨겁게 하고 차지면 바꾸는데 한동안 지난 뒤에 놋그릇에 물을 떠서 붙였던 약을 씻어 보면 벌레가 많으면 30~40매, 적으면 10~20매가 나온다.

늙은 놈은 황적색이고, 젊은 놈은 백색이다. 《千金》

또는 낭탕자(莨菪子) 3홉을 병 속에 넣고 청동전(靑銅錢) 7매를 빨갛게 불에 달구어 병 속에 넣으면 낭탕자(莨菪子)가 소리를 내고 연기가 나올 것이니 대통으로 연기를 끌어서 아픈 이에 쏘이면 벌레가 나오고 아픔이 그친다. 낭탕자(莨菪子)가 없을 때는 총자(葱子)·구자(韭子)도 역시 좋다. 《千金》

치옹(齒齆)이 있을 때

잇몸 사이에 궂은 살이 점점 길어나는 것을 치옹(齒齆)이라고 하는데 생지황즙(生地黃汁) 1종지를 내서 조각(皂角) 몇 쪽을 불에 구워 지황즙(地黃汁)에 담가서 즙이 없어질 때까지 반복하여 햇빛에 말려서 가루로 하여 붙이면 바로 오므라든다. 《入門》

투치(鬪齒)

어금니가 타박상을 입어서 떨어지려고 하는 데는 점초(點椒) 5돈, 천령개(天靈盖)·홍내소(紅內消)·백지(白芷) 각 2돈을 가루로 하여 흔들리는 이에 바르면 바로 안전하고, 또는 이미 떨어져도 핏줄이 끊어지지 않은 것은 잇몸 사이에 약을 발라서 치료할 수 있다. 《入門》

통치(痛齒)를 뺄 때

아픈 이를 빼는 데 손을 안 대고도 저절로 빠질 수가 있으니 천초(川椒)·세신(細辛) 각 1냥, 초오(草烏)·필발(篳撥) 각 5돈을 가루로 하여 각각 조금씩 아픈 이에 문지르면 저절로 빠진다. 《本事》

벌레 먹은 이를 빼는 방법은 붕사(硼砂)·주사(朱砂) 각 2돈, 천오첨(川烏尖) 7개, 부자첨(附子尖) 14개, 섬수(蟾酥) 7개, 신비(信砒) 2돈을 5월 5일에 합해 가루로 하여 조금씩 어금니에 문지르면 어금니가 저절로 빠지는데 뒤에 곧 방풍(防風)·형개(荊芥)·감초 달인 탕으로 양치하고 토해 낸다. 《本事》

낙아방(落牙方)은 말고기를 씹어서 10냥, 신비(信砒)·파두육(巴豆肉) 각 5돈을 가루로 하여 말고기에 뿌려 돌그릇에 담아 두고 불에 말려서 가루로 하여 벌레 먹은 어금니가 아플 때에 아픈 자리에 피를 조금 내고 약을 바르면 떨어진다. 《綱目》

취아방(取牙方)은 용간(龍肝 : 묘 속의 陳石灰·안담(鴈膽) 1개인데 용간(龍肝)을 안담(鴈膽) 속에 넣어 그늘에 말려서 가루로 하여 조금씩 어금니 뿌리에 바르면 바로 떨어지는데 입 속에 들어가는 것은 급히 피한다.《種杏》

치병(齒病)의 금기일 때

잇병에는 기름 종류나 마른 대추를 먹지 말아야 한다.《千金》

이가 아플 때는 지마유(脂麻油)·건조(乾棗)·계심(桂心) 등을 피하니, 만약 먹으면 치료를 해도 바로 재발이 된다.《千金》

일식 월식할 때에 음식을 먹으면 이 아픈 일이 많은 것이니 특히 그날을 피해야 한다.《千金》

백반(白礬)

어금니가 부어서 아픈 것을 치료하니, 고백반(枯白礬)·노봉방(露蜂房)을 등분해서 가루로 하여 매 2돈을 물로 달여서 더운 약의 기운이 아픈 곳에 스며들도록 하고 차가워지면 토한다.《本草》

웅황(雄黃)

이의 벌레를 죽이니 가루로 하여 대추살에 환을 만들어서 구멍에 메운다.《本草》

담반(膽礬)

벌레 먹은 이가 아픈 것을 치료하니 이빨이 아파서 모두 빠지기 전에 담반(膽礬) 가루를 사람의 젖에 섞어서 아픈 이와 빠진 이 속에 1일 3번을 문지르면 아픈 이는 낫고 빠진 이는 다시 나는데 100일 동안 이와 같이 치료를 한다.《本草》

백염(白鹽)

잇몸의 선로(宣露)와 흔들리는 증세를 치료한다.

소금가루로 문지르고 더운물을 머금어 양치하기를 매일 100번씩 하면 불과 5일이면 아무리 큰 병이라도 완치가 되고 견고해진다.《本草》

치뉵(齒衄)에는 소금 끓인 물을 입에 머금으면 바로 그친다.《本草》

청염(青鹽)

입신(入腎)과 입골(入骨)을 하고 충분히 단단한 이가 되니 문지르고 금화(噙化)하는 것이 모두 좋다.《得効》

모든 치통을 치료한다. 청염(青鹽) 2냥, 백염(白鹽) 4냥을 천초(川椒) 4냥 달인 물에 넣어 볶아서 가루로 하고 이 위에 문지르며 겸해서 더운물을 머금어 양치하고 토하여 그 물로써 눈

을 씻으면 더욱 밝아진다.《入門》

승마(升麻)

이의 풍닉종통(風䘌腫痛)과 아근부란(牙根浮爛) 때문에 피고름이 나오는 데는 달여서 탕으로 먹고 또 자주 머금어 양치한다.《本草》

백질려(白蒺藜)

풍아통(風牙痛) 및 감식(疳蝕)을 치료하니 가루로 하여 2돈을 소금 1수저와 같이 달여 더울 때에 머금어 양치하면 지통 고치(止痛固齒)에 큰 효과가 있다.《入門》

골쇄보(骨碎補)

어금니의 통증으로 흔들리고 피가 나는 데는 2냥을 썰어서 검도록 볶고 가루로 만들어 세수를 한 후에 잇몸에 문질렀다가 토한다.《綱目》

골쇄보(骨碎補)를 동으로 된 칼편으로 썰고 놋솥에 볶아서 괴목 가지로 저어 약간 검은색이 되면 불을 끄고 식은 뒤에 다시 볶아서 검은색이 된 뒤에 가루로 하여 자주 이를 문지르면 아주 굳은 뼈와 단단한 이가 되고 아픔이 재발도 하지 않으며, 어금니가 흔들릴 때에 자주 문지르면 견고해지고 다시 흔들리지 않는다.《醫鑑》

세신(細辛)

풍랭치통(風冷齒痛)과 주아통(蛀牙痛)을 치료하니 세신(細辛)·백지전탕(白芷煎湯)을 머금어 양치한다.《綱目》

고삼(苦蔘)

치통을 치료하니 1일 3되를 달여 끓인 탕을 머금어서 양치하여 5~6일 계속하고 열결혈(列缺穴)을 뜸하면 완전히 치료가 된다.《漢史》

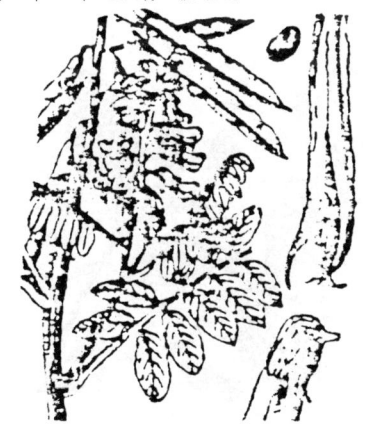

천선자(天仙子)

즉 낭탕자(莨菪子)이다. 치통 출혈을 주로 치료한다.《本草》

충아통(蟲牙痛)에 구멍을 대어 놓고 씹으면 충이 곧 나온다.《本草》

충아통(蟲牙痛)에 천선자(天仙子)

태운 연기를 죽관으로써 아픈 이에 닿게 하고 쏘이면 벌레가 바로 죽고 영원히 낫는다. 《綱目》

파두(巴豆)

어금니 아픈 것을 치료하니 파두(巴豆) 1알을 불에 구워서 껍질을 벗기고 마늘 1개를 속을 파서 파두(巴豆)를 넣고 얇은 솜으로 싸서 아픈 자리를 따라서 좌·우 귓속을 막는다. (本草) 벌레로 이가 아프면 파두육(巴豆肉) 1알과 천초말(川椒末) 1돈을 밥으로 삼씨 크기의 환을 하여 솜에 싸서 구멍을 막는다.

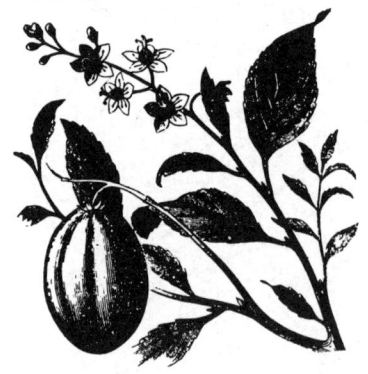

호동루(胡桐淚)

풍감닉(風疳䘌)·치아동통(齒牙疼痛)·골조풍(骨槽風)을 치료하니 가루로 하여 문지른다. 《本草》
한증아통(寒症牙痛)에는 쓰지 않는다. 《綱目》

천초(川椒)

치발(齒髮)을 단단하게 하고 치통을 없애 준다. 《本草》
치통에는 초를 달여서 머금어 양치하고 토한다. 《本草》
치통에는 오직 천초(川椒)를 써서 마비시키지만 열로 아플 때는 쓰지 않는다. 《直指》
아치통(牙齒痛)에는 천초노봉방(川椒露蜂房)을 나누어 가루로 하여 매 2돈을 소금 1수저와 함께 물로 달여서 머금어 양치하고 토하는데 약명은 여신산(如神散)이라고 한다. 《局方》

욱리근(郁李根)

치통을 치료하고 이를 단단하게 한다. 《本草》
치우종통(齒齲腫痛)에는 욱리근 백피(郁李根白皮)를 물에 달여서 머금어 양치하고 식으면 바꾸는데 토해낸 것을 세밀하게 보면 벌레가 따라 나오고 바로 낫는다. 《本草》

백양수피(白楊樹皮)

아통(牙痛)을 치료하니 초에 달여서 머금어 양치하고 토한다. 《本草》
치통(齒痛)에 백양수피(白楊樹皮) 또는 약(藥)을 달여 탕을 머금어 양치

하고 토한다. 《類聚》

탁목조(啄木鳥)

딱따구리나무가 덧니를 치료한다. 《淮南子》

좀먹은 이가 생겨 아픈 데는 딱따구리새 혀끝을 솜에 싸서 아픈 곳에 닿게 하고 씹으면 효과가 있다. 《本草》

아치감닉(牙齒疳䘌)에는 딱따구리새를 구워 가루로 해서 구멍 속에 넣으면 3번이면 바로 차도가 있다. 《本草》

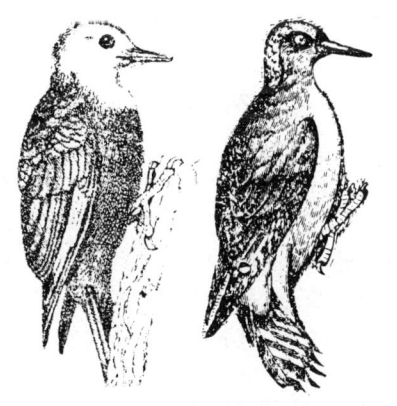

섬수(蟾酥)

벌레 먹은 이가 아플 때 치료하니 구멍에 약간 넣으면 침을 토하고 삼키는 것은 금한다. 《本草》

어금니가 아프면 섬수(蟾)와 은주(銀珠)를 환으로 하되 치자씨 크기로 하여 아픈 곳에 넣어 두면 아픔이 그치고, 3알 정도면 짙은 침 몇 입을 토하고 바로 낫는다. 《綱目》

노봉방(露蜂房)

어금니가 아플 때 달여서 탕으로 머금어 양치한다. 《本草》

충통(虫痛)으로 구멍이 생겼을 때에 벌집과 매운 것을 달인 탕으로 머금어 양치한다. 《本草》

지주(蜘蛛)

아감(牙疳)의 냄새를 치료하니 거미를 죽여 가루로 해서 연지(臙脂)와 사향(麝香)을 넣어 붙인다. 《直指》

또 큰 거미를 태워 가루로 하고 사향(麝香)을 넣어서 붙인다. 《直指》

웅작시(雄雀屎)

벌레 먹은 이에는 똥을 솜에 싸서 구멍 속에 하루 한 번씩 막는다. 《本草》

행인(杏仁)

잇몸이 아플 때는 행인(杏仁) 100개, 염(鹽) 1돈, 수(水) 1되를 끓여 거품이 나오거든 3번을 머금어 양치하고 토하면 낫는다. (本草)

풍(風)·충아통(虫牙痛)에는 침으

로 찌르고, 행인(杏仁)을 등잔불에 쪼여서 뜨거울 때에 아픈 이 위에 붙이기를 7개까지 하면 영원히 끊어지고 아프지도 않는다. 《得效》

사과(絲瓜)

충아통(虫牙痛)에는 먼저 더운 쌀초를 머금어 양치하면 벌레가 나오고 또 수세미외를 태워서 가루로 하여 문지른다. 《綱目》

풍(風)·충아통(虫牙痛)에는 서리 맞은 늙은 수세미외를 태워서 가루로 하여 아픈 곳에 문지르면 바로 그친다. 《得效》

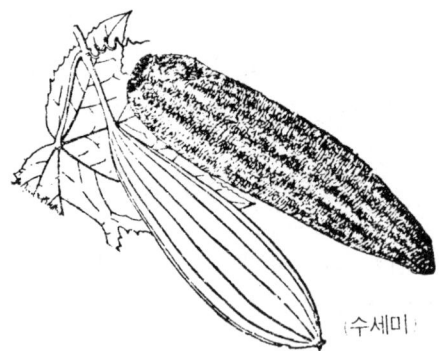

(수세미)

마야안(馬夜眼)

풍(風)·충통(虫痛)을 치료하니, 말의 무릎 위에 있는 마야안(馬夜眼)을 칼로 긁어서 쌀알만하게 하여 구멍 속에 넣거나 아픈 곳에 대고 씹으면 침이 나고 바로 낫게 되는데 삼키는 짓은 금한다. 《得效》

녹용(鹿茸)

생치(生齒)·고치(固齒)해서 늙지 않게 하니 가루로 먹거나 환으로 먹어도 역시 좋다. 《本草》

양경골회(羊脛骨灰)

이를 단단히 하고 신허(腎虛) 때문에 이가 흔들리는 데는 계속 문지르면 아주 좋다. 《入門》

우치(牛齒)

어금니를 단단하게 한다. 어금니 30개를 불에 구워서 가루로 하여 2돈을 달여 탕으로 더울 때 양치하여 식으면 토하고, 또는 가루로 문지르면 흔들리는 것은 모두 단단해진다. 《本草》

침구법(鍼灸法)

영추(靈樞)에 말하기를, 「치통에 찬 음식을 싫어하지 않을 때는 족양명(足陽明)을 택하고 윗니가 아플 때도 또한 같으며, 그리고 찬 음식을 싫어하는 것은 수양명(手陽明)을 택하고 아랫니가 아플 때도 같이 한다.」 수양명(手陽明)이 입에 들어가서 어금니를 두른 것을 대영(大迎)이라고 하니 하치우(下齒齲)를 택하고, 족태양(足太陽)이 입에 들어가서 이를 두른 것을 각손(角孫)이라고 하니 상치우(上齒齲)를 택한다. 《得效》

수양명(手陽明)의 다른 이름을 편력(偏歷)이라 하며 이의 한통(寒痛)을 주관하므로 이것을 택한다. 《綱目》

아통(牙痛)과 아조(牙槽)에는 태계(太谿) 혈을 택하고 뜸을 하여 윗니 아픈 것을 치료하며, 두 사이를 뜸을 하여 아랫니 아픈 것을 치료하며 위중(委中) 혈을 침(鍼)하고 또 발의 내과 양첨(內踝兩尖)을 뜸해서 윗니 아픈 것을 치료하고, 용현(龍玄)이 열결상청맥(列缺上靑脈) 속에 있으므로 뜸을 하여 아랫니 아픈 것을 치료하고, 승장(承漿)•풍부(風府)•합곡(合谷)•내정(內庭) 혈을 뜸하여 윗니 아픈 것을 치료한다. 《綱目》

치통에는 열결(列缺)을 7장 뜸하면 영원히 아프지 않고, 또 견우(肩髃)를 7장 뜸하고 이수(耳垂)의 아래와 어금니가 끝난 곳의 뼈 위를 3장 뜸한다. 《得效》

치통에 선(線)으로써 중지(中指)의 끝으로부터 손바닥 뒤의 횡문(橫紋) 뒤를 팔에 재어서 팔 한복판에 3장을 뜸하되 이의 좌통(左痛)과 우통(右痛)을 따라서 같이 뜸한다. 《得效》

이가 아플 때는 엄지손가락을 구부려서 뒤에 옴폭 들어간 곳을 3장 뜸하면 처음 뜸할 때는 아통(牙痛)이 생기고 재차 뜸할 때는 아(牙)에서 소리가 나는 것 같고 세 번째 뜸할 때는 아픔이 그치고 오래도록 재발이 없으니 아마 이것이 양계혈(陽谿穴)인 것 같다. 왼쪽이 아플 때는 오른쪽을 뜸하고 오른쪽이 아플 때는 왼쪽을 뜸한다. 《資生》

아통(牙痛)에 백약이 효험이 없는데 양쪽 이당(耳當)을 3장씩 뜸하면 바로 그친다. 《回春》

8. 인후(咽喉)

인(咽)과 후(喉)

영추(靈樞)에 말하기를, 「목구멍은 수곡(水穀)의 길이요, 후롱(喉嚨)은 기(氣)의 오르고 내리는 곳이며, 회염(會厭)은 소리의 문(門)이고 현옹(懸雍)은 소리의 관(關)이다.」 내경(內經)에 말하기를, 「후(喉)는 천기(天氣)를 주관하고 인(咽)은 지기(地氣)를 주관한다.」 또 말하기를, 「지기(地氣)는 익(嗌)에 통한다.」 하였는데, 주(註)에 말하기를, 「익(嗌)은 목구멍 밑의 가슴속과 폐의 양잎 사이를 이어 붙은 곳의 이름이니, 익(嗌)은 즉 낮은 곳이며 인(咽)은 즉 익(嗌)의 높은 곳이라」고 하였다.

후(喉)란 것은 후(侯)와 서로 통하

고 인(咽)이란 것은 연(嚥)과 뜻이 같으니 인(咽)은 삼완(三脘)에 붙어서 위(胃)에 통하기 때문에 모든 것을 삼킬 수 있고, 후(喉)는 오장(五臟)을 통해서 폐(肺)에 얽혀 있기 때문에 기(氣)를 사후(伺候)하니 이런 점으로 보아 기(氣)를 후(喉)하고 곡(穀)을 인(咽)하는 것이 분명하다. 《得効》

인(咽)은 위(胃)의 계(系)요, 후(喉)는 폐기(肺氣)의 통하는 곳이니 인(咽)으로써 모든 것을 삼키고 후(喉)로써 기(氣)를 사후(伺候)하는 것은 이치는 하나이고 나누면 다른 것이 된다. 《直指》

인(咽)은 모든 음식을 삼키는 문호이다. 《綱目》

인후(咽喉)의 병명과 증세일 때

목구멍의 병에는 단유아(單乳蛾)·쌍유아(雙乳蛾)·쌍후폐(雙喉閉)·전후풍(纏喉風)·급후비(急喉痺)·현옹수(懸雍垂)·매핵기(梅核氣)·시인(尸咽)·곡적(穀賊)·골경(骨硬)·인통(咽痛)·인창(咽瘡) 등 여러 가지가 있다. 인후현옹(咽喉懸雍)에 관한 병은 빨리 치료하지 않으면 모든 환자를 죽인다. 《直指》

단유아(單乳蛾)·쌍유아(雙乳蛾)·후비(喉痺)

회염(會厭)의 양쪽 곁에 종기가 난 것을 속칭 쌍유아(雙乳蛾)라고 하는데 치료가 되는 증세이고, 한쪽 곁에 난 것을 단유아(單乳蛾)라고 하는데 치료가 어려운 증세다. 옛날에는 통틀어 후비(喉痺)라고 했는데 모두가 상화(相火)의 충역(衝逆) 때문인 것이다. 《正傳》

모두가 열기의 상행 때문에 후(喉)의 양쪽 부근에 서로 엉겨서 종기가 나는 것이니 그 모양이 유아(乳蛾)와 같다고 해서 1은 단(單)이고, 2는 쌍(雙)이라고 하는 것이다. 《醫鑑》

단아풍(單蛾風)은 그 모양이 작은 수저와 같이 둥글고 인후관(咽喉關) 위의 혹은 왼편, 혹은 오른편에 있으니 관(關) 밑에 나면 치료가 어렵게 되는 것이며, 쌍아풍(雙蛾風)은 두 개가 후관(喉關)의 양쪽 가에 달려 있으니 역시 작은 수저와 같이 둥글며 관(關) 아래는 치료가 어렵다. 《得効》

그 유아(乳蛾)의 약간 적은 것을 후폐(喉閉)라고 한다. 《醫鑑》

후비(喉痺)는 담열(痰熱) 때문에 일어나는 증세가 많다. 《丹心》

전후풍(纏喉風)과 후폐(喉閉)의 증세가 모두 흉격간(胸膈間)에 본래는 담연(痰涎)이 있었거나 또는 주색(酒色) 때문에 7정(七情)을 억제하지 못하고 화(火)가 움직여서 목구멍을 막히게 한 증세이니 안과 밖이 부어서 아프고 수장(水漿)이 들어가지 않으니 위태롭고 긴급한 것이다. 《丹心》

후비(喉痺)란 것은 목구멍 속의 숨

이 통하지 않고 말이 안 나오며 천기(天氣)가 닫히는 것이다. 《綱目》

급후비(急喉痺)

창(瘡)이 인익(咽嗌)에 일어나는 것을 맹저(猛疽)라고 하니 이 증세를 급히 치료하지 않으면 목이 막히고 기(氣)가 통하지 않으며 반일 만에 죽는다.

후폐(喉閉)가 폭발(暴發)·폭사(暴死)하는 증세를 주마후비(走馬喉痺)라고 한다. 《醫鑑》

후(喉)가 회염(會厭)이 되는 것은 경(經)에서 말한 흡문(吸門)이란 것이다. 호흡을 맡고 오르고 내리는 것을 주관하여 사람 몸의 긴관(緊關)한 탁약문호(槖籥門戶)가 되는 것이니 만일 갑자기 부어서 아프고 물과 미음이 들어가지 못하며 말도 통하지 못하면 바로 죽는 것이니 가히 놀라지 않을 수 없다. 《正傳》

위의 증세는 빨리 침법(鍼法)·토법(吐法)을 써서 구한다. 약이 안 내려가면 곡죽관(曲竹管)으로써 약을 넣어 목구멍에 들어가도록 하는 것이 좋다. 《類聚》

전후풍(纏喉風)

열(熱)이 목구멍에 맺혀서 종기가 밖에까지 돌리고 마비(痲痺)되어 가려우며 종기가 큰 증세를 전후풍(纏喉風)이라 한다. 《醫鑑》

전후풍(纏喉風)은 귓가로부터 턱밑까지 붉은 증세이니 대부분 겉과 속이 모두 종기가 나는 것은 전후풍(纏喉風)이 된다. 《得效》

전후풍(纏喉風)의 증세가 일어나기 2일쯤 앞서서 가슴에 기(氣)가 급하고 촉박하다가 갑자기 목구멍이 부어서 통하지 못하니 단시일에는 치료가 안 된다. 《丹心》

전후풍(纏喉風)은 담열(痰熱)에 속하니 목구멍의 안팎에 종기가 나는 증세이다. 《丹心》

현옹수(懸雍垂)

현옹(懸雍)은 상악(上腭)에 나는 증세이니 비록 목구멍에 관한 증세는 아니나 사나운 종기가 나는 것으로 보아 열기의 소치인 것으로 본다. 《直指》

현옹(懸雍)을 제종(帝鍾)이라고도 한다. 현옹(懸雍)의 종기가 아래로 번져서 길이가 몇 치 되는 것을 제종(帝鍾)이라 하는데 염반산(鹽礬散)을 써야 하고 섣불리 침으로 터뜨렸다가는 사람을 죽인다. 《得效》

매핵기(梅核氣)

칠정(七情)이 기울(氣鬱)하여 맺어진 담연(痰涎)이 기(氣)를 따라서 모여 쌓이고 단단하고 커서 덩어리와 같은데, 심복(心腹) 사이에 있어서 또는 목구멍을 막아 매실씨와 흩트러진 솜의 모양 같아서 뱉어도 안 나오고 삼켜도 안 넘어가고 계속 일어나면 숨이 끊어질 것 같아 거슬려서 먹는 것을 방해하니 사칠탕(四七湯)으로 치료한다. 《得效》

남녀를 가리지 않고 또는 가슴과 목구멍 사이에 매실씨와 같은 것이 작용하는 증세가 있으면 사물을 대할 때에 성내지 말고 음식은 찬 것을 먹지 말아야 한다. 《直指》

매핵기(梅核氣)란 것은 목구멍 사이를 장애하여 뱉어도 안 나오고 삼켜도 안 넘어가는 것은 마치 매실씨와 같은 것이 걸려 있는 상태이다.

처음에 기쁨과 노여움이 지나가고 쌓인 열이 저장되어서 담(痰)이 답답하게 막혀 이 치병이 생긴 것이다.

시인(尸咽)

시인(尸咽)이란 것은 음양이 온화하지 않고 비(脾)•폐(肺)가 옹성(壅盛)해서 풍열(風熱)의 독기가 널리 통하지 못하기 때문에 시충(尸虫)을 움직여서 위로 후(喉)를 먹으니 또는 가렵고 또는 아픈 증세가 닉(䘌)의 증세와 같다. 《直指》

상한(傷寒)의 호혹증(狐惑症)과 같으므로 삶는 것이 좋다.

곡적(穀賊)

곡적(穀賊)이란 것은 곡식의 가시가 쌀에 붙었다가 잘못 먹음으로써 인문(咽門)에 체하면 바뀌는 것이 여의치 못해서 풍열(風熱)이 쌓이고 모여 혈기(血氣)와 같이 서로 다투면 끝내 종기를 이루는 증세이니 급히 치료하지 못하면 위급한 증세이다. 《直指》

벼와 보리의 가시를 잘못 삼켜 인(咽)사이에 정체해서 않내리는 것은 급히 거위(鵝)의 입속 침을 내서 넣어 주면 바로 내려간다.

거위 침이 충분히 곡식(穀食)을 소화시키기 때문이다. 《綱月》

인후통(咽喉痛)

인통(咽痛)은 익통(嗌痛)을 말함이고 아품이란 것은 목구멍이 충분히 침과 음식을 못삼키고 지기(地氣)가 막힌 것을 말함이며, 또 후비인통(喉痺咽痛)이라고 하는 것은 목구멍이 같이 병이 들어서 천지(天地)의 기가 같이 막힌 것을 말함이니 대부분 후비(喉痺)는 반드시 인익(咽嗌)의 아품을 같이하는 데 인익(咽嗌)의 아품은 후비(喉痺)와 같이 따라서 모두 하지 않는 것이다. 《綱月》

인통(咽痛)은 풍사(風邪)가 후(喉) 사이에 처들어 가면 기(氣)가 답답하여 더워지기 때문에 아품이 생기는 것이다. 《直指》

백반(白礬)

목구멍이 막힌 것을 치료하니, 명백반말(明白礬末) 1돈을 파두육(巴豆肉)

1알과 같이 볶아 말리고 반(礬)을 골라서 가루로 하여 목구멍 속에 불어 넣으면 침이 나오고 자연히 유쾌해진다. 《直指》

전후풍(纏喉風)에는 백반말(白礬末) 반 돈을 오계자청(烏鷄子淸) 1개분에 섞어서 목구멍 속에 넣어 주면 바로 효과가 있다. 《綱目》

박초(朴硝)

후비(喉痺)에 신기한 효과가 있으니 입 속에 머금어 천천히 그 즙을 삼키면 바로 차도가 있고 마아초(馬牙硝)와 염초(焰硝)도 효과는 같다. 《本草》

인(咽) 속의 부스럼에는 박초(朴硝) 1돈, 비마자(蓖子) 껍질 벗긴 것 1알을 함께 잘 갈아서 맑은 물에 섞어 먹으면 바로 효과가 있다. 《綱目》

승마(升麻)

인후 비통(咽喉痺痛)에는 달여서 즙을 하여 머금어 삼킨다. 《本草》

붕사(硼砂)

인후비(咽喉痺)에 중요한 약이니 머금어서 삼켜 내린다. 《本草》

곡적증(穀賊症)에는 붕사(硼砂)와 마아초(馬牙硝)를 등분 가루로 하여 반 돈을 솜에 싸서 즙을 머금어 삼킨다. 《直指》

길경(桔梗)

인후통(咽喉痛)과 후비(喉痺)를 치료하니, 길경(桔梗)•감초(甘草)를 등분하여 물로 달여서 천천히 삼킨다. 후비(喉痺)에 잠겨 종기가 나서 볼에까지 이어지고 기(氣)를 자주 토하는 증세를 마후비(馬喉痺)라고 하는데, 2냥을 물 3되와 같이 달여서 1되가 되면 3번으로 나누어 먹는다. 《本草》

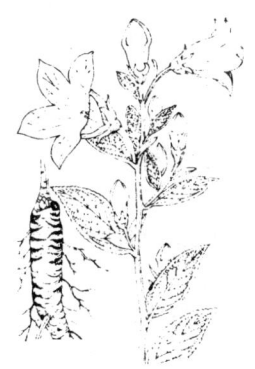

마린근(馬藺根)

후폐(喉閉)로 위급한 데는 뿌리를 찧어 즙을 내서 조금씩 삼켜 내리고, 입이 닫혔으면 대고 넣어 준다. 잎과 씨도 효과는 같고, 씨는 49개를 가루로 하여 물로 달여 먹고 잎은 1냥을 달여 먹는다. 《本草》

우방자(牛蒡子)

후비(喉痺)에는 씨 1홉을 반은 볶고 반은 그대로 가루를 하여 더운 술로 1돈을 고루 내리고, 또 씨 6푼, 마린자(馬藺子) 8푼을 가루로 하여 물에 타 먹는다. 《本草》

사간(射干)

후폐(喉閉)로 인하여 물과 미음이 안 들어가는 증세를 치료하니, 뿌리를 찧어 즙을 내서 천천히 삼킨다. 후비(喉痺)를 치료하는 데 가장 신속한 것이다. 또는 초에 갈아서 즙을 내어 삼켜 내리고 담과 침을 끌어내는 것이 신기하다. 《丹心》
어 내리면 토하거나 안 토하거나 바로 편안해진다. 《得效》

여어담(蠡魚膽)

급후폐(急喉閉)에 조금씩 아픈자리에 바르면 약이 묻으면서 바로 효과가 있다. 중한 증세면 물을 섞어서 넣으면 좋고 섣달에 잡은 것이 더욱 좋다. 《本草》

벽전(壁錢)

후비(喉痺) · 쌍유아(雙乳蛾)를 치료하니 벽전고(壁錢窩) 1개를 환자의 뒷머리 털을 하나 뽑아서 얽어매고 둥

비마자(萆麻子)

후비(喉痺)와 인비(咽痺) 및 부스럼이 나는 데는 씨를 껍질을 벗긴 것 1개, 박초(朴硝) 1돈을 맑은 물에 같이 갈아서 계속 이어 먹으면 바로 효과를 본다. 《丹心》
또는 씨를 살만 취해서 찧고 종이에 말아서 연기가 나도록 태워서 마시면 후비(喉痺)를 치료하니 약의 이름은 성연통(聖烟筒)이라고 한다. 《正傳》

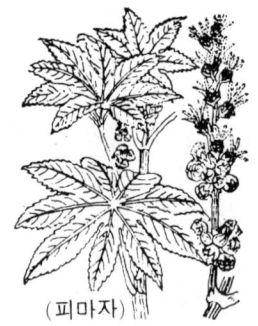
(피마자)

마발(馬勃)

후폐(喉閉)와 인통(咽痛)을 치료하니 꿀에 반죽하여 먹는다. 《本草》
또 백반(白礬)과 같이 등분해서 가루로 하여 거위깃 관으로 목구멍 속에 불어 넣으면 담(痰)을 토하고 신기하게 낫는다. 《綱目》

조협(皂莢)

급후폐(急喉閉)에는 두드려서 껍질과 씨를 버리고 물 1잔에 버무려서 넣불 위에다 쇠 젓갈로 집어서 태워 가루로 하여 아픈곳에 불어 넣으면 즉석에서 없어진다.《回春》

제조(蠐螬)

후비(喉痺)를 치료하니 즙(汁)을 내어 목구멍속에 떨어뜨리면 바로 열린다.《本草》

사세(蛇蛻)

후폐(喉閉)에 태워서 가루로하여 목구멍속에 불어넣는다. 전후풍(纏喉風)으로 기(氣)가 안통하는데 뱀 허물을 구워서 누런색이 되거든 당귀(當歸)와 등분 가루로 하여 1돈을 술에 타먹으면 낫는다.《本草》

백강잠(白彊蠶)

급후폐(急喉閉)에 가루로하여 생강 즙에 섞어서 넣어 내리면 바로 낫는다.《本草》

또 강잠초(彊蠶炒)•백반생(白礬生)을 등분가루로 하여 백매육(白梅肉)에 앵두크기로 환을하여 솜에 싸서 머금어 녹여서 그 즙을 삼키면 바로 효과가 있다.《直指》

누고(螻蛄)

목구멍의 목이 메이고 또 모든 것들이 걸려서 안내려가는 증세를 치료한다. 뇌(腦)를 취해 삼켜내린다.《本草》

구인(蚯蚓)

목구멍이 막힌 것을 치료하니 즙을 내서 머금으면 목구멍이 바로 열린다.《本草》

석해(石蟹)

목구멍이 부어서 막힌데 치료하니 찧어서 즙을 짜가지고 넣어주면 바로 열린다.《本草》

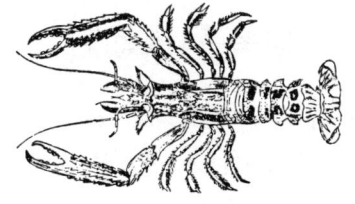

웅작분(雄雀糞)

목과 입이 다물어진 것을 치료하니 똥을 잘 갈아서 더운물에 반돈을 타서

넣는다.《本草》

계자 (鷄子)

목구멍을 열고 또 목구멍이 막힌 증세를 치료하니 날계란 1개를 노란자위는 버리고 쌀 초를 넣어 겻불이나 또는 잿불에 익혀서 더울때 먹으면 1~2차례에 바르면 차도가 있다.《綱目》

포화상비아 (匏花上飛蛾)

목구멍이 부어 아프고 막힌데 태워서 가루로 하여 목구멍속에 불어 넣으면 바로 효과가 있다.《俗方》

이즙 (梨汁)

후비(喉痺)의 열통(熱痛)에 좋은 배로즙을 내서 자주 마시고 많이 먹으면 좋은 효과가 있다.《正傳》

나복즙 (蘿蔔汁)

후비(喉痺)가 물과 곡식이 내려가지 못하는데 즙(汁)을 천천히 내리면 바로 좋아진다.《綱目》

이당 (飴糖)

생선뼈가 걸려서 안내려가는데 계란 노란자 크기로 환을 하여 삼켜 내리고 만일 삼켜내리지 않으면 더 크게 환을하여 만들어 씹으면 넘겨도 좋다.《本草》

지마 (脂麻)

곡적(穀賊)을 치료하니 볶아서 가루로하여 섞어 먹는다.《直脂》

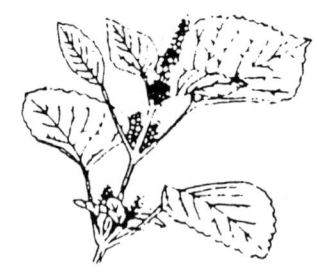

미초 (米醋)

목구멍 부스럼을 거두어주고 후비(喉痺)를 치료하니 좋은 초를 머금어 양치하여 담을 토하면 신기하다.《回春》

대맥면 (大麥麵)

전후풍(纏喉風)으로 음식이 안 내리는데는 면(麵)을 가지고 죽을 만들어 먹으면 미끄럽고 편리하게 내려가서 위기(胃氣)를 돕는다.《本草》

침구법(鍼灸法)

후폐(喉閉)에 소상(少商)·합곡(合谷)·척택(尺澤)혈을 모두 침을 놓는다. 《丹心》

후비(喉痺)는 나쁜피가 흩어지지 않기 때문이니 찔러서 나쁜피를 내는 것이 가장 좋은 방법이다. 《綱目》

목구멍의 종비(腫痺)에 풍부(風府)혈을 침한다. 목구멍의 모든 병과 독기(毒氣)가 심(心)에 들어가는 것들을 주로 치료하고, 목의 악(惡) 증세에도 효과가 있다. 또 소상(少商)혈을 침(鍼) 놓으면 인후종통(咽喉腫痛)이 모두 치료가 된다. 합곡(合谷)혈을 침놓고 또 상성(上星)혈을 침놓으면 협종전후풍(頰腫纏喉風) 등 증세를 치료하고 또 족삼리(足三里)혈을 침놓는다. 《得效》

후비(喉痺)에는 수소음(手少陰)을 찌르는 것이니 즉 신문혈(神門穴)이다. 《綱目》

후폐(喉閉)에는 수(手), 족소양(足少陽)을 찌르는 것이니 즉 란충(關衝)·규음(窮陰)혈이다. 《東垣》

인후폐색(咽喉閉塞)에는 조해(照海)혈을 택한다. 《蜜樞》

아관불개(牙關不開)에 양영혈(陽靈穴)을 택하여 출유(出愈)한다. 《得效》

후비(喉痺)에는 풍륭(豊隆)·용천(涌泉)·관충(關衝)·은백(隱白)·소충(少衝)혈을 택한다. 《綱目》

누년(累年) 후비(喉痺)에는 남자는 좌측 여자는 우측으로 수대지조갑(手大指爪甲) 제일 첫마디를 2~3소장(小壯)을 뜸한다. 《丹心》

근각(根脚) 인후(咽喉)가 계속 일어나는 사람은 이수주하(耳垂珠下) 반치의 시골(腮骨)의 근처에 7장을 뜸하고 27장을 뜸하면 더욱 신기하다. 《得效》

족양명(足陽明)의 별명을 풍륭(豊隆)이라고 하고 그 병은 기(氣)가 거스르면 후비(喉痺)로서 졸음(卒瘖)이 되는 것이니 취해야 한다. 《靈樞》

9. 경항(頸項)

경항(頸項)의 크기

결후(結喉)에서 밑으로 결분중(缺盆中)에 닿기까지의 길이가 4촌이고, 항발(項髮)에서 밑으로 배골(背骨)에 닿기까지의 길이가 2촌반이다. 《靈樞》

경항(頸項)의 위치(位置)

앞이 경(頸)이 되고 뒤가 항(項)이 된다. 결분(缺盆)의 중앙이 임맥(任脈)이 되니 천공(天空)이라하고 1차는 임맥측(任脈側)의 동맥(動脈)이니 족양명(足陽明)이며 이름은 인영(人迎)이고, 이차는 수양명(手陽

明)의 맥(脈)이니 이름은 부돌(扶突)이고, 3차는 수태양(手太陽)의 맥이니 이름은 천창(天窓)이고, 4차는 족소양(足少陽)의 맥(脈)이니 이름은 천유(天牖)이고, 5차는 수소양(手少陽)의 맥(脈)이니 이름은 천유(天牖)이고, 6차는 족태양(足太陽)의 맥(脈)이니 이름은 천주(天柱)이고, 7차는 항(項)의 중앙의 독맥(督脈)이니 이름은 풍부(風府)이다.

항강(項强)

모든 경항(頸項)의 강(强)한 것은 모두 습(濕)에 속한다. 《內經》

항강(項强)하고 갑자기 입이 닫히고 등이 반장(反張)하는 것을 치(痓)라고 한다. 《仲景》

경항(頸項)은 즉 족태양방광(足太陽膀胱)의 경(經)으로 족소음신경(足少陰腎經)이 방광경(膀胱經)과 같이 겉과 속이 되기 때문에 태양(太陽)이 풍습(風濕)을 감중(感中)하면 경항(頸項)이 심하게 아프고 허리가 피장(皮張)해서 질증(疾症)이 된다. 《本事》

활서(活鼠)

목이 뻣뻣하고 몸속이 급한 사람은 산 쥐를 잡아 배를 째고서 오장(五臟)을 버리고 따스한 기운이 있을때에 붙이면 차도가 있다. 《本草》

도엽(桃葉)

풍항(風項)으로 목이 뻣뻣해서 못 돌아 보는데 복숭아 잎을 쪄서 포대에 넣어 목에 붙이고 다리미로써 다린다. 《本草》

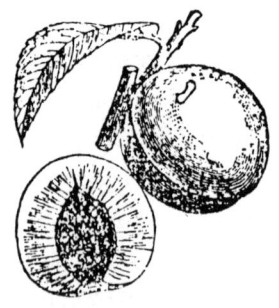

흑두(黑豆)

두항(頭項)으로 목이 뻣뻣해서 못 돌아 보는데 검은 콩을 뜨겁게 쪄서 포대속에 넣고 벤다. 《本草》

비마엽(卑麻葉)

풍습항강(風濕項强)을 치료하니 늘 붙이면 신기하다. 《俗方》

침구법(鍼灸法)

항강(項强)에는 승장(承奬) 혈과 풍부(風府) 혈을 택한다. 《綱目》

경항(頸項)이 아프고 뻣뻣한데는 통천(通天)•백회(百會)•풍지(風池)•완골(完骨)•아문(瘂門)•대자(大杼)혈을 택한다.《甲乙》

경항통(經項痛)에는 후계(後谿)혈을 택한다.《綱目》

경종(頸腫)에는 족양명(足陽明)•수양명(手陽明)의 양경(兩頸)을 택한다.《綱目》

10. 배 (背)

배척(背脊)의 골절수(骨節數)

여골(膂骨)에서 밑으로 미저(尾骶)에 닿기까지 21마디이고, 그 길이가 3자이다.《醫樞》

위의 7추는 매추(每顀)에 1치4푼1리니 합쳐서 9치8푼7리고, 가운데의 7추(七顀)는 매추(每顀)에 1치6푼1리니, 합쳐서 1자2푼7리고 아래의 7추(七顀)는 매추(每顀)에 1치2푼6리이니, 합쳐서 8치8푼2리다.《神應》

21추의 길이가 3자이니 위의 7추(七顀)가 9치8푼7리고, 가운데 7추(七顀) 아래의 7추(七顀)가 합쳐서 2자 1푼3리니 모두 합쳐서 3자가 된다.《資生》

배통(背痛)

어깨와 등이 아픈 것은 폐(肺)의 범위에는 든다. 내경(內經)에 말하기를 「서쪽 바람이 가을에 일어나면 병이 폐(肺)에 있다. 그러니 어깨와 등이 따라서 병이 나니 그것은 가을의 병(病)이 어깨와 등에 있기 때문이다.」 또 말하기를 「가을의 맥(脈)이 지나치게 크면 거스르는 기(氣)가 되고 등에 아픔이 생긴다.」《綱目》

폐(肺)가 병이 들면 기침을 하고 역기(逆氣)하며 어깨와 등이 아프고 땀이 많이 난다. 또는 사(邪)가 신(腎)에 있으면 어깨와 등이 병이나고 목이 아픈 것이다.《靈樞》

척강(脊强)

독맥(督脈)의 별명을 장강(長强)이라 하는데 그 병이 실(實)하면 척추뼈가 강해진다.《靈樞》

족태양(足太陽)의 맥(脈)이 병들면 허리와 척추가 심하게 아프다.《靈樞》

배(背)의 구루(傴僂 : 꼽추)

중습(中濕)하면 등이 꼽추가 되고 발에 경련이 있어 폐인(廢人)이 되는데 감수(甘遂) 1돈을 가루로 하여 돼지의 음경(陰莖)에 발라서 구워 먹으면 좋고 또 위로 토하고 아래로 설사하면 낫는다.《入門》

어떤 사람이 등이 꼽추가 되고 발에 경련이 있어 맥(脈)이 잠기고 당기는데 외신산(煨腎散)을 쓰니, 위로 토하고 밑으로 설사한 뒤 쾌유해졌다.《丹

心》

 허리와 척추 사이에 뼈마디가 튀어나온 것 역시 중습(中濕) 때문인 것이니 내경(內經)에 말하기를, 「습열(濕熱)을 없애지 않으면 큰 힘줄이 당겨서 짧고 작은 힘줄이 늘어져서 길어지니, 짧으면 구애를 받고 길면 늘어지게 된다.」 주(註)에 말하기를, 「큰 힘줄이 열을 받으면 당기고 짧으며, 작은 힘줄이 습(濕)에 들면 늘어나서 길게 되므로 등이 굽어지고 뼈와 힘줄이 튀어나오는 증세이니 위의 방법에 따라 치료한다.」《綱目》

 노인의 꼽추는 뼛속의 골이 모자라고 독맥(督脈)이 허약한 것이니 신(腎)을 보하고 뼛속의 골을 더하는 약을 쓸 수 밖에 없다.《類聚》

강활(羌活)

 풍습(風濕) 때문에 척통(脊痛)과 항강(項强)해서 돌아보지 못하는 데는 물에 달여 먹는다.《湯液》

독활(獨活)

 중습(中濕) 때문에 목을 못 펴는 데는 술에 달여 먹는다.《本草》

오약(烏藥)

 방광과 신장 사이에 냉기가 치고 들어와 등뼈가 아픈 데는 달여 먹고 또는 가루로 먹어도 좋다.《湯液》

울눌제(膃肭臍)

 배(背)와 어깻죽지가 뒤틀리고 괴로워하며 아픈 데는 술에 구워서 가루로 먹거나 환으로 먹어도 모두 좋다.《本草》

침구법(鍼灸法)

 척추뼈가 심하게 아플 때는 인중(人中)혈을 택한다.《綱目》
 어깨와 등이 아픈 데는 수삼리(手三里)혈을 택한다.《綱目》
 등과 어깨뼈가 아픈 데는 오추(五樞)·곤륜(崑崙)·현종(縣鍾)·견정(肩井)·갑봉혈(胛縫穴) 및 비(臂)의 2치반을 택하여 사륙흡(瀉六吸)을 한다.《綱目》
 등이 아픈 것은 힘들게 애를 쓰기 때문이니 고황(膏肓)이 요혈(要穴)이 되고 또는 등의 위가 먼저 아프고 어깨 위를 끌어당겨서 이어지는 아픈 증세는 고황(膏肓)이 병든 것이니 고황유(膏肓兪)와 견정(肩井)을 뜸하면 낫는다.《資生》

외형편(外形篇) 二.

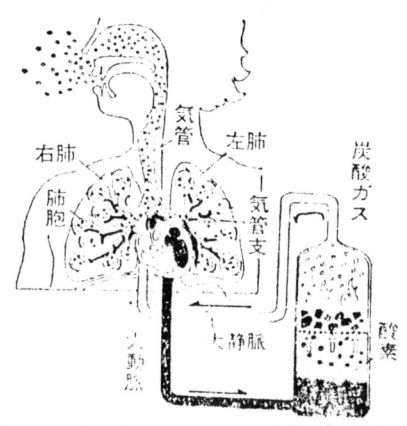

1. 흉 (胸)

흉격(胸膈)의 명칭일 때

가슴이라는 것은 호흡이 지나는 곳이고 음식이 지나가는 문이 되니, 조절을 한번만 안해도 사기(邪氣)가 가슴속에 교대로 닿는 것이니 나쁜 조짐이 있다는 뜻에서 흉(胸)이라고 한 것이다. 《入門》

격막(膈膜)이 심폐(心肺) 밑에 있어서 배(背)·척(脊)·흉(胸)·복(腹)과 같이 둘레에 밀착하여 막(幕)처럼 엉성함이 없으니, 대부분 격(隔)이란 것은 격(膈)과 뜻이 통하는 것으로 탁기(濁氣)를 가리어서 위로 심폐(心肺)에 무덥지 않도록 하는 것이므로 격(膈)이라 한다. 《入門》

심통(心痛)과 위완통(胃脘痛)

심(心)의 포락(包絡)이 위(胃)의 입과 같이 서로 응하여 때때로 비(脾)가 아파서 심(心)에 이어지고, 또는 양(陽)이 허약하고 음(陰)이 숙이면 또한 심하(心下)가 갑자기 아픈 것이다. 《直指》

진심통(眞心痛)이란 것은 급히 죽고 치료하지 못하는 증세이고, 심통(心痛)으로 오래 고통을 받는 증세는 심(心)의 지별락(支別絡)이 풍사(風邪)와 냉열(冷熱)이 쳐들어온 것이 되어서 아프고 진(疹)이 되면 죽지는 않으나 가끔씩 발작하여 오랫동안 낫지도 않고 고생한다. 《得效》

위(胃)의 윗입을 분문(賁門)이라 하는데 분문(賁門)은 심(心)과 서로 이어지므로 경(經)에 이르기를, 위완(胃脘)이 심(心)에 해당해서 아프다는 것이니 속칭 심통(心痛)이라는 말은 틀린 말이다. 즉, 9가지의 심통(心痛)의 그 원인을 자세히 살펴보면 모두가 위완(胃脘)에 있는 증세이고, 심(心)에 있는 증세는 아니다. 《正傳》

위완(胃脘)은 심(心)에 해당되어 아프고 비장(翡臟)은 심(心)에 이어서 아픈 증세이니, 국방(局方)에도 심통(心痛)이라고 하였다. 대부분 심통(心痛)은 적고 비위통(脾胃痛)이 많은데, 심통(心痛)은 여러 가지 생각으로 인한 증세이며, 비위통(脾胃痛)은 음식과 담음(痰飮)에 기인한 때문이다.
《入門》

심통(心痛)은 가슴속이 아픈 증세이다. 《內經》

모든 경(經)의 심통(心痛)이 등을 끌어당기는 증세는 대개가 풍랭(風冷)에 속하고, 모든 부(府)의 심통(心痛)이 머리를 숙이기가 어렵고 구토하고 설사하는 증세는 많은 열에 속한다. 《入門》

충심통(虫心痛)

위완(胃脘)이 아프고 아픔이 진정되면 또다시 음식을 먹은 뒤 가끔 발작하고 가끔 그치는 증세는 충통(虫痛)이다. 《丹心》

심통(心痛)에 물을 토하는 증세는 충통(虫痛)이고, 물을 토하지 않는 증세는 냉심통(冷心痛)이다. 《綱目》

충통증(虫痛症)은 심복(心腹)이 아프고 위아래가 같이 찌르며 침을 내뱉고 또는 맑은 물을 토하고 얼굴빛이 청황(靑黃)한 증세이다.

주심통(疰心痛)

갑자기 악오(惡忤)와 시주(尸疰)를 당하여 신혼 졸도(神昏卒倒)하고 입을 다물며 인사 불성하는 증세이다.

풍심통(風心痛)

풍랭(風冷)에 상하고 또는 간사(肝邪)가 심(心)을 편승해서 양쪽 갈빗대 언저리가 당기고 아픈 증세이다.

계심통(悸心痛)

칠정(七情) 때문에 가슴이 두근거리고, 놀래서 심통(心痛)까지 되는 증세이다.

식심통(食心痛)

날것과 찬것을 먹고 또 음식을 지나치게 많이 먹어서 심통(心痛)이 되는 증세이다.

음심통(飮心痛)

물을 마시는데 상하여 담과 침이 모여 심통(心痛)이 찌르는 것 같이 아프니 궁하탕(芎夏湯)과 오령산(五苓散)을 쓰고, 물을 마시면 흘러들어가 가슴 언저리가 아픈 증세이다.

냉심통(冷心痛)

한기가 배유(背兪)의 맥(脈)에 기거하면 혈맥(血脈)이 삽(澁)하고 혈맥(血脈)이 삽(澁)하면 혈허(血虛)하며 혈허(血虛)하면 아파서 배유(背兪)가 심(心)에 흘러가기 때문에 서로 끌어당겨 아프다. 《內經》

심통(心痛)이 6종일 때

1은 비심통(脾心痛)이고, 2는 위심통(胃心痛)이고, 3은 신심통(腎心痛)이고, 4는 적심통(積心痛)이고, 5는 궐심통(厥心痛)이고, 6은 진심통(眞心

痛)이다. 《類聚》

비심통(脾心痛)

비심통(脾心痛)이란 심하(心下)가 갑자기 아픈 증세로, 심통(心痛)이 심해서 갈비 아래까지 닿아 칼로 베는 듯이 아픈 것은 벌써 비장(脾臟)에까지 이어진 것이니, 옛처방에 비통(脾痛)이라고 한 것이 즉 그것이다. (正傳) 송곳이나 침으로 심(心)을 찌르는 듯이 심한 심통(心痛)을 비심통(脾心痛)이라고 한다. 《靈樞》

위심통(胃心痛)

배가 부르고 심통(心痛)하며 위완(胃脘)이 심(心)에 당해서 아픈 증세이다. 내경(內經)에 말하기를, 「목울(木鬱)이 일어나면 모든 사람이 위완(胃脘)을 앓는다」 했으니 심(心)에 잡혀서 아프고 위로 양갈비와 격(膈)·인(咽)을 버텨서 통하지 않고 또 궐음(厥陰)이 위완(胃脘)을 이기면 위완(胃脘)이 심(心)에 잡혀서 아픈 증세이다.」 《綱目》

신심통(腎心痛)

심통(心痛)이 등과 함께 서로 당기고 계종(瘈瘲)을 겸해서 마치 뒤에서 그 심(心)을 저촉(抵觸)하는 것 같고 등이 굽는 증세를 신심통(腎心痛)이라고 한다. (靈樞) 아래가 무겁고 설사가 힘들며 추위에 드는 증세를 신심병(腎心病)이라고 한다. 《類聚》

신(腎)이 심(心)에 옮기면 근맥(筋脈)이 병들어서 서로 끌어당기고 심하(心下)가 갑자기 아프게 되니 병명을 계(瘈)라고 한다. 《內經》

신(腎)의 적(積)을 분돈(賁豚)이라고 하니 배꼽 밑에서 위를 찔러 심통(心痛)이 아주 심한 증세이다.

적심통(積心痛)

음식이 쌓여서 음식을 만나면 보내 버린다. 《類聚》

식사 후에 갑자기 아찔해서 넘어지고 입이 막혀 말을 못하며 사람을 몰라 보고 사지를 못 움직이는 증세는, 흔히 음식을 너무 많이 먹어서 기도가 꼭 막히고 또는 기(氣)가 괴롭고 번뇌해서 그런 것이다.

궐심통(厥心痛)

안과 밖의 사(邪)가 심포락(心包絡)에 범하고, 다른 장(臟)의 사(邪)가 심(心)의 지맥(支脈)을 범한 증세이다. 궐(厥)이란 것은 모든 아픔이 소음(少陰)과 궐음(厥陰)의 기(氣)가 역상하여 맞부딪친 데 기인한 증세이고, 또 아픔이 심하면 궐(厥)을 일으킨다. 《入門》

궐심통(厥心痛)이란 다른 장(臟)의 병이 들어와 아픈 증세이다. 사(邪)가 심(心)에 있으면 역시 아프다. 《綱目》

진심통(眞心痛)

심(心)이 아프고 손발이 푸른 것이 관절까지 미치는 증세이다.《類聚》

진심통(眞心痛)이란 것은 손발이 푸른 것이 관절에 미치고 심통(心痛)이 심하니, 아침에 발작하면 저녁에 죽고 저녁에 발작하면 아침에 죽는다.《靈樞》

복룡간(伏龍肝)

졸심통(卒心痛)에 가루로 하여 더운물 2돈에 타서 먹고, 냉증(冷症)일 때는 술에 타서 먹는다.《本草》

백반(白礬)

심통(心痛)에 가루로 하여 맑은 차로 1돈을 타서 먹는다.《綱目》

또는 백반(白礬)가루 2돈을 초 반잔에 끓여서 더웁게 먹으면 바로 그치니 더운 침을 없애는 데 효력이 크다.《丹心》

염(鹽)

위완통(胃脘痛)으로 다급하고 약이 없을 때는 소금을 칼끝에 올려 놓고 칼과 같이 불에 달구고 물그릇에 소금 묻은 칼끝을 여러 번 담가서 물이 더울 때 마시면 담을 토하고 바로 낫는

다.《正傳》

목향(木香)

9종의 심통(心痛)을 치료하니 가루로 하여 술에 타서 먹는다. 목향(木香)이 가슴과 배 사이에 막힌 찬 기운을 내리게 하고 귤피(橘皮)·육두구(肉豆蔻)·생강(生薑)으로 도우는 것이 적절한 방책이다.《本草》

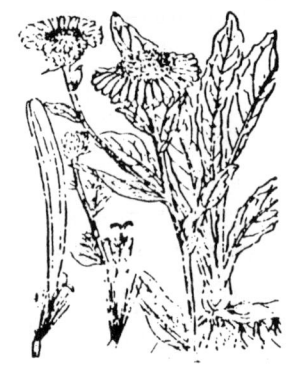

생지황(生地黃)

모든 심통(心痛)에 신(新)·구(久)를 불문하고 즙을 내어 국수처럼 주물러 수제비를 만들어 찬물에 일어서 먹으면 한참 지난 후에 설사를 하면서 긴 벌레 한 가닥이 따라 나오고 다시 일어나지 않는다.《本草》

건강(乾薑)

졸심통(卒心痛)을 주로 치료하는 것이니 가루로 하여 미음에 2돈을 섞어

먹는다.《本草》

생강(生薑)

반하(半夏)와 같이 달여 먹으면 심하(心下)의 급통(急痛)이 주로 치료된다.

또 생강즙(生薑汁)에 행인(杏仁)을 넣어 달여 먹으면 기결(氣結)과 심흉(心胸)의 비(痞)를 치료하는 데 특히 효과가 있다.

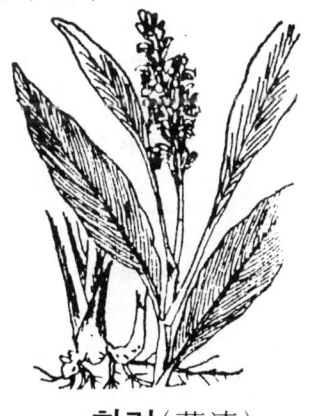

황련(黃連)

졸심통(卒心痛)에 썰어서 물로 달여 1일 3번을 복용한다. 황련(黃連)이 심하(心下)의 비만(痞滿)을 치료하는 데 반드시 필요한 약이다. 중경(仲景)이 9종의 심하비(心下痞)를 치료하는 데에 오등사심탕(五等瀉心湯)을 모두 썼다. 황련(黃連)이 심하(心下)의 토사(土邪)를 내리기 때문에 비(痞)를 치료하는 데 가장 효과가 크다.《湯液》

백초상(百草霜)

심통(心痛)에 가루로 하여 2돈을 사내아이의 오줌에 섞어 먹으면 바로 낫는다.《丹心》

과루실(瓜蔞實)

흉비통(胸痞痛) 때문에 눕지도 못하고 심통(心痛)이 등에까지 이어 아픈 데는 황과루(黃瓜蔞) 큰 것 1개, 해백(薤白) 3냥, 반하제(半夏製) 1냥을 썰어서 막걸리 7되에 달여 2되쯤 되거든 2번으로 나누어 복용한다.《綱目》

흉통(胸痛)과 담수(痰嗽)에 과루자(瓜蔞子)를 껍질과 같이 볶아서 가루로 하여 밀풀로 오동 열매 크기의 환을 하여 미음으로 50알을 삼켜 내린다.《本草》

초두구(草豆蔲)

심복(心腹)의 냉통(冷痛)에는 초두구인(草豆蔲仁)과 치자(梔子) 볶은 것을 가루로 하여 생강즙에 환을 만들어 먹고 또는 한 가지만 달여 먹기도 한다.《丹心》

이 약은 성분이 따뜻하여 충분히 체기(滯氣)를 흩으니 만일 위완(胃脘)이 차서 통증이 일어나는 데 쓰면 북이 북채에 잘 응하듯 하고, 습담(濕

痰)으로 아픈데에도 먹으면 바로 효과가 있는데, 단 열통(熱痛)에는 쓰지 못한다. 《正傳》

진애엽(陳艾葉)

졸심통(卒心痛)을 치료하는 데에 숙애(熟艾)를 진하게 달여 먹으면 바로 차도가 있다. 《本草》

현호삭(玄胡索)

심통(心痛)에 가루로 하여 술에 타서 먹는다. 뇌공(雷公)이 말하기를, 「심통(心痛)에 죽게 되거든 바로 현호삭(玄胡索)을 찾아라」하는 것이 즉 그것이다. 《本草》
혈자심통(血刺心痛)을 치료하는 데 토초(土炒)하여 가루로 하고 매 2돈을 더운 술로 같이 내리면 바로 낫는다. 《得效》

백부자(白附子)

심통(心痛)을 치료하는 데 구워서 가루로 하여 매 2돈을 더운물에 같이 먹으면 바로 효과가 있다. 《本草》

반하(半夏)

흉비(胸痞)를 삭여 없애고 담(痰)과 심하(心下)의 급한 아픔과 견비(堅痞)를 치료하니 반하(半夏)를 가루로 하여 향유(香油)에 볶고 생강즙에 떡처럼 쩌서 환을 하여 생강탕에 30~50알을 삼켜 내린다. 또한 기침을 하면서 심통(心痛)하는 증세도 치료가 된다. 《綱目》

우담남성(牛膽南星)

결흉(結胸)이 오랫동안 낫지 않고 미친 말을 하면서 대・소변이 통하지 않는 데는 가루로 하여 매 2돈을 인삼탕(人蔘湯)에 타서 먹고 조금 지난 뒤에 다시 더운 인삼탕(人蔘湯)을 먹으면 소변으로 누렇고 검은 것이 나오니 이것이 효과가 있는 것이다. 《得效》

건칠(乾漆)

9종의 심통(心痛)과 어혈심통(瘀血心痛)을 치료한다.
건칠(乾漆)을 볶아서 연기가 없어지면 가루로 하여 초에 오동 열매 크기로 환을 하여 더운 술이나 초탕으로 5~7알을 삼켜 내린다. 《本草》

치자(梔子)

위구열통(胃口熱痛)에 치자(梔子)가 없으면 못 고치니 강즙(薑汁)으로 보좌하고 천궁(川芎)으로 열어 준다. 심통(心痛)에는 대치자(大梔子) 15개를 가지고 껍질을 벗겨서 볶고 진하게 달인 탕 1잔에 생강즙을 넣어 맵게 하고 천궁(川芎)가루 1돈을 가하여 다시 달여서 복용하면 바로 효력이 있다. 또는 치자인(梔子仁)을 볶아서 가루로 하고 생강즙에 환을 만들어 복용하면 또한 효력이 있다. 《丹心》

기실(枳實)

심하비(心下痞)를 치료하니, 결고(潔古)가 이것을 써서 비경(脾經)에 쌓인 피를 없애게 했으므로 심하비(心下痞)를 치료하는 데 기실(枳實)을 쓴다. 비(脾)에 쌓인 피가 없으면 심하(心下)가 비(痞)하지 않는데, 기실(枳實)이 비(脾)사이의 엉긴 피를 풀어주니 엉긴피가 거두어지면 비(痞)가 자연히 없어진다. 기실(枳實)이 아니면 비(痞)를 제거하지 못한다. 《東垣》
흉비통(胸痞痛)에는 밀기울을 볶아서 가루로 하여 미음으로 2돈을 같이 먹고 물로 달여 먹어도 좋다. 《本草》

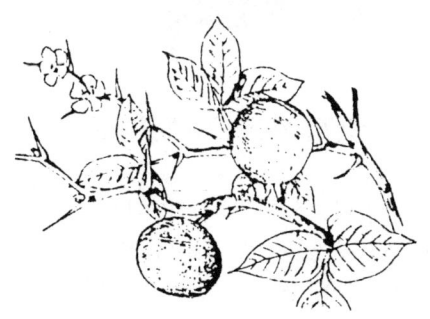

다(茶)

오래된 심통(心痛)으로 못 견디는 데는 차를 끓여서 초를 조금 넣어 마시면 더욱 좋다. 《本草》

호초(胡椒)

심복(心腹)의 냉통(冷痛)을 치료하니 술로 달여 그 즙을 마신다. 또 호초(胡椒) 49알과 유향(乳香) 1돈을 가루로 하여 남자는 생강탕으로, 여자는 당귀탕(當歸湯)으로 각각 고루 내린다. 《丹心》

천초(川椒)

심복(心腹)의 냉통(冷痛)에는 술에 달여 즙을 마신다. 열을 견디지 못해서 얼음과 찬것을 지나치게 먹으면 냉이 쌓여 심비(心脾)가 아프고 반 년 이상 낫지 않는 데는 천초(川椒) 30알을 미음으로 삼켜 내리면 바로 효력이 있고 재발도 생기지 않는다. 《得效》

합분(蛤粉)

심기(心氣)를 못 참는 데는 합분(蛤粉) 볶은 것을 끓인 물에 섞어 먹는다. 《丹心》
합분(蛤粉)에 향부(香附)가루를 섞

어 생강즙에 타서 먹으면 담심통(痰心痛)에는 아주 효과가 있다. 《丹心》

열심통(熱心痛)에는 합분(蛤粉)과 백초상(百草霜)을 가루로 하여 맑은 차나 찬물에 같이 먹는다. 《丹心》

전라각(田螺殼)

졸심통(卒心痛)에는 전라난각(田螺爛殼)을 태워서 가루로 하여 더운 1돈 반을 술에 같이 내리면 바로 효과가 있다. 《綱目》

또 습담(濕痰)과 위완통(胃脘痛)에 먹어도 바로 그친다. 《正傳》

만려어(鰻鱺魚)

모든 벌레로 인한 심통(心痛)으로 침을 토하는 데는 약간 구워서 더울 때 먹으면 3~5번 정도에 차도가 있다. 《本草》

밀(蜜)

졸심통(卒心痛)에는 꿀과 생강즙 각 1홉을 물에 타서 복용하면 바로 그친다. 《本草》

도인(桃仁)

심통(心痛)을 치료하니 7개를 가지고 껍질을 버리고 불에 익혀서 갈아 물 1홉에 섞어 복용하면 좋고, 또 30년이나 묵은 증세도 고친다. 《本草》

도노(桃奴)

심통(心痛)과 주통(疰痛)을 치료하니 도노(桃奴)를 가루로 하여 매 2돈을 더운 술로 공복에 같이 마신다.

일명 반도주(蟠桃酒)라고 한다. 《醫鑑》

도지(桃枝)

졸심통(卒心痛)에는 지(枝) 한 줌을 술 1되에 달여서 반 되가 되거든 1번 복용하면 크게 효과를 본다. 《本草》

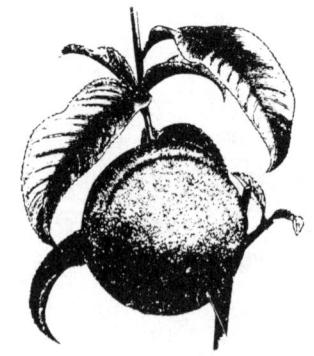

오적어묵(烏賊魚墨)

부인의 붕루(崩漏)가 심하고 심통(心痛)이 있는 증세를 살혈심통(殺血心痛)이라 하는데, 오징어 몸통을 볶아서 가루로 하여 초에 같이 먹고 소

산후(小産後)에 하혈을 많이 하여 심통(心痛)하는 증세를 치료한다. 《入門》

개자(芥子)

심통(心痛)에는 주초(酒醋)에 갈아서 즙을 내어 마신다. 《本草》

지마유(脂麻油)

심통(心痛)에는 차고 더운것을 가릴 것 없이 생향유(生香油) 1홉을 마신다. 또 회심통(蛔心痛)에도 좋다. 어떤 사람이 허리가 아파서 심장을 끌어당기고 발작이 일어나면 기절을 하는데 서문백(徐文伯)이 말하기를, 「발가(髮瘕)라」하고 기름을 먹이니 뱀같은 것을 토하는데 눈은 없고, 달아매어 놓았더니 물방울처럼 녹아 떨어지고 단지 한 마리만 남았다. 《本草》

총백(葱白)

심복통(心腹痛)과 급심동(急心疼)으로 잇몸을 다물고 죽을 것 같은 증세를 치료한다.

노총백(老葱白) 3~5뿌리를 두드려 고약처럼 만들어서 입을 열고 고약을 목구멍까지 넣고 향유(香油) 4냥으로 내려 보내는데 파즙이 내려가면 틀림없이 깨어나고, 뱃속에 쌓인 벌레가 누런 물로 변하여 설사로 나오고 유쾌해지며 재발이 없다. 《綱目》

산(蒜)

혈기심통(血氣心痛)에는 생마늘을 즙을 내서 1잔 마시면 바로 차도가 있다. 오랜 심통(心痛)에는 작은 마늘을 초에 달여서 배가 부르도록 마시면 좋은 효과가 있고 소금은 금해야 한다. 《本草》

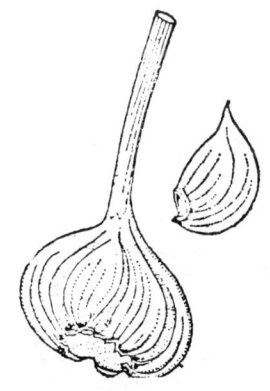

구즙(韭汁)

흉비(胸痞)와 심중급통(心中急痛)과 또는 아픔이 어깨 위까지 연이어 죽을 정도로 아픈 증세를 치료하니 즙을 내서 마시면 가슴속의 나쁜 피를 토하고 낫는다. 《本草》

먹고서 답답함이 오래 되면 위완(胃脘)에 엉긴 피가 있어서 아프게 되니 부추즙 1잔으로 먼저 도인(桃仁) 10개를 씹어서 같이 내려 보낸다. 《正傳》

부추즙은 충분히 가슴속의 나쁜 피와 체기(滯氣)를 없앤다.《綱目》

계란(鷄卵)

심통(心痛)에는 1개를 깨어 좋은 초 2홉에 타고 따뜻하게 해서 1번만 먹으면 바로 차도가 있다.《本草》

사향(麝香)

귀주심통(鬼疰心痛)을 치료하니 큰 콩만한 것을 더운물에 갈아서 먹는다.《本草》

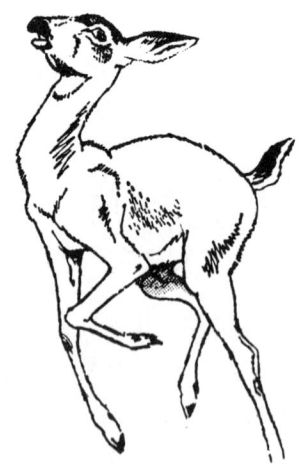

웅담(熊膽)

충심통(虫心痛)에 큰 콩만한 것을 물에 타서 마시면 큰 효력이 있다.《資生》

침구법(鍼灸法)

9종의 심통(心痛)에는 간사(間使)・영도(靈道)・공손(公孫)・대충(大衝)・족삼리(足三里)・음릉천(陰陵泉)혈을 택한다.《綱目》

졸심통(卒心痛)에는 연곡(然谷)・상완(上脘)・기해(氣海)・용천(涌泉)・간사(間使)・지구(支溝)・대돈(大敦)・독음(獨陰)・족삼리(足三里)를 취한다.《資生》

위완통(胃脘痛)에는 족삼리(足三里)혈을 택한다.《靈樞》

병이 가슴에 있으면 반드시 혼문(魂門)혈을 뜸하고 침질해야 한다.《資生》

음유(陰維)가 병이 들어 심통(心痛)한 데는 내관(內關)혈을 택한다.《難經》

수(手)는 심(心)이 주관을 하니, 병이 있어서 실(實)하면 심통(心痛)이 되는데 내관(內關)혈을 택한다.《綱目》

심통(心痛)이 등을 끌어당기는 데는 경골(京骨)・곤륜(崑崙)혈을 택해서 낫지 않으면 연곡(然谷)・위양(委陽)혈을 택한다.《靈樞》

심비통(心脾痛)에는 거궐(巨闕)・상완(上脘)・중완(中脘)혈을 택한다.《綱目》

궐심통(厥心痛)은 즉 신심통(腎心

痛)인데 경골(京骨)·곤륜(崑崙)혈을 택해서 낫지 않으면 연곡(然谷)·대도(大都)·태백(太白)·태계(太谿)·행간(行間)·대충(大衝)·어제(魚際)·태연(太淵)혈을 택한다. 《靈樞》

충심통(虫心痛)에는 상완(上脘)·중완(中脘)·음도(陰都)혈을 택한다. 《得效》

혈심통(血心痛)에는 기문(期門)혈을 택한다. 《綱目》

상한결흉(傷寒結胸)에는 먼저 아픈 사람에게 심폐골하(心蔽骨下)의 아픈 곳 좌반(左畔)혈을 비비고, 가는 침으로씨 좌반(左畔)·지구혈(支溝穴)에 놓은 다음 좌간사(左間使)혈을 찌르니 쌍관자(雙關刺)라고 부르는 것이며, 또 다음 좌행간(左行間)·좌일벽(左一壁)혈을 찌르면 결흉(結胸)이 바로 효력이 있고 우반(右畔)혈도 위 방법과 같이 찔러서 호흡하여 침을 멈추면 바로 낫는다. 《綱目》

심흉비(心胸痞)에는 용천(涌泉)·태계(太谿)·중충(中衝)·대릉(大陵)·온백(穩白)·태백(太白)·소충(少衝)·신문(神門)혈을 택한다. 《綱目》

결흉(結胸)에 몸이 누런색이면 용천(涌泉)혈을 택한다. 《綱目》

결흉(結胸)의 뜸의 방법은 파두(巴豆) 10알을 껍질을 버리고 잘 갈아서 황련(黃連)가루 1돈과 합하여 진한 침으로써 떡을 만들어 배꼽에 붙이고 쑥으로 그 위를 뜨면 뱃속에서 소리가 나면서 병이 없어진다. 장수(壯數)는 헤아리지 말고 병이 나을 때까지 한다. 뜸을 마친 뒤에는 더운물에 손을 담그고 헝겊으로 닦아야 하는데 그것은 부스럼이 나기 쉬운 때문이다. 《綱目》

모든 심복(心腹)·흉(胸)·협(脇)·요(腰)·배(背)의 고통에는 천초(川椒)를 가루로 하여 초에 섞어서 떡을 만들어 아픈 곳에 붙이고, 숙애(熟艾)를 떡 위에 펴놓고 불을 붙여서 태우면 통증이 바로 그친다. 《醫鑑》

2. 젖 (乳)

유방의 간격일 때
양쪽 젖 사이의 넓이가 9치반이다. 《靈樞》

남신(男腎)·여유(女乳)가 성명(性名)의 근본이 될 때
남자는 신(腎)으로써 중(重)을 삼고 여자는 젖으로써 중(重)을 삼으니, 위와 아래는 같지 않아도 성명(性命)의 근본은 동일하다. 《直指》

여자는 음(陰)에 속하니 음(陰)이 다하면 반드시 아래에서 위로 오르기 때문에 유방이 커지고 음호(陰戶)가 움츠러지는 것이고, 남자는 양(陽)에 속하니 양(陽)이 다하면 틀림없이 위에서 아래로 내려가기 때문에 음경(陰莖)은 밑으로 처지고 유두(乳頭)는 움츠러지는 것이다. 《入門》

산후에 젖이 나오지 않을 때

젖이 안 나오는 일이 두 가지가 있는데 기혈(氣血)이 성(盛)하고 막혀서 운행되지 않는 증세가 있고, 또 기혈(氣血)이 허약하고 말라서 운행되지 않는 증세가 있다. 허한 증세는 보하고 실(實)한 증세는 소통시켜야 하는데, 소통하는 데는 통초(通草)·누로(漏蘆)·토과(土瓜) 등을 쓰고, 보양하는 데는 종유분(鍾乳粉)·저제(猪蹄)·즉어(鯽魚) 등을 쓴다. 《三因》

여러 번 해산을 해도 젖이 안 나는 증세는 진액(津液)이 없기 때문이니 보익하는 약으로 움직여 주고 비록 젖이 나오기는 하나 많지 않은 증세는 월경이 나오게 하는 약으로 움직여 주며 다시 곰국을 끓여서 준다.

대부분 부인의 젖은 충맥(衝脈)과 위경(胃經)에 의하여 통하기 때문에 부인이 본래부터 충임경(衝任經)에 병이 있으면 젖이 적고 얼굴빛이 누르며 태어난 아이가 아주 약하고 병이 많은 것이다. 《良方》

산전에 젖이 날 때

산전에 젖이 자연히 흐르는 것을 유읍(乳泣)이라고 하는데 아기를 낳아도 잘 기르지 못하는 것이며, 산후에 젖이 저절로 흐르는 것은 몸이 허약한 증세이니 보약을 먹어서 그치도록 해야 한다. 《良方》

젖을 안 나게 할 때

아기가 젖을 안 빨면 유방이 붓고 아파서 젖이 안 나기를 바라니, 맥아(麥芽) 2냥을 볶아 가루로 하고 4첩을 나누어서 매번 끓인 물에 같이 내린다. 《正傳》

유두가 파열할 때

젖꼭지의 파열에는 가을이 지난 뒤의 냉로가자화(冷露茄子花) 벌어진 것을 그늘에 말려 태워서 가루로 하여 물에 타 먹고, 가을이 되기 전의 것도 역시 쓸 수 있다. 《得效》

젖꼭지의 파열과 또는 젖을 빨아 피가 말라서 저절로 파열하고 통증이 많은 증세는 정향(丁香)을 가루로 하여 붙이고, 아픈 곳이 마르면 침에 개어서 붙인다. 《正傳》

젖꼭지가 파열되어도 낫는 경우가 있으니 반드시 많이 보해야 한다. 인삼·백출(白朮)·황기(黃芪)·당귀(當歸)·천궁(川芎)·연교(連翹)·백작약(白芍藥)·감초 각 1돈을 물에 달여 복용한다. 《丹心》

유현증(乳懸症)

산후에 엉긴 피가 위를 쳐서 양쪽

젖이 길게 늘어나고 매우 작고 가늘게 늘어지며 소복(小腹)이 아파서 못 견디는 증세를 유현증(乳懸症)이라고 하는데 위급한 것이다. 천궁(川芎)·당귀(當歸) 각 1근을 진하게 달여서 자주 더웁게 먹고, 다시 2근을 태워서 환자의 얼굴 밑에 놓고 환자에게 몸을 굽히도록 하여 머리를 숙여서 입과 코와 아픈 젖에 더운 기운을 계속 쐬게 하고, 회복이 잘 안 되면 여성고(如聖膏)를 이마 위에 붙인다. 《入門》

석고(石膏)

젖을 내리게 하니 2냥을 물에 달여 1일 3번을 먹는다. 《本草》

유옹(乳癰)의 시초에는 불에 태워서 가루로 하여 3돈을 더운 술에 타서 먹는다. 《直指》

산약(山藥)

날것을 찧어 취유(吹乳)의 종기로 아픈 곳에 붙이면 바로 없어지니 바로 떼어 버려야 한다. 살이 썩어 문드러질 염려가 있다. 《醫鑑》

익모초(益母草)

투유(妬乳)의 종기가 성해지는 데는 날것을 찧어서 붙이면 바로 차도가 있다. 마른 것이면 가루로 하여 물에 섞어 붙인다. 《本草》

맥문동(麥門冬)

젖을 나게 하니 거심(去心)하고 가루로 하여 2돈을 주마서각(酒磨犀角) 1돈과 같이 섞어 먹으면 불과 2번 정도에 내린다. 《得效》

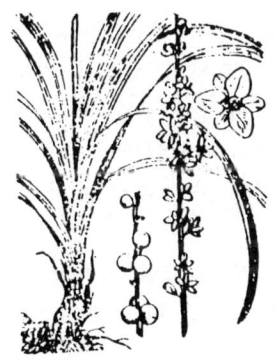

황과루(黃瓜蔞)

유옹(乳癰)의 종통(腫痛)에는 1~2개를 껍질과 씨를 같이한 채로 썰고 빻아서 좋은 술 2되에 달여 1되가 되거든 수시로 더웁게 복용하고, 다시 달여서 복용한다. 뿌리가 또한 효력이 있으니 가루로 하여 1돈을 물에 달여 복용한다. 《本草》

통초(通草)

젖을 나게 하니 1냥을 썰어서 물로

달여 먹는다. 《本草》

왕과근(王瓜根)

젖을 나게 하니 가루로 하여 1돈을 1일 3회로 술에 타서 먹는다. 《本草》

포공영(蒲公英)

투유(妬乳)와 유옹(乳癰)의 종통(腫痛)을 치료하니 찧어서 인동등(忍冬藤)과 같이 달여 술을 조금 넣고 마시면 곧 졸리운데 이것이 효험이 되는 것이다. 자고 나면 바로 효과가 있다. 《丹心》
또 물에 달여 즙을 마시고, 찧어서 아픈 곳에 붙이면 바로 없어진다. 《入門》

포황초(蒲黃草)

투유(妬乳)와 유옹(乳癰)의 종통(腫痛)을 치료하니 뿌리 날것을 찧어서 붙이고, 하루 두 번씩 먹어도 좋으며 잎을 달여 먹어도 좋다. 《本草》

적소두(赤小豆)

젖을 내리게 하니 달여서 즙을 마시면 바로 내린다. 《本草》
투유(妬乳)와 유옹(乳癰)에는 진하게 갈아 술에 타서 찌꺼기는 거두고 더웁게 복용하며, 찌꺼기는 아픈 곳에

청상엽(靑桑葉)

유경작통(乳硬作痛)에는 연한 잎을 날것으로 찧어서 미음에 섞어 아픈 곳에 붙인다. 《得效》

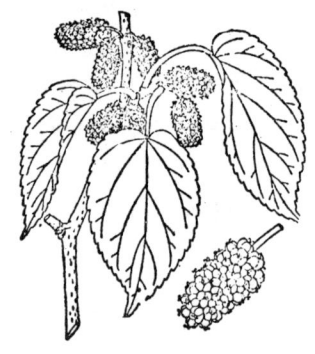

청피(靑皮)

젖을 빨면 가렵지도 아프지도 않고 돌처럼 부어 단단한 데는 볶아서 가루로 하여 2돈을 술에 타 먹으면 특히 효과가 있다. 《本草》
붙이면 바로 효과가 있다. 《得效》)

만청(蔓菁)

유옹(乳癰)이 아프고 한열(寒熱)이 서로 이루어지는 데는 뿌리와 잎을 씻어서 소금을 조금 넣고 찧어서 붙이며, 열이 있으면 다시 바꾸는데 3~5

번 정도 바꿔 붙이면 바로 차도가 있다. 《本草》

방해(螃蟹)

취유(吹乳)에 특히 효과가 크다. 발은 떼어 버리고 태워서 가루로 하여 매 2돈을 누른 술에 타서 내린다. 《醫鑑》

지주(蜘蛛)

취유(吹乳) 및 유옹(乳癰)에는 지주(蜘蛛) 3마리, 묽은 대추 씨를 것 3개로써 대추 속에다 거미를 넣어 볶아서 씹고 소주로 내려 보내면 바로 효과가 있다. 《醫鑑》

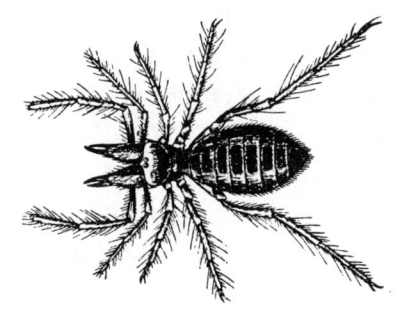

녹각(鹿角)

투유(妬乳)를 치료하니, 돌 위에다 갈아서 즙을 바르고, 마르면 다시 바른 뒤에 젖속의 누른 물을 빨아내면 바로 없어진다. 《本草》

우비(牛鼻)

젖이 나지 않는 증세를 치료하니 국을 끓여 공복에 먹으면 2~3일 만에 즙이 한없이 흐른다. 《本草》

저사제(猪四蹄)

부인의 유맥(乳脈)을 잘 움직이게 한다. 《本草》

산부의 기혈(氣血)이 허약하여 젖이 없는 데는 돼지 발굽 4쌍과 통초(通草) 4냥, 물 1말을 같이 달여서 4~5되쯤 되거든 계속 마시고, 마신 뒤에 빗 등으로 젖 위를 문지르면 바로 효과가 있다. 《丹心》

야저지(野猪脂)

젖이 나지 않는 데는 기름을 한 숟갈 떠서 더운 술 1잔에 타가지고 1일 3번 먹으면 젖이 바로 나고, 또 양도 많으니 다섯 아이를 먹일 수 있다. 《本草》

묘아모(猫兒毛)

유로(乳勞) 때문에 옹(癰)이 문드러지고 속이 드러난 데는 배 밑의 털을 태워서 가루로 하여 가루를 조금 넣고 맑은 기름에 개어서 바른다. 《入門》

침구법(鍼灸法)

투유(妬乳)에는 태연(太淵)혈을 택한다. 유옹(乳癰)에는 응창(膺窓)·유중(乳中)·거허(巨虛)·하렴(下廉)·대충(大衝)·복류(腹溜)혈을 택한다., 유옹(乳癰)에 모든 약이 통증을 멎게 하지 못하는 데는 족삼리혈(足三里穴)에 침을 5푼 정도 넣으면 바로 멎게 된다. 《綱目》

3. 복 (腹)

배의 둘레의 크기일 때

갈우(骼骬 : 심폐골) 밑으로 천추(天樞)에 닿기까지 길이가 8치이니 천추(天樞) 2혈(二穴)이 배꼽의 양방(兩傍) 각 2치에 해당된다. 천추(天樞) 밑으로 횡골(橫骨)에 닿기까지 길이가 6치반이고, 횡골(橫骨)의 길이가 6치반이다. 《靈樞》

대복(大腹)·소복(小腹)

배꼽의 그 위를 대복(大腹)이라 하고, 배꼽의 그 아래를 소복(小腹)이라 한다. 소복(小腹)은 배꼽 양곁의 교골(膠骨) 안을 말한다. 《內經註》

비위(脾胃)가 중주(中州)를 주로 관리하니 대복(大腹)과 소복(小腹)이 그

의 징후이다. 《類聚》

복통에 6종이 있을 때

한(寒)·열(熱)·사혈(死血)·식적(食積)·담음(痰飮)·충(虫) 등 6종의 복통이 있다. 기혈(氣血)·담수(痰水)·식적(食積)·풍랭(風冷)의 모든 증세의 통증은 언제나 모여 있어서 흩어지지 않고, 오직 벌레로 아픈 것만은 그쳤다 일어났다 해서 거래가 정해지지 않고, 또 맑은 물을 구토하는 것이 그 징험이다. 《直指》

한복통(寒腹痛)

한기(寒氣)가 맥(脈)의 밖에 머무르면 맥(脈)이 차고, 맥(脈)이 차면 오므라지고 오므라지면 맥(脈)이 급히 굽히고, 급히 굽히면 밖으로 작게 맺혀진 것을 끌어당기기 때문에 갑자기 아프고 겸해서 한(寒)에 걸리면 통증이 계속되는 증세이다. 《內經》

한기(寒氣)가 배유(背兪)에 머무르면 그 유(兪)가 심(心)에 흘러가기 때문에 서로 끌어당겨서 아픈 것이다. 《內經》

한기(寒氣)가 궐음(厥陰)의 맥(脈)에 머무르면 피가 삽(澁)하고 맥(脈)이 급하기 때문에 협륵(脇肋)이 소복(小腹)과 함께 당기고 아프다. 《內經》

한기(寒氣)가 오장(五臟)에 머무르기 때문에 위로 올라가서 새면 음기(陰氣)가 마르고 양기(陽氣)가 들어가

지 못하며, 갑자기 아파서 사람을 알아보지 못하고 죽을 듯이 아프다가 기(氣)가 다시 돌아오면 산다. 《內經》

열복통(熱腹痛)

열기가 소장(小腸)에 머물고 소장(小腸)의 속이 아프며 열이 있고 마르면, 단단하고 건조해서 견디지 못하기 때문에 아프고 막혀서 통하지 않는 것이다. 《內經》

아팠다 그쳤다 하는 증세는 열로 인한 것이다. 《丹心》

시혈복통(死血腹痛)

피가 엉겨서 배가 아픈 것은 항시 그 자리에 있으니 혹 타박상을 입은 것이나 부인의 경사(經事)가 올 때나 산후에 나쁜 것이 모여 모두 내리지 않아서 엉켜있는 증세이다.

식적복통(食積腹痛)

맥(脈)이 당기는 증세는 먹은 것이 쌓여서 아픈 것이니 더웁게 흩어야 한다. 《丹心》

통증이 위에 있는 증세는 식(食)에 많이 속하는데, 먹은 것이 쌓이는 것도 통증이 일어나는 증세이니 더웁게 흩어야 하며 건강초(乾薑炒)·창출(蒼朮)·천궁(川芎)·백지(白芷)·향부(香附)·강즙(薑汁)의 종류를 쓸 것이고, 경솔하게 엄준하고 이로운 약을 써서 억지로 내리지는 말 것이다. 대개 음식이 차게 되면 엉기고 열을 얻으면 변하니 다시 행기(行氣)나 쾌기약(快氣藥)을 써서 도우면 낫는다. 《丹心》

통증이 심할 때에 대변을 누고 싶어서 설사를 하면 통증이 덜하는 증세는 식적(食積)이다. 《丹心》

식적통(食積痛)은 평위산(平胃散)에 산사(山査)·신국(神麴)·맥아(麥芽)·축사(縮砂)·청피(靑皮)를 더해서 쓰고 또는 가미이진탕(加味二陳湯)으로 조양(調養)하며, 목향빈랑환(木香檳榔丸)이나 이기환(利氣丸)으로 내린다. 《入門》

음식물이 심흉을 막아서 통증이 되는 증세는 토해야 하니 과체산(瓜蔕散)과 강염탕(薑鹽湯)을 쓴다. 《入門》

음식물이 쌓여서 배가 아플 때는 정향비적환(丁香脾積丸)을 쓴다. 《丹心》

담음복통(痰飮腹痛)

대개 배는 아픈데 맥(脈)이 윤활한 증세는 담(痰)이니 도담해울(導痰解鬱)해야 한다. 《丹心》

청담(靑痰)이 복통을 많이 일으키니, 천궁(川芎)·창출(蒼朮)·향부(香附)·백지(白芷)를 가루로 하고 생강즙에 같이 끓여서 먹는다. 《丹心》

담통(痰痛)은 반드시 소변이 이롭지 못하고, 또 아프면 소변이 이롭지 못한 증세가 담(痰)이다. 《丹心》

복피(腹皮)가 마비되거나 아플 때

뱃가죽이 마비하고 아픈 증세는 파를 많이 끓여서 마시면 저절로 낫는다. 《綱目》

뱃가죽이 아픈 증세는 신(腎)이 허하여 물을 운행하지 못하고 술과 면이 한도가 없어서 술과 물이 뱃속에 서로 모이며, 면독(麵毒)이 다시 기(氣)를 얽고 체하게 하니, 물이 뱃가죽에 스며들어 아프게 되는 것이다.

염(鹽)

배가 부어서 아프고 비민(痞悶)해서 견디지 못하는 데는 아주 짠 소금물 1~2주발을 그냥 먹고 토해 내리면 바로 좋아진다. 《丹心》

조중열회(竈中熱灰)

심복(心腹)이 냉통(冷痛)한 데는 초에 섞어서 울법(熨法)을 쓰고 냉하면 해서 바꾼다. 《本草》

자석(磁石)

철기(鐵氣)가 뱃속에 들어가서 아픈 데는 자석(磁石)을 가루로 하여 점석(簟席)에 뿌려서 깔고, 그 위에 잠을 자면서 다시 자석 끓인 물에 소조기산(小調氣散)을 섞어서 먹으면 효과가 있다.

작약(芍藥)

뱃속이 아플 때에는 이것으로 군(君)을 삼고 감초(甘草)로 보좌를 해서 달여 먹는다. 혈허복통(血虛腹痛)은 잘 치료해도, 기분제통(氣分諸痛)에는 쓰지 못한다. 《丹心》

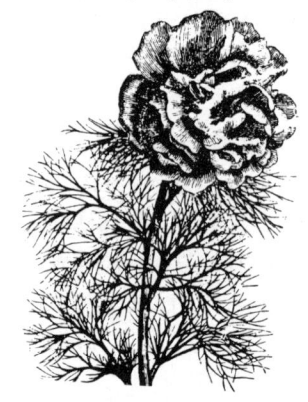

건강(乾薑)

비랭복통(脾冷腹痛)과 구토에는 초강(炒薑) 3돈, 감초구(甘草灸) 반 돈, 대추 1개를 같이 달여 먹고, 또는 가루로 먹기도 한다. 《直指》

애엽(艾葉)

심복(心腹)의 악기작통(惡氣作痛)에는 즙을 마시고 마른 증세이면 진하게 달여 먹는다. 《本草》

계피(桂皮)

뱃속의 냉통(冷痛)을 못 견디는 데는 달여 먹거나 가루로 먹어도 모두 좋고 가을과 겨울의 복통에는 계(桂)가 아니면 치료하지 못한다.《湯液》

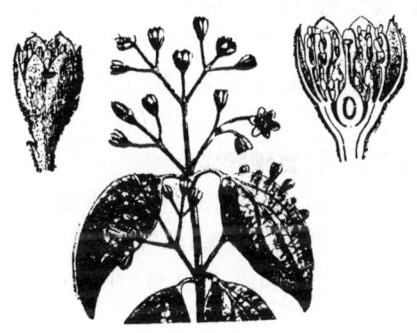

길경(桔梗)

뱃속이 심하게 아픈 데는 진하게 달여 먹는다.《本草》

정향(丁香)

배의 냉통(冷痛)을 치료하니 달여 먹거나 가루로 먹거나 모두 좋다.《本草》

오수유(吳茱萸)

배가 아파서 못 견디는 데는 물로 달여 먹는다.《本草》

천초(川椒)

냉복통(冷腹痛)에 49알을 미음에 담가서 하룻밤을 재우고 초(椒)의 입이 합해지면 공복에 우물물로 삼켜 내린다.《本草》

후박(厚朴)

복통·창만(脹滿)·뇌명(雷鳴)하는 증세를 치료하니 생강으로 만들어 달여 먹고, 또는 생강탕에 그대로 먹는다.《本草》

총백(葱白)

냉복통(冷腹痛)에 진하게 달여 먹고, 또는 가늘게 썰어서 소금에 볶아서 뜨겁게 다리미질한다.《俗方》

구육(狗肉)

비위(脾胃)가 냉약(冷弱)하고 뱃속이 찌르는 듯이 아픈 데는 비구육(肥狗肉) 반 근을 강(薑)·초(椒)·염(鹽)·장(醬)에 죽을 끓여 먹으면 좋다.《本草》

침구법(鍼灸法)

복통에는 내관(內關)·지구(支

溝)・조해(照海)・거궐(巨闕)・족삼리(足三里)혈을 택한다.《綱目》

제복통(臍腹痛)에는 음릉천(陰陵泉)・대충(大衝)・족삼리(足三里)・지구(支溝)・중완(中脘)・관원(關元)・천추(天樞)・공손(公孫)・삼음교(三陰交)・음곡(陰谷)혈을 택한다. 뱃속이 찌르는 듯이 아픈 데는 공손(公孫)혈을 택한다.《靈樞》

제중통(臍中痛)에 당설(溏泄)하는 증세는 신관(神關)을 뜸하면 바로 효과가 있다. 적통(積痛)에는 기해(氣海)・중완(中脘)・은백(隱白)혈을 택한다.《綱目》

제복통(臍腹痛)이 심한 데는 독음(獨陰)혈을 뜸하면 특효가 있다.《得效》

4. 제 (臍)

요통(腰痛)을 10종으로 구별할 때

신허(腎虛)・담음(痰飮)・식적(食積)・좌섬(挫閃)・어혈(瘀血)・풍(風)・한(寒)・습(濕)・습열(濕熱)・기(氣) 등 모두 10종의 증세가 있다.

신허요통(腎虛腰痛)

맥(脈)이 큰 것은 신허요통(腎虛腰痛)이다.《丹心》

신허(腎虛)란 증세는 통증이 안 그치는 것이다.《丹心》

색욕(色慾)이 신(腎)을 상해서 정혈(精血)이 근(筋)을 보양하지 못하면 음허(陰虛)하고 서서히 아파서 들지를 못한다.

담음요통(痰飮腰痛)

맥(脈)이 활(滑)하고 숨은 증세는 담음통(痰飮痛)이다.《丹心》

식적요통(食積腰痛)

술을 많이 마시고 방사(房事)해서 습열(濕熱)이 허(虛)와 같이 신(腎)에 들어가면 허리가 아프게 되는 증세이다.

좌섬요통(挫閃腰痛)

무거운 것을 들다가 좌섬(挫閃 : 삐인 것)하고 떨어져서 아프게 되는 증세이다.

어혈요통(瘀血腰痛)

엎어지고 떨어져서 피가 엉기어 허리가 아프게 된 것이다.《入門》

낮에는 가볍고 밤에는 무거운 것은 어혈요통(瘀血腰痛)이다.《丹心》

혈력(血瀝)에는 요통이 전측(轉側)해서 송곳으로 찌르는 것처럼 아프다.《直指》

풍요통(風腰痛)

풍(風)이 신(腎)을 상하여 허리 아픈 증세는 좌우로 옮겨져서 아픈 곳이 정확치 않은 증세이다.

한요통(寒腰痛)
상한(傷寒)의 신경요통(腎經腰痛)으로 움직이지도 못하고, 열을 보면 덜하며 찬것을 만나면 더하며 맥이 잠기고 당기는 증세이다.

습요통(濕腰痛)
오래 비습(卑濕)한 곳에 있으면 비나 이슬이 스며서 허리가 무겁고 아픔이 돌괴 같으며 냉(冷)이 얼음과 같은 증세이다.

습열요통(濕熱腰痛)
평소에 고량(膏粱)의 좋은 맛을 늘 먹는 사람이 허리가 아픈 것은 모두가 습열(濕熱)과 음허(陰虛)의 소행이다. 《綱目》

기요통(氣腰痛)
사람이 사업이나 바라는 일에 뜻을 잃으면 심혈(心血)이 왕성하지 않으니 근맥(筋脈)을 안 기르면 기(氣)가 체(滯)하고 허리가 아파서 오래 섰거나 멀리 걷지를 못한다.

자석(磁石)
신(腎)을 보양하고 허리가 아픈 것을 치료하니, 불에 태워서 초에 담그기를 9차례 하고 가루를 반죽해서 환을 지어 먹는다. 보신약(補腎藥)에 넣어도 좋다. 《本草》

토사자(兎絲子)
허리가 아프고 무릎이 찬 증세를 치료하니 술에 삶아서 가루로 하여 2돈을 더운 술로 삼켜 내린다. 또 토사자(兎絲子)·우슬(牛膝) 각 1냥을 술에 담가서 5일 동안 잘 말려 가루로 하고 술풀에 환을 해서 복용한다. 또 토사자(兎絲子) 가루 2냥, 두충밀구(杜沖蜜灸)가루 1냥, 산약(山藥)가루를 술에 삶아서 풀로 환을 지어 50~70알을 술로 내리니, 약명은 고양단(固陽丹)이다. 《本草》

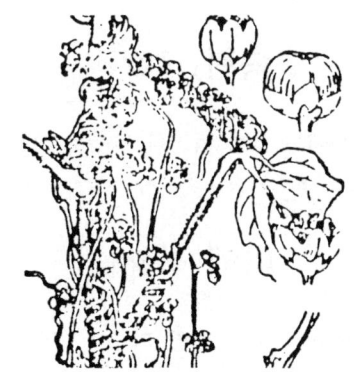

우슬(牛膝)
요척통(腰脊痛)을 없애 주니 끓여서 즙을 마시고 또 술을 담가 먹기도 한다. 또 새로 난 잎을 미장(米醬)에 섞어서 죽을 끓여 공복에 복용한다. 《本草》

석곡(石斛)

요통각약(腰痛脚弱)에는 삶아 먹거나 가루로 먹거나 술에 담가서 먹는다. 《本草》

질려자(蒺藜子)

요척통(腰脊痛)에는 가루로 해서 꿀로 환을 지어 먹거나 가루로 하여 술에 타서 먹기도 한다. 《本草》

육종용(肉蓯蓉)

요통에는 환을 만들어 먹는다. 《本草》

속단(續斷)

요통에는 삶아 먹거나 가루로 해서 먹는다. 《本草》

비해(萆薢)

요통에는 술에 담가 먹는다. 또 비해(萆薢) 3냥, 두충(杜冲) 1냥을 찧어 가루로 해서 2돈을 공복에 술로 먹고, 쇠고기를 먹지 않는다. 《本草》

위령선(威靈仙)

요통에는 생으로 가루를 하여 2돈을 술과 같이 먹는다. 《丹心》

또는 가루 2돈을 저요자(猪腰子) 한 개를 쪼개고 넣어서 축축한 종이로 싸고 불에 구워서 새벽에 잘 씹어 더운 술로 내려 보낸다. 《綱目》

또 술에 담가서 가루로 하고 면호(麵糊)에 오동 열매 크기의 환을 해서 80~100알을 술로 내리면 대변에 푸른 고름이 나오니 이것은 효과가 나타난 증세이다. 《本草》

견우자(牽牛子)

요통에 냉농(冷膿)이 흐르는 증세를 치료한다. 반생 반초(半生半炒)하여 두말(頭末) 1냥에 유황(硫黃) 1푼을 넣어 갈아서 가루로 하고 3등분 하여 매 1번에 백면(白麵) 1수저를 물에 섞고 기자(碁子)와 같이 만들어서 오경초(五更初)에 물 1잔에 넣고 삶아서 그 탕으로 내려 보내면 한 번으로 통증이 그친다. 《綱目》

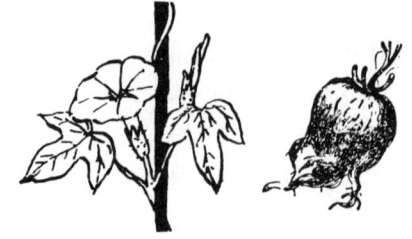

파고지(破古紙)

요통에는 아주 좋다. 볶아서 가루로

하여 2돈을 술로 내린다.《本草》

오가피(五加皮)

요척통(腰脊痛)과 기요통(腎腰痛)에는 잘게 썰어서 술에 담가 먹는다.《本草》

두충(杜沖)

요척통(腰脊痛)과 기요통(腎腰痛)·신로요척련(腎勞腰脊攣)을 치료한다. 생강즙에 볶아서 가루로 하여 공복에 1돈을 술로 내린다. 또 1냥을 볶아서 사(絲)를 버리고 2되의 술에 담가서 매 3홉을 1일 3번 복용한다.《綱目》

귤핵(橘核)

요통에는 미초거각(微炒去殼)하고 가루로 하여 2돈을 공복에 술로 내린다.《本草》

감인(芡仁)

요척통(腰脊痛)에는 가루로 해서 죽을 쑤어 공복에 복용한다.《入門》

호마(胡麻)

요통에는 볶을 때 향취가 나면 가루로 하여 술이나 밀탕(蜜湯)·강탕(薑湯)에 3돈씩 1일 3번을 고루 내리면 좋은 효과

가 있다.《本草》

호도(胡桃)

허손요통(虛損腰痛)에는 살을 가지고 두충(杜沖)·회향(茴香)과 같이 술에 담가 공복에 복용한다.《入門》

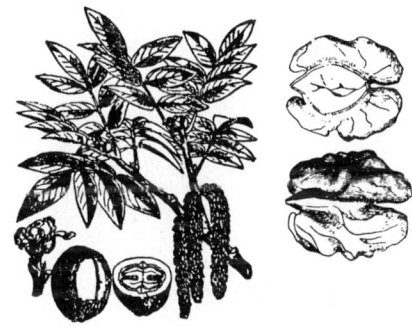

녹용(鹿茸)

요척통(腰脊痛)에는 수구(酥灸)하여 자색이 되면 털은 버리고 가루로 하여 매일 공복에 더운 술로 1돈을 내려 보낸다.《本草》

저신(猪腎)

신허요통(腎虛腰痛)에는 요자(腰子) 1개를 엷게 쪼개서 초염(椒鹽)가루로써 무치고 두충(杜沖)가루 3돈을 넣은 다음에 하엽(荷葉)으로 싸고 혹은 습지(濕紙)에 싸서 만화(慢火)에 외숙(煨熟)하

여 술과 같이 씹어 내리는데, 약명은 외신환(煨腎丸)이라고 한다.《入門》

녹각(鹿角)

요척통(腰脊痛)에는 누렇게 볶아서 가루로 하여 1일 2회로 더운 술 1잔에 1돈씩 타서 먹는다.《本草》

양척골(羊脊骨)

요통으로 움직이지 못하는 데는 척추뼈 1구를 부수어 푹 익혀서 5가지 맛을 섞어 먹고 술을 조금 마신다.《本草》

황구육(黃狗肉)

허리와 무릎을 따뜻하게 하고 통증을 멎게 한다. 깨끗한 살을 가지고 5가지 맛에 푹 삶아서 공복에 복용한다.《本草》

침구법(鍼灸法)

요통에는 신유(腎兪) 37장을 뜸하면 바로 차도가 있다.《綱目》
허리가 굽어서 펴지 못하는 데는 위중(委中)혈을 침(鍼)하여 피를 내면 바로 낫는다.《丹心》
요배통(腰背痛)에는 슬요구화중(膝腰句畵中)의 청적락맥(靑赤絡脈)을 침(鍼)하여 피를 내면 낫는다.《得效》

요통으로 면앙(俛仰)하지 못하는 데는 환자를 바로 세운 뒤 대지팡이를 땅에서 배꼽에 닿도록 맞추어 끊고, 다시 땅에서 등에다 맞추고 대지팡이의 상두처(上頭處)를 혈(穴)로 하여 나이대로 뜸하며 대지팡이는 숨기고 다른 사람에게는 보이지 않는다.《資生》
신선구법(神仙灸法)은 요통에는 곡추(曲瞅)・양문두(兩文頭)・좌우각(左右脚) 4곳에 각 3장을 뜸하되 매 1각(一脚)을 뜸할 때에 2화(二火)를 제하(齊下)하여 애주(艾柱)가 타서 살에 닿아 통증을 느끼면 두 사람이 같이 불을 꺼지도록 하는데, 오시(午時)에 뜸한 것이 잘 때쯤 되면 장부(臟腑)가 한두 줄쯤 스스로 움직이고 또는 움직여서 우뢰같은 소리가 나면 바로 낫는다.《綱目》
신허요통(腎虛腰痛)에는 신유(腎兪)・인중(人中)・위중(委中)・견정(肩井)혈을 택한다.《綱目》
좌섬요통(挫閃腰痛)에는 척택(尺澤)혈을 택하고, 위중(委中)・인중(人中)・양릉천(陽陵泉)・속골(束骨)・곤륜(崑崙)・하요(下髎)・기해(氣海)혈은 뜸하지 말아야 한다.《綱目》
요통에는 곤륜(崑崙)・위중(委中)혈에 피를 내고, 또 신유(腎兪)・중려유(中脊兪)・요유(腰兪)혈을 택한다.《綱目》
허리가 심하게 아픈 데는 명문(命門)・곤륜(崑崙)・지실(志室)・행간(行間)・복류(復溜)혈을 택한다.

5. 협 (脇)

협액(脇腋)의 크기일 때

액(腋:겨드랑) 아래로 계협(季脇)에 닿기까지의 길이가 1자 2치이고, 계협(季脇)에서 비추(＊樞)에 닿기까지의 길이가 6치이다. 《靈樞》

협액(脇腋)과 간담(肝膽)의 관계일 때

간담(肝膽)의 맥(脈)이 협륵(脇肋)에 퍼져 있는데 늑(肋)이란 것은 협골(脇骨)이다. 《銅人》

간에 사(邪)가 있으면 그 기(氣)가 양협(兩脇)에 흐른다. 《靈樞》

협통(脇痛)이란 것은 궐음간경(厥陰肝經)이 병든 증세이다. 어깨의 밑을 액(腋)이라 하고 액(腋)의 밑을 협(脇)이라 하며 협(脇)의 밑을 계협(季脇)이라 한다. 《綱目》

협통(脇痛)을 6종으로 구별할 때

협통(脇痛)이란 것은 간화(肝火)가 성하고 목기(木氣)가 실(實)한 증세이다. 《醫鑑》

기울협통(氣鬱脇痛)

크게 성을 내서 기(氣)가 역(逆)하거나 또는 모려(謀慮)를 결단하지 못하는 것이다.

사혈협통(死血脇痛)

나쁜 피가 간(肝)에 머물러 있으며 협하(脇下)에 있어서 아프고 만지면 통증이 더욱 심하다. 《丹心》

담음협통(痰飮脇痛)

담음(痰飮)이 궐음(厥飮)의 경(經)에 흘러 들어가면 또한 협하(脇下)가 병이 드니 해수(咳嗽)・기급(氣急)하고 협륵(脇肋)을 끌어당겨서 아프게 된다. 《丹心》

풍한협통(風寒脇痛)

외감(外感)으로 협통(脇痛)하고 한열(寒熱)이 오고가는 증세는 소시호탕(小柴胡湯)에 기각(枳殼)・길경(桔梗)을 더해 쓴다. 《入門》

건협통(乾脇痛)

허(虛)가 심하고 닳아 없어지게 되어서 협하(脇下)에 언제나 한곳이 아프고 그치지 않는 증세이다.

액취(腋臭)

액취(腋臭)를 액기(腋氣)라고도 하고, 또는 호취(狐臭)라고도 한다. 오경시(五更時)에 깨끗한 돼지고기 큰 것 2편에 감수(甘遂)가루 1냥을 묻혀 겨드랑 속에 넣어서 끼고 있다가 날이 새기를 기다려서 감초(甘草) 1냥 달인 탕을 마시고 조금 기다리면 더러운 것을 내리는데, 이것은 들판 등지에서 더러운 기(氣)가 전염될 것을 염려한 때문이다.

그런 뒤에 처방법에 의하여 3~5차례 약을 쓰면 바로 낫는 것이며, 또 기타 밀타승(密陀僧)·호분(胡粉)의 종류는 모두 땀구멍을 막아서 가루로 치료하는 것과 같은 것이다.《回春》

이 증세는 귓속에 항상 유습(油濕)이 있는 것인데 논우렁이 1개를 물에 넣어 기르다가 우렁이 속살이 밖으로 나오면 침으로 찍어서 누르고 파두(巴豆) 1알을 넣은 뒤 침은 빼고 깨끗하고 작은 잔에 넣어서 여름에는 하룻밤을 지나고, 겨울에는 5~7일을 지나면 저절로 물이 되니 그것을 겨드랑이 밑에 바르면 냄새가 근절된다.《丹心》

선복화(旋覆花)

담음(痰飮)이 맺혀 있어서 양협(兩脇)이 붓고 아픈 데는 물로 달여 먹는다.《本草》

청피(青皮)

협통(脇痛)에는 청피(青皮)를 쓰는데 반드시 초로 볶아서 쓰며 달여 먹거나 가루로 먹거나 모두 좋다.《醫鑑》

청피(青皮)는 간담(肝膽) 2경의 약이 되니 노기가 많은 사람은 협하(脇下)에 울증이 쌓여 있으므로 청피(青皮)로 풀고, 만약 2경의 기혈(氣血)이 모자라면 보혈(補血)을 주로 하고 청피(青皮)는 조금 쓰는 것이 좋다.《丹心》

기실(枳實)

협풍통(脇風痛)에는 달여 먹거나 가루로 먹거나 모두 좋다.《本草》

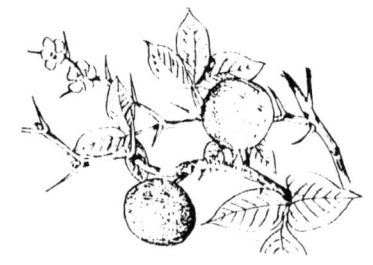

기각(枳殼)

양협통(兩脇痛)에는 달여 먹거나 가루로 먹거나 모두 좋다.《本草》

방풍(防風)

풍협통(風脇痛)에는 물로 달여 먹는다.《本草》

제조(蠐螬)

엉긴 피가 갈빗대 밑에 있어서 아픈

데는 불에 구워서 가루로 하여 술에 타서 먹는다. 《本草》

생강(生薑)

암내에는 즙을 계속 겨드랑 밑에 바르면 근절한다. 《本草》

침구법(鍼灸法)

협통(脇痛)에는 현종(懸鍾)·규음(竅陰)·외관(外關)·지구(支溝)·장문(章門)·중봉(中封)·양릉천(陽陵泉)·행간(行間)·기문(期門)·음릉천(陰陵泉)혈을 택한다. 《綱目》

협(脇)·흉(胸)이 같이 아프므로 못 견디는 데는 기문(期門)·장문(章門)·행간(行間)·구허(丘墟)·용천(涌泉)·지구(支溝)·담유(膽兪)혈을 택한다. 《綱目》

흉협(胸脇)이 부어서 아픈 데는 공손(公孫)·삼리(三里)·대충(大衝)·삼음교(三陰交)혈을 택한다. 《綱目》

요협통(腰脇痛)에는 환조(環跳)·지음(至陰)·태백(太白)·양보(陽輔)혈을 택한다. 《綱目》

협륵통(脇肋痛)에는 지구(支溝)·외관(外關)·곡지(曲池)혈을 택한다. 《綱目》

양협통(兩脇痛)에는 규음(竅陰)·대돈(大敦)·행간(行間)혈을 택한다. 《內經》

6. 피 (皮)

피부의 부분일 때

십이경락(十二經絡)은 피(皮)의 부(部)가 되니 그 부(部)의 속의 부락(浮絡)을 보고서 빛이 푸른 것이 많으면 아프고, 검은 것이 많으면 비증(痺症)이 있고, 누렇고 붉으면 열이 있으며, 흰빛이 많으면 차고, 5색이 모두 보이면 한열(寒熱)한 것이며, 낙(絡)이 성하면 경(經)에 들어가고, 양(陽)은 밖을 주관하며, 음(陰)은 안을 주관한다. 《內經》

피부는 맥(脈)의 부(部)가 되고 십이경맥(十二經脈)이 모두 부분이 있으니 불여(不與)가 되면 큰 병이 난다.

불여(不與)란 증세는 다른 맥과 같은 빛이 아니라는 뜻이다. 《內經》

반진(斑疹)

색점(色點)만 있고 과립(顆粒)이 없는 것을 반(斑)이라 하고, 부소(浮小)하여 과립(顆粒)이 있는 것을 진(疹)이라 하니 생겼다가 곧 없어지고 또 난다. 《丹心》

발반(發斑)이란 증세는 위열(胃熱)이 수소음(手少陰)의 화(火)를 도와서 수태음폐(手太陰肺)에 들어가면 붉은 점이 피모(皮毛)의 사이에 반(斑)과 같이 나오는 증세이다.

음증발반(陰症發斑)

음증발반(陰症發斑)은 흉배(胸背)와 손발에서 나고 또한 아주 적으며 미홍(微紅)한 것이니, 만약 열이 일어나는 데 냉약을 쓰면 큰 잘못이다. 이것은 뿌리가 없고 떠도는 화(火)가 가슴속에 모여서 위로 흘러 폐(肺)를 훈증(熏蒸)하고 피부에 전해서 얼룩점이 되는 증세인데 단 모기와 벼룩이 문 것과 같은 모양이 나타나지만 비단 무늬는 되지 않는 것이다.

내상발반(內傷發斑)

내상발반(內傷發斑)이란 위기(胃氣)가 매우 허하여 몸의 화(火)가 밖으로 돌아다니는 소치이니 당연히 보(補)로써 내려 보내야 한다. 《丹心》

내상발반(內傷發斑)은 또 담열(痰熱)의 소치인 경우도 있으니 화(火) 때문인 것은 보(補)로써 내려 보내고, 담열(痰熱)이면 적은 땀으로 흩을 것이고 절대로 내려서는 안 된다. 《丹心》

발반(發斑)의 증세(症勢)

무릇 땀이 나서 풀리지 않고, 족랭이롱(足冷耳聾)하며 번민구해(煩悶嘔咳)하는 것은 역시 발반(發斑)의 증후이니 화반(化斑)·소반(消斑)의 약으로써 예방한다. 《入門》

은진(癮疹)

은진(癮疹)은 많이 비(脾)에 속하는데 은은하게 피부의 사이에 있기 때문에 은진(癮疹)이라고 한다. 일어나면 가려운 것이 많고 또는 좋지 못한 증세가 그것이다.

풍(風)·열(熱)·습(濕)의 다른 증세에 색이 붉은 것은 화화(火化)를 겸한 것이다. 《丹心》

진(疹)이란 것은 붉은 사마귀 같은 것이 은은하게 피부 겉으로 나타나며 가렵기만 하고 아프지는 않은 증세이므로 이름을 은진(癮疹)이라고 한다.

단독(丹毒)

몸이 갑자기 붉어져서 붉은 것을 칠한 것 같은 증상인데 속칭 적유(赤瘤)라고 하고 또는 부스럼 때문에 잘못 걸려 들어서 사변(四邊)이 열이있고 붉은 증세를 창유(瘡瘤)라 하는데 모두 돌아다녀서 일정한 곳이 없으며 모양이 운기(雲氣)와 같은 것이다. 어린 아이는 낳아서 백일안에 얻는 것을 가장 꺼리니 태유(胎瘤)라고 하며 치료하기가 어려운 증세이다. 《東垣》

단진(丹疹)은 모두 악독한 열혈(熱血)이 명문(命門)에 쌓여서 군(君)·상(相)의 이화(二火)를 만나 합하여 일어나면 돋아나는 것이다.

취지병약(取痣餠藥)

찹쌀 100알, 석회모지대(石灰＊指大), 파두(巴豆) 3알의 껍질을 벗긴 것을 가루로 하고 자기 병속에 넣어서 3일을 고아 대쪽으로 좁쌀만큼 찍어 내어 사마귀에 바르면 저절로 먹어 떨어진다. 《綱目》

거흑엽자방(去黑黶子方)

석회(石灰)를 물 1잔에 섞어서 맑은 죽과 같이 하고 찹쌀알을 반면(半面)은 석회(石灰) 속에 담그고 반면(半面)은 석회(石灰) 밖으로 나오게해서 하룻 밤 재우면 쌀이 맑은 물과 같이 되는 데 먼저 침(鍼)으로 사마귀를 끌어내고 쌀알을 그 위에 얹어두면 한나절 지난 뒤에 사마귀 즙이 저절로 나오니 약을 긁어 버리고 2~3일동안 씻지 말고 그냥 버려두면 낫는다. 《綱目》

염탕(鹽湯)

모든 풍양(風痒)을 치료하니 소금 1말, 물 10말을 달여서 반이 줄면 더웁게 목욕을 3차례 한다. 가려운데 목욕하는 것은 소금보다 좋은 것이 없으니 진하게 달인 탕에 씻는 것이 가장 좋다. 《綱目》

해수욕(海水浴)이 더우 좋다. 《俗方》

적토(赤土)

풍진(風疹)・소양(瘙痒)으로 못견디는 데 가루로 하여 찬물로 2돈을 먹고 꿀물에 섞어서 바른다. 《本草》

석회(石灰)

백전(白癜)・역양풍(瀝瘍風)에 석회즙(石灰汁)으로 더웁게 씻는다. 진(疹)이 갑자기 나오는데 석회(石灰)를 초장수(醋漿水)로 바르면 바로 낫는다. 《本草》

반천하수(半天河水)

백철(白驖)을 치료하니 반천하수(半天河水)에 씻고 계설(桂屑)을 찧어서 침에 섞어 철(驖)의 위에 거듭 바른다. 《本草》

망초(芒硝)

모든 진(疹)을 치료하니 물에 끓여 바르고 염초(焰硝)도 좋다. 《本草》

유황(硫黃)

자(紫)・백전풍(白癜風)을 치료하니 유황(硫黃) 1냥을 초(醋)에 1일동안 끓이고 해표소(海螵蛸) 2개를 겸해서 가루로하여 목욕 후에 생강(生薑)쪽으로 약가루를 찍어서 열(熱)이 나도록 아픈 곳에 문지르면 몇번이면 완전히 낫는다. 《得效》

충위경엽(芜蔚莖葉)

진(疹)의 가려움에 진하게 달여 목욕을 한다. 《本草》

남엽즙(藍葉汁)

풍진(風疹)과 단독(丹毒)에 마시고 바르면 좋다. 《本草》

질려자(蒺藜子)

풍양(風痒)과 백전풍(白巓風)을 치료한다. 끓여서마시고 또 목욕을 한다. 《本草》

경천(景天)

은진(癮盡)이 심하게 가려운 것을 치료하는데 찧어서 즙을 내어 바른다. 《本草》

인진(茵蔯)

온 몸에 풍양(風痒)으로 창개(瘡疥)가 난 증세를 치료하니 진하게 삶아서 씻는다. 《本草》

창이(蒼耳)

부인의 풍소(風瘙)와 은진(癮疹)이 가려워 못참는데 꽃과 잎과 씨를 등분 가루로하여 두림주(豆淋酒)로 2돈을 같이 내린다. 《本草》

하고초(夏枯草)

자(紫)·백전풍(白癜風)에 달인 탕으로 진하게 해서 1일 수차례식 씻는다. 《丹心》

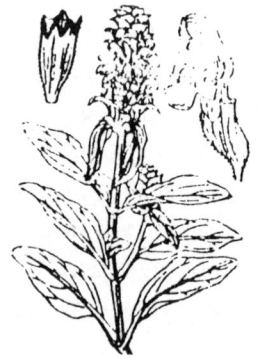

파초유(芭蕉油)

유풍(遊風)·풍진(風疹)·단독(丹毒)에 기름을 바른다. 《本草》

우자(牛子)

피부에 풍열(風熱) 때문에 한쪽 몸

의 은진(癮疹)이 가려운데 우방자(牛芳子)•부평(浮萍)을 등분 가루로하여 박하탕(薄荷湯)으로 1일2번으로 2돈씩을 같이 먹는다. 《本草》

나마초(蘿摩草)

백전풍(白巓風)에 줄기속의 흰 즙을 내서 바르고 열이 나도록 문지르면 3번 정도에 바로 차도가 있다. 《本草》

고삼(苦蔘)

한쪽 몸의 풍열(風熱) 때문에 세진(細疹)이 가려워 아파서 못견디는 데 고삼(苦蔘) 가루 1냥, 조각(皂角) 2냥을 물 1되에 걸러서 즙을 내어 은석기(銀石器)에 진하게 달여 고약으로 오동열매 크기로 환을 해서 식사후에 더운 물로 30~50알을 삼켜 내리면 낫는다. 《本草》

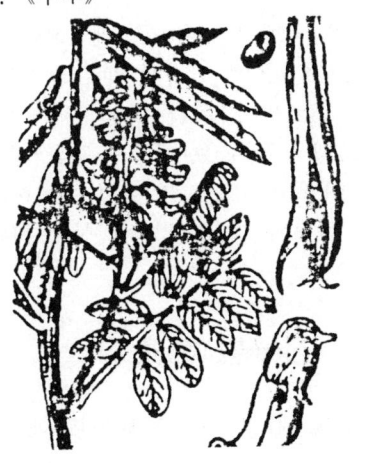

삭조(蒴藋)

풍소은진(風瘙癮疹)으로 몸이 가려운 증세를 진하게 달인 탕으로 씻으면 바로 차도가 있다. 《本草》

양제근(羊蹄根)

역양풍(癧瘍風)에 뿌리를 생으로 철판 위에서 좋은 초로 천천히 갈아서 찍어 바르고 다시 유황(硫黃)을 조금 넣은 것도 더욱 좋다. 《本草》

능소화(凌霄花)

한쪽 몸의 풍양(風痒)과 진(疹)에 가루로하여 1돈씩 술로 내리면 바로 그친다. 《丹心》

유목중충설(柳木中蟲屑)

풍소양(風瘙痒)과 은진(癮疹)에 부스러기를 가지고 끓여서 목욕하면 큰 효과가 있다. 《本草》

화피(樺皮)

폐풍독(肺風毒)과 몸이 가려운데 삶은 탕을 먹는다. 《本草》

노봉방(露蜂房)

풍기(風氣)로 소양(瘙痒)이 안그치

는 데 봉방구선세(蜂房灸蟬蛻)를 나누어서 1일 2~3번으로 1돈씩술로 고루 내린다. 《本草》

제조(蠐螬)

적백유진(赤白遊疹)에 헝겊으로써 진(疹)을 문질러 터뜨리고 제조즙(蠐螬汁)을 바른다. 《本草》

사세(蛇蛻)

백전(伯癜) · 백철(白驟) · 역양풍(癧瘍風)에 태워 가루로하여 초에 섞어 붙이고 또 달여서 즙을 바르고 한다. 《本草》

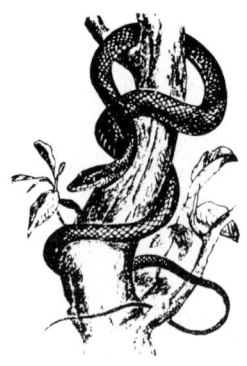

백화사(白花蛇)

폭풍(暴風)의 소양(瘙痒) 및 백전(白癜) · 역양풍(癧瘍風) 반점(班點)에 백화사육(白花蛇肉)을 가루로 하여 1~2돈씩 고루 먹으면 좋고 오사(烏師)가 더욱 좋다.

단웅계관혈(丹雄鷄冠血)

백전풍(白癜風) · 역양풍(癧瘍風)에 피를 바른다. 《本草》

발합(鵓鴿)

풍소(風瘙) 및 백전(白癜) · 역양탕(癧瘍風)에 구워서 먹는다. 《本草》

우락(牛酪)

주로 단(丹)과 은진(癮疹)을 젖에 소금 타서 끓여서 바르면 바로 없어진다. 《本草》

계란(鷄卵)

자(紫) · 백전풍(白癜風)에 생란(生卵) 1개를 초에 담가서 한밤을 지나 침(鍼)으로써 작은 구멍을 내어비상(砒霜)과 녹두(綠豆) 가루를 조금 넣어서 섞어 가지고 돌로써 갈아 부수어서 푸른 헝겊에 약을 찍어서 문지른다. 《得効》

침구법(鍼灸法)

전풍(癜風) 및 역양풍(癧瘍風)에 좌

우손 가운데 손가락 마디의 완완중(宛宛中) 혈을 35장 뜸한다. 모든 췌(贅)•우(疣) 및 모든 지(痣)에 모두 효과가 있다.《入門》

7. 육 (肉)

육(肉)이 비위(脾胃)에 속할 때

내경(內經)에 말하기를, 「비(脾)는 육(肉)을 주관한다.」

비(脾)가 몸에 있어서 육(肉)이 된다.《內經》

사(邪)가 비위(脾胃)에 있으면 기육(肌肉)이 병들고 아픈 증세가 바로 그것이다.《入門》

사람의 살이 땅의 흙과 같은 것이니 사람으로서 어찌 살이 없으랴. 내경(內經)에 말하기를, 「육(肉)이 소진(消盡)하면 죽는다.」《東垣》

군(䐃)이 육(肉)의 본보기일 때

군(䐃)이란 것은 살의 본보기이다. 군(䐃)은 팔뚝과 정강이 뒤의 살덩이를 말한 것이다.《內經》

오장(五臟)이 손상하고 군(䐃)이 말라붙고 살이 떨어지는 증세는 모두 치료하기 어려움에 속한다.《內經》

식역증(食㑊症)

내경(內經)에 말하기를, 「대장(大腸)이 열(熱)을 위(胃)에 옮겨서 선식(善食)하므로 여위는 것을 식역(食㑊)이라 하고, 위(胃)의 열을 담(膽)에 옮기는 것을 또한 식역(食㑊)이라 한다.」 주(註)에 말하기를, 「식역(食㑊)이란 것은 음식을 이역(移易)하는 것을 지나치게 하기 때문에 기부(肌膚)가 나지 않고, 배고프기가 쉬운 증세이다.

육가증(肉苛症)

황제(黃帝)가 묻기를, 「육가(肉苛)란 것은 오직 솜옷을 입어도 도리어 껄끄러우니 이것이 무슨 증세인지 알고 싶다.」 기백(岐伯)이 답하기를, 「영기(榮氣)가 허하고 위기(衛氣)가 실(實)한 것이니, 영기(榮氣)가 허하면 불인(不仁)하고 위기(衛氣)가 허하면 불용(不用)하며 영(榮)•위기(衛氣)가 겸하여 허하면 불인(不仁)과 불용(不用)을 겸하되 살은 아무렇지도 않은 것이다. 몸이 뜻과 더불어 서로 의지하지 않으면 죽게 된다.」《內經》

이 증세에는 전호산(前胡散)을 쓴다.

부인의 수췌(瘦瘁)

곡령환(谷靈丸)을 쓰는데 노래에 이르기를, 「기(氣)가 충분치 못할 때에 피가 어찌 번영하랴. 기육(肌肉)이 커지지 않으면 몸도 여위게 되니, 곡령환자(谷靈丸子)를 먹고서 두 달 뒤에 얼굴은 살이 찌고 볼이 붉으며 정신까지 쾌활하다」고 하였다.

육탈(肉脫)의 난치증(難治症)

몸의 생김새와 살이 이미 떨어지면 구후(九候)가 비록 어울리게 되어도 죽은 것과 같다. 《內經》

피(皮)와 부(膚)가 달라붙으면 치료가 어렵다. 《內經》

살이 떨어지고 몸을 거동하지 못하면 치료가 어렵다. 주(註)에 말하기를, 「곡기(穀氣)가 밖에서 쇠하면 기운이 다 빠져 없어지고 원기가 속에서 마르기 때문에 몸이 움직이지 못한다.」《內經》

얼굴이 여위고 맥(脈)이 크며 가슴 속에 기(氣)가 많으면 치료가 어렵다. 《內經》

허로(虛勞)에 심하게 살이 빠지면 치료가 어렵다. 《丹心》

육(肉)의 기(氣)가 끊어진 때

육기(肉氣)가 끊어지면 6일 만에 죽는데, 귀가 먹고 혀와 등에 종기가 나며 대변과 소변에 피가 섞여 나오는 것이 그 증세이다. 《脈經》

췌육(贅肉)

또한 노육(努肉)이라고도 한다. 모든 부스럼 속에서 노육(努肉)이 뱀처럼 2치쯤 나오는 증세가 있으니 유황(硫黃)을 가루로 하여 살의 위에 엷게 바르면 바로 오므라져서 들어간다. 《本草》

부스럼이 한 치쯤 볼록 나온 것이 팥이나 매실처럼 나오는 증세는 화각지주사(花脚蜘蛛絲)로써 그 뿌리를 얽어서 잘라 매어 두면 말라서 자연히 떨어진다. 《綱目》

췌(贅 : 혹)•우(疣 : 사마귀)에는 지주강사(蜘蛛綱絲)로 졸라서 매어 두면 저절로 떨어진다. 《本草》

혹과 군살에는 처음 나는 어린아이의 배꼽에 끼인 이른바 배꼽똥을 바르면 곧 없어진다. 《本草》

모든 부스럼이 튀어나 온데는 오매육(烏梅肉)을 찧어서 떡을 만들어 붙이면 효과가 있고 매우 좋다. 《本草》

백매육(白梅肉)도 효력이 같으니 혹과 굳은살에 모두 좋다. 《本草》

우목(疣目)

또한 후자(瘊子)라고도 하는데, 이것은 사람의 손과 발에 갑자기 콩알과 같은 결근(結筋)이 5개, 또는 10개로 서로 이어서 나는 증세이니 모두 풍사(風邪)가 살에 들어가 변해서 생기는 것이다. 《類聚》

무사마귀는 손발과 손가락 사이나 등에 많이 나는데, 빼면 3~4치의 실 줄 같은 것이 따라서 나온다. 《入門》

삭조적자(蒴藋赤子)를 깨어서 무사마귀 위에 바르면 바로 차도가 있다.

《本草》

고채(苦菜)를 자르면 흰 즙이 나오는데 후자(瘊子)에 바르면 저절로 떨어진다. 《本草》

산 버마재비를 무사마귀 위에 놓으면 파먹는데 살과 같이 평면이 되는 것을 한도로 한다. 《醫林》

오계담즙(烏鷄膽汁)을 1일 3번 바르면 좋다. 《本草》

소의 입 속의 침을 가지고 몇 번 바르면 저절로 떨어진다. 《資生》

지주강사(蜘蛛綱絲)로 졸라매면 저절로 떨어진다. 《本草》

실구씨를 내워서 개어 바르면 좋다. 《資生》

건지황(乾地黃)

살이 찌고 건장해진다. 환으로 먹고 술을 빚어 자주 먹으면 더욱 좋다. 《本草》

서여(薯蕷)

기육(肌肉)을 기르고 허로(虛勞)와 이수(羸瘦)를 보한다. 생것을 갈아서 버터를 넣어 죽을 쑤어 먹으면 아주 좋다. 《本草》

하수오(何首烏)

오랜 세월의 수고로 여위는 증세를 치료하고 살찌게 한다. 가루로 먹거나 환으로 먹거나 모두 좋다. 《本草》

오가피(五加皮)

허리(虛羸)를 치료하고 살찌게 한다. 술을 빚어서 먹거나 달여 먹는 것도 모두 좋다. 《本草》

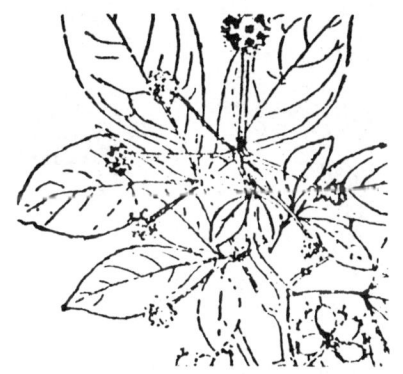

부어(鮒魚)

허리(虛羸)를 치료하고 살찌게 하나 국으로 먹거나 쪄서 먹거나 모두 좋다. 《本草》

별(鼈)

노수(勞瘦)를 치료하고 살찌게 하니 살을 택하여 국을 끓여 먹고, 또 껍질은 구워서 가루로 하여 1돈씩 술에 타 먹으면 좋다. 《本草》

해송자(海松子)

허리(虛羸)를 치료하고 살찌게 하니 죽을 끓여서 자주 먹으면 좋다. 《本草》

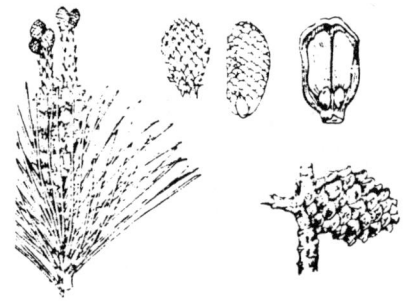

우(芋)

살과 피부를 풍부하게 하고 살찌게 하니 국을 끓여 자주 먹으면 좋다. 《本草》

호마(胡麻)

기육(肌肉)을 기르고 비건(肥健)하게 하니 쪄 말려서 오래 먹는 것이 좋다. 《本草》

대두황말(大豆黃末)

노수(勞瘦)를 보하고 비건(肥健)케 하니 돼지비계에 섞어서 환을 지어 먹고, 기러기비계에 환을 해서 먹어도 좋다. 《本草》

대맥(大麥)

피부를 윤택케 하고 비건(肥健)하게 하니 밥이나 죽을 끓여 오래 먹는다. 《本草》

만청자(蔓菁子)

비건(肥健)하게 하니 쪄 말려서 가루로 하여 2~3돈을 술로 같이 먹고, 뿌리는 국을 끓여 자주 먹는다. 《本草》

구해(韭薤)

비건(肥健)하게 하니 나물을 무쳐서 자주 먹으면 좋다. 《本草》

인유즙(人乳汁)

여위는 것을 치료하며 살찌고 열택(悅澤)하니 자주 먹는 것이 좋다. 《本草》

인포(人胞)

즉, 태(胎)의 껍질이다.
혈기(血氣)의 이수(羸瘦)를 치료하고 살찌게 하니 쪄서 익혀 5가지 맛을 섞어서 먹고, 또는 자보(酒補)하는 약

과 합해서 환을 만들어 오래 먹으면 더욱 좋다. 《本草》

우유(牛乳)

허리(虛羸)를 보하고 비건(肥健)하게 하니 죽을 끓여서 자주 먹으면 좋다. 《本草》

황자계(黃雌鷄)

여위어 잠자리에 달라붙은 사람을 살찌게 하니 국을 끓여서 자주 먹으면 좋다. 《本草》

양육(羊肉)

여위는 것을 치료하고 비건(肥健)하게 하니 끓이든가 굽든가 해서 자주 먹으면 좋다. 《本草》

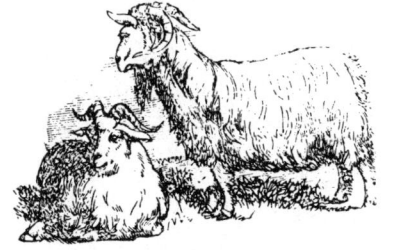

흑우수(黑牛髓)

여위는 병을 고치고 살찌게 하니 지황즙(地黃汁)과 꿀을 등분하여 넣고 달여 먹는 것이 좋다. 《本草》

다(茶)

오래 먹으면 피부 속의 기름기를 없애니 살이 비대한 사람에게 좋다. 《本草》

적소두(赤小豆)

여위게 하고 말라 죽게 하니 비대한 사람이 먹으면 좋다. 《本草》

동과(冬瓜)

비대한 사람이 먹으면 여위고 경건(輕健)하니 국이나 김치를 만들어 자주 먹는 것이 좋다. 《本草》

상지다(桑枝茶)

습(濕)을 없애고 여위게 하니 살찐 사람은 늘 먹으면 좋다. 《本草》

곤포(昆布)

기(氣)를 내리고 여위게 하니 살찐 사람이 자주 먹으면 좋다. 《本草》

구법(灸法)

무사마귀는 지정(支正)혈을 뜸하면

바로 효과가 있다. 《綱目》

보통 혹이나 무사마귀나 검은사마귀는 그 위에 35장씩 뜸하면 바로 효과가 있다. 《綱目》

8. 맥 (脈)

맥이 혈기(血氣)에 앞설 때

하간(河間)이 이르기를 「맥(脈)은 혈기(血氣)의 선(先)이다」하니 이 말이 당연한 논리이다. 사람 몸의 맥(脈)은 혈기(血氣)의 작용을 얻어 움직이면서 그의 주류 불식(周流不息)하는 것을 저절로 알지 못하는 이유는 이른바 건도건건(乾道乾乾)의 뜻이고, 또한 이(理)가 기(氣)에 붙어 움직이는 것과도 같은 것이다.

그러므로 혈기(血氣)의 선(先)이 된다는 선(先)의 말에 깊은 뜻이 있다. 《綱目》

맥(脈)이란 선천의 유일한 기(氣)가 되니 그 영감은 심청(心淸)・기정(氣定)한 사람이 아니면 능히 살펴서 알지 못하는 것이다. 의원이 평소에 선천도(先天圖)를 대해서 조용히 앉고 편히 쉬면서 기(氣)의 오고가는 것을 살펴보면 능히 알 수가 있다. 《入門》

팔이나 눈의 한 곳을 상해도 생명은 유지하지만 맥(脈)이 약간만 이상이 생기면 병환이 바로 따르는 것이니 신중하게 해야 한다. 《入門》

맥이 움직이는 규칙일 때

사람이 일호(一呼)에 맥이 다시 움직이고 일흡(一吸)에 또한 맥이 다시 움직이며 호(呼)와 흡(吸)의 숨을 정하면 맥이 5번 움직이는데 남아서 굵게 숨쉬는 것을 평인(平人)이라고 하며, 평인(平人)이란 병들지 않는 사람을 말하는 것이다.

지며 차고 서늘해서 위험하고, 육수(六數)・칠극(七極)하면 열이 많으며, 8번은 빠지고 9번은 죽고 10번은 묘(墓)에 돌아가고, 11번과 12번은 혼(魂)을 끊는 것이다.

3번 움직이면 더딘 것이며, 1~2번 움직이면 무너지는 것이니 2번 숨쉬고 1번 움직이면 죽는 것이 결정된다. 《脈訣》

사시맥(四時脈)

봄에는 간맥(肝脈)이 오니 아주 약하고 경허(輕虛)하며, 활(滑)하고 끝이 곧으며 길고 또 당긴다. 여름은 심맥(心脈)이 오니 오는 것은 성하고 가는 것은 쇠하기 때문에 넓게 하려 하고, 가을에는 폐맥(肺脈)이 오니 경허(輕虛)하고 들뜨며 오는 것은 급하고 가는 것은 흩어지기 때문에 깔깔하게 들뜨고, 겨울은 신맥(腎脈)이 오니 오는 것이 잠겨서 박(搏)하기 때문에 영(營)하며, 네 계절을 통해서 비맥(脾

脈)이 오면 온화하며 느리고 큰 것이다. 《內經》

간(肝)은 당기고, 심(心)은 넓으며, 폐(肺)는 깔깔하고, 신(腎)은 잠기며, 비(脾)는 느린 것은 본장(本臟)의 맥(脈)이다. 그러나 봄에는 작게 당기고, 여름에는 약간 넓어지고, 가을에는 털처럼 가늘고 겨울에는 돌처럼 무거워서 모두 온화한 기(氣)를 띠는데 이것은 위기(胃氣)에 병이 없기 때문이다. 《入門》

촌(寸)·관(關)·척(尺)의 임무일 때

맥(脈)에는 삼부(三部)가 있으니, 즉 촌(寸)·관(關)·척(尺)이며 1부마다 부(浮)·중(中)·침(沈)의 3방(三方)의 진찰법이 있으니 모두 9후(九候)가 된다. 상부는 천(天)을 법하니 흉부(胸部) 위에서 머리에 닿기까지의 질병을 주관하고, 중부는 인(人)을 법하니 가슴 밑에서 배꼽 위의 질병을 주관하고, 하부는 지(地)를 법하니 배꼽 밑에서 발에 닿기까지의 질병을 주관한다. 《難經》

감초(甘草)

맥(脈)이 결(結)·대(代)하고 심(心)이 울렁거리는 데는 감초구(甘草灸) 2냥, 물 3되에 달여서 3번으로 나누어 먹는다. 《本草》

우슬(牛膝)

십이경맥(十二經脈)을 돕는다. 달여 먹거나 또는 술을 빚어 먹는다. 《本草》

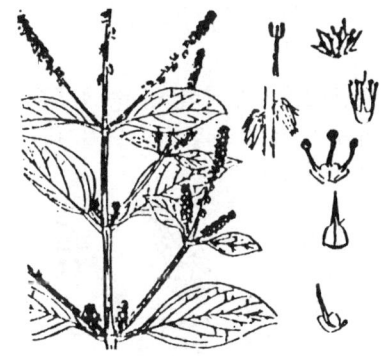

건지황(乾地黃)

혈맥(血脈)을 통하고 보(補)하니 환으로 해서 먹고 술을 만들어서 오래 먹으면 좋다. 《本草》

통초(通草)

구규(九竅)의 혈맥(血脈)을 잘 통하게 하고 모든 경맥(經脈)을 통하게 하니 달여서 복용한다. 《本草》

연복자(燕覆子)

십이경맥(十二經脈)을 통하니 자주 먹는 것이 좋다. 《本草》

생리(生梨)

상한(傷寒)의 열이 성한 증세를 주로 치료하니 생으로 복용한다. 《本草》

자소엽(紫蘇葉)

풍한(風寒)에 감상(感傷)한 증상에 진하게 달여서 복용하고 땀을 내면 낫는다. 《本草》

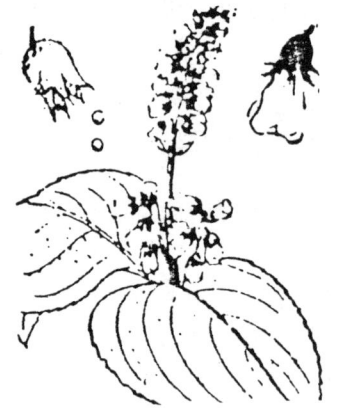

인동등(忍冬藤)

치료는 위와 같고 진하게 달여서 따뜻하게 복용하고 땀을 낸다. 《本草》

박하(薄荷)

상한(傷寒)의 음양독(陰陽毒)에 잎을 달여 탕(湯)으로 하여 따뜻하게 복용하고 땀을 내면 좋다. 《本草》

녹두죽(綠豆粥)

상한(傷寒)의 열병(熱病)이 번갈(煩渴)한 증세에 죽(粥)을 끓여서 자주 복용한다. 《俗方》

총주(葱酒)

감한(感寒)을 처음 느낄 때에 파를 뿌리채 가늘게 썰어서 더운 술속에 넣어 복용하고 땀을 내면 낫는다. 《俗方》

형개(荊芥)

상한(傷寒)에 머리가 아픈데 이삭을 취해서 1냥을 진하게 달여 복용한다. 《本草》

인시(人屎)

즉 보통 사람의 마른 똥이다. 상한(傷寒)의 발열(發熱)·발광(發狂)을 치료하는데 따뜻한 물에 담가서 그 즙을 복용한다. 《本草》

부인월수(婦人月水)

여노복(女勞復)과 음경(陰經)의 열을 풀어주니 경의(經衣)를 따뜻한 물에 담가 즙을 내서 복용한다. 《本草》

방기(防己)

십이경맥(十二經脈)을 통하니 물로 달여 복용한다. 《湯液》

하수오(何首烏)

기(氣)가 웅장하며 십이경맥(十二經脈)을 통하니 가루나 환으로 해 먹어도 모두 좋다. 《入門》

대조(大棗)

십이경맥(十二經脈)을 도우니 달여 먹는 것이 좋고, 맛이 다니 경(經)의 모자람을 보하여 음혈(陰血)을 완화한다.
피가 완화하면 맥(脈)이 나기 때문에 충분히 십이경맥(十二經脈)을 돕는다. 《湯液》

주(酒)

혈맥을 통하여 백약의 우선이 되니 더웁게 먹고 약간 취하는 것이 좋다. 《本草》

녹두(綠豆)

십이경맥(十二經脈)을 통하니 달여 먹거나 삶아서 죽을 쑤어 먹는다. 《本草》

고거(苦苣)

십이경맥(十二經脈)을 고르게 하니 자주 먹으면 좋다. 《本草》

황구육(黃狗肉)

혈맥을 보하니 고아서 5가지 맛을 더하여 공복에 먹는다. 《本草》

연자(蓮子)

십이경맥(十二經脈)의 혈(血)·기(氣)를 보익(補益)하니 달인 탕을 자주 마시고 또는 가루로 하여 죽을 쑤어 자주 먹으면 더욱 좋다. 《本草》

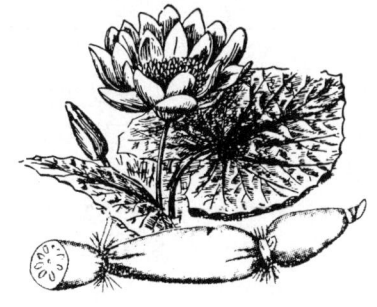

석고(石膏)

맥(脈)이 빠른 것을 없애 준다. 병은 물러갔으나 맥(脈)이 빠른 데는 달여 먹는다. 《東垣》

침구법(鍼灸法)

상한(傷寒)으로 육맥(六脈)이 모두 없는 데는 복류(復溜)를 택하고 합곡(合谷)·중극(中極)·지구(支溝)·거궐(巨闕)·기충(氣衝)혈에 7장(壯)을 뜬다.《綱目》

또 기해혈(氣海血)을 뜬다.《海藏》

헛구역질이 그치지 않고 사지가 궐랭(厥冷)하며 맥(脈)이 끊어진 데 간사혈(間使血)에 30장을 뜬다. 이것이 기사회생(起死回生)하는 것이 된다.《得效》

9. 근 (筋)

근(筋)이 간(肝)에 속할 때

간(肝)이 근(筋)과 몸의 근막(筋膜)을 주관한다.《得效》

간(肝)이 몸에 있어서 근(筋)이 되고, 근(筋)은 간의 합(合)이 된다. 간(肝)이 놀라면 병들고 근육이 경련을 한다.《得效》

종근(宗筋)

뼈를 묶고 기관에 이롭게 한다.

주(註)에 말하기를, 「종근(宗筋)은 음모(陰毛) 속의 횡골(橫骨)의 상하의 수근(竪筋)이니 위로는 가슴과 배를 연락하고 밑으로는 궁둥이를 관통하고, 또 등과 배를 거쳐서 머리에 오르기 때문에 종근(宗筋)이라고 한다.」

근(筋)의 완급(緩急)

습(濕)과 열(熱)을 없애지 않으면 큰 힘줄이 오므라져서 짧고, 작은 힘줄이 늘어져서 길어지니 오므라지는 증세는 꼽추가 되고 늘어지는 증세는 위(痿)가 된다.

짧게 오므라지므로 잡아당겨서 펴지 못하고 길게 늘어지므로 위약(痿弱)해서 힘이 없는 것이다.《內經》

힘줄의 병이 차면 뒤집혀서 힘줄(筋)이 급하고, 열이 있으면 힘줄이 늘어져서 거두지 못하니 음위증(陰痿症)에 찬약을 쓰지 말고 번침(燔鍼)을 쓸 것이며, 열이 있어서 늘어진 데는 번침(燔鍼)을 쓰지 말아야 한다.

맥(脈)이 영화롭지 않으면 힘줄이 급하고, 피가 허하면 또 힘줄이 급하다 하였으니 중경(仲景)이 말하기를, 이것이 모두 피와 맥이 힘줄에서 영화롭지 않으므로 경련을 일으키니 단계(丹溪)가 경련을 치료할 때는 사물탕(四物湯)과 가감본사방(加減本事方)을 쓰고, 힘줄이 급하면 양혈지황원(養血地黃元)을 쓰니 대개 여기에 근본한 것이다.《綱目》

차면 힘줄이 급하고 열이 있으면 힘줄이 오므라드는데 급한 증세는 굳고 강하기 때문이며, 오므라드는 것은 짧고 급한데 인한 것이니. 만약 '습(濕)을 받아서 늘어진 증세이면 너그러운 것으로 길어진 것이다.

대개 한(寒)을 받으면 힘줄이 급하고 열을 받으면 힘줄이 경련하는 것인데 다만 열이 있기만 하고 한(寒)을 받은 일이 없어도 힘줄이 또한 늘어지며 또 습(濕)을 받아도 힘줄이 길게 끌어서 힘이 없는 것이다. 《得効》

주자모과죽(酒煮木瓜粥)은 힘줄이 말려서 급히 아픈 데 좋다. 《綱目》

근위(筋痿)

간기(肝氣)가 열이 있으면 담즙(膽汁)이 흐르며, 입이 쓰고 근막(筋膜)이 마르며 근막(筋膜)이 마르면 땅기고 경련을 일으키며 근위(筋痿)가 일어나고 사념(思念)이 무궁하며, 소원성취를 못하고 밖의 사물에 음탕하며 입방(入房)이 크게 심하여 종근(宗筋)이 느슨하면 근위(筋痿)가 일어나고 백음(白淫)이 되므로 경(經)에 이르기를, 「근위(筋痿)는 간(肝)에서부터 일어난다.」고 하였다. 간기(肝氣)가 열이 있어 근위(筋痿)가 되면 힘줄이 급하고 경련을 한다. 《本草》

근계(筋瘈)

내경(內經)에 말하기를, 「힘줄과 맥이 서로 당겨서 급한 것은 병명을 계(瘈)라 하고 또 계종(瘈瘲)이라고도

하며 속칭으로는 휵(搐)이라고 하는 것이다.」《綱目》

힘줄의 경련은 모두 간(肝)에 속한다. 《綱目》

열기(熱氣)가 힘줄을 마르게 하면 경련이 일어나고 아프다. 《河間》

모든 열(熱)과 혼모(昏冒)하고 경련하는 증세가 모두 화열(火熱)이 풍박(風搏)을 이겨서 경락(經絡)이 어울리기 때문에 풍(風)과 화(火)가 서로 같이 해서 이루어지는 것이니 바람을 흩고 열을 씻는 약을 써서 화열(火熱)을 물리치면 바로 낫는다. 《河間》

근상증(筋傷症)

오랫동안 걸으면 힘줄이 상한다. 힘줄이 늘어지면 자신도 모르게 기분이 상한다. 《內經》

얼굴이 괴로워도 마음이 편한 것은 힘줄에서 병이 난 증세이니 울인(熨引)으로 치료한다. 《丹心》

근병(筋病)의 외증일 때

눈빛이 청(靑)·황(黃)·백(白)·흑(黑)·적(赤)한 것은 병이 힘줄에 있는 것이다.

근(筋)이 끊어진 때

힘줄이 끊어지면 9일 만에 죽는데 손톱과 발톱이 푸르고 고함을 지르며 꾸짖기를 마지 않는다. 《靈樞》

서근법(舒筋法)

때리고 친 뒤에 힘줄이 경련하고 위축해서 펴지 못할 때는 1자 남짓한 굵은 대나무통 양쪽 머리에 구멍을 뚫고 노끈으로 매어서 허리에 가로 차고, 두 발로써 그 노끈을 합쳐서 밟으면 효과가 있다.《得效》

어떤 사람이 말에서 떨어져서 다리를 상하여 힘줄이 오그라져서 길을 못 걷는데 한 도인(道人)을 만나서 이 방법을 배워 실행했더니 며칠 만에 나았다는 말이 있다.《醫說》

온천(溫泉)

모든 풍한(風寒)으로 근골(筋骨)이 땅기는 증세는 목욕하면 좋은데, 습(濕)이 많은 사람은 좋지 않다.《本草》

독활(獨活)

근골(筋骨)이 오므라질 때 달여서 먹는다.《本草》

송절(松節)

힘줄이 아프고 갑자기 오므라질 때 1냥을 썰어서 유향(乳香) 1돈을 넣고 돌 그릇에 같이 볶아서 가루로 하고 모과주로 2돈씩 고루 내린다. 모든 근골병(筋骨病)에 모두 좋다.《本草》

하수오(何首烏)

근력(筋力)을 기르니 환이나 가루나 술에 담가 먹으면 모두 좋다.《本草》

오가피(五加皮)

근골(筋骨)을 단단히 하니 달여 먹거나 술을 담그어 먹는다.《本草》

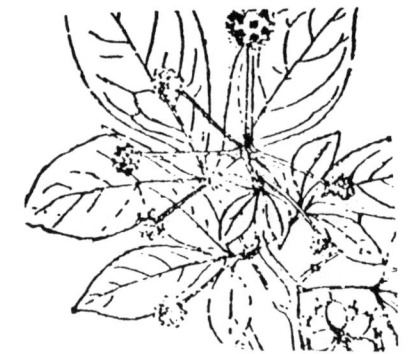

산조인(酸棗仁)

근골풍(筋骨風)으로 아픈 데는 가루로 하여 술에 타서 먹고 또는 죽을 쑤어 먹는다.《本草》

두충(杜冲)

근골(筋骨)을 강하게 하니 삶거나 환으로 해서 먹는다.《本草》

의이인(薏苡仁)

풍열(風熱) 때문에 근맥(筋脈)이 갑자기 오므라질 때는 죽을 끓여서 먹는다. 《本草》

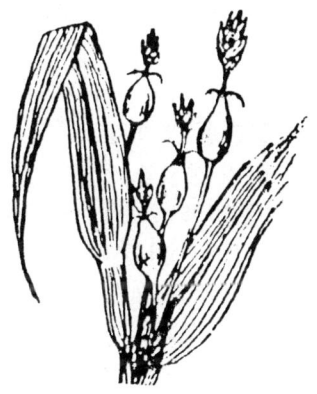

모과(木瓜)

간(肝)에 들어가면 근골(筋骨)을 강하게 하고 모든 근병(筋病)에 좋으니 삶거나 환으로 해서 먹는다. 《本草》

음양곽(淫羊藿)

근골(筋骨)이 갑자기 오므라질 때 달여서 먹고 또는 술을 빚어서 먹는다. 《本草》

복분자(覆盆子)

힘을 더하고 강하게 하니 가루나 환으로 해서 먹으면 모두 좋다. 《本草》

형개(荊芥)

손과 발의 힘줄이 급한 데는 달여서 먹고 연한 것은 나물로 무쳐서 먹는다. 《本草》

녹수(鹿髓)

힘줄이 급히 아픈 데는 더운 술에 같이 먹는다. 《本草》

영양각(羚羊角)

풍병(風病)으로 힘줄이 오므라지는 데는 가루로 하여 달여서 먹는다. 《本草》

제근(諸筋)

힘줄이 좋아진다. 6가지 가축과 노루 사슴의 힘줄을 모두 먹을 수 있다. 《本草》

침구법(鍼灸法)

근련(筋攣)·골통(骨痛)에는 혼문(魂門)을 보(補)한다. 《綱目》
무릎이 굽고 힘줄이 급하여 펴지 못하는 데는 곡천(曲泉)혈을 택한다. 《綱目》

힘줄이 급하여 걷지 못하고 안쪽 복사뼈의 힘줄이 급한 데는 안쪽 복사뼈를 40장 뜸하고, 바깥쪽 복사뼈의 힘줄이 급한 데는 바깥쪽 복사뼈를 30장 뜸하면 바로 낫는다. 《千金》

무릎의 힘줄이 급하여 펴지 못하는 데는 양 무릎 안과 밖의 곡교첨(曲交尖)혈을 각각 27장 뜸하면 바로 효과가 있다. 즉, 위양혈(委陽穴)이다. 《綱目》

힘줄이 전(轉)하고 아픈 데는 승산(承山)을 사(瀉)하고 또는 27장을 뜸한다. 《綱目》

간(肝)에 열이 있으면 근위(筋痿)가 생기니 그 사이를 보하고, 대충(大衝)을 사(瀉)한다. 《綱目》

음근(陰筋)이 경련하고, 아프고 줄어드는 데는 중봉(中封)혈을 50장 뜸한다. 《資生》

근회(筋會)와 양릉천(陽陵泉)혈이 근병(筋病)을 치료한다. 《難經》

골(骨)이 신(腎)에 속할 때

내경(內經)에 말하기를, 「신(腎)은 골(骨)을 주관한다」 또는 신(腎)의 합(合)은 골(骨)이다. 소음(少陰)은 동맥(冬脈)이니 복행(伏行)하면서 골수(骨髓)를 추켜준다. 《內經》

골(骨)이 수(髓)의 부(府)가 될 때

내경(內經)에 말하기를 「골(骨)은 수(髓)의 부(府)가 되니 오래 걷거나 서 있지 않는 것이 좋다」 수(髓)는 골(骨)이 쌓여 있는 것이다. 《內經》

골(骨)은 수(髓)의 간직하는 곳이니 수(髓)는 음식과 5가지 맛의 결과로 수(髓)가 허하면 골(骨)이 따라서 허해지는 것은 꼭 있는 증세이다. 《直指》

골한증(骨寒症)

황제(黃帝)가 묻기를, 「사람의 몸이 차면 탕화(湯火)와 좋은 옷이 충분한 열을 내게 하거나 더웁게 하지 못한다. 그래도 얼고 찬것을 두려워하지 않는 것은 어떤 병인가?」 기백이 답하기를, 「신기(腎氣)가 승(勝)하여 물로써 보양하는 것인데 태양(太陽)의 기(氣)가 허약하면 신(腎)의 기름이 말라서 한방울의 물도 기르지 못하고 양쪽 불을 이기지 못하니, 신(腎)은 수(水)인 것인데 뼈에서 나는 것이며 신(腎)이 나지 않으면 수(髓)가 차지(滿) 않기 때문에 한(寒)이 심하여 뼈에 닿는 것이다.」 그러나 얼고 찬것을 두려워하지 않는 증세는 간(肝)은 일양(一陽)이고, 심(心)은 이양(二陽)이며, 신(腎)은 고장(＊臟)이니 일수(一水)가 이화(二火)를 이기지 못하므로 얼거나 두려워하지 않으니 병명을 골비(骨痺)라고 하며 관절의 경련이 있다. 《內經》

골열증(骨熱症)

골수와 이가 마르면 곧 골열증(骨熱症)이 된다. 《內經》

판치(板齒)가 마르는 것은 골열병(骨熱病)이다. 《易老》

뼛속에 열이 있고, 사지가 연약하여 들지 못하는 것은 골위(骨痿)인데 이 병은 치료하기가 어렵다. 《直指》

골위증(骨痿症)

신기(腎氣)에 열이 있으면 요척(腰脊)을 들지 못하고 뼈가 마르며 골수가 석어지므로 골위증(骨痿症)이 생긴다. 멀리 걸어서 피로가 쌓인 끝에 큰 열을 만나서 마르면 양기(陽氣)가 안으로 차고 열이 신(腎)에 들어가니 신(腎)은 물을 저장하는 곳인데 수(水)가 화(火)를 이기지 못하면 뼈가 마르고 수(髓)가 허하기 때문에 발이 자연스럽지 못하고 골위(骨痿)가 생긴다. 골위(骨痿)는 대열(大熱)에서 생긴다. 《內經》

골통증(骨痛症)

한 몸의 풍음(風淫)・습체(濕滯)・혈자(血刺)・담공(痰攻)이 모두 아프게 되며 뼈가 시고 아프며, 차거나 열이 있는 것이 속에 들어가서 뼈에 들어가면 예사스러운 증세가 아니다. 병이 뼈에 들어가면 이것은 노극 손상(勞極損傷)이 심하여 약을 쓰지 못하는 것이다. 《直指》

편작(扁鵲)이 말하기를, 「병이 주리(腠理)에 있으면 탕울(湯熨)로 치료할 수 있고, 혈맥(血脈)에 있으면 침석(鍼石)으로 치료할 수 있고, 장위(腸胃)에 있으면 단술로 치료할 수 있으나 만약 골수(骨髓)에 있으면 비록 어떠한 사람이라도 어떻게 할 도리가 없는 것이라」하였다. 《資生》

통풍(痛風)・골수통(骨髓痛)에는 호골산(虎骨散)으로 주로 치료하고 습열(濕熱) 근골통(筋骨痛)에는 이묘산(二妙散)으로 주로 치료한다

골상증(骨傷症)

내경(內經)에 말하기를, 「오래 서 있으면 뼈가 상한다. 또는 단것을 많이 먹으면 뼈가 아프고 머리털이 빠진다.」

골병(骨病)의 외증일 때

영추(靈樞)에 말하기를, 「귀가 초고(焦枯)하고 더러운 때가 끼는 증세는 병이 뼈에 있다.」

골절증(骨絶症)에 기(氣)가 끊어진 때

병인의 뼈의 기(氣)가 끊어지면 치아가 노랗게 떨어지니 10일이면 죽는다. 《內經》

자석(磁石)

골기(骨氣)를 강하게 하니 초에 담그기를 9차례 하고 물에 걸러서 가루로 하여 염탕(鹽湯)으로 고루 내린다. 《本草》

우슬(牛膝)

골수를 메우니 달이거나 환을 만들어 먹고 술을 담가 먹어도 모두 좋다. 《本草》

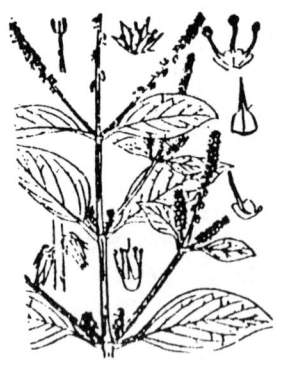

석곡(石斛)

뼛속의 구랭(久冷)과 허손(虛損)을 치료하니 환이나 달여 먹으면 모두 좋고 오래 먹으면 영원히 골병이 없어진다. 《本草》

지황(地黃)

골수를 메우고 뼈를 잇는다. 환이나 달여서 먹고 술을 담가 먹어도 좋다. 《本草》

오미자(五味子)

근골(筋骨)을 굳세게 하니 환으로 해서 먹으면 좋다. 《本草》

지모(知母)

뼈의 열로 생기는 피로를 치료하니 환이나 달여서 먹는다. 《本草》

보골지(補骨脂)

골수가 상한 데는 환이나 가루로 해서 먹으면 모두 좋다. 《本草》

지골피(地骨皮)

뼈의 열을 치료하니 자탕(煮湯)하여 자주 먹는다. 《本草》

별갑(鼈甲)

뼈마디의 열로 피로할 때 치료하니 껍질을 노랗게 구워서 가루로 하여 1돈을 술로 내리고 그 살은 국을 끓여

서 먹는다.《本草》

천초(川椒)

뼈마디의 한습(寒濕)과 비통(痺痛)을 제거하니 삶아 먹거나 환을 해 먹으면 모두 좋고, 또 먹는 방법은 한문(寒門)에 자세히 설명되어 있다.《本草》

해송자(海松子)

골절풍(骨節風)을 주로 치료하니 죽을 끓여 자주 먹는다.《本草》

녹용(鹿茸)

뼈마디를 굳세게 하니 구워서 가루로 하여 술에 타서 먹는다.《本草》

우수(牛髓)

골수를 메우니 술에 섞어서 먹는다.《本草》

황구육(黃狗肉)

골수를 메우니 삶아서 먹는다.《本草》

침구법(鍼灸法)

골회(骨會)와 대서(大杼)혈로 뼈의 병을 치료하니 뜸을 한다.《難經》

근련(筋攣)과 골통(骨痛)에는 혼문(魂門)을 보한다.《綱目》

척려(脊膂)가 심하게 아픈 데는 인중(人中)혈을 침한다.《綱目》

외형편(外形篇) 三.

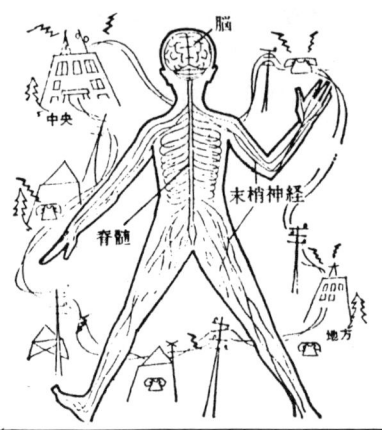

1. 수 (手)

수부(手部)의 크기일 때

어깨에서 팔꿈치에 닿기까지의 길이가 1자 7치이고, 팔꿈치에서 팔목에 닿기까지의 길이가 1자 2치반이며, 팔목에서 가운뎃손가락의 본마디에 닿기까지의 길이가 4치이고, 본마디에서 끝까지의 길이가 4치반이다. 《靈樞》

손이 견(肩)·노(臑)·주(肘)·비(臂)·완(腕)을 거느릴 때

목(項)의 가의 결분(缺盆)의 위를 어깨(肩)라 하고, 어깨 밑의 팔뚝 위를 통칭하여 팔뚝마디(臑)라 하고, 팔뚝마디 아래와 팔뚝 위가 붙은 곳을 팔꿈치(肘)라 하니 팔꿈치는 즉 팔뚝 마디이고, 팔뚝마디에 2뼈가 있고, 팔뚝마디 아래와 손바닥의 윗마디의 중간을 팔목이라 하고 또는 손바닥 뒤의 위를 팔목이라고도 한다. 《銅人》

지경(肢脛)이란 사람의 관(管)이니 위로 올라가는 것을 말한다. 《靈樞》

사지(四肢)가 제양(諸陽)의 근본이 될때

내경(內經)에 말하기를 「사지(四肢)는 모든 양(陽)의 근본이니 양(陽)이 성하면 사지(四肢)가 실(實)하다. 또는 모든 양(陽)이 사지(四肢)로부터 기(氣)를 받았다고 하였다.」

수장(手掌)으로써 위(胃)를 점(占)할때

손바닥 안이 열이 있으면 뱃속에 열이 있고, 손바닥 안이 차가우면 뱃속이 차다. 《靈樞》

어상(魚上)의 백육(白肉)에 청혈맥(青血搹)이 있는 것은 윗속이 차가운 증세이다. 《靈樞》

위속이 차가우면 수어제(手魚際)의 계통이 푸른 것이 많고, 위속에 열(熱)이 있으면 어제(魚際)의 계통이 붉고 심하게 검은 것은 오래된 비(痺)가 있는 것이며 적·흑·청이 섞여 있는 것은 한(寒)과 숙(熟)의 기이다. 《靈樞》

사지(四肢)의 열(熱)·

황제(黃帝)가 묻기를, 「사지(四肢)의 열이 풍한(風寒)을 만나면 불에 구운 것 같은 것은 어떻게 된 일인가?」 기백(岐伯)이 답하기를, 「이것은 음기(陰氣)가 허하고 양기(陽氣)가 성한 것이니 사지(四肢)는 양(陽)이므로 두 양(陽)이 서로 얻으면 음기(陰氣)가 허하고 적으니, 적은 수(水)로써 성(盛)한 화(火)를 없애지 못하고 양(陽)이 홀로 치료하는 것인데 홀로 치료하는 것은 오래 살 수가 없고 홀로 이기고 말 뿐이다. 풍(風)을 만나면 불에 구운 것 같고 드디어 살이 문드러져서 없어지는 것이다.」《內經》

사지(四肢)를 못 쓸 때

황제(黃帝)가 묻기를, 「비(脾)가 병들면 사지(四肢)를 못 쓰는 것은 어떻게 된 일인가?」 기백(岐伯)이 답하기를, 「사지(四肢)가 모두 위(胃)에서 기(氣)를 품수(禀受)하되 경(經)에까지 닿지 못하고 반드시 비(脾) 때문에 품수(禀受)를 얻는 것인데 이제 비(脾)가 병들어 위(胃)를 위하여 진액(津液)을 움직이지 못하면 사지(四肢)가 수곡(水穀)의 기(氣)를 받지 못하니 기가 날로 허약하고 맥도(脈道)가 이롭지 못하며 근골(筋骨)과 기육(肌肉)이 모두 기(氣)가 없어지니 못 쓰는 것이다.《內經》

사지(四肢)가 게으른 것은 비정(脾精)이 움직이지 않기 때문이다.《內經》

황제(黃帝)가 묻기를, 「사람이 축 늘어지는 것은 기(氣)가 어떠한 때문인가?」

기백(岐伯)이 답하기를, 「위(胃)가 실하지 못하면 모든 맥이 허하고 모든 맥이 허하면 근맥(筋脈)이 게으르고 근맥(筋脈)이 게으르면 음(陰)을 해내는데 힘이 들고 기(氣)가 회복되지 않기 때문에 단(癉)이 되니 단(癉)이란 것은 손과 발이 풀려서 늘어지는 것이다.」《靈樞》

황제(黃帝)가 묻기를, 「비(脾)와 위(胃)가 막(膜)으로 서로 이어져서 충분히 진액(津液)을 움직이게 하는 것을 알고자 한다.」 기백(岐伯)이 답하기를, 「족태음(足太陰)이 비(脾)인데 3음(三陰)에 기(氣)를 움직이고 양명(陽明)이 위(胃)인데 3양(三陽)에 기(氣)를 움직이니 장부(臟腑)가 각각 그 경(經)으로써 양명(陽明)에 기(氣)를 받기 때문에 위(胃)를 위해서 움직이는 것이다」《內經》

비(脾)가 실(實)하면 사지(四肢)를 못 드니 내경(內經)에 말하기를, 「비(脾)가 너무 크면 사람으로서는 사지(四肢)를 못 든다는 것이다.」

수족(手足)이 얼어 터질 때

겨울철에 손과 발이 얼어 터져 아프

게 되는 데는 황랍고(黃蠟膏)와 납향고(臘享膏)를 쓴다.

손과 발이 얼어 터진 데는 생강즙 홍조(紅糟)·백염(白鹽)·납저지(臘猪脂)를 같이 찧고 뜨겁게 볶아서 싸매면 잠깐 동안 아프기는 하나 조금 지나면 낫는다. 《綱目》

겨울에 동한(凍寒)을 무릅써서 얼굴과 손발이 얼어 터지고 피가 흘러 아프게 되는 데는 돼지의 머리골을 뜨거운 술 속에 넣어서 씻으면 바로 효과가 있다. 《本草》

또 토끼의 머릿골도 좋고 참새의 머릿골도 좋다. 《本草》

강활(羌活)

팔과 다리의 마디가 아픈 데는 달여 먹는다. 《東垣》

지부초(地膚草)

손과 발이 번거롭게 아픈 데는 물에 삶아서 1일 3번을 먹는다. 《本草》

상지다(桑枝茶)

팔이 아플 때 자주 먹는다.

양팔이 아픈데 백약이 효과가 없으나 이것을 먹으면 바로 낫는다. 《本草》

방풍(防風)

사지가 구부러질 때 치료하니 달여 먹거나 환을 지어 먹는다. 《本草》

오배자(五倍子)

손과 발의 얼어 터진데는 가루로 하여 소의 뇌수에 섞어서 싸매면 바로 낫는다. 《得效》

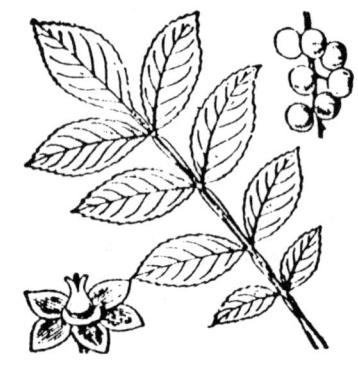

세신(細辛)

손과 발의 구급(拘急)에는 달여 먹거나 가루로 먹으면 모두 좋다. 《本草》

송지(松脂)

대지(代指)에는 납(蠟)과 섞어 녹여서 따뜻할 때에 아픈 곳을 싸매면 바

로 차도가 있다. 《本草》

창이자(蒼耳子)

사지가 급하게 구부러지며 아픈 데는 3냥을 찧어 가루로 해서 물 1되반과 달여 반쯤 줄거든 찌꺼기는 버리고 먹는다. 《本草》

천마(天麻)

사지가 구부러질 때 달여 먹거나 쪄서 익혀 먹거나 생으로 먹거나 모두 좋다. 《本草》

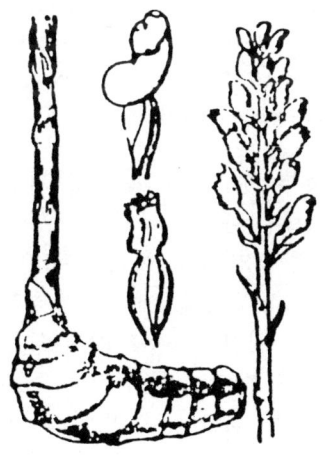

마분(馬糞)

독열(毒熱)이 손과 발을 쳐서 부어 아픈 데는 물에 끓여 즙을 내서 더운 물에 담근다. 《本草》

장청(醬淸)

손가락이 당기고 아픈 데는 꿀을 섞어서 담그면 바로 낫는다. 《本草》

녹수지(鹿髓脂)

사지를 움직이지 못할 때 술을 타서 먹는다. 《本草》

음양곽(淫羊藿)

사지가 불편할 때는 물에 달여 먹거나 술에 담가 먹으면 역시 좋다. 《本草》

침구법(鍼灸法)

수양명(手陽明)의 맥(脈)이 병들면 어깨 앞의 팔마디가 아프고, 큰 손가락과 다음 손가락을 쓰지 못하고, 수태양(手太陽)의 맥(脈)이 병들면 어깨가 빠지는 것 같고 팔마디가 부러지는 것 같으며, 수소양(手少陽)의 맥(脈)이 병들면 견(肩)·노(臑)·비(臂)·주(肘)가 모두 겉으로 아프고 작은 손가락과 다음 손가락을 쓰지 못하며, 수궐음(手厥陰)의 맥(脈)이 병들면 수심(手心)에 열이 있고 주(肘)·비(臂)가 연급(攣急)하고 겨드랑이 밑이 부어 아프며, 수태음(手太陰)의 맥(脈)

이 병들면 노(臑)·비(臂)·내전렴(內前廉)이 거슬려 아프고 손바닥에 열이 있으며, 수소음(手少陰)의 맥(脈)이 병들면 노(臑)·비(臂)·내후렴(內後廉)이 거슬러 아프고 손바닥이 열로 아프니 그 경(經)을 따라서 침이나 뜸을 해야 한다. 어깨와 어깻죽지뼈에 양손의 소식이 매인 것이다. 《資生》

다섯 손가락의 구련(拘攣)에는 삼문(三問)·전곡혈(前谷血)을 택한다. 《綱目》

다섯 손가락이 모두 아픈 데는 양지(陽池)·외관(外關)·합곡혈(合谷血)을 택한다. 《綱目》

양손이 연급(攣急)하고 한쪽이 마르는 데는 대릉혈(大陵血)을 택한다. 《綱目》

팔꿈치가 구련(拘攣)하고 힘줄이 급한 데는 척택혈(尺澤血)을 택한다. 《綱目》

어깨를 못 움직이고 팔도 못 드는 데는 견우(肩髃)·거골(巨骨)·청랭연(淸冷淵)·관충혈(關衝血)을 택한다. (東垣)

비전(臂膊)이 아프고 마비(麻痺)한 데는 견우(肩髃)·수삼리(手三里)·외관(外關)·견정(肩井)·곡지(曲池)·수상렴(手上廉)·합곡(合谷) 혈을 택한다. 《綱目》

팔꿈치가 아파서 구부리고 펴지도 못하는 데 천정(天井)·척택혈(尺澤血)을 택한다. 《綱目》

주(肘)·비(臂)·완(腕)이 아픈 데 전곡(前谷)·액문(液門)·중저혈(中渚血)을 택한다. 《綱目》

팔이 위련(痿攣)한 데는 주료(肘髎)·규음(竅陰)·척택(尺澤)·전곡(前谷)·후계혈(後谿血)을 택한다. 《綱目》

팔이 아픈 데는 양계(陽谿)·곡지(曲池)·완골혈(腕骨血)을 택한다. 《綱目》

양 어깨뼈가 아픈 데는 견정(肩井)·지구혈(支溝血)을 택한다. 《綱目》

2. 족 (足)

족부(足部)의 크기일 때

영추(靈樞)에 말하기를, 「횡골(橫骨) 상렴(上廉) 그 아래로부터 내보(內輔)의 상렴(上廉)에 닿기까지의 길이가 1자 8치이고, 내보(內輔)의 상렴(上廉) 그 아래로부터 하렴(下廉)에 닿기까지의 길이가 3치반이며, 내보(內輔) 하렴(下廉)으로부터 내과(內踝)에 닿기까지의 길이가 1자 3치이고, 내과(內踝) 그 아래로부터 땅에 이르기까지의 길이가 3치이며, 슬괵(膝膕) 그 아래로부터 부속(跗屬)에 닿기까지의 길이가 3치이다. 비추하(髀樞下)로부터 슬중(膝中)에 닿기까지의 길이가

1자 9치이고, 슬(膝) 그 아래로부터 외과(外踝)에 이르기까지의 길이가 1자 6치이고 그 아래로부터 경골(京骨)에 닿기까지의 길이가 3치이다.

양비(兩髀)의 사이가 넓이 6치반이고, 발의 길이가 1자 2치이며, 그 넓이가 4치반이다.」라고 하였다.《靈樞》

발이 비(髀)·고(股)·슬(膝)·빈(臏)·천(腨)·경(脛)·완(腕)을 거느릴 때

무릎의 위를 넓적다리라 하고, 무릎 위의 뼈를 넓적다리뼈라 하며 넓적다리뼈와 잉덩이뼈가 낳는 곳을 비추(髀樞:穴名)라 하고 넓적다리안을 고(股)라 하며 비외(髀外)를 퇴(腿)라 하고 종아리가 닿는 곳을 무릎이라 하고 무릎 덮개 뼈를 종지뼈라 하고 무릎 아래를 종아리라 하며, 무릎 아래의 뼈를 행골(骱骨)이라 하고 행골(骱骨)의 바깥 뼈를 보골(輔骨)이라 하고 종아리의 뒤 어복(魚腹)을 행(骱)이라 하며 또는 족두(足肚)를 장단지라 하고 종아리 아래와 발등 위가 닿는 곳을 발목이라 하고 발목뼈를 복사뼈라 한다.《銅人》

발을 통틀어 다리(脚)라 하니 다리가 각(脚)이 되며 앉을 때에 물러가서 뒤에 있다는 뜻이다.《回春》

궐(厥)에 한(寒)·열(熱)이 있을 때

왕태복(王太僕)이 말하기를 「궐(厥)이란 것은 기(氣)가 거슬러 오르는 것인데 세상 사람들은 각기(脚氣)라고 틀리게 전하고 있다.」 내경(內經)에 말하기를 「한궐(寒厥)이란 것은 손과 발이 차가운 것이고, 열궐(熱厥)이란 것은 손과 발이 열이 있는 것이다. 양(陽)이 아래에서 쇠(衰)하면 한궐(寒厥)이라하며, 음(陰)이 아래에서 쇠(衰)하면 열궐(熱厥)이 되고, 음양(陰陽)의 기(氣)가 서로 맞대어 잇지 않으면 궐(厥)이 되는 것이다」라고 하였다.《綱目》

궐증(厥症)은 흔히 이기지 못하는 것으로써 그 이기는 것을 같이하니 예를 들면 신(腎)이 비(脾)에 한(寒)을 옮기면 한궐(寒厥)이 되고, 심(心)이 신(腎)에 옮기면 열궐(熱厥)이 되는 것과 같다.《入門》

궐(厥)의 한열(寒熱)이 모두 신(腎)의 정기(精氣)가 내갈(內竭)한 데서부터 이루어 진다는 이론(理論)이된다.《綱目》

한궐(寒厥)

황제(黃帝)가 묻기를 「한궐(寒厥)은 차가움으로 되니 반드시 다섯손가락에서 무릎에 오르는 것은 어찌 함인가?」 기백(岐伯)이 답하기를 「음기(陰氣)가 다섯 손가락의 속에서 일어나 무릎 밑에 모였다가 무릎 위에 맺히기 때문에 음기(陰氣)가 이기면 다섯 손가락에서 무릎 위에 도달하여 차가우니 그 한(寒)은 밖에서부터 오는 것이 아니고, 모두 안에서 일어나는 것이다」라고 하였다. 《內經》

황제(黃帝)가 묻기를 「한궐(寒厥)이 무엇 때문에 그렇게 되느냐?」 기백이 답하기를 「전음(前陰)이란 것은 종근(宗筋)이 모이는 곳이며, 태음양명(太陰陽明)이 합하는 것이니 봄과 여름에는 양기(陽氣)가 많고 음기(陰氣)가 적으며 가을과 겨울에는 음기(陰氣)가 성하고 양기(陽氣)가 쇠(衰)하는 것이다」라고 하였다.

이것은 가을과 겨울에는 쓰임이 많으면 아래 기(氣)가 위로 다투어 올라서 회복치 못하고 정기(精氣)가 넘쳐 내리며 사기(邪氣)가 인하여 같이해서 올라가는 것이다.

기(氣)가 가운데서 인하여 양기(陽氣)가 쇠해서 그 경로로 스며 들어서 영위(營爲)하지 못하기 때문에 양기(陽氣)가 날로 떨어지고 음기(陰氣)가 홀로 움직이게 되어 손과 발이 차가와지는 것이다. 《內經》

내경(內經)에 이르기를 「신(腎)이 허(虛)하면 청궐(淸厥)하고 생각이 즐겁지 못하며 또 아래가 허(虛)하면 궐(厥)한다.」 한궐(寒厥)의 맥(脈)은 잠긴 것이니 좀촘하고 실(實)하면 열이 되는 것이다.

동원(東垣)이 한 환자를 치료하는데 각(脚)·슬(膝)·고(尻)·둔(臀)이 모두 차가우니 맥(脈)이 잠기고 좀촘하고 힘이 있으니 자신환(酒腎丸)을 2번 먹어서 나았고 또 한사람은 위가 열이 있고, 아래가 찬데 기제해독탕(旣濟解毒湯)을 써서 바로 나았으니 이러한 예를 보아서 한궐(寒厥)에 쓰는 약은 살피지 않을 수 없는 것이다. 《綱目》

한궐(寒厥)은 십전대보탕(十全大補湯)에 부자(附子)를 더하고 또는 당귀사역탕(當歸四逆湯)을 쓴다. 《入門》

열궐(熱厥)

황제(黃帝)가 묻기를 「열궐(熱厥)의 열이 반드시 발 밑에서 일어나는 것은 어째서인가?」 기백(岐伯)이 답하기를 「양기(陽氣)가 다섯 발가락의 겉에서 일어나고 음맥(陰脈)은 발밑에 모여서 족심(足心)에 맺히기 때문에 양기(陽氣)가 이기고 발바닥이 열이 있는 것이다.」라고 하였다. 《內經》

황제(黃帝)가 묻기를 「열궐(熱厥)은 어찌하여 그러한가?」 지백(岐伯)이 답하기를 「열궐(熱厥)이란 것은 술이 위(胃)에 들어가면 낙맥(絡脈)이 차고(滿) 경맥(經脈)이 허(虛)하며 비토(脾土)가 위(胃)를 위해서 진액(津液)을 움직이는 것이다.」라고 하였다.

음기(陰氣)가 허하면 양기(陽氣)가 쳐들어오고 양기(陽氣)가 쳐들어오면 위(胃)가 온화하지 못하며 온화하지 못하면 정기(精氣)가 마르고 정기(精

氣)가 마르면 사지(四肢)를 영위(營
爲)하지 못하는 것이다.
　이러한 증세를 가진 사람은 반드시
자주 술에 취하고 입방(入房)해서 기
(氣)가 비(脾)에서 모이고 흩어지지
못하니 주기(酒氣)와 곡기(穀氣)가 서
로 싸워서 열이 가운데에 성하기 때문
에 열이 온몸에 퍼져서 속에 열이 있
고 소변이 붉은 것이다.
　대개 주기(酒氣)가 성하고 날쌔고
사나우면 신기(腎氣)가 날로 쇠하고
양기(陽氣)가 혼자서 이기기 때문에
손과 발에 열이 있는 것이다. 《內經》
　열궐(熱厥)에는 승양산화탕(升陽散
火湯)과 화울탕(火鬱湯)을 쓴다.
　궐(厥)의 한열(寒熱)은 모두 신(腎)
의 정기(精氣)가 안으로 머물어있는
데서 이루어진다. 《綱目》

각기(脚氣)의 치료법(治療法)

　각기(脚氣)는 막힌 병이니 널리 통
하는 약(藥)으로써 치료해서 기(氣)로
하여금 막히지 못하게 해야 한다.
　만일 막힌 것이 이미 성하면 나쁜
피를 폄출(砭出)해서 그 중세(重勢)를
없애야 하니 경(經)에 이르기를 「쌓이
면 폄사(砭射)한 뒤에 약으로 치료해
야 한다.」고 하였다. 《綱目》
　각기(脚氣)의 병환이 옛부터 모두
아래로 소통하는 것을 보통으로 하였
는데 그것은 막히기 때문이다.
　그러나 너무 지나치게 아래로 소통
하면 비위(脾胃)를 손상(損傷)하고 또
아래로 소통 시키지 않으면 옹기(壅
氣)를 흐트리지 못한다. 《東垣》
　각기(脚氣)의 병이 모두 기(氣)가
실하기 때문에 죽고 한 사람도 약을
먹어서 허(虛)를 불러들여 죽는 예가
없기 때문에 치료 방법이 대보(大補)
할 수도 없고 또 많이 토해서 허리(虛
羸)함을 이룰 수도 없는 것이니 아무
쪼록 미미하게 새 내려가게 하고 적당
하게 땀을 내야 한다. 《千金》

각기(脚氣)를 안마(按摩)

　용천혈(湧泉穴)은 족심(足心)에 있
으니 습기(濕氣)가 전부 그곳으로 들
어간다. 아침 저녁에는 언제나 한손으
로는 발가락을 잡고 또 한손으로는 발
바닥을 수없이 비벼주면 족심(足心)이
뜨거워 지니 다시 발가락을 움직여서
운동하는 것이 제일 좋고 싫증이 나면
다른 사람을 시켜서 하는 것도 좋으나
그래도 자기 손으로 하는 것만은 못한
것이다. 이 방법을 계속하면 다리힘이
건강해지고 위약(痿弱)과 저리고 아픈
병이 없어진다. 《養老》

위병(痿病)의 원인일 때

　폐(肺)는 오장(五臟)의 군주가되고,
심(心)은 덮개가 되는 것이며 포기를
하거나 바라는 것을 못얻으면 폐가 울
게 되고 폐(肺)가 울면 폐(肺)가 열이
있고 폐잎이 마르게 되기 때문에 오장

(五臟)이 폐열(肺熱)과 폐초(肺焦) 때문에 위벽(痿躄)이 되는 것이다. 《內經》

양명(養明)이라고 하면 오장 육부(五臟六腑)의 바다인데 종근(宗筋)을 윤활하게 하는 것을 맡고 종근(宗筋)을 묶는 것을 주로 치료해서 기관(機關)을 주로 이롭게 하니 양명(養明)이 허하면 종근(宗筋)이 풀어지고 대맥(帶脈)을 끌지(引) 못하기 때문에 발이 저려서 못쓰는 것이다. 《內經》

심기(心氣)가 열이 있어서 맥(脈)이 위약(痿弱)하면 경(脛)이 세로로 느슨하여 땅에 마음대로 못디디고 간기(肝氣)가 열이 있어 힘줄이 위약(痿弱)하면 힘줄이 연급(攣急)하고 비기(脾氣)가 열이 있어 살이 위약(痿弱)하면 위(胃)가 마르고 목구멍이 마르며 살갗이 어지질 못하고, 신기(腎氣)가 열이 있어 뼈가 위비(痿痺)하면 요척(腰脊)을 못들고 뼈가 마르며 골이 적어지게 되는 것이다. 《內經》

위(痿)라는 것은 손과 발이 위약(痿弱)하고 힘이 없어서 운동을 못하는 것이다. 폐금(肺金)이 원래 마르므로 말라서 병이 되면 피가 쇠해서 백가지 뼈를 영양(榮養)하지 못하니 손과 발이 위약(痿弱)하여 운동을 못하는 것인데, 마치 가을의 금(金)이 왕성(旺盛)하면 풀과 나무가 시들어 떨어지는 것과 같은 것이다. 그리하여 위(痿)와 위(萎)의 글뜻이 서로 통한다. 《河間》

위병(痿病)이 일어나는 것은 대부분 5월·6월·7월의 나눠진 계절에 많은 것이니 오(午)는 소음군화(少陰君火)의 위(位)고, 미(未)는 습상(濕上)·경금(庚金)·복화(伏火)의 지(地)요, 신(申)은 소양상화(少陽相火)의 나뉜 것이기 때문에 위병(痿病)은 그 맥(脈)이 틀림없이 들뜨고 큰것이다.

위병(痿病)을 치료(治療)

폐금(肺金)은 몸을 마르게 하며 위에 머므르면서 기를 주로 다스리고 화(火)를 두려워 하는 것이며, 비토(脾土)는 성질이 습(濕)하니 가운데 있으면서 사지(四肢)를 맡아 처리하는 책임을지고 목(木)을 두려워 하는 것이다. 화(火)의 성질은 불타오르니 만약 성내는 것을 즐기게 되면 수(水)를 길러주는 것을 잃고 화(火)가 두려워 하는데 소모가 되고 이기는 것을 업신여기면 폐(肺)가 화사(火邪)를 얻어서 열이 있게 되는 것이며, 목(木)은 성질이 굳세기 때문에 폐(肺)가 열을 받으면 금(金)이 또한 기의 자리를 잃게 되니 목(木)이 두려움에 소모가되고 이기는 것을 업신 여기면 비(脾)가 목사(木邪)를 받아서 상(傷)하는 것이다. 비(脾)가 열이 있으면 한몸을 간섭하지 못하고 비(脾)가 상(傷)하면 사지(四肢)를 못쓰며 모든 위증(痿症)이 일어나는 것이다. 남쪽을 사(瀉)하면 폐금(肺金)이 맑고 동쪽이 가득히 실하지 않으니 비(脾)가 상(傷)할 일이 없으며 북쪽을 보(補)하면 심화(心火)가 내리고 서쪽이 허하지 않으니 폐열(肺熱)이 있을 이유가 없기 때문에 양명(陽明)이 실(實)하면 종근(宗筋)이 윤활(潤滑)해서 충분히 뼈를 묶고 기관(機關)을 이롭게 하는 것이니 위(痿)를 치료하는 방법이 이것보다 나은 방법이 없다.《丹心》

동원(東垣)이 황백(黃柏)으로 군(君)을 삼고 황기(黃芪) 등으로써 보좌하여 모든 위증(痿症)을 치료하는데 정해진 처방이 없으니 담이 쌓인 것을 같이 하는 것도 있고 습(濕)이 반반인 것, 기(氣)를 낀 것 등 여러가지 증세를 따라서 처방을 내리니 실제로 위(痿)를 잘 치료하는 방법이라 하겠다. 그러나 만일 고루 처리를 적절하게 못하면 의원도 치료를 하지 못한다. 예를들면 타고 난대로 양(陽)을 얻은 사람이 좋은 맛으로 인하여 열이 일어나서 위병(痿病)이 되었는데 먹는 맛을 담박(淡薄)하게 조절하지 않으면 안전하게 치료를 하지 못하는 것이다.《丹心》

위병(痿病)은 풍(風)으로 잘못알고 풍약(風藥)을 쓰기가 쉬우나 풍약(風藥)으로는 치료를 못한다.《丹心》

창출(蒼朮)과 황백(黃柏)은 위(痿)를 치료하는데 중요한 약이다.《丹心》

학슬풍(鶴膝風)

이질(痢疾)을 앓고 나서 양다리가 아프고 환약(瘓弱)하여 걷지도 못하는 증세가 이풍(痢風)인데 또는 두 무릎이 크게 부어서 아프며 비경(脾經)이 포석과 같이 마르며 다만 거죽과 뼈만 남아서 마치 학 무릎의 마디와 같고 구련(拘攣)하여 눕지도 못하며 구부리고 펴지도 못하는증세에는 대방풍탕(大防風湯)이 주로 치료가 된다.《局方》

각기병(脚氣病)의 위험일 때

각기(脚氣)가 심(心)을 찔러서 황홀하고 기(氣)가 급하며 맥(脈)이 잠시 컸다 적었다 하는 증세는 치료가 어렵다.《入門》

뼈가 위비(痿痺)하여 일어나지도 못하는 증세도 치료가 어렵다.《入門》

아픈 사람의 발등이 크게 붓고 무릎이 물동이와 같이 큰 증세는 10일이면 죽게된다.《扁鵲》

갑저창(甲疽瘡)

일명 감갑(嵌甲)인데 손톱이나 발톱을 짜르다가 살을 베어 흠집이 되고 또는 구두를 신고 부르터서 사방이 부어 화끈거리고 노란물이 나와서 침음(浸淫)하고 서로 옮겨져서 다섯발가락이 모두 문드러지고 차차 다리를 못쓸 정도로 옮아가는 경우가 있으니 녹반(綠礬) 5돈을 불에 말려서 가루로하여 먼저 염탕(鹽湯)으로 아픈 곳을 씻은

뒤에 가루약을 바른 다음 싸매는데 하루 한번씩 약을 갈아 붙이면 저절로 낫게 된다. 《本草》

또는 고반(枯礬) 5돈, 노회(蘆薈) 1돈반, 사향(麝香) 조금을 섞어서 위에서와 같이 하여 치료하면 더욱 좋다. 《入門》

또는 진피(陳皮)를 진하게 달인 물에 한참동안 담가 가지고 있으면 발톱과 살이 저절로 나뉘어져서 열리는데 가볍게 손으로 살속의 발톱을 빼내고 뱀허물 태운 재와 웅환(雄丸) 1돈을 가루로하여 건삼(乾摻) 또는 향유(香油)에 섞어서 붙인다. 《入門》

발가락 사이가 습해서 불어 터지고 발톱이 살에 파고 들어가서 부스럼이 되어 신을 못신는데 고백반(枯白礬) 3돈, 황단(黃丹) 5푼을 가루로하여 붙이면 나쁜 살을 없어지고 새살이 나오게 되니 살살 발톱을 깎아내면 잘 낫고 또 거위 발바닥의 누런 껍질을 태워 재를 붙이고 또 세차(細茶)를 잘 씹어서 붙인다. 《入門》

육자(肉刺 = 티눈)

띠눈이 발가락 사이에 나서 거치적거리고 아파서 신을 신기가 아주 어려운데 여기에서는 작은 신을 신어서 생긴 것이며 흑슬(黑虱 = 머리 이)을 많이 잡아서 찧어 붙이면 곧 뿌리가 빠진다. 《本草》

또는 초우엉 뿌리를 찧어 붙이면 아프지 않다. 《本草》

또는 꽹당 열매를 짓찧어서 붙이면 바로 빠진다. 《俗方》

또는 대추를 씨는 빼내고 붙이면 물렁물렁하게 되니 바로 뽑아버린다. 《俗方》

우슬(牛膝)

무릎이 아프고 위약(痿弱)하여 굽히거나 펴지를 못하는 증세에 달여 먹거나 환하여 먹거나 또는 술에 담가 먹어도 모두 좋고 허리와 정갱이의 병에도 필요한 약이다. 《本草》

석곡(石斛)

무릎이 아프고 냉약한데 달여 먹거나 환으로 먹어도 모두 좋다. 《本草》

천초(川椒)

한습 각기(寒濕 脚氣)에 천초(川椒)를 성근 포대속에 담아서 약한 불에 뜨뜻하게 쥔 것을 맨발로 밟으면 한습(寒濕)이 물러가고 바로 효력이 있다. 《入門》

빈랑(檳榔)

각기(脚氣)가 심(心)을 찌르고 기

(氣)가 급한 것을 치료한다.

계심(桂心)과 빈랑(檳榔) 가루 2돈을 어린아이 오줌과 생강즙과 더운 술 각각 반잔에 섞어서 복용한다. 《本草》

송절(松節)

각약 비통(脚弱 痺痛)한 데 달여서 그 즙으로 술을 빚어 맑은 술을 떠서 마신다. 《本草》

오가피(五加皮)

위벽(痿躄)과 각약(脚弱)을 치료하는데 술을 빚어 먹고 또는 물로 달여서 차로 대신 마신다. 《本草》

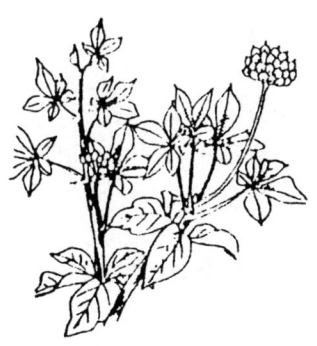

려어·만려어(蠡魚·鰻鱺魚)

모든 각기(脚氣)를 주로 치료하니 회를 만들어 자주 먹고 생선회도 또한 좋다. 《本草》

상지차(桑枝茶)

각기(脚氣)에 자주 마시면 좋다. 《本草》

위령선(威靈仙)

한 사람이 발병으로 걸어다니지도 못하고 수십년 고통을 받았는데 스님이 이 약을 가르쳐 주므로 가루로하여 매 2돈을 술에 섞어서 복용했더니 며칠만에 걸음을 걸었다고 한다. 《本草》

하수오(何首烏)

골연풍(骨軟風)과 요슬통(腰膝痛)에 하수오(何首烏) 1근, 우슬(牛膝) 반근, 흑두(黑豆) 3되를 달여 즙을 내서 반죽한 다음 익히기를 3차례 한 뒤에 찧어서 햇빛에 말리고 가루로하여 대추 살로 오동열매 크기의 환을하여 50~70알을 술로서 복용한다. 《入門》

견우자(牽牛子)

각기(脚氣)로 많이 부은 데 씨를 내서 가루로하여 꿀로 녹두 크기의 환을 해서 매 5알씩 강탕(薑湯)으로 복용하면 소변이 이롭고 바로 그친다. 《本

의이인(薏苡仁)

건습각기(乾濕脚氣)를 없애는데 많은 효험이 있으니 욱이인(郁李仁)과 섞어서 죽을 끓여 자주 먹으면 좋다. 《本草》

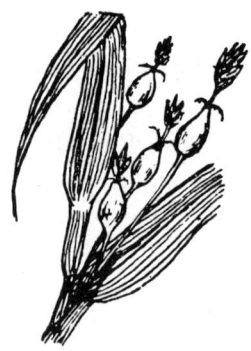

모과(木瓜)

각기(脚氣)와 각기(脚氣)가 위로 치는 것을 치료하니 진하게 달여서 복용한다. 《本草》

흑두(黑豆)

각기(脚氣)가 충심(衝心)한데 진하게 달인 즙을 마시는데 감초(甘草)를 더하면 더욱 좋다. 《本草》

적소두(赤小豆)

각기(脚氣)와 수종(水腫)에 이어 (鯉魚)와 같이 끓여서 먹으면 아주 좋다. 《本草》

자소(紫蘇)

각기(脚氣)에 잎을 삶아서 탕을 차(茶)로 대신 마시거나 또는 씨앗 2냥을 갈아서 그 즙을 맵쌀에 넣어 양념을 섞어서 죽을 쑤어 먹으면 좋다. 《本草》

비마엽(萆麻葉)

각기(脚氣)로 부어 아픈데 잎을 쪄서 1일 3차례씩 바꾸어 싸매면 바로 차도가 생긴다. 《本草》

전라(田螺)

각기(脚氣)가 위로 치는 데는 우렁이를 삶아 먹거나 가막 조개살도 매우 좋다. 《本草》

생율(生栗)

각기(脚氣)와 다리가 약해서 힘이 없는 증세에 포대속에 담아서 바람에 말려 매일 공복에 10여개씩 먹는다. 《本草》

녹제육(鹿蹄肉)

다리와 무릎이 부어서 아프기 때문에 땅을 밟지 못하는 증세에 녹제(鹿蹄) 4쌍을 가지고 5가지 양념을 섞어서 끓여 먹는다. 《本草》

견간저간(犬肝猪肝)

각기(脚氣)가 위로 치는 데 회를 만들어 생강과 초에 섞어 먹으면 설사(泄瀉)하게 되는데 만약 먼저 설사를 하고 있을 때는 먹지 말아야 한다. 《本草》

오우뇨(烏牛尿)

각기(脚氣)와 수종(水腫)에 오우웅(烏牛雄)의 오줌을 한되쯤 마시면 소변이 이롭고 병이 차차 나아지며 황소의 것도 역시 좋다. 《本草》

인뇨(人尿)

각기(脚氣)로 아픈 증세는 자신의 오줌이나 사내아이 오줌을 받아서 따스할 때에 통에 담아 놓고 양쪽 다리를 담그되 뚜껑을 덮어 기운이 새지 못하게 한다. 《澹寮》

침구법(鍼灸法)

환조혈(環跳穴)이 양쪽 다리의 안부(安否)에 많은 관계를 지니고 있다.

《資生》

정갱이와 무릎이 연통(攣痛)하고 또는 검게 마른데는 풍시(風市)・양능천(陽陵泉)・곡천(曲泉)・곤륜혈(崑崙穴)을 택한다. 《綱目》

비경통(髀脛痛)에는 급하게 풍시(風市)・중독(中瀆)・양관(陽關)・현종혈(懸鍾穴)을 택한다. 《綱目》

요각통(腰脚痛)에는 위중(委中)・곤륜(崑崙)・인중(人中)・음시혈(陰市穴)을 택한다. 《綱目》

슬통(膝痛)과 족궐(足蹶)에는 환조(環跳)・현종(懸鍾)・거료(居髎)・위중(委中)혈을 택한다. 《綱目》

비(髀)가 아프고 경(脛)이 저리는 증세는 양능천(陽陵泉)・절골(絶骨)・중봉(中封)・임립(臨泣)・족삼리(足三里)・양보혈(陽輔穴)을 택한다. 《綱目》

무릎의 내렴(內廉)이 아픈증세는 슬관(膝關)・태충(太衝)・중봉혈(中封穴)을 택한다. 《綱目》

무릎의 외렴(外廉)이 아픈데는 협계(俠谿)・양관(陽關)・양능천혈(陽陵泉穴)을 택한다. 《綱目》

발과 끝이 아픈증세는 곤륜(崑崙)・태계(太谿)・신맥(申脈)・구허(丘墟)・상구(商丘)・조해(照海)・대충(大衝)・해계혈(解谿穴)을 택한다. 《綱目》

다섯 발가락이 모두 아픈데는 용천(涌泉)・연곡혈(然谷穴)을 택한다.

각기(脚氣)에 열발가락의 끝인 기단(氣端)이라고 하는 곳을 택한다.
지기(指奇)에 가기가 1푼이 된다.
날마다 삼장(三壯)씩 뜸을 하면 매우 좋다. 《資生》
무릎속이 아픈증세에는 독비(犢鼻)를 침한다. 《綱目》
무릎 종기에는 불침으로써 삼리혈(三里穴)을 찌르면 종기가 잊어버린 것 처럼 낫고 또 행간혈(行間穴)을 택한다. 《資生》
각기(脚氣)에 빨리 풍시혈(風市穴)과 삼리혈(三里穴)을 뜸하여 독기를 토한다. 《資生》
다리가 허약하고 외소한 증세에는 삼리(三里)와 절골(絶骨)을 택하니 절골(絶骨)이 각질(脚疾)을 치료하는데 신효하다. 《資生》

3. 모발(毛髮)

머리털이 신(腎)에 속할 때

내경(內經)에 말하기를 「신(腎)은 머리털을 주관한다.」 하였고, 또 「신(腎)의 합은 뼈이고 그 영(榮)은 머리털이라.」고 하였다.

머리털과 혈(血)의 관계일 때

피가 왕성하면 머리털이 윤택하고 피가 쇠하면 머리털이 쇠하고 피가 열이 있으면 머리털이 누르고 피가 패(敗)하면 머리털이 희어진다. 《入門》

수발(鬚髮)이 황락(黃落)

허손(虛損)한 병이 상하기 시작하면 폐(肺)부터 상하여 피부가 쪼그라지고 털이 말라 떨어지니 팔물탕(八物湯)을 쓴다. 《保命》
맥(脈)이 땡기고 기(氣)가 약하며 거죽털이 말라 없어지는데 황기건중탕(黃芪建中湯)과 또는 사물탕(四物湯)을 쓴다. 《東垣》
늙은이가 털이 빠지고 수염이 자라는 것은 정상인 것이나 젊은 사람이 머리털이 빠지고 수염도 역시 드물어지는 것은 화(火)가 타오르고 피가 마른 관계이니 지황주(地黃酒)와 천문동고(天門冬膏)를 쓴다.

수발(鬚髮)을 검게 할 때

흰 수염과 머리털을 검게 하니 비전오수방(秘傳烏鬚方)·염수방(染鬚方)·외염오운고(外染烏雲膏)·오수발방(烏鬚髮方)·한연고(旱蓮膏)를 쓴다.

비전오수방(秘傳烏鬚方)

오배자(五倍子)를 많든 적든간에 가리지 말고 잘게 깨뜨려서 찌꺼기는 버리고 자기솥에 넣어 볶으되 연기(煙氣)가 모두 나는 것을 한도로 하여 깨끗한 헝겊을 물에 추겨 위의 약을 주물러 마른 뒤에 다시 베로 싸고 발로 밟아 떡을 만들어 가루로하여 매번 1돈반씩을 쓴다. 오흑뢰(烏黑雷) 즉 누렇게 볶은 것에 좋은 면가루 4냥, 당귀미(當歸尾) 1냥을 가루로 한 것, 백급(白芨)가루 1냥, 위 3가지를 고루 섞어서 매번 1푼반을 쓴다.

또 홍동(紅銅) 가루를 많으나 적으나 그대로 불에 벌겋게 되도록 달궈서 물주발속에 넣었다가 꺼내서 다시 태우고 다시 넣은 다음 물속에 제대로 있는 가루를 다시 일어서(淘) 맑은 초에 끓이기를 두어번 한 뒤에 초가 모두 미르기든 김은색이 뇌노록 볶아서 매번 1푼반을 쓴다.

또 명백반(明白礬) 가루 1푼반, 청염(靑鹽) 1푼2리, 몰석자(沒石子) 2리반, 가자육(訶子肉) 2리반, 2가지를 같이 면(麵)에 싸서 자기 솥속에 넣고 상탄(桑炭)으로 볶아서 마르면 가루로 하여 진한 차에 고루 해서 술잔에 담아 놓고 쇠잔으로써 물을 떠 넣어 끓여 풀과 같이 되거든 먼저 조각수(皂角水)로써 수염과 머리털을 깨끗이 씻은 뒤에 약을 바르고 싸매었다가 한밤이 지난 뒤에 씻어 버리고 호도유(胡桃油)를 발라서 광체가 나게 한다. 《醫鑑》

외염오운고(外染烏雲膏)

오배자제(五倍子製) 5돈, 동말제(銅末製) 2돈, 백반(白礬)·백염(白鹽) 각 1돈반, 몰석자(沒石子) 2개를 면(麵)에 볶아서 누른색이 나도록 하고 가루로하여 진한 차에 섞어서 진하게 끓여 빛이 검어지거든 위에서와 같이 하면 바로 검어진다. 《種杏》

염수방(染鬚方)

대오구(大烏龜) 1마디를 1~2일 굶겨서 밥이나 고기뼈나 과자(果子) 등 연기 불에 쪼인 음식을 먹여 기르기를 3~5개월 동안 한 뒤에 저녁에 칠기속에 넣어 봉하고 대나무 쪽을 칠기 주둥이에 꽂아 공기 구멍을 내고 밖에다 등잔 불을 켜서 쬐어 칠기 그릇이 뜨거워지면 거북이가 오줌을 싸니 급하게 쓸려면 다만 마유(麻油)연기로 거북이의 코에 쏘이면 바로 오줌을 싸는데 먼저 오배자(五倍子) 가루를 초(醋)에 달여 아교풀과 같이 만들어 만약 거북이의 오줌이 한종재기쯤 되면 오배자초(五倍子醋) 반종재기와 같이 자기그릇에 담아서 한번 달인 뒤에 뿔그릇에 담아 두고 새붓으로써 찍어서 수염에 바르는데 많이 쓰면 얼굴까지 검어진다. 《入門》

오수발방(烏鬚髮方)

큰 수질(水蛭) 2마디를 자기 주발속에 넣어 7일동안을 굶기고 오골웅계

(烏骨雄鷄)의 피에 송연묵(松煙墨)을 갈아서 돼지 오줌통에 넣어 수질(水蛭)에게 먹게 하고 침(鍼)으로 수질(水蛭)을 찔러서 피가 나거든 그것을 가지고 수염과 머리털의 뿌리에 2푼쯤 띠워서 발라 두면 약즙(藥汁)이 스며들어서 살속까지 들어가고 수염과 머리털이 1년동안 검고 윤택하며 또 극히 상연(桑軟)하니 아주 묘한 힘이다. 《丹心》

한련고(旱蓮膏)

수염과 머리털을 검게 하는 신약이다.
한연초(旱蓮草) 16근을 6월하순이나 또는 7월상순에 채취하여 물에 씻지 말고 마른 것을 즙을 내서 햇빛에 쬐기를 5일동안 하여 흔들어 휘저어 섞지 말고 점심때에 순 생강즙과 좋은 꿀 각 1근을 더하여 앞에서와 같이 햇빛에 말려서 며칠이 지나면 묽은 엿과 같이 된 것을 자기 가마속에 넣고 매일 이른 아침 공복에 좋은 술 1종재기와 약 1수저를 섞어서 먹고 오후에 또다시 1번 먹는데 21일이 지난 뒤에 흰털을 뽑아내면 그 구멍속에서 검은털이 다시 나온다. 《醫鑑》

모발(毛髮)에 빗질을 많이할 때

털은 피의 나머지로서 매일 한번씩 빗질하는 것이 매우 좋다. 《延壽》 털을 많이 빗질하면 눈이 밝고 풍(風)이 없어지기 때문에 도가(道家)는 계속 새벽이면 120번 정도로 빗질한다. 《延壽》

모발(毛髮)의 위험일 때

아픈 사람의 털이 곧아서 삼(麻)과 같이되면 15일만에 죽게 된다. 아픈 사람의 털이 마른 삼(麻)과 같이 되고 성을 자주 내면 죽게된다. 또한 아픈 사람의 털과 눈섭이 꼿꼿하게 일어서면 죽게된다. 《扁鵲》

침사(鍼砂)

흰 머리털을 검게 함으로 2돈을 7일동안 초에 담가서 햇빛에 말려 검게 볶으고 몰석자(沒石子) 1개를 넣어 가루로해서 오수발방(烏鬚髮方)에 바르는 방법 처럼 바른다. 《本草》

지황(地黃)

숙(熟)•건(乾) 2종이 모두 수염과 머리털을 검게 하는 좋은 약이니 환으로 먹거나 술로 빚어 먹어도 모두 좋다. 《本草》

우슬(牛膝)

머리털이 희어지는 것을 방지 하니 달여 먹거나 술을 빚어 먹는다. 《本

草》

한연초(旱蓮草)

수염과 머리털을 길게 하고 흰 것을 검게 하니 6월에 채집해서 즙을 내어 생강즙과 꿀을 넣어 고약처럼 끓여서 매 1수저를 술로 복용한다. 《本草》

반하(半夏)

눈썹이 빠져서 나지 않는 증세에 먼저 생강쪽으로 3번을 문지르고 반하(半夏) 생 것을 가루로하여 마유(麻油)에 섞어서 바르면 바로 나오게 된다. 《入門》

죽력(竹瀝)

털이 고약처럼 끈끈하게 달라붙은 것은 대나무즙을 바르면 풀어지고 소금을 약간 넣으면 더욱 좋다. 《野語》

하수오(何首烏)

수염과 머리털을 검게 하니 가루나 환을 먹고 또 술을 빚어 먹어도 모두 좋다. 《本草》

파초유(芭蕉油)

부인의 털이 빠지는데 바르면 머리가 털 나고 검어진다. 《本草》

모정향(母丁香)

생강즙(生薑汁)과 같이 갈아서 흰 수염이 빠진 곳에 바르면 검은 털이 바로 나고 또 꿀을 위의 방법과 같이 쓰면 효과도 같다. 《本草》

호도(胡桃)

겉이 푸른 껍질에 올챙이를 섞어 진흙처럼 잘 갈아서 바르면 흰 털이 검어지고 또 호도인유(胡桃仁油)를 바르면 수염과 머리털이 검고 윤기가 난다. 《本草》

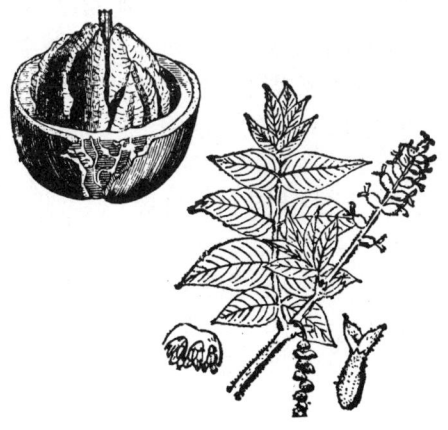

호마(胡麻)

생으로 기름을 짜서 대머리에 바르면 털이 나고 또 오마(烏麻)를 9번 찌고 9번 말려 가루로하여 조고(棗膏)에 환으로 해 먹으면 흰 머리가 검어지고 또 잎을 달여 그 물로 머리를 감으면 길어진다. 《本草》

만청자(蔓菁子)

기름을 짜서 바르면 산발(蒜髮)을 검게한다. 속어에 반백 머리를 마늘 머리(蒜髮)이라고 한다. 《本草》

흑상심(黑桑椹)

흰 털을 검게 하니 술을 빚어 먹는 것이 좋고 또는 1근을 가지고 요두(蝌蚪=올챙이) 1되와 섞어서 병에 넣어 입을 봉하고 집 동쪽 머리에 달아 두면 100일만에 검은 진흙이 되는데 흰 수염과 흰 머리털에 바르면 흑칠과 같이 검어진다. 《本草》

백합분(白鴿糞)

머리 위에 난 백독창(白禿瘡)에 가루로하여 쉰 뜨물로써 씻고 향유(香油)에 섞어서 바르면 좋다. 《本草》

양분(羊糞)

털이 빠지는 증세에 태워서 떨어지는 즙으로 머리를 감으면 검은 머리가 나고 또 재가루를 안고(雁膏)에 섞어서 바르면 3일 정도 지난 뒤에 다시 난

웅지(熊脂)

머리가 가렵고 벗어지며 부스럼이 나고 털이 빠지는데 자주 바르면 털이 나고 길고 검다. 웅(熊)의 머리골의 기름을 짜서 바르면 털이 나고 또 털이 누르고 빠지는데 웅지(熊脂)를 바르면 좋다. 《本草》
다. 《本草》

저기고(猪鬐膏)

머리털이 빠지는 증세에 섣달의 것을 가지고 불에 녹여 바르면 머리털이 나지 않는 곳에도 또한 좋다. 《本草》

4. 전음(前陰)

전음(前陰)이 종근(宗筋)에 속할 때

내경(內經)에 말하기를 「전음(前陰)은 종근(宗筋)의 모이는 곳이며, 태음(太陰)과 양명(陽明)의 합하는 곳이다.」하였고 주(註)에 말하기를 「종근(宗筋)이 배꼽밑에 끼고 음기(陰器)에 합하니 태음(太陰)은 비(脾)의 맥(脈)이며, 양명(陽明)은 위(胃)의 맥(脈)인데 모두 종근(宗筋)을 돕고 가

까워서 합한다.」고 하였다. 종근(宗筋)은 음모(陰毛)속의 횡골(橫骨)의 위 아래에 수근(豎筋)이다. 《內經》

전음(前陰)의 제질환(諸疾患)

전음(前陰)의 모든 질병은 족궐음(足厥陰)과 독맥(督脈)에 연유한 것이니, 내경(內經)에 이르기를 「족궐음(足厥陰)의 맥(脈)이 털속에 들어가서 음기(陰器)를 지나 소복(小腹)에 닿으니 이것은 간맥(肝脈)이 지나는 곳이다.」 또 이르기를 「독맥(督脈)은 소복(小腹) 그 아래에 뼈의 중앙에서 일어나는 것이니 어지는 정공(挺孔=膣孔)에 매어서 (繫) 음기(陰器)를 두르고 남자는 신경(腎莖)의 밑을 둘어서 되는 것이 여자와 같으니 이것이 독맥(督脈)이 지나는 곳이다. 족궐음(足厥陰)의 맥(脈)이 병들면 남자는 퇴산(㿉疝)•호산(狐疝)이 되고 부인은 소복(小腹)이 붓는다.」고 하였다. 《靈樞》

독맥(督脈)은 하극(下極)의 유(兪=穴)에 일어나서 척추속을 지나 위로 풍부(風府)에 닿으며 임맥(任脈)은 중극(中極)의 밑에서 일어나 모제(毛際)에 올라 뱃속을 돌아 목구멍에 닿으니 임맥(任脈)이 병들면 남자는 안으로 칠산(七疝)이 맺히고 여자는 대하(帶下)에 적병이 모인다. 음종(陰腫)•음위(陰痿)•음양(陰痒)•음정(陰挺)•음축(陰縮)•목신(木腎)•음식창(陰蝕瘡)•신장풍(腎臟風) 등 증세가 모두 전음(前陰)의 질환이 된다.

산병(疝病)의 원인일 때

내경(內經)에 이르기를 「병이 소복(小腹)에 있으면 배가 아프고 대•소변을 못누니 병명을 산(疝)이라 하고 차가워서 얻은 것이다. 산(疝)이란 것은 한기가 맺어 있어서 된 것이다.」라고 하였다. 《內經》

산(疝)은 고환(睾丸=불알)이 소복(小腹)에 이어져서 급히 아픈 것이니 아픔이 고환(睾丸)에 있는 것이 있고 오추혈(五樞穴)가에 있는 것도 있는데 모두 족궐음(足厥陰)의 경(經)에 속하는 것이다. 또는 모양이 있는 것도 있고 또는 모양이 없는 것도 있으며 또는 개구리 소리가 나고 또는 오이(瓜)와 같은 모든 증세가 있으나 풍문에 못미치는 많은 의서에는 모두 한증(寒症)으로 되어 있으니 틀림이 없다고 보는 것은 타당할 것이나 깊이 살펴보면 이것은 습열(濕熱)이 경(經)에 살아서 오래된 데 그 원인인 것이고, 또 한기(寒氣)가 밖에서 얽매인 것을 느껴서 아픔이 일어나는 경우도 있으니 순수한 한(寒)으로만 보면 좀 모자라는 이론(理論)이 아닌가 생각된다.

얼음이나 물을 죽을 때까지 가까이 하는 사람이 이 병에 걸리지 않는 것을 보면 그것은 열(熱)이 없기 때문이다. 대개 크게 성을내면 화(火)가 위(胃)에서 일어나고 방노(房勞)하면 화(火)가 신(腎)에서 일어나니 화(火)가 오래 쌓이면 모(母)가 자(子)를 허하게 해서 습기(濕氣)가 성하게 되며 궐음(厥陰)은 목(木)에 속하고 간(肝)에 매였으니 장군(將軍)의 직(職)을 가졌으므로 그 성품이 급하고 또 화성(火性)이 사나우므로 한(寒)의 압박을 받으니 그 아픔이 제일 사납지 않을 수 없다. 오두(烏頭)와 치자(梔子)를 달여서 먹으면 그 효과가 빠르나 그래도 습(濕)과 열(熱)을 또한 많은 것과 적은 것을 분별해서 치료해야 하니 습(濕)한 것은 종기가 많은데 퇴병(㿉病)이라는 것이 그것이다. 《丹心》

맥법(脈法)

내경(內經)에는 활(滑)한 맥(脈)을 모두 산(疝)으로 본 것이다. 《入門》

심(心)의 맥박(脈博)이 활(滑)하고 급하면 심산(心疝)이 되고 폐맥(肺脈)이 침박(沈博)하면 폐산(肺疝)이 되고 신맥(腎脈)과 간맥(肝脈)이 크고 급하며 잠기면 모두 산(疝)이 된다. 《內經》

간맥(肝脈)이 활(滑)한 것이 심하면 퇴산(㿉疝)이 되고 심맥(心脈)이 작고 활(滑)하면 심산(心疝)이 되고 신(腎)·간맥(肝脈)이 활(滑)한 것이 심하면 융퇴(癃㿉)가 된다. 《內經》

신맥(腎脈)이 심히 크면 음위(陰痿)가 된다. 《綱目》

맥(脈)이 급하면 산가(疝瘕)가 되니 소복(小腹)이 아프다. 《內經》

삼양(三陽)이 급하면 가(瘕)가 되고 삼음(三陰)이 급하면 산(疝)이 된다. 주(註)에 이르기를 「태양(太陽)이 병한것을 받으면 피가 모여서 가(瘕)가 되고 태음(太陰)이 냉한것을 받으면 기(氣)가 모여서 산(疝)이 된다.」고 하였다. 《內經》

신맥(腎脈)·간맥(肝脈)·심맥(心脈)이 모두 작고 급하며 뛰지 않으면 모두 가(瘕)가 되는 것이다. 주(註)에 이르기를 「작고 급한 것은 냉이 심한 것이니 뛰지 않으면 피가 흐르지 않기 때문에 피가 안에서 엉겨 맺혀서 가(瘕)가 되는 것이다.」고 하였다. 《內經》

산(疝)의 맥(脈)이 땡기고 급하면 쌓인것이 속에 있는 것이니 견고하고 급하면 살고, 약하고 급하면 죽게 되며, 잠기고 느리고 들뜨고 깔깔한 것은 모두 산(疝)·가(瘕)가 한통(寒痛)하는 것인데 아픔이 심하면 또는 복(伏)하고 또는 가늘고 또는 움직인다. 《脈訣》

촌구맥(寸口脈)이 땡기고 얽혀서 현(弦)·긴(緊)이 서로 서로 치고 싸우면 한산(寒疝)이 되는 것이다. 《正傳》

부인의 소음맥(少陰脈)이 활(滑)하고 촘촘한 것은 음공(陰孔) 가운데 부스럼이 난 것이고, 소음맥(少陰脈)이 들뜨고 움직이는 경우 들뜨면 허가 되고 움직이면 아픔이 되며 부인이면 음(陰)이 밑으로 빠진다. 《脈經》

산가(疝瘕)와 쌓여있는 맥(脈)이 급히 땡기는 것은 살고 허약하고 작으면 죽게된다. 《脈經》

산병(疝病)의 증세일 때

내경(內經)에 이르기를 「소복(小腹)이 고환(睾丸)과 요척(腰脊)을 당겨서 위로 심(心)을 치고 오르니 맑은 물과같은 침을 흘리고 트림이 나니 사(邪)기 소장(小腸)에 있는 것이다.

신맥(腎脈)이 병들면 소복(小腹)에서 위로 심을 찔러서 아파서 앞 뒤를 돌아보지 못하니 병명을 충산(衝疝)이라고 한다.」 《靈樞》

소복통(小腹痛)에 3가지가 있으니 간(肝)이 병들면 소복(小腹)이 갈비를 끌어서 아프고 소장(小腸)이 병들면 고환(睾丸)과 요척(腰脊)을 끌어서 아프고 방광(膀胱)이 병들면 소장(小腸)이 부어 아프며 소변을 누지 못한다. 《綱目》

산(疝)의 증후(症候)가 외신(外腎)과 소복(小腹)이 아프게 되어 또는 요(腰)•협(脇)을 찌르고 또는 등뼈를 뛰어다니며 또는 냉기(冷氣)가 심(心)을 찌르고 또는 손과 발이 궐냉(厥冷)하고 장열(壯熱)과 심한 냉이 있기도 하며 주절(酒浙 = 오슬오슬)하고

한열(寒熱)하는 것도 있고 대•소변이 통하지 못하는 것과 또는 토하는 것이 있으며 저절로 땀을 흘리는 것이 있고 쌓인 것이 술잔이나 팔이나 복숭아와 오얏이나 쟁반과 같은 것도 있으며 음부(陰部)에 있어서는 란(卵)이 크고 작은 것이 있어서 고르지 못하고 위 아래가 비정상이며 음낭(陰囊)이 부어 부풀어서 아픔이 끊이지않고 냉(冷)을 끼고 노(怒)에 닿으면 괴물덩이 같은 것이 위로 심흉(心胸)을 찌르며 마음이 고루고 기(氣)가 온화하면 음낭(陰囊) 속으로 들어간다. 《直指》

모든 산(疝)의 치료일 때

산통(疝痛)은 습열(濕熱)에 속하니 흘러내리고 한과 울(鬱)로 인하여 일어나는 것이다. 《丹心》

산통증(疝痛症)은 옛날 처방에 맵고 더운 약을 써서 흩었으니 이것은 그 표적을 치료한 것이고, 단계(丹溪)는 담음(痰飮)•식적(食積)과 사혈(死血)의 유주를 궐음간경(厥陰肝經)에 귀속시켜서 맵고 부드러운 약으로써 담(痰)을 트이게 하고 쌓인 것을 사라지게하며 피를 깨뜨리니 그것은 근본을 치료한 것이다.

산통(疝痛)이 정처(定處)가 있는 것은 모양이 쌓인 것이니 담음(痰飮)과 식적(食積)과 죽은 피의 모임이 아닐 수 없는 것이며, 만약 모양이 없는 기(氣)가 아프게 되면 흘러 들어서 배에

가득하고 온몸에 흩어지는 것이다. 《方廣》

치료 방법은 대부분 유행(流行)과 소리(疏利)로써 먼저 하니 신허득병(腎虛得病)에는 소설(疏泄)하지 못한다는 떳떳한 법에 집착해서는 안된다. 신(腎)이 사기(邪氣)의 참견을 받는 경우가 되면 그의 근본을 쫓아내지 않으면 안되는 것이다.

혹 고식(姑息)하여 돌보는 방법을 쓴다면 크고 작은 부(腑)가 비결(秘訣)해서 통하지 않고 사기(邪氣)가 뱃속에 들어가며 심(心)을 찌르게 되어서 위태롭게 된다. 《直指》

대부분 산통(疝痛)이 달려 들어가서 그의 바탕이 없는 증세는 기(氣)에 속하는 것이고 아픔이 보통의 형태가 있는 증세는 습담(濕痰)과 식적(食積)·어혈(瘀血)인 것이다. 《入門》

이 질병이 비록 허때문에 얻은 것이지만 반드시 허를 경솔하게 보해서는 안된다. 경(經)에 이르기를 「사(邪)의 모여 들이는 곳에 기(氣)가 반드시 허하여 그것을 없애지 않으면 그 증세가 바로 실(實)하기 때문에 반드시 먼저 쌓이게 된 사기(邪氣)를 씻어버린 뒤에 모든 약으로써 보하니 파두(巴豆)의 힘을 많이 빌리는 것이 즉 그것이다.」라고 하였다. 《本事》

산(疝)이 허를 끼고 일어나는 것이 있으니 그 맥이 심히 잠기고 팽팽하지 않고 크게 뚫려서 힘이 없는 것이 바로 그것이다. 그 아픈 증세가 사실은 가벼우나 다만 무겁고 끌어 당겨서 당기는 것을 느낄 뿐이다. 삼출(蔘朮)을 군(君)을 삼고 소도약(疏導藥)으로써 돌보니 트이게 하는 것은 즉 도인(桃仁)·산사(山楂)·지실(枳實)·치자(梔子)·수유(茱萸)·천연(川練)·현호색(玄胡索)·정향(丁香)·목향(木香)의 종류를 쓴다.

모든 산(疝)이 손으로 눌러서 많이 아픈 것은 실(實)이고, 아프지 않는 것은 허인 것이다. 《丹心》

분돈산기(奔豚疝氣)

배꼽 밑에 동기(動氣)가 있는 것을 신기(腎氣) 또는 분돈(奔豚)이라고 하는데 분돈(奔豚)이란 것은 신(腎)의 쌓인 이름이다. 오적중(五積中)에 오직 분돈(奔豚)이 심(心)을 찌르는 것이 가장 급선무이니 보통때에 신적(腎積)이 있고 상한(傷寒)의 사(邪)가 하초(下焦)에 부딪쳐서 마치 강돈(江豚)을 몹시 찌르는 것과 같은 것이다. 진기(眞氣)가 안에서 허하고 물이 맺혀서 흩어지지 아니하면 기(氣)가 서로 치고들어서 바로 분돈(奔豚)을 일으키니 비록 널리 알리고 공리(攻裏)할 증세가 각각 있기는 하나 땀과 아래는 조심해야 한다. 이중탕(理中湯)에서 백출(白朮)을 빼고 육계(肉桂)·적복령(赤茯苓)을 더해 쓰는 것이 생약이 되는 것이다. 육계(肉桂)는 분돈(奔

豚)을 세하고 복령(茯苓)은 신사(腎邪)를 치기 때문이며 백출(白朮)은 토(土)를 돕고 수(水)를 이기며 신(腎)을 마르게 하고 기(氣)를 닫으므로 없애 버린다.《丹心》

음종(陰縱) 과 음축(陰縮)

영추(靈樞)에 이르기를 「경수(莖垂)란 것은 몸속의 기(機)이며 음정(陰精)의 후(候)이고, 진액(津液)의 길이다. 음종(陰縱)이란 중세는 전음(前陰)이 열(熱)을 받아서 늘어져 거두지 못하는 것이며, 음축(陰縮)이란 중세는 전음(前陰)이 차가움을 받아서 뱃속에 들어간 것이다.」 경(經)에 이르기를 「족궐음(足厥陰)의 힘줄이 안에서 다치면 일어나지 않고 차가움에 다치면 음경(陰莖)이 줄어들고 열(熱)에 다치면 늘어져서 오르마 들지 못한다.」고 한 것이 즉 그것이다. 《綱目》

음낭(陰囊)의 줄어드는 것은 열이 있는 것이 있고, 차가운 것이 있으니 열(熱)이 밖에 있고 한(寒)이 안에 있으면 음낭(陰囊)이 늘어지니 이것은 구하(九夏)의 기(氣)인 것이며, 한(寒)이 밖에 있고 열(熱)이 안에 있으면 음낭(陰囊)이 줄어 들으니 이것은 삼동(三冬)의 기(氣)인 것이다. 병이 없는 사람으로써 평하면 더운 여름의 많은 열에는 낭란(囊卵)이 늘어지고 겨울날의 큰 추위에는 급히 줄어서 거두어지니 대개 겨울 날에는 양기(陽氣)가 안에 있고 음기(陰氣)가 밖에 있기 때문에 한(寒)이 밖에 있으며 거죽이 급하며 낭(囊)이 오므라지고 여름에는 음기(陰氣)가 밖에 있기 때문에 열(熱)이 밖에 있으면 거죽이 느리고 느리면 낭(囊)이 늘어지니 이것은 퇴산(㿉疝)의 증세요, 상한과 열병(熱病)이 되어서 열이 궐음(厥陰)에 들어가면 낭란(囊卵)이 오므라지는 것은 열(熱)이 힘줄을 상(傷)해서 힘줄이 급해진 때문이다. 화(火)가 뜨겁게 달구면 힘줄이 급한 것이 또한 그 종류이다.《綱目》

음축증(陰縮症)이 여자에 있으면 음호(陰戶)가 급히 아프고 소복(小腹)을 당겨서 아픈 증세이다.《入門》

남자의 음정(陰挺)이 부어 오르는 것과 또 다른 음경제질(陰莖諸疾)에 용담사간탕(龍膽瀉肝湯)을 같이 사용한다.

음위(陰痿)

음위(陰痿)란 것은 어지럽게 흩어진 것이 많아서 간(肝)과 힘줄을 다친 것이니 경(經)에 이르기를 「족궐음(足厥陰)의 경(經)이 병들어서 안에서 다치면 음경(陰莖)이 일어나지 않는다.」는 것이 즉 그것이다.《綱目》

음위(陰痿)는 즉 칠상(七傷)의 질병이니 노상문(勞傷門)을 참고로 하고, 음위(陰痿)는 환소단(還少丹)·오정환(五精丸)·상단(上丹)·온내보천환

(膃肭補天丸) • 고본건양단(固本健陽丹) • 구선영응산(九仙靈應散)을 사용한다.

음냉(陰冷)

하부(下部)의 양(陽)이 허냉(虛冷)하여 얼음과 같은데 팔미환(八味丸) • 가감내고환(加減內固丸) • 십보환(十補丸) • 오수유탕(吳茱萸湯) • 청혼탕(淸魂湯) • 회춘산(回春散) • 조양산(助陽散) 등을 사용한다.

한 승려(僧侶)가 산(疝)을 앓는데 냉기(冷氣)가 위로는 치아(齒牙)를 꿰뚫고 밑으로는 신(腎)을 꿰뚫어서 몹시 급박하기가 노끈으로 당기는 것과 같고 고환(睾丸)이 때때로 부어 냉(冷)한 것을 대인(戴人)이 진찰하니 양쪽 수맥(手脈)이 가늘고 약한데 새로치니(伐) 목(木)이 금(金)을 두려워해서 억압(抑壓)하여 펴지 못하고 또 간기(肝氣)가 반박(盤礴)하여 밑으로 고환(睾丸)을 번영(繁榮) 시키지 못하기 때문에 그 한(寒)이란 것이 사실은 한(寒)이 아니고, 목(木)이 금(金)의 억압(抑壓)을 받아서 위토(胃土)에 전한 것이며, 위(胃)는 양명(陽明)이니 위로 치아(齒牙)를 꿰뚫는 것이며 간목(肝木)이란 것은 심화(心火)의 모(母)인데 이미 펴지 못하니 자(子)가 도한 엎드려 숨기 때문에 밑이 냉(冷)하고 같이하는 것이다.

경(經)에 이르기를 「목(木)이 울(鬱)하면 이루고 토(土)가 울(鬱)하면 새게 된다.」하였으니 그것을 법하여 4차례를 통하고 새게되니 기(氣)가 온화하고 고환(睾丸)이 가렵고 따뜻해지는데 대인(戴人)이 이르기를 「이것은 기(氣)가 이미 고환(睾丸) 속으로 들어간 것이다.」하면서 회향(茴香) • 봉출(蓬朮)의 종류로써 1개월 정도 고루 먹였더니 시원하게 나았다. 《子和》

음종(陰腫)

음낭(陰囊)이 크게 부어서 아프지 않는 것은 즉 수퇴(水癀)의 종류이니 새로 일어난 것은 삼백산(三白散) • 귤핵산(橘核散)을 사용하고 오래된 것은 귤핵환(橘核丸)을 각각 사용한다. 음종(陰腫)은 오령산(五苓散)에 삼산탕(三疝湯)을 합해 쓰고 청피(靑皮) • 빈랑(檳榔) • 목통(木通)을 더해서 공복에 달여 복용한다. 《入門》

음종(陰腫)에 선퇴산(蟬退散)을 사용한다. 어린 아이의 곁 신(腎)이 크게 붓고 경(莖)이 통명(通明)한데 모려분(牡蠣紛)을 순침에 섞어서 바르고 또 지용분(地龍糞)을 박하즙(薄荷汁)에 섞어서 바르고 총백즙(葱白汁) • 감초즙(甘草汁)도 관계가 없다. 《本草》

어른과 어린이의 음종(陰腫)이 굳어서 아픈데 지렁이를 흙묻은 그대로 가루를 만들어 지렁이 똥을 등분하여 계자청(鷄子淸)에 섞은 뒤 아픈 자리에 붙이고 수건으로 싸매고 높은 곳을

올라가 보면 줄어들게 되니 바로 씻어 버리면 신과 같은 효과가 있다. 《種杏》

음낭(陰囊)의 습양(濕痒)

음낭(陰囊)이 습으로 가려운 것을 신장풍(腎臟風)이라 이르고 사람의 정혈(精血)이 모자라는 것을 안으로 좋아하는 욕심이 소모(消耗)가 많고 밖으로 풍냉(風冷)의 같이한 것이 되어서 풍습(風濕)의 독기(毒氣)가 허를 따라 들어가니 낭(囊) 밑이 축축하고 가려우며 또는 부스럼이 나고 껍질이 벗겨져서 밑으로 내려 들어서 잉쪽 나리에 버짐이 나고 또는 귀가 울고 눈이 어둡게 된다.

제산(諸疝)을 치료할 때

산(疝)을 치료하는데 이진탕(二陳湯)을 증세에 따라 더하거나 덜해서 두루 쓴다. 사기(四氣)·칠정산(七情疝)에 오령산(五靈散)을 두루 쓴다. 저령(猪苓)과 택사(澤瀉)는 음양(陰陽)을 나누어서 심(心)과 소장(小腸)을 온화하게 하고, 백출(白朮)은 허리와 배꼽사이의 습(濕)과 죽은 피를 이롭게 하고, 복령(茯苓)은 방광수(膀胱水)를 이롭게 하니 목(木)이 계(桂)를 얻으면 마르기 때문에 복령(茯苓)으로써 간목(肝木)을 친다. 《入門》

산병(疝病)의 위험한 증세일 때

산통(疝痛)의 증세가 또는 풍한외낭(風寒外囊) 때문에 또는 노기(怒氣)가 가위를 찌르기 때문에 소복(小腹)이 아프게 되고 위로 갈비대에 이어서 심하면 늘어지고 반장(反張)하며 이를 깨물고 떨며 식은 땀이 서로 흐르니 자칫하면 구하기가 어렵다. 《丹心》

산병(疝病)에 허(虛)가 심해서 위로 구토를 하고 아래로 유정(遺精)을 하면 위태롭다. 《入門》

역기(逆氣)가 길게 내뿜으며 중완(中脘)에 산(酸)이 머물러 있고 초조하고 요란하며 심하면 구토하는 증세가 제일 나쁜 승세이니 대개 비토(脾土)가 물을 건너지 못하면 신수(腎水)가 위를 타서 반드시 산즙(酸汁)이 되고 또는 담연(痰涎)이 되어 마침내 심한 토를 하게 되고 대·소변과 관격(關格)이 막혀 버리고 신즙(腎汁)과 위즙(胃汁)이 입으로 나오니 이러한 사람은 대부분 구하기가 어렵다. 《直指》

산병(疝病)의 금기(禁忌)

대개 아프지 않는 산병(疝病)에 방사(房事)와 좋은 맛을 끊지 않으면 약을 쓸 수가 없다. 《丹心》

음낭(陰囊)병의 위험한 증세일 때

영추(靈樞)에 이르기를 「슬픔이 가운데서 움직이면 혼(魂)을 상(傷)하며 음(陰)이 오므라지고 권련(捲攣)한다. 상한(傷寒)과 열병(熱病)에 간기(肝氣)가 끊어지면 혀가 말리고 음난(陰卵)이 위로 오므라져서 끝장을 말하는 것이다. 대부분 간(肝)은 힘줄이 합이고, 힘줄은 음기(陰器)에 모이고 맥(脈)이 이어지는 것이니 이와 같은 것이다.」라고.

아픈 사람이 음낭(陰囊)과 음경(陰莖)이 같이 부어 아픈 증세는 치료가 어렵다.《扁鵲》

음정음탈(陰挺陰脫)

퇴산(*疝)이 부인에 있어서는 음호(陰戶)가 튀어나오니 병명을 음퇴(陰㿉)라고 하는데 마린화환(馬藺花丸)을 사용한다.《正傳》

음(陰)속이 튀어나온 것이 버섯과 닭의 벼슬처럼 생겼고, 부근이 부어 아픈 것은 간(肝)이 울(鬱)하고 비(脾)가 허하여 아래로 내리니 먼저 보중익기탕(補中益氣湯)에 치자(梔子)・복령(茯苓)・차전자(車前子)・청피(靑皮)를 더해서 간화(肝火)를 맑게 하고 비기(脾氣)를 들어올리며 다시 귀비탕(歸脾湯)에 치자(梔子)・복령(茯苓)・천궁(川芎)을 잘 처리하고 겉에 쓰는 것은 여로고(黎蘆膏)를 바른다.《入門》

음(陰)속에서 한가지가 나와서 차가 커지고 허리와 배를 당겨서 팽창하고 아프니 이것은 열약(熱藥)을 많이 먹었기 때문이며 또는 지나친 방사(房事) 때문이거나 또는 속으로 음사(淫思)가 있어도 이루지 못한 것을 음정(陰挺)이라고 하는데 세심산말(洗心散末) 매 2돈을 생지황탕(生地黃湯)에 내리고 같이 1냥을 해서 흑구척(黑狗脊)・오배자(五倍子)・백반(白礬)・수양근(水楊根)・어성초(魚腥草)・황련(黃連) 각 1냥을 산(散)으로 해서 4첩으로 나누어 주둥이 있는 자기 그릇에 달여서 끓거든 그 주둥이에다 아픈 곳을 대고 쪼인 뒤에 씻으면 바로 효과가 있다.《得效》

음정(陰挺)에 일념금원(一捻金元)을 사용하고 음정(陰挺)이 튀어나오고, 열(熱)이 있을 때는 소시호탕(小柴胡湯)에 사물탕(四物湯)을 합하여 용담(龍膽)・청피(靑皮)를 더해서 사용한다.《入門》

음종・음양・음냉・음창・교접 출혈일 때

음종(陰腫)이 심하게 아프고 변비(便秘)로 고통을 받는데 지귤(枳橘)로써 목단피(牡丹皮)・용담초(龍膽草)를 더해서 달여 복용한다.《入門》

음문(陰門)에 종기가 나서 닫히지 않고 한열(寒熱)이 드나들며 소변이 삽(澁)한데 가미소요산(加味消遙散)에 지모(知母)・지골피(地骨皮)・차전자(車前子)를 더해서 사용한다.《入門》

부인의 음호(陰戶)에 부스럼이 나는 것은 즉 칠정의 울화(鬱火)가 간(肝)・비(脾)를 손상하고 습열(濕熱)이 밑으로 들게 된 것이다. 《入門》

　음(陰) 속의 하감창(下疳瘡)은 월경(月經) 뒤에 방사(房事)를 하여서 탁한 것이 흘러내리고 음도(陰道)에 감창(疳瘡)이 난 것이니 남자의 투정창(妬精瘡)과 같이 비슷한데 황단(黃丹)・고백반(枯白礬)・편축(萹蓄)・고본(藁本) 각 1냥, 유황(硫黃)・사상자(蛇床子)・형개(荊芥) 각 5돈, 사세(蛇蛻) 1조를 태워서 가루로하고 별도로 형개(荊芥)・사상사전낭(蛇床子煎湯)으로 더웁게 씻고 깨끗이 말린 후에 맑은 기름에 약가루를 섞어서 바른다. 《得效》

　부인의 음식창(陰蝕瘡)에 세탑탕(洗溻湯)・감습산(疳濕散)을 사용한다. 《得效》

　음(陰) 속에서 습닉창(濕䘌瘡)이 나서 적은 구데기와 같은 벌레가 나오는 증세는 습열(濕熱)이 막힌 것이니 유리환(硫鯉丸)을 복용하고, 겉으로는 생애즙(生艾汁)에 웅황(雄黃) 가루를 섞어서 태워 그 연기를 쏘이고 다시 웅황예산(雄黃銳散)을 음(陰) 속에 넣는다. 《入門》

　음(陰) 속에 작은 벌레가 나오고 가려워 못견디는 벌레가 장부(臟腑)를 먹어 들어가면 한열(寒熱)을 일으키고 죽으니 먼저 사상자전탕(蛇床子煎湯)으로 씻어서 말린 뒤에 동록산(銅綠散)을 뿌려 바른다. 《入門》

　습으로 가렵고 물이 나오며 아픈 것은 근심이 지나쳐서 상한 것이니 귀비탕(歸脾湯)에 시호(柴胡)・치자(梔子)・목단피(牡丹皮)・적작약(赤芍藥)을 첨가해서 달여 먹으며 헐어서 터진 데는 가미소요(加味消遙)를 사용한다. 《入門》

　부인의 음반(陰畔)에 불거져 나는 것은 양혈음(涼血飮)에 능설화(凌霄花) 조금을 더해 물로 달여 공복에 복용한다. 《得效》

　음냉(陰冷)한 데는 사향환(麝香丸)・회춘산(回春散)・조양산(助陽散)을 쓰고, 교접출혈(交接出血) 때문에 아프게 되는 증세와 방사(房事)로 상한 증세는 간화(肝火)가 비(脾)를 움직여 피를 빨아들이지 못한 것이다. 당연히 귀비탕(歸脾湯)・보중익기탕(補中益氣湯)을 쓰고, 겉에 쓰는 것은 쑥을 익혀서 솜에 싸가지고 음(陰) 속에 넣고 난발(亂髮)과 청피(靑皮) 태운 것을 가루로하여 부친다. 《入門》

지귤울법(枳橘熨法)

　부인의 음종(陰腫)이 돌과 같고 아파서 참기 어려운데 이변(二便)이 모두 이롭지 못하여 죽을 지경인데 귤피(橘皮)・지실(枳實) 각 4냥을 볶으고 향(香)에 덮어서 비단 포대에 담아 2포로 나누어서 온몸을 위에서 아래에

까지 음(陰)에 종기가 있는 곳에 찜질하는데 냉(冷)하면 더운 것으로 바꾸어 가며 계속하다가 목구멍 속에 지실(枳實)의 기(氣)가 생기면 바로 낫는다.《入門》

백반(白礬)

음(陰)속에 부스럼이 나는때 백반(白礬)과 마인을 등분 가루로하여 먼저 상백피(桑白皮) 달인 탕으로 부스럼을 씻은 다음 위의 약가루를 돼지 비계에 섞어서 붙인다. 음(陰)이 가려운데 백반(白礬)과 사상자(蛇床子) 달인 물에 깨끗이 씻어준다.《本草》

유황(硫黃)

여인의 음(陰)속의 부스럼에 유황(硫黃) 가루를 1일 3번을 바른다. 부스럼이 가려워 못 견디는데 유황(硫黃)과 백반(白礬)을 달인 탕에 씻고 행인(杏仁) 태운재를 기름에 섞어서 바른다. 《本草》

사상자(蛇床子)

음(陰)을 더웁게 하는 주된 약이니 달인탕에 목욕을 한다. 남녀의 음경(陰莖)의 풍냉(風冷)을 없애주고 양사(陽事)를 더하며 음(陰)의 땀을 없애고 또 가루로하여 쌀가루에 섞어서 솜

으로 싸서 음(陰)속에 넣으면 바로 따뜻해진다.《本草》

사삼(沙蔘)

산통(疝痛)이 심한 데 가루로하여 2돈을 술과 복용하거나 또는 1냥을 썰어서 달여서 복용해도 역시 좋다.《本草》

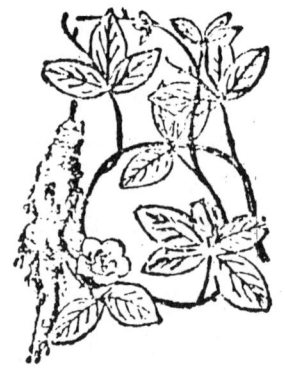

지부자(地膚子)

무리하게 뛰거나 지나치게 무거운 것을 들다가 갑자기 음퇴(陰㿉)를 얻는 데는 지부자(地膚子) 2냥반, 백출(白朮) 1냥반, 계심(桂心) 5돈을 가루로하여 2돈을 술과 복용한다.《千金》

음양곽(淫羊藿)

음위(陰痿)를 주로 치료하니 최고

의 약이다. 1근을 가지고 술에 담가 먹거나 또는 환을 지어 오래 먹으면 좋다. 《本草》

우슬(牛膝)

음위(陰痿)에 달여 먹고 또는 술을 빚어 복용한다. 부인의 소호(小戶)가 아픈데 소 무릎 2냥을 수러로 달여 복용한다. 《本草》

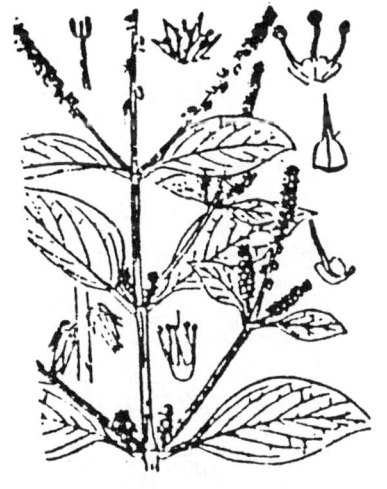

감난수(甘爛水)

분돈(奔豚)을 하는데 사용한다. 《本草》

해조(海藻)

산퇴(疝㿉)의 핵종(核腫)에 자주 먹으면 남자의 퇴질(㿉疾)을 사라지게 하며 약에 넣어 먹으면 좋고 해대(海帶)와 곤포(昆布)도 효력이 같다. 《本草》

회향(茴香)

소복산통(小腹疝痛)으로 사람을 몰라볼 정도로 된 데 회향(茴香)·염초(鹽炒)·지각(枳殼) 각 1냥, 몰약(沒藥) 5돈을 가루로하여 2돈을 술로 복용한다. 갑자기 산통(疝痛)이 심한데 회향(茴香)의 뿌리약을 즙으로해서 1홉을 더운술 1홉에 섞어서 복용한다. 《本草》

현호색(玄胡索)

소복산통(小腹疝痛)에 현호색염초(玄胡索鹽炒) 3돈, 전갈(全蝎) 1돈을 가루로하여 술과 복용하고 또는 건강 1냥과 등분 가루로하는 것도 좋다. 《入門》

계피(桂皮)

한산통(寒疝痛)과 사지(四肢)의 역냉(逆冷)에 계심(桂心)가루 1돈을 더운술과 같이 복용한다. 외신(外腎)이 부어서 아픈 데 계심(桂心)가루를 술에 타서 바른다. 계피가 분돈(奔豚)을 새나가게 하기 때문에 효과가 있는 것이다. 《本草》

한편으로 치우쳐 떨어져 심한 증세를 치료하는데 계심(桂心)•건강(乾薑) 각 1냥을 가루로하여 솜 1냥, 물 3주발을 같이 삶아 햇빛에 말려서 다시 적셔서 삶고 또 햇빛에 말려서 약물이 진하게 되면 솜으로 음환(陰丸)을 싸고 땀을 여러차례 내면 바로 나으며 또한 퇴산(㿉疝)도 아프지 않게 된다. 《綱目》

낭아(狼牙)

부인의 음식창(陰蝕瘡)에 궤난취기(潰爛臭機)한 데 낭아(狼牙)를 달여서 즙을 내서 아픈 곳을 씻거나 또는 탈지면(脫脂綿)으로 약물을 적셔서 음호(陰戶) 속에 떨어뜨려 넣되 매일 4~5차례로 바꾼다. 《得效》

괴백피(槐白皮)

남자의 음산(陰疝)의 난종(卵腫)과 여자의 음문(陰門)이 가렵고 아프며 또 하부(下部)가 습하여 가려운데 물을 달여서 목욕한다. 《本草》

황백(黃柏)

하감창(下疳瘡)과 음경(陰莖) 위의 부스럼을 치료하니 황백(黃柏)과 합분(蛤紛)을 가루로하여 바르면 바로 낫는다. 황백(黃柏)은 열(熱)을 없애고, 합분(蛤紛)은 습을 마르게 하기 때문이다. 《丹心》

저목엽(楮木葉)

목신(木腎)을 치료하니 웅저(雄楮) 잎을 햇빛에 말려 가루로하여 술풀로 오동열매 크기의 환을지어 공복에 소금물로 30알을 삼켜 복용한다. 저(楮)의 열매가 없는 것이 숫컷이다. 《綱目》

지실(枳實)

부인의 음(陰)이 부어서 아픈데 지실(枳實)을 볶아서 뜨거울 때 헝겊에 싸서 찜질하고 차면 다시 바꾼다. 《本草》

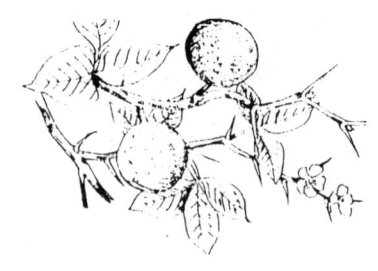

천초(川椒)

신기통(腎氣痛)에 천초(川椒)를 물

로 달여 복용한다. 음(陰)이 냉(冷)하고 부어서 아픈 데 생초(生椒)를 헝겊에 싸서 낭환(囊丸)에 붙이고 열기(熱氣)가 통하면 바로 차도가 있다. 분돈기(奔豚氣)와 내외신(內外腎)이 끊어당겨 아픈 데에 초엽(椒葉)을 쑥과 파에 섞어서 문들어지게 찧어서 초탕에 반죽하여 씌우면 좋고, 또 진초(秦椒)도 역시 좋다. 《本草》

천연자(川練子)

산기(疝氣)에 대소변이 통하지 않고 아파서 견딜 수 없는데는 천연자육(川練子肉) 49개, 파두육(巴豆肉) 49개를 같이 볶아서 연자(練子)가 노란색이 되거든 파두(巴豆)는 버리고 가루로하여 매번 2돈을 더운 술과 함께 복용한다. 《得效》

난발회(亂髮灰)

하감창(下疳瘡)과 음두창(陰頭瘡)에 먼저 약물로써 씻고 발회(髮灰)를 뿌려 바르되 맑은 기름에 섞어 붙이고 미음으로 공복에 복용한다. 《直指》

별갑(鼈甲)

음식창(陰蝕瘡)과 음두옹(陰頭癰)에 갑(甲)을 태워서 가루로하여 계란 흰자위에 섞어 붙인다. 《本草》

지주(蜘蛛)

어른이나 어린 아이의 퇴(㿉)와 호산(狐疝)이 오르내리며 아프게 되는데 지주산(蜘蛛散)이 주로 치료된다. 지주(蜘蛛) 14마리를 볶으고 육계(肉桂) 5돈과 같이 가루로하여 어른은 1돈, 어린 아이는 5푼을 공복에 술과 함께 먹거나 또는 꿀로 환을지어 먹는다. 《本草》

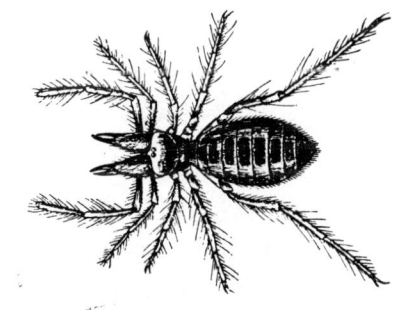

오적어골(烏賊魚骨)

음식창(陰蝕瘡)에 가루로하여 붙이고 또 소호(小戶)가 아픈데에 태워서 가루로하여 2돈을 술과 함께 복용한다. 《本草》

원잠아(原蠶蛾)

양기를 튼튼히 하고 음위(陰痿)를 일으켜서 교접(交接)하는 것을 게으르게 하지 않는다. 불에 말려 가루로해

서 1돈을 술과 함께 복용하거나 환으로 먹어도 좋다. 《本草》

만려어 (鰻鱺魚)

양기를 일으키는 것인데 5가지 맛에 섞어서 구워 익혀서 먹으면 심히 보익 (補益)이 된다. 또 부인의 음식창 (陰蝕瘡)의 종기로 가려운 데 기름을 내어 바르고 또는 태워서 연기로 쏘인다. 《本草》

지용분 (地龍糞)

어린아이의 음낭(陰囊)이 부어서 아픈 데 똥을 가지고 감초즙(甘草汁)이나 박하즙(薄荷汁)에 섞어서 바르면 좋다. 마른 지렁이를 가루로하여 총초탕(葱椒湯)에 씻은 뒤에 침에 섞어서 바른다. 《綱目》

복분자 (復盆子)

음위(陰痿)를 굳고 크게 하니 환을 지어서 오래 먹으면 좋다. 《本草》

도엽 (桃葉)

부인의 음창(陰瘡)이 마치 벌레가 문 것처럼 가렵고 아픈데 생도엽(生桃葉)을 짓 이겨서 솜에 싼 후에 음호(陰戶) 속에 넣으면 1일 3번을 갈아준

다. 또 복숭아가지 5~6가지를 한쪽 머리는 두드려 부셔서 유황(硫黃) 가루를 찧어 싸서 솜으로 싸서 같이 태우고 그 연기로 음(陰) 속을 쏘인다. 부인의 음종(陰腫)과 어린아이의 퇴저(㿉疛)에는 도인(桃仁)을 붙인다. 《本草》

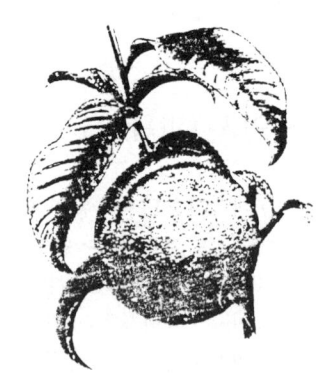

행인 (杏仁)

부인의 음식창(陰蝕瘡)이 가려워 참기 어려운 데는 짓이겨 솜에 싸서 음(陰) 속에 넣으면 벌레가 죽는다. 《本草》

□ 총백 (葱白)

분돈산기탕(奔豚疝氣湯)에 진하게 달인 탕을 마신다. 또 퇴산소복탕(㿉疝小腹湯)이 잘게 썰고 소금과 섞어서 아픈곳에 깔고 달인다. 《本草》

귤핵(橘核)

방광(膀胱)과 신기통(腎氣痛)에 약간 볶으고 껍질은 버리고 가루로하여 1돈을 술에다 같이 복용한다. 《本草》

작육(雀肉)

장양강음(壯陽強陰)을 한다. 작육(雀肉)과 사상자(蛇床子)를 고약처럼 볶아서 환으로 지어 복용하는데 이것을 역마환(驛馬丸)이라고 한다. 작란(雀卵)과 천웅(天雄)・토사자(兎絲子)를 환으로 지어 먹으며 음(陰)이 강성(強盛)해진다. 《本草》

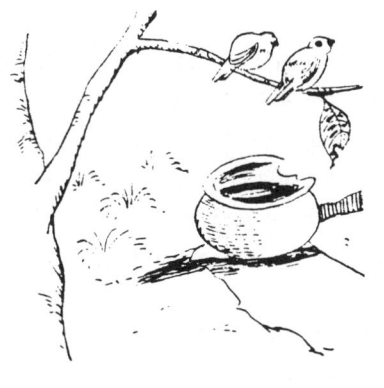

녹신(鹿腎)

양(陽)을 굳게하니 술 또는 죽을 만들어 먹는다. 녹두(鹿頭)의 골수(骨髓)를 꿀과 섞어서 삶아 먹으면 양기가 든든해지고 자식(子息)을 둘 수도 있다. 《本草》

모구음경(牡狗陰莖)

음위(陰痿)를 든든히 하고 크고 열이 나게 하고 아이를 낳게하니 불에 잘 말려서 가루로하여 술에 타서 복용한다. 황구육(黃狗肉)이 양도(陽道)를 든쫀하게 하니 5가지 맛을 섞어서 삶아 익혀서 공복에 복용한다. 《本草》

온내제(膃肭臍)

음위(陰痿)를 주로 치료하고 양기(陽氣)를 도우며 산(疝)이 찬 것을 치료하니 구워서 가루로하여 공복에 1돈을 술로 복용하고 또는 만들어서 복용한다. 《本草》

우외신(牛外腎)

산통(疝痛)을 치료하니 구어 말려서 가루로하여 더운 술로 같이 복용한다. 《俗方》
부인의 음부(陰部)가 아프고 가려운데 소간 또는 돼지 간을 구워 익혀서 음(陰)속에 뜨겁게 하여 넣으면 벌레가 모두 나온다. 《本草》

초서사족(貂鼠四足)

졸산통(卒疝痛)에 태워서 재로하여

술에 타서 먹고 청서족(靑鼠足)과 황
광족(黃獷足)도 역시 같은 효과가 있
다.

약양제물(弱陽諸物)

수은(水銀)을 음(陰)에 가깝게 하면
음(陰)이 없어지고 기(氣)도 없어진다.
토끼 고기는 양(陽)을 약하게 하니 먹
지 말고 료(蓼=여뀌)・즙(蕺)・궐
(蕨)이 모두 양(陽)을 약하게 하니 먹
지 말 것이다.《本草》

침구법(鍼灸法)

모든 산(疝)에 관원(關元)혈을 택하
고 37장을 뜸을 하고, 대돈(大敦)혈을
7장 뜸을 한다.《得效》
 대돈(大敦)혈은 칠산통(七疝痛)을
주로 치료한다.《綱目》
 모든 산(疝)의 대법(大法)이 대돈
(大敦)・행간(行間)・대충(大衝)・중
봉(中封)・여구(蠡溝)・관문(關門)・
관원(關元)・수도(水道)・삼음교(三
陰交)・족삼리(足三里)혈을 택한다.
《綱目》
 갑자기 산(疝)에 고환(睾丸)이 심하
게 아픈 데 여구(蠡溝)・대돈(大敦)・
음건(陰巾)・조해(照海)・하거허(下
巨虛)・소장유(小腸兪)혈을 택한다.
《綱目》
 음(陰)이 줄어 아픈 데 중봉(中封)

혈을 뜸한다.《姿生》
 호산(狐疝)에 대충(大衝)・상구(商
丘)・대돈(大敦)・여구(蠡溝)혈을 택
한다.《綱目》
 부인의 산가통(疝瘕痛)과 호산(狐
疝)에 천정(天井)・주첨(肘尖)・기해
(氣海)・중극(中極)혈을 택한다.《綱
目》
 방광기(膀胱氣)에 위중(委中)・위
양(委陽)혈을 택한다.《綱目》
 소장기(小腸氣)에 풍시(風市)・기
해(氣海)를 뜸하고 또 독음(獨陰)을
뜸하며 대충(大衝)혈을 택하고 또 배
꼽의 좌쪽과 우쪽 각 1치반(一寸半)의
양쪽혈(穴)에 각각 7장을 뜸하면 바로
효과가 있는데 외릉혈(外陵穴)이라고
한다.《役效》
 모든 산(疝)이 위를 찌르고 기(氣)
가 끊어지려고 하는데 독음(獨陰)혈을
뜸하면 신기한 효과가 있다.《得效》
 퇴산(瘄疝)이 한편으로 떨어지는데
대거(大巨)・지기(地機)・중봉(中封)
・교신(交信)・통천(通泉)혈을 택한
다.《綱目》
 기충혈(氣衝穴)은 순전히 퇴(癀)를
주로 치료한다.《資生》
 수퇴(水癀)의 한편니 떨어지는데
난문(闌門)・삼음교(三陰交)혈을 택
한다.《綱目》
 어린 아이의 태산(胎疝)에 난(卵)이
한편으로 떨어진데 낭봉(囊縫)의 뒤
십자무늬 위에 3장을 뜸하는데 봄에

뜸하면 여름에 낫고 여름에 뜸하면 겨울에 낫는다. 《綱目》

무거운 것을 갑자기 들다가 퇴(㿉)를 얻는데 관원혈의 양곁에 3치(三寸)쯤의 청맥(靑脈) 위를 7장 뜸하면 바로 낫는다. 《資生》

목신(木腎)이 되(升)처럼 크고 아프지는 않는데는 대돈(大敦)·삼음교(三陰交)혈을 택하며, 목신(木腎)이 붉게 부어 아픈 데 연곡(然谷)·관문(關門)혈을 택한다. 《綱目》

신장풍습(腎臟風濕)과 가려운 부스럼에 혈사(血邪)·삼음교(三陰交)혈을 택한다. 《綱目》

내경(內經)의 자퇴산(刺㿉疝)이라는 한 글귀는 영추(靈樞)에 이르기를 「피침(鈹鍼)으로 고낭(睾囊) 속의 수액(水液)을 택한다.」고 한 것이 즉 그것인데 이 방법은 세상 사람들이 흔히 사용하고 있다. 낭환(囊丸)이 크기가 말(斗)과 같은데 가운데 기액(機液)이 몇 되가 있다고 믿으니 이 방법이 예전부터 내려 왔다는 것을 알 수가 있다. 《綱目》

5. 후음(後陰)

치병(痔病)의 원인일 때

소장(小腸)에 열이 있으면 치질이 되고, 대장(大腸)에 열이 있으면 변에 피가 섞인다. 《仲景》

몸이 고달픈 데 많이 먹게 되면 근맥(筋脈)이 가로로 풀리고 장벽(腸澼)이 되어서 치질을 이룬다. 또 음식(飮食)을 알맞게 하지 않고 살아가는 것을 적절히 하지 못할경우 그 피해를 음(陰)이 받고, 음(陰)이 받게 되면 오장(五臟)에 들어가서 장(臟)을 메워 채우고 막혀서 밥이 새고 오래되면 장벽(腸澼)이 된다. 《內經》

여기 치질(痔疾)이라하는 것을 바로 말하면 장벽이라 하는 것으로 대변으로 피가 섞여 내리는 장풍과 장독(臟毒)인데 벽(澼)이라는 것은 장(腸) 사이에 쌓인 물이다. 《類聚》

많이 먹으면 비(脾)가 움직이지 못하고 먹은 것이 쌓여 대장(大腸)에 모여서 비토(脾土)가 허하기 시작(始作)하며 폐금(肺金)이 조양(調養)을 잃으면 간목(肝木)이 고달프고 풍사(風邪)가 허(虛)를 같이해서 밑으로 흐르니 가벼우면 장풍(腸風)으로 피가 내리고 무거우면 변해서 치루(痔漏)가 되며 또는 술을 많이 마시고 방사(房事)하면 정기(精氣)가 빠져 나가고 열독(熱毒)이 허를 같이해서 밑으로 들어가며 또는 음사(淫思)가 심하여 방사(房事)하면 방광(膀胱)과 신(腎)·간(肝)의 근(筋)과 맥(脈)을 상하는 것이다. 대부분 방광(膀胱)의 근맥(筋脈)은 허리를 지나 신(腎)에 연락되고 볼기를 둘러서 간(肝)에 달리고 앞뒤의 이음(二

陰)을 두르기 때문에 치질은 근맥(筋脈)의 병이 되는 것이다.《入門》

　치질(痔疾)은 외사(外邪)가 아니고, 장내(臟內)의 습(濕)·열(熱)·풍(風)·조(燥)의 4가지 기(氣)가 서로 합해서 만들어지는 것이니 장두(腸頭)에 괴(塊)가 생기는 것은 습(濕)이며, 장두(腸頭)가 떨어지고 붓는 것은 습(濕)이 열(熱)을 같이한 것이고, 고름 핏물이 나오는 것이 열(熱)이 피를 이기는 중세이며, 크게 아픔이 생기는 것이 화열(火熱)이고, 가려운 것이 풍열(風熱)이며, 대변이 비결(秘結)한 것이 조열(燥熱)이고 소변이 삽(澁)한 것은 간장(肝臟)의 습열(濕熱)이다.《入門》

치(痔)가 치(峙)

　내경(內經)에 이르기를 「장벽(臟澼)이 치질이 되는 것은 마치 큰 연못 속에 작은 산이 튀어나와서 치(痔)가 되는 것과 같은 이치다. 9구멍 가운데 작은 살이 튀어나온 것을 다 치(痔)라 하는 것이며 꼭 항문주변(肛門周邊)의 것 뿐만이 아니다. 비치(鼻痔)·안치(眼痔)·아치(牙痔) 등이 있으니 그 모양이 똑같지 않다.」《三因》

　옛날 한나라에서는 여후(呂后)의 이름을 피해서 치질(痔疾)을 야계병(野鷄病)이라고 하였다.《類聚》

치(痔)에 내외(內外)가 있을 때

　맥치(脈痔)·장치(腸痔)·기치(氣痔)·혈치(血痔)·주치(酒痔)는 속에 들고 모치(牡痔)·빈치(牝痔)·누치(瘻痔)는 겉에 든다.

맥치(脈痔)

　장구(腸口)에 알맹이가 생기고 알맹이가 창(瘡)을 일으키며 아팠다 가려웠다 하는 증세이니. 괴각원(槐角元)·조장환(釣腸丸)·신응흑옥단(神應黑玉丹)·신응산(神應散)·축어탕(逐瘀湯)을 사용한다.《綱目》

장치(腸痔)

　항문(肛門)에 알맹이가 생기고 한열(寒熱)이 오고가며 변을 누려면 항(肛)이 바로 밑으로 빠지니 항문(肛門) 편에서와 같이 치료한다.《三因》

기치(氣痔)

　두려운 근심과 성을 내게되면 바로 부어서 아픈 증세이니 기(氣)가 흩어지면 낫게되니 가미향소산(加味香蘇散)과 귤피탕(橘皮湯)을 사용한다.《綱目》

혈치(血痔)

　대변을 볼 때 맑은 피가 나와서 그치지안으니 장풍(腸風)과 장독(臟毒)을 같이 치료한다.《綱目》

주치(酒痔)

　술을 조금만 마셔도 종기가 나고 또

는 피가 나는 증세에는 건갈탕(乾葛湯)을 사용한다. 《綱目》

모치(牡痔)

항문(肛門) 주위에 살이 삐죽히 튀어나와 그 모양이 쥐젖과 비슷하고 때때로 피고름을 방울 흘리는 것이니 가미괴각환(加味槐角丸) · 진교창출탕(秦艽蒼朮湯)을 사용한다. 《綱目》

빈치(牝痔)

항문(肛門) 주변에 부스럼이 튀어나와서 1일동안에 몇 개씩 터지고 흩어지는 증세이니 치료약은 위와 같다. 《綱目》

누치(瘻痔)

음(淫)이 잠기고 습해서 문드러져서 세월이 오래되고 벌레가 그 속을 파 먹고 구멍을 뚫는 것이니 치루(痔漏)와 같이 치료를 한다. 《綱目》

장풍(腸風)과 장독(臟毒)

즉 혈치(血痔)를 말한다. 장벽(腸澼)이란 증세는 대변으로 피가 나오는 증세이니 결국 장풍(腸風)과 장독(臟毒)이 되는 것이다. 《醫鑑》

맑은 피를 흘리고 색이 선명한 것은 장풍(腸風)이고 피가 탁하고 색이 흐린 것은 장독(臟毒)이다. 《本事》

장풍(腸風)이란 사기(邪氣)가 밖에서 들어가서 닿아 느끼는 대로 나타나니 빛이 맑은 것이며, 장독(臟毒)은 열독(熱毒)을 쌓아서 오래 된 뒤에 나타나는 증세이니 빛이 흐린 것이며, 장풍(腸風)을 치료하는 데는 풍(風)을 흩으고 습(濕)을 통하게 하며 장독(臟毒)을 치료하는 데는 열을 맑게 하고 피를 서늘하게 해야 된다. 《丹心》

장풍(腸風)의 내리는 피는 반드시 대변누기 전에 있으니 이것을 근(近)이라 하고, 피의 색이 맑고 선명하니 패독산(敗毒散)을 사용하고, 장독(臟毒)에 내리는 피는 반드시 대변을 눈 후에 있으니 이것을 원(遠)이라 하며 피의 색이 어둡고 탁한 것이니 향연환(響蓮丸)을 사용하고 장(臟)이 차서 내리는 피는 아픔이 없으니 생강과 계피의 종류를 사용하고 열이 쌓여 내리는 피는 순전히 선혈(鮮血)을 내리며 심하면 아픔도 같이하는 증세이니 삼황탕(三黃湯)과 환(丸)을 사용한다. 《醫鑑》

대변눌 때 피가 내리는 것을 장풍(腸風)이라고 해서 절대로 삽(澁)하게 하거나 그치도록 하지 말고 그 원인과 증세를 잘 생각해서 먼저 그 겉을 맑게하고 다음에 그 속을 치면 피가 저절로 그치게 되는 것이며, 만일 맥(脈)이 넓고 크게 되면 사물탕(四物湯)에 황연해독탕(黃連解毒湯)을 합해서 같이 사용한다. 《綱目》

대변 눈 뒤에 피가 내리고 뱃속이 아프지 않은 것을 습독하혈(濕毒下血)

이라 이르는데 황연탕(黃連湯)이 주된 치료 약이 되고 뱃속이 아픈 것은 열독하혈(熱毒下血)이라 하여 작약황연탕(芍藥黃連湯)이 주된 치료 약이 된다. 《易老》

장벽(腸澼)이란 것은 수곡(水穀)이 피와 같이 따로 한갈래를 만들어서 마치 통속에서 나오는 물줄기와 같은 것이니 긴 여름에 습열(濕熱)이 크게 심할 때에 객기(客氣)가 성하고 주기(主氣)가 약하기 때문에 장벽(腸澼)의 병이 많은 것이다.

치루(痔漏)

즉 누치(瘻痔)를 이른다. 치질의 알맹이가 벌써 터진 것을 치루(痔漏)라고 한다. 《東垣》

치질(痔疾)을 또한 충치(虫痔)라고도 한다. 세월이 쌓여 오래 되면 벌레가 먹어서 가렵고 아파서 못견디며 또 항문(肛門) 사이에 실줄기처럼 피를 뿜어내는 것을 충치(虫痔)라고 하는데 지지는 것이 좋으니 천금방(千金方)의 위피애(蝟皮艾)를 쓰는 방법이 제일 적당하다. 《本事》

치루(痔漏)의 원인은 주색(酒色)에 있는 것이다. 오래 되면 루(瘻)가 되는 것이니 치질은 실(實)한 것이고 루(瘻)는 허(虛)한 것이다. 치질을 치료하는 방법이 양혈(涼血)과 청열(淸熱)시키는데 불과한 방법이니 루가 처음 일어날 때에 피를 서늘하게 하고 열(熱)을 마르게 하는 방법이며 오래된 것을 구멍을 삽(澁)하게 하고 벌레를 죽이며 겸해서 더욱게 흐트려야 하는데 대부분 처음 일어날 때는 장위(腸胃)의 기(氣)가 실하니 열(熱)이 되고 오래 되면 장위(腸胃)의 기(氣)가 허하니 차갑게 된다. 《丹心》

치루(痔漏)는 처음에 보약(補藥)으로 기혈(氣血)을 나게 하고 삼(蔘)·출(朮)·기(芪)·궁(芎)·귀(歸) 등을 주로 좋은 약으로 정하여 먹고 겉으로는 부자(附子)의 뜸법을 사용하는 것이 좋다. 《丹心》

치루(痔漏)는 우선적으로 피를 서늘하게 해야 되니 양혈음(涼血飮)을 쓰고 겉으로는 삽약(澁藥)으로써 구멍을 메워준다. 《丹心》

치루(痔漏)에는 흑옥단(黑玉丹)·위피환(蝟皮丸)·활구환(活龜丸)·가미괴각환(加味槐角丸)·돈위환(豚胃丸)·비전신응고(秘傳神應膏)·연화예산(連花蘂散)·조장환(釣腸丸)·취루농방(取漏膿方)·취충방(取虫方)·색루공방(塞漏膿方) 등을 쓴다. 호혹(狐惑)은 역시 벌레가 항(肛)을 먹는 것인데 상한문(傷寒門)에 상세한 설명이 나와 있으니 참조할 것.

취치충방(取痔虫方)

치루(痔漏)의 벌레가 가는 실과 같고 머리가 검으니 뿌리를 없애야만 낫는다.
 구맥(瞿麥) 반되, 저아조각(猪牙皀角) 1치를 가루로하여 저요자(猪腰子) 1쌍속에 넣고 뜨물로 끓여서 공복에 먹으면 조금 지난 뒤에 배가 아프고 변소에 가면 벌레가 모두 따라 나오는데 땅속에 묻어 버린 다음에 싱거운 죽으로써 보신(補身)을 해야 한다. 《丹心》
 벌레가 먹어서 가렵고 아프며 피고름이 나오는데 괴백피(槐白皮)를 진하게 달인 탕으로 동이에 담고 그 위에 말타듯이 앉아서 항문(肛門)을 찜질하고 차가우면 뜨거운 탕으로 바꿔서 하면 대변이 마렵고 벌레가 나오게 되니 3번이면 낫는다. 《本草》
 붕어 창자를 5가지 맛과 섞어서 구워 아픈 곳에 붙이면 벌레가 나오고 3번이면 모두 낫는다. 《本草》
 버마제비를 생으로 찧어 환을 지어 항문(肛門)의 구멍속에 집어 넣으면 치질의 벌레를 끌어내서 모두 나오게 하니 영원히 낫는다. 《本草》
 치루(痔漏)에 구멍이 난 것은 도피(桃皮) 잎을 찧은 물에 넣고 아픈 곳을 담가서 찜질하면 벌레가 자연히 나온다. 《本草》

누공(漏孔)을 메울 때

 치루(痔漏)에 구멍이 난데 적석지(赤石脂)•백석지(白石脂)•고백반(枯白礬)•항단(黃丹)•뇌자(腦子)를 같이 가루로하여 메우고 또는 밥에 반죽해서 심지를 만들어 집어 넣는다. 《丹心》
 삽약(澁藥)으로 구멍을 메우는 데는 사내 아이 오줌에 담근 노감석(爐甘石)•모려분(牡蠣紛)•용골(龍骨)•밀타승(蜜陀僧)등을 사용한다. 《丹心》
 비방(秘方)에 달인 꿀 반잔에 웅담(熊膽) 1푼을 넣고 몇번 끓여서 물에 넣으면 구슬이 되어 흩어지지 않으니 돼지 갈비털에 솜을 비벼 심지를 만든 후 거기에 꿀을 바르고, 편뇌(片腦)•웅담(熊膽) 각 반푼을 가루로하여 심지에 묻혀 누공(漏孔)에 집어 넣는데 만일 구멍이 많으면 하나가 나은 다음 다시 한 구멍씩 치료하고 한꺼번에 치료하면 안된다. 만일 겉 거죽이 문드러지면 황랍(黃蠟)•황단(黃丹)을 마유(麻油)에 끓인 고약으로 부스럼 위에 붙이고 7일간쯤 지나면 효과가 난다. 《醫鑑》
 구멍을 메우는 데는 진사고(辰砂膏)•생기산(生肌散)•상품정자(上品錠子)•촌금정자(寸金錠子)를 사용한다.

탈항(脫肛)

 즉 장치(腸痔)를 말한다. 탈항(脫肛)이란 것은 항문(肛門)이 뒤집혀 나오는 것이며, 폐(肺)가 대장(大腸)과 같이 겉과 속이 되고 신(腎)이 대변을 주관하니 폐(肺)와 신(腎)이 허하면 이 증세에 많이 걸리는데 삼기탕(蔘芪湯)으로써 승거(升擧)해 주어야 한다. 《回春》

탈항증(脫肛症)이란 것은 기(氣)가 모여서 흩어지지 않는 것이니 속이 급하여 나오지 못하며 밖이 크게 부풀어서 들어가지 못하는 것이다. 먼저 지각산(枳殼散)을 뿌려 바르면 기(氣)가 흩어지고 부은 것이 사라진다. 《直指》

난경(難經)에 이르기를 「병의 허실(虛實)이란 것은 나오는 것이 허하고, 들어가는 것은 실(實)한 것인데, 항문(肛門)의 빠져 나온 것이 허(虛)가 아닐 수 없는 것이다. 또는 산부가 방사(房事)를 지나치게 하거나 어린이가 많이 울고 기(氣)가 닳아 없애서 오래된 이질이 그치지 않고 풍사(風事)가 허(虛)를 갑자기 습격하면 역시 이러한 증세가 생긴다.」《直指》

항문(肛門)이 가렵고 아플 때

충치(虫痔)는 가려움이 많다. 항문(肛門)이 가려운 증세는 장(腸) 속에 벌레가 있어서 그러니 생애(生艾)와 고연근(苦練根) 달인 탕에 찜질하여 씻고 겸하여 건애(乾艾)와 생강(生薑)을 달여서 마신다. 《直指》

항(肛)이 가려운데 흑옥단(黑玉丹)과 진교강활탕(秦艽羌活湯)을 쓰고, 또 찜질 방법도 쓴다. 가려운 데는 괴백피(槐白皮)나 또는 오가피(五加皮)를 진하게 달인 탕에 항문(肛門)을 찜질한다. 《本事》

벌레가 먹어서 항문(肛門)이 가려운 데 편축(萹蓄)잎 1오금을 물 1되에 달여 5합을 만들어서 찌꺼기는 버리고 저녁밥을 굶은 다음 이튿날 새벽 공복에 복용하면 벌레가 바로 내리는데 어린이도 치료 방법은 같다. 《丹心》

치(痔)가 다른 병을 겸할 때

치질(痔疾)에 하감창(下疳瘡)을 같이 한 사람은 경(莖) 속에서 흰 진물이 나오며 여위기까지 하는 증세는 모두 간(肝)과 신(腎)이 모자라서 변해 나오게 되니, 차가운 성분의 약을 먹지 못한다. 《入門》

치병(痔病)을 치료할 때

치질은 양혈(涼血)로 하는 증세를 나타내니 대체로 열이 있으면 피를 상(傷)하고 피가 체(滯)하면 기(氣)가 또한 움직이지 못하며 대장(大腸)이 밑으로 떨어져서 아픔이 되는 것이니, 괴화(槐花)·괴각(槐角)·생지황(生地黃)으로 피를 냉하게 하고 천궁(川芎)·당귀(當歸)·도인(桃仁)으로 온화한 피가 생기게 하고, 지각(枳殼)으로 행기(行氣)하여 관장(寬腸) 시키고 황금(黃芩)·황련(黃連)·치자(梔子)로 열을 맑게 해 주고, 황백(黃柏)·방기(防己)·택사(澤瀉)로 습을 거두어 주며 마인(麻仁)·대황(大黃)으로

마르고 윤활하게 하고 진교(秦艽)·형개(荊芥)로 소풍(疎風)시켜 주어야 된다. 《入門》

치료 방법은 심한 추위로써 화(火)를 토하고, 금(芩)·연(連)·치자(梔子)·괴화(槐花) 종류의 맵고 더운 것으로 피를 온화하게 하고, 당귀(當歸)·천궁(川芎)·도인(桃仁)의 종류로써 풍사(風邪)의 왼쪽 밑을 치료하고, 진교(秦艽)·방풍(防風)·승마(升麻)의 종류로써 끌어주며, 열이 마르고 답답한 데는 대황(大黃)·지각(枳殼)·마인(麻仁)의 종류로써 윤택하게 한다. 《正傳》

모든 치질이 모두 방사(房事)와 술을 지나치게 마시고 살찌게 하는 단맛을 즐기는 것과 심하게 취하고 방노(房勞)해서 혈맥(血脈)을 권손(券損)하고 장벽이 삼루(滲漏)하여 아래 부분에 흘러 넣음으로써 항문가에 부스럼이 나서 변하여 치질이 되는 것이니 처음 일어날 때에 바로 괴각환(槐角丸)을 복용하고 열이 나고 실하면 끓인 약으로써 장부(臟腑)를 터서 이롭게 하고, 목욕을 하고 훈김을 쐬어 속을 꺼주고 만약 치루(痔漏)로 변하였으면 촌금정자(寸金錠子)를 3~5차례 복용하면 쾌히 낫는다. 《東垣》

세치법 (洗痔法)

무릇 치질(痔疾)에 탕약이나 환약을 복용해서 장부(臟腑)를 이롭게 소통시키고 약물로 겉을 씻어 줌으로 속에서 사라지게 한다. 《東垣》

치루(痔漏)에 탈항(脫肛)과 장풍(腸風) 일때는 변소에 다녀온 뒤에 반드시 더운 탕으로 씻는 것이 좋고 흐르는 물에 씻어도 더욱 좋다. 《東垣》

장(腸)이 허하고 열(熱)이 흘러 들어서 밑이 빠지고 붉게 부은 증세에는 형개수(荊芥穗)·박초포탕(朴硝泡湯)으로 더웁게하여 씻는다. 《直指》

치질이 부어서 아프고 가려운 증세에는 위령선(威靈仙)·지각(枳殼) 각 1냥을 같이 가루로하여 달인 물에 먼저 찜질하고 뒤에 씻는데 차가워지면 다시 바꾸어 쓰되 지실(枳實)도 좋다. 《綱目》

치질을 씻는 방법은 괴화(槐花)·형개(荊芥)·지각(枳殼)·애엽전탕(艾葉煎湯)에 백반(白礬)을 약간 넣어 찜질하고 씻어야 한다. 《得效》

무화과(無花果) 잎을 달여서 찜질하고 씻으면 좋다. 《丹心》

치루(痔漏)를 씻는 방법은 천초(川椒)·애엽(艾葉)·총백(葱白)·오배자(五倍子)·염초(焰硝)·마치현(馬齒莧)·가자(茄子)뿌리를 썰어서 달인 물에 찜질하고 씻는다. 《醫鑑》

꽃처럼 뒤집힌 치질에 형개(荊芥)·방풍(防風)·염초(焰硝) 달인 물에 찜질하고 씻은 다음 목별자(木鼈子)·울금(鬱金)을 가루로하고 용뇌(龍腦)를 약간 넣어 물에 섞어서 바른다.

《丹心》

　치루(痔漏)를 씻는 아주 좋은 방법은 개울가의 버드나무 뿌리의 수염 한 줌과 화초(花椒)・개채자(芥菜子)를 되는대로 구해서 달인 물에 찜질을 한 뒤 씻으면 그 머리가 검고 몸둥이는 흰 벌레가 누창(漏瘡)으로 쫓아 나오면 낫게 된다. 《回春》

　치루가 아파서 못견디는 증세에는 목면화(木綿花)의 달인 탕에 염초(焰硝)를 넣어 찜질하고 씻으면 좋고 초수 한가지만을 써도 좋다. 《綱目》

　치질이 가려운 증세는 흐르는 물에 자주 씻고 달팽이(蝸牛)를 갈아서 바른다. 《綱目》

　밑이 빠져 나온데 고삼(苦蔘)・오배자(五倍子)・동벽토(東壁土) 달인 탕이나 또는 사내 아이의 더운 오줌에 백반(白礬) 가루를 넣어서 찜질한 뒤에 혜저(鞋底)를 발라서 밀어 넣는다. 《回春》

　치루(痔漏)에는 각독탕(却毒湯)을 쓴다.

훈치법(熏痔法)

　5가지의 치질과 누루(瘻漏) 벌레가 먹기 때문에 피고름이 내리는 증세에 위피(猬皮)를 손가락 크기로 썰고 웅황(雄黃)을 대추씨 크기로 하고 숙애(熟艾)를 계란 크기로 하여 모두 같이 가루로해서 항아리 속에 넣어 불에 태운 뒤에 깔고 앉아서 찜질을 하되 연기가 항아리 입으로 나오는 것을 한도로 하고 3일에 한 번씩 세 번을 하면 영원히 낫게 되는데 닭고기 돼지고기 생선 생것과 차가운 것을 피해야 한다. 《三因》

　5가지 치질과 치루(痔漏)에 뱀장어를 불에 태워서 항문(肛門)에 찜질을 하면 치질 벌레가 모두 죽게 되며 붕어도 같은 효과가 있다.

　또는 죽은 뱀을 땅을 파고 그 속에 사려 넣고 불로 사른 뒤에 구멍 있는 철판을 덮어서 깔고 앉아 찜질을하면 치루 벌레가 모두 나오고 바로 효과가 있다. 《本草》

치병(痔病)의 위험한 증세일 때

　오래된 치질이 음문(陰門)과 같이 통하면 치료가 어렵다. 《甲乙》

　치루(痔漏)가 구멍이 나서 대・소변이 같이 통하면 치료가 어렵다. 《甲乙》

생철즙(生鐵汁)

　치루(痔漏)와 탈항(脫肛)을 치료하니 생철(生鐵) 3편을 물 1되에 삶아서 5되로 정도로 되거든 매일 2번 씻는다. 《本草》

동벽토(東壁土)

　탈항(脫肛)에 동벽토(東壁土)를 탕

으로 끓여서 따뜻할 때 씻어내고 어린이의 탈항(脫肛)도 치료한다. 《丹心》

차전초(車前草)

장독(臟毒)으로 기(氣)가 내리는 증세를 치료하니 차전초연근(車前草連根) 1오큼, 생강(生薑) 작은 1덩이를 깨끗한 물에 빻아 즙을 내고 피가 내리려 할 때면 허리가 반드시 무거우니 한 잔쯤 마시면 피가 바로 그치고 심한 증세라도 다시 한번 먹으면 낫는다. 《丹心》

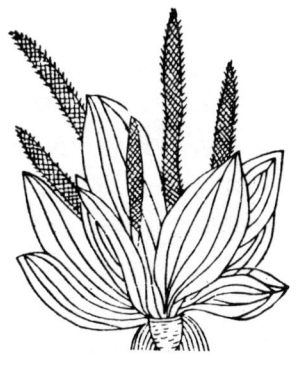

백지(白芷)

치질을 치료하는데 구기 뿌리로써 하얀 모시를 삶아서 즉시 치질 뿌리를 졸라 매면 조금 아프나 치질이 자연히 말라 떨어진다. 《得效》

애엽(艾葉)

치루(痔漏) 벌레가 항문(肛門)을 먹는데 숙애(熟艾) 한 뭉치와 웅황(雄黃) 약간을 섞어 함께 불에 태워서 빨대를 항문(肛門)에 집어 넣고 그 연기를 쏘이면 좋다. 《本草》

계관화(鷄冠花)

피가 나는 치질에 꽃이 많거나 적거나에 상관없이 진하게 달여서 1잔을 공복에 복용한다. 《綱目》

목적(木賊)

장풍(腸風)과 혈치(血痔)및 탈항(脫肛)에 괴화(槐花)·상이(桑耳)를 함께 물에 달여 복용하고 가루로하여 밑이 빠진 곳에 가루를 바른 뒤에 밀어 넣는다. 《得效》

괴화(槐花)

5종류의 치질과 장풍(腸風) 및 장독(臟毒)에 괴화(槐花)를 볶아서 물에 달여 먹고, 또는 형개(荊芥)와 측백(側柏) 잎을 같이 가루로하여 미음(米飮)으로 2돈씩 같이 복용하는 괴화산(槐花散)이라 한다. 《丹心》
장풍(腸風)에 괴화(槐花)를 볶아서

가루로하여 돼지 창자 속에 가득 넣고 양쪽을 동여매어 초에 삶고 그 가루로 환을 지어 30알을 술로 복용한다. 《得效》

괴실(槐實)

5종류의 치질과 장풍(腸風) 및 장독(臟毒)에 가루로하여 미음(米飮)으로 1돈씩 같이 복용하고 또는 꿀로 환을 지어 삼켜 복용한다. 《本草》

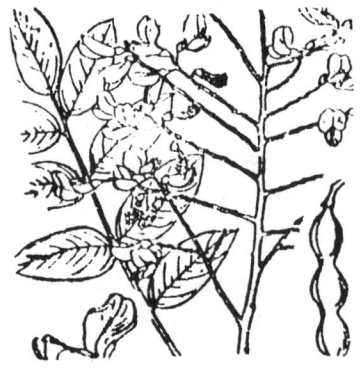

괴목상이(槐木上耳)

모든 치질과 장풍(腸風) 및 장독(臟毒)에 귀를 가지고 1일 3번으로 미음(米飮)에 1돈씩 같이 복용한다. 《本草》

상목이(桑木耳)

5종류위 치질과 장풍(腸風) 및 치혈이 나는 치루(痔漏)에는 상이(桑耳) 2냥과 맵쌀 3홉을 같이 삶아 죽을 끓여 공복에 복용한다.

대수목상기생(大樹木上寄生)

장풍(腸風)과 치루(痔漏)에 신(神)과 같다. 잎사귀를 뜯어서 그늘에 말려 가루로하여 미음(米飮)으로 1돈씩을 같이 복용하되 또는 환을 지어 복용해도 좋다. 《丹心》

마린근(馬藺根)

치루(痔漏)에 뿌리를 가지고 잘 갈아서 붙이고 수시로 잘 살펴서 살이 평탄하게 되거든 바로 떼어 버려야 한다. 오래 붙여 두면 살이 오히려 솟아 나올 염려가 있다. 노감석하(爐甘石溊)·모려분말(牡蠣粉末)을 발라서 메운다. 《丹心》

오배자(五倍子)

5가지 종류의 치질과 장풍(腸風) 및 탈항(脫肛)에 오배자(五倍子)와 백반(白礬) 각 5돈을 같이 가루로하여 흐르는 물에 오동열매 크기의 환을지어 미음(米飮)에 7알을 복용한다. 《綱目》
탈항(脫肛)에 오배자(五倍子) 가루 3돈, 백반(白礬) 1덩이를 같이 달여서

먼저 깨끗이 씻고 뜸을 하고 또 가루를 항(肛)에 발라서 밀어 넣는다. 《綱目》

저근백피(樗根白皮)

피가 나는 치질과 장풍(腸風) 및 장독(臟毒)에 껍질을 꿀이나 술에 볶아서 가루로하여 대추 살에 섞어 환을 지어 술로 30~50알을 복용한다. 《丹心》

껍질과 인삼(人蔘)을 등분 가루로 하여 공복에 미음(米飮)으로 2돈씩을 같이 복용한다. 《丹心》

여어(蠡魚)

5가지 종류의 치질과 혈치(血痔)에 회를 떠서 양념과 같이 먹고 또 국을 끓여 자주 먹는 것이 좋다. 《本草》

위피(蝟皮)

오치(五痔)·치루(痔漏)·장풍(腸風)·탈항(脫肛)과 모든 치질 병에 껍질을 태워 가루로해서 공복에 미음(米飮)으로 1돈씩을 같이 복용한다. 《本草》

기치(氣痔)에 위피(蝟皮)·천산갑(穿山甲)을 등분하고 육두구(肉豆蔻)를 반반 가루로하여 미음(米飮)에 1돈씩을 같이 복용한다. 《本草》

치루(痔漏)에 위담(蝟膽) 1개를 가지고 니분(膩粉)과 사향(麝香) 각 조금씩을 넣어서 치마끝에 달아매고 49일이 지난 뒤에 보리만 한 것을 부스럼 위에 붙여 두면 나쁜 것이 나오면 효과가 있다는 증거이다. 《本草》

노봉방(露蜂房)

장치(腸痔) 및 치루(痔漏)에 유자봉방(有子蜂房)을 구워서 말려 가루로하여 면풀에 오동열매 크기의 환을지어 공복에 20~30알을 복용한다. 《回春》

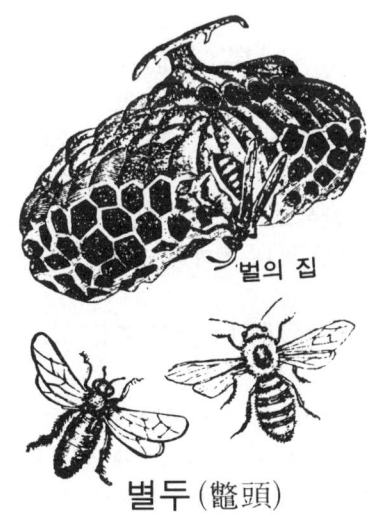

벌의 집

별두(鼈頭)

탈항(脫肛)해서 거두지 못하는데 구워서 가루로하여 미음(米飮)에 1돈씩 같이 복용하고 또 가루를 기름에 섞어서 항(肛)에 바르고 밀어 넣는다. 《本草》

즉어(鯽魚)

오치(五痔) 및 장치(腸痔)로 피가 내리는데 회를 떠서 양념을 해서 먹고 또 5가지 양념을 넣어서 국을 끓여 먹어도 좋다. 《本草》

만려어(鰻鱺魚)

오치(五痔)와 누창(瘻瘡)을 치료하니 초염장(椒鹽醬)을 넣어 푹 삶아 익혀서 먹는다. 《本草》

나복(蘿蔔)

주치(酒痔)로 피를 흘리는데 20개를 뿌리에 잎을 1치쯤 붙여서 솥속에 넣어 푹 삶아 익히고 양념을 해서 공복에 먹으면 바로 효과가 있다. 《入門》

호채자(胡荽子)

오치(五痔)를 치료하니 물에 푹 삶아서 즙을 내서 차게먹는데 반되씩 1일 2번싹 먹고 장(腸)이 삐죽이 나오는데는 씨를 태워서 그 연기에 뜸을 하고, 또 초에 삶아서 찜질하면 효과가 난다. 《入門》

총백(葱白)

장치(腸痔)로 피가 날 때는 진하게 달인 탕으로 씻어내고 뜸을 하면 바로 차도가 있고, 항(肛)이 부어 열이 나는 데 푸른 잎을 긁어서 침을 내서 꿀을 넣어 섞은 다음 먼저 약물로 아픈 곳을 씻은 후에 치질 위에 붙이면 얼음처럼 차갑다. 《得効》

와(蛙)

벌레가 항(肛)을 먹고 장(腸)이 뚫린데 금면와(金綿蛙) 1개와 계골(雞骨) 2돈반을 태워 가루를 내어 아래 항(肛)속에 불어 넣어 깊이 들어가도록 하는데 자주 하면 큰 효과가 있다. 《本草》

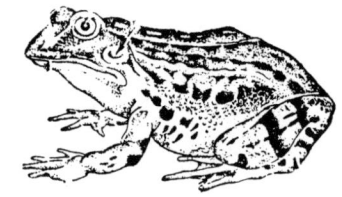

동과등(冬瓜藤)

치루(痔漏)에 등나무 덩굴을 진하게 달여서 그 탕에 씻어내고 뜸을 하면 바로 효과가 있다. 《丹心》

탁목조(啄木鳥)

치루(痔漏)에 태워 가루로하여 구

멍속에 밀어 넣으면 2~3번째 부터 차도가 보인다. 《本草》

우비(牛脾)

모든 치질을 치료하니 섣달의 우비(牛脾) 1개를 푹 삶아 익혀 먹는데 소금이나 간장을 넣지 않아야 하고 낫지 않으면 다시 먹는다. 《本草》

이육(狸肉)

오치(五痔)에는 아주 좋으니 살은 국을 끓여서 먹거나 포를 떠서 공복에 먹는 것도 좋다. 치루(痔漏)에 이골(狸骨)을 구워서 사향(麝香)과 웅황(雄黃)을 함께 넣어 가루로해서 먹고, 또는 가루 2돈을 술로 복용하면 10번쯤에 효과가 나타난다. 《綱目》

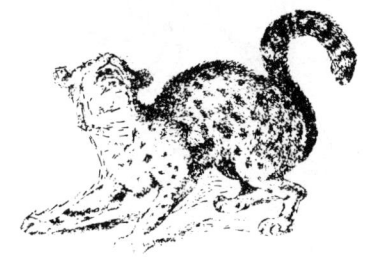

서랑피(鼠狼皮)

치루(痔漏)에 껍질을 항아리 속에 연기가 나도록 태우고 그 항아리 위에 올라 앉아서 찜을 하면 3~5차례에 뿌리까지 없어진다. 《綱目》

저현제(猪懸蹄)

5돈에 껍질도 그대로 하여 태워서 가루를 미음(米飲)으로 2돈씩 같이 복용하니 저갑산(猪甲散)이라고 한다. 《丹心》

야저육(野猪肉)

혈치(血痔)・장풍(腸風)・사혈(瀉血)에 살 2근을 편으로 떠서 5가지 맛을 섞어 구워서 공복에 복용하거나 국을 끓여 먹어도 좋고 외신(外腎)을 가지고 가죽이 붙은 채로 태워 가루로하여 미음(米飲)으로 공복에 복용하면 바로 낫는다. 《本草》

언서(鼴鼠)

치루(痔漏)와 음식(飲蝕)・난창(爛瘡)에 태워 가루로하여 공복에 미음(米飲)으로 2돈을 같이 복용하고 또 기름을 내어서 바르면 좋다. 《本草》

침구법(鍼灸法)

치질(痔疾)에 족태양(足太陽)즉 승산혈(承山穴)을 택하고 독맥 장강혈(督脈 長強穴)을 택한다. 《靈樞》

오치(五痔)와 변에 피가 섞인 데 척중(脊中)혈을 뜸 100장 하고, 또 회기혈(回氣血)을 뜸 100장 한다. 《得效》

치질에 몸을 똑바르게 세워 놓고 척추와 배꼽의 평평한 부위의 불거진 위에 7장을 뜸하고 또 오래된 것이면 다시 불거진 뼈 양곁 1치쯤에 7장을 뜸하게 되면 뿌리채 없어진다. 《得效》

치통(痔痛)에 승근(承筋)·비장(飛揚)·위중(委中)·승부(承扶)·죽(竹)·회음(會陰)·상구(商丘)혈을 택한다. 《甲乙》

모든 치질과 장풍(腸風)에 척(脊)의 14추 밑 1치를 각개(各開)해서 뜸하고 오래된 치질에 더욱 좋다. 《入門》

탈항(脫肛)에 대장유(大腸兪)·백회(百會)·장강(長强)·견정(肩井)·합곡(合谷)·기충(氣衝)혈을 취한다. 《綱目》

탈항(脫肛)에 배꼽속을 나이대로 뜸하고, 또 횡골을 뜸 100장 하며, 또 척추의 규골(竅骨)을 7장 뜸한다. 《得效》

치창(痔瘡)에 먼저 머리속의 때를 긁어 떡처럼 만들어서 치질 위에 잘 놓고서 그 위를 마늘쪽으로 덮고 쑥으로 뜸한다. 《丹心》

치루(痔漏)에 부자(附子)가루를 침과 섞어서 떡처럼 돈만하게 만들어 치루(痔漏) 위에 잘 올려 놓고 쑥으로 뜸하여 미지근할 정도로 하며 마르면 새 떡으로 바꿔서 뜸하고 이튿날 또 뜸을 하여서 살이 편편해지면 효과가 난 것이다. 《丹心》

한 사람이 길을 가다가 치질(痔疾)의 증세같은 것을 얻었는데 호과(胡瓜)와 같은 것이 장두(腸頭)를 꿰뚫고 열이 불과 같아 엎어져서 일어나지 못하는 것을 어떤 사람이 먼저 괴지(槐枝)를 진하게 달인 탕으로 아픈 곳을 씻어 내고 애주(艾炷)로써 그 위에 뜸 3~5장을 하니 갑자기 한줄기의 열기(熱氣)가 장(腸)속으로 들어 가는 것을 느끼면서 맑은 피를 토해 내더니 비록 한때의 아픔이라도 그 병이 바로 나았다. 《本草》

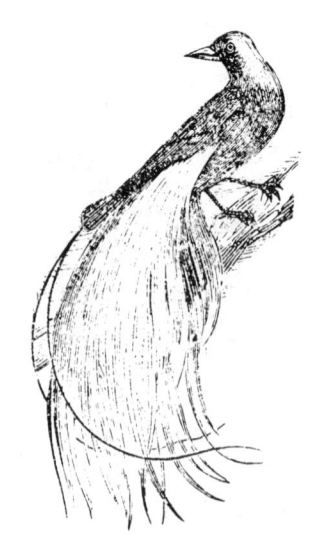

잡병편(雜病篇) *309*

잡병편 (雜病篇)

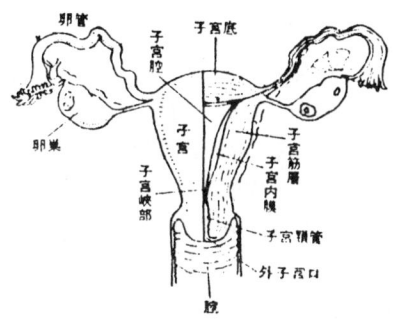

천지운기(天地運氣)

천지(天地)의 형상(形象)

선유지론(先儒之論)에 천지의 맨 처음에는 혼돈해서 홍몽(鴻蒙)하여 맑고 탁함을 분별하지 못하고 단지 같은 가지였는데 그것이 아득히 오래된 세월을 지난 후에 밖으로 돌아서 움직이는 가운데 차츰 경청(輕淸)해지고 그 속에서 응취(凝聚)한 것이 차차 중탁(重濁)해져서 경청(輕淸)했던 것이 기(氣)를 쌓아 어떠한 형태를 만들어서 그것이 하늘이 되고, 형태는 일월성신(日月星辰)이 되고 땅의 水·火·土·石이 된다. 하늘은 땅의 주위를 싸고 돌아서 멎어있지 않고 하늘의 도는 것이 그 기(氣)가 급하고 굳세기 때문에 땅이 그 속에 떠서 실려 있는 데도 떨어지지 않는 것이다. 《正理》

천지와 인체(人體)의 방향일 때

황제(黃帝)가 묻기를 「하늘의 서북이 부족해서 좌한(左寒)과 우량(右涼)하고 땅의 동남이 불만(不滿)해서 우열(右熱)·좌온(左溫)하니 그 이유는 어디에 있는가」 기백(岐伯)이 대답하기를 「음양(陰陽)이 기(氣)가 높고 낮음과 크고 작음이 다르다. 동남(東南)은 양(陽)으로써 그 정(精)이 아래로 내려가 우열(右熱)·좌온(左溫)하고 서북(西北)은 음(陰)이니 그 정(精)이 위로 받들어서 좌한(左寒)·우량(右涼)하는 것이다. 그리하여 땅에 높고 낮음이 있고 기(氣)에 온량(溫涼)이 있어 높은 곳은 기(氣)가 차갑고 낮은 곳은 기(氣)가 덥기 때문에 한량(寒涼)의 독(毒)을 입으면 창(脹)이 되고 온열(溫熱)의 독(毒)을 입으면 창(瘡)이 되는데 내리면 창(脹)이 낫고 땀을 내면 창(瘡)이 낫는 것이며 주리(腠理)는 개폐(開閉)의 이치와 대소(大小)의 차이(差異)가 있을 뿐이다.」 《內經》

음양(陰陽)의 차착(差錯)

하늘에 음양(陰陽)이 있고 땅에도 역시 음양(陰陽)이 있으며 이것이 위 아래가 서로 임하고 있는 것이다. 천기(天氣)가 움직여서 쉬지 않기 때문에 오장(五臟)에만 우천(右薦)하고 지기(地氣)가 조용하여 자리를 지키기 때문에 6기(六氣)에만 환회(還會)가 되고 있는데 천기(天氣)가 군화(君火)에 가(加)하지 않으면 오세(五歲)에만 일기(一氣)를 남겨서 상화(相火)의 위에 우천(右薦)하니 군화(君火)가 세(歲)를 세우고 못하기 때문에 그러한 것이다. 땅의 기(氣)가 오세(五歲)에 일주(一周)하고 천(天)의 기(紀)는 6기(六氣)에 일비하니 오세(五歲)에 일주(一周)하면 오행(五行)의 기(氣)가 편만(遍滿)하고 6기(六氣)에 일비(一備)하면 6기(六氣)의 자리가 일주(一周)해서 간(肝)이 지(支)에 가(加)하여 자(緖)와 함께 하여 같으니 음양(陰陽)이 서로 차착(差錯)하고 아래 위가 서로 타(乘)서 그의 기(紀)를 다르게 하는 것이 된다. 56(五六)으로써 서로 합하니 30년이 되고 일기(一紀)는 60년이 되는 것이다. 《入門》

용약(用藥)하는 대법(大法)

봄에는 토하게 여름에는 땀내게 하며 가을에는 내리게 하고 겨울에는 따스하게 하며 뜸하는 것이 만고(萬苦)에 변하지 않는 큰 방법이 된다. 《仲景》

병을 치료하는 삼법(三法)

병을 치료하는 길에 세 가지 방법이 있으니 초(初)·중(中)·말(末)가 있다. 초기의 치료는 당연히 날쌔고 엄하게 할 것이니 병이 처음나서 겉으로 보기는 가벼운데 그 증세가 매우 위중(危重)한 것은 투여(投與)되는 약의 힘이 질리(疾利)하고 맹준(猛峻)한 것을 취해서 신속히 축거(逐去)하는 것이고, 중기의 치료는 당연히 너그럽고 사나운 것이 같이해야 하는 것이니 병을 얻은 것이 새로운 것도 아닌 것이며 묵은 것도 아닐 때에는 투여(投與)되는 약의 힘이 느리고 질(疾)한 것으로써 중간 길을 택해서 정(正)을 기르며 사(邪)를 쫓고 동정을 살펴가면서 다시 침이나 뜸을 가하게 되면 그 효과가 빠른 것이며, 치료하지 아니한 길은 마땅히 너그럽고 천천히 할 것이니 약성분이 평탄하고 선하며 많이 먹어도 독(毒)이 없고 혈기(血氣)를 평안하게 하며 정기(正氣)를 돕고 약기(藥氣)를 없애버린 다음에 침이나 뜸질을 해주게 되면 그 효과가 빠르다. 《東垣》

요병(療病)의 오법(五法)

첫째는 화(和)이니 가령 열이 적은 병이면 시원한 약으로 화평하게 치료할 것이며, 화(和)로도 낫지 않으면 취법(取法)으로 치료할 것이고, 둘째는 취(取)니 열의 힘이 차차 커지면 마땅히 한냉(寒冷)한 약으로써 취(取)할 것이며, 취(取)해서 낫지 않으면 다음은 종법(從法)으로 치료할 것이고,

세번째는 종(從)이니 병의 힘이 이미 무겁게 되면 마땅히 따뜻한 약으로 종치(從治)해야 할 것이며, 또는 한(寒)을 열(熱) 때문에 쓰고 또는 한(寒)을 온(溫) 때문에 치료하며 또는 땀으로 일어나서 낫지 않으면 다음은 절법(折法)으로 치료할 것이고, 제 번째 절(折)이니 병의 힘이 극성(極盛)하면 마땅히 역(逆)으로 제압하고 제압해서도 안 되면 아래로 수탈(收奪)할 것이며, 수탈(收奪)해서도 낫지 않으면 다음은 속법(屬法)으로 치료할 것이며 다섯번째 속(屬)이니 즉 위에서 말한 구속법(求屬法)을 써서 병의 힘이 저절로 쇠하게 되는 것이다. 증세가 깊이 빠져서 골수(骨髓)의 속에 있으면 침과 약의 힘이 닿지 못하기 때문에 그의 속(屬)을 구해서 쇠하게 하는 것이다. 《東垣》

「구속법(求屬法)이란 가령 병이 난지 오래되어 병이 골수(骨髓)에 깊이 파고 들어가서 침과 약으로 완전치료가 힘들 때에는 유유상종(類類相從)의 원리를 응용하여 장부(臟腑)에다 골수(骨髓) 속에 있는 증세와 비슷한 병을 조성시켜서 골수(骨髓) 속의 병을 장부로 유도(誘導)한 다음 약을 투여시키는 최종적인 치료법이된다.

위기(胃氣)를 상하지 말아야 할 때

대개 잡병(雜病)을 치료할 때에 먼저 그 기(氣)를 조양한 후에 모든 병을 치료하고 위기(胃氣)를 손상(損傷)하지 않는 것이 중요한 방법이 된다. 만약 피가 병을 받았는데 먼저 기(氣)를 조정하는 것은 기(氣)가 고르지 못하면 피가 움직이지 않는 것을 염려해서 그렇게 하는 것이다. 또는 기(氣)가 강(綱)이 되는 것인데 즉 부(夫)이다. 부(夫)가 부르지 않으면 부(婦)가 따르지 않는다. 《東垣》

대개 공격(功擊)하는 약은 병이 있으면 병(病)이 받고 병사(病邪)가 가볍고 약의 힘이 무거우면 위기(胃氣)가 상(傷)을 받으니 위기(胃氣)란 것은 청순(淸純)하고 충화(沖和)한 기운(氣運)으로써 오직 곡육(穀肉)과 과채(果菜)와 더불어 서로 적당한 것이며, 약석(藥石) 등은 모두 기(氣)를 편승(偏勝)시키는 것이다. 비록 삼기(蔘芪)라도 성질이 역시 편(偏)한데 하물며 공격 하는 약이겠는가. 《東垣》

모든 질병에 그 사람의 소기(素氣)를 요량해서 약한 사람은 마땅히 사용하고 차가운 약을 버리고 인삼(人蔘)과 황기(黃芪) 및 감초(甘草) 종류를 많이 더해서 화(火)를 사(瀉)하고 먼저 원기(元氣)를 보(補) 해야 되는 것이다. 《東垣》

비(肥)와 수(瘦)의 용약법

비대한 사람은 기(氣)가 허(虛)하고 담(痰)이 많으니 마땅히 담(痰)을 소통시키고 기(氣)를 보(補) 해야 되며 수인(瘦人)은 피가 허(虛)하고 화(火)를 사(瀉)하고 자음(慈陰)을 해야 한다. 《入門》

비대한 사람과 얼굴이 하얀 사람은 기(氣)를 보해야 한다. 《丹心》

얼굴이 하얀 사람은 발산(發散)하는 약을 많이 못먹으니 원기(元氣)가 허(虛)한데 다시 휴핍(虧乏)을 더하는 것이고, 얼굴이 검은 사람은 황기(黃芪)를 많이 먹으면 그 기(氣)가 실(實)한데 황기(黃芪)를 많이 먹고 천식(喘息)을 하는 것은 삼요탕(三拗湯)으로써 사(瀉)해야 한다. 《丹心》

식료(食療)와 치병(治病)

손진인(孫眞人)이 말하기를 의원이 먼저 병의 근원을 깨닫고 난 다음 병의 범(犯)한 곳을 알아서 음식으로 치료한 후에도 낫지 않으면 다음에 약으로 구하는 것이니, 노인이나 어린이만 그런 것이 아니고 호귀(豪貴)한 사람이나 오래된 보병에 약으로 치료하지 못하고 궁핍무재(窮乏無財)한 사람에게도 먼저 음식으로 고루 치료하는 것이다. 《入門》

치병(治病)의 8요(八要)

경(經)에 이르기를 「병에 8(八要)가 있으니 그 요(要)를 모르면 병을 어떻게 고칠 것인가?」 즉 표(表) • 리(裏) • 한(寒) • 열(熱) • 허(虛) • 실(實) • 사(邪) • 정(正)이 8요(八要)가 된다. 《入門》

병에 보(補)하지 못할 네가지

학질(瘧疾) • 광질(狂疾) • 수기(水氣) • 각기(脚氣)의 4가지 증세이다. 《醫說》

표(表) • 리(裏)와 허 • 실의 약을 쓸 때

마황(麻黃)은 겉의 실(實)을 사(瀉)하고 계지(桂枝)는 겉의 허(虛)를 보(補)하며 망초대황(芒硝大黃)은 속의 실(實)을 사(瀉)하고 강(薑)과 부(附)는 속의 허를 보(補)한다. 《雲岐》

겉이 허(虛)한 데는 계지탕(桂枝湯)으로 치료하고 표가 실(實)한 데는 마황탕(麻黃湯)으로 치료하며 속이 허(虛)한 것은 소건중탕(小建中湯)으로 치료하고 속이 실(實)한 것은 조위승기탕(調胃承氣湯)으로 치료한다. 《東垣》

풍 • 열 • 조 • 습 • 한을 치료할 때

풍(風)은 양(陽)에 속하는 것이니 행(行)하기를 잘 하고 변하기를 잘하며 밖에서부터 들어가서 정기를 울(鬱)하게 하기 때문에 풍(風)을 치료하면 기(氣)를 움직이게 하고 겉을 열게하는 약으로 많이 치료하며 또 풍

(風)이 들어가서 오래되면 열(熱)로 변하고 열(熱)이 또 담(痰)을 낳으니 마땅히 풍(風)을 없애버리고 담을 삭히는 약으로 치료해야 하며 또한 열이 심하면 풍(風)이 나고 풍(風)은 충분히 액(液)을 마르게 하니 청열(淸熱)하고 윤조(潤燥)하는 약으로 치료해야 한다.

열(熱)을 한(寒)으로써 치료하려면 한약(寒藥)은 음(陰)에 속하기 때문에 열(熱)을 치료하는 데는 음약으로 많이 치료하고 또 울화(鬱火)는 흩어주어야 되니 풍문(風門)의 약으로 많이 치료해야 하는데 흩어주는 것은 승양산화(昇陽散火)하는 약을 주로 해야 한다. 습(濕)은 기허(氣虛) 때문에 수곡(水穀)을 운화(運化)하지 못하기 때문에 나는 것이니 기(氣)를 보(補)하고 습(濕)을 없애는 약으로 치료하고 또한 속을 따뜻하게 해서 소도(消導)하는 약과 습(濕)을 움직이고 대, 소변을 이롭게 하는 약으로 치료하는 것이다. 조(燥)는 혈허(血虛) 때문에 생기는 것인데 대개 피가 허하면 열(熱)을 낳고 열(熱)이 조(燥)를 낳는 것이 바로 그것이니 해열(解熱)하고 생진(生津)하는 약과 자혈(酒血)하고 윤조(潤燥)하는 약으로 치료한다. 한(寒)을 열(熱)로써 치료하려면 열약(熱藥)은 양(陽)에 속하기 때문에 한(寒)을 치료하는 데는 양약으로 많이 치료하며 밖이 차가운 데는 마땅히 땀으로써

흩어야 하는 것이니 풍문약(風門藥)으로 치료하는 것은 차가운것을 땀으로써 풀어야 되는 이치가 되는 것이다. 《古庵》

치병(治病)에 먼저 근원을 제거해야할때

병을 치료하는 것이 먼저 병의 근원을 없애버린 후에 수삽(收澁)하는 약으로 치료하는 것이니 마땅히 옷을 씻는데는 먼저 때를 씻은 다음에 분식(粉飾)을 더하는 것과 같은 이치인 것이다. 《丹心》

장대인(張戴人)이 말하기를 「양생(養生)하는 것과 공병(功病)하는 것이 처음에는 서로 같지 않았던 것인데 지금 사람들은 보약으로써 병을 치료하니 효과가 없는 것이 당연한 것이다.」《綱目》

18제(十八劑)를 쓸때

경제(經濟)・청제(淸劑)・해제(解制)・완제(緩劑)・한제(寒劑)・조제(調劑)・감제(甘劑)・화제(火劑)・담제(淡劑)・서제(署劑)・습제(濕劑)・탈제(奪劑)・보제(補劑)・평제(平劑)・영제(榮劑)・삽제(澁劑)・온제(溫劑)・화제(和劑)가 18제(十八劑)가 된다. 《*珠》

1. 경제(經劑)는 방풍통성산(防風通

聖散)인데 발표(發表)한다.
2. 청제(淸劑)는 양격산(涼膈散)인데 열이 쌓인 증세를 치료한다.
3. 해제(解制)는 소시호탕(小柴胡湯) 인데 풀어주는 증세를 치료한다.
4. 완제(緩劑)는 대시호탕(大柴胡湯) 인데 속에 열이 있는 증세에 치료 한다.
5. 한제(寒劑)는 대승기탕(大承氣湯) 인데 속이 결리고 실(實)하며 가득 한 증세를 치료한다.
6. 조제(調劑)는 조위승기탕(調胃承氣湯)인데 위열(胃熱)의 증세를 치료한다.
7. 감제(甘劑)는 천수산(天水散)인데 허열(虛熱)의 증세를 치료한다.
8. 화제(火齊)는 황연해독탕(黃蓮解毒湯)인데 화(火)를 사(瀉)할때 한다.
9. 서제(暑劑)는 백호탕(白虎湯)인데 속이 더운 증세에 치료한다.
10. 담제(淡劑)는 오령산(五苓散)인데 수(水)를 이롭게 하는 증세에 치료한다.
11. 습제(濕劑)는 삼화신우환(三化神佑丸)인데 수를 세(泄)할때 사용한다.
12. 탈제(奪劑)는 삼황원(三黃元)인데 열(熱)을 사(瀉)할때 사용한다.
13. 보제(補劑)는 방풍당귀음자(防風當歸飮子)인데 허(虛)를 보(補)할 때 사용한다.
14. 평제(平劑)는 사군자탕(四君子湯)인데 기(氣)가 허할 때 치료한다.
15. 영제(榮劑)는 사물탕(四物湯)인데 혈허(血虛)를 치료한다.
16. 삽제(澁劑)는 위풍탕(胃風湯)인데 혈리(血痢)를 치료한다.
17. 온제(溫劑)에는 이중탕(理中湯) 인데 속이 차거울때 치료 한다.
18. 화제(和劑)는 평위산(平胃散)인데 위(胃)를 온화하게 할대 사용한다.

용약(用藥)의 범례(凡例)

대개 모든 풍(風)에 방풍(防風)으로써 군(君)을 삼아서 풀어서 이롭게 하니 풍(風)에 상(傷)한 것은 방풍(防風)으로써 군(君)을 삼고 백출(白朮)과 감초(甘草)로 돕게 하니 이것은 풍(風)이 마땅히 매운 것으로 흐트릴 것이며, 해리(解利)와 상한(傷寒)에는 감초(甘草)로써 군(君)을 삼고 방풍(防風)과 백출(白朮)로써 돕게 하니 이것은 차가운 것을 마땅히 단 것을 발(發)하는 것이며, 눈에 적종(赤腫)이 심하게 일어난 것은 방풍(防風)과 황금(黃芩)으로 군(君)을 삼아서 화(火)를 사(瀉)하고 황련(黃蓮)과 당귀(當歸)로 돕게해서 피를 온화하게 하는 것이며, 눈의 병이 오래 되서 흐린 증세는 숙지황(熟地黃)과 당귀(當歸)로 군(君)을 삼고 강활(羌活)과 방풍(防風)으로 신(臣)을 삼으며 감국(甘

菊)과 감초(甘草)로써 돕게 하는 것이며, 이질(痢疾)에 배가 아픈 데는 백작약(白芍藥)과 감초(甘草)로써 군(君)을 삼고 당귀(當歸)와 백출(白朮)로써 돕게하며 수(水)를 사(瀉)하는 것은 복령(茯苓)과 백출(白朮)로써 군(君)을 삼고 감초(甘草)와 작약(芍藥)으로써 돕게하는 것이며, 해수(咳*)에는 오미자(五味子)로써 군(君)을 삼고 담(痰)에는 반하(半夏)를 천(喘)에는 아교(阿膠)를 열(熱)에는 황금(黃芩)으로 각각 돕게하는 것이며, 학(瘧)에는 시호(柴胡)로써 군(君)을 삼는 것이고 소변불리(小便不利)에는 황백(黃柏)과 지모(知母)로써 군(君)을 삼는 것이고. 복령(茯苓)과 택사(澤瀉)로써 돕게하는 것이며. 하초(下焦)에 습(濕)이 있는 증세는 초용담(草龍膽)과 방기(防己)로써 군(君)을 삼고 감초초(甘草稍)와 황백(黃柏)으로 도움을 삼으며 치루(痔瘻)에는 창출(蒼朮)과 방풍(防風)으로 군(君)을 삼는 것이고, 감초(甘草)와 작약(芍藥)으로 돕게하는 것이며, 모든 창(瘡)에는 황련(黃蓮)과 당귀(當歸)로써 군(君)을 삼고 감초(甘草)와 황금(黃芩)으로써 도움을 삼는 것이다. 《東垣》

2. 토 (吐)

토(吐)를 고법(古法)으로 볼때

토(吐)를 고법(古法)은 옛날의 고의(高醫)들이 사용해서 그 방법이 신묘막측(神妙莫測)하였는데 지금의 용렬(庸劣)한 의원들이 다만 모든 처방책만을 보고 치료 방법과 그 원류(源流)를 모르니 성인(聖人)의 묘한 방법을 이요하지 못하는 것이 가련할 일이다. 《綱目》

용제(湧劑)를 쓰기 어려울 때

용(涌)이라 것은 즉 토(吐)하는 것이다. 한(汗)•하(下)•토(吐) 삼법중에 오직 용제(湧劑)로 치료하는 것이 어렵고 한(汗)•하(下)하는 것은 일정한 방법이 있는 것이다. 그러니 단계선생(丹溪先生)이 특히 토하는 방법을 상세히 설명한 것을 후세 사람들이 깊이 깨닫지 못하고 창황(倉皇)하고 전도(顚倒)해서 오히려 병자를 해하게 할 따름이다. 《丹心》

조토법(助吐法)

토하는 약을 먹고 담(痰)을 치료하려면 비녀나 또는 닭의 털로써 목구멍 속을 깊이 건드리고, 그래도 토하지 않으면 제즙(虀汁)을 한 사발 마시면 나오게 되며 그래도 토하지 않으면 두 번 먹고 다시 깊숙히 건드리면 토하지 않을 수 없는 것이다. 토해서 혼수상태가 되어도 놀랄 것은 없다. 서전(書

傳)에 이르기를 「만약 약이 명현(瞑眩) 하지 않으면 병이 궐역(厥逆) 한다」 하였으니 만일 두통(頭痛)이 일어나면 얼음 물을 마시면 바로 그치게 되고 얼음 물이 없으면 새로 떠온 물도 좋다. 또한 건장한 사람은 1~2번을 토해서 안정되고 허약한 사람은 3번쯤 토해도 손상(損傷)이 없다.

토한 다음 날에 깨끗이 낫는 경우도 있으나 오히려 증세가 전변(轉變)해서 심해지는 경우도 있으니 이것은 끌어내게는 되어도 위(上)가 평탄하지 못한 것이다. 며칠동안 다시 마르면 빙수(氷水)나 신수(新水) 및 과(瓜)와 이(梨)등의 시원한 것을 먹어야 하는 것이며 지나치게 먹거나 건포(乾炮)등의 소화가 안되는 것은 피해야 된다. 《子和》

토약(吐藥)을 먹되 한꺼번에 많이 먹지 말고 약1시간 가량 지나도 토하지 않으면 더운차 한잔에 향유(香油) 몇점을 떨어뜨려서 마시고 조금 지난 후에 새털로 목구멍속을 더듬어 천천히 투약하게 해서 토하는 것을 한도로 한다. 《丹心》

토하는 약을 먹은 다음 토하지 않으면 사당(砂糖) 1덩이를 머금으면 침이 흐르고 손상(損傷)은 없는 것인데 가능하면 저절로 토하도록 하는 것이 좋으면 손으로 더듬는 것은 삼가해야 한다. 《入門》

과제산(瓜*散)을 먹은지가 오래되어도 침이 흐르지 않으면 사당(砂糖) 1덩이를 녹여서 목구멍으로 내리면 침이 바로 흐르고 토하게 된다. 《仲景》

토하는 약을 먹고 토하지 않으면 뜨거운 제즙(虀汁)을 마시면 바로 토하게 된다. 《丹心》

허약한 사람은 너무 지나치게 토하지 말아야할 것이며, 시기가 지나도 토하지 않는 것은 열탕(熱湯)을 1되쯤 마셔서 약의 힘을 도와야 하며, 약을 지나치게 먹었으면 물을 마셔서 풀어주면 되는 것이다. 《活人》

관비법 (灌鼻法)

긴급한 병에 입을 다물고 약이 들어가지 않으면 토하는 약이나 담약(痰藥)등을 코로 넣으며 목구멍 속으로 들어가게 되면 갑자기 토하게 된다. 《子和》

풍연(風涎)을 토하려면 조각(皂角)을 장수(漿水)에 담그고 봄과 가을은 4일, 여름은 2일, 겨울은 7일로 하여 여과해서 고약처럼 만들어 종이에 발라 그늘에 말려 두었다가 쓸 때에 물에 넣어 녹여서 콧속에넣으면 바로 토하고 만일 토(吐)가 너무 많아서 그만 그치려면 더운 소금물 1~2입을 복용하면 바로 그치게 된다. 《入門》

토(吐) 해서는 안될 때

병세가 위극하거나 노약 기약한 사람은 토해서는 안된다. 토혈(吐血)•

구혈(嘔血)•각혈(咯血)•타혈(唾血)•수혈(嗽血)•붕혈(崩血)•실혈(失血)한 사람은 모두 토해서는 안된다. 환작 성질이 바르지 못하고 망언(妄言)과 망종(妄從)하는 사람은 토해서는 안된다. 병자가 사정(邪正)을 분변(分辨)치 못하는 사람은 토하지 못한다. 성질이 강폭(剛暴)하고 성을 잘 내고 음을 좋아하는 사람은 토해서는 안 된다. 《子和》

모든 망혈(亡血)증세와 허한 사람은 토하지 말아야 한다. 《入門》

하부맥(下部脈)과 토(吐)

내경(內經)에 이르기를 「상부(上部)에는 맥(脈)이 있고 하부(下部)에 맥(脈)이 없으면 그 사람은 마땅히 토해야 하는데 토하지 못하게 되면 죽게 된다. 하부(下部)의 맥(脈)이 없는 것은 목(木)이 울(鬱)한 것이니 과체산(瓜*散)으로 토하라」라고 하였다. 이것을 풀이하면 많이 먹은 것이 가슴속에 꽉 막힌데 양촌맥(兩寸脈)이 주(主)가 되고 양척맥(兩尺脈)이 보이지 않는 것은 그 이유가 어디 있는가? 가슴속이란 것은 폐(肺)를 말하는 것이고 폐(肺)는 수태음금(手太陰金)이니 금(金)은 살벌을 주관하는 것이니 능히 목(木)을 이기기 때문에 간목(肝木)의 살아나는 기(氣)가 땅밑에 엎드리게 되니 목(木)이 울하지 않을 수가 없는 것이다. 상초(上焦)에서 음토(陰土)의 것들을 토해서 없애 버리고 목(木)이 서창(舒暢)하면 울결(鬱結)이 저절로 없어지는 것이니 이것이 즉 천지(天地)가 사귀면 만물이 통하게 된다는 이치이다. 《東垣》

과체(瓜蔕)

모든 과일이나 채소를 먹고 병이 흉격(胸膈)속에 있는 증세를 모두 토해 내고 또한 담연(痰涎)이 목구멍에 막혀서 내려가지 않는 증세에 과체산(瓜蔕散)으로 토하게 한다. 《本草》

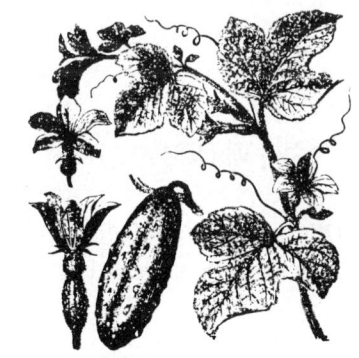

고호(苦瓠)

썰어서 삶아 먹으면 토하는데 많이 먹으면 독(毒)이 있는 것이다. 《本草》

치자(梔子)

흉격(胸膈)의 번조(煩燥)를 충분히

토하게 하니 탕으로 해서 복용한다.
《子和》

대개 치자탕(梔子湯)을 토하지 않는 증세에 쓰는 것은 약의 공세(攻勢) 때문으로 해서 조열(燥熱)의 울결(鬱結)이 심하고 통하지 않는 것을 열어주기 때문이다. 산치(山梔)는 시(豉)가 없으면 토하지 못한다. 《入門》

답답하게 막힌 것은 기(氣)를 소통(疏通)하면 아주 좋다. 《丹心》

송라(松羅)

삶이 탕으로 마시면 가슴속의 객열(客熱)과 담연(痰涎)을 토하게 된다. 《本草》

유지피(柳枝皮)

담열(痰熱)이 가슴속에 있는 데 탕으로 마시면 토하게 된다. 《本草》

적소두(赤小頭)

가루로써 토재(吐材)를 삼으니 상한음냉(傷寒飮冷)에 음식(飮食)을 보면 토하는 것에 이 가루 2돈을 산장

인삼노두(人蔘蘆頭)

방풍(防風)과 길경(桔梗) 등의 노두(蘆頭)가 모두 기맥(氣脈)을 위로가게

하기 때문에 삶은 탕을 마시면 토하고 이 약은 허한 사람에게 가장 마땅한 것이다. 《丹心》

여로(藜蘆)

격상(膈上)의 풍연(風涎)을 크게 토하니 암풍간병조(暗風癎病條)에 여노산(藜蘆散)이 있는 것이 바로 그것이다. 《本草》

고삼(苦蔘)

토재(吐材)가 되니 열(熱)이 가슴속에 맺혔는데 고삼(苦蔘) 가루 2돈을 초탕(醋湯)에 고루 복용하면 바로 토하게 된다. 《本草》

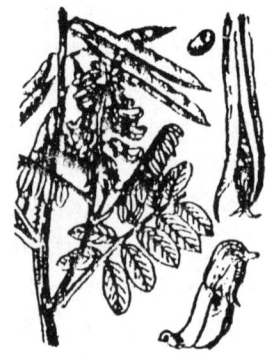

백반(白礬)

담(痰)을 토(吐)하고 수(水)를 물리치는 것이니 위(上)의 희연산(稀涎散)

이 바로 그것이다.
(酸漿)에 섞어 마시면 바로 토(吐)한다. 《子和》

나복자(蘿葍子)

음적담(食積痰)을 토하게 되니 씨 5홉을 볶으고 부셔서 장수(漿水)에 타여과하여 즙에 꿀을 약간 넣고 잘 섞어서 따뜻하게 해서 복용한다. 《丹心》

하즙(鰕汁)

풍담(風痰)에 새우의 껍질 반근에 장(醬)과 강(薑) 총(葱)등을 넣어 달여서 새우를 먹고 즙(汁)을 마신뒤에 바로 토하게 된다. 《丹心》

역류수(逆流水)

역류수(逆流水)에 약을 섞어서 먹으면 잘 토하게 된다. 《丹心》

염탕(鹽湯)

토하는 재료인데 곽란문(霍亂門)에 상세하게 나와있다.

다(茶)

달여 탕으로 많이 마시면 토하게 된다. 《本草》

반생반숙탕(半生半熟湯)

즉 백비탕(百沸湯)에 새로운 물을 탄 것인데 마시면 바로 토하고, 음양탕(陰陽湯)이라고도 말한다. 《本草》

3. 한(汗)

한(汗)을 일찍하는 것을 피할 때
  땀을 내는 것은 점심전에 내도록하는 것이 좋고 오후에는 음분(陰分)이 적의(適宜)하지 않기 때문에 땀은 너무 일찌기 내는 것을 피하고 오전을 피하지 않는다고 하였다. 그러나 급하면 새벽이나 밤을 가리지 않고 이불을 두껍게 하고 불을 향하여 약을 먹은 뒤에 천천히땀을 내서 손과 발이 따뜻하게 하는 것이 좋다. 《入門》
  일찌기라는 것은 조(早)와 만(晚)의 조(早)로 알아서 분별하는 것이 당연하니 오전은 양분(陽分)이 되기 때문에 마땅히 땀을 내어야 할 것이며, 오후에는 음분(陰分)이 되기 때문에 땀을 내지 않도록해야 할 것이다. 《東垣》

발한법(發汗法)

땀을내는 것은 손과 발로부터 따뜻하게 주점(周沾)하도록 1시간쯤 하는 것이 좋고 물에 추긴 것처럼 임세(淋洗)해서는 안 되는 것이며, 약을 먹어서 병에 맞으면 그만이고 약을 많이 먹을 필요는 없다. 땀을 낼때에 허리 그 위는 보통 입은 옷으로 하고 허리 아래는 두터운 옷을 입는 것이 좋다. 대개 허리 그 위는 땀이 축축하기가 쉬워도 허리 그 아래의 족심 까지는 겨우 땀이 날 정도니 병이 마침내 풀리지 않는 것이다. 위를 준(準)하지 말고, 밑으로 허리에서 다리까지에 한기(汗氣)가 주편(週遍) 하는 것을 한도로 하는 것이 좋다. 《得効》

땀을 내어서는 안 되는 증세일 때

창(瘡)이 있으면 비록 땀을 내어야 할 병이 있어도 땀을 내지 말 것이며, 땀을 내게 되면 치병(痓病)에 걸리기가 쉽기 때문이다. 《仲景》

코피가 나는 사람은 땀을 내지 못한다. 모든 실혈(失血)에도 또한 그러하니 그 이유는 피와 땀이 이름은 달라도 근원(根源)은 한가지이기 때문에 피를 뺏는 사람은 땀이 없고 땀을 뺏는 사람은 피가 없는 것인데 이제 피가 망행(妄行)하는 것은 열(熱)의 핍박(逼迫)을 받아서 그러한 것이다. 거기에 또 땀을 내면 오히려 열사(熱邪)를 도와서 거듭 진액(津液)을 소갈시키고 반드시 흉한 증세로 변하기 때문에 땀을 내서는 아니 된다.

상한소음증(傷寒小陰症)에 잠이 많고 역궐(逆厥)하는데 억지로 땀을 내게 되면 반드시 피를 충동해서 구규(九窮)로 피를 내보내니 치료를 하지 못한다. 《仲景》

한다(汗多)하면 망양(亡陽)

많은 땀은 기(氣)를 손상(損傷)시킨다. 《得効》

땀이란 본래 양(陽)을 돕는 것인데 만약 양(陽)이 음사(陰邪)를 받으면 한(寒)이 맺히는 것이 형태가 없으니 마땅히 음사(陰邪)을 없애버리고 양기(陽氣)를 도와야 된다. 음사(陰邪)가 벌써 없어졌는데 다시 땀을 내면 오히려 양(陽)이 상(傷)하는 것이니 경(經)에 이르기를 「양(陽)을 거듭하면 반드시 음(陰)이 되고 양이 저절로 망한다고 하였으니 땀이 많으면 망양(亡陽)이 된다.」《東垣》

해기(解肌)

해기(解肌)란 약간의 땀을 내는 것을 이른다. 《入門》

해기(解肌)에는 칡뿌리가 제일이고 시호(柴胡)가 그 다음이다. 《綱目》

석고(石膏)

해기(解肌) 해서 독(毒)이 땀으로 나오게 된다. 《本草》
부셔서 가루로하여 1냥을 달여 먹으면 양명경(陽明經)의 땀을 내도록 한다. 《丹心》

박하(薄荷)

독이있는 땀을 내고 풍열(風熱)에 땀을 내도록 하다. 《本草》

마황(麻黃)

발표(發表)하고 땀을 나게 하며 근절(根節)은 충분히 땀을 멈추게 한다. 《入門》
인삼(人蔘)으로써 마황(麻黃)을 도우면 겉이 실(實)하고 땀이 없는 사람이 1번 먹으면 바로 효력이 있다. 《入門》

수평(水萍)

땀을 내는 효력이 마황(麻黃)보다 더하니 즉 중풍(中風)과 탄탄(癱瘓)의 열독(熱毒)을 치료한다. 즉 풍문(風門)의 거풍단(去風丹)이 이것이다. 5돈을 가지고 물에 달여서 복용한다. 《丹心》

갈근(葛根)

해기(解肌)하고 양명경(陽明經)의 땀을 내니 1냥을 썰어서 물로 달여서 복용한다. 《丹心》

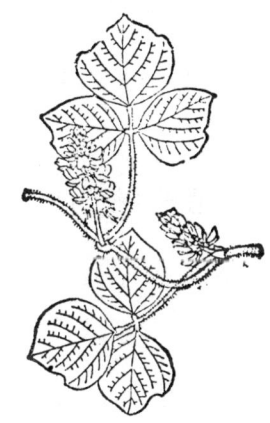

형개(荊芥)

땀을내고 혈풍(血風)을 치료하니 물로 달여서 복용한다. 《丹心》

자소엽(紫蘇葉)

땀을내고 겉 기(氣)를 흩으린다. 《本草》
오래 땀을 내도 나지 않는 데 푸른 껍질에 자소(紫蘇)잎을 더해주면 땀이 바로 난다.

목적(木賊)

땀을 내니 마디를 버리고 사용한다. 《丹心》

인동초(忍冬草)

땀을나게 하는 것을 잘 한다. 《俗方》

총백(葱白)

땀내는 것을 잘 한다. 이것들 모두 삶이탕으로 마신다. 《本草》

청주(淸酒)

땀내는 것을 잘 한다. 《俗方》

4. 하 (下)

하(下)가 늦으면 안 될 때

오래 기다리는 것은 늦음이 아니라 그날의 사시(巳時) 뒤에 음(陰)의 나눔을 말하는 것이다. 내리는 것은 마땅히 사시(巳時) 전에 양(陽)의 나눔에 하도록 한다. 그러니 내리는 것은 태만(太晩)을 피하고 또한 새벽을 피한다는 것이 때를 잘 지키는 것이다. 《東垣》

적취(積聚)와 전광(巓狂)에 내리는 것은 5시(五鼓) 또는 아침 공복에 탕약(湯藥)을 복용하고 상한(傷寒)의 조열(潮熱)에 음식을 먹지 않는 사람은 사시(巳時)그 뒤가 더욱 좋은 것이니 잡병(雜病)도 모두 함께 한다. 《入門》

당연히 하(下)해야 할 때

대개 설하(泄下)할 때에는 체인(體認)을 분명히 해서 양명위경(陽明謂經)에 병세가 있을 때는 일수를 가리지 말고 내려야 하니 때를 놓치고 내리는 것을 잊게 되면 기혈(氣血)이 안 통하고 사지(四肢)가 궐역(厥逆) 하는 것인데, 이것을 모르는 사람은 음궐(陰厥)이라고 해서 다시 열약(熱藥)을 사용해야 하니 그 화가 손바닥을 뒤집는 것과 같은 것이다. 《得効》

대개 내리는 약을 쓰되 혹시 마르지 않고 병이 형체(形體)에 없는 것을 알 때는 내려서는 안 되는 것이고 혹시 마르고 병이 형체(形體)에 있는 것을 알 때는 이것은 속에 있는 것이니 당연히 내려야 하는데 삼승기탕(三承氣湯)에서 골라서 치료해야 된다. 《東垣》

하(下)가 많아서 음(陰)이 망할 때

크게 내리면 피가 상(傷)한다. 《得効》

내리는 것은 원래가 음(陰)을 돕는 것인데 혹시 음(陰)이 양(陽)의 사(邪)를 받아서 열(熱)이 맺힌 것이 그 형체(形體)가 있는 것이면 마땅히 벌써 패괴(敗壞)된 것을 없애버리고 새로운 음(陰)이 생기도록 해야된다. 양(陽)의 사(邪)가 벌써 없애버렸는데 다시 내리게 되면 오히려 음(陰)을 망(亡)하게 하는 것이니 경(經)에 이르기를 「거듭 내리면 반드시 양(陽)이 되기 때문에 음기(陰氣)가 저절로 망한다.」한 것이 즉 하다망음(下多亡陰)의 뜻이 있는 것이다.《東垣》

하(下)를 삼가해야 할 때

치고 드는 약은 병이 있으면 병이 받고, 병사(病邪)가 가볍고 약의 힘이 무거우면 위기(胃氣)가 상(傷)을 받게 되니 위기(胃氣)란 청순충화(清純沖和)한 기로서 오직 곡육(穀肉)과 채과(菜果)와 같이 서로 적선(適宣)한 것이다. 약석(藥石)은 모두가 편승(偏勝)한 기(氣)를 가지고 있으니 비록 삼기(蔘芪)라도 성질이 도리어 편(偏)한데 하물며 공격(功擊)하는 약은 말할 필요도 없다.《東垣》

대마인(大麻仁)

장위(腸胃)의 결열(結熱)을 치료하고 대·소변을 통리(通利)하며 결열(結熱)을 내리게 되니 공복에 1~2홉을 마시면 대부(大腑)에 바로 통한다.《本草》

대 황(大黃)

수곡(水穀)을 통리(通利)시키고 장위(腸胃)를 세조(洗滌)하며 이롭게 하니 5돈을 달여서 복용하고 환약으로 먹기도 한다.《本草》

견우자(牽牛子)

검은 것은 수(水)를 치료하고 흰 것은 기(氣)를 치료하니 두말(頭末)을 취해서 2돈을 고루 내리면 바로 내리게 되고 환을 지어 복용하기도 한다.《本草》

빈랑(檳榔)

장부체기(臟腑滯氣)를 선리(宣利)하니 잘게 갈아서매 2돈을 꿀물에 섞어 복용한다.《本草》

감수(甘遂)

적취(積聚)를 깨뜨리고 수곡(水穀)의 길을 이롭게 한다. 가루로해서 고루 마시고 환을 지어 복용해도 좋다.《本草》

대극(大戟)

징결(癥結)을 깨뜨리고 대·소장(大·少腸)을 이롭게 하니 썰어서 달여 복용하고 환을 지어 복용해도 역시 좋다. 《本草》

원화(芫花)

오장(五臟)과 수도(水道)를 통리(通利)시키며, 달여 복용하거나 가루 또는 환을 지어 복용해도 모두 좋다. 《本草》

욱이인(郁李仁)

오장(五臟)을 통설(通泄)하고 관격(關格)의 통하지 않는 것을 치료한다. 가루로하여 2돈을 복용하고 환을 지어 복용해도 먹는 것도 좋다. 《本草》

망초(芒硝)

적취(積聚)를 깨뜨리고 대소변을 이롭게 하니 따뜻한 탕물로 1~2돈씩 섞어 복용하고 또는 환산(丸散)을 넣기도 한다. 《本草》

파두(巴豆)

위(胃) 속의 한적(寒積)을 없애주고 수곡(水穀)의 길을 이롭게 하니 껍질과 기름을 버리고 가루로하여 환산(丸散) 등에 넣어서 사용한다. 《本草》

상륙(商陸)

대소장(大小腸)을 통리(通利)시키고 10가지의 수종(水腫)을 사(瀉)하니 흰 색인 것을 가지고 가루로 복용하거나 환을 지어 복용한다. 《本草》

5. 풍 (風)

중풍(中風)의 원인(原因)

몸에 어떤 특별한 이상도 없는데 식지(食指)와 차지(次指)가 마목(麻木)이 되고 어질지 못한 것을 깨닫거나 또는 잘 사용하지 못하게 되면 3년안에 반드시 중풍이 일어날 징조가 되니 당연히 먼저 유풍탕(愈風湯)과 천마환(天麻丸) 각 1~2제를 먹고서 미리 예방을 해야한다. 《丹心》

성인(聖人)은 병이 없을 때에 병을 미리 치료하고 미래의 질환을 아니 이것을 보는 것이 밝다고 하는 것이다. 중풍(中風)은 언제나 먼저 징조가 보인다는 것이니 대모지(大拇指)가 마비(麻痺)되서 어질지 못하거나 또는 손과발이 힘이 적거나 또는 기육(肌肉)이 약간(若干) 당기는 증세는 모두 중풍(中風)의 원인이 되며 3년안에 틀림없이 큰 풍이 발작되는 것이니 미리 영(榮)과 위(衛)를 조절해야 하는 것이다.

치료(治療)와 예방(予防)

좌반신(左半身)이 불수(不隨)하고 좌수맥(左手脈)이 부족한 것은 사물탕(四物湯)으로 주로 치료하고 우반신(右半身)이 불수(不隨)하며 우수맥(右手脈)이 부족한 것은 사군자탕(四君子湯)으로 주로 치료하며 담(痰)이 성(盛)하면 이진(二陳)괴 도담탕(導痰湯)으로 같이 치료하고 기혈(氣血)이 양허(兩虛)하고 담(痰)을 낀 것은 팔물탕(八物湯)에 남성(南星)•반하(半夏)•지실(枳實)•죽력(竹瀝) 생강즙 등의 종류를 더해 치료하며 혹시 진원(眞元)이 차차로 회복되고 담음(痰飮)이 약간씩 사라지면서도 혹시 풍사(風邪)가 아직 물러가지 않을 때에는 강활유풍탕(羌活愈風湯)과 방풍통성산(防風通聖散)을 가감하여 조치(調治)하면 평안(平安)해지고 또한 뜸질로 더하는 것은 더욱 좋다. 《正傳》

비인(肥人)의 중풍(中風)이 많을 때

소위 비대한 사람이 중풍(中風)에 걸리는 예가 많다는 사실은 살이 찌면 주리(腠理)가 치밀하고 울체(鬱滯)가 많고 기혈(氣血)이 통리(通利)하기가 어렵기 때문에 졸중풍(卒中風)이 많은 것이다. 《河間》

나이가 50이 넘게되면 기(氣)가 약해지기 시작하고 중풍(中風)이 많은 것이며, 장년(壯年)들은 걸리는 경우가 드문 일이다. 그러나 비만(肥滿)하면 걸리는 경우가 많으니 이것은 역시 형태가 성하고 기(氣)가 약하기 때문이다. 《東垣》

비대한 사람에게 중풍(中風)이 많은 까닭은 기(氣)가 밖에는 성하고 안에는 부족하기 때문이다. 폐(肺)는 기(氣)가 출입하는 길이 되기 때문에 비대한 사람은 기(氣)가 반드시 급하고, 기(氣)가 급하면 폐(肺)의 사(邪)가 성해서 폐(肺)의 금(金)이 목(木)을 이기게 된다. 담(膽)은 간(肝)의 부(府)가 되기 때문에 담연(痰涎)이 옹체(壅滯)되었을 때의 치료 방법은 먼저 기(氣)를 치료하는 것을 우선으로 해야 하는데 곽향정기산(藿香正氣散)에다 남성(南星)과 목향(木香) 및 방풍(防風)과 당귀(當歸)를 더해 쓰게 되니, 중풍(中風)을 치료할 뿐만 아니라 중악(中惡)과 중기(中氣)에 매우 적당한 약이다. 《醫鑑》

중풍(中風)의 대증(大症)

풍(風)이 사람에게 적중되는 것은 졸중(卒中)•폭부(暴仆)•폭음(暴瘖)•몽매(蒙昧)•구안쾌사(口眼喎斜)•수족탄탄(手足癱瘓)•불성인사(不省

人事)・언어건삽(言語蹇澁)・담연옹성(痰涎壅盛) 등의 종류가 있다.《醫監》

졸중풍(卒中風)을 구급(救急)

처음 중풍(中風)이 되어서 바로 깨어나는 것은 치료하기가 쉽고 깨어나지 못하는 것은 인중(人中)을 손톱으로 꼬집어서 깨우고 난 후에 혹시 담연(痰涎)이 막혔으면 토(吐)하고 입이 다물려도 역시 토하고 혹시 입을 열고 손이 늘어지고 소변을 흘리면 양(陽)이 폭절(暴絶)해진 것이니 빨리 대료삼기(大料參芪)로써 보해서 접속(接續)시키고 혹시 눈이 위로 뒤집히면 뜸질해야 된다.《綱目》

기(氣)가 허해서 졸도(卒倒)한 것은 인삼황기탕(人蔘黃芪湯)을 진하게 달여서 죽력(竹瀝)과 생강즙을 함께 복용한다.《丹心》

졸중풍(卒中風)에 혼도(昏倒)해서 인사불성(人事不省)이 되고 이를 악물어 침을 흘리고 입과 눈이 비뚤어지며 정신(精神)이 황홀해서 황급(惶急)할 때에는 손톱으로 인중(人中)을 꼬집어 뜯으면 바로 깨어나니 빨리 다른 사람에게 시켜서 병자의 두 손과 두 발을 위에서 아래로 향해 계속해서 주물러 주면 사지(四肢)의 담기(痰氣)가 바로 흩어지고 풍(風)이 심장(心臟)을 치는 것을 피하게 될 수 있는 것이다. 또한 삼릉침(三稜鍼)으로 10손가락의 손톱에 십정혈(十井穴)을 찔러서 나쁜 피를 빼어 기(氣)에 취하고 기침(氣鍼)으로 합곡이혈(合谷二穴)과 인중일혈(人中一穴)을 찌르는 것이 응급 치료가 되는 것이며 그래도 효과가 없으면 통관산(通關散)을 코에 불어 넣고 두정(頭頂)의 털을 움켜쥐고 당겨 일으켜서 재채기를 시키면 낳을 수가 있다. 또 입을 다물고 열지 않으면 파관산(破關散)으로 입속을 문지르면 열리니 향유(香油)에 사향(麝香) 1~2푼을 또는 생강즙을 넣은 것과 또는 섭생음(攝生飮)의 종류를 사용하고 또 풍담(風痰)이 옹결(壅結)해서 모든 약이 효과가 없으면 탈명산(奪明散)을 1번 복용하면 바로 낫는다.

중풍(中風)의 증세는 대부분 노년(老年)에 분노(忿怒)로 인해서 일어나는 것이다. 대개 성을 내면 화(火)가 위로 오르니 정신(精神)이 혼모(昏冒)하고 전도(顚倒)해서 인사불성(人事不省)이 되고 담연(痰涎)이 옹성(壅盛)하니 치료 방법은 당연히 담(痰)을 소활(疏豁)하게 하고 화(火)를 사(瀉)해야 되는데 소화 시키려면 소풍탕(消風湯)을 사용하고 화(火)를 사(瀉)하려면 방풍통성산(防風通聖散)을 사용한다.《丹心》

졸중풍(卒中風)에 혼도(昏倒)한 것은 바로 개금(開噤)과 분체법(噴嚔法)을 사용하고 이어서 섭생음전탕(攝生飮煎湯)에 소합향원(蘇合香元) 3알을

개어서 씻어 내리는데 담(痰)이 성(盛)하면 전갈(全蝎)을 더해서 치료한다. 《直指》

졸중풍(卒中風)에 인사불성(人事不省) 이외의 것은 지보단(至寶丹)과 우황청심원(牛黃淸心元)·용뇌소합원(龍腦蘇合元)과 우황금호단(牛黃金虎丹)을 죽력(竹瀝)과 강즙(薑汁)·향유(香油)·동변(童便)으로 고루 섞어서 씻어 내린다. 《俗方》

난치증(難治症)

졸중풍(卒中風)으로 입을 벌리고 손이 늘어지며 눈을 감고 소변을 흘리며, 코를 고는 것은 오장(五臟)의 기(氣)가 끊어진 것이기 때문이다. 입을 여는 것은 심(心)이 끊어진 것이기 때문이다. 입을 여는 것은 심(心)이 끊어진 것이고, 손이 늘어진 것은 비(脾)가 끊어진 것이며, 눈을 감는 것은 간(肝)이 끊어진 것이고 오줌을 흘리는 것은 신(腎)이 끊어진 것이며, 콧소리가 드르렁 거리는 것은 폐(肺)가 끊어진 것인데 윗것 가운데서 한 가지 증세만 보이면 오히려 치료할 수 있지마는 혹시 얼굴이 붉었다 검었다 하면 양기(陽氣)가 위로 올라가서 흩어지고 신수(腎水)가 오히려 심화(心火)를 이기고 겸해서 오줌을 흘리며 입을 열고 기(氣)가 천식(喘息)해 지므로 이것은 결코 치료하지 못한다. 《綱目》

오장(五臟)의 기(氣)가 끊어지면 빨리 많은 양의 삼기(蔘芪)를 진하게 달여서 급히 구하고 또 배꼽 밑에 대애주(大艾柱)로써 뜸을 하여주면 기사회생하는 경우도 있다. 《綱目》

살이 빠지고 힘줄이 아리며 머리털이 곧 바로 서고 머리를 흔들면서 위로 쳐다보고 얼굴이 붉고 땀이 구슬처럼 계속 나오면서 침 거품을 토하고 곧 바로 보는 것은 모두 치료가 힘든 증세다. 《丹心》

풍(風)이 장(臟)의 낙(絡)에 적중해서 입과 눈이 모두 닫히는 증세는 치료가 되나 혹시 입을 열고 눈을 감고 손이 늘어지고 오줌을 흘리며 코를 골고 토해서 혈(血)을 사하(瀉下)하거나 토하는 증세는 모두 죽는다. 《入門》

입이 열리는 것은 심기(心氣)가 닫히고 끊어진 증세이고, 오줌을 흘리는 것은 신기(腎氣)가 닫히고 끊어진 증세며, 손이 늘어지는 것은 비기(脾氣)가 닫히고 끊어진 증세이고, 눈을 감는 것은 간기(肝氣)가 닫히고 끊어진 증세이며, 코를 고는 것은 폐기(肺氣)가 닫히고 끊어진 증세이니 모두가 난치(難治)인데 위와 같은 다섯가지 증세에서 한 증세만 나타나면 오히려 치료가 되는 것이다. 대개 초기중풍(初氣中風)으로 눈을 감는 증세가 많고 담(痰)이 오르면 코를 고는 증세가 많은데 오직 오줌을 흘리고 입이 닫히는 증세가 함께 나타나고 악심(惡心)이 되는 것이며, 신(腎)이 오장(五臟)

의 뿌리가 되는 것인데 닫히고 끊어지면 안 되는 것이다. 《得效》

움직일 때나 그칠 때나 힘줄이 아픈 것은 근고증(筋枯症)이라고 하는 것으로써 치료가 어려운데 피가 근(筋)을 자양하지 못하기 때문이다. 역시 간목(肝木)이 비토(脾土)를 이겨서 대변이 동설(洞泄)하는 것도 치료를 하지 못한다. 《丹心》

중풍(中風)의 열증(熱症)

풍(風)이란 것은 백가지 병의 원인이 됨으로 잘 돌아다니고 자주 변해서 움직이기 쉬운 것이다. 열이 이기면 풍(風)이 움직이니 당연히 조용해야 함으로 조(躁)를 이기는 것은 혈(血)을 기르는 것이 된다. 대진교탕(大秦艽湯)과 천마환(天麻丸)을 쓰고 혹시 병 증세가 장부(臟腑)에 겸해서 드러내는 것을 겉과 속을 같이 치려(攻)면 방풍통성산(防風通聖散)을 써야 한다. 《入門》

풍(風)과 열(熱)에는 당연히 소통성산(小通聖散)과 인삼강활산(人蔘羌活散)• 천궁석고산(川芎石膏散)• 청기선풍산(淸氣宣風散)• 투빙단(透氷丹)을 쓴다.

중풍(仲楓)의 허증(虛症)

중풍(中風)은 대개 50살이 넘고 기(氣)가 쇠할 때에 많이 걸리고 장년(壯年)의 비성(肥盛)한 사람이 걸리기는 경우 역시 형태는 성(盛)하나 기(氣)가 쇠(衰)하기 때문에 그렇게 되는 것이니 마땅히 만금탕(萬金湯)이나 팔보회춘탕(八寶回春湯)으로 치료해야 하는 것이다.

풍병(風病)의 치법(治法)

영추(靈樞)에 이르기를 「진기(眞氣)란 것은 하늘에 받아서 곡기(穀氣)와 더불어서 몸에 가득찬 것이고, 사기(邪氣)란 것은 허풍(虛風)의 적(賊)이 사람을 상하게 되는 것이니 허사(虛邪)가 사람에게 적중될 때에 얼굴이 오싹 오싹 춥고, 소름이 끼치며 주리(腠理)를 일으키게 된다.

사(邪)가 사람에게 적중되는 것이 또한 음(陰)에 적중되고 또는 양에 적중되면 좌우와 상하에 상처가 없으니 사람이 바야흐로 허할 때나 또는 모처럼 힘을 쓸 때나 또는 밥을 먹고 땀이 나며 주리(腠理)가 열릴 때에 많이 적중되게 되는데 얼굴에 적중되면 양명(陽明)에 머물고 목에 적중되면 태양(太陽)에 머물고 볼에 적중되면 소양(少陽)에 머물고 가슴이나 등이나 양협(兩脇)에 적중되면 역시 그 경(經)에 머물게된다.」《醫說》

풍(風)이 장(臟)에 적중되고 구분이 있으니 부(腑)에 적중된 것은 땀을 내고 장(臟)에 적중된 것은 내리되 땀을 너무 지나치게 내면 안 되는 것이며 겉과 속이 벌써 온화하면 마땅히 경

(經)을 따라서 치료해야 된다.《易老》
　풍(風)이란 백병(百病)의 시초가 되며 잘 다니게 하고 자주 변해서 움직이는 것이니 치료 방법은 오직 땀과 내리기를 지나치게하지 말며 땀과 내리기를 적당하게 한 다음에 치료를 시작해야 하는 것이다.《易老》

역절풍(曆節風)의 증세일 때

　역절풍(曆節風)의 증상이 단기(短氣)하고 저절로 땀이 나며 머리는 어지럽고 토(吐)하고 싶어지고 손가락이 굽어지며, 몸이 혼창(痯脹)하고 그 종기가 떨어지는 것과 같아서 점점 최락(摧落)이 되며 그 아픔이 견제(牽掣)하는 것과 같아서 굽히고 펴지를 못하니 대부분 술을 마시고 바람에 당하며 땀이 나서 물에 들어가거나 또는 몸이 허하고 피부가 비는데 엄호(掩護)를 삼가하지 않아서 풍(風)·한(寒)·습(濕)의 사(邪)가 관절(關節)에 편력(遍曆)되면 혈기(血氣)와 함께 서로 공전해서 일어나는 것이다. 그 아픔이 견제(牽掣)하는 것과 같은 것은 차가움이 많은 것이고, 그 종기가 떨어지는 것과 같은 것은 습(濕)이 많은 것이며, 지절의 사이에 노란 땀이 나는 것은 풍(風)이 많은 것인데 온몸에 주주(走注)하여 골절(骨節)이 아프게 되서 얼굴에는 조용하고 밤에는 심해서 마치 호랑이에게 물린 것과 같은 것을 백호역절(白虎曆節)이라고 이르는데 오래도록 치료하지 않으면 골절(骨節)이 어긋나게 되는 것이니 마땅히 탕이나 환약을 만들어서 사용할 것이며, 신통치 않은 약은 사용하지 못하는 것이다.《得效》

역절풍(曆節風)의 치법(治法)

　통풍(痛風)이 많이 혈허(血虛)한데 들으니 피가 허한 다음에야 한(寒)과 열(熱)이 침입하니 천궁(川芎)으로 많이 치료하고, 도인(桃仁)·홍화(紅花)·박계(薄桂)·위령선(威靈仙)으로 도와야 하며 또는 진통산(趁痛散)으로 치료하기도 하는 것이다.《東垣》
　단계(丹溪)가 통풍(痛風)을 치료하는 방법이 혈열과 혈허(血虛) 및 혈오(血汚)와 또는 협담(挾痰)한 증세를 주로 치료를 하니 대체로 이 네가지가 몸안에 숨어 다니는 데 지나지 않는 것이다. 황백(黃栢)·우슬(牛膝)·생감초(生甘草)·도인(桃仁)·진피(陳皮)·창출(蒼朮)·강즙(薑汁)등으로 증세에 따라서 더하거나 덜해서 치료하는데 이것은 먼저 사람이 발명(發明)치 못한 것을 발명한 것이다.《綱目》
　통풍(痛風)을 치료하는 큰 방법이 창출(蒼朮)과 남성(南星)·천궁(川芎)·백지(白芷)·당귀(當歸)·주령(酒苓)으로 치료하는데 병이 위(上)에 있으면 강활(羌活)과 위령선(威靈仙)·계지(桂枝)와 길경(桔梗)을 더해 치료하고 아래에 있으면 우슬(牛膝) 과 황백(黃柏) 및 목통(木痛) 과 방기(防己) 를 더해서 치료한다. 《丹心》

박계(薄桂) 가 통풍(痛風) 을 치료하며 맛이 없고 박(薄) 하면 능히 수비령(手臂領) 을 횡행(橫行) 해서 남성(南星) 과 창출(蒼朮) 등을 끌어 아픈 자리에 닿도록 하는 것이다. 《丹心》

풍(風) 과 한(寒) 및 습(濕) 이 경락(經絡) 에 들어가서 기혈(氣血) 이 엉겨 체하고 진액(津液) 이 계유(稽留) 하며 오래된 불울(怫鬱) 하고 견로(堅牢) 하며 조득해서 영위(榮衛) 가 돌아 다니기가 어렵고 정(正) 과 사(邪) 가 서로 대립함으로써 아픔이 생기는 것이니 기미(氣味) 가 신열(辛熱) 하고 폭한(暴悍) 한 약으로서 울(鬱) 을 열고 기(氣) 를 돕게하며 피를 깨뜨리고 담(痰) 을 소활(疎豁) 시키면 불울(怫鬱) 한 것이 열리고 영위(榮衛) 가 돌아 다녀서 병이 낫게 된다. 《方廣》

금기법(禁忌法)

신 맛에 상(傷) 하면 근(筋) 이 늘어지고 짠 맛에 상하면 골위(骨痿) 가 되서 열을 내며 통비(痛痺) 와 마목(麻木) 등의 증세가 되니, 질환을 꺼리는 사람은 도리어 어성(魚腥) 과 면(麵) 과 주(酒)•초(醋)•장(漿)•육(肉) 등 양(陽) 에 드는 것들을 많이 먹지 않는 것이 조화되는 것을 예방하게 되며 통풍(痛風) 과 모든 비(痺) 에도 전부 그처럼 하여야 한다. 《入門》

파상풍(破傷風) 의 원인일 때

파상풍(破傷風) 이란 대개 망혈(亡血) 때문에 근(筋) 이 영위할 수 없어 사(邪) 가 쳐들어 오기 쉬우니 상한(傷寒) 에 땀을 너무 많이 흘리거나 병창인(病瘡人) 과 산후(產後) 에 이 병이 생기는 경우가 많다. 《三因》

파상풍(破傷風) 이란 처음에는 보통 피부를 파상(破傷) 하지만 대수롭게 여기지 않다가 풍사(風邪) 가 허(虛) 를 틈타서 침습(侵襲) 하는데 자신도 모르게 변해서 악후가 되는 병이며, 또는 모든 창(瘡) 이 오랫동안 다물어지지 않으면 풍사(風邪) 가 안으로 쳐들어 오기도 하고 또는 탕물로 씻거나 쑥으로 불뜸 하다가 화독(火毒) 이 속으로 들어가면 역시 파상풍(破傷風) 의 사(邪) 와 다른점이 없다. 그 증세는 한(寒) 과 열(熱) 이 사이에 이루어지고 심하면 입을 다물고 눈이 돌아가며 신체가 뻣뻣하게 굳어서 각궁(角弓) 이 뒤집힌 상태가 되는데 죽는 것이 아침 저녁에 있는 것이다. 《正傳》

치병(痓病) 이란 치료가 어려운 병인데 흔히 혈기(血氣) 가 내허(內虛) 하고 풍질(風疾) 이 성해서 생기는 경우가 많은 것이다. 상한(傷寒) 과 잡병(雜病) 의 땀과 토(吐) 한 다음에 풍사(風邪) 가 들어가면 치병(痓病) 이 되며 병창인(病瘡人) 의 과한(過汗) 과 산후

(産後)에 피를 지나치게 흘리는 것과 엎어져 타상(打傷)한 창구(瘡口)가 아물지 않고 풍(風)이 들어간 것 등이 치(痓)가 되는 것이기 때문에 파상풍(破傷風)이라고 이름 한다. 《回春》

파상풍(破傷風)에는 네 가지 원인이 있다. 첫째는 폭부(暴仆)로 상손(傷損)해서 풍사(風邪)가 허(虛)를 탄 것이고 둘째는 모든 창(瘡)에 탕으로 씻고 쑥뜸을 한 다음에 독기(毒氣)가 망행(妄行)한 것이며, 세번째는 창구가 아물지 않고 고약(膏藥)을 붙여 두었는 데도 풍(風)이 창(瘡)구멍으로 쳐들어 간 것이고, 네번째는 열울 때문에 백가(白痂)가 편신(偏身)하고 창구(瘡口)가 막혀서 기(氣)가 새나가지 못하고 경락(經絡)에 전번(傳播)된 것이다. 《入門》

파상풍(破傷風)의 흉증(凶症)

치병(痓病)에 구창(灸瘡)이 있으면 치료가 어렵게 된다. 《仲景》

치병(痓病)에 눈을 뒤집고 반절(反折)해서 계종(瘈瘲)하고 땀이 구슬과 같이 나고 또한 뒤집혀서 자리를 손바닥 만큼이나 뜨고 어린이는 2손가락쯤 뜨면 모두 죽게 된다. 《入門》

파상풍(破傷風)은 반드시 빨리 치료해야 되는데 혹시 장(藏)에 들어가면 치료가 어렵게 된다. 네 가지의 난치(難治)가 있으니 첫번째는 머리와 얼굴이 청흑색이 되는 것이고, 두번째는 이마 위에 구슬땀이 나서 흐르지 않는 것이며, 세번째는 안(眼)이 작고 목(目)이 마시(麻視)하는 것이고, 네번째는 몸에 땀이 나서 기름과 같은 것이다. 《回春》

태양풍치(太陽風痓*)의 증세가 처음에는 몸에 열이 있고 통(痛)증을 일으키며 천식(喘息)을 하고 침거품을 흘리며 그 다음에는 입을 다물고 머리를 흔들며 열 손가락을 약간(若干) 떨며 점점 목과 등이 뻣뻣해지는 증세를 더해서 전측(轉側)해서 어질지 못하고 심하면 혼곤(昏困)해서 말을 하지 못하며 눈동자를 똑바로 보고 활설을 참지 못하며 몸과 허리가 뒤집히게 되니 이러한 증세는 열에 하나도 구하지를 못한다. 《直指》

치병(痓病)에 눈이 바로 보고 입을 열며 신기(神氣)가 혼모(昏冒)하고 사람을 알아보지 못하는 증세는 죽게 되는 것이 틀림없는 것이다. 《回春》

석회(石灰)

중풍(中風)으로 입과 눈이 비뚤어지는 증세를 치료하는데 석회(石灰) 1홉을 초로 볶아 고루 진흙 같이 해서 오른쪽이 비뚤어지는데 왼쪽에 바르고 왼쪽으로 비뚤어진 데는 오른쪽에 발라서 바로 돌아보며 곧 씻어 내어야 한다. 《本草》

창포(菖蒲)

36가지의 풍(風)을 치료해서 효과가 없는 것이 없다. 뿌리를 썰어서 술에 담가 복용하고 또 술을 만들어 먹어도 좋다. 《本草》

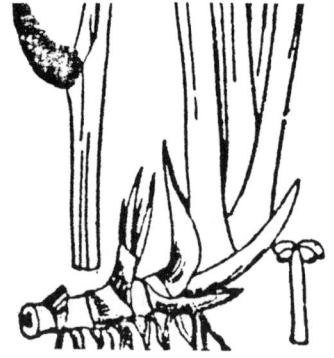

감국(甘菊)

모든 풍(風)과 풍현(風眩)을 치료하며 말려서 끓여먹고 또 술에 담그거나 술을 만들어 복용한다. 술 만드는 방법은 잡방(雜方)에 상세하게 나와 있다. 《本草》

백출(白朮)

일체의 풍(風)과 완비(頑痺)와 또는 중풍(中風)의 구금불성(口噤不省)하는 증세를 치료하는데 백출(白朮) 4냥과 주(酒) 3되를 달여서 1되가 되도록 달여 복용한다. 《本草》

독활(獨活)

하부(下部)의 풍(風)의 증세를 치료한다.

강활(羌活)

상부(上部)의 풍(風)을 치료하고 겸해서 일체의 풍(風)과 백절풍(百節風)에 1냥을 썰어서 술에 달여 복용한다. 중풍(中風)으로 구금불성(口噤不省)에 독활(獨活) 1냥을 썰어서 술 2되에 달여서 1되가 되거든 검은 콩 5홉을 볶아서 술에 타서 뚜껑을 덮었다가 한참 지난 후에 따스할 때에 마신다. 《本草》

방풍(防風)

머리와 몸과 끝을 나눠서 상·중·하 삼부(三部)의 풍사(風邪)를 치료한다.
36가지의 풍(風)을 치료하는데 일단 치풍(治風)의 가장 좋은 약이다. 1냥을 썰어서 술로 달여 복용한다. 《本草》

창이자(蒼耳子)

일체의 풍기(風氣)와 풍습비(風濕痺)의 증세를 치료한다. 비취자(萆取

子) 3냥을 가루로하여 물 1되반으로 달여서 반쯤 줄거든 더울때 복용하고 차로 대신 마셔도 좋다. 《本草》

선령비(仙靈脾)

중풍(中風)으로 반신불수(半身不隨)가 된 증세를 치료한다. 1근을 썰어서 자루에 담아 술 2되에 넣어서 오래된 뒤에 마시는데 언제나 취기(醉氣)가 있도록 하는 것이 좋다. 《本草》

고본(藁本)

160가지 악풍(惡風)을 치료하고 또한 두풍(頭風)의 적당한 약이다. 1냥을 썰어서 물로 달여 복용한다. 《本草》

천마(天麻)

모든 풍비(風痺)와 탄탄불수(癱瘓不隨)일 때 치료한다. 그 싹을 정풍초(定風草)라고 하며 또는 적전(赤箭)이라고도 해서 바람이 불어도 움직이지 아니한다. 썰어서 물로 달여 복용한다. 《本草》

황송절(黃松節)

편풍(偏風)으로 구안괘사(口眼喎斜)와 독풍(毒風)의 근련(筋攣) 및 뼈가 아픈 증세를 치료한다. 술에 담가 먹기 때문에 송절주(松節酒)라고도 한다.

비마자(萆麻子)

중풍(中風)으로 입과 눈이 비뚤어진 증세를 치료한다. 씨를 내서 껍질은 버리고 짓이겨서 오른쪽이 비뚤어진 증세에는 왼쪽에 붙이고 왼쪽이 비뚤어진 증세에는 오른쪽에 붙인다.

또는 씨의 짓찧은 것을 손바닥 가운데 붙이고 그 위에 적절한 그릇을 놓고 뜨거운 물을 부어서 입과 눈이 똑바로 되면 바로 떼어 버리는데 붙이는 좌우 방법은 위와 같다. 《本草》 일명 어풍고(禦風膏)라고 한다.

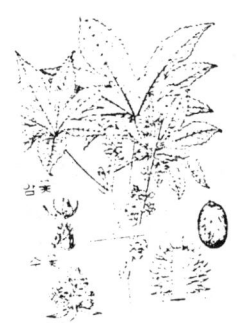

희렴(稀薟)

중풍(中風)이 오래 되어서 백약(白

藥)이 효험이 없을 때 사용한다. 5월 5일에 그 잎과 연한 가지를 채취해서 술과 꿀에 반죽해서 9번 찌고 9번 말린 뒤에 가루로 오동열매 크기로 환을 지어 더운 술 혹은 미음(米飮)으로 50~70알을 삼켜 복용하는데 오래 먹으면 눈이 맑고 붉으며 근골(筋骨)이 강건해지고 흰털이 검어진다. 《本草》

오가피(五加皮)

치풍보허(治風補虛)하고 또한 풍비(風痺)와 통풍(痛風)의 증세를 치료한다. 술을 빚어 마시는 데는 오가피주(五加皮酒)라고 한다. 《本草》

목(目)이 벽(僻)하고 안(眼)이 한(瞳)하며 오화(五花)가 있으되 스스로 바르게 되는 것이 즉 오가피(五加皮)니 거친 가루로 해서 술에 담가 마시면 목한(目瞳)이 자연히 바르게 된다. 《雷公》

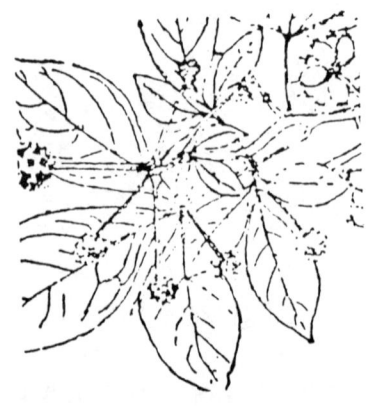

송엽(松葉)

중풍(中風)으로 입이 돌아간 증세를 치료한다. 푸른잎 1근을 찧어 즙을 내서 맑은 술 1병에 하룻밤 재고 불가에 두고 처음에 반되를 먹고 차츰 1되까지 이르면 땀이 나고 바로 바르게 된다. 《本草》

상지다(桑枝茶)

편풍(偏風) 및 일체의 풍(風)의 증세를 치료한다. 연한 가지의 잎사귀가 나지 않는 것을 썰어 볶아서 물로 달여 차 같이 마시는데 오랫동안 먹게 되면 평생토록 편풍(偏風)의 염려는 없고 또한 풍기(風氣)를 예방한다.

상후(霜後) 잎을 탕으로 달여서 손과 발을 씻고 담그면 풍기(風氣)를 쫓아내는 데 가장 효과가 있다. 《本草》

죽력(竹瀝)

졸중풍(卒中風)으로 입이 다물어 말을 못하고 번민(煩悶)하는데 죽력(竹瀝) 1되를 계속 복용하는 것이 좋다.

파상풍(破傷風)으로 죽게 된 데 2~3되를 관입(灌入)하면 바로 깨어난다. 《本草》

풍비(風痺)의 황홀한 증세를 치료

하니 죽력(竹瀝) 2되에 생강즙(生薑汁) 1되, 생강즙 5홉을 타서 먹게 되니 이름을 죽령탕(竹瀝湯) 이라고 한다. 《本草》

조협(皂莢)

졸중풍(卒中風)으로 입이 다물고 인사불성이 된 증세를 치료하니 조협(皂莢) 가루를 코에 불어 넣으면 바로 소생(甦生) 한다.

중풍(中風)으로 입을 다문데 조협(皂莢)을 가루로 해 초에 섞어서 오른쪽이 비뚤어졌으면 왼쪽에 바르고 왼쪽이 비뚤어졌으면 오른쪽에 바르는데 마르면 다시 바꾸어 바른다.

중풍(中風)을 불성(不省) 한데 가루를 내서 백반(白礬) 가루나 또는 반하(半夏) 가루에 섞어서 생강즙에 섞어서 관입(灌入)하여 담(痰)을 토(吐)하면 바로 깨어나게 된다. 《本草》

선어(鱔魚)

중풍(中風)으로 입과 눈이 비뚤어진 증세에는 큰 자라를 잡아 머리위에 침질해서 피를 낸 다음 왼쪽으로 비뚤어졌으면 오른쪽에 바르고 오른쪽으로 비뚤어졌으면 왼쪽에 바르면 즉시 바르게 되니 바로된 다음에 씻어 버리고 자라는 물속에 놓아 준다. 《得効》

오공(蜈蚣)

파상풍(破傷風)으로 입이 닫히고 몸이 차며 뻣뻣한데 지네를 가루로하여 이빨에 바르면 연말(涎沫)을 토하고 다시 살아 나게 된다. 《綱目》

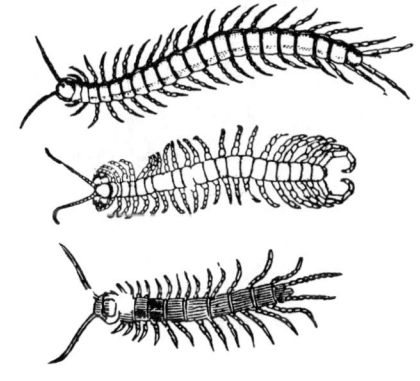

제조(蠐螬)

파상풍(破傷風)에 아주 효력이 좋은 것으로 처음 일어날 때에는 바로 분퇴(糞堆) 속의 구더기 1~2마리를 잡아 손으로 짜면 입으로 물을 토(吐)하는데 그것을 아픈 곳에 바르고 좋은 옷을 입고 누웠으면 창구가 마비되는 증세를 느끼고 두 갈비에서 약간의 땀이 흐르고 바람이 나면서 효과를 보게 된다.

혹시 풍(風)이 긴급(緊急)하면 속히 이 벌레 3~5마리를 잡아서 꼬리를 베어 버리고 뱃속의 노란 물을 창(瘡)에

바르고 그 물을 다시 더운 술에 넣어서 마시면 땀이 나고 효과를 보게 된다. 《丹心》

또 이 벌레를 잡아서 창구(瘡口) 위에 놓고 쑥으로 벌레의 꼬리를 뜨면 바로 낫게 된다. 《類聚》

백화사(白花蛇)

일체의 풍(風)과 괘사(喎斜) 및 탄탄(癱瘓)과 동통에 뱀을 술에 담궈서 마시고 또 살을 가루로하여 술에 타서 복용한다. 오사(烏蛇)가 더욱 좋다. 《本草》

형개(荊芥)

중풍(中風)으로 괘사(喎斜)와 완비(瘓痺) 및 일체의 풍(風)에 달여서 즙(汁)을 복용한다. 《本草》

박하(薄荷)

중풍(中風)으로 실음불어(失音不語)하고 열풍(熱風)으로 번민(煩悶)하는데 생으로 즙을내서 복용하고 또한 즙을 달여 복용하기도 한다. 《本草》

야합분(野鴿糞)

즉 좌반룡(左蟠龍)인데 마른 것을 취해서 술에 담가 마시고, 또는 볶아 가루로하여 2돈을 술에 타 복용하기도 한다. 《本草》

잠사(蠶沙)

풍비(風痺)의 탄탄(癱瘓)에 어질지 못한 증세를 치료하니 모래를 가지고 뜨겁게 볶아서 자루에 넣은 후 다듬질 하듯 문지르고 차갑게 되면 술에 반죽해서 볶는 것이 더욱 신통한 효과를 본다. 《本草》

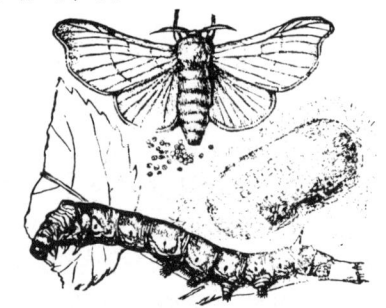

행인(杏仁)

모든 창(瘡)에 풍(風)과 수(水)가 들어가서 붉은 종기가 나고 파상풍(破傷風)이 되려는데 행인니(杏仁泥)에 백면(白麵)을 넣고 물에 섞어서 바르면 바로 사라진다. 《本草》

이(梨)

중풍(中風)으로 실음(失音)해서 말

을 못하고 번열한데 배(梨)즙 1홉을 1일 3번 먹으면 좋고 풍질인(風疾人)이 구운 배를 많으나 적으나 가리지 말고 10일간만 먹으면 상결(爽決)해진다. 《本草》

작(鵲)

중풍(中風)으로 비뚤어진 증세에는 산까치를 배를 갈라서 피와 같이 아픈 곳의 따뜻한 자리에 붙이면 곳바로 잡히게 된다. 《俗方》 오계(烏鷄)도 역시 좋은 것이다.

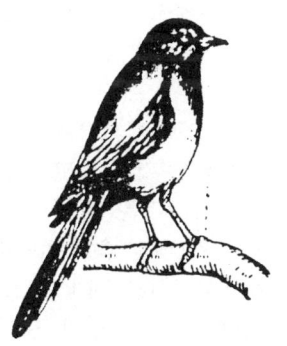

오계(烏鷄)

중풍(中風)으로 어삽(語澁)과 풍(風)·한(寒)·습비(濕痺)에 살을 가지고 국을 끓여서 총(葱)·초(醋)·강(薑)·염(鹽)·유(油)·장(醬)을 넣어 복용한다. 분은 풍질(風疾)에 쓰되 입이 비뚤어지고 몸이 강직한 데는 흰

것을 취해서 검은 콩과 같이 볶아 뜨거울 때 술에 담가 복용한다. 《本草》

흑두(黑豆)

중풍으로 입이 다물어져 말을 못하며 괘사와 탄탄에 검은 콩을 볶아서 뜨겁게 하여 술에 넣어 마시기를 1일 3번 하는데 두림주(豆淋酒)라고 이른다. 《本草》

총백(葱白)

중풍(中風)으로 면목(面目)이 종장(腫腸)한데 달여서 즙(汁)을 복용한다. 《本草》

안방(鴈肪)

모든 풍(風)이 구련(拘攣)하고 편고(偏枯)하며 혈기(血氣)가 통하지 않고 또 마비(麻痺)한데 연방(煉肪 = 굳은 기름)을 내서 매일 1수저 더운 술에 타서 복용한다. 《本草》

오아(烏鴉)

급중풍(急中風)으로 괘사불수(＊斜不隨)인 때는 한마리를 염니(鹽泥)에 싸고 묶어 가지고 불에 태워서 가루로 하여 술에 타서 복용한다. 《本草》

호골(虎骨)

근골(筋骨)의 독풍(毒風)이 연급(攣急)하고 오그리고 펴지를 못하며, 주주동통(走注疼痛)한 증세를 치료한다. 뼈가루를 술에 담가 복용하기 때문에 호골주(虎骨酒)라고도 한다. 《本草》

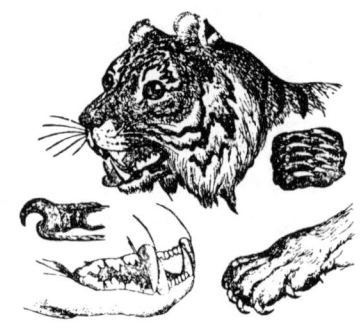

녹생육(鹿生肉)

중풍(中風)으로 괘사(喎斜)에 살을 취해서 생초(生椒)와 함께 찧어서 붙이는데 괘사(喎斜)가 바로 잡히면 바로 떼어버린다.

뼈로 술을 빚어 풍(風)을 치료하고 허(虛)를 보(補)하니 처방은 잡방(雜方)에 나와 있다. 《本草》

웅지(熊脂)

풍(風)과 또 풍비(風痺)의 어질지 못한 증세를 치료하며 술과 함께 달여서 두고 매 1수저를 술에 타서 복용하고 살도 또한 좋다.

침구법(鍼灸法)

중풍(中風)을 치료하는 데는 속명탕(續明湯)의 종류만한 것은 없으나 그래도 그것은 병의 시초를 부지(扶持)해 나갈 뿐이며, 혹시 모든 효과를 거두려면 화애(火艾)가 필요한 것이다. 중풍(中風)이란 모두 맥도가 이롭지 못하고 혈기(血氣)가 막힌 데서 그 이유가 있는 것이니 뜸하면 맥도(脈道)를 환성(喚醒)하고 혈기(血氣)를 통하기 때문에 전체적인 효과를 거두는 것이다. 《附後》

중풍(中風)으로 담(痰)이 성하고 숨소리가 톱질하는 것과 같고 약을 먹어도 내리지 않는 것은 배꼽 밑의 기해(氣海)와 관원(關元)을 200~300장을 뜸하면 기사회생(起死回生)시킬 수 있고 오장(五臟)의 기(氣)가 끊어진 위험한 증세에도 역시 뜸할 수 있는 것이다. 《綱目》

갑자기 족경(足經)의 위와 또한 손의 식지(食指)와 차지(次指) 사이가 급하게 저리고 아프며 마비(麻痺) 됐다가 한참 지난 뒤에 결국 풀리는 증세는 이것이 중풍이 될 우려가 있게 되니 마땅히 삼리(三里)와 절골(絶骨) 각 3장을 급히 뜸하고 봄과 가을로 보구(報灸 = 봄에 뜬대로 가을에도 그렇게

뜨는 것)해서 언제나 두 다리에 구창(灸瘡)이 있도록 하는 것이 신통하다. 《資生》

혹시 이 방법을 안 믿고 뜸뜨기를 싫어하다가 갑자기 죽게 되는데 이것은 풍(風)이 장(臟)에 들어간 것이다. 풍(風)에 병든 사람이 몰라서는 안 되는 것이다. 《綱目》

대부분 손과 발이 마비되고 또는 아프다가 양구(良久=한동안 지난 뒤에)에 겨우 풀리는 것은 앞으로 중풍(中風)이 될 증세이니 백회(百會)·곡빈(曲)·견우(肩髃)·곡지(曲池)·풍시(風市)·삼리(三里)·절골(絶骨)을 뜸해야 한다. 《資生》

또 심중(心中)이 궤란(亂)하고 신사(神思)가 유쾌하지 못하고 또는 손과 발이 마비(麻痺)되면 이것은 풍(風)이 앞으로 장(臟)에 적중될 증세이니 마땅히 백회(百會)·풍지(風池)·대추(大顀)·견정(肩井)·곡지(曲池)·간사(間使)·삼리(三里)를 뜸해야 한다. 《資生》

풍(風)을 치료하는 7혈(七穴)은 백회(百會)·이전발제(耳前髮際)·견정(肩井)·풍시(風市)·삼리(三里)·지(池)·절골(絶骨)인데 어떤 처방에는 풍지(風池)·합곡(合谷)·견우(肩髃)·환도(還跳)를 더한 데도 있으니 모든 중풍(中風)에는 전부 뜸을 한다. 《資生》

졸중풍(卒中風)으로 괘사(斜)하고 침이 막히고 인사불성(人事不省)이 되면 마땅히 청회(聽會)·지창협차(地倉頰車)·백회(百會)·견우(肩髃)·곡지(曲池)·풍시(風市)·삼리(三里)·절골(絶骨)·이전발제(耳前髮際)·대추(大顀)·풍지(風池) 등 12혈(十二穴)을 뜸해야 한다. 《本草》

중풍(中風)으로 눈을 치뜨고 보지 못하는데 제 2추골(第二顀骨)·제 5추골(第五顀骨)의 위를 각각 7장을 뜨는데 일제히 불을 붙이는 것이 신통하고 바로 낫게 된다. 《綱目》

입과 눈이 비뚤어진 데에는 청회(聽會)·협차(頰車)·지창(地倉)을 침을 놓고 또는 괘(喎)가 오른쪽으로 향한 것은 왼쪽 괘(喎)의 함중(陷中)을 침놓고 괘(喎)가 왼쪽으로 향한 것은 오른쪽 괘(喎)의 함중(陷中)을 각각 27장씩 뜸을하면 바로 낫게 된다. 《綱目》

반신불수(半身不隨)에는 백회(百會)·신회(會)·풍지(風池)·견우(肩髃)·곡지(曲池)·합곡(合谷)·환도(還跳)·풍시(風市)·삼리(三里)·절골(絶骨)을 침을 놓는다. 《資生》

입을 다문 데는 인중(人中)·협차(頰車)·백회(百會)·승장(承漿)·합곡(合谷)·예풍(風)을 침놓고 뜸하는 것도 역시 좋다. 《綱目》

실음(失音)해서 말을 하지 못하는데 아문(門)·인중(人中)·천돌(天突)·용천(涌泉)·신문(神門)·지구

(支溝)•풍부(風府)를 침을 놓는다.
《綱目》

반신불수(半身不隨)에는 환도(還跳)가 중요한 혈(穴)이 된다. 《綱目》

중풍(中風)의 편고(偏枯)를 치료하는데 대접경(大接經)에 양(陽)을 쫓아서 음(陰)을 끄니 지음(至陰)과 용천(涌泉)이 되고, 중충(中衝)과 관충(關衝)이며, 규양(竅陽)과 대돈(大敦)이고, 소상(少商)과 상양(商陽)•여태(厲兌)와 은백(陰白)이며, 소충(少衝)과 소택이고, 대접경(大接經)에 음(陰)을 쫓아서 양(陽)을 끄는 것은 소상(少商)과 상양(商陽)이며, 여태(厲兌)와 은백(隱白)이고, 소충(少衝)과 소택(少澤)이며, 지음(至陰)과 용천(涌泉)이고, 중충(中衝)과 관충(關衝)이며, 규음(竅陰)과 대돈(大敦)이니, 12경절혈(十二經井穴)이라는 것이다.

나겸포(羅謙甫)가 조승판(趙僧判)을 치료하는데 중장(中臟)에 12정혈(十二井穴)을 침질해서 나았고, 또 장안무(張安撫)를 치료하는데 중장에 12정혈(十二井穴)을 뜸해서 나았다 한다.
《寶鑑》

골비(骨痺)에는 대계(大谿)•위중(委中)을 택하고 근비(筋痺)에는 대충(大衝)•양릉천(陽陵泉)을 택하고 맥비(脈痺)에는 대릉(大陵)•소해(少海)를 택하며 육비(肉痺)에는 태백(太白)•삼리(三里)를 택하고 피비(皮痺)에는 대연(大淵)•합곡(合谷)을

택한다. 《綱目》

비병(痺病)에는 불침으로 겁자(劫刺)해서 지(知)로써 촉(數)을 하고 아픔으로 유(俞)해서 침(鍼)을 말한 후에 효험이 있는 것을 한도로 하고 아픈 곳을 촉(數)해 유혈(俞穴)을 하는 것이며, 모든 경(經)의 정혈(定穴)을 택하는 것이 아니다. 《靈樞》

역절풍(歷節風)을 치료하는 것도 역시 위의 방법과 같고 다만 아픈 곳에 37장을 뜸하는 것이 좋다. 《千金》

백마디가 산동(痠疼)해서 어디가 아픈지 알 수 없을 때 삼릉침(三陵鍼)으로 절골(絕骨)을 찔러서 피를 내면 바로 낫게 된다. 《東垣》

6. 한 (寒)

겨울에 상한(傷寒)

상강(霜降)이 지난 뒤부터 춘분(春分)이 되기까지 서리와 이슬을 맞아 몸이 한사(寒邪)에 적중해서 병이 되는 증세를 상한(傷寒)이라고 한다.
《活人》

춘기(春氣)는 온화하고 하기(夏氣)에는 서열(暑熱)하며 추기(秋氣)는 청량(淸涼)하고 동기(冬氣)는 냉열(冷冽)한 것이 4계절의 정기(正氣)인데 동기(冬氣)가 엄한(嚴寒)해서 만가지가 깊이 간직되는 것이니 사람이 고밀

(固密)하면 한(寒)에 상(傷)하지 않으나 한(寒)을 촉모(觸冒)하면 상한(傷寒)이 되는 것이다. 4계절의 기(氣)에 상(傷)하면 모두 병이 되나 단지 상한(傷寒)이 제일 독(毒)한 것은 살려(殺厲)의 기(氣)가 있기 때문이다. 거기에 적중해서 바로 병이 되는 것은 상한(傷寒)이 되는 것이며, 바로 병이 되지 않는 한독이 기부(肌膚)의 가운데에 숨어 있다가 봄이 되면서 변하여 온병(溫病)이 되고 여름이 되면서 변하여 서병(暑病)이 되는 것이니 서(暑)라는 것은 열(熱)이 온(溫)에 겹친 것이다. 그러기 때문에 봄과 여름에도 열병이 많은 것이 겨울의 한기(寒氣)를 범촉(犯觸)해서 그렇게 되는 것이고 널리 퍼지는 병이 아니다. 《活人》

상한(傷寒)을 대병(大病)

상한(傷寒)을 큰 병이라고 말한다. 《得効》

상한(傷寒)이란 일반 잡병(雜病)과 달라서 혹시 증세를 모르고 경솔하게 약을 사용하면 사람을 그르치는 경우가 많고 그 잘못이 역시 무거운 것이다. 《局方》

상한(傷寒)의 증세가 경핵(頃効) 사이에 전변(傳變)하니 병을 고치는 것이 승척(繩尺)과 같이 엄숙한 것이며 가볍게 보아서는 아니 된다. 또한 종류가 하나가 아니고 조례(條例)가 호번(浩繁)하니 이것을 분별하기가 어려운 것이다. 음(陰)이 극(極)하면 조(躁)를 일으키고 열이 극(極)하면 궐(厥)을 일으키며 음증(陰症)이 이 양(陽)과 같고 양증(陽症)이 음(陰)과 같으며 각기(脚氣)가 상한(傷寒)과 같고 중서(中暑)가 열병(熱病)과 같으니 대개 이러한 종류는 더욱 심사(審思)하고 명변하여야 할 것이며, 혹시 비슷해서 분별하지 못하고 체인(體認)하기를 밝게 하지 못하며 절대로 경솔하게 병을 판단하는 약을 사용해서는 안 될 것이다. 칼날이 비록 작아도 죽고 삶이 매인 것이니 어찌 조심하지 않을 것인가?《得効》

양감상한(兩感傷寒)이 사증(死症)

한(寒)에 양감(兩感)해서 병든 것은 죽음을 면하지 못한다. 《內經》

한(寒)에 양감(兩感)되면 그 병이 1일에는 거양(巨陽)이 소음(少陰)과 더불어 함께 병이 들게 되니 머리가 아프고 입이 마르며 번만(煩滿)해지며 2일에는 양명(陽明)이 태음(太陰)과 더불어 함께 병이 들게 되니 배가 가득 부풀고 신열(身熱)이 있으며 먹지를 못하고 헛소리를 내며 3일에는 소양(少陽)이 궐음(厥陰)과 더불어 병이 들게 되므로 이롱(耳聾)하고 음낭(陰囊)이 오므라지며, 역궐(逆厥)하여 수장(水漿)이 들어가지 못하고, 인사불성(人事不省)이 되면 6일만에 죽게 된

다. 《內經》

또는 이르기를 겉과 속이 함께 위급한 것은 대강활탕(大羌活湯)으로 치료하고 음양(陰陽)을 분별하지 못하는 경우에는 도씨충화탕(陶氏沖和湯)으로 치료해야 한다는 것이다. 《入門》

양감 상한(兩感 傷寒)이 하루에 2경(二經)씩 전하게 되는 증후이다. 중경(仲景)은 치료 방법이 없었고 단지 동원(東垣)이 치료하는데 대강활탕(大羌活湯)으로 10에 2, 3을 구한다고 하였으나 확실하지는 않다. 《正傳》

소양병(少陽病)이 협통(脇痛)

소양병(少陽病)에 끈끈한 땀이 나게 되고 머리가 아프며 심장밑이 비만(痞滿)하고 딴딴하며 갈비 밑을 견인(牽引)해서 아프고 건구역을 하며 단기(短氣)하고 오한하지 않는 것은 겉은 풀리고 속이 온화하지 않는 증세이니 십조탕(十棗湯)이 적당하고 마땅히 내려야 할 것인데 내리게 되지 않으면 가득차고 온몸이 부종(浮腫) 되는 것이다. 《仲景》

두림(杜任)이 말하기를 「속이 온화하지 못한 증세는 대부분 담(痰)이 조기(燥氣)와 함께 중초(中焦)에 막히기 때문에 머리가 아프고 건구역을 하며 기(氣)가 짧고 땀이 나니 이것은 담격(痰隔)이라는 것이며 십조탕(十棗湯)이 아니면 치료를 하지 못한다.」《綱目》

상한잡증(傷寒雜症)

두통(頭痛)・신통(身痛)・백절통(百節痛)・오한(惡寒)・오열・한열왕래(寒熱往來)・면(面)・목(目)・설색(舌色)을 보는 방법・합병(合病)・병병(併病)・번조(煩燥)・전율(戰慄)・동계(動悸)・동기(動氣)등 증세가 있다.

두통(頭痛)・신통(身痛)・백절통(百節痛)

상한(傷寒)으로 머리가 아프고 몸이 아프며 허리가 아프고 백뼈마디를 당겨서 아픈 증세는 태양상한(太陽傷寒)에 영혈(榮血)이 이롭지 못해서 그러한 것이다. 《仲景》

상한(傷寒)으로 머리가 아프면 사(邪)가 경(經)에 있는 것이고 머리가 아프지 않으면 사(邪)가 경(經)에 있지 않는 것이다. 《海藏》

태양증(太陽症)은 머리가 아프고 몸에 열이 있으며 척추(脊柱)가 뻣뻣한 것이다. 《入門》

삼양(三陽)의 병은 머리가 아프고 삼음(三陰)의 병은 머리가 아프지 않는 것인데 궐음(厥陰)이 독맥(毒脈)과 같이 두전(頭巔)에 모이기 때문에 머리가 아프게 되는 것이다. 《入門》

풍(風)과 한(寒)이 기부(肌膚)에 들어가면 혈맥(血脈)이 엉겨 막히니 몸이 아프게 되는 것인데 태양신통(太陽

身痛)은 구급(拘急)하고, 소양신통(少陽身痛)은 반드시 갈비가 뻣뻣하며 구역(嘔逆)하고 목이 마르며 소음신통(少陰身痛)은 설사하고 번만(煩滿)하며, 음독신통(陰毒身痛)은 나무 막대기로 두들겨 맞은 것 같은 것이다. 《入門》

△ 오한(惡寒)•오열(惡熱)•한열왕래(寒熱往來)

상한(傷寒)으로 병의 사(邪)가 겉에 객(客)하면 한사(寒邪)가 되는 것인데, 양증(陽症)과 같이 서로 싸우면 한(寒)이 되고, 사(邪)가 속에 들어가는 것이 열사(熱邪)가 되니 음(陰)이 서로 다투면 열(熱)이 되는 것이다. 사(邪)가 반은 겉과 반은 속에 있으면 밖으로는 양(陽)과 과 다투어서 한(寒)이 되고 안으로는 음(陰)과 같이 다투어서 열(熱)이 되는데 이것이 한열(寒熱)의 왕래가 되는 증세이다. 소시호탕(小柴胡湯)으로 풀어 준다. 《活人》

열이 나고 몹시 찬 것은 양(陽)에서 일어나는 증세이고 열이 없고 몹시 찬 것은 음(陰)에서 일어나는 증세이니 양(陽)에서 일어나는 증세는 7일만에 낫고 음(陰)에서 일어나는 증세는 6일만에 낫는다는 것은 양칠(陽七), 음육(陰六)의 수(數)로써 미루어 아는 것이다. 《仲景》

땀이 난 뒤에 병이 풀리지 않고 오히려 몹시 찬 것은 허(虛)한 때문이니 작약감초탕(芍藥甘草湯)을 쓴다. 《仲景》

양(陽)은 조금 오한(惡寒)이 되고 음(陰)이 약간의 열이 나니 한(寒)이 많은 것은 낫기가 쉽고 열이 많은 증세는 낫기가 어려운 것이다. 《入門》

오풍(惡風)하는 증세는 바람을 맞으면 싫어하니 반드시 밀실의 휘장속에 있으면 너그럽게 몸이 펴지고 몹시 찬 것은 바람을 맞지 않아도 저절로 추우며 몸이 비록 큰 열이 있어도 옷을 못벗는 것이다. 활인(活人)에 이르기를 몹시 찬 것은 바람을 맞지 않아도 저절로 추운 것이며, 오풍(惡風)하는 것은 바람을 맞아서 저절로 추운 것이라 하였다. 《綱目》

병인의 맥(脈)이 작고 삽(澁)한 것은 망혈(亡血)로 일어난 증세이니 당연히 몹시 찬 뒤에 열이 나서 휴식과 간헐이 없고 여름의 성한 더위에도 겹옷을 입고자 하며 겨울의 성한 추위에도 옷을 벗으려고 하는 것이다. 양(陽)이 작으면 몹시 차고 음(陰)이 약(弱)하면 열이 나는 것이니 이것은 의원이 땀을 지나치게 해서 양기(陽氣)로 하여금 작게 한 것이며, 또 너무 내리게 해서 음기(陰氣)로 하여금 약(弱)하게 한데서 일어나는 증세이다.

여름에는 양기(陽氣)가 겉에 있고 위(胃) 속이 허냉(虛冷)하니 양기(陽氣)가 안에서 미약(微弱)하여 냉기(冷氣)를 못이기기 때문에 겹옷을 입고자 하는 것이고, 겨울에는 양기(陽氣)가 속에 있고 위(胃) 속이 번열(煩熱)하니 음기(陰氣)가 안에서 미약하여 열을 못이기기 때문에 몸을 들어내고자 하는 것이다. 《仲景》

상한(傷寒)에 비록 속증세가 확실해도 약간의 몹시 찬 것이 있으면 표사(表邪)가 모두 다한 것이니 반드시 겉을 먼저 풀고 속을 쳐야 한다. 《入門》

열을 내고 몹시 찬 것이 상한(傷寒)에 비슷한 5가지가 있으니 맥(脈)이 뜨고 급하며 열이 나고 몹시 찬 것은 상한(傷寒)이며, 맥(脈)이 뜨고, 촘촘하며 열이 나고 몹시 차면서 또는 아픈곳이 있는 옹달(癰疸)이 되려고 하는 것이며, 맥(脈)이 뜨고 삽(澁)하며 열이 있고 몹시 차며 또는 가슴이 가득차고 구토하는 것은 음식에 상한 것이며, 맥(脈)이 뜨고 미끄러우며 열이 나고 몹시 차며 또한 머리가 어지럽고 구토하는 것은 풍담(風痰)이고 맥(脈)이 뜨고 현(弦)하며 열이 나고 몹시 차며 혹은 욕사 음식(浴思 飮食)하면 학질(瘧疾)이 되려는 것이다. 《本草》

상한(傷寒)과 발광(發狂)

발광(肪胱)이란 열독(熱毒)이 위(胃)와 심(心)에 들어가서 신(神)으로 하여금 혼미(昏迷)하게 해서 정하지 못하게 하고 말과 행동이 빠르며 망언(妄言)과 망소(妄笑)를 하고 심하게 되면 높은 자리에 올라가서 노래를 부르며 옷을 벗고 도망 다니고 담장을 넘어서 달아나다가 지붕 위에도 오르며 먹지도 않고 누워 있지도 않는 것이니 크게 토하고 내리지 않으면 낫지 않는 것이다. 겉과 속이 같이 더운 것은 삼황석고탕(三黃石膏湯)을 쓰고, 속의 열(熱)이 성한 것은 대승기탕(大承氣湯)에 황련(黃連)을 더해서 쓰며 미친 말과 헛소리를 하는 것은 진사오령산(辰砂五苓散)을 쓰는 것인데 혹시 미친 사람이 잠을 자다거 갑자기 일어나서 달아나려하고 착언(錯言)과 망언(妄言)을 하는 것이 어떻게 발광(發狂)한 것 같은 것은 제거하기가 어려운 증세인 것이다. 《入門》

상한(傷寒)의 제중증(除中症)

궐(厥)하고 설사하면서 오히려 음식을 잘 먹지 못하는 것을 제중(除中)이라 하는데 치료가 어려운데 드는 것이다. 《得效》 궐(厥)하고 설사하면서 오히려 음식을 능히 먹는 증세를 제중(除中)이라고 하니 그것은 죽을 증세이니 기대하기 어렵다. 사(邪)가 겉에 있으면 잘먹고 속에 있으면 먹지를 못하니 상한(傷寒)에 궐(厥)이 깊으면 설사하고 맥(脈)이 더디어서 당연히 못먹는 것이나 오히려 잘 먹는 증세를 제중(除中)이라고 하는 데 속의 위기(胃氣)가 벌써 없어졌으나 어찌 다시 회복할 길이 있겠는가? 궐(厥)하고 설사하면 당연히 못먹어야 할 것인데 오히려 능히 먹으면 제중(除中)이 되는 것을 우려해야 되니 시험삼아서 떡을 먹여 보고 열을 내면 제중(除中)인 것이고 열을 내지 않으면 제중이 아니고 위기(胃氣)가 오히려 남아 있으니 반드시 낫는다. 《仲景》

상한(傷寒)의 혈증(血症)

태양병(太陽病)으로 6~7일동안 겉증세가 그대로 머물러 있어 맥(脈)이 잠고 잠기는데 오히려 결흉(結胸)하지 않고 환자가 미친 사람처럼 되는 증세는 열이 하초(下焦)에 있어 소복(小腹)이 가득차고 소변이 스스로 흐르기 때문인데 하혈(下血)을 해야 낫기 되며 저당탕(抵當湯)이 주로 치료를 한다. 《仲景》 태양증(太陽症)으로 몸이 노랗고 발광(發狂)하며 소복(小腹)이 가득하여 단단하고 스스로 새는 것은 혈증(血症)이니 저당탕(抵當湯)이 적합한 것이다. 《仲景》

상한(傷寒)으로 소복(小腹)이 가득하면 소복(小腹)이 당연히 새지 않는 것인데 오히려 새는 것은 피가 있어서 그러한 것이니 당연히 내려야 하며 저당환(抵當丸)을 쓰는 것이다. 《仲景》

상한(傷寒)으로 소복(小腹)이 가득하면 소복(小腹)이 당연히 새지 않는 것인데 오히려 새는 것은 피가 있어서 그러한 것이니 당연히 내려야 하며 저당환(抵當丸)을 쓰는 것이다. 《仲景》

태양병(太陽病)이 안풀리고 열이 방광(膀胱)에 맺히면 미친 것 같은 증세가 일어나는 것인데 혹시 피가 스스로 내리면 저절로 낫는 증세이고, 다만 소복(小腹)이 급히 맺힌 것은 당연히 쳐야 하니 도인승기탕(桃仁承氣湯)을 쓴다. 《仲景》

상한(傷寒)의 유증(遺症)

황제(黃帝)가 묻기를 「열병(熱病)이 벌써 나았는데 가끔 유(遺)를 하는 것은 무슨 일인가?」 기백(岐伯)이 답하기를 「모든 유(遺)는 열(熱)이 심한데 강식(强食)하기 때문에 유(遺)가 되는 것이다.」 황제(黃帝)가 묻기를 「유(遺)를 치료하는 것은 어떻게 하는가?」 기백(岐伯)이 답하기를 「그의 허(虛)와 실(實)을 살피고 그의 종(從)과 역(逆)을 조정해서 치료할 수 있다.」 황제가 묻기를 「열(熱)을 고치려면 무엇을 금해야 하는가?」 기백(岐伯)이 답하기를 「열병(熱病)이 약간 나은 다음에 고기를 먹으면 복(復)이 되고 음식(飮食)을 많이 먹으면 유(遺)가 되니 이것이 그의 금(禁)이 되기 때문이다.」《內經》

유(遺)라는 것은 유열(遺熱)을 말하는 것이다. 내경주(內經註)에 말하기를 「유(遺)라는 것이 사람에게 있는 것과 같다.」했으니 이른바 유(遺)라는 것은 대·소변을 참지 못하기 때문으로 병이 나은 뒤에도 음식을 잘못고

대·소변을 참지 못하는 것으로 그 증세를 알 수 있다. 《活人》

상한(傷寒)의 흉증(凶症)

상한(傷寒)으로 입술이 푸르고 사지(四肢)에 땀이 많이 나는 것은 간기(肝氣)가 끊어진 것이고, 인훈(*熏)한 것과 머리를 흔들고 곧바로 보는 것은 심기(心氣)가 끊어진 것이며, 입의 둘레에 검은 빛이 생기고 약간의 땀이 나며 노란 증세가 생기는 것은 비기(脾氣)가 끊어진 것이고, 땀이 나서 모발에 윤기가 있으면서 몹시 심한 기침을 하는 것은 폐기(肺氣)가 끊어진 것이며, 헛소리를 말을 하고 뚜러지게 보며 소변을 흘리는 것은 신기(腎氣)가 끊어진 것이고, 땀이 나서 기름과 같고 기침을 쉬지 않고 수장(水漿)이 들어가지 않으며 형체(形體)가 드러나지 않는 것은 명기(命氣)가 끊어진 것이다. 《仲景》

상한(傷寒)의 난치증(難治症)

맥(脈)의 음양(陰陽)이 같이 허하고 열이 그치지 않는 것은 죽게 되고, 맥(脈)의 음양(陰陽)이 같이 성(盛)하고 많은 땀이 나도 풀리지 않으면 죽게 되며, 소음병(少陰病)이 6~7일이 되서 숨결이 높은 것은 죽게 지나서 소음병(少陰病)으로 토하고 설사하며 번(煩)·조(躁)하고 사역(四逆)이 겸한 증세는 죽으며, 땀을 낸 다음 구토하고 수장(水漿)과 약이 입에 들어가지 않는 증세는 역(逆)하고, 설사한 다음에 맥(脈)이 끊어지고 손발이 궐냉(厥冷)하다가 가끔 맥(脈)이 돌아와서 손발이 따뜻하면 살게 되며, 돌아오지 않으면 죽게 되고, 땀을 내고 설사하면서 궐(厥)이 심해서 그치지 않는 것은 죽게 되며 땀을 내고 내린 뒤에 다시 열이 있고 열맥(熱脈)이 번조(煩燥)하며 설사를 그치지 않는 증세는 죽게 되고, 설사하고 궐역(厥逆)하며 맥(脈)이 없는데 뜸을 해도 맥(脈)이 돌아오지 않고 몸이 따뜻하지 않으며 조금이라도 기침을 급하게 하는 증세는 죽고, 곧게 보고 헛소리 하며 또는 천만(喘滿)하고 또는 설사하는 것은 죽으며, 마황탕(麻黃湯) 2~3제를 먹어도 땀이 나지 않는 것은 죽게 되고, 열병(熱病)에 맥(脈)이 조(躁)하고 성하면서 땀이 안나는 증세는 죽으며, 땀을 내도 발에까지 못 이르면 역(逆)하며, 땀이 나서 구슬과 같아도 흐르지 않는 것은 죽게 되고, 갑자기 혼미(昏*)하고 맥(脈)이 없으면서 약을 먹은 뒤에 땀이 나고 풀어지면 살며 땀이 나지 않고 맥(脈)이 이르지 않는 것은 죽으며 7~8일 이상을 열이 많이 나는 증세는 치료가 쉽지 않고 상한(傷寒)에 맥(脈)이 잠깐 잦고 잠깐 성근 증세는 고칠 수 없고 맥(脈)이 대신한 증세도 고칠 수 없으며 입이 마르고 혀가 검은 증세도 고칠 수 없으며 입이 마르고 혀가 검은 증세도 고칠 수 없고 입이 벌어지고 꺼져도 고칠 수 없으며 옷을 찾고 공중(空中)을 어루만지면 역(逆)하고, 궐음증(厥陰症)으로 입술이 푸르고 혀가 말리며 귀가 먹고 음낭(陰囊)이 오므라지는 것도 고칠 수 없고 음양역(陰陽易)이 6~7일을 지나고도 고칠 수 없으며, 습기(濕氣)가 있으면서 많은 땀을 내면 성치(成*)가 되는데 열이 있으면 치료가 어렵고 풍습(風濕)과 중습(中濕)에 땀을 내면 모두 역(逆)하고, 풍온(風溫)에 땀을 내면 반드시 헛소리를 하니 치료를 하지 못한다. 《仲景》

상한(傷寒)의 십권(十勸)

이자건(李子建)이 선술(撰述)한 것이니 반드시 알아두어야 할 것이다.

상한(傷寒)에 머리가 아프고 몸에 열이 있으면 양증(陽症)이니 열약(熱藥)을 복용해서는 안 된다.

상한(傷寒)에 육경(六經)내의 태음병(太陰病)은 머리가 아프지 않고 몸도 열이 없으며, 소음병(少陰病)은 도리어 열이 나면서 머리가 아프지 않고 궐음병(厥陰病)은 머리가 아프면서 열이 나지 않을 때 이것은 양증(陽症)이니 열약(熱藥)으로 치료해서는 안 되는 것이다. 《局方》

상한(傷寒)은 서슴없이 독기(毒氣)를 치는 법이니 보익해서는 안 된다.

사기(邪氣)가 경락(經絡) 속에 있으면 마땅히 증세에 따라서 쳐(攻)야 하는 것인데 의원들이 보익(補益)하는 방법으로 치료하면, 독기(毒氣)로 하여금 장(臟)에 흘러 들어서 사람을 죽게 한다. 《局方》

상한(傷寒)에 배가 아프게 되면 역시 열증(熱症)이 있는 법이니 경솔하게 따뜻한 약으로 치료하지 못한다.

상한(傷寒)에 배가 아픈 것은 열독(熱毒)이 많기 때문인 것이니 중경(仲景)의 방법에 아픔이 심하면 대황(大黃)을 더한다는 처방의 뜻이 있는 일이다. 오직 몸이 냉(冷)하고 궐역(厥逆)하며 배가 아프면 이것은 음증(陰症)이 되는 것이니 당분간은 두고 살펴야 하는 증세이다. 《局方》

상한에 자리하면 마땅히 음양증(陰陽症)을 구분해야 하고 따뜻한 약제와 설사를 멎게 하는 약을 복용해서는 안 된다.

자리(自利)하면서 몸은 열이 없고 손과 발이 따스한 것은 태음(太陰)에 들고, 몸이 냉(冷)하고 사역(四逆)이 있으면 소음(少陰)과 궐음(厥陰)에 드는 것이며 그 밖의 몸에 열이 있고 설사하는 증세는 모두 양증에 드는 것이니 열약(熱藥)으로 치료하지 못한다. 《局方》

상한(傷寒)으로 가슴과 갈비 및 배가 아프면 쑥뜸을 하지 못한다.

상한(傷寒)으로 가슴과 갈비가 아픈 것은 소양에 들고, 배가 가득하고 아픈 것은 태음(太陰)에 들으니 쑥뜸은 하지 않는 것이다. 《局方》

상한(傷寒)에 손과 발이 궐냉(厥冷)하면 음양(陰陽)을 잘 구분할 것이며, 음증(陰症)으로만 판단해서는 안 된다.

상한(傷寒)에 음궐(陰厥)과 양궐(陽厥)이 있으나 마땅히 자세히 구별할 것이고, 보기의 열약(熱藥)을 당돌하게 치료해서는 안 되는 것이다. 《局方》

상한(傷寒)에 음식(飮食)을 생각하지 않는다고 해서 비위(脾胃)를 따뜻이 하는 약으로 치료해서는 안 된다.

상한(傷寒)에 음식을 생각지 않는 일은 보통으로 볼 것이며, 그것 때문에 굶어 죽지 않는 일이니 이중원(理中元)의 종류를 당돌하게 치료하면 열

기(熱氣)가 더해서 구하지 못하게 되는 경우가 많다. 《局方》

상한(傷寒)에 병(病)이 벌써 속에 들어갔으면 절대(絶對)로 땀을 내는 약으로 치료해서는 안 된다.

상한(傷寒)에 겉과 속을 잘 분별해야 하니 만일 일률적으로 땀을 내면 사기(邪氣)가 없어지지 않고 간기(肝氣)가 없어지지 않고 진기(眞氣)가 먼저 고갈(＊渴)해서 죽는 사람이 많다. 《局方》

상한(傷寒)에 물을 마시는 것은 나을 징조이나 환자로 하여금 지나치게 많이 마시지 못하도록 해야 한다.

병인이 목이 마르면 마땅히 물을 주어서 열기(熱氣)를 덜어 주어야 하는 것이나 지나치게 많이는 주지 말고 항상 부족한 듯 하게 주는 것이 좋다. 《局方》

상한병(傷寒病)이 처음 나은 다음 지나치게 먹지 말고 술과 양고기와 행방(行房)을 절대로 삼가해야 한다.

병이 점점 나으려 할 무렵 음식을 지나치게 먹으면 다시 재발하게 되는 증상을 식복(食復)이라 하고, 너무 일찍 노동(勞動)을 해서 재발되는 것을

노복(勞復)이라 하는데 방사(房事)를 하게 되면 반드시 죽게 된다. 《局方》

상한(傷寒)의 기(忌)하는 일 때

상한병(傷寒病)이 새로 나은 다음에 주로 죽등을 약간씩 먹되 항상 먹는 양이 부족한 듯 하게 해서 많이 먹는 것을 피해야 하니 이것을 거역하면 반드시 복(復)한다.

빨리 일어나는 일과 머리빗고 세면(洗面)하는 일과 말을 많이 하는 것 등 노심(勞心)하는 일에 힘을 허비하는 일 등의 행사(行事)를 피해야 하니 이것을 어기면 복(復)한다.

나은 뒤에도 백일안에 체력(體力)이 회복도 되기 전에 방실(房室)을 행하면 죽게 된다.

양(羊)・계(鷄)・구육(拘肉)・비어(肥魚)・유물(油物)・함장자포(鹹藏鮓脯)・유병(油餅)・면(麵) 등을 피하지 않고 먹으면 병이 즉시 재발하게 된다. 《局方》

석고(石膏)

상한(傷寒) 열병(熱病)에 땀을 내고 난 후 맥(脈)이 넓고 큰 증세와 머리가 아프고 입이 마르고 목이 크게 마른데 석고(石膏) 1냥을 부셔서 물로 달여 복용한다. 《本草》

석류황(石硫黃)

상한(傷寒)의 음증(陰症)에 몸이 차고 맥(脈)이 가늘며 손발이 궐(厥)하고 조(躁)한데 유황(硫黃) 5돈을 가루로하여 쑥탕에 고루 복용하면 바로 편하게 자고 땀이 나면서 낫게 된다. 《入門》

시호(柴胡)

상한(傷寒)의 해기(解肌)에 제일 좋고 또한 번열(煩熱)을 없애준다. 시호(柴胡) 1냥을 썰어서 물로 달여서 복용한다. 《本草》

갈근(葛根)

상한(傷寒)의 초기에 머리가 아프고 몸에 열이 있는 증세를 치료하니 칡뿌리 1냥을 썰어서 물에 달여 복용하고 생 칡뿌리를 즙을 내서 1되쯤 마시면 역시 효력이 있다. 《本草》

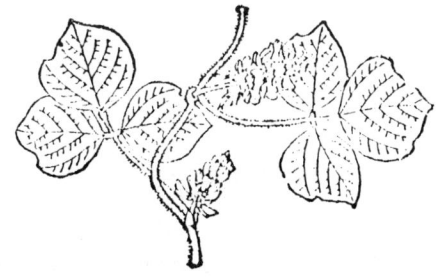

마황(麻黃)

상한(傷寒)의 해기(解肌)와 땀이 나는 증세에 제일 좋다. 마디를 버리고 오전(五錢)을 물로 달여서 복용한다. 《本草》

백합(百合)

상한(傷寒)의 음독(陰毒)에 백합(百合) 진한 즙을 달여서 1되를 마시면 복용하고 좋다. 《本草》

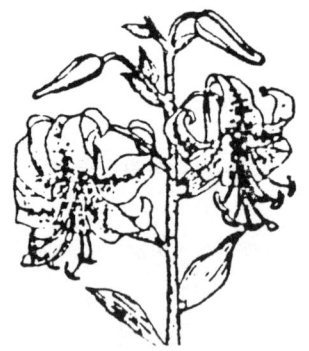

죽력(竹瀝)

상한(傷寒)의 노복증(勞復症)에 죽력(竹瀝)을 물로 달여서 자주 더웁게 먹고 땀을 낸다. 《本草》

치자(梔子)

상한(傷寒)의 열병(熱病)과 노복(勞復)을 치료하니 치자(梔子) 10개를 부셔서 물로 달여 복용하고 약간의 땀을 낸다. 《本草》

조협(皂莢)

상한(傷寒)에 혼미(昏迷)하고 인사불성(人事不省)일 때 조협(皂莢) 가루를 종이로 태워 연기가 코에 들어간 뒤에 재채기가 나면 치료가 되고 나지 않으면 치료가 어려우니 폐기(肺氣)가 위로 끊어진 증세이다. 재채기를 하는 증세는 조협(皂莢)과 반하(半夏) 및 생백반(生白礬) 각 1돈반을 가루로해서 생강즙에 복용하고 담(痰)을 토해내 버리면 바로 소생(甦生)할 수 있다.

총백(葱白)

상한(傷寒)의 시초에 머리가 아프고 몸에 열을 느끼면 바로 총시탕(葱豉湯)으로 치료하는 것인데 파 한줌 콩자반 1홉 생강 5쪽을 물로 달여 따뜻하게 복용하고 먹고 땀을 내며 시역(時疫)에도 치료하는 것이다. 《本草》

모서분(牡鼠糞)

노복(勞復)을 주로 치료하는데 파와 콩자반을 넣어서 물로 달여 복용한다. 《本草》

침구법(鍼灸法)

 상한(傷寒)을 처음 얻은 지 1~2일에 머리가 아프고 상한(傷寒)한 증세에 거궐(巨闕)과 상완(上脘) 및 중완(中脘)혈을 각각 50장씩 뜸을 한다. 《得效》
 상한(傷寒)에 큰 열이 그치지 않는데 곡지(曲池)혈을 택해서 보하고 절골(絶骨)을 사(瀉)하며 함곡(陷谷)을 피를 내고 팔관(八關)혈을 크게 찌른다. 《十指間出血》
 상한(傷寒)으로 머리가 아픈 데 합곡(合谷)과 찬죽(攢竹)혈을 찌른다. 《綱目》
 상한(傷寒)에 땀이 나지 않는데 합곡(合谷)과 오푼(五分)이 못되서 전신에 땀이 나면 곧 침(鍼)을 빼는 것이니 이 혈(穴)이 땀을 내는데 제일 신통한 곳이다. 복류(復溜)혈을 택하고 상구(商丘)•완골(腕骨)•양곡(陽谷)•협계(俠谿)•여태(厲兌)•노궁(勞宮)•풍지(風池)•어제(魚際)•경거(經渠)•내정(內庭)과 또 12경(十二經)의 영혈(榮穴)을 모두 찌른다. 《綱目》
 상한(傷寒)의 두통 태양증(頭痛太陽症)에 완골(完骨)•경골(京骨)을 찌르고, 양명증(陽明症)에 합곡(合谷)과 충양(衝陽)을 찌르며, 소양증(少陽症)에 양지(陽地)와 구허(丘墟) 및 풍지(風池)혈을 찌른다. 《雲岐》
 상한(傷寒)의 결흉(結胸)에 먼저 사람으로 하여금 심폐골(心蔽骨) 밑의 바로 아픈 곳의 좌반(左畔)의 지구혈(支溝穴)을 찌르며, 다음 좌간사혈(左間使穴)을 찌르니 이것을 쌍관자(雙關刺)라고 말은 한다. 또한 다음 좌행간혈(左行間穴)의 좌변(左邊)을 찌르면 결흉(結胸)이 바로 낫게 되는 것인데 우변(右邊)의 증세도 역시 위의 방법과 같이 찌르고 서서히 숨을 쉬면서 침(鍼)을 멈추면 바로 낫게 된다. 《綱目》
 상한(傷寒)으로 가슴이 아픈 데 기문(期門)과 태릉(太陵)혈을 택하고, 상한(傷寒)으로 갈비가 아픈 데는 지구(支溝)와 양능천혈(陽陵泉穴)을 택한다. 《綱目》
 상한(傷寒)의 음증(陰症)으로 배가 아픈 데 작은 발가락의 바깥쪽 위의 문첨(紋尖)을 각 3장씩 (男左•女右)로 뜸을 한다. 《回春》
 상한(傷寒)으로 음독(陰毒)이 위극(危極)해서 모든 약이 효과가 없을 때 급히 배꼽 속에 300장을 뜸을 하고, 또한 기해(氣海)와 관원(關元)혈을 각각 300장씩 뜸을 하며, 손과 발의 따뜻한 것으로 효과를 얻는다. 《本事》
 또는 음증(陰症)이 극(極)해서 옥경(玉莖)이 오므라져 들어간데 사람으로 하여금 환자를 선정하여 눕히고 쑥으로 녹두 크기로 환을 지어 음경구(陰

莖口)의 위에 놓고 3장을 뜸하면 경(莖)이 바로 나온다. 《回春》

상한(傷寒)의 수족궐냉(手足厥冷)에 대도(大都)혈을 택한다. 《鍼一分》

상한(傷寒)으로 6맥(六脈)이 모두 없을 때 복류(復溜)혈을 택해서 보하고, (六脈을 大回시킨다) 합곡(合谷)과 중극(中極) 및 지구(支溝)혈을 택하고, (一寸半을 택하는데 이 脈이 끊어진 것을 온화하게 하는 穴이다) 거궐(巨闕)혈을 택하고 (三寸三分) 기충(氣衝)혈을 7장 뜸한다. 《綱目》

상한(傷寒)의 열이 물러갔다가 다시 열이 난데 풍문(風門)·합곡(合谷)·행간(行間)·절골(絶骨)혈을 택한다. 《雲岐》

상한(傷寒)의 열병(熱病) 뒤에 59자법(五十九刺法)은 머리위의 다섯 줄에 다섯 穴씩 행하는 것으로 모든 양(陽)의 열역(熱逆)하는 것을 넘어가는 것이니 말하자면 머리의 한 중앙에 상성(上星)·신회(顖會)·전정(前頂)·후정(後頂)의 5혈(五穴)을 행하고, 양변(兩邊)의 승광(承光)·통천(通天)·낙각(絡却)·옥침(玉枕)·천주(天柱) 10혈과 또 다음 양변(陽邊)의 임읍(臨泣)·목창(目窓)·정영(正營)·승령(承靈)·뇌공(腦空)의 10혈을 행하는 것이며, 대저(大杼)·응유(膺兪)·결분(缺盆)·배유(背兪)의 양행 8혈(兩行 八穴)은 가슴속의 열을 사(瀉)하고, 기충(氣衝)·삼리(三里)·거허(巨虛)·상하렴(上下廉)같이 양행 8혈(兩行 八穴)은 위소의 열을 사(瀉)하며 운문(雲門)·우골(髃骨)·위중(委中)·수공(髓空)의 양행 8혈(兩行 八穴)은 사지(四肢)의 열을 사(瀉)하고, 오장유 양방(五臟兪兩傍) 각 5穴로 바로 이 10혈은 오장(五臟)의 열을 사(瀉)하는 것이다. (膺兪는 바로 中府穴이고, 背兪는 바로 風府穴이며, 髃骨은 肩髃穴이고, 髓空은 바로 腰兪穴이다) 《內經》

열병(熱病)에 찔러서 안 되는 아홉 가지가 있으니 첫째는 땀이 안 나면서 대관(大顴)이 붉고 재채기를 하면 죽고, 둘째는 설사(泄瀉)하면서 배가 가득차는 증세가 심하면 죽게 되며, 셋째는 눈이 밝지 못하고 열이 계속되면 죽고, 넷째는 노인과 영아(嬰兒)가 열이 있고, 배가 가득차면 죽으며, 다섯째는 땀이 나지 않고 구역을 하며 피를 내리면 죽고, 여섯째는 혀 뿌리가 문드러지고 열이 계속되면 죽으며, 일곱째는 기침을 하고, 코피가 흐르면서 땀이 나도 발에까지 미치지 못하면 죽고, 여덟째 혈(穴)은 수(髓)가 열이나면 죽으며, 아홉째 열이 나면서 경련하면 죽으니 경(痙)이란 허리가 굽어지고 계종(瘈瘲)하면서 이를 악물게 되는 것이다. 《靈樞》

7. 서 (暑)

서(暑)가 상화(相火)의 영(令)을 받을 때

하지(夏至)날이 지난 다음 열때문에 병든 것이 더위로 되는 것이니 더위는 상화(相火)가 영(令)을 행해서 일어나는 것이다. 여름에 사람이 감중(感中)될 경우에 입과 이로부터 들어가서 심포락(心包絡)의 경(經)을 상(傷)할 때 그 증세가 번(煩)히면 목이 마르고 조용하면 말이 많고, 몸에 열이 있으면, 심(心)이 번(煩)하고 목이 크게 말라서 물을 계속 마시며 머리가 아프고 저절로 땀이 나며 권태하고 소기(少氣)하며 또는 피를 내리고 노란색이 일어나면 반점이 나고 심하면 화열이 폐금(肺金)을 이겨서 간목(肝木)이 평탄하지 못하고 축약하여 인사불성(人事不省)이 된다. 《節齊》

상한(傷寒)이 전변(傳變)해서 온(溫)과 서(暑)가 될 때

상한(傷寒)으로써 따뜻이 되는 경우는 하지(夏至)날 앞에 얻은 것이고, 하지(夏至)날 뒤에 얻은 것은 서병(暑病)이니 마땅이 땀을 내서 그치지 않게 해야 한다. 《內經》

서병형증(暑病形症)

서병(暑病)은 몸에 열이나고, 저절로 땀이나며, 입이 마르고 얼굴에 때가 끼는 것이 특이하다. 《入門》

상서(傷暑)증세는 얼굴에 때가 끼고 저절로 땀이 나며 몸에 열이 있고 등이 차며 번민(煩悶)과 목이 마르고 권태하며, 소기(少氣)하고 모용(毛聳)하며 매우 차갑고 또는 머리가 아프며 또는 곽란(霍亂)하고, 또는 사지(四肢)가 궐냉(厥冷)하면서 단지 온몸에 아픔이 없는 것이다. 《直指》

중서(中暑)의 증세는 6맥(六脈)이 잠겨 숨고 식은 땀이 저절로 흐르며 민절(悶絶)하고 혼모(昏冒)해서 사람을 알아보지 못한다. 《直指》

태양(太陽)이 속이 마르면 서병(暑病)인 것이니 열이나고 매우 차갑고 몸이 무겁도 머리가 아프며 그 맥이 세(細) · 규(芤) · 지(遲)하고 소변 누고 나면 산뜻해서 털이 일어나고 손발이 역냉(逆冷)하며 약간 노력하면 열이 나서 입의 전판(前板)을 열고 이가 마르며 만약 땀이 나면 심하고 온제(溫劑)와 침(鍼)을 더하면 열나는 것이 심하고 내리면 임(淋)이 심하다. 《仲景》

「어째서 산뜻하고 털이 얼마나 일어나는 것인가?」「대부분 열이 있으면 모든 털구멍이 열리는 이유로 산뜻하고 입이 전판(前板)이 열리고 치(齒)

가 마르는 증세는 이는 바로 뼈의 정(精)인데 이제 마른 것은 뼈가 열이 있는 증세이니 침약(鍼藥)이 능히 치료하지 못하니 마땅히 대추혈(大顀穴)을 뜸을 해야 한다.」《雲岐》

중서(中暑) 의 구급(救急)

여름달이 길어서 속에 열이 있어 죽은 사람은 빨리 서늘하고 그늘진 곳으로 운반해서 안정시키고 길바닥의 뜨거운 흙먼지로 죽은 사람의 심장(心臟) 위에 쌓아 놓고 다시 배꼽 위에다 와(窩=옴팍이)를 만든 다음에 그곳에다 오줌을 흠뻑 누면 바로 살아난다. 《三因》

중서(中暑)에다 민절(悶絶)된 데 빨리 서늘하고 그늘진 곳에 옮겨다 눕히고 찬 물은 절대로 먹이지 말며 수건을 열탕(熱湯)에 담가서 배꼽 위와 기해(氣海) 찜질하고 약간 식게 되면 다시 열탕(熱湯)으로 수건 위를 추겨서 난기(暖氣)가 제복(臍腹) 속에 통하도록 하면 즉시 소생하는 것인데 만약 창졸간(倉卒間)에 열탕이 없으면 바로 길바닥의 더운 흙을 움켜다가 배꼽 위에 쌓아서 덮고 식어지면 다시 바꾸어 주면 된다. 《三因》

모든 중서(中暑)에 급히 생강(生薑) 1덩이를 씹어서 찬 물로 내려 보내고 혹시 이미 혼미(昏迷) 했으면 큰 마늘 한 뿌리를 갈아서 냉수로써 넣어 주거나 또는 오줌 반그릇이나 차바퀴 흙 5돈을 냉수에 타서 맑게 하여서 복용한다. 《丹心》

복서증(伏暑症)

복더위 증세란 등이 차갑고 얼굴에 때가 끼며 약간의 노력을 하면 즉시 열이나고 입의 전판(前板)이 열리며 이가 마르고 소변을 누고 나면 오싹하고 몸의 털이 일어나는 증세이다. 《仲景》

복더위란 더위에 감모되어 오래 되면 삼초(三焦)와 장위(腸胃)의 사이에 장(臟)이 숨어 있다가 변하면 한열왕래(寒熱往來)와 토사(吐瀉)·학리(瘧痢)·번갈(煩渴) 또는 배가 아프고 피를 내리는 증 증세를 일어나게 하는 것이다.

주하병(注夏病)

흔히 늦은 봄과 초여름에 머리가 아프고 다리에 힘이 없으며 밥맛이 없고 몸에 열이 있는 증세를 속(俗)에서 주하병(注夏病)이라고 하는데 음(陰)이 허(虛)하고 원기(元氣)가 부족한데 드는 증세이니 보중익기탕(補中益氣湯)에서 승(升)·시(柴)를 빼고 황백과 백작약(白芍藥) 및 맥문동(麥門冬)과 오미자(五味子)를 더해서 치료하고 담(痰)이 있으면 천남성(天南星)과 반하(半夏)를 더해서 치료한다. 《丹心》

서열(暑熱) 의 통치약(通治藥)

더위를 치료하는 방법이 심(心)을 맑게 하고 소변을 이롭게 하는 것이 가장 좋으니 더위가 기(氣)를 상하면 진기(眞氣)를 보(補)하는 것이 가장 중요한 것이다.《丹心》

여름 달에 차가운 것을 많이 먹거나 차가운 물이나 빙장(氷漿)을 너무 많이 마셔서 비위(脾胃)를 상(傷)하고 토사(吐瀉)와 곽란(藿亂)등 증세가 되기 때문에 더위를 고치는 약이 대체로 비(脾)를 따뜻하게 해주며 음식을 소화시키고 습(濕)을 치료하며 소변을 이롭게 하는 약으로 많이 치료하는 뜻을 알아야 한다.《入門》

석고(石膏)

천기(天氣)가 서열(暑熱)할 때에 병을 얻으면 석고(石膏)로 주로 치료를 하는 것인데 1냥을 부셔서 달인 즙을 복용하면 바로 차도가 있다.《仲景》

향유(香薷)

일체의 서병(暑病)과 곽란(藿亂) 및 토사(吐瀉)에 달여서 복용하고 그 즙을 생으로 복용하는 것도 좋다.《本草》

대료(大蓼)

즉 홍초(草)인데 열갈(熱渴)과 심민(心悶)한데 달여서 복용하고 진한 즙도 마시며 여름 달의 목말라 죽는데도 역시 넣어 치료한다.《本草》

첨과(甜瓜)

더운 달에 먹으면 더위를 먹지 않으니 약간씩 복용하는 것이 좋다.《本草》

마통(馬通)

섣달의 말똥 마른 것을 끓여서 즙을 마시면 일체의 서병(暑病)을 치료한다.《俗方》

8. 습 (濕)

습(濕)이 수기(水氣)

습(濕)이란 바로 수기(水氣)의 작용이다. 동남 지방은 웅덩이에 내렸으므로 풍우(風雨)가 허(虛)를 엄습(掩襲)하고 산과 연못이 기(氣)를 훈증해서 사람이 중습(中濕)하기가 어렵지 않으니 습(濕)이 경(經)에 있으면 일포시(日哺時)에 열이나고 코가 막히며, 관절(關節)에 있으면 온몸이 아프고 장부(臟腑)에 있으면 청락(淸濁)이 섞여서 대변이 유설(濡泄)되고, 소변이 오히려 삽(澁)하고 배가 가득차며 습

(濕)과 열(熱)이 서로 치고 싸우면 온 몸이 지진 것처럼 노랗게 된다. 《入門》

수기(水氣)에 독(毒)이 있어 풍습(風濕)의 동비(疼痺)와 수종(水腫)이 되어서 면황복대(面黃腹大)하며 처음에는 피부와 팔다리부터 들어가서 점점 육부(六腑)에 닿으면 대·소변이 삽(澁)하고 오장(五臟)에 닿으면 증세가 차차 무거워져서 심(心)을 치면 죽게 되는 것이다. 《本草》

강과 호수 사이에 노기(露氣)가 장(瘴)이 되고 양쪽 산이 서로 물을 껴서 학기(瘧氣)에 중독되며 하나는 차갑고 하나는 더운 것이 서로 충격(衝擊)해서 질병이 되는 것이 모두가 습(濕)의 작용이니 사람으로 하여금 한(寒)·열(熱)을 짓고 골육(骨肉)을 소삭(消爍)하게 하는 것이니 이러한 증세는 남쪽이 더욱 심하게 대부분 장기(瘴氣)의 종류인 것이다. 《本草》

습(濕)에 신통(身痛)이 많고 서(暑)는 신통(身痛)이 없을 때

더위 병에 몸이 아프지 않는 것은 대부분 기(氣)를 상(傷)하고 형(形)을 상(傷)하지 않았기 때문이다. 《入門》

습병(濕病)에 몸이 많이 아프고 중습(中濕)에 몸이 아파서 전측(轉側)하기가 어려우니 풍습(風濕)의 아픔이란 증세는 한 몸이 모두 아픈 것이다. 《入門》

땅의 습기(濕氣)가 감염되면 사람의 피(皮)·육(肉)·근(筋)·맥(脈)을 해하는데 대개 습(濕)이 형(形)을 상하고, 형이 상(傷)하면 아프게 된다. 《內經》

습(濕)이 관절(關節)에 흐르면 한 몸이 모두 아픈 것이다. 《仲景》

풍습(風濕)이 서로 치며 뼈마디가 번동(煩疼)하는데 습(濕)은 관절(關節)이 이롭지 못한 때문에 아프게 되는 것이며 그것이 당겨서 굽히지도 펴지도 못하는 것은 풍(風)이다. 《活人》

습(濕)이 내외(內外)가 다를때

습(濕)이 밖에서부터 들어가는 것이 있고 안에서부터 나가는 것이 있으니 동남지방은 땅이 낮아서 음우(陰雨)와 무로(霧露)가 많으니 습(濕)이 밖에서부터 들어가니 아래로부터 일어나서 중퇴(重腿)와 각기(脚氣)의 질환이 되는 것인데 치료 방법은 마땅히 땀으로 흩어야 하는데 오랫동안 치료하면 차차 소통(疎通)을 하고 스며서 새는 것이고, 서북쪽은 땅이 높으니 생냉습면(生冷濕麵)과 음주(陰酒)를 많이 하기 때문에 습기(濕氣)가 안에서 울(鬱)해서 파창(*脹)과 부종(浮腫)의 종류가 되니 치료 방법은 2변(二便)을 통리시키는 데 있다. 《丹心》

습병(濕病)의 치법(治法)과 통치약(通治藥)

습병(濕病)의 치료 방법이 대부분 약간의 땀이 약간 겉에 일어나게 하며 소변을 통리(通利)하고 위 아래로 그 습(濕)을 나누어 없애는 것이 그 치료 방법이 된다. 《正傳》

습(濕)을 치료하는데 소변을 이롭게 하지 아니 하면 치료하는 것이 아니다. 《仲景》

습(濕)이 위에서 심하고 열이나면 쓴 것과 따뜻한 것으로 치료하고 달고 신 것으로 도와서 땀을 내고 짐짓 땀을 멈추려 하면 평위산(平胃散)으로 주로 치료한다.

습병(濕病)에 한(汗)·하(下) 및 구(灸)하는 것을 금할 때

무릇 습병(濕病)에 화공(火攻)과 함께 전리(轉利)하는 것을 피하는데 만일 습가(濕家)가 내리면 이마에 땀이 나고 미미(微微)하게 천식(喘息)하고 소변이 나오지 못하면 죽고 밑으로 흘러서 그치지 않는 증세도 역시 죽는다. 《仲景》

습(濕)을 치료하는데 땀을 너무 많이 내는 것과 불에 굽는 것을 금한다. 《得效》

습병(濕病)에 잘못 내리면 천촉(喘促)이 되고 잘못 땀을 내면 질병을 일으켜서 죽게 된다. 《入門》

습가(濕家)가 땀을 피하는 것이고 땀을 내면 질병을 일으켜서 죽으며 또 내리지도 않으니 내리면 이마에 땀이 나고 가슴이 가득차고 약간의 기침을 하면서 울고 소변이 임폐(淋閉)해서 치료하기가 쉽지 않다. 《直指》

습병(濕病)에 대한(大汗)하면 치(痓)가 될 때

태양병(太陽病)에 땀을 지나치게 내서 치(痓)가 되고 습병(濕病)에 땀을 많이 내서 역시 치(痓)가 되는 것이니 대부분 땀이 너무 많으면 망양(亡陽)이 되어 근(筋)을 기르지 못하기 때문에 근맥(筋脈)이 긴급해서 치(痓)가 되는 것인데 그 증세는 몸에 열이 있고 발이 차며 경항(頸項)이 강급(强急)해서 몹시 차고 때로 두열(頭熱)·면적(面赤)·목적(目赤)이 되고 저절로 두면(頭面)이 흔들리고 마침내는 입을 다물고 등이 뒤틀리는 것이 바로 그것이다.

창출(蒼朮)

습(濕)의 상하부(上下部)를 치료하는데 모두 쓴다. 《丹心》

상초습(上焦濕)에 창출(蒼朮)으로 치료하면 그 공효가 아주 큰 것이다. 《東垣》

산람장기(山嵐瘴氣)를 잘 치료한다. 《東垣》

혹 탕약이나 또는 산 및 술에 담가서 자주 복용하는 것이 아주 신통한 효과가 있다. 《本草》

양출(兩朮)을 모두 복용한다.

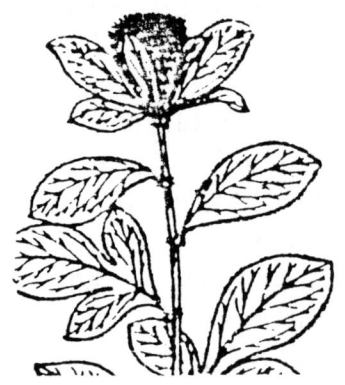

택사(澤瀉)

습(濕)을 없애는 성약(聖藥)이다. 그 공효가 수(水)를 돌게 하는 데 크게 오령산(五苓散)에 택사(澤瀉)로 군(君)을 삼는 것을 보면 그의 공효를 능히 알 수 있다.《本草》

궁궁(芎藭)

비습(卑濕)한 풍기(風氣)를 없애준다. 가루로 복용하거나 달여서 복용하는데 모두 상부(上部)의 습(濕)을 치료하는데 더욱 좋다.《本草》

방기(防己)

습풍(濕風)으로 입과 얼굴이 비뚤어지는 증세를 치료하는데 목통(木通)과 공효(功效)가 같으니 썰은 후 달여서 복용하는 것이 좋다.《本草》

고본(藁本)

무로(霧露)를 물리치는데 목향(木香)과 함께 치료하고 상부(上部)의 습풍(濕風)을 치료하는데 더욱 좋으니 달여 복용한다.《本草》

복령(茯苓)

묽은 맛은 규(竅)를 이롭게 하고 단맛은 양기(陽氣)를 도우니 습(濕)을 없애는 성약(聖藥)이다. 선방(仙方)에 먹는 방법이 있으니 수제(修製)해서 오랫동안 복용하면 좋다.《本草》

구육(龜肉)

습(濕)과 장기(瘴氣)를 치료하니 국을 끓여서 항상 복용하면 좋다.

주(酒)

무로(霧露)의 기(氣)를 물리친다.
옛날에 세 사람이 새벽길을 자주 걷고 안개를 많이 맞았는데 한 사람은 건강하고 한 사람은 병이들고 한 사람은 죽었으니 건강한 사람은 술을 먹었고 병든 사람은 죽(粥)을 먹었고 죽은 사람은 공복(空腹)이었다고 한다. 대

개 술이란 것은 능히 무로(霧露)를 막고 사기(邪氣)를 물리치는 것이다. 《本草》

모과(木瓜)

습비(濕痺)와 요각(腰脚)의 습기(濕氣)를 치료하니 다리거나 환약 또는 생으로 복용해도 모두 좋다. 《本草》

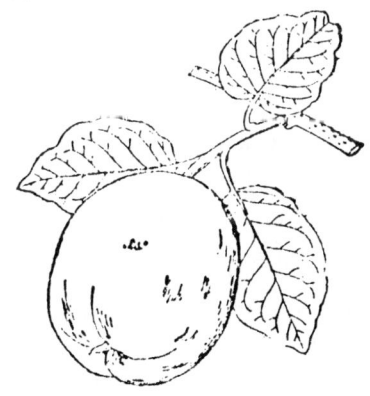

별육(鼈肉)

습비(濕痺)에 5가지 맛을 섞어서 국을 끓여 복용한다. 《本草》

무릇 습병(濕病)에 저육(猪肉)과 별육(鼈肉) 및 라(螺)의 종류가 좋다. 《本草》

저간(猪肝)

습(濕)을 이기니 삶아 먹으면 좋다. 옛날에 민숙(閔叔)이 만소(萬所)에 있으면서 돼지 간을 자주 복용하였으니 습병(濕病)이 있는 것이다. 《本草》

의이인(薏苡仁)

습(濕)을 없애주고 몸이 가벼워지며 장기(瘴氣)를 이기니 가루로해서 죽을 끓여 자주 복용한다. 옛날에 마원(馬援)이 남쪽을 정벌할 때에 많이 싣고 갔다는 말이 있다. 《本草》

시피(豺皮)

냉습비를 치료하니 익혀서 아픈곳에 싸매고 또는 연약한 다리를 싸매는 것이 좋다. 《本草》

토저(土猪)

습병(濕病)을 치료하니 삼을 삶아 복용하고 또 그 거죽을 깔고 그 위에 앉거나 누우면 습기를 없앤다. 《本草》

상지다(桑枝茶)

습기(濕氣)를 없애주니 늘 먹으면 더욱 좋고 또 팥과 같이 죽을 끓여 복용하면 더욱 좋다. 《本草》

침구법(鍼灸法)

습병(濕病)에 쑥뜸을 금하는 데 오직 습비(濕痺)와 습열각기(濕熱脚氣)를 통하는 것이 가장 좋은 것이다. 《俗方》

9. 조 (燥)

피가 적은 데에서 조(燥)가 일어날 때

내경(內經)에 이르기를 「모든 삽(澁)과 고학(枯涸) 및 건경(乾勁)과 준갈(皴揭=가죽이 말라서 일어나는 것)이 모두 조(燥)에 드는 것이다.」

화열(火熱)이 이기면 폐금(肺金)이 쇠하고 풍(風)이 나는 것이니 풍(風)이 능히 습열(濕熱)을 이기고 진액(津液)을 소모해서 조(燥)가 되니 양(陽)이 실(實)하고 음(陰)이 허하면 풍열(風熱)이 수습(水濕)을 이겨서 조(燥)가 되는 것이다. 대부분 간(肝)이 근(筋)을 맡아 관리 것인데 풍기(風氣)가 저절로 심하면 또 조열을 더하면 근(筋)이 가장 조(燥)한 것이다. 폐금(肺金)은 수렴(收斂)을 주장하니, 그 맥(脈)이 긴삽(緊澁)하기 때문에 병증(病症)이 경강(勁強)하고 긴급(緊急)하면서 입을 다무는 것이다. 무릇 조(燥)의 증세가 혈액(血液)이 쇠소(衰少)하면 백해(百骸)를 영화롭게 기르지 못하기 때문이다. 《正傳》

조(燥)가 폐금(肺金)의 병일 때

조(燥)라는 것은 폐금(肺金)의 근본으로 조금(燥金)이 열을 받게 되면 변해서 조(燥)가 되고 삽(澁)인 것은 풍(風)이 습(濕)이 되면 열(熱)이 진액(津液)을 소모해서 조(燥)가 되므로 밖에서 조(燥)하면 피부가 준갈(皴揭)되고 소양(瘙痒)하며 속에서 조(燥)하면 정혈이 마르며 위에서 마르면 인비(咽鼻)가 타고 마르며 밑에서 마르며 변과 뇨(尿)가 막히게 된다.

조(燥)에 혈(血)을 양(養)해야 할 때

경(經)에 이르기를 「조(燥)한 것은 윤(潤)해야 한다.」 하였으니 이것은 혈(血)을 기른다는 말이다. 쌓인 진액(津液)이 엉기게 되면 능히 기(氣)를 낳고 쌓인 기(氣)가 역시 능히 진액(津液)이 되니 경옥고(瓊玉膏)를 먹는 것이 제일 좋은 방법이다.

피부(皮膚)가 일어나고 벌어지며 피가 나고 크게 아프며 또는 피부가 소양(瘙痒)하고 조갑(爪甲)이 떠서 일어나며 마르는 것은 모두 화(火)가 폐금(肺金)을 달궈서 조(燥)가 심한 것이다.

산약(山藥)

생 것이 피부의 마르는 것을 윤택하

게 하니 쪄서 복용하기도 하고 갈아서 죽으로 쑤어 복용하기도 한다. 《湯液》

우락(牛酪)

죽(粥)을 쑤어서 오랫동안 복용하면 아주 신통하다. 《本草》

천·맥문동(天·麥門冬)

조병(燥病)을 같이 치료한다. 달여 복용하거나 또는 환으로 복용하는 것도 좋다. 《本草》

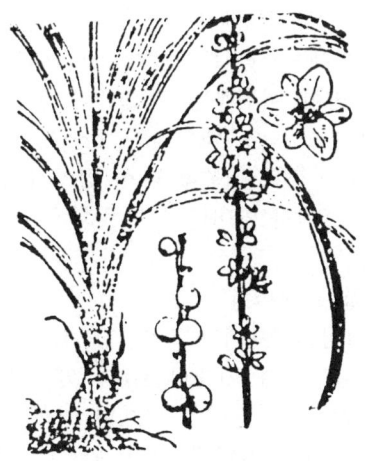

생숙지황(生熟地黃)

모두 생혈(生血)과 윤액(潤液)을 시키니 달여 복용하기도 하고 환으로 만들어 복용하는 것이 아주 신통하다. 《本草》

10. 화 (火)

화(火)에 군(君)·상(相)의 2종이 있을 때

오행(五行)이 각각 그 성질을 하나씩 지니고 있는데 단지 화(火)만은 둘이 있으니 군화(君火)와 인화(人火) 또는 상화(相火)와 천화(天火)의 2가지가 있다. 화(火)는 안이 음(陰)이고, 밖은 양(陽)이므로 움직이는 것을 주장하는 것이다. 이름을 말하면 형(形)과 질(質)이 서로 살아서 오행(五行)에 배합하기 때문에 군(君)이라 하고 자리로 말하면 허무(虛無)한 데서 나서 자리를 지키고 명(命)을 받아서 그의 움직이는 것을 보기 때문에 상(相)이라 한다. 하늘은 물건을 낳는 것을 주장하니 언제나 움직이고 사람도 생(生)이 있으므로 또한 음직이니 항상 움직인다는 것은 모두 상화(相火)의 소위이다. 《東垣》

군화(君火)라는 것은 바로 진심소장(眞心小腸)의 작용이고, 상화(相火)란 바로 심포락삼초기(心包絡三焦氣)의 소위이다. 《丹心》

화(火)가 원기(元氣)의 적(賊)이 될 때

화(火)가 능히 물건을 녹이게 되니

무릇 금(金)을 녹이고, 토(土)를 이지러지게 하여 목(木)을 왕성하게 하고 수(水)를 마르게 하는 것도 모두가 화(火)의 성질인 것이다. 《丹心》

화(火)의 병이 그 피해가 아주 크고 그 변함이 아주 빠르며 그 기세가 아주 창(彰)하고 그 죽는 것이 아주 사나운 것이다. 사람 몸에 두 화(火)가 있는데 군화는 인화(人火)이고, 상화(相火)는 용화(龍火)이며 기(氣)가 사귀는 가운데 있어서 움직이는 것이 많고 조용한 것은 적으니 대부분 움직이는 화(火)에 들고 화동(化動)의 극한 것이니 병에 걸리면 죽게 된다. 《河間》

상화(償火)가 오성(五性)을 일으키기 쉬우니 궐양의 화(火)가 서로 부채처럼 움직이면 망동을 한다. 화가 망동(妄動)하면 변하는 것이 막측(莫測)해서 때와 자리를 가리지 않고 진음(眞陰)을 전오(前熬)하여 음(陰)이 허하면 병들고 음(陰)이 끊어지면 죽게 되는 것이다. 《東垣》

또는 장부궐양(臟腑厥陽)의 화(火)가 있으니 5가지 뜻속에 뿌리를 박고 육욕(六慾)과 칠정(七情)이 격동(激動)되면 화(火)가 따라 일어나서 성을 내며 화(火)가 간(肝)에서 일어나고 취포(醉飽)하면 화(火)가 위(胃)에서 일어나며 방노(房勞)하면 화(火)가 신(腎)에서 일어나고 슬퍼하면 화(火)가 폐(肺)에서 일어나며 심(心)이 군화(君火)의 주가 되니 저절로 타면 (焚)죽게 된다. 《河間》

화(火)라는 것은 원기(元氣)와 곡기(穀氣) 및 진기(眞氣)의 적(賊)이 된다. 《東垣》

오장의 열증(熱症)을 분별할 때

신열(身熱)이 다섯 가지가 있는데 그 증상이 모두가 다르다. 《東垣》

간열(肝熱)

간열(肝熱)이란 누르면 기육(肌肉)의 밑이고, 골의 위에 있으니 인시(寅時)와 묘시(卯時)사이가 아주 심하며 그 증세는 사지(四肢)가 만폐(滿閉)되고 변이 어려우며 근(筋)이 반전(反轉)하고 화를 내는것과 놀라는 것이 많으며 근위증(筋痿症)이 있어서 평상(平床)에서 일어나지 못한다.

심열(心熱)

심열(心熱)이란 약간(若干)누르면 피부의 밑과 기육(肌肉)의 위에 있어서 손을 한참 대고 있으면 열의 느낌이 생기는 것인데 약간 누르면 피모(皮毛)의 밑에 열이 약간 있고 힘있게 누르면 아주 열이 없으니 이것은 열이 혈맥(血脈)에 있는 것이므로 한낮에 아주 심하고 그 증세가 심(心)이 번(煩)하고 아프며 손바닥 속이 열이 있되 심하지는 않다.

비열(脾熱)

비열(脾熱)이란 가벼운 손으로 만지면 열이 없고 무겁게 눌러서 근골(筋骨)에 닿아도 역시 열이 없으며 가볍지도 무겁지도 않아 가벼운 손과 무거운 손의 사이에 있으면 열이 있으니 이것은 기육에 있으면서 밤이 되면 아주 심하고 그 증세는 반드시 게으르고 눕기를 좋아하며 사지(四肢)를 오므리지 못하고 움직일 힘이 없다.

폐열(肺熱)

폐열(肺熱)이란 가볍게 누르면 나타나고 무겁게 누르면 아주 없으며 벌벌 떨면서 모피(毛皮)의 위에 나타나고 해가 기울어지면 아주 심한데 그것은 바로 피모(皮毛)의 열인 것이다. 그 증세는 반드시 기침을 하고 오싹오싹 한열(寒熱)이 오고가는 것이다.

신열(腎熱)

신열(腎熱)이란 가볍게 누르면 열이 없고 무겁게 눌러서 뼈에 닿으면 그 열이 손을 찌는 것과 같고 불과 같으며 뜸하는 것과 같다. 그 증세는 뼈에 벌레가 먹는 것 같고 뼈가 곤열(困熱)해서 견디지 못하고 또한 잠자리에서 못 일어난다.

장부(臟腑)의 열(熱)이 있는 곳을 살펴야 할 때

내경(內經)에 이르기를 「심(心)이 열병(熱病)이 되면 이마가 먼저 붉고 비(脾)가 열병(熱病)이 되면 코가 먼저 붉으며 간(肝)이 열병(熱病)이 되면 왼쪽 볼이 먼저 붉어지고 폐(肺)가 열병(熱病)이 되면 오른쪽 볼이 먼저 붉어지며 신(腎)이 열병(熱病)이 되면 턱이 먼저 붉게 되는 것이다. 심(心)이 폐(肺)가 가슴과 등의 사이에 있으니 심(心)에 열이나면 가슴이 열이나고 폐(肺)가 열이나면 등이 열이 있는 것이다. 간(肝)과 담(膽)이 갈비의 안에 있으니 간담(肝膽)에 열이 있으면 갈비가 역시 열이 있는 것이다. 위(胃)가 배꼽 위에 있기 때문에 위(胃)가 열이 있으면 배꼽 그 위의 부분에 열이 있는 것이다. 신(腎)이 허리에 붙었으니 신(腎)에 열이 있으면 허리가 역시 열이 있는 것이다. 장(腸)이 배꼽밑에 있으니 장(腸)에 열이 있으면 배꼽 이하가 열한 것이다.」《綱目》

화열(火熱)에 허와 실이 있을 때

음식을 잘 먹고 열이 있으면 입과 혀가 마르고 대변의 배설이 어려운 것은 실열(實熱)이니 신 것이나 쓴 것 또는 아주 차가운 약으로 써내려서 열을 사(泗) 하고 음(陰)을 보해야 되는 것인데 맥(脈)이 넓고 성하며 힘이 있는 것이 바로 그 증세이다. 《東垣》

음식을 잘 먹지 못하고 열이나며 저절로 땀이 나고 기가 짧은 증세는 허열(虛熱)이니 닫고 차가운 약으로써 열(熱)을 사(瀉)하고 기(氣)를 보할 것이니 맥(脈)이 허약하고 힘이 없는 것은 바로 그 증세이다. 《東垣》

오장(五臟)은 음(陰)에 드는데 주관하는 것들이 모두 형(形)이 있으니 골(骨)·육(肉)·근(筋)·혈(血)·피(皮)·모(毛)가 바로 그것이다. 이 오장(五臟)은 본래 음(陰)이 많은 것인데 그러면서 열이 오히려 이기는 것은 실열(實熱)이 되는 것이다. 혹시 뼈가 위약(*弱)하여 육(肉)이 소삭(消*)하고 근(筋)이 이완(弛緩)하고 혈(血)이 말라 버리고 가죽이 오므라지고 털이 빠지면 음(陰)이 부족하고 열병(熱病)이 있는 것이니 이것은 허열(虛熱)이다. 《海藏》

맥(脈)이 실(實)하고 촘촘한 것은 실열(實熱)이다. 《丹心》

허번(虛煩)

심(心)이 허하면 심번(心煩)이 되고 또 간(肝)·신(腎)·비(脾)가 허하면 역시 심번(心煩)하는 것이다.

경(經)에 이르기를 「여름 맥은 심(心)인데 미치지 못하면 심번(心煩)한다.」 하였고 또한 간허(肝虛)·비허(脾虛)·신허(腎虛)가 모두 사람으로 하여금 몸이 무겁고 번원(煩寃)하게 하니 이런 점으로 보아서 번(煩)이 허한데서 난다는 것을 알 수가 있다는 것이다. 대개 금(金)이 간의 허를 치고 토(土)가 신(腎)의 허를 치며 木이 비(卑)의 허를 치므로 번(煩)이 되는 것이다.

허번(虛煩)이란 심흉(心胸)이 번요(煩擾)해서 편하지 못한 증세이다. 내경(內經)에 이르기를 「음(陰)이 허하면 안이 열이 있으니 대체로 허번(虛煩)한 증세가 많이 음허내열(陰虛內熱)에서 일어나는 것인데 곽란(藿亂)과 토사(吐瀉)한 다음에 진액이 말라 버려서 허번증(虛煩症)이 생기는 경우도 많다.」 《醫鑑》

오열(惡熱)과 오한(惡寒)

오열(惡熱)하는 것이 열이 아니라 허한 증세인 것이 확실하고 몹시 찬 것이 한(寒)이 아니라 열(熱)증세인것이 확실하다. 《丹心》

경(經)에 이르기를 「음(陰)이 허하면 열을 낸다.」 하였으니 무릇 양(陽)이 밖에 있으면 음(陰)의 보위가 되고 음(陰)이 안에 있으면 양(陽)의 지킴이(守)되는 것인데 정신이 밖으로 달리고 기욕(肌慾)이 절도가 없으면 음기(陰氣)가 모산(耗散)되고 양(陽)이 붙어 있을 곳이 없어서 결국은 기표(肌表)의 사이에 부산(浮散)하니 오열(惡熱)은 마땅이 음(陰)이 허(虛)한 것으로 여기고 치료해야 한다. 《內經》

경(經)에 이르기를 「오한(惡寒)과 전율(戰慄)이 모두 열에 든다.」 하였고, 원병식(原病式)에 이르기를 「열로 아프면서 오히려 냉(冷)한 것 같다고 느끼는 것은 실상은 한(寒)이 아니다」라고 하였다. 그리고 옛날 사람들이 전율(戰慄)하는 증세를 얻으면 대승기(大承氣)로 조시(燥屎)를 내리고 낫는 것을 보면 분명히 열증(熱症)인 것이 틀림없다.《內經》

오한(惡寒)이란 비록 여름의 담천(淡天)을 당(當)해도 풍상(風霜)을 만난 것 같고 솜옷을 끼워 입어도 벌벌 떨리는 것과 같으니 오한(惡寒)을 매우 심하게 하는 것이다.

고냉(痼冷)의 병(病)이 어찌 몸은 악한(惡寒)하고 입은 열(熱)한 것을 좋아하는 증(症)이 아니라 할 수 있겠는가? 이것은 습담(濕痰)이 가운데서 쌓여서 양기(陽氣)를 억알(抑遏)하여 밖으로 세(泄)하지 못하게 하니 몸이 반드시 오한(惡寒)하는 것이다. 유하간(劉河間)이 가로되 「화(火)가 극(極)하면 물과 같은 고(故)로 이러한 증(症)이 나타나는 법(法)이다.」하였으니 마땅히 담연(痰涎)을 토출(吐出)하여야 하는 것인데 고삼(苦蔘)과 적소두(赤小豆)를 작말(作末)하여 김치국물에 조복(調服)하고 탐토(探吐)한 뒤에 천궁(川芎)·남성(南星)·주금(酒芩)·창출(蒼朮)을 작말(作末)하여 신국호(神麴糊)에 화환복(和丸服)한다.《丹心》

혈이 체(滯)하여 발열(發熱)

그 사람의 맥(脈)이 삽(澁)하고 틀림없이 물을 머금고 담연(痰涎)을 구토(嘔吐)하거나 양쪽 다리가 궐냉(厥冷)하는 증세이고, 또한 소복(小腹)이 결급(結急)되는 증세가 있으며 또는 타홍(唾紅)하고 또는 코피가 나오니 시호(柴胡)나 황금(黃芩)에 천궁(川芎)·백지(白)·도인(桃仁)·오령지(五靈脂)로 보좌를 하고 다시 대황(大黃)이나 진한 꿀을 더해서 체(滯)한 혈(血)을 통하도록 하여 겸은 것이 흘러 내리면 다시는 열이 나지 않는 것이다.《直指》

화(火)를 제어할 때

유가(儒家)의 가르침에 정심 양심(正心 養心)이라는 것이 전부 화(火)에 망동(妄動)하는 것은 방어하는 것이고, 의가(醫暇)의 가르침에 넘담(拈澹)하고 허무해서 정신을 안으로 지키라는 것이 또한 화(火)의 망동(妄動)을 막는 것이다.《丹溪》

화(火)가 본래 망동(妄動)을 하지 않는 것인데 온전히 심(心)에서 일어나는 것이니 정(靜)이란 一字가 그 심중지수(心中之水)가 된다.《入門》

신(神)이 조용하면 심화(心火)가 저절로 내리고 욕심을 끊으면 신수(腎水)가 저절로 오른다.《入門》

화열(火熱)을 통치할 때

열을 없애고 화(火)를 사(瀉)하는

것은 달고 차가운 것이 아니면 되지 않고 큰 열이 있고 맥(脈)이 넓고 큰 것은 쓰고 차가운 약제를 복용해야 하는데 열이 물러가지 않으면 석고(石膏)를 더해서 치료한다. 《東垣》

화(火)를 망동(妄動)한 것은 여름 달에는 익원산(益元散)으로서 진추(鎭墜)시키는 것이 좋다. 《丹心》

허열(虛熱)에는 형개(荊芥)·박하(薄荷)·치자(梔子)·황금(黃芩)으로 치료하고 실열(實熱)에는 대황(大黃)과 망초(芒硝)로 치료한다. 《得效》

실화(實火)에는 황연해독탕(黃連解毒湯)의 종류로 풀고 허화(虛火)에는 삼(蔘)·출(朮)·생감초(生甘草)의 종류로 보해야 한다. 《丹心》

화(火)가 성한 것은 한냉한 약으로 급히 치료하지 말고 반드시 온산(溫散)을 겸해 치료해야 한다. 《丹心》

화(火)가 극심한 것은 반드시 느리게 해야 하는 것이니 생감초(生甘草)로써 사(瀉)와 완(緩)을 겸해서 치료하고 삼출(蔘朮)도 역시 좋은 것이다. 《丹心》

화(火)가 성해서 나광(癲狂)한 데 기(氣)가 장(壯)하고 실(實)하면 바른 치료 방법을 쓰는데 얼음 물의 종류를 마시고 허한 사람이면 생강탕(生薑湯)으로 치료하는 것인데 만약 얼음 물을 먹이면 바로 죽게 된다. 《丹心》

음(陰)을 보하면서 화(火)가 저절로 내리는데 초황백(炒黃柏)이나 생지황(生地黃)의 종류로 치료한다. 《丹心》

방광(膀胱)에 화사(火邪)가 있고 겸해서 하초(下焦)에 습열(濕熱)이 있으면 방기(防己)·초용담(草龍膽)·황백(黃柏)·지모(知母)의 종류로 치료한다. 《正傳》

황련(黃連)·황금(黃芩)·백작약(白芍藥)·시호(柴胡)·지모(知母)는 모두 쓰고 차가운 맛이 있으니 능히 오장(五臟)의 남아있는 화(火)를 사(瀉)하는데 만일 속이 상(傷)하고 노권(勞倦)해서 양허(陽虛)의 병이 되었으면 달고 따뜻한 약으로 없애야 하니 삼(蔘)·기(芪)·감초(甘草)의 종류로 치료하고 만약 상화(相火)가 치심(熾甚)해서 날로 점점 전오(煎熬)하고 혈허(血虛)의 병이 되었으면 달고 찬 약으로써 내려야 하니 당귀(當歸)나 지황(地黃)의 종류로 치료하고 만일 심화(心火)가 치극(熾極)해서 양강(陽强)의 병이 되었으면 짜고 서늘한 약으로써 꺾어야 하니 대황(大黃)이나 박초(朴硝)의 종류로 치료하고 만약 신(腎)이 상(傷)해서 음허(陰虛)의 병이 되면 진음(眞陰)이 지키는 것을 잃는 것인데 장수(壯水)하는 약제로 제거해야 하니 생지황(生地黃)이나 현삼(玄蔘)의 종류로 치료하고 만일 명문(命門)의 화(火)가 쇠해서 양탈(陽脫)의 병이 된 증세는 따뜻한 약제로서 건져야 하니 부자(附子)나 건강(乾薑)의 종류로 치료하고 만일 위(胃)가 허하고 음식이 냉해서 울(鬱)이 양기(陽氣)를 막고 화울(火鬱)의 병이 된 것은 승산(升散)하는 약제로써 일으켜야 하니 승마(升麻)나 갈근의 종류로 치료한다. 《丹心》

석고(石膏)

삼초화열(三焦火熱)과 위열(胃熱) • 번갈(煩渴) • 신열(身熱)을 치료한다.

석고(石膏) 4냥, 감초(甘草) 2돈반을 갈아서 가루분과 같이 해서 1일 2번씩 2돈을 물로 먹으면 역시 골증열(骨蒸熱)을 치료한다.

증병(蒸病)에 5가지가 있다. 내증(內蒸)이라는 것이 있는데 내(內)라는 것은 그 뿌리가 오장(五臟)과 육부(六腑)의 가운데 있다는 말이다. 골육(骨肉)이 저절로 없어지고 음식의 맛이 없으며 가죽이 말라서 빛이 없고 증(蒸)이 성하면 사지(四肢)가 차차 가늘어지며 발등이 부어 일어나니 당연히 이 약을 먹어야 하는데 몸이 서늘해지는 것을 한도로 한다. 《本事》

위화(胃火)가 식적담(食積痰)을 치료하니 석고(石膏)를 불에 사루어 가루로 하고 초호(醋糊)에 녹두알 크기의 환을 해서 미음(米飮)으로 30알을 삼켜 내리는 데 이름을 단석고환(單石膏丸)이라 하고, 또는 옥액환(玉液丸)이라고도 한다. 《入門》

생지황(生地黃)

골증열(骨蒸熱)을 치료하며 즙을내서 매 1~2홉을 먹는데 몸이 서늘해지는 것을 한도로 하고 즙을 흰죽에 넣고 섞어서 공복에 먹어도 좋다. 《本草》

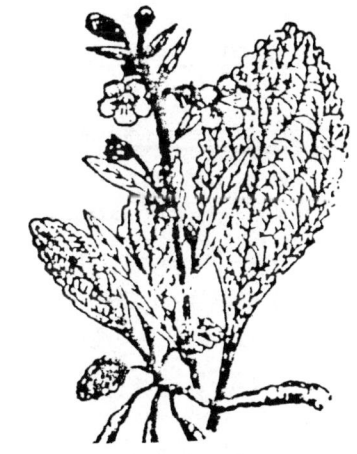

시호(柴胡)

열노(熱勞)와 뼈마디의 번통(煩痛)을 치료하며 3돈을 썰어서 물로 달여 먹는다. 《本草》

박하(薄荷)

골증(骨蒸)의 열노(熱勞)를 치료하니 달여서 즙을 내어 먹고 또는 생으로 즙을 내어 마시면 또는 즙(汁)을 졸여 고약을 만들어서 여러가지 약에

넣어서 먹기도 한다. 《丹心》

지모(知母)

땀이 있는 골증(骨蒸)을 치료하고 또한 신화(腎火)를 치료한다.
물로 달여서 마시고 또한 환을 만들어 먹기도 한다. 《本草》

황금(黃芩)

열독(熱毒)과 골증(骨蒸)에 편금주초(片芩酒炒)한 것을 취해서 쓰면 폐화(肺火)를 사(瀉)하고 천문동고(天門冬膏)로 환을 만들어 먹는데 청금환(淸金丸)이라고 한다. 조금(條芩)이 대장(大腸)의 화(火)를 사(瀉)하니 달여 먹거나 환으로 먹어도 좋다.

황련(黃連)

일체의 열과 혈열(血熱) 및 주열(酒熱)을 치료하니 썰어서 샘물에 담가서 자기 그릇에 담가서 중탕(中湯)으로 달여서 맑은 즙을 취해서 먹는다. 《直指》

대황(大黃)

실열(實熱)과 혈열(血熱) 및 장부(臟腑)의 쌓인 열을 탕조(蕩滌)하고 또 풍열(風熱)로 창절(瘡癤)이 나는것을 치료하니 대황(大黃) 2냥, 형개(荊芥) 4냥을 물로 달여 먹는데 형황탕(荊黃湯)이라고 말한다. 《得效》

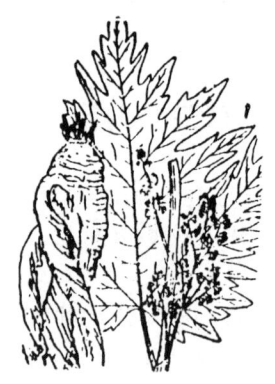

청호(靑蒿)

골증열노(骨蒸熱勞)를 치료하는 데 아주 좋은 약제이니 달여 먹거나 환으로 먹어도 좋다. 《本草》

지골피(地骨皮)

골증(骨蒸)과 기열(肌熱)을 풀고 피와 뼈를 맑게 한다. 지골피(地骨皮) 3돈을 썰어서 1일 2~3번을 물로 달여 먹는다. 《湯液》

상침(桑椹)

소장열(小腸熱)과 열 때문에 창절(瘡癤)이 난 증세를 치료한다.

검은 가지를 취해서 찧어 즙을 낸 다음에 질그릇에 넣어 졸여서 고약을 만들어 달인 꿀을 넣고 교작(攪勺)해서 매 2~3수저씩 넣는다. 《丹心》

황백(黃柏)

오장(五臟)과 장위(腸胃) 속의 맺힌 열을 치료하고 또 신화(腎火)와 방광화(膀胱火)를 사(瀉)한다. 환으로 먹거나 달여 먹으면 모두 좋다. 《黃柏》

죽엽(竹葉)

번열(煩熱)을 없애니 물로 달여 마신다. 죽력(竹瀝)이 능히 가슴속의 큰 열과 번민(煩悶)을 치료한다. 《本草》

모려(牡蠣)

번열(煩熱)을 없애니 살을 생강과 초와 같이 회로 만들어 먹는다. 《本草》

치자(梔子)

쌓인 열과 심(心)의 조(躁)를 주로 치료하고 또 삼초화(三焦火)를 사(瀉)하니 물로 달여 먹는다. 또 씨를 취해서 검게 볶으고 가루로 해서 면풀에 환을 해서 먹는데 약명을 유금환(柔金丸)이라 하고 꿀로 환을 하면 산치환(山梔丸)이라 하는데 심(心)과 흉(胸)의 번열(煩熱)을 치료한다. 《入門》

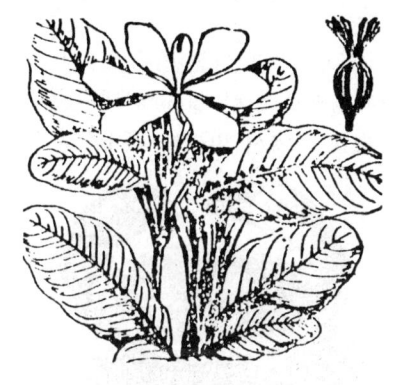

현육(蜆肉)

사나운 열을 없애고 열기(熱氣)를 내리게 하니 생강초를 섞어서 생으로 먹는다. 《本草》

방육(蚌肉)

번(煩)을 없애고 열독(熱毒)을 풀어주니 위의 방법과 같이 해서 먹는다. 《本草》

별(鱉)

골열(骨熱)을 없애고 골절(骨節) 사이의 노열(勞熱)을 치료하니 고아서 5가지 맛을 섞어서 먹고 또 껍질은 구어 가루로하여 2돈씩 술로 먹는다. 《本草》

해(蟹 = 게)

가슴속의 열결(熱結)을 주로 치료하니 생으로 노란 것을 취해서 생강이나 초를 섞어서 먹는다. 《本草》

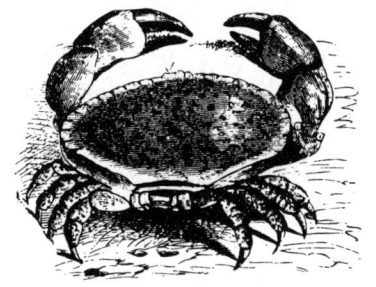

오매(烏梅)

골증(骨蒸)을 치료하고 번민(煩悶)을 없애니 달여서 차로 대신 쓴다. 《本草》

우(藕)

열독(熱毒)을 없애고 번민(煩悶)을 치료하니 쪄서 먹거나 생으로 먹어도 좋다. 《本草》

와(黽)

노열(勞熱)과 열독(熱毒)을 풀어주니 달여서 먹고 즙을 내어 먹는다. 물속의 개구리이다. 《本草》

전라(田螺)

뱃속의 맺힌 열을 없애니 달여서 즙을 취해서 먹기도 한다. 《本草》

아(梨)

객열(客熱)을 없애주고 번민(煩悶)과 심번(心煩)을 그치게 하니 자주 먹는 것이 좋다. 풍열(風熱)의 심번(心煩)의 배 3개를 썰어 설탕 반냥과 같이 물로 달여서 어느때나 먹는다. 《類聚》

미후도(獼猴桃)

번열(煩熱)을 풀고 실열(實熱)을 없애니 외속을 해서 취 꿀에 섞고 부침을 만들어서 자주 먹는다. 《本草》

지마유(脂麻油)

열독(熱毒)을 내리는 데는 아주 양호하다. 마유(麻油) 1홉과 계자(鷄子) 2개, 망초(芒硝) 3돈을 같이 섞어서 마시면 약간 지난 다음에 바로 사(瀉)한다. 《本草》

흑두(黑豆)

일체의 열독(熱毒)과 번갈(煩渴) 및

대·소변의 비삽(秘澁)을 치료한다. 흑두(黑豆) 2홉, 감초(甘草) 2돈, 생강 7쪽을 물로 달여 먹는데 약명은 감두탕(甘豆湯)

녹두(綠豆)

열을 누르니 삶아 먹고 죽(粥)을 쑤어 먹는다. 녹두(綠豆)가루가 열독(熱毒)을 없앤다. 《日用》

서과(西瓜)

심(心)을 맑게하고 소장열(小腸熱)을 이롭게 하니 보통 담(痰)이면 좋다. 《日用》

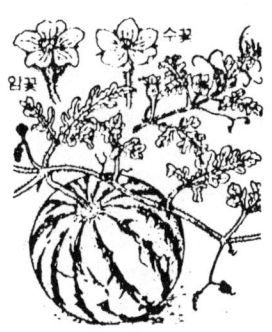

백동과(白冬瓜)

적열(積熱)과 독열(毒熱)을 없애고 번조(煩躁)를 그치도록 하니 김치를 만들어 먹고 또는 즙을 내서 먹기도 한다. 《本草》

첨조(甜爪)

번열(煩熱)을 없애니 껍질을 버리고 식후에 먹는다. 《本草》

송채(菘菜)

가슴속에 번열(煩熱)과 사기(熱)을 없애니 국이나 김치를 먹는다. 《本草》

고채(苦菜)

열속의 담(痰)을 주로 치료하니 나물로 무쳐 먹는다. 《本草》

궐(蕨)

사나운 열을 없애니 나물로 무쳐 먹는다. 《本草》

수근(水芹)

숨은 열을 없애니 김치나 또는 삶거나 생 것으로 먹는다. 《本草》

밀(蜜)

열기(熱氣)로 온화하지 못한 것을 느끼면 새로 떠온 물에 꿀을 타서 한 그릇 마시면 바로 편안해진다. 《本草》

백아(白鵞)

오장(五臟)의 열을 풀어주니 끓여서 즙이나 고기를 먹는다. 《本草》

백압(白鴨)

번열(煩熱)과 독열(毒熱)을 없애니 파와 콩자반을 섞어서 화(和)하여 끓이고 즙과 고기를 먹는다. 《本草》

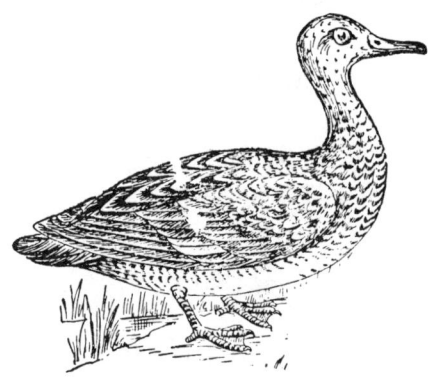

인시(人屎)

골증열(骨蒸熱)을 주로 치료하니 마른 것을 취해서 검게 태우고 물에 넣어서 맑게 되거든 적게 1되쯤 마시고 낫는 것을 한도로 한다. 《本草》

인뇨(人尿)

소변이 화(火)를 내리는데 아주 빠르다. 음허화동(陰虛火動)에 증열(蒸熱)이 타는 것 같고 모든 약이 효과가 없는 데 사내 아이의 오줌을 따스할 때에 마시거나 또는 생강즙과 죽력(竹瀝)에 타서 마시면 바로 차도가 있다. 《種否》

계자(鷄子)

심흉(心胸)의 번열(煩熱)에 계란 맑은 것 1개를 생으로 삼킨다. 열독(熱毒)이 일어나는데 계란의 흰자 3알에 꿀 1개를 타서 바로 먹으면 즉시 차도가 있다. 《本草》

우유(牛乳)

열독(熱毒)과 흉(胸)속의 번열(煩熱)을 없애니 생으로 마시고 양오우유(良烏牛乳)가 더욱 좋다. 《本草》

저두(猪肚)

골증열노(骨蒸熱勞)를 주로 치료하니 증숙(蒸熟)해서 먹고 쓸개가 또한 좋으니 물에 타서 마신다. 《本草》

달육(獺肉)

치료 방법은 위와 같으니 끓여서 이슬을 맞혀 하룻밤 재우고 이튿날 아침 초와 장(漿)을 타서 먹으면 바로 차도

가 있고 고기도 역시 좋다. 《本草》

서육(鼠肉)

골증(骨蒸)의 노극(勞極)과 사지(四肢)의 이수(羸瘦)를 치료하니 삶아 먹거나 태워서 먹는데 환자에게는 모르게 하는 것이 좋다. 《本草》

침구법(鍼灸法)

골증노열(骨蒸勞熱)에 고맹(膏盲)혈과 삼리(三理)혈을 택한다. 《綱目》

골증노열(骨蒸勞熱)에 형기(形氣)가 아직 빠지지 않은 것은 최씨사화혈(崔氏四花穴)을 뜸하면 편안해진다. 《正傳》

몸에 열이 있고 노수(勞瘦)한 데 백호(魄戶)혈을 택한다. 《綱目》

양손이 크게 열이있는 것은 골궐(骨厥)로서 불 속과 같으니 용천(涌泉)혈을 3장 또는 5장으로 뜸하면 역시 편안해진다. 《海藏》

골증열(骨蒸熱)에 판치(板齒)가 마르는 것은 대추혈(大 穴)을 뜸한다. 《綱目》

몸에 열이 있어 불과 같고 발이 얼음같이 찬 것은 양전(陽轉)혈을 뜸한다. 《易老》

11. 내상(內傷)

음식과 약으로써 병을 치료할 때

몸을 편하게 하는 근원은 반드시 음식의 힘을 얻어야 하고 병을 구원하는 도리는 오직 약을 쓰는데 있으니 음식의 당연한 것을 모르면 삶을 온전하게 할 수가 없고 성분(藥性)에 어두우면 병을 고치기 어렵다.

그러기 때문에 음식은 능히 사(邪)를 물리쳐서 장부(臟腑)를 편안하게 하고 약은 능히 신(神)을 깨우며 성분을 길러서 혈기(血氣)를 보충하기 때문에 사람의 자식된 도리로써 이 두가지의 이치를 모르면 안 된다. 군부(君父)가 병이 있으면 먼저 음식으로 치료한 다음 낫지 않으면 결국은 약을 쓰는 것이니 식약(食藥)의 2가지 성분을 깊이 알아야 하는 것이다.

내상(內傷)에 음식상(飮食傷)과 노권상(勞倦散)의 이인(二因)이 있을 때

마시는 것은 양기(陽氣)를 자양(酒養)하고 먹는 것은 음기(陰氣)를 보양(補養)하니 음(飮)과 식(食)이 지나치지 않으면 입에 들어가서 비(脾)와 위(胃)에 닿고 코에 들어가서 심(心)과 폐(肺)에 간직되면 기(氣)와 미(味)가 서로 이어 음(陰)과 양(陽)이 고루 섞어서 신(神)이 결국 저절로 나는데 대개 정(精)이 오기(五氣)를 순조롭게 함으로써 영(靈)이 되는데 만약 식기(食氣)가 서로 경계하면 정(精)을 상(傷)하면 신(神)이.5가지 맛을 받아서 형체(形體)가 되는데 만약 먹는 맛이 조절되지 않으면 그 모양은 상하게 된다.《入門》

대개 위(胃)라는 것은 청순하고 부드러운 기(氣)가 되어 사람이 힘을 입어 생(生)을 영위하는 것인데 만약 모려(謀慮) 때문에 신(神)이 피로하고, 동작으로 인해서 형(形)이 괴롭고, 기욕(嗜慾)이 절제가 없고 사상을 못 이루고 음식이 적의(適宜)를 잃고 약이(藥餌)가 도리를 거역하면 모두가 상하게 되니 벌써 상한 것을 바로 조보(調補)해야 할 것인데도 조금도 염려하지 않고 뜻을 방지해서 금기(禁忌)를 범하면 벌써 생긴병이 도리어 없어지지도 않았는데 바야흐로 나는 증세가 날로 쌓이게 되니 이것은 미처 이 약이 투여되기 전에 상패(傷敗)한 위기(胃氣)가 다시 완쾌될 가망이 없고 죽음에 시기가 가깝게 되는 것이다.
《東垣》

왕안도(王安道)가 말하기를 「노권상(勞倦傷)과 음식상(飮食傷)의 2가지를 혼동해서 한가지로 취급해서는 안 되니 노권상(勞倦傷)은 벌써 모자라는 음식상(飮食傷)은 당연히 모자라는 속에서도 그 남아있는 것과 모자람을 나눠야 되는 것이다. 어째서 그러냐 하면 굶주려서 음식을 못먹는 것이 음식 태과로 더불어 모두 다 조절을 잃은 것이나 그래도 반드시 그 2가지의 나누임을 밝혀야 하는데 무릇 굶주리는 것은 위기(胃氣)가 비어 있으니 이것이 모자람이 되고 또 실조(失調)된 것임은 틀림이 없으려니와 음식을 배로해서 정체되면 위기(胃氣)가 상(傷)하게 되니 이것은 모자라는 중에서도 겸해서 남아있게 되니 결국 실조(失調)한 것이다.」
《東垣》

노권상(勞倦傷)이 역시 둘이 되니 힘을 노력하는 것은 순전히 기(氣)를 상하는 것이고, 심(心)을 노상(勞傷)하는 것은 혈상(血傷)을 합한 것이고, 방노(房勞)는 신(腎)을 상(傷)하니 노권(勞倦)과 함께 서로 같은 것이고, 노권(勞倦)과 함께 칠정(七精)이 기(氣)와 맥(脈)을 움직이면 음식상(飮食傷)과 틀림이 없게된다.

노권상(勞倦傷)은 손으로 심구(心口)를 누르면 안통하고 음식상(飮食傷)은 심구(心口)를 누르면 찌르고 아픈 것이다.

식삭증(食傷症)

음식(飮食)이 지나치게 많으면 장위(腸胃)가 상(傷)한다.

수곡(水穀)의 한열(寒熱)에 감상

(感傷)되면 사람의 육부(六腑)를 해하고 따라서 배부르게 먹으면 근(筋)맥이 가로 풀리게 되고 장벽(腸避)과 치병(痔病)이 되는 것이다.

음(陰)의 나는 것이 본래 5가지 맛에 있고 오관(五官)이 상(傷)하는 것도 5가지 맛에 있는 것이다. 주(註)에 말하기를 「음(陰)은 오장(五臟)의 이름이다.」《內經》

상식증(傷食症)은 기구맥(氣口脈)이 반드시 긴성(緊盛)하고 흉격(胸膈)이 비색(痞塞)하며 기(氣)하고 기(氣)를 트림하면 계란(鷄卵)썩은 냄새가 나고 또한 머리가 아프고 신열(身熱)이 나되 다만 몸이 아프지 않는 것이 이상한 것이다. 《丹心》

상식(傷食)은 음식을 지나치게 먹어서 소화를 못하며 흉복(胸腹)에 정체(停滯)해서 포민(飽悶)하고 음식을 싫어하고 신트림을 하고 설사를 하며 악취를 방비(放屁)하고 또는 배가 아프고 토사(吐瀉)하며 무거우면 열이 나고 머리가 아프며 왼손 관맥(關脈)은 화평한데 오른손 관맥(關脈)은 긴성(緊盛)하니 이것은 상식증(傷食症)이 된다.

대개 먹은 것이 배가 너무 부르면 기(氣)를 모손(耗損)하는 것이 한 두 가지가 아니며 또는 먹은 것이 내리지 않고 위로 치솟아 구토하며 영원(靈源)을 소모하고 또는 마신 것이 소화가 안 되고 작담객타(作痰喀唾)해서 신수(神水)를 소모하며 대변이 잦고 설사하니 곡기(穀氣)의 화생(化生)이 소모되며 수변(溲便)이 활리(滑利)하고 탁해서 원천(源泉)의 침윤(侵潤)을 소모하며 정(精)이 맑고 서늘해서 밑으로 새고 땀이 임력(淋瀝)하여 저절로 새는 등증(等症)은 모두가 먹은 것의 과상(過傷)과 자미(滋味)를 너무 좋게 하는데 그 원인이 되지 않은 것이 없다. 《回春》

무릇 배가 부르면 폐(肺)가 상(傷)하고 줄이면 기가 상(傷)한다. 《得效》

주상(酒傷)

내경(內經)에 이르기를 「술이 위(胃)속에 들어가면 낙맥(絡脈)은 가득차고 경맥(經脈)이 허해진다. 비는 위(胃)를 위해서 그 진액(津液)을 돌아다니는 것을 주재(主宰)하는 것인데 음기(陰氣)가 허하면 양기(陽氣)가 들어가고 양기(陽氣)가 들어가면 위(胃)가 온화하지 않고 위(胃)가 온화하지 않으면 정기(精氣)가 마르고 사지(四肢)를 영위(營爲)하지 못하는 것이다.

취포(醉飽)로 입방(入房)하면 기(氣)가 위(胃)속에 모여서 흩어지지 않고 주기(酒氣)가 곡기(穀氣)와 함께 서로 쳐서 열이 가운데서 성하니 열이 한쪽 몸에 번지고 안에 열이 있어서 소변이 붉다.」《內經》

술을 많이 마시면 기역(氣逆)이 된다.

술이란 오곡(五穀)의 진액이고, 미국(米麴)의 화영(華英)이니 비록 사람을 보익하지 만은 역시 사람을 해롭게 하는 것이 어떤 이유인가. 하면 큰 열과 큰 독이 있어서 큰 추위에 물은 얼어도 오직 술은 얼지 않는 점이 그 징험(徵驗)인 것이고, 또 많이 마시면 혼란(昏亂)해서 사람의 본성을 바꾸게 하는 점이 그 독(毒)인 것이다. 그러나 풍한(風寒)을 몰아내고 혈맥(血脈)을 펴며 사기(邪氣)를 쫓고 약의 세력을 껶는 데는 술만한 것도 없는 것이다. 또한 그렇다고 해서 술을 너무 마셔서 되나 말을 기울이면 독기(毒氣)가 심(心)을 치고 장(腸)을 뚫으며 갈비를 썩혀서 신(神)이 어두워 착란(錯亂)하며 눈에 물건이 보이지 않게 되는 것이다. 이것은 삶을 상실해는 장본이 되는 것이다. 《類聚》

많이 마시면 기(氣)가 역(逆)한다. 주(註)에 이르기를 마시는 것이 많으면 폐(肺)의 포엽(布葉)이 걱(擧)하기 때문에 기(氣)가 역(逆)해서 위로 달린다. 《內經》

음주금기(飮酒禁忌)

주객(酒客)의 병에 계지탕(桂枝湯)으로 치료하면 구토를 하니 주객(酒客)은 단 것을 좋아하지 않기 때문이다. 그밖의 단 것도 모두 금한다. 《仲景》

탁주(濁酒)를 마시고 면(麵)을 먹으면 기(氣)구명을 메우게 되니 삼가해야 한다. 《入門》

얼굴이 흰 사람이 술을 많이 마시면 피를 소모한다. 《丹心》

술이 3잔이 넘으면 오장(五臟)이 상(傷)하고 성질이 어지럽고 발광(發狂)을 한다. 《活人心》

술을 많이 마시면 토해내는 것이 가장 좋다.

취한 다음에 강식(强食)하면 옹저(癰疽)를 일으키기가 쉽다.

취해 누워서 바람을 쏘이면 목이 쉰다.

취하고 배가 부른 다음에 차마(車馬)를 타거나 원장(垣墻)등을 뛰어 넘는 일을 금해야 한다.

취한 다음에 방사(房事)를 하면 작으면 얼굴에 점과 기침이 생기고 크면 장맥(臟脈)을 상(傷)해서 끊고 수명(壽命)을 줄인다. 《得效》

술이 비록 성질을 맑게 하고 도치(陶治)하고 혈맥(血脈)을 통하게 되나 자연히 풍(風)을 초치(招致)하고, 신(腎)을 패(敗)하며, 장(腸)을 녹이고, 협(脇)을 썩히는 것이 술과 같은 것은 없고 배가 부르게 먹은 다음에 피해야 한다. 술을 마시되 거칠거나 너무 빠르게 해서는 되지 않으니 폐(肺)를 상(傷)하고 파(破)하기 때문이다. 술이 깨지 않고 목이 마를 때에 찬물이나 다(茶)를 마시면 술과 같이 신장(腎臟)에 들어가서 머무른 독이 물로 되어서 허리와 다리가 무겁게 떨어지고 방광(膀胱)이 차고 아프며 겸해서 수종(水腫)과 소갈(消渴) 및 연벽(攣躄)의 증세가 생기는 것이다. 《活人心》

주독(酒毒)이 변해서 모든 병이 될 때

순주(醇酒)가 성분이 열이 많이 있고 독이 많이 있으니 맑고 향긋하고 좋은 맛이 벌써 입에 맞고 기(氣)를 돌아다니게 하고 혈(血)을 온화하게 하며 몸에 적의하니 이래서 술을 마시는 사람이 서절로 너무 많은 것을 느끼지 못하는 것이다. 술의 성질이 오르기를 좋아하고 반드시 기(氣)를 따라서 담(痰)이 위에서 울(鬱)하고 소변이 밑에서 삽(澁)하며 폐(肺)가 적사(賊邪)를 받으면 온몸이 반드시 마르니 한량(寒涼)한 것을 마음껏 마시니 열(熱)이 내울(內鬱)하고 폐기(肺氣)가 열이 있어서 크게 상(傷)하게 되는 것인데 처음에는 병이 위중하지 않아 구토나 자한(自汗)·창이(瘡痍)·비사(鼻皻)·심비통(心脾痛)정도이니 도리어 발산해서 없앨 수가 있지마는 끝내는 오래 되어서 병이 깊어지면 소갈(消渴)과 황달(黃疸)·폐위(肺痿)·내치(內痔)·실명(失明)·효천(哮喘)·노수(勞嗽)·전간(癲癇) 등의 형상할 수 없는 증세가 일어나니 구안(具眼)의 의(醫)가 아니면 치료할 수 없는 것이다. 그러니 삼가해야 하지 않겠는가?《丹心》

오랫동안 술을 마시는 사람은 장부(臟腑)에 독아 쌓여서 근(筋)을 훈증하고 신(神)을 상(傷)하며 수(壽)를 단축시킨다.《得效》

술이 취하지 않게 할 때

술에 취하면 마땅히 열탕(熱湯)으로 양치하면 좋으니 주독(酒毒)이 치아(齒牙)에 있기 때문이다. 많이 취하면 열탕(熱湯)으로 밀실에서 얼굴을 두어번 씻고 머리를 수십번 빗질하면 바로 깬다.《丹心》

주식탕(酒食湯)으로 쌓이게 되고 또는 많이 먹는데 염화(鹽化)로써 치아(齒牙)를 문지르고 더운 물로 양치해서 삼키면 불과 3번이면 바로 토해진다.《醫鑑》

또는 청피초(靑皮炒) 2냥, 갈근(葛根) 1냥, 축사(縮砂) 5돈을 가루로 해서 진한 차로 1~2돈을 고루 복용하면 술이 깨고 음식이 소화가 된다.《丹心》

내상(內傷)이 변해서 여러 가지 병이 될 때

대부분 기(氣)가 처음 병이 들 때에 그 단서(端緒)는 아주 미약(微弱)한 것이니 간혹 사소(些少)한 음식의 불근(不謹)때문이고, 또는 밖으로 육기(六氣)를 무릅쓰며, 또는 안으로 칠정(七情)을 느끼고 또는 식미(食味)를

내상(內傷)이 변해서 여러 가지 병이 될 때

대부분 기(氣)가 처음 병이 들 때에 그의 단서(端緖)는 아주 미약(微弱)한 것이니 간혹 사소(些少)한 음식의 불근(不謹)때문이고, 또는 밖으로 육기(六氣)를 무릅쓰며, 또는 안으로 칠정(七情)을 느끼고 또는 식미(食味)를 너무 짙게 해서 양기(陽氣)를 편조(偏助)하면 쌓여서 흉격(胸膈)의 열이 되고 또는 자품(資稟)이 원래는 실(實)한데 살 겉이 조밀해서 땀이 나지 않으며 또는 성질이 급해서 성을 많이 내므로 음화(陰火)가 담상(痰上)해서 진액(津液)이 돌아다니지 않고 맑고 탁한 것이 서로 간섭해서 기(氣)가 병이 들어 또는 결리고 또는 먹는 것을 생각하지 않고 또는 부기(腐氣)를 열희(噎噫=트림)하며 또는 탄산(呑酸)하고 또는 조잡하며 또는 팽만(膨滿)하는 등의 모든 병이 일어나는데 그 원인을 상구(詳求)하지 않고 갑자기 한증(寒症)이라고 잘못하여 신(辛)·향(香)·조(燥)·열(熱)한 약으로 치료하게 되면 구질(舊疾)이 겁을 먹고 잠깐 사이에 탁액(濁液)을 소개(疎開)하나 다시 한 곳으로 모이기가 쉬우며 또는 반달이나 1달만에 먼저 병이 다시 일어나니 이렇게 해서 만연하면 기(氣)로부터 쌓이게 되고 쌓이게 되면 담(痰)이 되는데 이것이 담(痰)과 음(飮)과 탄산(呑酸)의 그 원인이 되는 것이다. 어진 의원을 만나지 못하고 약으로 잘못 치료하면 담(痰)이 나쁜 피를 켜서 결국에는 병의 과낭(窠囊)이 되어서 속이 결리게 되고, 아프게도 되며 구(嘔)도 되고 열격(噎膈)과 반위(反胃)의 증세가 점점 일어나게 된다.《丹心》

대부분 기(氣)가 처음 병이 들 때에 그의 단서(端緖)는 아주 미약(微弱)한 것이니 간혹 사소(些少)한 음식의 불근(不謹)때문이고, 또는 밖으로 육기(六氣)를 무릅쓰며, 또는 안으로 칠정(七情)을 느끼고 또는 식미(食味)를 너무 짙게 해서 양기(陽氣)를 편조(偏助)하면 쌓여서 흉격(胸膈)의 열이 되고 또는 자품(資稟)이 원래는 실(實)한데 살 겉이 조밀해서 땀이 나지 않으며 또는 성질이 급해서 성을 많이 내므로 음화(陰火)가 담상(痰上)해서 진액(津液)이 돌아다니지 않고 맑고 탁한 것이 서로 간섭해서 기(氣)가 병이 들어 또는 결리고 또는 먹는 것을 생각하지 않고 또는 부기(腐氣)를 열희(噎噫=트림)하며 또는 탄산(呑酸)하고 또는 조잡하며 또는 팽만(膨滿)하는 등의 모든 병이 일어나는데 그 원인을 상구(詳求)하지 않고 갑자기 한증(寒症)이라고 잘못하여 신(辛)·향(香)·조(燥)·열(熱)한 약으로 치료하게 되면 구질(舊疾)이 겁을 먹고 잠깐 사이에 탁액(濁液)을 소개(疎開)하나 다시 한 곳으로 모이기가 쉬우며 또는 반달이나 1달만에 먼저 병이 다시 일어나니 이렇게 해서 만연하면 기(氣)로부터 쌓이게 되고 쌓이게 되면 담(痰)이 되는데 이것이 담

(痰)과 음(飮)과 탄산(呑酸)의 그 원인이 되는 것이다. 어진 의원을 만나지 못하고 약으로 잘못 치료하면 담(痰)이 나쁜 피를 켜서 결국에는 병의 과낭(窠囊)이 되어서 속이 결리게 되고, 아프게도 되며 구(嘔)도 되고 열격(噎膈)과 반위(反胃)의 증세가 점점 일어나게 된다. 《丹心》

오미(五味)가 과상(過傷)하면 병(病)이 될 때

산(酸)이 근(筋)에 달아나니 너무 많이 먹으면 피리히고 소변이 통하지 않으며 짠 것은 혈(血)에 달아나니 너무 많이 먹으면 목이 마르고 매운 것은 기(氣)에 달아나니 너무 많이 먹으면 심(心)이 동(洞)하며 (心의 液이 땀이 되는 것인데 심(心)이 동(洞)한다는 것은 땀이 난다는 것을 말한 것이다) 쓴 것은 뼈에 달아나니 많이 먹으면 구토하고 단 것은 살에 달아나니 너무 많이 먹으면 심이 번민(煩悶)하게 된다. 《靈樞》

짠 것을 너무 많이 먹으면 맥(脈)이 응삽(凝澁)하고 살색이 변하게 되며 쓴 것을 많이 먹으면 가죽이 마르고 털이 빠지며 매운 것을 많이 먹으면 근(筋)이 급하고 손톱이 마르며 신 것을 많이 먹으면 살이 뻣뻣하고 입술이 들리며 단 것을 많이 먹으면 뼈가 아프고 털이 빠진다. 《內經》

상지다(桑枝茶)

먹은 음식을 소화시키고 기(氣)를 내리니 동칼로 상지(桑枝)를 잘게 썬 후 자기 그릇에 볶아서 노란 빛이 된 것을 달여서 복용한다. 《本草》

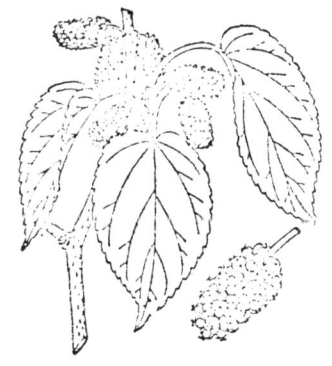

벽해수(碧海水)

1~2홉을 복용하면 오래 묵은 음식과 아랫배 부른 것을 토해 내는데 즉시 효과가 있다. 《本草》

생숙탕(生熟湯)

많이 취하거나 고과(苽果)를 많이 먹는데 생숙탕(生熟湯)에 몸을 담그고 있으면 탕(湯)이 모두 술과 고미(苽味)가 되니 바로 백비탕(百沸湯)에 새로 길러온 물을 섞은 처방이다. 《本草》

생강즙(生薑汁)

속에 열이 있어서 먹지 못하는 데 생강즙(生薑汁) 1홉에 꿀 1수저와 물 3홉에 생지황즙(生地黃汁)조금 섞어 즉시 복용하면 차도가 있다. 《本草》

다(茶)

오래 묵은 음식을 소화시키니 따뜻하게 해서 마시고 작설다(雀舌茶)도 역시 좋다. 《俗方》

오수유(吳茱萸)

탄산증(呑酸症)에 신물이 심장(心臟)을 찌르는데 치료한다. 오수유(吳茱萸) 1홉을 물로 달여서 복용하면 즉시 차도가 있다. 어느 사람이 심장(心臟)이 부서지는 것처럼 아픈 데 이 약을 복용한 후 20년 동안 재발하지 않았다. 《本草》

후박(厚朴)

수곡(水穀)을 소화시키니 역수(逆水)속의 노근(蘆根)을 채취해서 후박(厚朴)과 같이 달여 복용하면 즉시 효과가 있다. 뇌공(雷公)이 말하기를 「음식을 더하고 주량(酒量)을 더하는 것은 모름지기 노(蘆)와 박(朴)을 달여 먹으라」는 것이 바로 그 방법이다. 《本草》

산사자(山楂子)

식적(食積)을 치료하고 능히 소화를 잘 시키니 쪄서 익히고 살을 내서 말려 가지고 달여서 복용한다. 또는 살을 가루로 해서 신국호(神麴糊)에 환을 지어서 복용하니 이름을 관중환(寬中丸)이라고 한다. 《本草》

또 살을 먹고 쌓이게 되는 증세를 치료하니 산사육(山楂肉) 1냥을 물로 달여서 물을 마신 다음 살은 뒤에 복용한다.

청피(靑皮)

주식(酒食)의 포만(飽滿)에 쓰니 청피(靑皮) 4냥, 소금 1냥을 물에 반죽하고 볶아 가루로 한 것 1돈반과 다말(茶末) 반돈을 비탕(沸湯)에 섞어서 복용한다. 《本草》

명사(樧樻)

음식을 소화시키고 주독(酒毒)을 풀며 탄산(呑酸)을 멈추게 하고 주담(酒痰)의 황수(黃水)를 없애며 술을 먹고 담(痰)을 삭히니 언제나 씹어서 삼키면 좋고 모과(木瓜)도 효력이 같다. 《本草》

오매(烏梅)

면(麵)을 먹고 소화가 잘 되지 않아서 팽창(膨脹)한 증세를 치료하니 살을 취해서 가루로 환을지어 백탕(白湯)으로 30알을 복용한다. 《類聚》

순(蓴)

부어(鮒魚)와 같이 국을 끓여 먹으면 위(胃)가 약해서 밥이 내리지 않는 증세를 주로 치료하고 위구(胃口)를 여는 데 특별히 효과가 있고 노인에게 더욱 좋다. 《本草》

부어와 치어(鮒魚及鯔魚)

두 고기가 모두 진흙을 먹기 때문에 비(脾)와 위(胃)를 보하고 음식을 증진시키는 효력이 있으니 자주 복용하면 좋다. 《本草》

해(蟹)

위기(胃氣)를 치료하고 음식을 소화시키니 중황(中黃) 즉 속의 노란 부분을 취해서 5가지 맛을 섞어 생으로 복용한다. 《本草》

이당(飴糖)

쪽으로 된 흑탕(黑糖 = 즉 엿)이다. 비(脾)와 위기(胃氣)를 온화하게 하고 음식을 생각나게 하니 자주 복용하면 좋다. 《本草》

나복(蘿蔔)

밥을 소화시키고 면독(麵毒)을 없애며 대·소 이맥(二麥)의 독을 풀어주니 생으로 씹어서 복용하는 방법이 가장 좋다.

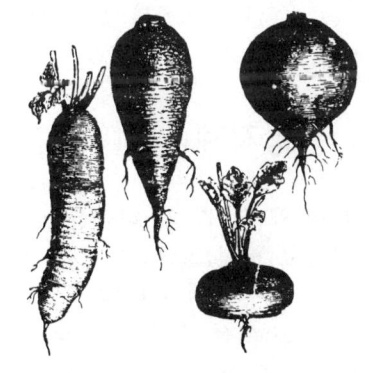

대맥얼(大麥蘗)

즉 보리 새싹이다. 기(氣)가 허한 사람이 복용하면 좋으니 무(戊)·기(己)를 대신하고 수곡(水穀)을 부숙시키니 가루로 먹거나 달여 먹어도 모두 좋다. 《本草》

신국(神麴)

수곡(水穀)을 소화시키고 묵은 음식

을 썩게 하니 가루로 복용하거나 달여서 복용해도 모두 좋다. 《湯液》

녹두분(綠豆粉)

주독(酒毒)을 풀어주니 면(麵)을 만들어 복용하면 좋다. 《日用》

우두(牛肚)

즉 소의 양(膁)이다. 비(脾)와 위(胃)를 도우니 5가지를 섞어 삶아 복용한다. 《俗方》

황자계(黃雌鷄)

비(脾)와 위(胃)의 허약한 것과 밥을 못먹고 위황(萎黃)한 것을 치료하니 닭고기 5냥, 백면(白麵) 7냥, 총백(葱白) 2홉(썰은 것)으로 수제비를 만들어 5가지 맛을 섞어서 복용한다. 《入門》

납설수(臘雪水)

주독(酒毒)과 심한 열을 치료하니 조금씩 복용하는 것이 좋다. 《本草》

감국화(甘菊花)

술을 먹고 깨지 않을 때 감국화(甘菊花)를 가루로 해서 1~2돈 복용하면 효과가 있다. 《本草》

이(梨)

주갈(酒渴)을 치료하니 배를 구워서 복용하면 좋다. 《本草》

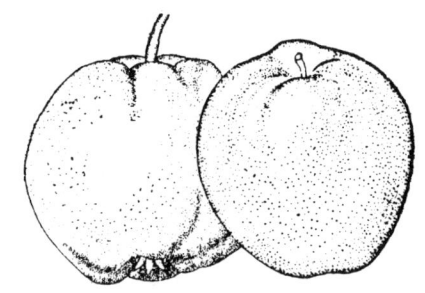

갈근(葛根)

주독(酒毒)을 풀고 또 주취불성(酒醉不醒)한데 즙을 내어서 1~2되 복용하면 즉시 술이 깨고 달여서 복용해도 역시 좋다.

뿌리를 찧어서 물에 여과해서 가루를 끓는 물속에 넣으면 조금 지난 후에 아교(阿膠)처럼 되니 꿀 물에 반죽하여 생강을 조금 넣고서 복용하면 주갈(酒渴)을 바로 낫게 한다.

갈화(葛花)가 주독(酒毒)을 잘 풀어준다. 《本草》

죽여(竹茹)

술을 마시고 머리가 아픈 증세를 치

료하니 청죽여(青竹茹 = 즉 대 껍질을 긁은 것) 3냥과 물 5되를 달여서 찌꺼기는 버리고 차게 한 다음 계란 3개를 넣어 고루 섞고 다시 한 번 끓여서 복용한다. 《本草》

전라(田螺)

열을 없애고 술을 깨게 하는데는 항상 술을 마셔 구설(口舌)이 무르녹고 창(瘡)이 난 데 나육(螺肉)에다 총(葱)·시(豉)·초(椒)·강(薑)·초(醋)를 넣어 즙을 달여서 복용한다. 《本草》

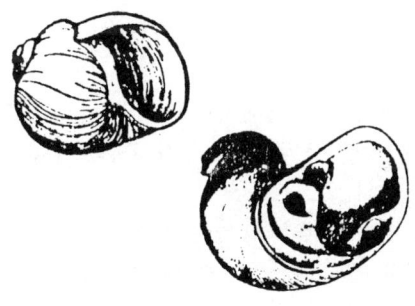

모려(牡蠣)

주(酒)뒤에 오는 번열(煩熱)을 주로 치료하니 살을 내서 생강과 초를 섞어서 복용한다. 《本草》

방합(蚌蛤)

주독(酒毒)을 풀고 술을 깨게 하니 생강과 초를 같이 생식하거나 지져서 복용하는 것이 좋다. 《本草》

우(藕)

주독(酒毒)과 식독(食毒)을 푸니 생식(生食)과 증식(蒸食)이 모두 좋다. 《本草》

감피(柑皮)

주독(酒毒)과 주병(酒病)을 풀고 바로 술을 깨게 한다. 감자피(柑子皮)를 불에 말려 가루로하여 소금을 조금 넣어 가루로 한 것을 비탕(沸湯)해 1돈을 즉시 복용하니 이름을 독성탕(獨醒湯)이라고 한다. 《本草》

적소두화(赤小豆花)

주독(酒毒)과 주병(酒病)을 치료하니 적소두화(赤小豆花)와 갈화(葛花)를 등분해서 불에 말려 가루로 해서 1~2돈을 복용하면 취하지 않으니 쌍화산(雙花散)이라고 부르기도 한다. 《集要》

고자(苽子)

소주(燒酒)의 독을 푸니 고( )나등(藤)을 즙을 내서 복용한다. 《俗方》

숭채(菘菜)

주갈(酒渴)을 풀어주니 국을 끓이거나 김치를 담아 복용하면 좋다. 《本草》

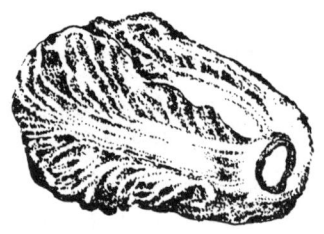

우간(牛肝)및 백엽(百葉)

주노(酒勞)를 푸니 회(膾)를 해서 생강과 초를 같이 복용한다. 《本草》

응분(鷹糞)

생포(生脯)등을 너무 많이 먹고 번민(煩悶)하는데 묽은 미음에 응분(鷹糞)가루 약간 타서 3~5홉을 복용하면 즉시 차도가 있다. 《本草》

단주방(斷酒方)

술 7되를 병속에 넣고 주사(朱砂) 5돈을 잘 갈아서 같이 섞은 다음 병입을 굳게 봉하고 저권(猪圈 = 돼지 우리)에 넣어서 돼지가 마음대로 굴려서 흔들리도록 하고 7일이 지난 후에 그 술을 마시면 그 다음부터는 술이 마셔지지 않게 된다.

노자분(鸕鶿糞)을 태워서 재를 만들어 물에 1돈을 섞어 먹고 응시회(鷹屎灰)도 역시 술에 타서 복용하는 것이 좋은데 위와 같이 2처방이 모두 마시는 사람에게는 알지 않도록 하는 것이 좋다. 《本草》

우물 속의 거꾸로 난 풀을 달여 복용하고 또한 대잎(竹葉)위의 이슬을 털어 술에 타서 복용한다. 《俗方》

침구법(鍼灸法)

위(胃)가 약해서 음식 생각이 없을 때 삼리(三里)·삼음교(三陰交)혈을 택한다.

삼초(三焦)의 사열(邪熱)때문에 음식을 잘 먹지 못하는 데 관원(關元)혈을 택한다. 《綱目》

음식 생각이 아주 없는데 연곡(然谷)혈을 택해서 피를 내면 바로 배가 고프게 된다.

배가 고파도 먹지못하고 먹어도 역시 내리지 않는데 장문(章門)과 기문(期門)혈을 택한다. 《東垣》

음식을 먹지 못하고 심(心)과 배가 팽창(膨脹)해서 얼굴빛이 위황(萎黃)한 증세를 시속(時俗)에 비(脾)및 신

병(腎病)이라고 하는데 중완(中脘)혈을 뜸한다. 《姿生》

많이 먹으면서 몸이 여위는 것을 식맥(食晦)라고 하는데 먼저 비유(脾兪)를 택하고 다음 장문(章門)과 태창(太倉)혈을 택한다. 《資生》

음식이 안 내리고 흉격(胸膈)이 막혀서 안통하는 것은 사(邪)가 위완(胃脘)에 있는 것이니 상완(上脘)에 있으면 억제(抑制)해서 내려야 하고 하완(下脘)에 있으면 흩어서 없애야 한다. 《靈樞》

위병(胃病)에 음식이 안 내리는 것은 삼리(三里)혈을 택힌다. 《東垣》 묵은 즙을 토하고 탄산(呑酸)하는 것은 장문(章門)과 신광(神光)혈을 택한다. 《東垣》

12. 허로(虛勞)

허노병(虛勞病)의 근원이 될 때

손맥(損脈)이 병들면 일손(一損)은 피모(皮毛)가 손(損)하는데 피(皮)가 모이고 모(毛)가 빠지게 되며, 2손(二損)은 혈맥(血脈)을 손(損)하는데 혈맥(血脈)이 허소(虛少)해서 능히 장부(臟腑)를 번영(繁榮)시키지 못하고 3손(三損)은 기육(肌肉)이 소수(消瘦)하고 음식이 기부(肌膚)를 위해서 자양(滋養)하지 못하며, 4손(四損)은 근(筋)을 손(損)하는데 근(筋)이 늘어져서 저절로 거두지 못하고, 오손(五損)은 뼈를 손(損)하는데 뼈가 위약(萎弱)해서 평상(平床)에서 일어나지 못하는 것인데 이것을 역하는 것은 지맥(至脈)의 병인 것이다. 손맥(損脈)이 위에서 내려와 골위증(骨痿症)이 생기고, 평상(平床)에서 일어나지 못하면 죽게 되고 지맥이 아래로부터 올라가 가죽이 모이고 털이 빠지는 증세도 역시 죽게 된다. 《難經》

허손(虛損)한 병은 한열(寒熱)이 허한 이유로 감염이 되는 증세인데 한(寒)을 받으면 양손(陽損)되고 양(陽)이 허하면 음(陰)이 성하기 때문에 손(損)한 것이니 위에서 아래로 치료해야 하며 맵고 달며 맑은 맛이 마땅하나 증세가 위(胃)의 아래를 지나면 치료를 하지 못하고 열을 받으면 음(陰)을 손(損)하고 음(陰)이 허하면 양(陽)이 성하기 때문에 손(損)하고 음(陰)이 허하면 양(陽)이 성하기 때문에 손(損)하는 것인데 아래에서 위로 치료해야 하며 쓰고 시며 짠 맛이 마땅 하지만 증세가 비(脾)를 지나면 치료를 못하는 것이다. 위에서 내려오는 것에 1손(一損)에 폐(肺)를 손하여 가죽이 모이고 털이 빠지며 2손(二損)은 심(心)을 손하니 혈맥(血脈)이 허소(虛少)해서 능히 장부(臟腑)를 영양(榮養)시키지 못하고 부인일 때는 월수(月水)가 안통하고, 3손(三損)은 위

(胃)를 손(損)하니 음식이 기부를 위해 자양(滋養)을 못하는 것이며, 아래에서 오르는 것에 1손(一損)은 신(腎)을 손(損)하니 뼈가 위약(痿弱)하여 평상(平床)에서 일어나지 못하고 2손을 간(肝)을 손(損)하니 근(筋)이 늘어져서 거두지 못하며, 3손(三損)은 비(脾)를 손(損)하니 음식을 소화를 시키지 못한다. 말하자면 심폐(心肺)가 손(損)하면 색이 패하고 간(肝)과 신(腎)이 손(損)하면 얼굴이 위황(萎黃)하며 수곡(水穀)을 소화를 시키지 못해서 비(脾)가 손하게 되니 이 병에 걸리면 모두 허손(虛損)의 증세로서 침엄(沈淹 = 오래 되는 것)하여 허노(虛勞)가 되는 것이다. 《綱目》

모든 병과 적노(積勞)가 모두 허해서 일어나고 허가 백병(百病)을 낳게 된다. 《本草》

세상(世上) 사람들은 오직 백병(百病)이 심(心)에서 나는 줄만 알고 신(腎)으로부터 나는 증(症)은 알지 못한다. 음주(飮酒)・식육(食肉)하고 취포(醉飽)한 뒤에 방사(房事)하는 것을 삼가지 않고 경솔(輕率)하게 정(精)을 손상(損傷)시키면 신수(腎水)가 공허(空虛)하여 심(心)의 화(火)를 평정(平定)시키지 못하고 심(心)의 화(火)가 염상(炎上)하면 폐(肺)의 김(金)이 상(傷)하여서 수(水)를 끊어 버리는 장본(張本)이 되는 증(症)이다. 금(金)과 수(水)가 쇠(衰)하고 휴결(虧缺)하면 간(肝)의 목(木)을 이기지 못하고 간(肝)의 목(木)이 성(盛)하면 비(脾)의 토(土)를 이겨서 도리어 화(火)를 낳으니 화(火)가 홀로 왕성(旺盛)하면 정(精)을 생화(生化)시키지 못하는 고로 양(陽)은 남음이 있고 음(陰)이 부족(不足)하고 양(陽)이 홀로 열(熱)하여 오래 지탱하지 못한다. 《回春》

허노증(虛勞症)

허(虛)라는 것은 피모(皮毛)와 기육(肌肉)및 근맥과 골수(骨髓)및 기혈(氣血)과 진액이 모두 부족한 것이다. 《綱目》

대부분 음식이 줄어들고 정신이 혼미(昏迷)하며 유정(遺精)을 하고 몽설(夢泄)을 하며 요(腰)와 배(背)・흉(胸)・협(肋)・근(筋)・골(骨)이 당기면서 아프고 조열(潮熱)해서 저절로 땀이 나고 담(痰)이 성하며 기침을 하는 증세는 전부 허노(虛勞)가 상증(常症)인 것이다. 《入門》

거죽이 허하면 열이 있고 맥(脈)이 허하면 놀라며 살이 허하면 몸이 무겁고 근(筋)이 허하면 조급(燥急)하며 뼈가 허하면 아프고 수(髓)가 허하면 사지(四肢)가 늘어지며 장(腸)이 허하면 설사하고 삼양(三陽)이 허하면 땀이 멈추지 않는 증세이다. 《直指》

모든 허때문에 모자라는 증세가 있고 영(榮)과 위가 함께 고갈(涸竭)되면 오노(五勞)와 칠상(七傷)이 일어나며 뼈가 증발되고 조열(潮熱)하며 요배(腰背)가 구급(拘急)하고 백마디가 아프게 되며 밤에 식은 땀이 많이 나고 마음이 항상 경탕(驚惕)하고 목구멍이 마르며 입술이 타고 눕기를 좋아하며 기력(氣力)이 없고 살이 여위며 기침을 하고 담(痰)이 많으며 혈사(血絲)를 객·타(唾)하고 한(寒)과 열(熱)이 왕래하며 볼이 붉고 정신이 혼미하고 음식을 먹지 못하며 따뜻한 약을 복용하면 번조(煩燥)해서 상충(上衝)하고 차가운 약을 먹으면 흉격(胸膈)이 가득하고 배가 아프니 이러한 증세는 전부 치료가 매우 어려운 것이다. 《得效》

오노증(五勞症)

오노(五勞)란 심(心)이 노(勞)하면 피가 감해지고 간(肝)이 노(勞)하면 신(神)이 감해지며 비(脾)가 노하면 먹은 것이 감해지고 폐(肺)가 노(勞)하면 기(氣)가 감해지며 신(神)이 노(勞)하면 정(精)이 감하게 되는 것이다. 《金匱》

갑자기 즐김과 화를 내면 대변이 고란(苦難)하여 입속에 종기가 나는 증세는 심노(心勞)가 되는 것이고, 단기(短氣)하고 얼굴에 종기가 생기며 코에 향내를 맡지 못하고 기침을 하며 타담(唾痰)이 되고 두 갈비 밑이 가득해서 아프며 천식(喘息)이 정해지지 못하니 이 증세는 폐노(肺勞)가 되는 것이며 얼굴과 눈이 마르고 검게 되며 정신이 정해지지 않고 홀로 못누워 있고 보는 것이 밝지 않으며 눈물을 자주 흘리는데 이 증세는 간노(肝勞)가 되는 것이고, 입이 쓰며 혀가 강하고 구역을 하며 소변이 황적하고 겸해서 방울방울 물방울이 남아 있고 허리가 아프며 귀가 울고 밤에 꿈이 많으니 이 증세는 신노(腎勞)가 되는 것이다. 《千金》

신기(神氣)를 바르게 운용하지 못하는 것이 심(心)의 노(勞)가 되는데 그 증세는 피가 적고 얼굴빛이 창백하며 경계하고 식은 땀이 나며 몽유(夢遺)를 하는데 지나치면 심(心)이 아프고 목구멍에 종기가 나는 것이다. 힘을 다해서 모려(謀慮)하면 간(肝)의 노(勞)가 되는데 그 증세는 근골이 구련(拘攣)하고 지나치면 눈이 어둡고 어지러운 증세가 나타난다. 뜻밖에 사려를 많이하면 비면의 노(勞)가 되니 그 증상은 가득차 있고 음식을 잘 먹으며 심하면 토사(吐瀉)를 하고 살이 빠지며 사지(四肢)가 권태를 느낀다. 일이 있는데 미리 걱정을 심하게 하면 폐(肺)의 노(勞)가 되는데 그 증세는 기(氣)가 떨어지고 심(心)이 배가 차고 아프며 심폐면 모발(毛髮)이 마르고 진액이 타며 기침을 하고 항열(閧熱)한다. 지절(志節)을 금득하면 신(腎)의 노(勞)가 되는데 그 증세는 요척

(腰脊)이 아프고 유정백탁(遺精白濁)하며 심하면 얼굴에 때가 끼고 척수(脊髓)가 아프게 되는 것이다. 《入門》

심(心)이 노(勞)하면 입과 혀에 종기가 나고 어삽하며 살이 여위게 되며 간(肝)이 노(勞)하면 갈비가 아프고 관격(關格)은 아프지 않으며 비(脾)가 노(勞)하면 기(氣)가 급하고 살이 마비되며 땀이 많이 나고 폐(肺)가 노(勞)하면 기(氣)가 헐떡거리며 얼굴이 부종(浮腫)되고 입이 마르며 목구멍이 마르고 신(腎)이 노(勞)하며 소변이 붉고 음창(陰瘡)이 나며 귀가 울고 얼굴이 검어지게 된다. 《入門》

육극증(六極症)

자주 전근(轉筋)이 되고 10손가락의 손톱이 전부 아픈 증세는 극골(極骨)이라 하고 아치(牙齒)가 흔들리고 손발이 아파서 오래서 있지 못하는 증세는 골극(骨極)이라 하며 얼굴에 혈색(血色)이 없고 머리털이 빠지는 증세는 혈극(血極)이라 하고 몸에 자주 쥐가 달리는 것과 같고 살이 마르며 검은 증세는 육극(肉極)이라 하며 기(氣)가 적어 힘이 없고 몸에 광택이 없으며 여위고 눈에 밝은 빛이 없으며 있어도 정해지지 못하고 온몸이 가려워서 긁으면 부스럼이 되니 이 증세는 정극(精極)이라 하며 가슴과 갈비대가 역해서 가득하고 항상 화를 잘 내며 기(氣)가 적어서 가득하고 언제나 성을 잘 내며 기(氣)가 적어서 말하기조차 힘이 드니 이 증세는 기극(氣極)이라고 한다. 《入門》

칠상증(七傷症)

허손(虛損)한 질(疾)이 저절로 오노(五勞)를 낳고 육극(六極)을 낳으며 육극(六極)이 다시 칠상(七傷)을 낳으니 첫째는 음한(陰寒)이고, 둘째는 음위(陰痿)이며, 세째는 속이 급하고, 네째 정루(精漏)이며, 5는 정소(精少)이고, 여섯째는 정청(精淸)이며, 일곱째는 소변삭(小便數)이다. 또한 첫째는 음한(陰寒)이고, 둘째는 정한(精寒)이며, 세째는 정청(精淸)이고, 네째는 정소(精少)이며, 다섯째는 낭하습양(囊下濕痒)이고, 여섯째는 소변삽삭(小便澁數)이며, 일곱째는 야몽음인(夜夢陰人)인데 그 증세가 모두 소변이 붉고 열이 있으며 또는 침(鍼)으로 찌르는 것 같이 나타나는 것이다. 《入門》

전궐증(煎厥症)

내경(內經)에 이르기를 「陽氣」란 번노(煩勞)하면 정(精)을 수렴(收斂)하지 못하고 사명(使命)을 끊게 되며 여름에 쌓여서 사람으로 하여금 전궐(煎厥) 즉 열을 역상(逆上)하게 되니 눈이 어두어 보지 못하고 뒤가 닫혀서 듣지를 못하며 궤궤(潰潰)해서 고을이 무너지는 것 같고 박박해져서 멈추지 않는다.」 주(註)에 이르기를 「끓어서 핍박학고 기(氣)가 역상(逆上)해서 그로 인하여 전궐(煎厥)이 되니 궐(厥)이란 기(氣)에 역하는 증세를 말하는 것이다. 무릇 눈이 잘 보이지 않고 귀가 들리지 않으니 방노(房勞)의 환(患)이 되는 것이 크다 하지 않을 수 없는 것이다. 치료하는 방법은 음허화동(陰虛火動)과 같으니 당연히 자음강화(滋陰降火)의 약으로 치료해야 한다.」 하였다. 《入門》

해역증(解㑊症)

내경(內經)에 이르기를 「척맥(尺脈)이 느리고 삽(澁)한 것을 해역증(解㑊症)이라」하였다. 해석(解釋)하면 척(尺)이 음부(陰部)가 되고 간(肝)과 신(腎)이 주관하니 느리면 열중(熱中)이라고 하는데 해역(解㑊)이라는 증세는 차가와도 차갑지 않고 더워도 덥지 않으며 약해도 약하지 않고 군세여도 군세지 않아서 어떻게 무엇이라고 이름 하기 어려운 증세이다.

수(髓)가 상(傷)하면 소락(消爍) (없어지고 달아지는 격)하고 간(肝)이 저리고 몸이 풀려서 역연(㑊然 = 굼주리는 형상)해서 가지 못하니 가지 못하다는 말은 걸어 다니지 못한다는 증세를 뜻한다. 《靈樞》

해(解)라는 것은 기육(肌肉)이 흩어지는 것이 역(㑊)이라는 것은 힘줄이 뼈를 묶지 못하는 증세이니 그 증세가 차가운 것 같으면서 차가운 증세가 아니며 더운 것 같으면서 더웁지 않으며 사지(四肢)와 뼈마디가 흩어지고 태타(怠惰)하고 번통(煩痛)하니 음식을 잘 먹지 못하고 또는 술에 상한 데서 기인 되고 또는 중습(中濕)에 기인되며 또는 감모풍한(感冒風寒)이나 방사과다로 기인되고 또는 부인의 경사(經事)가 고르지 못해서 이 병을 얻은 것이니 마땅히 그 기혈(氣血)을 통하고 주리(腠理)를 소개(疎開)해야 하니 이것은 내상(內傷)에 외감(外感)을 겸한 약으로 고루 치료해야 한다. 《入門》

주하병(注夏病)

보통 사람의 맥(脈)이 노(勞)되고 아주 허(虛)한 것이 역시 노(勞)가 되니 대부분 노(勞)라는 병은 그 맥(脈)이 뜨고 크며 손발이 번열(煩熱)하고 음(陰)이 차가와서 정(精)이 저절로 나오고 다리가 절려서 걸어 다니지 못하며 소복(小腹)이 허하니 창만(脹滿)하되, 봄과 여름에 더욱 심하고 가을과 겨울에는 조금 나으나 속에 말하기를 주하병(注夏病)이라고 한다. 《仲景》

맥(脈)이 큰 것은 열사(熱邪)가 있는 것이고, 기(氣)가 매우 허한 증세는 기(氣)가 손한 것이며, 봄과 여름은 심한 증세는 계절이 사(邪)를 돕는 것이고, 가을과 겨울에 낫는 증세는 계절이 사(邪)를 이긴 것이니 황기건

중탕(黃芪建中湯)이 주로 치료한다.
《東垣》
　음(陰)이 허해서 원기(元氣)가 부족한 것은 보중익기탕(補中益氣湯)을 더하거나 덜해서 치료한다. (暑門에 자세히 나와 있음)

이양병(二陽病)

　내상(內傷)에 이르기를 「이양(二陽)의 병이 일어나면 심(心)과 비(脾)가 은곡(隱曲) 즉 복잡해서 치밀하지 못하고 여자는 월사(月事)를 못하니 그의 전벽이 풍소(風消)가 되고 또 식분(息賁)이 되면 죽게 되고 치료를 하지 못하는 것이다.」 주(註)에 이르기를 「이양(二陽)은 양명대장(陽明大腸)과 위(胃)의 맥(脈)이요, 은곡(隱曲)은 은폐(隱蔽)하고 위곡(委曲)한다」는 것이다. 대부분 장(腸)과 위(胃)가 병을 일으키면 심(心)과 비(脾)가 받는데 심(心)이 받으면 피가 밑으로 흐르고 비(脾)가 받으면 음식의 소화가 되지 않으니 피가 소통되지 않기 때문에 여자는 월사(月事)를 못하고 음식이 소화가 되지 않으며 피가 밑으로 흐르니 여자의 월경이 없는 것은 음식이 소화가 되지 않기 때문이고, 남자는 정(精)이 적은 것이다. 그러므로 은폐(隱蔽)하고 위곡(委曲)한 일을 못하는 것이다. 피가 허하고 정(精)이 적음으로 인한 것이요, 증세는 허노(虛勞)에 드는 것이다. 《綱目》

난치(難治)

　허노(虛勞)의 병이 보를 받지 못하면 치료가 어려우며 목구멍에 부스럼이 나고 말소리가 잠기며 치료가 어렵고 오랫동안 누워서 맥창(脈瘡)즉 궁둥이에 와창(臥瘡)이 나면 치료가 어렵게 된다. 《回春》
　허(虛)가 심한 병은 화담(火痰)이 되고 얼굴이 붉으며 천식(喘息)을 하고 담(痰)이 많으며 신열(身熱)이 붓불과 같고 발목이 부종(浮腫)하며 당설(糖泄)을 내리고 맥(脈)이 긴(緊)하여 먹지 못하는 증세는 죽게 되는 것이다. 《入門》
　오패사증(五敗死症)은 손발이 부종(浮腫)해서 굴곡의 교문(交紋)이 없으니 심(心)이 패(敗)한 증세이고, 입술이 검으며 무늬가 없는 것은 폐(肺)가 패한 증세이며, 얼굴이 검고 부스럼이 나는 증세는 간(肝)이 패한 증세이며, 음경(陰莖)이 부종(浮腫)하고 음종낭축(陰腫囊縮)이 되면 신(腎)이 패(敗)한 증세이며, 배꼽이 튀어 나오고 부종(浮腫)하여 창만(脹滿)한 증세는 비(脾)가 패(敗)한 증세이다.
　구사후(九死候)라는 증세는 첫째는 손발이 푸른 증세이고, 둘째는 손발이 오래 부종(浮腫)한 증세이며, 셋째는 맥(脈)이 마르고 이가 마르는 증세이고, 네째는 말소리가 흩어지고 콧구멍이 벌름거리는 증세이며, 다섯째는 입술이 한냉(寒冷)하고 선로(宣露)하는 증세이며, 여섯째는 입술이 부종(浮腫)하고 이가 타는 증세이며, 일곱째는 손으로 의봉(衣縫)을 어루만지는 증세이고, 여덟번째는 땀이 흐르지 않는 증세이며, 아홉번째는 혀가 말리고 낭란(囊卵)이 오무라지는 증세이다.

십절증(十絶症)이란 기(氣)가 짧고 눈으로 보는 것이 정정(亭亭 = 건강하며 똑똑히 보는 것)하나 맑은 빛이 없는 증세는 심기(心氣)가 끊긴 것이고 입과 코가 허장(虛脹)하고 기(氣)가 다시 짧은 증세는 폐기(肺氣)가 끊긴 것이며, 얼굴이 검고 안청이 노랗고 소즙(素汁)이 흐르는 증세는 신기(腎氣)가 끊긴 것이며 침과 가래가 흘러 나와도 느끼지 못하는 증세와 뜻없는 말을 하는 증세는 비(脾)가 끊긴 것이며, 손톱이 푸르고 꾸짖기를 잘하는 증세는 담(膽)이 끊긴 것이고, 등과 척추가 저리고 아프며 허리가 무겁고 엎치고 뒤치기가 힘드는 증세는 뼈가 끊긴 것이며 얼굴에 정광(精光)이 없고 머리털이 저절로 떨어지는 증세는 피가 끝난 것이고 혀가 말리고 붉은색이 나며 침을 삼키지 못하고 발목이 조금 부은 증세는 살이 끊긴 것이며 털이 삼과 같이 곧고 땀이 흘러 멎지 않는 증세는 장기(腸氣)가 끊긴 것이다. 《千金方》

토사자(兎絲子)

허노(虛勞)를 치료하고 진양(眞陽)이 부족함을 보한다. 사람의 기혈(氣血)이 정해지지 않을 때에 조섭을 잃어서 모든 허가 된데 술에 담가 쪄서 말리기를 아홉번 하고 가루로하여 1일 3번으로 1돈씩 술로 고루 복용한다. 《本草》

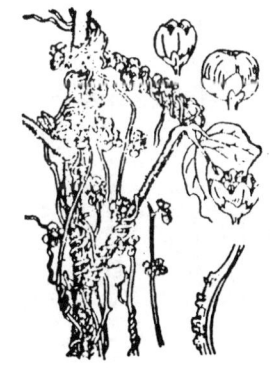

황정(黃精)

허손(虛損)과 오노(五勞)·칠상(七傷)을 치료하고 오장(五臟)은 편하게 한다.

뿌리와 줄기 및 꽃과 열매를 모두 치료하는데 사용하니 뿌리를 캐서 쪄 말려 복용하고 또는 가루로하여 1일 3번씩 맑은 물에 고루 복용하기도 한다. 《本草》

천문동(天門冬)

오노(五勞)와 칠상(七傷)을 보하고 오장(五臟)의 냉한 것을 윤택하게 하며 보하니 가루로하여 술에 타서 복용하고 또는 꿀로 환을 지어 복용하고 또는 술을 빚어 복용하기도 한다. 《本草》

맥문동(麥門冬)

오노(五勞)와 칠상(七傷)을 치료하고 오장을 편하게 하며 복용 방법은 천문동(天門冬)과 같다. 《本草》

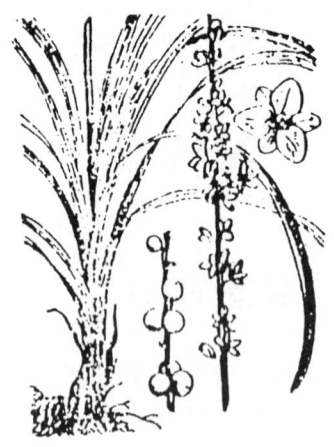

출(朮)

오노(五勞)와 칠상(七傷)을 주로 치료하고 비(脾)와 위(胃)를 건강하게 하며, 수(壽)를 연장한다. 가루로하여 술에 타서 복용하고 또 꿀로 환을 지어 복용하거나 고약처럼 해 복용해도 좋다. 《本草》

하수오(何首烏)

허노(虛勞)및 오노(五勞)와 칠상(七傷)을 치료하고 혈기(血氣)를 더해서 음(陰)을 보하고 양(陽)을 굳세게 하니 뿌리를 가루로하여 술에 타 복용하고 환을 지어 오랫동안 복용해도 좋다. 《入門》

지황(地黃)

오노(五勞)와 칠상(七傷)을 주로 치료하고 기력(氣力)을 더해서 허손(虛損)을 보하니 술을 빚어 복용하기도 하고 또는 환을지어 자주 복용해도 좋다. 《本草》

산약(山藥)

허노(虛勞)의 이수(羸瘦)를 치료하고 오노(五勞)와 칠상(七傷)을 보하나 뿌리를 쪄서 복용하고 또는 죽을 끓여 복용하기도 한다. 《本草》

석곡(石斛)

오장(五臟)의 허노(虛勞)와 이수(羸

瘦)를 치료하니 술에 담가서 복용하고 또는 달여 복용하고 환으로 복용해도 모두 좋다.《本草》

황기(黃芪)

허노(虛勞)와 이수(羸瘦)와 모든 허(虛)의 부족함을 보하고 허화(虛火)를 사(瀉)하니 썰어서 꿀물에 볶아서 달여 복용한다.《東垣》

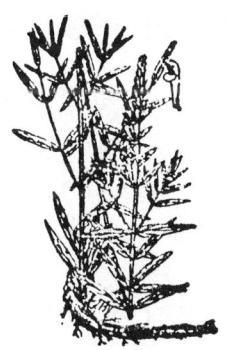

오미자(五味子)

허노 이수(虛勞 羸瘦)와 부족한 증세를 보하면 얼굴이 빛이 나며 허열(虛熱)을 없애니 고약을 만들어 복용하고 또는 환으로 달여서 복용한다.《本草》

당귀(當歸)

허노(虛勞)의 한(寒)과 열(熱)을 치료하고 부족함을 보하며 혈(血)을 보하고 온화하게 하며 돌아다니게 하니 달여서 복용하거나 환으로 복용하고 또는 가루로 복용해도 모두 좋다.《本草》

지모(知母)

골열(骨熱)의 허노(虛勞)를 치료하고 음기(陰氣)를 보하니 썰어서 5돈을 달여서 복용하고 또는 환으로 복용하기도 한다.《本草》

선령비(仙靈脾)

일명 음양곽(陰陽藿)이다. 허노(虛勞)의 냉기(冷氣)를 치료하고 신(腎)을 보하며 기력(氣力)을 더해주니 술에 담가서 복용하면 좋다.《本草》

오가피(五加皮)

오노(五勞)와 칠상(七傷)을 보하고 허손(虛損)을 치료하니 술에 많이 담가서 복용하고 술을 빚어 복용하기도 하며 차를 대신해서 마셔도 좋다.《本草》

청호(靑蒿)

열노(熱勞)와 골증(骨蒸)을 치료하니 사내 아니 오줌 5되와 물 3되에 많이 넣어 달여서 즙을 내서 다시 고아 오동열매 크기의 환을 지어 술로 30알을 삼켜 내린다.

또는 사내 아이 오줌에 담가 말려서 환으로 복용한다고 하였다. 《本草》

구기(枸杞)

오노(五勞)와 칠상(七傷)및 여러 사무에 나태한 증세들을 치료한다. 껍질과 잎과 씨가 힘이 같으니 모두 허노(虛勞)를 주로 치료한다.

씨와 껍질은 술을 만들거나 환을 만들어 복용하고 잎은 5가지 맛을 섞어서 국을 끓여 자주 복용한다. 《本草》

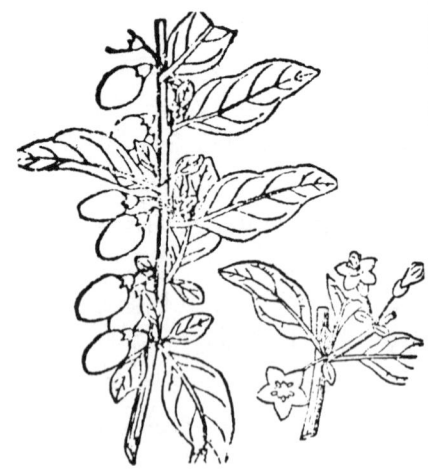

모려(牡蠣)

허노(虛勞)와 핍손(乏損)을 치료하고 능히 보양(補養)하니 살을 삶아 복용하는 방법이 좋다. 《本草》

별갑(鱉甲)

허노(虛勞)와 열노(熱勞)및 골증(骨蒸)을 주로 치료하며 거죽을 구워서 가루로 환을 지어 복용하고 또는 물로 삶아 복용하여도 좋고 살은 고아서 복용하면 열노(熱勞)를 치료하고 허손(虛損)을 보한다. 《本草》

만려어(鰻鱺魚)

열노(熱勞)와 골증(骨蒸)을 치료하고 허손(虛損)을 보하니 살을 내서 국을 끓여 5가지 맛을 섞어서 자주 복용하면 가장 좋다. 《本草》

금선와(金線蛙)

등에 금색선(金色線)이 있는 것인데 열노(熱勞)와 이수(羸瘦)를 치료하고 열독(熱毒)을 풀어주니 국을 끓이거나 구워서 복용한다. 《本草》

연실(蓮實)

모든 허(虛)를 보하고 속을 실(實)하게 하니 연육(蓮肉) 1근을 저두(猪肚)속에 넣어 쪄서 익히거나 또는 물로 삶고 짓찧어 오동열매 크기의 환을 지어 100알을 복용하니 이름을 수지환

(水芝丸)이라 한다. 《入門》

호마(胡麻)

허손(虛損)과 이수(羸瘦)를 치료하고 오장(五臟)을 보하니 쪄서 말리기를 9차례 해서 가루로 낸 것을 술로 2돈씩 1일 3번을 복용하고 또는 환을 만들어 복용한다. 《本草》

오웅계(烏雄鷄)

허노(虛勞)와 이수(羸瘦)를 보하니 삶아 익혀서 5가지 맛을 섞어 복용하면 심히 보익하니 자주 복용하면 좋다. 《本草》

이당(飴糖)

허핍(虛乏)을 보하고 비(脾)와 위(胃)의 기(氣)를 건장하게 하니 자주 복용하면 좋으니 바로 흑당(黑糖)이다. 《本草》

녹육(鹿肉)

허손(虛損)을 보하니 삶아 익혀서 5가지 맛을 섞어서 복용한다.

녹용은 허노(虛勞)의 이수(羸瘦)를 주로 치료하니 새새(灑灑)하게 차고 학질(瘧疾)과 같은데 수구(酥灸)하고 가루로 해서 술과 함께 복용한다.

뼈는 허노(虛勞)를 주로 치료하니 썰어 부수고, 고아 즙을 내서 술을 빚어 먹고 수(髓)는 속이 상(傷)한 것과 맥(脈)이 끊어진 증세 및 근(筋)이 구급(拘急)한 증세를 주로 치료하니 술에 섞어서 복용하는 것이 좋다. 《本草》

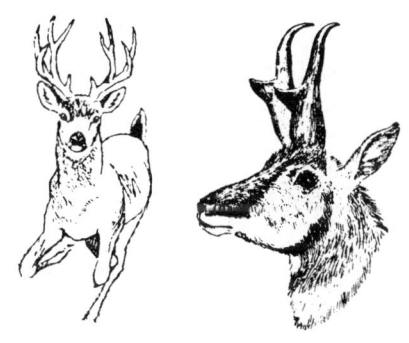

녹각교(鹿角膠)

허노(虛勞)를 보하고 수(髓)를 더하며 살을 기르고 사람으로 하여금 비건(肥健)하게 하니 구워서 가루로하여 1일 2번으로 술에 2~3돈씩 복용한다. 《本草》

우수(牛髓)

오노(五勞)와 칠상(七傷)을 치료하고 속을 보(補)하며 끊기고 상한 증세를 이으니 술에 섞어 복용한다.

큰 병 뒤에 허노(虛勞)하고 부족한데 황우유 1되와 물 4되를 한데 끓여

서 조금씩 복용한다.《本草》

양육(羊肉)

오노(五勞)와 칠상(七傷) 및 허노(虛勞)와 한중(寒中) 및 이수(羸瘦)에 곰을 끓여서 5가지 맛을 섞어 복용한다.

양(羊)의 신(腎)이 신양(腎陽)의 쇠약한 증세를 보하니 국을 끓여 5가지 맛을 섞어서 복용한다.《本草》

황자계(黃雌鷄)

노렬(勞劣)을 보하고 비(脾)와 위(胃)를 더하니 위의 방법과 같이 삶아 복용한다.《本草》

저두(猪肚)

허손(虛損)을 보하니 한 개를 깨끗이 씻고 황기(黃芪)와 지황(地黃)을 썰어 속에 넣고 두(肚)의 사변에 순초를 바르고 죽첨(竹簽)위에 잘 얹어 놓고 중탕으로 무르녹게 익혀서 자주 복용하면 비(脾)와 위(胃)를 건장하게 하고 허약을 보한다.《活人》

또는 인삼(人蔘) 5돈, 건강(乾薑)·호초(胡椒) 각 2돈, 총백(葱白) 7경, 찹쌀 3홉을 가루로하여 저두(猪肚)속에 넣어 삶아 익혀서 공복에 술과 함께 복용한다.《入門》

황구육(黃狗肉)

오노(五勞)와 칠상(七傷)을 보하고 크게 보익하니 5가지 맛을 섞어서 삶아 익혀서 복용한다.

무술주(戊戌酒)가 아주 보양을 한다.

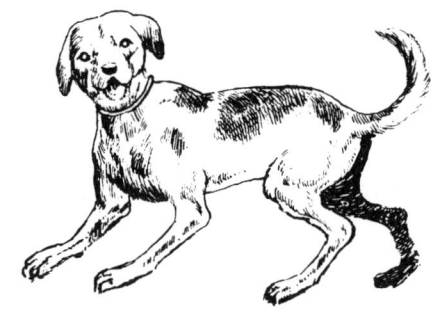

온눌제(膃肭臍)

오노(五勞)와 칠상(七傷)을 주로 치료하고 허노(虛勞)의 이수(羸瘦)를 고치니 구워서 가루로 하여 2돈씩 술로 복용하고 또는 환을 만들어 복용해도 좋다.《本草》

인유(人乳)

모든 허(虛)와 백손(百損)과 오노(五勞) 및 칠상(七傷)을 치료하니 인유(人乳) 2잔을 내서 좋은 청주 반잔과 같이 은석기(銀石器)에 끓여서 공복에 같이 복용한다.《種杏》

부인(婦人)의 경혈(經血)

허노(虛勞)로 이수(羸瘦)해서 거의 죽게 된 증세는 병이 없는 실녀(室女) 즉 처녀의 월경(月經) 1~3잔에 사내아이 셋 낳은 모유(母乳)반잔을 섞어서 깨끗한 방에서 마신 다음에 열이 나고 목마른 증세가 나도 차나 탕 및 술을 마시지 말고 인유(人乳)즙을 때때로 조금씩 마시면서 10일에서 1개월이 지난 다음에 비로소 연화식(煙火食)을 복용하되 마음을 번거롭게 해서는 안된다. 《種杏》

인포의(人胞衣)

허노(虛勞)의 담수(痰嗽)와 이수(羸瘦) 및 조열(潮熱)과 도한(盜汗)의 증세를 치료한다.

자하차(紫河車) 1구를 멀리서 흐르는 물에 깨끗이 씻어서 사과(砂鍋)속에 넣고 중탕(重湯)으로 삶아 익혀서 염초(鹽椒)가루를 조금 넣어 복용하면 진원(眞元)의 기(氣)를 크게 보(補)하고 많은 효과를 보게 한다. 《種杏》

침구법(鍼灸法)

오노이수(五勞羸瘦)에 족삼리(足三里)혈을 택하고 신열(身熱)이 있고 노수(勞嗽)하는 데 백호(魄戶)를 사(瀉)하며 허노(虛勞)의 골증(骨蒸)과 도한(盜汗)을 음극(陰郄)이 사(瀉)한다. 《綱目》

진기(眞氣)가 부족할 때 기해(氣海)혈을 뜸한다. 《資生》

허노(虛勞)의 백증(百症)에 고맹유혈(膏盲腧穴)과 환문혈(患門穴) 및 최씨사화혈(崔氏四花穴)을 뜸하면 낫지 않는 것이 없다. (택하는 방법은 鍼灸門에 상세히 나와 있음)

이러한 뜸 방법이 모두 양허(陽虛)에 적합한 것이니 화타(華佗)가 이르기를 풍허(風虛)와 냉열(冷熱)에 다만 허(虛)만 있는 것은 뜸하지 않는다는 것과 통하는 말이다. 단지 방서(方書)에 이르기를 허손(虛損)과 노채(勞瘵)는 마땅히 고맹(膏盲)의 사혈(四穴)을 조기에 뜸해라 했으니 즉 허손(虛損)이 되기전에 수약(瘦弱)에 화(火)를 겸했으면 또한 다해도 단지 내관(內關)과 삼리(三里)혈을 뜸해서 그 담화(痰火)를 흩을 뿐이고, 조년(早年)에 음화(陰火)를 짓고자 하는 것은 뜸하지 못한다. 《入門》

큰 병에 허탈(虛脫)한 것은 본래 음허(陰虛)한 소치인데 단전(丹田)혈을 쑥으로 뜸하는 것은 양(陽)을 보하는 것이며 양(陽)이 살면 음(陰)이 자라나는 이유이다. 《丹心》

13. 곽란(霍亂)

곽란(霍亂)의 원인이 될 때

내경(內經)에 이르기를 「토(土)의 울(鬱)이 생기면 구토와 곽란(霍亂)및 설사가 유행된다.」 또 이르기를 「태음(太陰)이 가는 곳에 중만(中滿)과 곽란(霍亂)및 토(吐)·하(下)가 된다.」 또 이르기를 「세토(歲土)가 닿지 못해서 바람이 일어 민병(民病)이 손설(飱泄)과 곽란(霍亂)·체중복통(體重腹痛)하며 근골(筋骨)이 흔들리고 합병(合倂)된다…」

곽란(霍亂)의 병이 모두 음식 때문인 것이지 귀사(鬼邪)에 관한 것은 아니다. 《千金》

안으로 쌓인 것과 밖으로 느끼는 것이 있으며 양이 오르지 못하고 음(陰)이 내리지 못하면 정상을 어기고 격조(隔阻)하게 되어 이루어지는 증세이지 귀사(鬼邪)때문인것은 아니며, 모두 음식을 조절하지 못한 이유인 것이니 이것이 선철(先哲)들의 확실한 논리인 것이다. 《丹心》

곽란(霍亂)이란 증세는 휘곽(揮霍)하고 변란(變亂)하다는 뜻으로써 무릇 사람이 속으로 보통때 울열(鬱熱)이 있고 밖으로 또한 차가움을 느끼면 일시에 음양(陰陽)이 착란(錯亂)해지는 것이며, 또는 본래 음식의 조절을 하지 못하고 날 것과 차가운 것을 지나치게 해서 습열(濕熱)이 안으로 심하고 중초(中焦)가 조종을 못해 능히 오르고 내리지를 못하니 이로 인해서 위로는 토하고 아래로는 사(瀉)하는 것이다. 《入門》

곽란(霍亂)의 원인은 차가운 것을 마시거나 또는 굶주리거나 또는 크게 화를 내거나 또는 모한(冒寒)하거나 또는 배와 차(車)를 타서 위기(胃氣)를 상(傷)하면 토(吐)와 사(瀉)가 겸해서 일어나는 증세인데 약 쓰는 것을 더디게 하면 순예(順曳)의 사이에 구하지를 못한다. 《華佗》

곽란(霍亂)이 많이 열에 귀책(歸責)하기 때문에 여름과 가을에는 성행하는 것이다. 《入門》

곽란(霍亂)의 병이 풍(風)과 습(濕) 및 갈(暍)의 삼기(三氣)가 합해서 되는 것이니 풍(風)이란 증세는 간목(肝木)이고, 습(濕)이란 증세는 비토(脾土)이며, 갈(暍)이란 증세는 심화(心火)인데 간(肝)은 근(筋)을 주관하기 때문에, 풍(風)이 급하고 심하면 근(筋)이 뒤틀리는 증세이며, 토(吐)라는 증세는 갈(暍)이니 심화가 담상(痰上)하는 이유로 때문에 구토하는 증세이며, 설(泄)이란 증세는 비토(脾土)이니 비습(脾濕)이 밑으로 흐르기 때문에 설사하는 증세이다. 철현자(哲玄子)가 말하기를 「모두 비열(脾熱)의

소생이라」하니 진실로 마땅한 말이다. 《子和》

곽란(霍亂)의 형증(形症)

곽란증(霍亂症)은 심복(心腹)이 갑자기 아프며 구토하고 설사를 하며 증한(增寒)하고 장열두통(壯熱頭痛)하며 어지러우니 먼저 심(心)이 아프면 먼저 토(吐)하고 먼저 배가 아프면 먼저 설사를 하고 심(心)과 복이 함께 아프면 토(吐)와 설사가 겸해서 생기고 심하면 전근(轉筋)이 되며 배에 들어가서 바로 죽게 된다. 《正傳》

삼초(三焦)가 수곡(水穀)의 길이 되는 것이니 사(邪)가 상초(上焦)에 있으면 토하고 설사하지 않으며 사(邪)가 하초(下焦)에 있으면 설사를 하고 토하지 않으며 사(邪)가 중초(中焦)에 있으면 토(吐)와 설사를 겸해서 하게 되니 모두가 음식의 조절을 하지 못하고 청탁(淸濁)이 서로 간섭하게 되니 모두가 음식의 음양(陰陽)이 정상을 벗어나고 격조(隔阻)해서 그러한 것이다. 가벼운 증세는 다만 토(吐)와 이(利)라 하고, 무거운 증세는 휘곽(揮霍)하고 변란(變亂)해서 곽란(霍亂)이라고 하니 대부분 사(邪)가 비(脾)와 위(胃)에 들어가기 때문으로 일어난다. 《入門》

곽란(霍亂)의 증세가 여름과 가을에 많고 겨울에도 역시 있으니 대부분 속에 숨어서 있다가 일어난다. 《入門》

사람의 장부(臟腑)가 냉(冷)과 습(濕)이 고르지 못한 증세는 역시 음식을 조절하지 못해서 생냉(生冷)이 지나치고 또는 사는 곳이 적의(適宜)를 잃어서 바람을 맞으며 길에서 자고 풍냉(風冷)의 기(氣)가 삼초에 돌아가서 비(脾)와 위(胃)에 전하면 비(脾)와 위(胃)가 냉(冷)해서 수곡(水穀)을 소화시키지 못하며 정(正)과 사(邪)가 서로 간섭하면 음식이 장위(腸胃)의 사이에서 변란(變亂)을 일으켜서 심복(心腹)이 아프고 토(吐)와 설사를 일으키게 되니 심(心)이 아파서 먼저 토하는 증세가 있고 배가 아파서 먼저 설사하는 증세도 있으며 토와 설사가 같이 일어나는 것도 있고 열이 나며 머리가 아프고 몸이 아프면서 토(吐)와 설사를 하고 허번(虛煩)하는 증세도 있으며 또는 단지 토(吐)와 설사하며 심과 배가 찌르고 아픈 증세도 있고 또는 전근(轉筋)하고 구급(拘急)하면서 아프게 되는 증세로 있으며 또는 단지 구역하며 넘어오지 않는 증세도 있고 또는 사지(四肢)가 역냉(逆冷)하며 번민(煩悶)하고 혼색(昏塞)해서 죽고자 하는 증세도 있으니 증세를 따라서 알맞게 치료해야 되는 것이다. 《得效》

곽란(霍亂)은 건습이증(乾濕二症)일 때

건곽란(乾霍亂)과 습곽란(濕霍亂)

이 있는데 건곽란(乾霍亂)은 죽는 경우가 많고, 습곽란(濕霍亂)은 살 수 있는 경우가 많으니 대부분 토하고 설사하면 상한 것들이 새나오니 비록 중태라도 위속의 수곡이 새나와서 윗속이 비고 멎게 되니 죽지 않는 증세이고 건곽란(乾霍亂)은 위로 토하지도 못하고 아래로 설사를 하지 못하니 상한 것들이 새나오지 못하고 정기(正氣)를 옹색(壅塞)해서 음양을 격절(隔絶)하니 번요(煩擾)하고 민조(悶燥)하며 천창(喘脹)해서 죽게 된다. 《明理》

건곽란(乾霍亂)의 치법(治法)

토리(吐利)를 못하는 증세를 건곽란(乾霍亂)이라고 한다.

건곽란(乾霍亂)이란 갑자기 심(心)과 복(腹)이 가득차고 찌르고 아파서 형상이 마치 신령이 붙은 것 같고 토와 설사를 못하면 경각지간(頃刻之間)에 갑자기 민절(悶絶)하니 빨리 소금 탕으로 토하고 단속(斷續)해서 이중탕(理中湯)에 귤홍(橘紅)을 배가해서 치료하고 또는 곽향정기산(藿香正氣散)에 관계(官桂)・적복령(赤茯苓)・지각(枳殼)・목과(木瓜)를 더해서 달여 복용하고 또는 소합향원(蘇合香元)을 복용하는 것이 더욱 효과가 있다. 《得效》

건곽란(乾霍亂)이 치료하기가 어렵고 죽는 일이 순식간에 있으니 오르고 내리는 것이 통하지 못하는 이유이다. 당연히 먼저 토해서 그 기(氣)의 횡격(橫格)한 것을 통해야 되는 것이며 찬약을 써서는 안 되니 이진탕(二陳湯)에 흩어지는 약으로 천궁(川芎)・창출(蒼朮)・백출(白朮)의 종류를 더해 치료하고 겸해서 강염탕(薑鹽湯)으로 토해낸다. 《丹心》

교장사(絞腸沙)라는 것은 바로 건곽란(乾霍亂)의 일명이니 배가 아파서 견디지 못하고 또는 손발이 궐냉(厥冷)하고 장위(腸胃)가 교축(絞縮)하는 것이니 빨리 소금 탕으로 토해야 한다. 《入門》

곽란(霍亂)의 토법(吐法)

건곽란(乾霍亂)에 심복(心腹)이 찌르고 아프며 번원(煩冤)하고 토와 설사를 하지 못하며 기(氣)가 끊어지려고 하는 증세는 짠 소금탕 1되를 더웁게 마시고 목구멍을 더듬어서 토하고 토하지 않으면 다시 1되를 마셔서 세 번 토하고 토하지 않으면 다시 1되를 마셔서 세 번 토하고 묵은 음식이 모두 나오면 멎게 되니 이 방법이 모든 치료법 보다 낫다.

또는 속히 소금탕 1잔에 동편(童便)과 생강즙을 넣어 한번에 복용하고 목구멍을 더듬어 토해서 뚫리지 않으면 다시 복용하고 토한 다음에 단속(斷續)해서 울법(熨法)으로 치료한다. 《入門》

곽란(霍亂)의 울법(法)

곽란(霍亂)과 토사(吐瀉)에 심복(心腹)이 아파서 견디지 못하는데 볶은 소금 2주발을 종이에 싸고 또 성근 비단으로 싸서 가슴과 배에까지 덮고 다리미로 다려서 기(氣)가 통하면 살아나게 되니 단속해서 볶은 소금으로 그 등을 먼저 방법과 같이 다리면 큰 효력이 있다. 《得效》

또는 소금으로 오수유(吳茱萸)를 볶아서 배꼽 아래를 다리면 역시 효력이 있다. 《入門》

곽란(霍亂)의 침법(鍼法)

건곽란(乾霍亂)에 위중(委中)혈을 찔러서 피를 내고 또는 십지두(十脂豆=諸經非穴)를 피가 나게 하는 것이 모두 좋은 방법이다. 《正傳》

교장사증(絞腸沙症)에 손과 발이 궐냉(厥冷)하고 배가 아파서 견디지 못하는 증세는 손을 따뜻한 물에 담갔다가 환자의 무릎이나 팔을 두드려서 자흑점(紫黑點)이 나타나는 곳을 침으로 찔러서 나쁜 피를 없애버리면 바로 낫는다. 《經驗》

또는 마현(麻弦)을 만든 작은 죽궁(竹弓)을 향유(香油)나 혹(或)은 열수(熱水)에 담갔다가 수족(手足)과 포배(胞背)와 액(額)과 항(項)을 긁으면 곧 낫는다. 《經驗》

건곽란(乾霍亂)이란 증세는 즉 한습(寒濕)이 아주 심해서 비(脾)가 얽힘을 입어서 움직이지 못하고 기(氣)가 울(鬱)을 입어 돌아다니지 못해서 갑자기 아프고 손발이 궐냉(厥冷)하는 것인데 속명 교장사(絞腸沙)라는 증세는 대부분 아픔이 심하다는 것을 말한다. 북쪽 방면에서는 청근(青筋)을 찔러서 기(氣)와 혈(血)을 내고 남쪽 방면에서는 흉배(胸背)와 손발을 찔러서 기(氣)와 혈(血)을 돌아다니게 하니 전부 병을 흩으리기는 하나 그래도 기혈(氣血)을 내는 방법이 기혈을 돌아다니게 하는 방법만 하지 못하다. 《丹心》

또한 교장사(絞腸沙)를 치료하는 자혈법(刺血法)이 구급문(救急門)에 상세히 나와 있다. 《入門》

곽란(霍亂)의 구법(灸法)

곽란(霍亂)의 전근(傳筋)이 배에 들어가서 손과 발이 궐냉(厥冷)하고 기(氣)가 끊어지려고 하는 증세는 소금으로 배꼽속을 메우고 큰 애주(艾炷)로 장수(壯數)를 헤아리지 말고 뜸을 하면 즉시 효과가 나타난다. 《得效》

곽란(霍亂)으로 이미 죽었으나 뱃속에 난기(暖氣)가 있는 사람은 위의 방법과 같이 뜸을 하면 역시 살아난다. 《醫鑑》

또는 기해(氣海)혈을 2~7장 뜸하면 신통하다. 《得效》

곽란(霍亂)과 토사(吐瀉)가 멎지 않

고 죽을 지경에는 천추(天樞)・기해(氣海)・중완(中脘)혈을 뜸하면 바로 낫는다. 《正傳》

곽란(霍亂)에 모든 방법이 효력이 없는데 대추 혈을 뜸하면 바로 낫는다. 《綱目》

곽란(霍亂)에 이미 죽었으나 단지 난기(煖氣)가 있는 증세는 승근(承筋)혈을 7장의 뜸을 하면 즉시 살아난다. 《綱目》

금기법(禁忌法)

곽란(霍亂)과 토사(吐瀉)할 때에 절대로 곡식을 먹여서는 안 되니 비록 설탕 한 모금이라도 목구멍에 넘어가면 즉시 죽는다. 반드시 토(吐)와 설사가 멈춘 후 반나절을 지나서 배고픔이 심하면 결국 희죽(稀粥)을 먹여서 천천히 회복시켜야 한다. 《正傳》

곽란(霍亂)과 토사(吐瀉)할 때에 밤과 쌀의 죽탕(粥湯)을 주어서 위(胃)에 들어가면 죽게 된다. 《綱目》

곽란(霍亂)에 미음(米飮)이나 죽반(粥飯)을 주어서 사기(邪氣)를 돕지 말고 반드시 상한 것이 나온 다음에 희죽(稀粥)을 먹여서 천천히 회복시켜야 한다. 《入門》

곽란(霍亂)할 때에 크게 음식(飮食)을 기(忌)하니 배에 들어가면 곧 죽으며, 다만 빙수(氷水)를 마시는 것은 해(海)롭지 않으며 열탕(熱湯)이나 열주(熱酒)나 소주(燒酒)는 절금(切禁)

해야 한다. 《山居》

난치증(難治症)

곽란(霍亂)에 전근(轉筋)하고 배가 아프며 사지(四肢)가 궐냉(厥冷)하고 기(氣)가 끊기고 맥(脈)이 넓고 크면 치료가 되고 작으면서 낭축(囊縮)하고 설권자(舌卷者)는 치료를 하지 못한다. 《綱目》

곽란(霍亂)에 천장(喘脹)하고 번조(煩躁)하는 증(症)은 못 다스린다. 《得效》

건곽란(乾霍亂)에 토와 설사를 못하고 가슴과 배가 가득하고 뻣뻣하며 얼굴과 입술이 청흑색이고 손발의 냉(冷)한 것은 팔목과 무릎을 지나며 육맥(六脈)이 복절(伏絶)하고 기(氣)가 작고 빠르며 말을 하지 못하며 낭(囊)이 오므라들면 치료가 어렵다. 《得效》

맥(脈)이 미(微)・지(遲)하고 기(氣)가 적어서 말하지 못하면 다스리기가 어렵다. 《得效》

크게 목이 마르는 증세와 크게 마르는 증세 및 크게 땀이나는 증세와 유뇨(遺尿)하는 증세는 죽게 되니 회생산(回生散)으로 치료한다. 《入門》

염(鹽)

건곽란(乾霍亂)을 치료하니 소금 큰 수저로 한 수저를 볶아서 사내 아이 오줌 1되를 따뜻할 때 타서 한번에 복

용하고 토하면 바로 낫는다. 《本草》

과저묵(鍋底墨)

곽란(霍亂)을 치료하니 2돈을 백비탕(百沸湯) 1잔에 넣어 속히 흔들어서 복용하면 토사(吐瀉)가 바로 멈추게 된다. 《本草》

감란수(甘爛水)

곽란(霍亂)을 치료하니 약을 달여서 복용하면 아주 좋다. (水部에 상세히 나와 있다)

생숙탕(生熟湯)

일명 음양탕(陰陽湯)인데 건곽란(乾霍亂)에 묵은 음식의 악독(惡毒)한 것을 토하니 소금을 넣어 복용하면 더욱 좋다. 즉 백비탕(百沸湯)에 새로 길은 물을 탄 것이다. 《本草》

조각(皂角)

건곽란(乾霍亂)을 치료하니 소금탕 1주발에 조각가루를 조금 넣어 고루 깊이 토하면 바로 낫는다. 《本草》

목과(木瓜)

곽란(霍亂)과 토사(吐瀉)가 멎지 않는 것과 전근(轉筋)하는 증세를 치료

천남성(天南星)

토사(吐瀉)가 멎지 않고 사지(四肢)가 역냉(逆冷)하며 인사불성(人事不省)이 되는 증세를 치료한다. 남성(南星)가루로 하여 매 3돈에 대추 3개를 넣어 달여 복용하면 사지(四肢)가 점점 펴지고 의식이 돌아온다. 《本草》

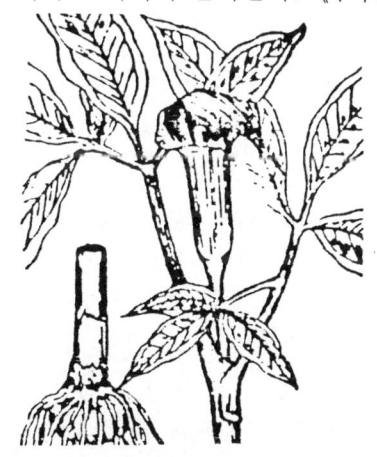

노화(蘆花)

일명 봉출(蓬朮)이라고 하는데 곽란(霍亂)의 기식(氣息)이 위급한 증세를 치료하니 한줌을 진하게 달여서 즙(汁)을 한번에 복용하면 바로 차도가 있다. 《本草》

생강(生薑)

곽란(霍亂)으로 죽으려고 하는 증

세에 치료하니 생강(生薑) 5냥을 썰어서 소오줌 1되와 같이 달여서 그 즙을 복용하면 즉시 차도가 있다. 《本草》 하니 달여서 즙을 마시며 가지와 잎도 공효는 같다. 《本草》

오매(烏梅)

곽란(霍亂)의 번갈(煩渴)을 치료하니 물에 담가서 꿀을 타 복용하면 신통하다. 《本草》

임금(林檎)

푸른 것이 곽란(霍亂)과 토사(吐瀉)를 치료하는 데 아주 좋으니 달여서 즙을 복용하고 또는 생것을 씹어서 복용한다. 《本草》

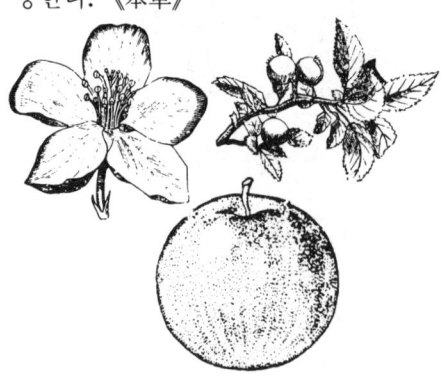

출촉엽(秫蜀葉)

곽란(霍亂)에 전근(轉筋)해서 근(筋)이 굵기가 복숭아나 오얏과 같고 당기며 오므라져서 견디지 못하는 증세에 잎을 진하게 달여서 즙을 마신다. 《種杏》

속미감(粟米泔)

곽란(霍亂)의 번갈(煩渴)의 증세를 치료하니 두번 정도 복용하면 즉시 차도가 있다. 또한 갈아서 맑은 물을 내어 복용하면 전근(轉筋)이 배에 들어간 증세를 주로 치료한다. 《本草》

나미(糯米)

곽란(霍亂)의 번갈(煩渴)을 치료하니 물에 갈아서 즙을 마음대로 복용한다. 《本草》

요(蓼)

곽란(霍亂)의 전근(轉筋)을 치료하니 진하게 달여서 뜨거울때 지지고 씻은 다음에 1~2잔을 복용하면 즉시 낫는다. 《得效》

향유(香薷)

곽란(霍亂)의 토(吐)와 사(瀉)및 전근(轉筋)을 진하게 달여서 복용하면 바로 멎게 된다. 곽란(霍亂)을 치료하는 데 없어서는 안 된다. 《本草》

우분(牛糞)

곽란(霍亂)의 토사(吐瀉)에 사지(四肢)가 역냉한 증세를 치료하니 황소 똥을 물에 달여서 맑은 즙 1되쯤 한번에 복용하면 멎는다. 《本草》

소산(小蒜)

곽란(霍亂)의 토(吐)와 사(瀉)에 달여서 즙을 마신다. 《本草》

연녹피(煙鹿皮)

혹시 연장피(煙獐皮)도 연기로 지진다. 황색을 띤 증세를 물에 담가 두드려 즙을 내서 한번에 복용하면 건곽란(乾霍亂)에 토하고 바로 낫는데 신기한 효력이 있다. 《俗方》

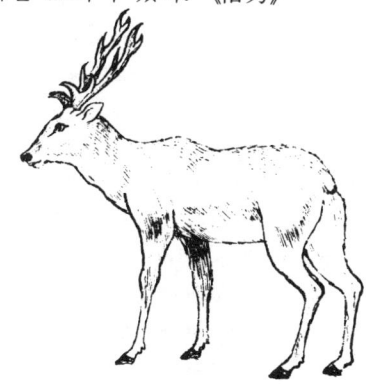

초(醋)

곽란(霍亂)에 토해 내리지 못하는데 1~2되를 복용하면 좋다.

전근(轉筋)을 치료하는데 솜을 초에 담가서 끓여 가지고 아픈 곳에 따스하게 싸매 식으면 다시 바꾸어주면 잘 낫는다. 《千金》

우연(牛涎)

어린 아이의 곽란(霍亂)에 우연(牛涎) 1홉을 넣어 내리면 낫는다. 《得效》

14. 구토(嘔吐)

구토(嘔吐)의 원인일 때

내경(內經)에 이르기를 「모든 구토가 역해서 충상(衝上)하는 것은 모두 화(火)에 든다. 위(胃)와 격(膈)에 열이 많으면 구(嘔)가 되고 화기(火氣)가 타오르는 상징이다.」 《河間》

구(嘔)와 토(吐)및 열(噦)이 전부 위(胃)에 드는데 위(胃)는 총사(總司)가 되니 그 기(氣)와 혈(血)이 많고 적은 것이다. 다른 구실을 할 뿐이다. 토하는 것은 양명(陽明)은 피가 많고 기(氣)가 많은 이유이며 소리가 있고 물체(物體)가 있는 것인데 기(氣)와 혈(血)이 모두 병든 것이며, 토(吐)라는 것은 태양(太陽)이 되니 태양(太陽)은 혈(血)이 많고 기(氣)가 적기 때문에 물체는 있으나 소리가 없는 것이니 혈병(血病)인 것이며 음식이 들어가면 토하는 것이 있고 음식을 먹고 나면 토하는 것도 있으니 모두 다 귤홍(橘紅)으로 주로 치료하고 열(噦)이라는 것은 소양(少陽)이 되니 소양(少陽)은 기(氣)가 많고 혈(血)이 적기 때문에 소리는 있어도 물체(物體)는 없으며 기병(氣病)인 것인데 반하(半夏)로써 주로 치료하니 이 3가지의 근원을 연구해 보면 전부 비기(脾氣)가 허약한데 연유하고, 또는 한기(寒氣)가 위(胃)에 들어가는데 연유하며 또는 음식에 상(傷)해서 되는 것이니 정향(丁香)·곽향(藿香)·반하(半夏)·복령(茯苓)·진피(陳皮)·생강(生薑)의 종류로써 주로 치료한다. 《東垣》

습구(濕嘔)의 증세는 물체(物體)도 있고 소리도 있으면서 먹고 나면 토하고, 건구(乾嘔)의 증세는 괜히 토하기만 하고 물체가 없으나 모두 양명(陽明)에 드는 증세이며, 기(氣)와 혈(血)이 같이 병든 것이므로 토에 비하면 더 중한 것이다. 《入門》

유하간(劉河間)이 구(嘔)를 말하기를 화기(火氣)가 타오르는 것이니 이것이 그저 일단(一端)인 것이나 담(痰)이 중초(中焦)에 막아서 음식이나 내려가는 것도 있고, 기(氣)가 역(逆)하는 것도 있으며 한기가 위구(胃口)를 울(鬱)하는 것도 있고, 음식이 심(心)과 폐(肺)의 분계(分界)에 체하여 새로 먹는 것이 내리지 않고 오히려 나오는 것도 있으며 위(胃)속에 화(火)와 담(痰)이 있어서 토하는 것도 있다. 《丹心》

구(嘔)하는 것이 비록 양명증(陽明症)에 있으나 경솔하게 내려서는 안 되니 역(逆)한 이유이다. 《仲景》

토병(吐病)을 세가지로 볼 때

기(氣)는 상격(上膈)에 있으므로 상초(上焦)에 드니 먹고 나서 심하게 토하는 증세를 세상에서 말하기를 구토라고 하는 것이며 음식이 들어가서 오히려 나오는 증세는 하격(下膈)의 작용이니 중·하 이초(二焦)에 드는 것이다.

아침에 먹은 음식을 저녁에 토하고 저녁에 먹은 음식을 아침에 토하는 것을 세상에서 말하기를 격기반위(膈氣反胃)라고 한다. 《綱目》

토(吐)에는 세 가지의 원인이 있으니 바로 기적한(氣積寒)이다. 모두가 삼초(三焦)에 준해서 말할 수 있으니 상초(上焦)는 위구(胃口)에 있어서 위로 천기(天氣)를 통하고 들이는 일을 주관하되 내지는 않으며 중초(中焦)는 중완(中脘)에 있어서 위로 천기를 통하되 아래로 지기(地氣)를 통하니 수곡(水穀)을 부숙하는 일을 주관하며 하초(下焦)는 배꼽 밑에 있어서 아래로 지기(地氣)를 통하니 분설(分泄)을 주관하고 들이지는 않는 것이다.

상초(上焦)가 토하는 것은 모두가 기(氣)를 따라 나는 것이니 기(氣)란 것은 하늘의 양(陽)이다. 그 맥은 뜨고 넓으며 그 증세는 먹고 나면 심하게 토하고 목이 말라서 물을 마시고 대변이 조결(燥結)하며 기(氣)가 가슴을 상충(上衝)해서 아프게 되니 치료방법은 마땅히 기(氣)를 내리고 속을 온화하게 하는 것이며, 중초(中焦)가 토하는 증세는 모두 적(積)으로부터 나는데 음(陰)이 있고 양(陽)이 있으니 식(食)과 기(氣)가 서로 침노(侵盧)해서 적(積)이 되니 아프며 그 맥(脈)은 뜨고 팽팽하며 그 증세는 혹은 먼저 토하고 뒤에 아프기도 하며 또는 먼저 아프고 뒤에 토하는 경우도 있으니 치료 방법은 마땅히 약간 독(毒)한 약으로 그 적을 없애고 목향(木香)·빈랑(檳榔)으로 그 기(氣)를 온화하게 해야 하니 시침환(柴沈丸)으로 적(積)을 없앤다. 하초(下焦)의 토(吐)는 모두 한(寒)으로부터 나는것이니 지도(地道)가 되고 그 맥(脈)은 잠기고 더디며 그것은 아침에 먹은 음식은 저녁에 토하고 저녁에 먹은 음식은 아침에 토하며 소변이 맑게 흐르고 대변이 비결(秘結)해서 통하지 않으니 치료 방법은 마땅히 독약(毒藥)으로 그 막힌 것을 통하고 차가운 것을 따뜻하게 하여 대변이 점점 통하거든 다시 중초약(中焦藥)으로 온화하게 해서 대부(大腑)로 하여금 폐결(閉結)되지 못하도록 하면 저절로 편안해지는 것이다. 《易老》

열격(噎膈)과 반위병(反胃病)의 원인이 될 때

내경(內經)에 이르기를 「삼양(三陽)이 맺힌 것을 격(膈)이라고 한다.」 주(註)에 이르기를 「삼양(三陽)이란 대·소장(大·小腸)이 함께 열이 맺힌 것이니 대부분 소장(小腸)에 열이 맺히면 혈맥(血脈)이 마르고, 대장(大腸)에 열이 맺히면 용변(用便)을 하지 못하며, 방광에 열이 맺히면 진액이 배설되고, 삼양(三陽)에 열이 맺히면 맥(脈)이 반드시 넓고 촘촘해서 힘이 있고 앞 뒤가 막히니 아래가 이미 통하지 않으면 반드시 반대로 올라가서 열(噎)이 되고 음식이 내리지 않으며 비록 내렸다 하더라도 또 다시 토해내니 바로 양화(陽火)가 위로 가고 내리지 않는 것이다.」《入門》

내경(內經)에 말하기를 「소양(少陽)이 닿는 곳에 구(嘔)가 되고 솟아서 넘치며 음식이 내리지 않는다.」하였으니 이 이치가 명백한 것이다. 또 말하기를 「음식이 내리지 않는 증세는 위완(胃腕)이 격(膈)한 것이다.」《入門》

혈(血)과 액(液)이 함께 소모되고 위완(胃腕)이 마르게 되며 그 마르는 것이 위에 있어서 목구멍 밑에 가깝고 수음(水飮)은 내려가도 식물(食物)은 들어가지 않으며 가끔 들어 간다 해도 많이 들어가지 못하는 증세를 열(噎)이라고 하고 고(枯)가 아래에 있어서 위(胃)와 서로 가까우니 음식물이 혹시 들어가더라도 모두 위(胃)에 들어가지 않고 어느정도 지나면 다시 토해내게 되니 이름을 격(膈)이라고 하고 또 한 반위(反胃)라고도 하니 대변이 비결(秘結)하고 적어서 양(羊)의 똥과 같은 것인데 병명은 비록 다르나 같은 근원에서 나온 것이다.

또 그 고분문(枯賁門)에 있어서 음

식물이 들어가면 위완(胃)이 심(心)을 적당히 아프게 하고 어느정도 지나면 토한후에 아픔이 그치니 이것은 상초(上焦)의 열격(噎膈)이고, 또는 음식물이 들어가도 모두 위(胃)에 들어가지 않고 조금 지난 뒤에 다시 나오며 고(槁)가 유문(幽門)에 있으니 이것은 중초(中焦)의 열격(噎膈)이며, 또는 아침에 먹은 음식을 저녁에 토하고 저녁에 먹은 음식을 아침에 토하는 것은 그 고(槁)가 가 난문(闌門)에 있으니 이것은 하초(下焦)의 열격(噎膈)인 것이다.《丹心》

음식이 내리지 않고 대변이 통하지 않는 것을 열격(噎膈)이라 하는데 격(膈)이란 것은 거격(拒格)한다는 뜻이 있는 것이니 즉 음식물을 버림 받고 위(胃)를 돌리는 것이다.《入門》

열격(噎膈)이 5가지가 있으니 오격(五膈)이란 우(憂)·에(恚)·열(熱)·기(氣)인데 심(心)고 비(脾)사이에 상·하가 통하지 않고 또는 목구멍에 맺혀서 때때로 기식(氣息)의 장애(障碍)를 느끼고 토해도 나오지 않으며 삼켜도 내려가지 않으니 이것은 기(氣)가 답답하고 담(痰)이 맺혀서 그러한 증세가 나타나는, 오열(五噎)이란 우(憂)·식(食)·노(勞)·기(氣)·사(思)이니 음식이 갑자기 조체(阻滯)해서 내리지 않고 위(胃)가 돌아가는 것인데 격(膈)이나 열(噎)이 모두 병을 받는 것은 한가지이다.《醫鑑》

장계봉(張鷄蜂)이 말하기를 「열(噎)이란 신사(神思)사이로 나는 것이니

오직 내부를 잘 살펴보고 저절로 조양하면 치료가 된다.」하였으니 이 말이 매우 병정에 맞는 것이다.《丹心》

열격(噎膈)이 허해도 들지 않고 실(實)해도 들지 않으며 냉(冷)에도 들지 않고 열에도 들지 않으며 결국은 신기(神氣)속의 1가지의 병이라고 해야 할 것이다.《醫林》

열병(噎病)이 전부 피가 마르는 데로부터 연유하는 것이니 피가 마르면 마르게 되는 것이다. 병의 정(情)을 얻고 경(經)이 뜻에 합하는 것은 오직 단계(丹溪) 한 사람 뿐이다.《綱目》

난치(難治)인 증세일 때

구토(嘔吐)에 맥이 약하고 소변이 저절로 새며 몸이 약간의 열이 있으면서 궐(厥)한 것은 허가 극(極)한 것이니 치료가 어렵다.《脈經》

대부분 토하는 증세가 청채즙(淸菜汁)과 같으면 죽게 되니 이 증세가 반위(反胃)보다 더 심하다.《入門》

열격(噎膈)과 반위증(反胃症)은 나이가 많은 사람이면 치료를 하지 못한다.

대변이 양의 똥과 같으면 치료를 못한다. (大腸에 血이 없기 때문이다) 담식(淡食)하지 않고 방사(房事)를 금하지 않으면 치료가 어려운 것이다.

기혈(氣血)이 함께 허하고 입에서 침이 많이 나오는 증세는 반드시 죽는다.《丹心》

반위(反胃)에 흰 거품을 토하는 증세는 치료가 가능하고, 노란 거품을 토하는 증세는 치료를 하지 못한다. 《腫杏》

황단(黃丹)

반위(反胃)를 치료하니 황단(黃丹) 1냥, 백반(白礬) 2냥을 같이 관(罐)에 넣고 불에 쬐여 식혀서 가루로 하고 찐 떡에 오동열매 크기의 환을 지어 더운 술에 5알 내지 7알을 복용한다. 《綱目》

흑연(黑鉛)

벌레를 토하고 구(嘔)하는데 흑연초(黑鉛炒)에 재를 만들고 빈랑(*榔)과 등분 가루로 해서 공복에 미음으로 알맞게 복용한다. 《丹心》

적석지(赤石脂)

담음(痰飮)에 물을 토하고 반위(反胃)가 되려고 할 때 석지(石脂)를 물에 여과해서 매 1돈을 공복에 물이나 술로 내리고 점점 더해서 2~3돈까지 복용해도 좋으며 없으면 호적토(好赤土)로 대신 치료해도 좋다. 《本草》

인삼(人蔘)

반위(反胃)해서 죽으려고 할 때 치료한다. 인삼(人蔘)가루 3돈, 생강즙 5홉, 속미(粟米) 1홉으로 죽을 끓여서 공복에 복용한다. 《本草》

인삼(人蔘) 1냥을 썰어서 물에 달여서 1일 2번으로 공복에 한번으로 복용한다. 《本草》

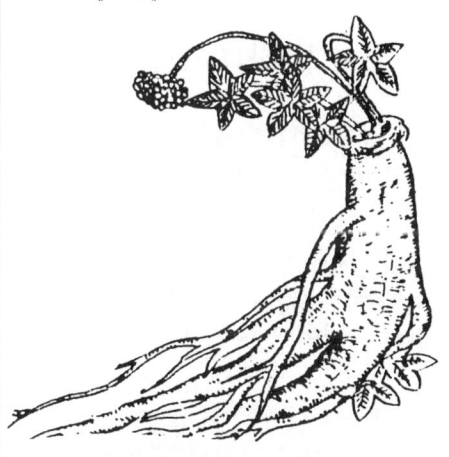

활석(滑石)

반위(反胃)와 적음(積飮)을 치료하니 활석(滑石)가루를 생강자연즙(生薑自然汁)에 섞어 환을 지어 수시로 복용한다. 《丹心》

심하게 토하고 역상(逆上)하는데 활석(滑石)가루 2돈을 더운 물로 고루 복용하면 좋다. 《本草》

생강(生薑)

모든 구토(嘔吐)가 다 기(氣)의 역

(逆)하는 데에서 나오기 때문에 생강(生薑)의 매운 것으로 흩어버린다.

반위(反胃)와 구토(嘔吐)에 생강즙(生薑汁)으로 속미(粟米)죽을 넣어 끓여 복용한다.

건구(乾嘔)에 생강즙 1되를 복용하면 바로 차도가 있다. 《本草》

반하(半夏)

구(嘔)와 홰(噦)에 반하(半夏)로 치료하는 까닭은 기가 맺힌 증세를 흩어버리는 것이다.

반위(反胃)와 구토(嘔吐)에 반하제(半夏製) 1냥, 생강(生薑) 2냥을 썰어 2첩으로 나눠서 물로 달여 복용한다. 《本草》

구(嘔)에 반하(半夏)로 치료하는 것은 물을 없애는 것이니 물이 없어지면 구(嘔)가 저절로 멈추게 된다. 《金匱》

노근(蘆根)

건구홰(乾嘔噦)가 오열(五噎)의 번민(煩悶)한 증세에 치료하니 노근(蘆根) 5냥을 물로 달여 1되를 한번에 복용하면 불과 3되에 바로 차도가 있게 된다. 《本草》

죽여(竹茹)

구홰(嘔噦)를 치료하니 청죽여(青竹茹) 1되를 물로 달여서 한번에 복용한다.

구홰(嘔噦)에 죽여(竹茹)로 치료하는 것은 위(胃)를 삽(澁)하게 하고 번민(煩悶)을 풀어주는 것이다. 《入門》

모과(木瓜)

구역(嘔逆)을 치료하니 달여서 즙을 복용하고 생강(生薑)과 같이 달여서 복용하면 더욱 좋다.

명사(榠樝)가 오심(惡心)과 구토(嘔吐)를 치료하니 달여서 복용한다. 《本草》

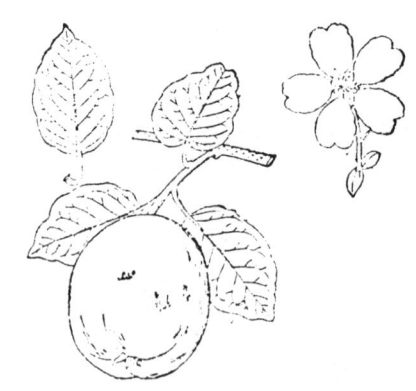

즉어(鯽魚)

반위(反胃)를 치료하니 큰 도미를 내장(內腸)은 버리고 담(膽)은 유치해서 녹반(綠礬)을 뱃속에 채우고 불에 구워서 그을리고 가루로하여 1일 3번

으로 매 1돈을 미음(米飮)에 알맞게 복용한다. 《綱目》

방합분(蚌蛤粉)

반위(反胃)와 토식(吐食)을 치료하니 무르녹은 가루를 미음(米飮)으로 1~2돈을 복용한다.

현(蜆)의 난각(爛殼)과 마도(馬刀)의 난각(爛殼)및 전라(田螺)의 난각(爛殼)이 모두 반위(反胃)를 치료하니 재를 만들어서 물로 알맞게 복용한다. 《本草》

위(蝟)

반위(反胃)와 토역(吐逆)에 쓰니 5가지 맛에 절여 구워 복용하고 껍질을 태운 재를 술로 복용하고 삶아 즙을 복용해도 좋다. 《本草》

귤피(橘皮)

반위(反胃)와 구토(嘔吐)를 치료하니 귤피(橘皮)를 햇살이 쬐는 서쪽 벽의 흙가루와 향피(香皮)를 볶아서 가루로 매 2돈을 물은 생강 탕으로 달여서 복용한다. 《直指》

포도근(葡萄根)

구해(嘔噦)를 치료하니 진하게 달여 서 즙을 내고 천천히 마신다. 《本草》

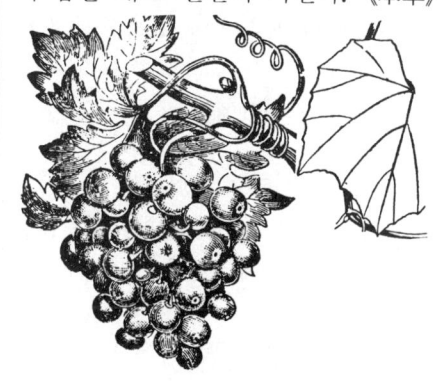

미후도(獼猴桃)

열옹(熱壅)과 반위(反胃)를 치료하니 즙을 내서 생강즙에 섞어서 복용한다.

등(藤)의 즙(汁)이 아주 미끄러워서 위(胃)가 막히고 토역(吐逆)하는 것을 주로 치료하니 달여서 즙을 내고 생강즙과 섞어 복용하면 좋다. 《本草》

저두강(杵頭糠)

열식(噎食)이 내리지 않고 목구멍이 막힌 것을 치료하니 가는 겨를 내서 꿀로 탄자 크기의 환을 지어 녹여 삼킨다. 또는 가는 겨 1냥을 흰죽 맑은 물에 고루 해서 복용한다. 《入門》

앵자속(罌子粟)

반위(反胃)에 음식물이 내리지 않

는 증세를 치료하니 죽력(竹瀝)에 타서 죽을 끓여 복용하면 좋다. 《本草》

순(蓴)

새우를 넣어 끓여 복용하면 반위(反胃)에 음식물이 내리지 않고 구토(嘔吐)하는 증세를 치료한다. 《本草》

노우구중연(老牛口中涎)

반위(反胃)와 열격(噎膈)에 조금 내서 물에 타가지고 복용하면 종신(終身)토록 열격(噎膈)이 일어나지 않는다.
입속의 깨물리지 않는 풀을 즙으로 짜서 복용하면 열격(噎膈)이 멎는다. 《本草》

노뇨(驢尿)

반위(反胃)에 토(吐)가 멎지 않고 죽게 된 것을 치료하니 더운 오줌을 내서 2홉씩 두 번 정도 복용하면 곧바로 안정되고 7일정도 지나면 낫는다. 독이 있으니 많이 복용하면 좋지 않다. 《本草》

우유(牛乳)

반위(反胃)와 열격(噎膈)을 치료하는 중요한 약이다. 구즙(韭汁) 2잔과 우유(牛乳) 1잔 및 죽력(竹瀝) 반잔과 사내 아이 오줌 1잔 및 생강(生薑) 반냥의 즙을 한데 섞어서 한번에 복용한다. 《醫鑑》

어떤 사람이 반위(反胃)로 대변이 마르니 이것은 정혈(精血)이 모갈(耗竭)된 증세이다. 먼저 감자즙(甘蔗汁)으로 육군자탕(六君子湯)에 부자(附子)와 대황(大黃)을 더한 것을 달여 복용하고 곧 우유(牛乳)를 마시며 다른 음식은 간식하지 않았더니 반달만에 대변이 윤택하고 나왔다. 《丹心》

전라(田螺)

반위(反胃)를 치료하며 큰 우렁이를 많고 적음을 가릴것없이 샘물에 넣어 진흙을 다 토해내면 맑은 물을 버리고 재를 체바닥에 깔고 그 위에 피지(皮紙)를 덮은 다음에 우렁이가 토해낸 진흙을 종이 위에 기울어 부어서 반쯤 마르거든 오동열매 크기의 환을 지어 매 30알을 곽향탕(藿香湯)에 복용하면 즉시 나으니 이름을 나니환(螺泥丸)이라 한다. 그리고 그 우렁이는 물속에 방생시켜야 하고 삶아 먹거나 죽이거나 하면 효력이 없다. 《綱目》

방합(蚌蛤)

반위(反胃)와 열격(噎膈)을 치료하니 방합(蚌蛤)을 깨끗이 씻어서 네손가락 깊이의 물에 넣고 향유(香油)작은 술잔으로 1잔을 물에 뿌리고 백면(白麵)을 비벼서 물 위에 흩으면 방합(蚌蛤)이 침을 흘리니 다음날 조개를 버리고 물채로 말려서 가루로하여 매 5푼씩을 묽은 소주에 복용하면 즉시 효과가 나타난다. 《醫鑑》

마박아(馬剝兒)

일명 마포아(馬匏兒)라고 하는데 바로 옥과(玉瓜)이다. 열격(噎膈)과 반위(反胃)를 치료하니 태워서 가루로하여 매 1돈을 조육평위산(棗肉平胃散) 2돈에 섞어서 더운 술에 알맞게 복용하다. 그래서 먹은 것이 내린 뒤에 증세를 따라서 적절히 조리한다.
또는 태워서 미음(米飮)에 2돈을 고루 복용한다고 하였다. 《正傳》

취건반(炊乾飯)

열격(噎膈)에 오랫동안 수곡(水穀)을 들이지 못한 증세를 치료하니 해묵은 취건반(炊乾飯)을 급류수(急流水)로 달여서 즙을 내고 조금씩 복용하고 음식을 먹게 된 후에 약으로 알맞게 치료한다. 《正傳》

계곡대(鷄穀袋)

즉 닭의 밥통이다. 밥통을 내서 많든 적든 가리지말고 그 속에든 것을 조금도 흘리지 말고 흙으로 단단히 봉하고 불에 쬐여 태워서 매대 1개에 생강 볶은 향부(香附)가루 반냥을 넣어 신국호(神麴糊)에 오동열매 크기의 환을 지어 공복에 생강 탕으로 복용한다. 《綱目》

묘태의(猫胎衣)

반위(反胃)를 치료하니 고양이의 새끼 낳은 태의(胎衣)를 그늘에 말려 태워 가루로하여 술과 주금씩 함께 복용하면 아주 효과가 난다. 고양이가 새끼를 낳으면 빨리 취해야 하며 조금 늦으면 고양이가 먹어 버린다. 《腫杏》

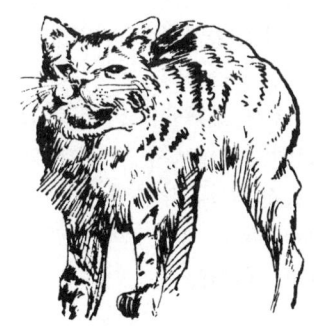

구담(狗膽)

반위(反胃)에 노란 거품을 토하는 증세를 치료한다. 진사(辰砂) 1냥, 대황(大黃) 2냥을 가루로하여 구담(拘

膽)에 2일동안 담갔다가 말려서 다시 가루로 하고 면호(麵糊)에 오동열매 크기의 환을 지어 공복에 소금탕으로 30알을 복용한다. 《腫杏》

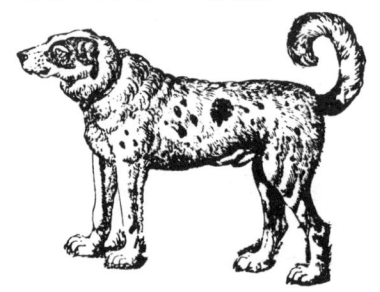

갈호(蝎虎)

열식(噎食)과 반위(反胃)를 치료한다. 산 갈호(蝎虎) 1개를 취해서 7일 동안을 소주(燒酒)에 담그고 불에 데운 뒤에 갈호(蝎虎)는 버리고 술을 마시면 즉시 낫는다.

또한 웅계(雄鷄)를 1일동안 굶기고 갈호(蝎虎)를 썰어서 닭에게 먹인 다음 그 똥을 취해서 불에 말려 가루로 하여 매 1돈을 소주(燒酒)로 알맞게 복용한다. 《回春》

침구법(鍼灸法)

구토(嘔吐)가 멈추지 않고 겸해서 건구(乾嘔)도 멎지 않는 증세에 척택(尺澤)과 대릉(大陵)혈을 3장씩 뜸하고 또 젖 밑의 1치를 30장 뜸하고, 또 간사(間使)혈에 30장을 뜸하며, 만약 사지(四肢)가 궐냉(厥冷)하고 맥(脈)이 잠기며 끊어졌으면 간사(間使)혈을 뜸하면 바로 통하니 이것이 기사회생(起死回生)의 처방이다. 《得效》

구(嘔)를 하고 구(嘔)에 쓴 것이 나오는 증세는 사(邪)가 담(膽)에 있고 역(逆)하는 것은 위(胃)에 있으니 삼리(三里)와 양릉천(陽陵泉)혈을 뜸한다. 《內經》

음식물을 토해서 소화가 되지 않는 증세는 것은 상완(上脘)·중완(中脘)·하완(下脘)혈을 뜸한다. 《東垣》

반위(反胃)에 고맹유(膏盲兪) 100장을 뜸하고 전중(膻中)·삼리(三里)혈을 각각 7장을 뜸하면 신통한 효과가 있다. 《回春》

또는 노궁(勞宮)·중괴(中魁)·완골(腕骨)·심유(心兪)·중완(中脘)혈을 뜸한다. 《綱目》

오늘 먹은 것을 내일에 토하는 증세는 심유(心兪)·격유(膈兪)·전중(膻中)·거궐(巨闕)·중완(中脘)혈을 택한다. 《綱目》

오열(五噎)과 오격(五膈)에 천돌(天突)·전중(膻中)·심유(心兪)·상완(上脘)·중완(中脘)·하완(下脘)·비유(脾兪)·위유(胃兪)·통관(通關)·중괴(中魁)·대릉(大陵)·삼리(三里)혈을 뜸한다. 《綱目》

반위(反胃)는 견정(肩井)혈에 3장을 뜸하면 바로 낫게 되니 이것을 신구(神灸)라고 한다. 《回春》

또 수분(水分)과 기해(氣海)혈을 택해서 뜸한다. 《資生》

15. 해수(咳嗽)

해수병(咳嗽病)의 원인이 될 때

내경(內經)에 이르기를 「한(寒)에 상한 증세는 가벼우면 기침이 되고 심하면 설사하며 아프게 된다.」

가을에 습(濕)에 상(傷)하면 겨울에 반드시 기치을 한다. 또 말하기를 「가을에 습(濕)에 상(傷)하면 상역(上逆)해서 기침이 되고 또 위궐(痿厥)이 일어난다.」《內經》

형(形)이 차고 차가운 것을 마시면 폐(肺)를 상(傷)하고 폐(肺)가 상(傷)하면 기침을 한다. 《難經》

가을에 습(濕)에 상(傷)하면 겨울에 반드시 기침을 하는 증세는 대부분 가을에 습(濕)에 상(傷)한 것이 비에 쌓이니 소추(素秋)의 기(氣)가 맑고 엄숙(嚴肅)하여야 하는 것인데 만일 반대로 움직이면 기(氣)가 반드시 상충(上衝)해서 기침이 되고 기침이 심하면 비(脾)의 습(濕)이 움직여서 담(痰)이 되니 이것으로써 비(脾)의 습(濕)이 머물러 있지 않으면 비록 폐기(肺氣)를 상(傷)해도 또한 담(痰)이 되지 않고, 만일 담(痰)이 있고 한(寒)이 적으며 열(熱)이 많으면 기침

을 하게 되는데 기침이 온전히 폐병(肺病)을 주관하는 것도 아니고 폐가 피모(皮毛)를 주재(主宰)하고 밖을 맡기 때문에 풍한(風寒)이 먼저 상하게 하는 것이다. 경(經)에 이르기를 「오장(五臟)과 육부(六腑)가 모두 기침을 하게 하는 것이며 홀로 폐(肺)때문에 일어나는 것은 아니다. 각각 형편에 따라서 병을 얻으니 그 경우가 아니면 서로 전해서 주는 것이니 병의 원인이 같지 않고 한(寒)·조(燥)·습(濕)·풍(風)·화(火)가 모두 능히 기침을 일으키며 오직 습병(濕病)만은 담음(痰飮)이 위에 들어가서 머무르고 돌아다니지 않으면 위로 폐(肺)에 들어가서 기침이 되는 것이다. 만일 습(濕)이 심경(心經)에 있으면 열담(熱痰)이 되는 증세이며 간경(肝經)에 있으면 풍담(風痰)이 되는 증세이고, 폐경(肺經)에 있으면 기담(氣痰)이 되는 증세이며, 신경(腎經)에 있으면 한담(寒痰)이 되는 증세로써 그 치료하는 경우가 같지 않고 각각 증세를 따라서 약을 알맞게 써야 한다.」《河間》

해(咳)는 무질유성(無疾有聲)한 것이니 폐기(肺氣)가 상(傷)해서 맑지 못한 증세이며, 수(嗽)는 무성유질(無聲有疾)한 것이니 비(脾)의 습(濕)이 움직여서 담(痰)이 되는 증세이고, 기침은 폐기(肺氣)가 상(傷)하는 것으로 인해서 비(脾)의 습(濕)이 움직이는 증세인 이유로 해(咳)와 수(嗽)를 합

한 것이다. 《河間》

해(咳)라는 것은 성해(聲咳)의 해(咳)이니 속(俗)에 이르기를 「수(嗽)라는 것인데 폐(肺)가 기(氣)를 주관하니 형(形)이 차고 냉(冷)한 것을 마시면 상(傷)하니 기(氣)로 하여금 오르기만 하고 내리지는 않으며 역하고 다시 거두지는 못해서 흉격(胸膈)과 목구멍을 충격해서 목구멍속이 음음(淫淫)하게 가렵고 습습(習習)하게 굳어지니 이것은 냉수(冷嗽)이고, 심하면 단속(斷續)해서 마지 않고 연이어서 쉬지 않으며 앉거나 눕기가 편하지 못하고 말을 끝맺지 못해서 움직이면 백해(百咳)가 당기고 앓는 소리가 사방으로 들린다.」《明理》

기침의 모든 증세일 때

풍수(風嗽)・한수(寒嗽)・열수(熱嗽)・습수(濕嗽)・노수(勞嗽)・식적수(食積嗽)・기수(氣嗽)・담수(痰嗽)・건수(乾嗽)・혈수(血嗽)・주수(酒嗽)・구수(久嗽)・화수(火嗽)・야수(夜嗽)・천행수(天行嗽)등이 있다.

해(咳)는 기(氣)가 움직이는 증세로 인해서 소리가 나는 증세이고, 기침은 피가 변해서 담(痰)이 된 증세이니 폐기(肺氣)가 움직이면 기침이 나고 비습(脾濕)이 움직이면 기침이 나며, 폐(肺)와 비(脾)의 이장(二臟)이 함께 움직이면 해수(咳嗽)가 같이 일어난다. 《入門》

풍수(風嗽)

풍(風)이 폐(肺)를 타면 코가 막히고 소리가 무거우며 입이 마르고 목구멍이 가려우며 말을 마치지 못하고 기침한다. 《入門》

풍(風)에 상(傷)한 기침은 맥(脈)이 뜨고 증한하며 장열(壯熱)하고 저절로 땀이 나며 오풍(惡風)하고 입이 마르며 번열(煩熱)하고 코에서 맑은 물이 흐르고 말을 마치지 못하고 기침한다. 《醫鑑》

한수(寒嗽)

한(寒)이 폐(肺)를 상한 증세는 기침하면 가슴이 긴박(緊迫)하고 소리가 쉰다. 《入門》

맥(脈)이 긴(緊)하고 증한(增寒)해서 열이나며 땀이 조금도 나지 않고 차가우며 번조하되 목이 마르지 않고 차가움을 만나면 기침한다. 《醫鑑》

열수(熱嗽)

더위에 상해 기침을 얻으면 입이 마르고 목이 쉬며 침거품을 토한다. 《入門》

더위에 상해서 기침하는 증세는 맥(脈)이 촘촘하고 번열(煩熱)하며 마실 것을 당기고 입이 마르며 또는 침거품을 토하고 소리가 쉬고 객혈(喀血)을 한다. 《醫鑑》

대부분 해수(咳嗽)에 얼굴이 붉고

가슴과 배와 갈비가 항상 열이 있으면서 오직 발만이 가끔 차가운 것을 만나면 잠깐 동안 그 맥(脈)이 넓고 미끄러운 증세는 열담(熱痰)이 안에 있는 것이니 소함흉탕(小陷胸湯)이 적합하고 또 열수(熱嗽)의 흉만(胸滿)한 증세도 치료한다. 《綱目》

습수(濕嗽)

습(濕)이 폐(肺)를 이겨서 기침을 하면 몸을 무겁고 뼈마디가 번동(煩疼)하며 주장(酒斨)곧 추워진다. 《入門》

습(濕)에 상해서 기침하는 증세는 맥(脈)이 가늘고 뼈마디가 번통(煩痛)하고 사지(四肢)가 무거워서 달라붙고 또는 땀이 있어 소변이 흐르지 않는다. 《醫鑑》

울수(鬱嗽)

즉 화해(火咳)인데 심하면 건해(乾咳)하고 담(痰)이 없으니 신수(腎水)가 마르고 사화(邪火)가 홀로 폐를 달아 올리는 것이다.

노수(勞嗽)

허노(虛勞)의 기침을 말한다.

노수(勞嗽)란 식은 땀이 나고 겸하여 담(痰)이 많고 수시로 한열(寒熱)을 지으니 음(陰)을 보하고 금(金)을 맑게해야 하는데 사물탕(四物湯)에 죽력(竹瀝)과 생강즙을 더해서 치료한다.

식적수(食積嗽)

식적(食積)때문에 담(痰)이 나고 기침하고 가슴이 가득하고 신물을 트림하는데 이진탕(二陳湯)에 후박(厚朴)·산사자(山楂子)·맥아(麥芽)를 더해서 치료한다. 《入門》

식적수(食積嗽)는 청대(靑黛), 과루실(瓜蔞實)이 아니면 치료하지 못한다. 한 사람이 얼굴이 청황백색(靑黃白色)으로 일정하지 않고 얼굴 위에 발톱의 흔적이 있는데 하나는 누르고 하나는 흰 증세가 바로 그것이다.

식적(食積)에 담수(痰嗽)하고 열이 나는 증세는 반하(半夏)와 남성(南星)으로 군(君)을 삼고 과루실(瓜蔞實)과 나복자(蘿蔔子)로 신(臣)을 삼으며 청대(靑黛)·석연(石燕)으로 사(使)를 삼아서 생강즙 풀에 환을 지어 만들어 복용한다. 《丹心》

또는 삼보환(三補丸＝芩, 蓮·柏)에 이모초(二母炒)(貝母·知母)를 더해서 가루로 하고 물로 산초씨 크기의 환을 지어 죽력(竹瀝)과 우즙(藕汁)으로 복용한다. 《丹心》

기수(氣嗽)

칠기(七氣)가 쌓이고 상(傷)해서 기침이 되고 담연(痰涎)이 응결(凝結)해서 또는 패서(敗絮)(헌솜)와 같고 또는 매실 씨와 같으며 목구멍을 막아서

뱉어도 나오지 않고 삼켜도 넘어가지 않으니 특히 부인들이 많이 이런 증세에 걸린다. 《入門》

담수(痰嗽)

대부분 담(痰)이 나오면 기침이 멈추지 않는 증세는 흉격(胸膈)이 뻐근한 것이니 대개 습담(濕痰)이 위(胃)의 상구(上口)에 있어서 폐(肺)를 간섭(干涉)하면 반드시 기침이 난다. 《入門》

담수(痰嗽)란 기침이 움직이면 갑자기 담(痰)의 소리가 나고 담(痰)이 나오면 기침이 그치는 것이다. 《丹心》

건수(乾嗽)

건해수(乾咳嗽)라는 증세는 담이 없고 소리도 없다. 이 증세는 기(氣)가 삽(澁)한데 근본한 것으로 삽미(澁微)란 것은 연달아 10여성을 기침을 해야 비로서 담이 나오고 삽(澁)한 것이 심한 것은 10여성을 기침해도 담(痰)이 나오지 않으니 이것이 건해수(乾咳嗽)가 된다. 《綱目》

건해수(乾咳嗽)라는 것은 폐(肺)속에 진액이 없는 것이다. 《入門》

건해수(乾咳嗽)가 아주 치료가 어려운 것이니 이것이 화울(火鬱)로서 일어난 증세며 담(痰)이 울(鬱)해서 화사(火邪)가 폐(肺)속에 있는 것인데 고길경(苦桔梗)으로 열어주고 밑으로는 보음(補陰), 강화(降火)하는 약을 써서 멈추지 않으면 허노(虛勞)가 될 염려가 있으니 도창법(倒倉法)을 이행해야 된다.

혈수(血嗽)

어혈해수(瘀血咳嗽)란 목구멍에서 비린 냄새가 나고 또는 엉긴 피를 뱉거나 토하는 증세도 타박(打撲)과 상손(傷損)으로 인해서 되는 것이니 사물탕(四物湯)에 대황(大黃)·소목(蘇木)을 더해서 가루로하여 술에 타먹고 또는 물로 달여 복용하기도 한다. 《入門》

생도인(生桃仁) 7알을 부추 즙으로 내려 보내면 좋다. 《丹心》

주수(酒嗽)

술의 성질이 크게 더우니 이로 인해서 상(傷)하면 차가운 것을 마시고 열과 더불어 위(胃)속에 엉겨서 흩어지지 않고 습(濕)을 짓기 때문에 담(痰)이 되어서 기침이 되는 것이다. 《保命》

술을 마신 다음 기침이 많은 것은 청대(靑黛)와 과루인(瓜蔞仁)을 가루로하여 생강즙과 달인 꿀에 앵두 크기의 환을 지어 늘 머금으면 폐독(肺毒)을 흩는다. 《丹心》

구수(久嗽)

적담(積痰)이 오래 폐완(肺脘)에 머물러 점체(粘滯)해서 아교(阿膠)와 같

고 기(氣)가 오르고 내리지를 않으면 습(濕)과 주(酒)를 껴서 되는 것이다. 《丹心》

화수(火嗽)

화수(火嗽)란 소리가 있고 담(痰)은 적으며 얼굴이 붉고 또는 번갈(煩渴)해서 마실 것이 당기고 맥(脈)이 넓으며 촘촘하다. 《丹心》

야수(夜嗽)

밤사이에 기침하는 증세는 음(陰)에 드니 당연히 음을 내리고 화(火)를 나눠야 한다. 《入門》

음분(陰分)의 기침은 음허(陰虛)에 들으니 지모(知母)로써 기침을 그치게 해야 하며, 생강(生薑)으로 치료하면 안 된다. 그 맛이 맵고 흩어지기 때문이다. 《丹心》

대부분 밤기침과 오래된 기침을 신기(腎氣)가 휴손(虧損)하고 화(火)가 성하며 수(水)가 마른 데 들고 또는 진액이 솟아나서 담(痰)이 된 데 그 원인이 있는 것이다.

천행수(天行嗽)

시령(時令)이 바르지 못하면 감모(感冒)와 기침이 많으니 인삼음자(人蔘飮子)를 한번 복용하면 낫는다. 《得效》

해수통치(咳嗽通治)의 약

기침하고 담(痰)이 없는 증세는 맵고 단 것으로 그 폐(肺)를 윤택하게 해야 되기 때문에 기침에 담(痰)을 치료하는 것을 먼저하고 담을 치료하는 것은 기(氣)가 내리는 것으로서 먼저하니 남성(南星)과 반하(半夏)가 담을 이기니 기침이 저절로 낫고, 지각(枳殼)과 귤홍(橘紅)이 기(氣)를 이롭게 하니 담음(痰飮)이 저절로 내리는 것이다.

담(痰)이 있으면서 늦히 먹는 증세는 소승기탕(小承氣湯)으로 약간(若干)설사를 시키고 먹지 못하는 증세는 후박탕(厚朴湯)으로 소도해서 여름에 기침하고 열이나는 것은 열수(熱嗽)라고 하니 소시호탕(小柴胡湯) 4냥에 석고(石膏) 1냥, 지모(知母) 5돈을 더하고, 겨울의 기침에 한(寒)을 내는 것은 한수(寒嗽)라고 하니 소청룡탕(小靑龍湯)에 행인(杏仁)을 더하는 것이 치료하는 큰 방법이다. 《易老》

기침의 증상이 두 가지가 있으니 즉 담(痰)이 나오는 증세는 비(脾)의 습(濕)이 이기고 담(痰)이 활(滑)한 것이며, 이어서 수십편을 해도 담(痰)이 나오지 않는 증세는 폐(肺)가 마른 것이며, 이기고 담(痰)이 습(濕)한 것이니 활(滑)한 증세는 남성(南星)과 반하(半夏)및 조각회(皂角灰)의 종류로써 그 비(脾)를 마르게 하고 삽(澁)한

것은 지각(枳角)과 자소(紫蘇)및 행인(杏仁)의 종류로써 그 폐(肺)를 이롭게 한다. 《丹心》

밖에 느끼는 것이 오래 되면 울열(鬱熱)되고 내상(內傷)이 오래 되면 화(火)가 타오르니 모두가 다 개울(開鬱)하고 윤윤(潤潤)해야 한다. 《入門》

기침하면서 갈비 밑이 아픈 것은 청피(靑皮)로서 간기(肝氣)를 소통시키고 겸해서 백개자(白芥子)의 종류로 치료한 후에 다음에 이진탕(二陳湯)에 남성(南星)·향부(香附)·청피(靑皮)·청대(靑黛)를 더하고 생강즙 풀에 환을 만들어 복용한다. 《丹心》

천증(喘症)의 8종일 때

천식(喘息)이 급한 증세는 기(氣)가 화울(火鬱)로 인해서 되는 것이니 주담(稠痰)이 폐(肺)와 위(胃)에 있는 것이다. 《丹心》

천(天)이란 화기(火氣)가 심하면 기(氣)가 성(盛)하고 숨이 굵다. 《河間》

호흡이 급한 증세를 천(喘)이라고 하고 목구멍 속에서 소리가 있는 증세는 효(哮)라고 하니 허한 증세는 기(氣)가 떨어지고 몸이 차며 담(痰)이 얼음과 같고 실(實)한 것은 기(氣)가 굳세고 위만(胃滿)하며 신열(身熱)이 있고, 변(便)이 굳는다. 《入門》

천(喘)이란 폐(肺)가 기(氣)를 주관하니 얼굴이 차갑고 차가운 것을 마시면 폐(肺)를 상(傷)하기 때문에 기(氣)가 역(逆)하며 위로가서 찌르고 찌르면 벌떡거리며 헐떡거리고 숨이 잦으며 입을 벌리고 어깨를 들먹거리며 몸을 흔들고 창자가 요란해진다. 《明理》

살고 있는 것은 보통때와 같은 숨쉬는 데 소리가 나는 증세는 바로 폐(肺)의 낙맥(絡脈)이 역(逆)해서 경에 따라 오르내리지 못하기 때문이다. 《入門》

화기(火氣)가 심한 것은 여름 더위로 인한 것이며, 쇠한 것은 겨울 추위로 인한 것이니 찬 것에 병들면 기(氣)가 쇠하고 숨이 미약한 것이고, 더위에 병이들면 기(氣)가 성하고 숨이 굵은 것이며 또한 찬 물은 음이 되니 주로 더디고 느리며 열화(熱火)는 양(陽)이 되니 주로 급하고 촘촘하며 차가우면 숨이 더디고 기(氣)가 성해서 숨이 차게 된다. 《河間》

천식(喘息)은 풍한(風寒)이 폐(肺)를 상한 것이 아니며 담화(痰火)가 폐(肺)를 팽창(膨脹)한 것이니 풍한(風寒)이면 흩어야 하고 담화(痰火)면 소도시키는 것인데 단지 화(火)가 급(急)한 것이니 순전히 쓰고 차가운 약으로 치료해서는 안 되고 마땅히 따스한 약으로 빼앗아야 하니 빼앗은 약은 아래에 나타나 있다. 《入門》

대부분 천(喘)이 일어나지 않아서는 정기(正氣)를 부지(扶持)하는 증세를 위주로 하고 이미 일어난 것은 사

(邪)를 흩는 것으로 위주를 한다. 《丹心》

천식(喘息)에는 풍한천(風寒喘)·담천(痰喘)·기천(氣喘)·화천(火喘)·수천(水喘)·구천(久喘)·위허천(胃虛喘)·음허천(陰虛喘)·제병(諸病)이 기침을 발하는 증으로 통치하는데 해수약(咳嗽藥)등을 잘 참고해야 할 것이다. 《諸方》

풍한천(風寒喘)
예사로운 감모(感冒)에 풍한(風寒)이 안에서 울(鬱)하면 폐(肺)가 창역(脹逆)해서 천(喘)이 되는 증세이다.

담천(痰喘)
담(痰)이란 증세는 천식(喘息)하면 갑자기 담소리가 난다. 《入門》

폐(肺)가 실(實)하거나 열이 있으면 반드시 옹성(雍盛)하고 가슴이 가득차며 밖이 시끄럽고 불꽃이 오르는 형상이 일어난 것이다. 《醫鑑》

기천(氣喘)
칠정(七情)의 상(傷)한 것이 되면 기(氣)가 급해도 소리는 없다.

놀라고 걱정해서 기(氣)가 울(鬱)하고 탕탕(惕惕 = 놀라는 모양) 민민(悶悶)하며 숨을 들이킬 때에 코가 벌름거리고 숨쉬기가 급촉(急促)하면서 담소리가 없는 증세가 바로 기천(氣喘)이다. 《入門》

천(喘)이란 증세는 기(氣)가 올라서 급촉(急促)하고 숨쉬기가 아주 어렵다. 《醫鑑》

기허(氣虛)와 기단(氣短)으로 천식(喘息)하는 것은 쓰면서 차가운 약으로 치료하지 못하니 화(火)가 성하기 때문이다. 인삼밀구(人蔘蜜灸)·황백(黃柏)·맥문동(麥門冬)·지골피(地骨皮)의 종류로 치료한다. 《丹心》

기(氣)가 실(實)한 사람이 황화(黃花)를 많이 먹음으로 인해서 천식(喘息)하는 경우가 있는데 삼요탕(三拗湯)으로 그 기(氣)를 사(瀉)해야 한다. 《丹心》

화천(火喘)
수태음(手太陰)의 맥(脈)이 움직이면 폐(肺)가 가득차고 부풀어서 천해(喘咳)하니 이것으로 인해서 나는 병은 기침을 하고 상기(上氣)되며 천갈(喘喝)하고 번심(煩心)하여 가슴이 가득하다. 《靈樞》

이것은 모두 충맥(衝脈)의 화(火)가 가슴속에 돌아다녀야 일어나게 한다.

평안하게 있으면 기(氣)가 화평하다가 움직이면 기(氣)가 촉(促)하고 천식(喘息)하는 증세는 충맥(衝脈)의 화(火)가 위를 치는 증세이다. 노인이 보통때에 천식(喘息)이나 또는 피섞인 담을 토해 뱉는데 평안하게 있으면 천촉(喘促)하지 않고 움직이면 기(氣)가 급하며 천촉(喘燭)한 증세는 자신환(滋腎丸)을 공복에 70~80알을 복용하면 그 증세가 많이 나아지니 이것은 충맥(衝脈)의 화사(火邪)를 설(泄)하기 때문에 이렇게 효과가 나타나는 것이다. 《東垣》

화(火)가 폐(肺)와 위(胃)에 타올라서 천식(喘息)하는 것은 잠시 하다가 잠시 쉬기도 하고 음식을 먹으면 덜하고 먹고 나면 천식(喘息)을 하니 대부분 위(胃)속에 실화(實火)가 있고 흉격(胸膈)위에 많은 담이 있는 것으로 음식이 목구멍에 넘어가면 많은 담을 밑으로 떨어뜨려서 천(喘)이 조금 멈추었다가 먹고 나서 조금 지난후 음식물이 위(胃)에 들어가고 나면 오히려 그 화(火)를 도와서 담(痰)이 다시 올라 천(喘)이 크게 되는 것이니 속의(俗醫)들은 이것을 모르고 위(胃)가 허한 것으로만 치료해서 조열(燥熱)한 약으로 치료했으니 이것은 화(火)로서 화(火)를 멈추도록 하려는 것이다. 전에 엽도독(葉都督)이라는 사람이 이 증세에 걸려 모든 약이 효과가 없었는데 도수환(導水丸)을 복용하고 5, 6차례는 설사를 하고나니 즉시 나았다. 《丹心》

열천(熱喘)이란 여름에 일어나고 겨울에는 일어나지 않는 것이다. 《醫鑑》

수천(水喘)

수기(水氣)란 녹록(漉漉)하게 소리가 나고 충충(忡忡)하고 천식(喘息)하는 것인데 정조산(葶棗散)으로 치료한다. 《入門》

병인이 물을 많이 마시면 반드시 천만(喘滿)이 사납게 일어난다.

구천(久喘)

오랜 병에 기(氣)가 짧아서 능히 접속되지 못하고 천식(喘息)같으나 천식(喘息)이 아닌 증세는 단인삼탕(單人蔘湯)이나 또는 조중익기탕(調中益氣湯)으로 치료한다.

위허천(胃虛喘)

위(胃)가 아주 허해서 기(氣)가 상역(上逆)되고 어깨를 들먹거리며 창자를 찌르는 것이 쉬지 않으니 생맥산(生脈散)에 행인(杏仁)・진피(陳皮)・백출(白朮)을 더해서 치료한다. 《入門》

위(胃)가 허해서 천(喘)하면 몸이 열이 있고 번거로우니 경(經)에 이르기를 「위(胃)가 기역(氣逆)이 된다.」 또 이르기를 「적풍(賊風)이 허사(虛邪)를 범하면 양(陽)이 받고 양(陽)이 받으면 육부(六腑)에 들어가고 육부(六腑)에 들어가면 몸에 열이 있어 갑자기 눕고 위로 천호(喘呼)한다.」하고 또 이르기를 「양명(陽明)이 궐역(厥逆)하면 천급(喘急)하고 놀라며 놀라면 사람을 싫어한다.」하였다. 그런데 천(喘)으로 인해서 또는 죽기도 하고 또는 살기도 하는 일은 어찌된 일인가? 그것은 궐역(厥逆)하는 것이 장(臟)에 이어지면 죽고 경(經)에 이어지면 살수 있는 것인데 이것을 위천(胃喘)이라고 한다. 가감백호탕(加減白虎湯)의 종류로 치료한다. 《綱目》

음허천(陰虛喘)

혈(血)이 허하면 양(陽)이 부지할 곳이 없어서 위로 달리니 사물탕(四物湯)에 작약(芍藥)을 배로 하고 인삼(人蔘)과 오미자(五味子)를 더해서 거두어 준다. 《入門》

음(陰)이 허하면 기(氣)기 배꼽 밑에서 맑은 길을 직충(直衝)해서 오르니 당연히 기(氣)를 내리고 음(陰)을 붙게 할 것이다. 《醫鑑》

모든 상(傷)이 천수(喘嗽)를 일으킬 때

대부분 사람이 밤에 다니면 천(喘)이 신(腎)에서 나오고 음기(淫氣)가 폐(肺)에 병드러면 타락할 것 같고 공구(恐懼)해서 천(喘)이 간(肝)에서 나고, 음기(淫氣)가 비(脾)를 해하면 경공(驚恐)을 잘해서 천(喘)이 폐(肺)에서 나오며, 음기(淫氣)가 심(心)을 상(傷)하면 물을 건너다가 넘어지면 천(喘)이 신(腎)과 골(骨)에서 나니 이러한 때에 용맹한 사람은 행기(行氣)를 시키면 되지만 겁이 많은 사람은 좌절하게 되면 병이 된다. 《內經》

천수(喘嗽)에 목이 쉴 때

천수(喘嗽)에 목이 쉬는 것은 피가 허해서 열을 받은 것이니 청대(靑黛)·합분(蛤粉)을 가루로 하고 꿀로 환을해서 언제나 녹여 삼키면 좋다. 《丹心》

천수(喘嗽)의 겁약(劫藥)

모든 천(喘)이 안 그치는 데는 초목(椒目)을 가루로하여 매 1~2돈을 생강탕으로 고루 먹으면 그친 뒤에는 담(痰)은 남(淡)으로 치료하고 화(火)는 화(火)로 치료하는 것이나 허한 사람에게는 쓰지 못한다. 《丹心》

모든 천(喘)의 겁약(劫藥)에 나복자(蘿蔔子)를 쪄서 익힌 것 1냥, 조각소회(皀角燒灰) 3돈을 가루로 하고 생강즙에 꿀을 더해서 섞어 환을 해서 먹는다. 《丹心》

기침을 치료하는 겁약(劫藥)은 오미자(五味子) 5돈, 감초(甘草) 2돈반, 오배자(五倍子)·망초(芒硝) 각 1돈을 가루로 하고 꿀로 환을하여 녹여 삼킨다. 《丹心》

천수(喘嗽)의 훈약일 때

오랜 천수(喘嗽)에 이 약이 아니면 없애지 못한다. 남성(南星)·관동화(款冬花)·아관석(鵝管石 = 없으면

石鍾乳를 대신 쓴다)·불이초(佛耳草)·웅황(雄黃)을 등분 가루로하여 쑥에다 개고 생강(生薑) 1쪽을 혀위에 잘 놓고 다음 쑥으로 불뜸해서 연기가 목구멍 속으로 들어가게 한다. 또는 불이초(佛耳草)가 없고 울금(鬱金)이 있다. 《丹心》

구해(久咳)와 야해(夜咳) 및 동해(冬咳)에 풍(風)이 폐규(肺竅)에 들어간 것은 훈김을 쐬야 한다. 《入門》

구수(久嗽)에 풍(風)이 폐(肺)에 들어간 것을 아관석(鵝管石)·울금(鬱金)·웅황(雄黃) 각 1돈, 관동화(款冬花) 3돈을 가루로하여 매 2돈을 속에 섞어서 말려 통자(筒子)를 만들어 불에 살라서 연기를 들어마시고 입에는 더운 차를 항상 머금어 삼키는 것이 좋다. 《入門》

관동화(款冬花)가 계자(鷄子)크기와 같은 것은 꿀에 반죽해서 윤택하게 하여 가지고 꼭지 주둥이가 있는 병속에 약을 살라서 병 주둥이를 입에 닿게 하고 연기를 빨아 마시면 좋은 효력이 있다. 《綱目》

관동화(款冬花)가 없으면 자원용(紫菀茸)을 위와 같이 훈김을 쐬어도 역시 좋은 방법이다. 《俗方》

금기법(禁忌法)

화수(火嗽)에는 인삼(人蔘)과 반하(半夏) 및 진피(陳皮)등 마른 약을 피한다. 《入門》

기수(氣嗽)에는 앵속각(罌粟殼)과 육두구(肉豆蔲)등 삽(澁)한 약을 피한다. 《入門》

기침에 입과 코가 마르고 담이 있는 사람은 남성(南星)과 반하(半夏)를 쓰지 못하고 과루인(瓜蔞仁)과 패모(貝母)를 당연히 써야 하지만 만약 물을 많이 마시려고 하면 과루인(瓜蔞仁)을 쓰지 못하니 흉격(胸膈)이 메이고 불쾌할 우려가 있기 때문이다. 《丹心》

인삼(人蔘)

폐허(肺虛)·단기(短氣)·기촉(氣促)·해수(咳嗽)·천식(喘息)에는 인삼고(人蔘膏)와 독삼탕(獨蔘湯)이 모두 효과가 크다. 《丹心》

기허천(氣虛喘)에 인삼(人蔘) 1치와 호도(胡桃) 2개를 껍질을 버리고 거죽은 그대로 썰어서 5쪽을 넣고 물로 달여 먹으니 이름이 인삼호도탕(人蔘胡桃湯)또는 삼도탕(蔘桃湯)이라고 한다. 대개 인삼(人蔘)은 천(喘)을 진정시키고 거죽을 띤 호도(胡桃)는 폐(肺) 수렴(收斂)하는 것이다. 《直指》

폐(肺)가 허한 데는 위에서와 같이 인삼(人蔘)을 쓰는 것인데 만일 처음 풍한(風寒)에 감상(感傷)하여 사(邪)가 성한 증세나 오랜 기침의 울열(鬱熱)에는 쓰지 못하니 오히려 천만(喘滿)과 기침을 더하게 하며 사삼(沙4)이나 또는 현삼(玄蔘)으로 대신 쓰는 것이 좋을 것이다. 《丹心》

오미자(五味子)

해수(咳嗽)에 상기(上氣)되고 신열(身熱)을 주로 치료한다.

오미자(五味子)가 폐기(肺氣)를 수렴(收斂)하니 화열(火熱)에는 반드시 써야 되는 약이다. 《東垣》

인삼(人蔘)과 오미자(五味子)및 맥문동(麥門冬)은 폐허(肺虛)가 저절로 땀이 나는 것과 또는 기가 작고 천만(喘滿)하는 증세를 치료하는 성약이다. 《綱目》

오래 된 기침에 반드시 오미자(五味子)를 쓰는 것은 동원(東垣)의 방법이다. 그러나 너무 갑자기 쓰면 그 사(邪)를 닫게되며 머무르게 할 우려가 있게 되니 반드시 먼저 발산제(發散劑)를 같이 쓰는 것이 좋은 것이다. 《丹心》

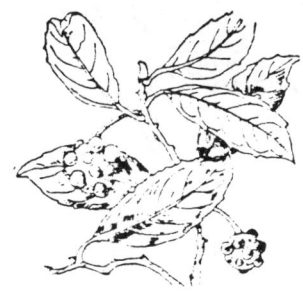

생강(生薑)

주로 기침과 상기(上氣)를 치료한다. 생 것과 마른 것이 모두 기침을 치료한다. 《本草》

기침을 치료하는 데 생강(生薑)을 많이 쓰는 것은 그의 매운 맛이 능히 흩어주기 때문이다. 《正傳》

기침과 천급(喘急)은 생강(生薑) 1되반, 사탕(砂糖) 5냥을 같이 달여서 반쯤 되게 졸여서 자주 먹으면 아주 좋다. 《千金》

오래 된 해역(咳逆)에 생강즙(生薑汁) 반홉을 꿀 1수저를 달여서 따스할 때에 3번으로 나누어 먹는다. 《本草》

과루실(瓜蔞實)

담수(痰嗽)를 치료하고 흉격(胸膈)을 이롭게 하니 열매의 큰 것을 취해서 쪼개고 씨를 내어서 깨끗이 씻고 과(瓜)는 방망이로 부숴서 가루로하여 불에 말리고 반하(半夏) 49개를 10번 이상 탕으로 씻고 썰어 불에 말려서 가루로 하고 과루수(瓜蔞水)에다 그의 씨와 함께 고아서 고약을 만들어 잘 갈고 오동열매 크기의 환을 해서 생강탕에 20알을 삼켜 내린다. 《本草》

과루(瓜蔞)씨가 단 것은 폐(肺)를 보하고 윤택한 것은 기(氣)를 내리니 기침을 치료하는 중요한 약이 된다. 《丹心》

반하(半夏)

담수(痰嗽)의 상기(上氣)와 얼굴이 차고 냉(冷)을 마셔서 폐(肺)를 상

(傷)하여 기침하는 것을 치료한다. 반하제(半夏製)와 생강제(生薑製) 각 반 냥을 달여 먹으면 바로 효과가 있다. 《易老》

정력자(葶藶子)

폐기(肺氣)가 옹상(壅上)하고 기(氣)가 천촉(喘促)하며 또는 얼굴이 붓는 증세를 치료한다. 씨를 내서 노란 빛이 나도록 볶으고 가루로하여 2돈을 대추 탕에 고루 내린다. 《得效》

정마근(苧麻根)

효천(哮喘)을 치료하니 뿌리를 내서 사당(砂糖)을 넣고 달여서 수시로 씹어서 물을 삼키면 병 뿌리를 아주 뽑는데 특별한 효력이 있다. 《正傳》

마두령(馬兜鈴)

해수(咳嗽)와 천촉(喘促)및 기급(氣急)하고 앉아서 숨쉬기 어려운 것을 치료한다. 마두(馬兜) 2냥을 껍질을 벗기고 속의 면자(面子)를 취해서 사내 아이 오줌에 반죽하여 볶으고 감초구(甘草灸) 1냥을 가루로 해서 매 1돈을 물에 달여 따뜻할 때 머금어 삼키고, 또는 가루를 그냥 입에 넣어 즙을 빨아 삼키도록 한다. 《本草》

마두령(馬兜鈴)은 폐(肺)의 열을 없애고 폐(肺)를 보한다. 《正傳》

상백피(桑白皮)

폐기(肺氣)가 천만해수(喘滿咳嗽) 또는 토혈(吐血)하는 것을 치료한다.

상피(桑皮) 4냥을 3일동안 뜨물에 담가서 잘게 썰고 찹쌀 1냥을 불에 말려서 같이 가루로 하여 미음에 1~2돈을 고루 내린다. 《本草》

상백피(桑白皮)가 폐기(肺氣)를 사(瀉)하나 성분이 순량(純良)하지 못해서 많이 쓰는 것은 경계해야 하니 흙 속에서 나온 것은 독이 있기 때문이다. 《丹心》

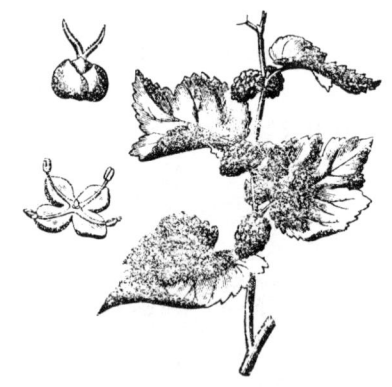

조협(皂莢)

주로 해수(咳嗽)와 상기(上氣)및 타탁(唾濁)과 눕지 못하는 것을 치료하니 구워서 가루로하여 꿀로 오동열매 크기의 환을 해서 1일 3번을 대추 탕에 3알을 삼켜 내린다. 《湯液》

이어육(鯉魚肉)

해수(咳嗽)를 주로 치료하니 태워서 가루로하여 찹쌀 미음에 1~2돈을 고루 내리고 또는 살로 회를 만들어 생강과 초를 넣는 것도 좋다. 《本草》

귤피(橘皮)

기침과 상기(上氣)를 치료하니 귤홍(橘紅) 4냥, 감초구(甘草灸) 1냥을 가루로하여 매 2돈을 1일 3번을 백탕(白湯)에 먹는다.

또 흘역증(吃逆症)을 치료하는데 귤피(橘皮) 1냥을 진하게 달여 따뜻할 때에 한번에 먹는다. 《本草》

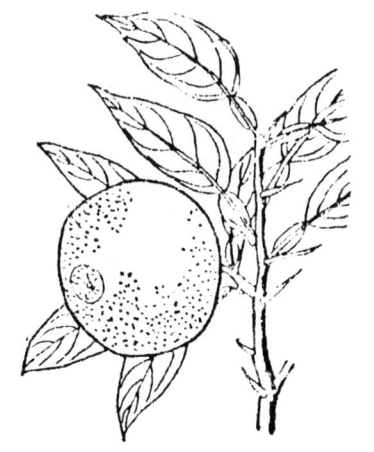

호도(胡桃)

담천(痰喘)을 치료하고 폐(肺)를 수렴(收斂)한다. 호도(胡桃) 3개를 껍질은 버리고 속 거죽은 그대로 해서 생강(生薑) 3쪽과 같이 잠잘 때에 씹어서 따뜻한 탕으로 삼킨다. 《得效》

행인(杏仁)

해수(咳嗽)·상기(上氣)·천촉(喘促)·효수(哮嗽)를 치료한다. 행인(杏仁) 1냥을 거죽과 촉을 버리고 동변(童便)에 반달동안 담그는데 매일 한번씩 동변을 바꾸고 꺼내서 잘 갈고 매양(每樣)대추씨 만큼씩 박하(薄荷) 잎과 꿀물을 약간 넣어 달여서 2제만 먹으면 영원히 낫는다. 《綱目》

또 노인의 오랜 천수(喘嗽)에 행인(杏仁)과 호도인(胡桃仁)을 각 등분해서 꿀로 탄자 크기의 환을하여 생강탕에 씹어 삼킨다. 《回春》

행인(杏仁)이 폐기(肺氣)와 풍열(風熱)을 흩으며 성질이 실(實)하고 열이 있으니 한(寒)으로 인하여 얻은 증세에 당연하다. 《丹心》

동변(童便)에 담근 행인(杏仁)은 폐(肺)를 이롭게 하고 기(氣)를 윤택하게 하는 약이다. 《綱目》

이(梨)

열수(熱嗽)를 주로 치료한다.

갑자기 기침하는데 배 한 개마다 50구멍을 찔러서 매공(每孔)에 호초(胡椒) 1알을 넣고 면(麵)으로 싸서 익혀가지고 식거든 산초는 빼버리고 먹는다. 《本草》

해수(咳嗽)의 흉비(胸痞)에 눈맞은 배를 속은 버리고 꿀을 넣어 쪄서 익혀 가지고 식거든 먹는다. 《入門》

자소자(紫蘇子)

폐기(肺氣)의 천급(喘急)과 해수(咳嗽)를 치료한다. 소자(蘇子)를 물에 찧어 즙을 내서 맵쌀을 넣어 죽(粥)을 끓여 먹고, 행인즙(杏仁汁)을 섞으면 더욱 좋다. 《本草》

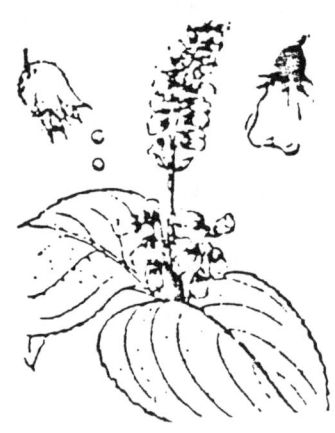

앵속각(罌粟殼)

폐(肺)를 수렴(收斂)하고 해천(咳喘)을 그치게 하는데, 수공후(收功後)의 쓰는 약이니 경솔하게 써서는 안된다. 《醫鑑》
곡기(穀氣)가 본래 건장한 사람이 오래 기침한데 바로 효력이 있으니 앵속각(罌粟殼)을 꿀로 볶아 가루로하여 매 1돈을 꿀탕에 고루 내린다. 《得效》

계자(鷄子)

효천(哮喘)을 치료하니 10개를 내서 약간씩 두드려 껍질을 약간(若干)깨되 막(膜)이 안 터지도록 해서 오줌통에 담가서 3일이 지난 다음에 잠잘 때에 약간 익혀서 먹는다. 계속 먹으면 능히 풍담(風痰)을 없앨 수 있다. 《丹心》

저폐(猪肺)

해수(咳嗽)와 천급(喘急)및 폐위(肺痿)와 토혈을 치료한다. 돼지 폐 1개를 피물은 씻어 버리고 환자의 나이를 따라서 돼지 폐에다 대송곳으로 구멍을 뚫고 행인(杏仁)의 껍질과 첨(尖)을 버린 것을 한개씩 넣어서 삼으로 동여매고 중탕(重湯)으로 삶아 익혀서 행인(杏仁)은 버리고 다만 폐(肺)만 먹으면 바로 효과가 있다. 《回春》 상기(上氣)하고 기침을 하며 신열(身熱)이 있고 입이 마른 데 저폐고)(猪肺膏) 1근을 썰어서 익혀가지고 짠 콩자반을 넣어 고루 섞어서 먹는다. 《入門》

아교(阿膠)

폐(肺)가 허하고 손극(損極)해서 기침하며 농혈(膿血)을 토해 뱉는 데는 아교(阿膠)가 아니면 보를 못한다. 천(喘)이 심할 때는 아교(阿膠)를

쓴다.《湯液》
 아교(阿膠)를 볶아 가루로하여 미음에 고루 먹으면 천(喘)이 그치게 된다.《本草》

단육(猯肉)

 상기(上氣)와 해수(咳嗽)에 구워서 가루로하여 매 2돈을 1일 2번씩 따스한 술에 섞어 먹는다.
 폐위(肺痿)에 상기(上氣)되고 기급(氣急)한데 단(猯 = 오소리)의 기름을 1홉쯤 미지근한 술에 섞어 먹는다.《本草》

묘두골(猫頭骨)

 효천(哮喘)으로 잠을 못자는 것을 치료하니 머리끝을 태운 재로 하여 더운 술로 2돈을 고루 내리면 바로 그친다.《入門》

인뇨(人尿)

 해천(咳喘)과 폐위(肺痿)를 치료하고 또는 노갈수(勞渴嗽)를 그치게 하니 따스한 오줌을 마시며 사내아이 오줌이 더욱 좋다. 또 오랜 기침에 실음(失音)한 증세도 치료한다.《本草》

침구법(鍼灸法)

 기침과 담이 있는데는 천돌(天突)과 폐유(肺兪)혈을 뜸하며 화열(火熱)을 설(泄)하고 폐기(肺氣)를 사(瀉)한다.《丹心》
 기침에 상기(上氣)되고 침이 많으며 냉담(冷痰)이 있는데 폐유(肺兪)혈 50장을 뜸하고, 또한 양유하(兩乳下)의 흑백육제(黑白肉際)에 각각 100장씩 뜸한다.
 기침에 소리가 부서지고 목이 쉰 데 천돌(天突)혈 50장을 뜸한다.《得效》
 오랫동안 천수(喘嗽)로 고생을 하고 밤이면 잘 누워 있지 못하고 여름에도 겹옷을 입으며 등과 심장(心臟)을 덥게 해야 하니 이것은 고맹증(膏盲症)인데 뜸하면 낫는다.《資生》
 오랜 기침에 고맹(膏盲)을 뜸하고 다음 폐유(肺兪)혈을 뜸한다.《資生》
 상한(傷寒)에 기침이 심한 증세는 천돌(天突)혈을 뜸하면 바로 차도가 있다.《資生》
 늙은 나이의 기침에 직골혈(直骨穴)을 뜸하면 바로 낫는다. 만약 낫지 않으면 그 병은 치료하지 못하는 것이다. 애주(艾炷)를 작은 콩크기와 같이 해서 남자는 왼쪽, 여자는 오른쪽을 3장씩 뜸한다.《醫鑑》
 효천(哮喘)에 폐유(肺兪)혈을 뜸하고 또 천돌(天突)·단중(膻中)·선기(璇璣)·유부(腧府)·유근(乳根)·기해(氣海)혈을 택한다.《資生》
 천만(喘滿)에 담(痰)이 실(實)해서 아교(阿膠)와 같은데 태계(太谿)혈을 택한다.
 해천(咳喘)으로 인해서 눕지 못하는데 운문(雲門)·태연(太淵)혈을 택한

다.《綱目》

기침과 한담(寒痰)에 열결(列缺)혈을 택한다.《綱目》

기(氣)가 역(逆)해서 딸국질 하는데 단중(膻中)·중완(中脘)·폐유(肺兪)·삼리(三里)·행간(行間)혈을 택한다.《綱目》

흘역(吃逆)에 약을 먹어서 효력이 없는데 중완(中脘)·단중(膻中)·기문(期門)혈을 뜸하면 반드시 효력이 있다.《綱目》

흘역(吃逆)에 관원(關元)혈 7장을 뜸하면 바로 낫는다.《綱目》

또는 젖 밑의 1손가락쯤 바로 젖과 더불어 서로 곧게 뼈사이의 움푹 들어간 곳을 뜸하는데 부인은 젖꼭지를 구부려 아래로 향해서 유두(乳頭)가 닿는 곳이 바로 혈(穴)이 되니 애주(艾注)를 작은 콩과 같이 해서 남자는 왼쪽, 여자는 오른쪽을 3장 뜸하면 바로 차도가 있다.

또한 이르기를 그 혈(穴)은 당연히 젖 밑의 뼈사이의 동맥(動脈)이라고 하였다.《得效》

해역(咳逆)이 안 그치는데 젖뿌리 2혈을 뜸하면 바로 그친다. 또한 배꼽 밑의 기해(氣海)혈을 57장 뜸하면 바로 멎는다.《正傳》

폐창(肺脹)의 담수(痰嗽)로 눕지를 못하고 다만 한쪽으로 잠자는 것은 왼쪽으로 눕는 병의 사람은 오른발 삼음교(三陰交)혈을 뜸하고 오른 쪽으로 눕는 사람은 왼발 삼음교(三陰交)혈을 뜸하면 바로 편안해진다.《丹方》

16. 적취(積聚)

적취(積聚)의 원인이 될 때

영추(靈樞)에 말하기를 「희로(喜怒)의 절제를 못하면 장(臟)을 상(傷)하게 되고 장(臟)이 상하면 허한 것인데 비바람이 그 허를 엄습하면 병이 위에서 일어나 맥(脈)에 유착(留着)해서 떠나지 않고 머물러 쌓이게 되는 것이다. 양명경(陽明經)에 유착(留着)되면 배꼽을 중심으로 있으면서 많이 먹으면 커지고 굶주리면 작아지며, 느린 힘줄에 유착해서 양명(陽明)에 쌓이게 되어 많이 먹으면 아프고 굶주리면 편안해지며, 장위(腸胃)의 막원(膜原)에 유착하여 아프고 밖으로 느린 힘줄에 이어지며 많이 먹으면 편안하고 굶주리면 아프게 되는 것이며, 척려(脊膂)의 힘줄에 유착해서 장의 뒤에 있는 것은 굶주리면 쌓인 것이 나타나고 많이 먹으면 쌓인 것이 나타나지 않으며 눌러도 눌러지지 않는다.」

맑은 습(濕)이 허를 엄습(掩濕)하면 병이 밑에서 일어 나니 쌓인 것이 처음 생길 때는 한(寒)을 얻어 일어나며 그것이 마침내 쌓이게 되고 궐기(厥氣)가 되어서 족만(足悗 = 발이 疲瘓해지는 것)을 낳고 족만(足悗)이 경한 (脛寒)을 이루니 경(脛 = 종아리)이 차면 혈맥(血脈)이 응삽(凝澁)하고 한기(寒氣)가 발동해서 장위(腸胃)에 들어가며 한기(寒氣)가 장위(腸胃)에 들어가면 장위(腸胃)의 막(膜)이 부풀어 오르고 장위(腸胃) 막(膜)이 부풀어 오르면 장(腸)의 밖에 있는 즙이 삽(澁)해져서 적취(積聚)가 흩어지지를 못하고 날마다 쌓이게 되는 것이다.

갑자기 음식을 지나치게 하면 가득 차고 기거(起居)의 조절이 안 되며 힘을 지나치게 쓰면 양락맥(陽絡脈)이 상하고 양락맥(陽絡脈)이 상하면 피가 밖으로 넘치며 음락맥(陰絡脈)이 상하면 피가 안으로 넘치는데 피가 안으로 넘치면 후혈(後血)하고 장위(腸胃)의 낙맥(絡脈)이 상하면 피가 장(腸)의 밖으로 넘쳐서 장(腸)밖의 한즙(寒汁)과 어울려서 서로 치고 병합하여 응취(凝聚)해서 흩어지지 못하고 쌓이게 되는 것이다.

제(帝)가 묻기를 「사람이 장(腸)속의 적취(積聚)를 잘 앓는 것은 어떻게 진찰하는가?」 소유(少兪) 답하기를 「피부가 엷어서 윤택하지 못하고 살이 굳세지 못해서 광택이 진창과 같으니 이렇게 되면 장위(腸胃)가 악하고 장위(腸胃)가 악하면 사기(邪氣)가 유착해서 적취(積聚)로 되며 장위(腸胃)사이에 한온(寒溫)이 적의(適宜)하지 않으면 사기(邪氣)가 되어서 쌓이게 되고 머물러 있어서 대취(大聚)가 일어나는 것이다.」

한기(寒氣)가 소장(小腸)의 막원(膜原)사이에 낙혈(絡血)의 가운데 있게 되면 피가 삽(澁)하여 대경(大經)에 흘러들지 못하고 혈기(血氣)가 머물러서 돌아다니지 못하기 때문에 오래까지 쌓여서 적(積)이 된다. 《內經》

비괴(痞塊)와 적취(積聚)의 들어 있는 부분(部分)

대개 비괴(痞塊)와 적취(積聚)가 중앙에 있으면 담음(痰飮)이 되고 오른쪽에 있으면 식적(食積)이 되며 왼쪽에 있으면 혈적(血積)이 되는 것이다. 《丹心》

왼쪽은 혈괴(血塊)가 되고 오른쪽은 식적(食積)이 되며 가운데는 담음(痰飮)이 되는 데 이 말이 진실로 옳은 말이 된다. 왼쪽은 간(肝)과 담(膽)의 자리가 되니 혈액(血液)을 간직하는 것을 주관하고 오른쪽은 비(脾)와 위(胃)의 자리가 나니 음식을 간직하는 것을 주관하며 그 중간은 수곡(水穀)이 출입하는 길이 되므로 왼쪽은 혈괴(血塊) 오른쪽은 식적(食積), 중간은 담음(痰飮)이라는 말이 그 이치가 조연된 것이다. 《丹心》

비괴병(痞塊病)의 치료 방법

괴(塊)는 모양이 있는 물건이고, 기(氣)는 덩어리가 되지 못하는 것이니 담(痰)과 식적(食積)과 사혈(死血)로써 모양이 된 것인데 화괴환(化塊丸)을 써야 한다. 《丹心》

비괴(痞塊)가 가죽과 속의 막외(膜外)에 있는 것은 모두 이진탕(二陳湯)으로 보기(補氣)하고 행기(行氣)할 약을 더해서 써야 하는데 무엇보다도 먼

저 좋은 맛을 끓어야 한다. 《丹心》
 괴(塊)를 치료하는 데는 당연히 화(火)를 내리고 식적(食積)을 소화시키며 (즉 痰을 말한다) 사혈(死血)을 움직이게 행해서 괴(塊)가 나온 뒤에는 크게 보해야 한다. 《丹心》

적취(積聚)의 치법(治法)

 적(積)을 치료하려면 당연히 그 아픈 것을 살펴 그의 병세의 남아있는 것과 모자람을 알아서 보할 것과 사(瀉)할 것을 정해서 천시(天時 = 즉 季節)를 어기지 말고 장(臟)과 부(腑)의 높고 낮음을 상심(詳審)해서 높은 것은 넘기고 맺힌 것은 흩으며 객침(客侵)한 것은 걷어내고 머무른 것은 움직이게 하며 굳은 것은 깎고 강한 것은 박탈(剝奪)하는데 짠 것으로 연하게 하며 쓴 것으로 사(瀉)하고 진기(眞氣)를 온전히 하는 약으로 보해서 이롭게 되는 것을 따라 가게 하고 음식을 조절하여 기거(起居)를 삼가하고 가운데와 밖을 화(和)하게 하면 반드시 낫게 된다. 《東垣》
 대개 적병(積病)에 내리는 약을 쓰면 진기(眞氣)를 덜 뿐이고 병도 역시 물러가지 않으니 당연히 적(積)을 치료하는 약을 써서 융화(融和)시켜 주면 저절로 사라지고 뿌리가 빠지게 된다. 《丹心》
 경(經)에 말하기를 「적취(積聚)를 치료하는데 적을 소화시키는 것, 적(積)을 사라지게 하는 것, 적(積)을 밀어내는 것, 적(積)을 내린다는 말은 없으니 그것은 대개 곧게 내려서 위기(胃氣)가 상하는 것을 두려워하는 것이다.」《永類》
 모든 적(積)에 경솔(經率)하게 토하고 내려서 진기(眞氣)를 모손(耗損)시키지 말 것이며 그렇다고 해서 적(積)이 역시 없어지는 것도 아닌 것이니, 분돈(奔豚)은 더욱 토하는 것을 피한다. 오적(五積)은 예전에 5가지 처방에 있었는데 지금의 증손오적환(增損五積丸)을 쓰는 것이 가장 좋은 것이다. 《入門》
 내경(內經)에 말하기를 「적(積)을 부수는데 독약(毒藥)을 쓸 때에는 적(積)의 태평(太平)이 쇠퇴하거든 약을 그쳐야 하고 대적(大積)과 대취(大聚)를 치료해도 또한 그렇게 해야 하며 약을 많이 쓰면 오히려 죽게 된다.」《東垣》
 적(積)을 치료하는 중요한 방법에는 대체로 적(積)이 싫어하는 것으로써 치고 좋아하는 것으로써 달래면 쉽게 낫는다. 예를 들면 망사(硇砂)와 수은(水銀)은 육적(肉積)을 치료하고, 신국(神麴)과 맥아(麥芽)는 주적(酒積)을 치료하며, 수와(水蛙)와 망충(䖟蟲)은 혈적(血積)을 치료하고, 목향(木香)과 빈랑(檳榔)은 기적(氣積)을 치료하며, 견우(牽牛)와 감수(甘遂)는 수적(水積)을 치료하고, 웅황(雄黃)과 이분(膩粉)은 담적(痰積)을 치료하며, 몽석(礞石)과 파두(巴豆)는 식적(食積)을 치료하는 것이 각각 그의 종류이다. 《本事》
 또 이르기를 「삼릉(三稜)과 봉출(蓬朮)은 혈적(血積)을 치료하고, 향부(香

附)와 지실(枳實)은 식적(食積)을 치료하며, 산사(山楂)와 아위(阿魏)는 육적(肉積)을 치료하고, 해분(海粉)과 몽석(礞石)은 담적(痰積)을 치료하며, 웅황(雄黃)과 백반(白礬)은 충적(蟲積)을 치료하고, 건강(乾薑)과 파두(巴豆)는 한적(寒積)을 치료하며, 황련(黃連)과 대황(大黃)은 열적(熱積)을 치료한다.」《丹心》

모든 식물에 상해서 적(積)이 될 때

비(脾)와 위(胃)가 허약한데 음식을 보통 때보다 지나치게 하거나 냉한 생것을 많이 먹거나 해서 충분히 소화시키지 못하여 적취(積聚)와 결괴(結塊)가 되며 심복(心腹)이 가득차고 희기(噫氣)하며 신 것을 삼키고 얼굴이 푸르며 살이 여위게 되는 것은 1은, 식적(食積), 2는 주적(酒積), 3은 면적(麵積), 4는 육적(肉積), 5는 어해적(魚蟹積), 6은 과채적(果菜積), 7은 다적(茶積), 8은 수적(水積), 9는 혈적(血積), 10은 충적(蟲積)등이 된다. 《得效》

난치(難治)

적취(積聚)와 징가(癥瘕)가 옮겨가지 않으면 치료가 어렵고 반드시 죽게 된다.
오적중(五積中)에서 분돈증(奔豚症)이 가장 치료가 어려운 증세이니 분돈(奔豚)은 소복(小腹)에서 일어나고 목구멍을 상충(上衝)하여 일어나게 되면 죽을 것 같다가 그치니 이것은 경공(驚恐)해서 일어나는 것인데, 월인(越人)이 말하기를 「경(驚)하면서 신(神)이 상월(上越)하는 것이 대개 분돈병(奔豚病)이 목구멍을 상충(上衝)하는 증세는 신(神)을 따라서 위로 넘치기 때문이다.」《仲景》

옛날부터 바른 말이 있으니 의원이 치료하는데 제일 곤란한 증세는 첫째는 음(陰)이 허한 것을 보하기 어렵고, 둘째는 오랜 적(積)을 없애기가 어렵다고 하였으니 산이 저절로 무너지는 증세는 음허(陰虛)를 말한 것이고, 범을 길러서 후환을 당한다는 것은 오랜 적(積)을 말하는 것이다. 그렇다고 이 2가지 질환을 어찌 두려워하지 않을 것인가? 《丹心》

우슬(牛膝)

징(癥)이 맺힌 증세와 갑자기 심한 징(癥)이 뱃속에서 돌과 같이 딴딴하고 찌르는 듯 아픈 것을 치료하니 1냥을 가늘게 썰어서 술에 달여 공복에 따스하게 먹는다.《本草》

삼릉(三稜)

노벽(老癖)과 가벽(瘕癖)이 덩어리가 된 것을 치료하니 삼릉(三稜)을 진하게 달여서 1일 2번으로 한숟갈씩 먹는다. 《本草》

상륙(商陸)

심한 징(癥)이 뱃속에서 돌과 같이 딴딴하고 아프며 찔리는 증세를 치료하지 않으면 백일만에 죽게 된다. 상륙(商陸)의 뿌리를 많이 취해서 찧고 쪄서 헝겊에 붙여 가지고 배 위에 펴 찜질하고, 식으면 다시 바꿔주면 저절로 없어진다.《本草》

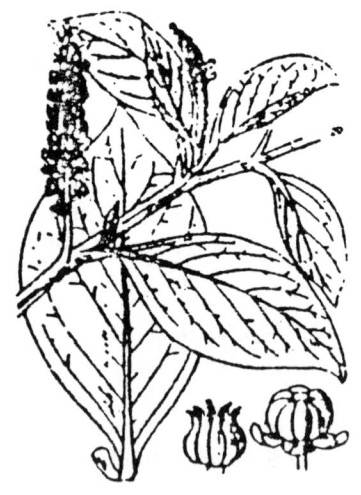

현호색(玄胡索)

징벽(癥癖)을 깨뜨리니 삼릉(三稜)과 별갑(鼈甲)및 대황(大黃)을 등분 가루로 해서 2돈을 술로 먹는다.《本草》

대황(大黃)

징가(癥瘕)와 적취(積聚)를 깨뜨리고 묵은 것을 몰아내며 새 것을 이루는 데 효력이 크다. 대황(大黃)을 가루로 하고 초에 끓여서 고약을 만들어 꿀을 넣고 다시 달여서 오동열매 크기로 환을 하고 생강탕에 30알을 삼켜 내린다. 풍열(風熱)을 소통시키고 적체(積滯)를 없애는 데는 대황(大黃)과 흑축두말(黑丑頭末)을 반은 생 것과 반은 볶으고 등분하여 꿀로 오동열매 크기의 환을해서 맑은 차에 15알을 공복에 먹는다.《本草》

삭조(蒴藋)

심한 징(癥)으로 뱃속이 딴딴해서 돌과 같고 아파서 죽으려는 것을 치료한다. 삭조근(蒴藋根) 1줌을 가늘게 썰어서 술에 담가 사흘 밤을 재우고 1일 3번으로 5홉씩 따뜻이 먹으면 신통한 효력이 있다.《本草》

속수자(續髓子)

일체의 적체(積滯)를 치료하니 매일 10알을 먹고 혹시 설사하는 것이 많으면 차거운 죽을 먹으면 바로 그친다.《本草》

상이(桑耳)

혈병(血病)과 징가(癥瘕)및 적취(積聚)를 주로 치료하니 태워서 가루로하여 술에 고루 먹는다.《本草》

견우자(牽牛子)

5가지의 적취(積聚)와 현벽(痃癖)및 기괴(氣塊)등을 치료하니 흑축(黑丑)의 두말(頭末)을 취해서 반은 생 것과 볶은 것을 꿀로 오동열매 크기로 환을하여 자기전에 생강 탕으로 삼키면 아주 좋다. 《本草》

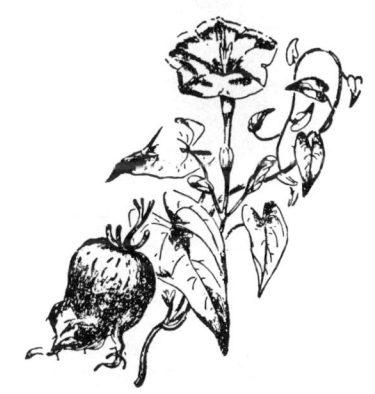

호장근(虎杖根)

징결(癥結)과 폭가(暴瘕)로 아픔이 심한 데 뿌리를 거친 가루로하여 술에 담가서 하루 3번씩 마신다. 《本草》

욱이인(郁李仁)

벽(癖)을 치료하니 인(仁)을 탕물에 담가서 거죽은 버리고 가루로해서 매 2돈을 백면(白麵)에 반죽하여 떡을 불에 사루어서 공복에 먹으면 시원하게 설사를 하니 설사가 그치지 않으면 차가운 초탕을 먹으면 바로 그친다. 《本草》

백양목(白楊木)

징벽(癥癖)이 딴딴해서 돌과 같고 여러 해를 낮지 않는데 동남으로 뻗은 가지를 가늘게 썰어서 5되쯤 노란색이 되도록 볶아서 술 5되에 담가 굳게 봉하고 2일이 지난 뒤에 1일 3번으로 1홉씩 마신다. 《本草》

어회(魚膾)

배안의 현벽(痃癖)과 복량(伏梁)및 기괴(氣塊)를 주로 치료한다. 양념을 갖추어서 먹고 이어회(鯉魚膾)가 더욱 좋다. 《本草》

별갑(鼈甲)

징가(癥瘕)와 현벽(痃癖)을 치료하니 노란색이 나도록 구워서 가루로하여 1일 2번을 술에 2돈씩 고루 먹는다. 《本草》

감각(蚶殼)

냉기(冷氣)와 징벽(癥癖)및 혈괴(血塊)와 담(痰)을 치료한다. 일명 와롱자(瓦壟子)라는 것인데 불에 사루어서 초

에 담그기를 3번하여 가루로 하고 초풀에 환을 지어서 생강 탕으로 삼켜 내린다. 《入門》

칠미감(黍米泔)

별가(鼈瘕)를 앓는 데 새로 익은 붉은 기장 쌀을 일어서 뜨물을 내고 생으로 1되쯤 마시면 불과 2~3번을 마시면 낫는다. 《入門》

백경구인(白頸蚯蚓)

사가(蛇瘕)를 주로 치료하니 즙을 마시면 낫는다. 《入門》

요(蓼)

현벽(痃癖)과 적취(積聚)를 치료하니 매일 한줌씩 달여서 공복에 먹는다. 《本草》

대산(大蒜)

현벽(痃癖)을 녹이니 자주 먹으면 좋다. 《本草》

백마뇨(白馬尿)

별가(鼈瘕)를 치료하니 마시면 바로 효과가 있다. 《本草》
적(積)이 배에 가득차고 모든 약이 효력이 없는데 백마(白馬)오줌을 마시면 낫는다. 《綱目》

도화악(桃花萼)

적취(積聚)를 깨뜨리고 꽃이 떨어질 때에 꽃받침을 취해서 면(麵)에 섞고 불에 사른 떡을 만들어 먹으면 낫는다. 《子和》

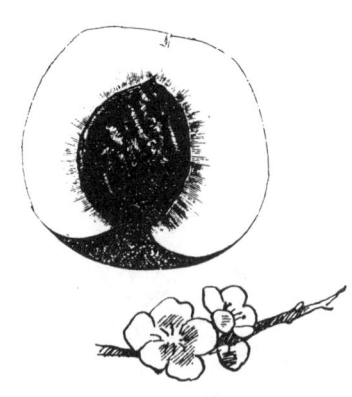

도노(桃奴)

복량증(伏梁症)에 기(氣)가 심하(心下)에 맺혀서 흩어지지 않는 것을 치료하니 도노(桃奴) 3냥을 가루로 하여 2돈을 술로 공복에 먹는다. 《本草》

웅작시(雄雀屎)

징(癥)·가(瘕)·현(痃)·벽(癖)·복량(伏梁)의 모든 덩어리를 주로 치료하니 가루로하여 꿀로 환을하여 공복에 미음(米飮)으로 삼켜 내린다. 《本草》

인뇨(人尿)

징적(癥積)이 배에 가득차고 모든 약이 효력이 없는데 사람의 오줌을 공복에 1되쯤 마신다. 사내 아이 오줌이 더욱 좋다. 《本草》

침구법(鍼灸法)

분돈증(奔豚症)에는 상기(上氣)되고 심통(心痛)해서 못 견디는데 급히 더운 탕이나 손과 발을 담가서 식으면 자주 바꾸고 즉시로 기해(氣海)·관원(關元)·기문(期門)·장문(章門)혈을 100장과 중극(中極)혈에 50장을 뜸한다. 《得效》

징가(癥瘕)에는 족과(足踝)·후완(後腕)·완중(腕中)혈을 환자의 나이대로 뜸하고 또한 기해(氣海)혈을 100장, 중완(中腕)혈에 200장을 뜸한다. 《得效》

징가(癥瘕)와 적괴(積塊)에는 먼저 덩어리 위에다 침을 하나 놓고 심한 것은 덩어리의 머리와 꼬리에 각각 1침씩 놓고 뜸하며, 또한 삼리(三里)혈을 뜸한다. 《綱目》

적취(積聚)에는 중완(中腕)·현추(懸樞)·비유(脾兪)·상곡(商曲)혈을 택하고, 척택(尺澤)·대계(大谿)혈을 보한다. 《綱目》

복량증(伏梁症)에는 상완(上腕)과 삼리(三里)혈을 택하고, 식분증(息賁症)에는 거궐(巨闕)과 기문(期門)혈을 택하며 분돈증(奔豚症)에는 옥천(玉泉 = 즉 中極)과 장문(章門)혈을 택한다. 《甲乙》

적괴(積塊)에는 장문(章門)·중완(中腕)·기해(氣海)·천추(天樞)·상완(上腕)·통곡(通谷)혈을 택한다. 《綱目》

비괴(痞塊)를 전치(專治)하는 데는 비근혈(痞根穴)을 택하니 혈(穴)이 13경 밑에 있으므로 각각 3치반을 열고 왼쪽을 많이 뜸하는 것인데 만일 비괴(痞塊)가 좌·우로 모두 있으면 좌·우를 함께 뜸한다.

또 다른 방법은 간심(稈心 = 볏짚의 속대)으로 큰 발가락 끝에서 발꿈치까지 재고 다시 그 간심(稈心)으로 미골첨(尾骨尖)에서 부터 재어서 간심(稈心)이 닿는 곳의 양쪽에 각 한 부추잎 넓이만큼 열어서 증세가 왼쪽에 있으면 오른쪽을 뜸하고 오른쪽에 있으면 왼쪽을 뜸하되 침 3푼에 뜸 7장을 하면 신통한 효력이 있다.

또는 발의 2번째 발가락의 지차(岐叉 = 무늬가 서로 교차(交叉)되는곳)한 곳에 57장을 뜸하는데 좌환(左患)은 우를 뜸하고 우환(右患)은 좌를 뜸한 다음 그 날 밤에 뱃속에 무슨 소리가 나면 그것이 효력을 보는 증거이다. 《入門》

17. 부종(浮腫)

부종(浮腫)의 원인이 될 때

종(腫)은 종자(鍾子)와 통하니 한(寒)과 열(熱)의 기(氣)가 종취(鍾聚) 즉 한

곳에 모인 것이다. 《醫鑑》

　모든 습(濕)과 종만(腫滿)하는 거이 모두 비토(脾土)에 든다. 《內經》

　삼음(三陰)이 맺히는 것을 수(水)라고 한다. 주(註)에 말하기를 「삼음(三陰)이 맺힌다는 것은 비(脾)와 폐의 맥(脈)이 함께 차갑게 맺힌 증세이니 비(脾)와 폐(肺)의 맥(脈)이 맺히면 기(氣)가 변해서 수(水)가 된다.」《內經》

　하초(下焦)가 넘치면 수(水)가 된다. 주(註)에 말하기를 「하초(下焦)는 분주하고 배설하는 곳인데 기(氣)가 꼭 막혀서 설사를 못하면 물이 넘친다.」《內經》

　묻기를 「소음(少陰)이 어째서 신(腎)이 주관하며 신(腎)이 어째서 수(水)를 주관하는 것인가?」 답하기를 「신(腎)이란 지음(至陰)이고, 지음(至陰)은 성수(盛水)한 것이며 폐(肺)란 것은 태음(太陰)인데 소음(少陰)이 동맥(冬脈)이 되기 때문에 그 근본이 신(腎)에 있고 그 끝은 폐(肺)에 있으면서 모두 다 물을 쌓고 있는 것이다.」 묻기를 「그러면 신(腎)이 어째서 능히 물을 모은다고 해서 병이 생기는 것인가?」 답하기를 「신(腎)이란 것은 위(胃)의 관(關)이니 관(關)이 닫히면 이롭지 못하기 때문에 물이 모여서 그 종류를 따르는 것이다. 위아래로 피부에 넘치기 때문에 부종(浮腫)이 되는 것이니 부종(浮腫)이란 것이 바로 물이 모여서 병이 생기는 것이다.」 《內經》

　부종(浮腫)이란 것은 거죽과 살이 같으며 붓고 누르면 움푹 들어간 채로 일어나지 않는다.

　음양(陰陽)이 기도(氣道)가 통하지 못해서 사해(四海)가 막히고 삼초(三焦)가 설사를 못하며 진액(津液)이 변하지 못하고 수곡(水穀)이 장위(腸胃)의 속에서 병행하며 회장(廻腸)에서 분별되어서 하초(下焦)에 있고 방광(膀胱)으로 스며 새지 못하면 하초(下焦)가 가득차고 물이 넘쳐 수창(水脹)이 된다. 《靈樞》

　수종(水腫)은 비가 허(虛)하고 습(濕)이 승(勝)하여 엉기고 닫혀서 물이 정상대로 돌아다니지 못하기 때문에 온몸을 통하여 얼굴과 손발이 모두 부종(浮腫)하고 가죽이 엷으면서 빛이 나며 손으로 누르면 굴(窟)을 형성하고 손을 들면 원상대로 차지는 것이다. 또는 배가 북처럼 크면서 얼굴과 사지(四肢)는 붓지 않는 증세를 창만(脹滿)이라 하고, 또한 고창이라고도 하는 것이며, 비토(脾土)의 습열(濕熱)로 인해서 생기는 것이다 종(腫)은 가볍고 창(脹)은 무거운 것이다. 《丹心》

　신(腎)의 열(熱)이 방광(膀胱)에 전하게 되면 열이 성해서 비(脾)와 위(胃)에 거슬리게 되므로 비(脾)가 허해서 신수(腎水)를 제어를 못하니 비(脾)가 사지(四肢)를 주재(主宰)하기 때문에 유주(流走)해서 몸과 얼굴이 모두 부종(浮腫)되는 것인데 만약 천(喘)을 더하면 무거운 증세이다. 그 요인을 간략하면 신수가 이겨서 비토(脾土)를 물리치고 또한 오히려 심화(心火)를 이기며 심(心)이 또한 폐(肺)를 이겨서 천(喘)하기 때문이다. 《錢乙》

잡병편(雜病篇)   439

부종(浮腫)의 징조일 때

모든 수기(水氣)가 있으면 미종(微腫)이 먼저 눈 밑에 나타나는 것이다. 제(帝)가 묻기를 「이것은 어찌된 이치인가?」 기백(岐伯)이 답하기를 「수(水)라는 것은 음(陰)이고 눈 밑도 역시 음(陰)이며 배로 말하면 지음(至陰)의 사는 곳이기 때문에 물이 배에 있으면 반드시 눈 밑이 붓는다.」 《內經》

눈 속이 약간(若干) 부어서 누웠던 누에(蠶)가 일어난 것과 같은 증상도 수(水)이다. 《內經》

경(頸)의 맥(脈)이 움직이고 천해(喘咳)하는 것을 수(水)라고 한다. 《內經》

족경(足頸=종아리)이 붓는 것을 수(水)라고 한다. 《內經》

눈 언덕이 약간(若干) 붓고 누에가 잠자고 일어나는 것 같으며 경맥(經脈)이 움직일때에 기침하고 손과 발의 위를 누르면 움푹 들어가서 일어나지 않는 것도 풍(風)과 수(水)에 부(膚)가 가득찬 것이고, 코 끝이 약간 검은 색인 것은 수기(水氣)가 있는 것이다. 《靈樞》

허리와 척추는 몸이 대관절(大關節)이며, 사지와 종아리는 사람의 그것을 힘입어서 추주(趨走)하는 경수(莖垂=陰器)란 것은 몸의 기(氣)이며 장병(張精)의 후(候)이고 진액이 다니는 것이다. 그러나 음식을 조절하지 아니하고 갑자기 즐기거나 화를 내면 진액(津液)이 안으로 넘치고 밑으로 음경(陰莖)에 흘러서 혈도(血道)가 막히고 날마다 불어나서 쉬지 않으면 부앙(俯仰)이 불변하고 추주(趨走)를 못하게 되니 이것은 틀림없는 수병(水病)이다. 《靈樞》

부종(浮腫)의 형증(形症)

수병(水病)은 밑으로는 종아리가 붓고 배가 커지면 위로는 천만(喘滿)과 호흡(呼吸)이 곤란해서 눕지 못하게 되니 이것은 표(標)와 본(本)이 같은 병이 든 것이므로 폐(肺)는 천호(喘呼)가 되고 신(腎)은 수종(水腫)이 되며 폐(肺)가 역해서 눕지를 못한다. 《內經》

습(濕)이 이기면 유설(濡泄)되고 심하면 수폐(水閉)해서 부종(浮腫)이 생기는 것이다. 《內經》

수병(水病)에 5가지가 있는데 1은 풍수(風水)이니 맥(脈)이 저절로 떠서 외증(外症)으로 뼈마디가 아프고 바람을 싫어하며, 2는 피수(皮水)라고 하니 맥이 역시 뜨고 외증(外症)은 부종(浮腫)해서 누르면 손가락이 묻히며 바람을 싫어하지 않고 배가 북처럼 부풀고 목이 마르지 않으며 땀이 나는 증세이다. 3은 정수(正水)라고 하는데 맥(脈)이 잠기고 더디며 외증(外症)으로서 천식(喘息)하고, 4는 석수(石水)라고 하니 맥(脈)이 잠기고 외증(外症)으로서 배가 가득차고 천식(喘息)을 안하며, 5는 황한(黃汗)이라고 하는데 맥이 잠기고 더디며 몸에 열이 나며 가슴이 가득하고 사지(四肢)와 두면(頭面)이 부종(浮腫)하여 오래까지 낫지 않으면 반드시 옹농(癰膿)이 되는 것이다. 또한 오래되면 기육(肌肉)이 궤란(潰爛)하고 종아리와 음랑으로 물이 흐른다. 《仲景》

또 오장수(五臟水)와 심수(心水)라는 증세가 있으니 몸이 무겁고 기(氣)가 적어서 눕지를 못하고 음기(陰氣)가 크고 부종(浮腫)이 되며 간수(肝水)란 증세는 배가 커서 저절로 전측(轉側)하지 못하고 갈비 밑과 배가 아프며 수시로 진액이 흐르고 소변이 단속(斷續)해서 나오며 폐수(肺水)란 것은 몸이 부종(浮腫)이 되고 소변이 어렵고 수시로 압당(鴨溏)하며, 비수(脾水)란 것은 배가 가득차고 사지(四肢)가 시달리고 무거우며 진액이 나지 않고 소기(少氣)하며 소변이 어렵고 신수(腎水)란 증세는 배와 배꼽이 부종(浮腫)하고 허리가 아파서 소변을 못 누며 음기(陰氣)밑이 습(濕)해서 소의 콧등에 나는 땀과 같고 발이 역냉(逆冷)해서 누렇게 여위게 된다. 《仲景》

또 양수(陽水)와 음수(陰水)라는 증세가 있는데 양수(陽水)는 물속을 많이 건너거나 비를 많이 맞거나 또는 풍(風)·한(寒)·서(暑)·습(濕)에 중상(中傷)해서 증세로서 먼저 윗몸에 종기가 생겨 어깨와 등 및 손과 팔로 열이 있고 목이 마르며 이변(二便)이 닫히게 되는 것이다. 음수(陰水)란 물과 차 및 술을 많이 마시고, 굶주리며 배부를 때에 노역(勞役)하거나 방사(房事)하는데 기인되는 증세이니 그 증세가 먼저 아랫몸에서 부종(浮腫)이 생기고 허리와 배 및 종아리와 육부 등 온 몸이 차고 대변이 새게 된다. 《入門》

번갈(煩渴)하고 소벽이 적삽(赤澁)하고 대변이 비결(秘結)되는 증세가 양수증(陽水症)이고, 번갈(煩渴)하지 않으며 당변(溏便)하고 소변이 적삽(赤澁)하지 않는 증세는 음수증(陰水症)이 되는 증세인 것이다. 《正傳》 또한 석수(石水)라는 증세는 신수(腎水)가 배꼽 밑에 머물러 있고 소복(小腹)이 부종(浮腫)되면서 딴딴하면 돌과 같기 때문에 석수(石水)라고 말한다.

폐수(肺水)란 증세는 피부에 흘러 넘쳐서 온몸이 붓고 단지 배만 붓지 않으며 역시 목도 마르지 않는다.

수고(水蠱)란 증세는 수(水)의 독기(毒氣)가 속에서 결취(結聚)되며 배가 점점 커지고 움직이면 소리가 없으며 언제나 물을 마시고자 하고 피부가 거칠은 것이다. 《類聚》

아침에는 너그럽고 저녁때면 급한 증세는 피가 허한 증세이고, 저녁때는 너그럽고 아침이면 급한 증세는 기(氣)가 허한 증세이고 아침 저녁 모두 급한 증세는 기(氣)와 혈(血)이 모두 허하다. 《丹心》

수종(水腫)의 치법(治法)

종창(腫脹)을 치료하는 큰 방법이 보중(補中)·행습(行濕)·이소변(利小便)해야 하는데 인삼(人蔘)과 백출(白朮)로써 군(君)을 삼고, 창출(蒼朮)과 진피(陳皮)및 복령(茯苓)으로 신을 삼으며, 황금(黃芩)과 맥문동(麥門冬)으로 변을 삼아 간목(肝木)을 제거하고 후박(厚朴)을 약간 더해서 복창(腹脹)을 소화시키며 기가 돌아다니지 않는 데는 목향(木香)과 목통(木通)을 더해서 쓰며 기(氣)가 밑으로 내리는 것은 승마(升麻)와 시호(柴胡)를 더하니, 이것이 보중치습탕(補中治濕湯)의 처방문이다. 《丹心》

부종(浮腫)을 치료하는 것은 매운 것을 흩고 쓴 것으로 새게 하며 묽은 것으로 스며 나오게 하는데 위아래로부터 습(濕)을 분소(分消)하면 이른바 귀문을 열고 정부(淨府)를 깨끗하게 하는 것이니 귀문(鬼門)을 연다는 말은 땀을 낸다는 것이며 정부(淨府)를 깨끗하게 한다는 말은 소변을 이롭게 하는 것이다. 《東垣》

대개 종기가 되는 수(水)는 즉 썩어서 탁한 기(氣)가 경락(經絡)에 스며들어서 계곡(谿谷)에 흘러들어 수도(水道)에 관입(灌入)하면 피가 역시 수(水)로 변하니 이것을 비토(脾土)로서 제거하려 하고 신수로 인도해서 이롭게 하려고 하며 자칫 비(脾)가 병이 들면 금기(金氣)가 쇠하고 목(木)이 두려움에 쫓겨 와서 토(土)를 업신여기니 비(脾)가 병이 안 들수 없는 것이다. 치료 방법은 더욱 당연히 심경(心經)의 화(火)를 맑게 하고 비(脾)가 운화(運化)의 직(職)을 주재(主宰)하는 것을 도와 주면 폐기(肺氣)가 밑으로 내리고 수도(水道)가 열려 통하니 혼탁한 피가 점차로 맑아져서 돌아오게 하면 기(氣)가 되고 혈(血)이 되며 진액(津液)이 되는 것이고, 심한 것은 위로는 땀이 되고 아래로는 소변이 되어서 차츰 분소(分消)가 된다. 《丹心》

10수증(十水症)

1은 청수(靑水)로 먼저 좌·우의 갈비에서 종기가 일어나니 그 뿌리가 간(肝)에 있는 증세인데 대극(大戟)을 써야하고, 2는 적수(赤水)로 먼저 혀와 뿌리에서 종기가 일어나니 그 뿌리가 심(心)에 있는 증세인데 정력자(葶藶子)를 써야하며, 3은 황수(黃水)로 먼저 허리와 배에서 종기가 일어나니 그 뿌리가 비(脾)에 있는 증세인데 감수(甘遂)를 써야하고, 4는 백수(白水)로 먼저 다리에서 종기가 일어나니 그 뿌리가 폐(肺)에 있는 증세인데 상백피(桑白皮)를 써야하며, 5는 흑수(黑水)로 먼저 외신(外腎)에 있는 증세인데 연교(連翹)를 써야하고, 6은 현수(玄水)로 먼저 얼굴에서 종기가 일어나니 그 뿌리가 외신(外腎)에 있는 증세인데 원화(芫花)를 써야하며, 7은 풍수(風水)로 먼저 사지(四肢)에서 종기가 일어나니 그 뿌리가 골(骨)에 있는 증세인데 택사(澤瀉)를 써야하고, 8은 석수(石水)로 먼저 신(腎)에서 종기가 일어나니 그 뿌리가 방광(膀胱)에 있는 증세인데 고본(藁本)을 써야하며, 9는 고수(高水)로 먼저 소복(小腹)에서 종기가 일어나니 그 뿌리가 소장(小腸)에 있는 증세인데 파두(巴豆)를 써야하고, 10은 기수(氣水)로 이 증세만은 단지 또는 성하고 또는 쇠하게 되니 그 뿌리가 대장(大腸)에 있는 증세인데 적소두(赤小豆)를 써야 한다. 《本事》

결양증(結陽症)

내경(內經)에 말하기를 「결양(結陽)이란 증세는 사지(四肢)에 종기가 나는 증세이다.」 주(註)에 말하기를 「보통 때에 기병(氣病)이 있는데 습열(濕熱)이 더하면 기(氣)와 습열(濕熱)이 서로 다투기 때문에 종기가 되는 것이다. 사기(邪氣)가 차차 적어지고 양기(陽氣)가 쇠소(衰少)해서 사(邪)가 정(正)을 쳐서 기(氣)가 선통(宣通)하지 않기 때문에 사지(四肢)에 종기가 일어나는 것이다. 모든 양(陽)이 사지(四肢)에서 기를 받는 것인데 지금 사람들은 손발과 관절(關節)의 종통(腫痛)을 완전한 풍(風)으로 치료하니 이것은 크게 잘못된 것이다.」서

각탕(犀角湯)이 주로 치료한다. 《正傳》

가치(可治)와 불치증(不治症)

무릇 부종(浮腫)에 음낭(陰囊)이 연한 사람은 치료가 가능하다.

부종(浮腫)에 배 위를 눌러 보아서 와(窩=옴팍이)가 생기면 치료가 가능하다. 《醫鑑》

부종(浮腫)과 창만증(脹滿症)이 남자는 위에서 아래로 내리고 여자는 아래에서 위로 오르는 증세는 치료하기가 쉬운데 오래되지 않은 병은 소변이 흐르면 종기가 물러가고 천(喘)이 멎으면 치료가 된 증세이다. 《得效》

남자가 다리 밑에서부터 부종(浮腫)해서 올라가고 여자는 머리에서 부종(浮腫)하여 내려오는 증세는 모두 치료가 어려운 증세에 든다.

남자가 다리 밑에서부터 일어나는 부종과 여자가 머리에서 내려가는 부종(浮腫)은 모두 음양(陰陽)으로 역(逆)하는 증세이니 이것은 정말 묘한 이치이다. 《入門》

대부분 약한 부종(浮腫)이 먼저 배에서 일어나며 다음에 사지(四肢)에 흩어지는 부종의 증세는 치료가 가능하고 먼저 사지(四肢)에서 부종이 나고 난 다음에 배로 돌아가는 증세의 사람은 치료가 불가능하다.

만약 고창(蠱脹)으로 배위에 청근(靑筋)이 있는 것, 배가 가득차고 대

변이 활설(滑泄)한 것, 오랜 학질(瘧疾)이 변해서 허부(虛浮)가 된 것, 아래 입술이 검은 증세는 간(肝)이 상(傷)한 것이며, 결분(缺盆)이 평평한 증세는 심(心)이 상(傷)한 것이고, 배꼽이 튀어나온 증세는 비(脾)가 상한 증세이며, 족심(足心)이 평평한 증세는 신(腎)이 상한 증세이고, 등이 평평한 증세는 폐(肺)를 상한 증세인데 이러한 증세는 전부 치료가 불가능한 증세이다. 《直指》

살이 뻣뻣하고 또는 손바닥이 평평한 사람도 전부 치료가 불가능하다. 《直指》

입술이 붓고 이가 타는 사람과 갑자기 입술이 붓고 검은 부스럼이 나는 증세 손바닥이 부어 무늬가 없는 증세, 배꼽이 부어서 튀어나온 증세, 결분(缺盆)이 평평한 증세, 음낭(陰囊)과 음경(陰莖)이 전부 부종된 증세, 맥(脈)이 끊어지고 입을 벌리고 발이 부은 증세 발목이 붓고 무릎이 부어 말과 같은 등의 증세는 전부 치료가 불가능해서 죽는다. 《正傳》

대부분 수종(水綜)과 천기(喘氣)를 심하게 하고 기가 거칠고 나쁘며 먹지 못하는 증세는 신기(腎氣)가 차고 넘쳐서 위로 가서 곁으로 폐(肺)를 침범한 것이니 치료를 못한다. 《得效》

금기법(禁忌法)

대부분 수종(水腫)에 절대로 소금을 먹지 말아야 하는데 조금이라도 먹으면 안 된다. 할 수 없이 음식 먹기가 곤란하면 수병(水病)이 없어진 뒤에 초를 조금 넣어 먹는 것이 좋은 방법이다. 소금을 피하지 못하면 약을 복용하지 않을 것이며 병을 고치려고 하는 사람은 절대로 소금을 먹으면 죽을날을 기다리는 것과 같다. 《得效》

더욱 침질을 피하는 것이니 이를 어기면 물을 흘리고 죽게 된다.

무릇 수종(水腫)에 극기(極忌)하는 것은 단 약이니 습(濕)을 돕고 창만(脹滿)이 된다. 《入門》

기침과 수병(水病)에는 소금을 제일의 금기로 해야한다. 《本草》

상시회즙(桑柴灰汁)

상시회(桑柴灰)를 물에 담가 맑은 즙을 내서 적소두(赤小豆)를 끓여 죽을 만들어 오랫동안 복용하면 수창(水脹)을 크게 내린다. 《本草》

상백피(桑白皮)

수종(水腫)과 천급(喘急)을 치료한다. 상백피(桑白皮) 4냥, 청량미(青梁米) 4홉을 같이 삶아서 맑은즙을 내서 복용하니 이것을 상백피음(桑白皮飮)이라고 한다. 《入門》

백출(白朮)

사지(四肢)가 종만(腫滿)한 증세를 치료한다. 백출(白朮) 3냥을 썰고 큰 대추 3개를 넣어 1일 3~4번을 달여 복용한다. 《綱目》

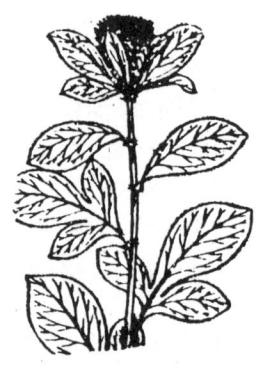

정력자(葶藶子)

얼굴과 손발의 허종(虛腫)및 또한 수기(水氣)와 천급(喘急)을 치료한다. 정력자(葶藶子)를 격지초(隔紙炒 = 종이 위에 얹어서 불위에다 볶는 것)하고 가루로하여 대추 살에 작은 콩 크기로 환을 지어 마자전탕(麻子煎湯)에 1일 3번으로 10알씩 복용한다. 《東垣》

수종(水腫)을 치료하는데 정력(葶藶) 3냥을 가루로 내고 방기말(防己末) 4냥, 녹두압(綠頭鴨)의 대가리를 끓어서 구중(臼中)에다 피를 흘려서 피가 다 흐르거든 약가루와 압두(鴨頭)를 복용하는데 이 약이 소변을 흐르게 하는 데는 신과 같다. 《本草》

상륙(商陸)

10가지의 수병(水病)을 사(瀉)한다. 흰색의 생뿌리를 가늘게 썰어서 이어(鯉魚)와 같이 삶아서 국을 끓여 복용한다. 《本草》

견우자(牽牛子)

수기(水氣)와 고창(蠱脹)을 치료한다. 백축(白丑)과 흑축(黑丑)의 머리와 꼬리 각 2돈, 대맥면(大麥麵) 4냥에 섞어 불사른 떡을 만들어 잠잘 때에 맑은 차로 씹어서 복용하면 기(氣)가 밑으로 내리는 증세로서 효과가 나타나는데 이름을 이기산(二氣散)이라고 한다. 《正傳》

수(水)가 신(腎)에 드는 증세인데 신수(腎水)를 행하는 효력이 흑견우(黑牽牛)만한 것이 없다. 가루로하여 저신(猪腎)에 넣고 약한 불에 구워서 더운 술과 함께 씹어서 복용하면 신(腎)을 빌어 신(腎)에 들어가니 둘이 서로 그의 변(便)한 증세를 얻고 나쁜 물이 이미 빠져버리면 다시 핍일(泛溢)하지 못한다. 《直指》

택사(澤瀉)

방광(膀胱)과 삼초(三焦)의 물이 멈춰 있는 증세를 치료한다. 또는 썰어서 달여서 복용하고 또는 가루로하여 백탕(白湯)에 1일 2~3번씩 알맞게 복용한다. 《本草》

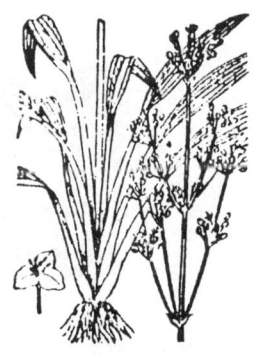

비마자(萆麻子)

10가지의 수기(水氣)와 오고(五蠱) 및 장기(瘴氣)에 쓴다. 비마자(萆麻子)껍질을 벗겨 마포에 싸서 기름을 짜 버린 다음에 나무 술잔 안에 엷게 펴 발라서 남비속 물위에 띄워두고 남비 뚜껑을 덮고 20여번을 끓이면 약의 흰색이 없어지니 꺼내어서 매 6돈을 복용하되 요수(潦水) 즉 흘러 떨어지는 물에 화개(化開)해서 공복에 따스하게 복용하면 불과 2~3제에 소변이 크게 흘러서 효과가 나타난다. 《醫鑑》

욱이인(郁李仁)

수종(水腫)과 복창(腹脹)및 천급(喘急)과 대·소변의 비삽(秘澁)을 치료한다. 욱이인(郁李仁) 1냥을 개어 즙을 내서 의이인(薏苡仁) 2홉과 같이 죽을 끓여 복용한다. 《入門》

또는 욱이인(郁李仁) 1홉을 가루로 하여 면(麵)에 넣어 불사른 떡을 만들어서 복용하면 즉시 대변이 나오고 기(氣)가 갑자기 낫는다. 《本草》

흑두(黑豆)

부종(浮腫)을 치료한다. 검은 콩 1되와 물 5되를 3되까지 달여 찌꺼기는 버리고 술 5되를 넣고 다시 달여 3되까지 되거든 다시 찌꺼기는 버리고 3번으로 나누어 복용하고 낫지 않으면 다시 한번 복용한다. 《本草》

적소두(赤小豆)

수종(水腫)을 치료하고 수기(水氣)를 내린다. 상백피(桑白皮)나 또는 통초(通草)와 같이 달여서 복용한다.

또는 적소두(赤小豆) 5홉에 마늘 1개와 생강(生薑) 3돈을 같이 찧어서 부수고 상륙(商陸) 1조를 썰어서 함께 물에 달여서 콩이 짓무르면 마늘과 생강 및 상륙(商陸)은 버리고 다만 콩을 잘 씹어서 공복에 복용하되 천천히 즙을 빨아서 복용하면 부종(浮腫)이 즉시 사라진다. 《本草》

동과(冬瓜)

수병(水病)을 처음 얻어서 위급할 때 동과(冬瓜)를 많든 적든 관계없이 양대로 복용하면 신통한 효과가 있고 또는 즙을 내서 복용하는데 오래된 병에는 피해야 한다.

고호양(苦瓠瓤)

부종(浮腫)과 하수(下水)에 흰 고과(苦瓜)속의 씨가 큰 콩과 같은 것을 솜으로 싸서 끓여가지고 공복에 7개를 복용한 후에 물이 저절로 나오고 멈추지 않으면 살이 쭉빠지고 낫는데 3년 안에는 좋은 맛의 음식을 삼가해야 한다. 《本草》

고호(苦瓠)는 반드시 주름살이 가늘고 깨끗한 것으로 골라서 치료해야 하는데 그렇지 않으면 독(毒)이 있다. 《綱目》

계시(雞屎)

수종(水腫)·기종(氣腫)및 습종(濕腫)을 치료한다. 건계분(乾鷄糞) 1되를 노랗게 볶으고 호청주(好淸酒) 3잔을 1잔이 되도록 달여서 찌꺼기는 버리고 복용하면 조금 지난 뒤에 뱃속이 크게 전동(轉動)하여 울면서 대변으로 따라서 흘러 내리고 무릎과 배꼽 밑에 주름살이 생기며 종기가 바로 없어지니 병이 모두 낫지 않거든 다시 한 제(劑)를 더 복용하고 논 우렁이 두개를 술에 넣어 익혀서 복용하면 즉시 멈춘다. 약명은 계예음(鷄醴飮)이다. 《醫鑑》

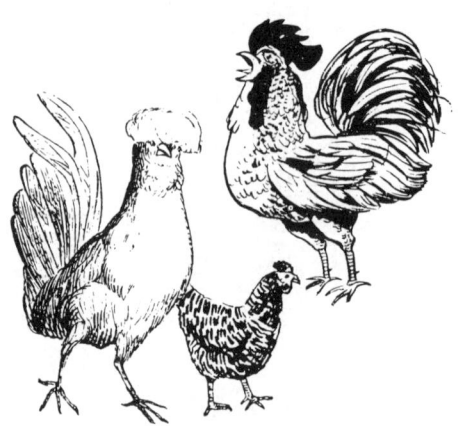

청두압(靑頭鴨)

10가지의 수병(水病)으로 죽게 된 증세를 치료한다. 청두압(靑頭鴨)한 마리를 마련하고 쌀과 5가지 맛을 넣어 죽을 끓여 공복에 먹고 백압(白鴨)도 역시 좋다. 《本草》

압두(鴨頭)가 능히 수(水)를 흐르게 하고 혈(血)을 서늘하게 하기 때문이다. 《入門》

이어(鯉魚)

수종(水腫)에 다리가 가득차고 기(氣)가 급한 증세를 치료한다. 이어육(鯉魚肉) 10냥, 총백(葱白) 한줌, 마자(麻子) 1되를 즙을 내고 국을 끓여 염(鹽)·고(鼓)·강(薑)·초(椒)를 넣어 알맞게 섞어서 공복에 복용한다. 《入門》

또는 대이어(大鯉魚)를 살을 취해서 적소두(赤小豆) 2되와 물 1말로 끓여서 2되쯤 되거든 찌꺼기는 버리고 즙을 내서 2번에 나누어 복용하면 밑으로 흐르고 즉시 차도가 있다. 《本草》

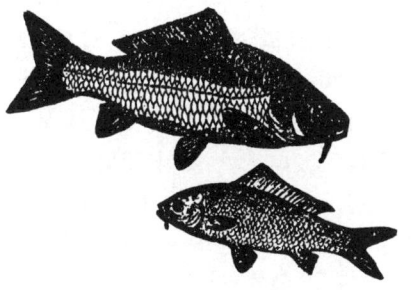

누고(螻蛄)

10가지의 수병(水病)과 종만(腫滿) 및 천촉(喘促)에 생토구(生土狗) 1개를 수족이 온전한 것을 잘게 갈고 축사(縮砂) 가루를 등분하여 넣어서 오래된 술로써 알맞게 복용한다. 《直指》

또는 5월 5일에 누고(螻蛄)를 많고 적음에 관계없이 잡아서 햇빛을 보이지 말고 불에 말려 각각 환자 한 사람에게 7개를 한도로 하여 우선 7개의 머리로 윗 부분을 치료하고 다음 배로써 중간 부분을 치료하고, 다음 발로써 아랫 부분을 치료하는데 모두 가루로 내어 공복에 좋은 술로 알맞게 복용한다. 《丹心》

하마(蝦蟆)

수종(水腫)의 고창(鼓脹)한 증세에 특별한 효과가 있다. 대하마(大蝦蟆) 한 마리를 축사(縮砂) 7알을 그 입에 넣고 배에까지 들어가도록 하며 진흙으로 싸서 탄화에 사루어서 연기가 모두 난 다음에 꺼내어서 식은 다음에 진흙은 버리고 갈아서 가루로 하고 술이나 진피탕(陳皮湯)에 알맞게 복용하고 방귀가 많이 나오면 효과가 있는 것이다. (즉 아래의 金蟾散이다)

우방(又方)에 수종(水腫)이 장만(脹滿)한데 라하마(癩蝦蟆) 2~3매를 웅저(雄猪) 간내(肝內)에 넣어 삶아서 하마(蝦蟆)는 버리고 두(肚)을 술과 함께 복용하면 방귀가 계속 나오고 물이 대변으로 나오고 종(腫)이 곧 사라진다. 《醫鑑》

저간(猪肝)

부종(浮腫)의 창만(脹滿)한 증세를 치료한다. 저간(猪肝) 1구를 가늘게 썰어서 초(醋)에 씻은 마늘과 제채(薺菜)와 같이 복용하고 또한 삶아서 끓여 복용해도 좋다. 《本草》

단육(猯肉)

10가지의 수(水)가 낫지 않고 죽게 된 증세를 치료한다. 단육(猯肉)반근을 썰어서 맵쌀 3홉과 수(水) 3되에 총초강시(葱椒薑豉)를 넣어 죽을 쑤어 복용한다.

또는 국을 끓여 복용해도 수(水)를 내리는데 매우 효과가 좋다. 《本草》

침구법(鍼灸法)

사지(四肢)와 얼굴이 모두 부종(浮腫)한 데 수분(水分)과 기해(氣海)혈을 뜸하면 즉시 없어진다.

수종(水腫)에 오직 수구(水溝)혈만 침을 할 것이며 다른 혈(穴)에 침을 하면 수(水)가 다 되고 즉시 죽게 된다. 용의(庸醫)들은 수분(水分)혈을 침을 하여 사람을 많이 죽이는데 수분혈(水分血)은 뜸만 하는 것이 가장 중요한 것이니 대부분 이 혈(穴)이 수(水)를 나눠서 망행(妄行)하지 못하게 하기 때문이다. 어떤 사람이 수종(水腫)에 수분(水分)과 기해(氣海)혈을 뜸하니 그 이튿날 얼굴을 깎아버린 것 같았다. 《資生》

18. 창만(脹滿)

창만(脹滿)의 원인이 될 때

황제(黃帝)가 묻기를 「창(脹)이란 어째서 나며 또한 그 원인이 어디에 있는 것인가?」 기백(岐伯)이 대답하기를 「위기(衛氣)가 몸을 도우는 것이니 항상 맥(脈)과 함께 분육(分肉)에 연행(連行)해서 역(逆)과 순서가 있고 음양(陰陽)이 서로 따라서 천화(天和)를 얻고 오장(五臟)이 정리되며 사절기의 순서가 있고 오곡(五穀)이 소화된 다음에 궐(厥)하는 기(氣)가 아래에 있고 영위(榮衛)가 머물러 있게 되니, 만일 한기가 역상(逆上)해서 진사(眞邪)가 서로 공박을 하면 두 기(氣)가 맥(脈)을 따르며 위기(衛氣)가 역(逆)하면, 맥창(脈脹)이 되고 위기(衛氣)가 맥(脈)과 합하여 분육(分肉)을 따르면 부창(膚脹)이 된다.」《靈樞》

대부분 사람은 칠정(七情)이 안으로 상하고 육음(六淫)이 외침(外侵)하며 음식의 조절을 하지 않고 방사(房事)가 지나쳐서 비토(脾土)의 음(陰)이 상하니 운수하는 기관이 그 직분을 잃게 되면 위(胃)가 수곡(水穀)을 받아도 소화를 시키지 못하는 이유로 때문에 양(陽)이 제멋대로 오르고 음(陰)

이 내리며 천지(天地)가 교태(交泰)하지 못해서 꼭 막히게 되면 이때에는 맑고 탁한 것이 서로 혼잡(混雜)하고 수도(隧道)가 막혀서 탁한 피가 되고 어(瘀)와 울(鬱)이 열이 되면 열이 오래 머물러서 기(氣)가 변하여 습(濕)이 되며 습(濕)과 열이 서로 한하여 가득차게 되니 경(經)에서 말하는 고창(鼓脹)이란 증세가 바로 그것이다. 그 증세는 밖이 딴딴하고 가득차고 속이 비어서 아무것도 없는 것이 마치 북과 같다는 증세이다. 또 그병이 아교(阿膠)처럼 집착해서 치료 하기가 쉽지 않은 이유로 고병(蠱病)이라고도 하는데 그것은 벌레가 침식(侵蝕)하는 것과 같다는 뜻이다. 《丹心》

음식의 조절을 하지 않고 사는 곳을 삼가하지 않는 증세는 음(陰)이 받고 음(陰)이 받으면 오장(五臟)에 들어가며 오장(五臟)에 들어가면 막히고 닫히게 된다. 《內經》

탁기(濁氣)가 위에 있으면 종창(腫脹)이 생긴다. 주(註)에 이르기를 「탁기(濁氣)는 한기(寒氣)를 이름하니 한기(寒氣)가 위에 있고 모여서 흩어지지 않으면 즉시 창(脹)이 되는 것이다.」《內經》

족태음(足太陰)의 맥(脈)에 병이들면 배가 가득차고 족양명(足陽明)의 맥(脈)이 병이 들어도 역시 배가 가득차게 된다. 《靈樞》

태음(太陰)에 이르는 곳에 가득 쌓이게 되니 비(脾)가 음(陰)속의 태음(太陰)이 되므로 양(陽)이 없으면 능히 오곡(五穀)을 소화시키지 못하고 많이 차가워져 가득차게 되는 것이니 맥경(脈經)에 이르기를 위(胃)속이 차면 가득찬다는 것이 바고 그 말이다. 《東垣》

무릇 창(脹)이 처음 일어나는 이유는 기(氣)가 오래되면 물이 되는 것이니 수종(水綜)을 치료하는 것보다 매우 어려운 것이다. 대부분 수종(水腫)은 음식이 보통이나 고창(鼓脹)은 음식이 줄고 병뿌리가 깊은 증세이니 반드시 3~5년 뒤에 낫는 것이며 수종(水腫)은 보중(補中)과 행기(行氣)하고 겸해서 소도(消道)해야 하며 다시 염장(鹽漿)과 음악(音樂)및 망상(忘想)을 끊어야 하니 빨리 효과가 나타니지 않는 것을 재촉하지 않아야 만전을 기한다. 《入門》

창만증(脹滿症)

중만(中滿)가 복창(腹脹)이란 얼굴과 눈 등 사지(四肢)가 부종(浮腫)하지 않아도 복두(腹肚)가 부풀어 일어나고 속이 비어서 북과 같은 것이다. 《醫鑑》

제복(臍腹)과 사지(四肢)가 전부 부종(浮腫)한 증세는 수(水)라고 하며 다만 배가 창고(脹蠱)하고 사지가 심하게 부종(浮腫)하지 않는 증세는 고(蠱)라고 하는 증세이니 고(蠱)라는

것은 바로 창(脹)이다. 《本草》

 배가 가득해서 복창(腹脹)하고 지격(支膈)가 협협이 아래에서는 궐역(厥逆)하며 위에서는 혼모(昏冒)하는 증세는 허물이 족태음양명(足太陰陽明)에 있다. 《內經》

 창증(脹症)에 허(虛)와 실(實)이 있으니 허창(虛脹)은 사(邪)가 되므로 토(吐)와 이(痢)하고 먹지를 못하며 창(脹)이 수시로 덜하고 누르면 들어가고 연(軟)하고 실창(實脹)은 양열(陽熱)이 사(邪)가 되어져 몸에 열이 있으며 목구멍이 마르고 언제나 고창(鼓脹)하며 속이 아프고 눌러도 들어가지 않으며 딴딴하다. 《入門》

 배가 가득한데 눌러서 아프지 않는 증세는 허증(虛症)이고 아픈 증세는 실증(實症)이니 내려야 한다. 복창(腹脹)이 가끔 덜하다가 다시 먼저와 같은 것은 한(寒)이니 더움게 해야 하고 배가 가득해서 덜하지 않고 덜해도 감한줄 모르는 증세는 마땅히 내려야 한다.

창병(脹病)을 7종으로 볼 때

 보통 창(脹)이란 증세는 전부 장부(臟腑)의 밖에 있으니 장부(臟腑)를 헤치고 흉협(胸脇)으로 막아서 피부를 부풀게 하는 이유로 이름을 창(脹)이라고 한다. 《靈樞》

 창(脹)에는 한창(寒脹)·열창(熱脹)·곡창(穀脹)·수창(水脹)·기창(氣脹)·혈창(血脹)·고창(蠱脹)등의 종류가 있다.

 창병(脹病)을 또한 고창(鼓脹)이라고도 하니 갈비가 아프고 얼굴이 검은 증세는 기고(氣鼓)라고 하며, 갈비 밑이 가득하고 소복(小腹)이 가득하며 몸에 혈사가 있는 증세는 혈고(血鼓)라고 하며 신맛을 트림하고 포만하며 배가 부른 증세는 식고(食鼓)라 하며 몹시 차고 손과 발이 궐냉(厥冷)하고 수설(水泄)하는 증세는 수고(水鼓)라 하며 가슴과 배가 가득차서 덩어리가 있고 북과 같이 팽창한 증세는 비(痞)가 흩어져서 고(鼓)가 되는 것이다. 《回春》

한창(寒脹)

 배가 가득하고 물이 있으며 때로 덜하기도 하고 토하고 설사하며 궐냉(厥冷)한 증세는 마땅히 따스하게 해야 한다. 《得效》

열창(熱脹)

 양(陽)이 음(陰)과 같이 합하면 양(陽)이 실(實)하고 음(陰)은 허하니 양(陽)이 허하면 밖에 열이나고 음(陰)이 허하면 안에 열이나며 맥(脈)이 틀림없이 뜨고 촘촘하게 되니 들뜨면 허가 되고 촘촘하면 열이 되는데 음허(陰虛)해서 선도(宣導)를 하지 못하고 음식이 보통과 같은데 뱃속이 가득차는 증세는 열창(熱脹)이 된다.

《得效》

곡창(穀脹)

굶주림과 배가 부른데 상하고 비민(痞悶)하며 신 것이 있으면 아침에는 음(陰)이 없어지고 양(陽)이 성해져서 곡기(穀氣)가 돌아다니기 쉽기 때문에 음식을 잘 먹고 저물게는 음(陰)이 성하고 양(陽)이 없어져서 곡기(穀氣)가 변하기 때문에 잘 먹지 못하는데 이것을 곡창(穀脹)이라고 한다.

수창(水脹)

비토(脾土)가 습(濕)을 빋으면 물이 장위(腸胃)에 스며 들어서 피부에 넘치고 녹록(漉漉 = 꿀꿀하는 소리)하게 소리가 나며 정종(怔忪)이 있으니 이 증세를 수창(水脹)이라고 한다. 《直指》

기창(氣脹)

칠정(七情)이 울결(鬱結)하면 기도(氣道)가 막히고 위에서 내려오지 못하고 밑에서 올라가지도 못해서 신체가 종대(腫大)하며 사지(四肢)가 수삭(瘦削)하니 이 증세를 기창(氣脹)이라 한다. 《直指》

혈창(血脹)

번조(煩燥)해서 대변이 검은 것인데 부인에게 이 증세가 많으니 이 증세를 혈창(血脹)이라고 한다. 《直指》

창만(脹滿)의 치법(治法)

한(寒)과 양(凉)을 적절하게 해서 창(脹)이 내리면 낫는다. 《內經》

중만(中滿)한 증세는 안에서 부터 사(瀉)한다. 《內經》

모든 복창(腹脹)은 모두가 열이 속하니 대부분 한창은 많고 열창(熱脹)은 적은 것이다. 《內經》

고창(鼓脹)은 보중(補中)・행습(行濕)으로 치료하니 이것은 비(脾)가 허한 것이 심한 증세인데 틀림없이 음아과 좋은 맛을 멀리하고 대제인삼(大劑人蔘)・백줄에 진피(陳皮)・복령(茯苓)・창출(蒼朮)의 종류로써 치료해야 한다. 《丹心》

치료 방법은 마땅히 보비(補脾)하고 또 폐금(肺金)을 길러서 목(木)을 제거하여 비(脾)로 하여금 적사의 우려가 없도록 하고, 신수(腎水)를 붇게 해서 화(火)를 제거하여 폐(肺)로 하여금 맑게 하는 영(令)을 얻게 하며 짠 맛을 끊어서 사(邪)를 막고 망상(妄想)을 끊어서 모기(母氣)를 도우면 불안한 증세가 있을 수 없는 것이다. 의원들은 병의 근본 원인을 잘 살피지 않고 효력을 내기에 급급하고 병자들은 창급(脹急)을 괴로와해서 이로운 약을 먹기를 좋아하여 한번에 쾌유한 것만 취하고 하루나 또는 잠시 동안의 조금 너그러운 것을 취하는 것이 오히려 창(脹)의 증세가 심하게 되고 병사

(病邪)가 더하며 진기(眞氣)가 상하고 죽음이 멀지 않은 것을 모르는 것은 실제로 기탄할 일이다. 이 병이 일어나는 과정은 1년의 세월이 아니며 뿌리가 깊고 그 원인이 견고해서 빠른 효과를 얻으려고 하면 스스로 그 화(禍)를 재촉하는 것이니 바른 길을 아는 사람이라야만 함께 그 이치를 말할 수가 있는 것이다. 《丹心》

무릇 복창(腹脹)에는 강제후박(薑製厚朴)으로 반드시 치료해야 하고 처음 얻는 것은 기창(氣脹)이니 기(氣)를 돌아다니게 하고 소도(疏導)할 약으로 치료해야 하는데 목향(木香)·빈랑(檳榔)·지각(枳殼)·청피(靑皮)로 치료하고, 오래 되어서 수창(水脹)이 된 증세는 마땅히 습(濕)을 행하고 수(水)를 이롭게 하는 약으로 치료해야 하는데 창출(蒼朮)·복령(茯苓)·택사(澤瀉)·방기(防己)의 종류로 치료해야 한다. 《正傳》

비대한 사람의 복창(腹脹)은 습(濕)이니 창출(蒼朮)·복령(茯苓)·활석(滑石)·택사(澤瀉)로 치료하고, 여윈 사람의 복창(腹脹)은 열이니 복령(茯苓)·치자(梔子)·후박(厚朴)으로 치료하며, 색이 흰 사람은 기허(忌虛)한 증세이니 인삼(人蔘)·백출(白朮)·백복령(白茯苓)·진피(陳皮)로 치료한다. 《正傳》

중만(中滿)이 창증(脹症)에 비하면 조금 가벼운 증세인데 속(俗)에 이르기를 도포(倒飽)라는 것이다. 《入門》

가치(可治)와 불치증(不治症)

창만(脹滿)을 얻은 때가 오래 되지 않고 또는 불렀다가 또는 사라지며 뱃가죽이 약간 부드럽고 설사(泄瀉)나 천식(喘息)을 하지 않는 증세는 차도에 따라 치료하면 잘 낫게 되나 혹시 배꼽에 튀어 나오나 하리한 뒤에 배가 급히 부르고 병이 오래 되어서 여위며 천식하고 편히 눕지 못하는 증세는 비(脾)와 신(腎)이 함께 패(敗)한 것이니 치료를 못한다. 《得效》

배가 부르고 신열(身熱)하며 맥(脈)이 큰 것이 1역(一逆)이고, 배가 울고 가득하며 사지(四肢)가 청냉하고 설사하며 맥(脈)이 큰 것이 2역(二逆)이며, 배가 크게 부르고 4끝이 청냉(淸冷)하고 형(形)이 빠지며 설사가 심한 것이 3역(三逆)이고, 배가 가득차고 변혈(便血)하며 맥(脈)이 크면서 수시로 끊어지는 것이 4역(四逆)이니, 모두 치료를 못한다. 《靈樞》

배가 가득하고 해역(咳逆)하며 소변이 나오지 않는 증세는 치료하지 못하고, 배가 크고 가득하며 하설(下泄)하는 것도 역시 치료를 못한다. 《得效》

창만(脹滿)에 신열(身熱)을 같이하고 또는 학질(瘧疾)을 같이 한 증세는 치료를 못하는 데 든다. 《綱目》

오랫동안 병들어서 여위다가 갑자

기 창만(脹滿)되고 천식(喘息)하는 증세나, 또는 배꼽이 튀어 나오는 증세이거나 또는 하리(下痢)를 자주 하는 증세 등은 어떤 사람도 나은 것을 보지 못하였다. 《直指》

후박(厚朴)

복창(腹脹)을 치료하니 맺힌 증세를 흩는 신통한 약이다. 《湯液》

어떤 사람이 심(心)과 배가 가득 차는데 다만 후박(厚朴)을 가늘게 썰고 강제(薑製)로 해서 매 5돈 또는 7돈을 생강 7쪽과 같이 달여 먹고 씨꺼기를 다시 달여서 먹으니 겨우 6~7차례에 나았다고 한다. 《資生》

복창(腹脹)에 후박(厚朴)으로써 돕는 것은 대부분 그 맛이 매워서 능히 흩는 작용을 하고 기(氣)로 하여금 상초(上焦)에 모이도록 하기 때문이다. 《丹心》

로자시(鸕鶿屎)

창만(脹滿)을 치료한다. 시(屎)를 노란색이 되도록 볶아서 가루로하여 매 1돈을 더운 물로 알맞게 복용하면 즉시 효과가 있다.

뇌공(雷公)이 말한대로 몸이 차갑고 배가 큰 것은 순전히 로자(鸕鶿)에 의뢰(依賴)한다는 증세가 그것이다. 《本草》

대극(大戟)

창(脹)을 치료한다. 대조(大棗) 1말을 대극(大戟)과 같이 삶아서 대극(大戟)을 버리고 천천히 대조(大棗)를 아무때나 복용하면 대추가 전부 없어지자 즉시 효과가 나타난다. 《易老》

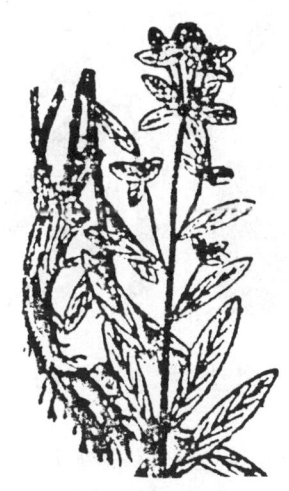

하마(蝦蟆)

고창(蠱脹)을 치료하는데 하합(蝦蛤) 한 마리를 내장(內腸)을 내고 누고(螻蛄) 7매를 넣어 새끼와 위에 불로 말리고 가루로하여 풀에 환을 지어 술로 삼켜 복용한다. 《綱目》

계시(鷄屎)

곡창(穀脹)과 모든 창(脹)을 치료한

다. 흰 똥을 내서 볶으고 물에 담가 맑은 즙을 복용한다. 《本草》

흑두(黑豆)

상시회즙(桑柴灰汁)에 달여서 복용하면 수(水)를 치료하고 곡창(穀脹)과 복만(腹滿)을 치료한다. 《本草》

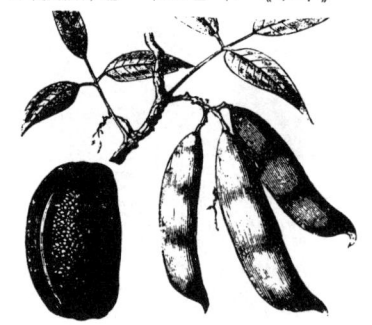

적소두(赤小豆)

창만(脹滿)을 치료할때에 상시회수(桑柴灰水)에 달여서 죽을 끓여 수시로 복용한다. 《本草》

자소경엽(紫蘇莖葉)

심(心)과 복(腹)의 창만(脹滿)을 치료하니 차의 대신으로 수시로 복용한다. 《本草》

만청자(蔓菁子)

심(心)과 복(腹)을 치료하니 1홉을 내서 짓찧어서 물 1되에 타고 여과하여 즙을내서 한 잔을 한번에 복용하면 또는 토하거나 설사하거나 땀이 나고 뱃속이 저절로 너그러운 증세를 느끼게 된다. 《本草》

나복자(蘿蔔子)

창만(脹滿)을 치료하는데 볶으고 갈아서 물에 달여 차를 만들어 수시로 복용하면 먹으면 좋고 또 씨를 내서 원뿌리와 함께 달여서 복용하는 것도 좋다. 《俗方》

대맥국(大麥麴)

창(脹)을 치료하는데 수시로 복용하면 매우 좋고 밥을 지어 복용하는 것도 역시 좋다. 《俗方》

상지다(桑枝茶)

기(氣)를 내리고 창(脹)을 치료하니 수시로 복용하는 것이 좋고, 또는 붉은 팥과 같이 죽을 쑤어 복용하는 것도 역시 좋다. 《本草》

오우뇨(烏牛尿)

오래된 기창(氣脹)을 치료하는데 뜨거운 오줌을 내서 공복에 1되를 1일 1번 복용하면 기(氣)가 흩어진다.

초목(椒目)

수고(水蠱)를 치료하며 능히 수(水)를 소통시키니 가루로 내어 더운 물로 1돈을 알맞게 복용한다. 《本草》

침구법(鍼灸法)

뱃속이 팽창된 증세는 내정(內庭)혈을 택하고, 수고(水蠱)에는 편력(偏歷)혈을 택하며 고창(鼓脹)에는 배꼽의 상·하·좌·우를 각각 2치2푼씩 침으로 찌르고 단고창(單蠱脹)에는 수분(水分)을 내서 침(鍼)이 2치반 들어가고 또는 50장을 뜸하며, 창만(脹滿)에는 족삼리(足三里)혈을 택해서 사(瀉)하는데, 무릇 모든 창(脹)이 전부 삼리(三里)혈을 택하는 이유는 이것이 창의 중요한 혈이기 때문이다. 또한 중완(中脘)·기해(氣海)혈을 택해서 또는 침(鍼)하고 또는 뜸을 한다. 《綱目》

19. 소갈(消渴)

소갈(消渴)의 근원이 될 때

내경(內經)에 이르기를 「이양(二陽)이 맺힌 것을 사라지게 한다.」 주(註)에 이르기를 「2양(二陽)이 맺혔다는 것은 위(胃)와 대장(大腸)에 열이 맺힌 것이니, 장위(腸胃)에 열이 간직되면 수곡(水穀)을 잘 소화시킨다고」하였다.

수양명대장(手陽明大腸)은 진액이 나는 것을 주관하니 열에 병들면 눈이 노랗고 입이 마르게 되니 이것이 진액이 부족한 증세이며, 족양명위(足陽明胃)는 피가 나는 것을 주관하니 열에 병들면 곡식을 잘 소화시키고 배고프기를 잘하니 피속에 화(火)가 숨어 있는 것은 피가 부족한 증세이다. 맺힌다는 것은 진액이 부족해서 맺히고 윤택하지 않은 것이니 모두 조열(燥熱)이 병이 된 것이다. 《東垣》

소(消)라는 증세는 소(燒) 즉 사루어서 달구는 것과 같은 것이니 불로 모든 것을 삶거나 사룬다는 이치다. 《入門》

심(心)이 한(寒)을 폐(肺)에 옮기면 폐소(肺消)가 되니 폐소(肺消)라는 것은 마시는 것이 1분이면 소변하는 것이 2분이나 되는 것인데 치료하지 못한다. 주에 이르기를 「금(金)이 화(火)의 사(邪)를 받으면 폐장이 타고 기(氣)가 의지할 곳이 없기 때문에 마시는 것이 1에 오줌이 2나 된다.」《內經》

심(心)이 열을 폐(肺)에 옮기면 전해서 격소(膈消)가 된다. 주(註)에 이르기를 「심(心)과 폐(肺)의 중간에 사격막(斜膈膜)이 있고 격막(膈膜)의 아래가 바로 안으로 횡격막(橫膈膜)에 이어져 있기 때문에 심(心)의 열이 폐(肺)에 들어가면 오래까지 전변해서 안으로 격열(膈熱)이 되고 소갈(消渴)되며 마시는 것이 많다.」《內經》

단(癉)이 변해서 소중(消中)이 된다. 주(註)에 이르기를 「단(癉)이란 것은 소열병(消熱病)을 말하니 많이 마시고 수시로 소변을 내리는 증세를 열중(熱中)이라 하고 많이 먹고 수시로 소변을 내리는 증세를 소중(消中)이라고 한다.《內經》

무릇 소단(消癉)이란 것은 귀하고 살찐 사람의 고량병(膏梁病)이니 감미로운 것을 많이 먹음으로 인해서 살이 찌기 때문에 그 기(氣)가 위로 넘쳐서 전변하고 소갈(消渴)이 되는 것이다.」 주(註)에 이르기를 「감미로운 것을 많이 먹고 살이 찌면 주리(腠理)가 고밀(固密)해서 양기(陽氣)가 밖으로 스며 나오지 못하는 이유로 속에 열이 있는 것이니 감미로운 성기(性氣)가 온화하고 완(緩)해서 발산하고 역(逆)하기 때문에 단 것이 능히 중만(中滿)이 되는 것이다. 그래서 속에 열이 있으면 양기(陽氣)가 타오르고 양기(陽氣)가 타오르면 마시기를 좋아하고 목구멍이 마르는 것이며, 속에서 양기(陽氣)가 남아 있으니 남아 있으면 비기(脾氣)가 위로 넘치기 때문에 소갈(消渴)이 된다.」《內經》

목이 마르는 증세는 심(心)의 열 때문인 것이다. 심이 변과 땀을 주관하니 변(便)과 땀이 많이 나오면 신속이 허하고 마르기 때문에 목이 마르는 것이니 무릇 여름에 습(濕)하면서 땀을 많이 흘리면 소변이 적게 나오고 겨울에 땀이 나지 않고 소변이 많은 것은 모두 보통 사람의 상도(常道)인 것이다.《聖惠》

소갈(消渴)의 형증(形症)

갈경(渴病)에 세가지가 있으니 소갈(消渴)·소중(消中)·소신(消腎)이 바로 그것이다.

열기(熱氣)가 위로 오르면 심(心)이 허해서 화(火)를 받고 심(心)이 많이 산만해서 수렴(收斂)하지 못하고 가슴속이 번조(煩躁)하고 혀가 붉으며 입술이 붉은 데 이것은 목이 말라서 마시기를 많이하고 소변이 자주 나오고 적으니 병이 상초(上焦)에 들어 있으므로 소갈이라 말하고 열이 가운데에서 축적되면 비(脾)가 허하고 복양(伏陽)을 받아서 위(胃)를 훈증하고 곡식을 소화시켜서 배가 자주 고프고 음식을 보통 때보다 배나 먹어도 살찌지 않는 것으로 이 갈증(渴症)은 지나치게 번조(煩躁)하지는 않아도 소변이 자주 나오고 감(甘)하니, 병이 중초(中焦)에 드는 증세로 소중(消中)이라고 하며, 열이 밑에 숨어 있으면 신허(腎虛)해서 종아리와 무릎이 마르고 가늘며 뼈마디가 저리고 아프며 정

(精)이 흩어서 달아나고 수(髓)가 허해서 물을 청(請)하고 스스로 구하려 해도 마시면 즉시 소변으로 변하여 분량이 많고 탁하니 병이 하초(下焦)에 드는 것이며 소신(消腎)이라고 한다.

소신증(消腎症)에서 또한 오석(五石)이 너무 많은 증세가 생기니 진기(眞氣)가 이미 진(盡)하고 석세(石勢)가 홀로 머물러 있으면 양도(陽道)가 흥강해서 교합(交合)하지 않아도 정(精)이 새나가는 것이다. 이것을 강중(强中)이라고 하는데 소갈(消渴)이 가볍고 소중(消中)이 심하며 소신(消腎)이 더욱 심하고 강중(强中)은 죽는 것을 그대로 기다리게 되는 것이다. 《直指》

상소(上消)라는 것은 폐(肺)의 증세이며, 또 격소(膈消)라고 하며 물을 마시는 것이 적은데 대변이 보통 때와 같고 소변도 많은 증세이며, 중소(中消)라는 것은, 위(胃)의 증세이니 목이 마르면서 음식을 많이 먹고 소변이 붉으며 노란색인 것이고, 하소(下消)라는 것은, 위(胃)의 증세이니 소변이 탁해서 고약 기름과 같고 얼굴이 검으며 귀가 타고 얼굴이 여위게 된다. 《易老》

목이 마르고 많이 마시는 것이 상소(上消)가 되고, 곡식을 소화를 잘 시키고 또한 배가 자주 고픈 것이 중소(中消)가 되고, 목이 마르면서 소변이 잦고 고약 기름과 같은 것이 하소(下消)가 된다. 《綱目》

오장육부(五臟六腑)에 모두 진액이 있는데 열기(熱氣)가 안에 있으면 진액이 마르고 적기 때문에 목이 마르는 것이니 무릇 갈(渴)이란 것은 자주 물을 마시고 반드시 머리와 눈이 어지럽고 등이 차가우면서 구역을 하니 모두가 속이 허한 데 그 원인이 있는 것이다. 《類聚》

물을 마시고 편하게 잠자는 것은 실열(實熱)이며, 물을 마시고 조금 지난 뒤에 토하는 것은 화사(火邪)의 가갈(假渴)이다. 《入門》

식역증(食㑊症)

내경(內經)에 이르기를 「대장(大腸)이 열을 위(胃)에 옮기면 잘 먹는데도 여위는데 이것을 식역(食㑊)이라 하며 위(胃)가 열을 담(膽)에 옮기는 것을 역시 식역(食㑊)이라고 한다.」 주(註)에 이르기를 「역(㑊)이란 역(易)과 같은 것이니 음식이 옮기고 바뀌는 것이 너무 지나쳐서 기육(肌肉)이 나지 않는 것이니 치료 방법은 소중(消中)과 같은 것이다.」《綱目》

소갈(消渴)이 각기(脚氣)와 상반(相反)될 때

소갈(消渴)이 각기(脚氣)와 함께 모두가 신허(腎虛)로 이루어진 것이나, 위로 오르기 때문에 막히는 병이 일어나면 그 증세는 서로 반대가 되니 각기(脚氣)는 2~3월경에 일어나고 5~6월경에 성하며 7~8월경에 쇠하는 것이고, 소갈(消渴)은 7~8월경에 일어나고 11~12월경에 성하여 2~3월경에 쇠하는 것이니 그 원인은 어디 있는 것인가? 대부분 각기(脚氣)는 막히는 병이고, 소갈(消渴)은 선변(宣變)하는 병으로서 봄과 여름에는 양기(陽氣)가 밑으로 내리기 때문에 선변(宣變)하는 병은 낫고 가을과 겨울에는 양기(陽氣)가 밑으로 내리기 때문에 선변(宣變)하는 병이 일어나면 막히는 병이 낫는 것임. 이 두 가지의 이치를 잘 살피면 병을 치료할 수 있다. 《本事》

난치증(難治症)

내경(內經)에 이르기를 「폐소(肺消)란 증세는 마시는 것이 1분이면 소변으로 나오는 것이 2분이니 난치(難治)가 되는 것이다.」 대부분 폐(肺)가 기(氣)를 간직하는 것인데 폐(肺)에 병이 없으면 기(氣)가 능히 진액(津液)을 관섭하고 진액의 정미(精微)한 것이 근골(筋骨)과 혈맥(血脈)을 수양(收養)하고 그 나머지가 수변(溲便)이 되는 것이다. 만일 폐(肺)가 병들면 진액이 기(氣)의 관섭을 받지 못해서 정미(精微)한 것이 소변을 따라 나오기 때문에 마시는 것이 1분이면 소변이 2분이 되어서 고약 기름과 같으며 진액이 밑으로 빠져서 영양(榮養)이

없으니 형체(形體)가 점점 여위고 마르게 된다. 어떤 사람이 묻기를 「경(經)에 이르기를 음일수(飮一溲) 2는 오직 죽는다고 하였는데 중경(仲景)이 다시 팔미환(八味丸)으로 치료한다고 한 것은 어찌된 일인가?」 마시는 것은 1분인데 소변이 2분에까지 되지 못하는 것은 병이 오직 오히려 옅은 것이니 치료할 가능성이 있기 때문에 중경(仲景)이 신기환(腎氣丸)으로서 음수(飮水) 1분, 소변 1분의 증세를 치료했지마는 혹시 소변이 마시는 것보다 많을 때는 어찌할 도리가 없다. 《綱目》

소갈(消渴)이 전변(傳變)해서 창만(脹滿)이나 옹저(癰疽)및 강중(强中)이 일어나는 경우에는 모두 치료를 못한다. 《綱目》

금기(禁忌)

내경(內經)에 이르기를 「열중(熱中)과 소중(消中)에는 고결(膏潔)과 방초(芳草)및 석약(石藥)등을 먹지 못한다」고 하였다.

소갈병(消渴病)에 피해야 할 것이 세 가지가 있는데 첫째는 술이고, 둘째는 방노(房勞)이며, 셋째 짠 음식과 면식(麵食)이다. 이 세가지만 삼가하면 약을 복용하지 않아도 저절로 나을 수 있다. 《千金》

대부분 소갈(消渴)에 음주(飮酒)와 방사(房事)및 구전(灸煿)과 맵고 더운

것과 짠 음식을 먹는 것을 피해야 한다.

100일이 넘으면 침이나 뜸을 못하니 침이나 뜸을 하면 농수(膿水)가 나와 멈춰지지 않고 치료가 불가능하다. 《得效》

갈질(渴疾)에 반하(半夏)와 남성(南星)등의 마른 약을 피해야 한다. 《東垣》

석고(石膏)

소갈(消渴)주로 치료하니 가루로하여 5돈을 맵쌀과 같이 숙을 끓여 즙을 복용한다. 《本草》

죽엽(竹葉)

소갈(消渴)을 치료하는데 푸른 잎을 달여서 즙을 마신다. 《本草》

활석(滑石)

소갈(消渴)을 치료하니 가루로하여 3돈을 샘물이나 또는 꿀물에 타서 복용하는 데 바로 익원산(益元散)이다. 《醫鑑》

지장(地漿)

열갈(熱渴)해서 심(心)이 번민(煩悶)하는 증세를 치료하니 한 잔정도 복용하면 좋다. 《本草》

죽력(竹瀝)

소갈(消渴)을 치료하니 아무때나 수시로 복용하면 좋다. 뇌공(雷公)이 말하기를 「오래 번(煩)하고 심(心)이 갈조(渴燥)한 증세는 당연히 죽력(竹瀝)을 투여하라」하였다. 《本草》

맥문동(麥門冬)

소갈(消渴)과 구건(口乾)및 조갈(燥渴)을 치료하니 속을 버리고 달여서 복용한다. 《本草》

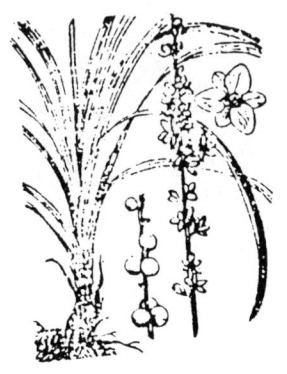

황백(黃柏)

소갈(消渴)을 주로 치료하니 물을 달여서 복용하고 또는 가루로하여 물

로 환을 지어 복용하기도 한다. 《本草》

황련(黃連)

소갈(消渴)을 치료한다. 술에 담가 쪄서 말려 가루로하여 꿀로 환을 지어 백탕(白湯)에 50~70알을 복용한다. 《綱目》

황기(黃芪)

소갈(消渴)을 치료를 하니 대부분 소갈(消渴)에 부스럼이나 또는 옹저(癰疽)가 일어나는 우려가 있으면 황기자탕(黃芪煮湯)이 좋다. 《綱目》

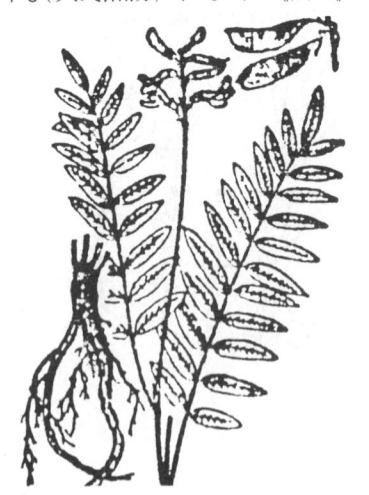

갈근(葛根)

소갈(消渴)을 주로 치료하니 5돈을 달여서 복용하고 또 생것을 즙을 내어 복용해도 좋다. 《本草》

과루근(瓜蔞根)

즉 천화분(天花粉)이다. 소갈(消渴)을 치료하는 성약(聖藥)이니 달여서 즙을 양대로 복용하면 아주 좋다. 《本草》

청저즙(淸苧汁)

소갈(消渴)을 치료하니 생토란을 즙을 내서 복용한다. 《本草》

지골피(地骨皮)

소갈(消渴)을 치료하니 달여서 복용하거나 잎을 달여 복용하기도 한다. 《本草》

문합(蚊蛤)

즉 오배자(五倍子)이다. 진액(津液)을 돌리고 목마른 증세를 멈추게 하는 좋은 약이니 가루로하여 2돈을 끓인 탕에 고루 내린다. 《入門》

인동초(忍冬草)

소갈(消渴)을 치료하니 달여서 즙을 계절에 관계없이 복용하는 것이 좋

다. 《丹心》

상지다(桑枝茶)

입이 마르는 증세를 치료하니 차를 만들어 수시로 복용한다. 《本草》

상근백피(桑根白皮)

열갈(熱渴)을 치료하니 달여서 복용한다.

흑심(黑椹)을 찧어서 찌꺼기는 버리고 석기(石器)에다 꿀을 조금 넣어 달여서 고약을 만들어 2~3수저를 끓인 탕에 묻혀서 복용하면 목마름을 멈추게 하고 정을 낳는데 좋은 효력이 있다. 《本草》

모려육(牡蠣肉)

수갈(酒渴)을 치료하니 생강 초에 섞어서 생으로 복용하는데 속명 석화(石花)라 한다. 《本草》

방합(蚌蛤)

소갈(消渴)을 치료하니 삶아 복용하거나 생으로 복용해도 전부 좋다. 《本草》

점어연(鮎魚涎)

삼소(三消)를 치료하니 침으로 황련(黃連)가루와 반죽해서 환을 지어 오매탕(烏梅湯)에 50알을 복용하면 갈증(渴症)이 좀 나아진다. 《本草》

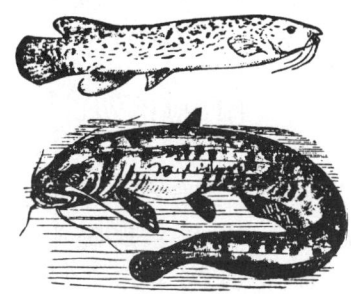

전라(田螺)

소갈(消渴)에 소변이 잦은 증세를 치료하니 우렁이 5되를 물 1말에 담가서 하룻밤 재운 물을 복용하고 매일 물을 바꿔 마신 뒤에 우렁이를 삶아서 즙을 마시고 살을 복용하면 좋다. 《本草》

생우(生藕)

즙(汁) 1잔에 꿀 1홉을 넣어서 3번으로 복용하면 갈증을 멈추는데 효과가 가장 좋다. 《綱目》

홍시(紅柿)

갈증을 멈추는데 복용하면 좋다. 《本草》

오매(烏梅)

소갈(消渴)과 입이 마르는 증세를 치료하니 끓여서 꿀을 조금 넣어 수시로 복용하면 좋다. 《本草》

이(梨)

소갈(消渴)을 치료하니 수시로 복용하면 심(心)의 열갈(熱渴)에 가장 효과가 있다. 《本草》

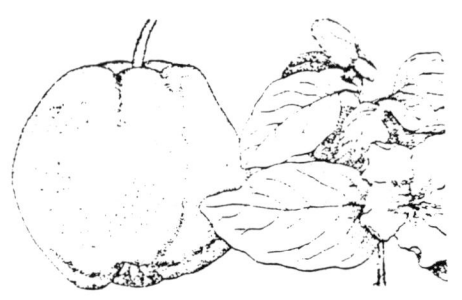

미후도(獼猴桃)

소갈(消渴)을 멈추게 하니 서리 맞은 것을 수시로 복용하고 또는 꿀을 섞어서 과자처럼 복용하면 먹으면 더욱 좋다. 《俗方》

오미자(五味子)

소갈(消渴)을 멈추게 하는 데 가장 효과가 있으니 달여서 항상 복용하거나 또는 환을 지어서 오랫동안 복용하면 진액을 낳고 갈(渴)을 멈추게 한다. 《本草》

마인(麻仁)

소갈(消渴)을 멈추게 한다. 마인(麻仁) 1되를 부수어 물 3되에 달여 즙을 내서 온(溫)·양(涼)을 마음대로 마신다. 《本草》

속미감(粟米泔)

신 것은 소갈(消渴)을 멈추게 하는데 매우 효과가 있으니 수시로 복용한다. 좁쌀 뜨물이 오래 되면 시어진다. 《本草》

녹두(綠豆)

소갈(消渴)을 치료하니 달여서 즙을 복용하거나 또는 갈아서 즙을 복용해도 좋다. 《本草》

나미(糯米)

소갈(消渴)을 주로 치료하니 일어서 뜨물을 복용하고 또 물에 갈아서 흰 즙을 복용해서 낫는 증세를 한도로 한다. 찰볏짚을 태운 재를 물에 담가서 즙을 달여서 복용하면 매우 효과가 있다. 어떤 사람이 소갈병(消渴病)에 죽게 되었는데 찰벼를 베고 난 뒤의 새싹과 밑 뿌리를 가지고 태워 재로하여 매 1홉을 탕물에 담가서 맑은 물을 내서 한번에 복용하니 그 효과가 매우 좋았다.

청량미(靑粱米)

열중(熱中)과 소갈(消渴)에 달여서 즙을 복용하고 죽이나 밥을 지어서 자주 복용하는 것도 역시 좋다. 《本草》

동과(冬瓜)

삼소갈(三消渴)을 치료하니 찧어서 즙으로 내서 복용하고 또한 국이나 나물을 만들어 복용하면 좋다. 《本草》

순(蓴)

소갈(消渴)을 주로 치료하니 국이나 나물을 만들어 수시로 먹으면 좋다. 《本草》

숭채(菘菜)

소갈(消渴)을 치료하니 수시로 복용하면 좋고 또 즙을 내어 복용해도 좋다. 《本草》

웅계탕(雄鷄湯)

삼소갈(三消渴)을 치료하니 숫닭을 삶아서 국물을 복용하면 아주 효과가 좋다. 《醫鑑》

흰 숫닭은 더욱 좋다. 《本草》

백아육(白鵝肉)

소갈(消渴)을 주로 치료하니 삶아서 즙을 복용한다. 《本草》

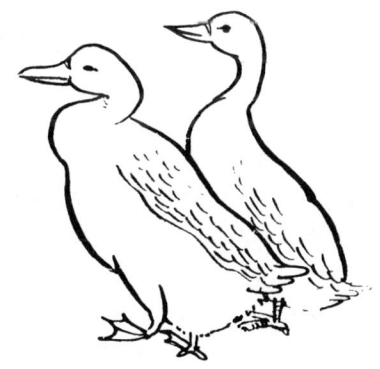

황자계(黃雌鷄)

소갈(消渴)을 주로 치료하니 삶아서 즙을 복용하고 살도 역시 좋다. 《本草》

우유(牛乳)

소갈(消渴)을 치료하니 생우유를

목마를 때 복용하고 또 우유 죽을 끓여서 수시로 복용하면 좋다. 《本草》

저두(猪肚)

갈(渴)을 멈추게 하고 이롭게 하니 삶아서 생강과 초를 섞어서 복용한다. 《本草》

20. 황달(黃疸)

황달(黃疸)의 원인이 될 때

경(經)에 이르기를 「습(濕)과 열(熱)이 서로 교합하면 달병(疸病)이 널리 퍼지며 단(癉)이 바로 황병(黃病)인데 단양(單陽)에 음(陰)이 없는 것이다.」《入門》

황(黃)이 되는 모든 병은 모두 소변이 흐르지 않는 증세인데 오직 어혈(瘀血)의 발황(發黃)만을 소변이 저절로 흐르니 대부분 열이 하초(下焦)에 맺혀진 진액(津液)을 소멸해서 변(便)이 흐르지 않고 혈(血)이 하초(下焦)에 맺히면 열이 단지 혈(血)만 소몽고 진액은 소모를 못하기 때문에 소변이 저절로 흐르게 된다. 《入門》

발황(發黃)을 비유해 보면 누룩을 띠우는 것과 같으니 5가지의 달(疸)이 모두 같이 돌아가는데 습열(濕熱)이 혈열(血熱)을 훈증하면 흙색이 위로 얼굴과 눈에 따라다니고 손톱에 까지 뻗쳐서 온몸이 노랗게 되니 노란 증세가 달증(疸症)이다. 《入門》

황달(黃疸)이란 습열(濕熱)과 숙곡(宿穀)때문에 나타나는 것이니 속(俗)에 이르는 식노황(食勞黃)이라는 것이다. 《子和》

식노감황(食勞疳黃)은 일명 황반(黃胖)이라는 것인데 무릇 황달(黃疸)은 사나운 병이기 때문에 중경(仲景)이 18일로써 치료하는 기간을 정했으나 식노황달(食勞黃疸)은 묵은 병이기 때문에 오래도록 낫지 않는다. 《綱目》

대부분 병에 마땅히 땀이 나야 할 때도 땀이 나지 않으면 황(黃)을 일으키고 마땅히 소변이 흘러야 할 때에 흐르지 않으면 역시 황(黃)을 낳게 된다. 비(脾)가 기부(肌膚)와 사지(四肢)를 주관하는데 한습(寒濕)이 속열과 같이 서로 합하기 때문이다. 《海藏》

다섯가지의 달(疸)이 전부 함께 습(濕)과 열(熱)때문인 것이며, 한(寒)과 열(熱)의 다른 것이 없다. 《正傳》

맥이 잠기면 목이 말라서 물을 마시려 하고 소변이 흐르지 못하는 증세는 반드시 황(黃)을 일으킨다. 《仲景》

배가 가득차고 얼굴이 위황(痿黃)하며 번조(煩燥)해서 잠을 자지 못하는 증세는 황병(黃病)에 드는 것이다. 《仲景》

대부분 철에 따라 감모(感冒)와 복서(伏暑)가 풀리지 않고 묵은 음식이 소화 되지 않으면 전부 다 황(黃)을 일으킨다. 《入門》

철에 따르는 역(疫)도 역시 황(黃)을 일으키는데 이것이 가장 빠르게 사람을 상(傷)한다. 《入門》

상한병(傷寒病)에 태양(太陽)과 태음(太陰)에는 사천(司天)을 만나서 흐르지 못하기를 매우 심하게 하면 흔히 변해서 음황(陰黃)이 되는데 한수(寒水)가 많이 지나치고 토기(土氣)가 불급(不及)하기 때문에 흔히 이병으로 변한다. 《海藏》

황달(黃疸)을 5종으로 볼 때

몸이 아프고 얼굴색이 약간 노랗고 이에 때가 끼며 손과 발톱이 전부 노란 증세가 황달(黃疸)이다. 《靈樞》

소변이 노랗고 붉으며 편안히 누워 있는 것은 황달(黃疸)이다. 주(註)에 이르기를 「편안히 누워도 소변이 황적(黃赤)한 증세이다.」《內經》

벌써 먹었는 데도 역시 굶은 것처럼 배가 고픈 증세는 위달(胃疸)이다. 《內經》

눈이 노란 증세는 황달(黃疸)이다. 《內經》

달병(疸病)에 5가지가 있으니 황달(黃疸)·주달(酒疸)·곡달(穀疸)·여노달(女勞疸)·황한(黃汗)이다.

황달(黃疸)

무릇 소변과 면목(面目) 및 아치(牙齒)와 지체(肢體)가 금색과 같은 증세는 심한 열에 냉수로써 목욕을 하면 열이 위(胃)속에 머물기 때문에 먹은 후에 즉시 또 배가 고프고 눕기를 좋아하며 움직이기를 싫어한다. 《入門》

먹은 후에도 배가 고픈 것 같고 다만 편히 누우려고만 하며 소변이 황백즙(黃柏汁)과 같은 증세를 황달(黃疸)이라고 한다. 《直指》

주달(酒疸)

술에 병이 들어서 달(疸)을 일으키면 반드시 소변이 나오지 못하는데 그 증세는 심(心)속에 열이 있고 발밑이 더운 증세이다. 《仲景》

속이 뉘우치면서 열이 있고 음식을 잘 먹지 못하면서 계속 토하는 증세를 주달(酒疸)이라고 한다. 《仲景》

주달(酒疸)의 노란 증세는 심(心)속이 열을 맺고 번거롭기 때문이다. 《脈經》

음주를 언제나 많이 하고 음식을 언제나 적게 먹으며 심(心)속이 뉘우치고 코가 마르며 발이 뜨거운 증세를 주달(酒疸)이라고 한다. 《直指》

곡달(穀疸)

곡달(穀疸)의 증세는 한(寒)과 열(熱)이 오고가며 먹지를 못하고 먹으

면 머리가 어지러우며 심(心)속이 불안하고 오래까지 황(黃)을 일으킨다. 《仲景》

곡달(穀疸)이란 증세는 먹고 나면 머리가 어지럽고 배가 가득차는 증세이니 위열(胃熱)로 인해서 굶주리고 너무 많이 먹어서 정체(停滯)된 이유이다. 《入門》

먹으면 배가 가득하고 불울(怫鬱)되며 어지럽고 심(心)이 들썽거리는 증세를 곡달(穀疸)이라고 한다. 《直指》

여노달(女勞疸)

머리 위가 검고 조금 땀이 나며 손과 발바닥에 열이 저녁 무렵에 일어나고 방광(膀胱)이 급하고 소변이 저절로 흐르는 증세를 여노달(女勞疸)이라고 한다. 《仲景》

크게 노역(勞役)한 다음과 많이 굶주린 다음에 방사(房事)함으로써 발열(發熱)과 오한(惡寒)하고 소복(小腹)이 아주 급한 증세를 색달(色疸)이라 하며 역시 여노달(女勞疸)이라고 한다. 《直指》

황한(黃汗)

황한(黃汗)의 병은 몸이 부종(浮腫)되고 열이 나며 땀이나서 목이 마르는데 땀이 나면 옷을 적시고 빛이 황백즙(黃柏汁)과 같으니 이것을 황한(黃汗)이라 한다. 《直指》

황달(黃疸)의 치법(治法)

모든 달(疸)에 소변이 황적(黃赤)한 증세는 마땅히 습열(濕熱)로써 치료해야 하고, 소변이 희면 열이 없는 증세이며 만약 허한증(虛寒症)이 있으면 마땅히 허노(虛勞)로써 치료해야 한다. 《仲景》

모든 황달(黃疸)에 소변이 나오지 못하는 증세는 속이 실(實)한 증세이니 마땅히 소변을 흐르게 하고 또는 흐르지 못하게 해야 하니 소변을 흐르게 하는 것은 인진오령상(茵蔯五苓散)이며 흐르지 못하게 하는 것은 황연산(黃連散)이다.

땀이 없는 것은 겉이 실한 증세인데 마땅히 땀을 내거나 또는 토해야 하는데 땀을 내는데는 마황순주탕(麻黃醇酒湯)으로 치료하고, 토하는 데는 과체산(瓜蒂散)으로 치료한다. 《綱目》

색이 연기로 오르는 것처럼 노란 것은 습병(濕病)이니 온몸이 전부 아프고, 귤자(橘子)와 같이 노란 것은 황병(黃病)이니 온몸이 아프지 않다. 습(濕)의 황병(黃病)은 색이 어둡고 밝지 못하며 열의 황병(黃病)은 귤자(橘子)의 색과 같아서 옷을 물들이고 황백즙(黃柏汁)과 같다. 《綱目》

황달(黃疸)을 치료하는 방법은 습병(濕病)과 함께 서로 같은데 가벼운 증세는 스며 흐르고 무거운 증세는 크게 흐르지 못하면 황(黃)이 저절로 물

러간다.《入門》

황달(黃疸)이 식적(食積)때문인 증세는 식적(食積)을 내리게 하고 그밖의 모든 증세는 단지 소변을 나오게 하는 것으로써 먼저하니 소변이 흐르고 희어지면 황(黃)은 저절로 물러간다.《丹心》

가치(可治)와 불치증(不治症)

황달(黃疸)의 병을 18일로 기약해서 치료하는 증세인데 10일이 넘으면 고칠 수가 있고 오히려 심해지면 치료가 불가능 하다.《仲景》

달(疸)에 목마르지 않으면 치교가 되나 목이 마르면 치료가 불가능하며 음부(陰部)에서 일어나면 반드시 구토를 하고 양부(陽部)에서 일어나면 진한(振寒)하고 발열(發熱)이 된다.《仲景》

대부분 황달(黃疸)에 촌구맥(寸口脈)이 손바닥에 가까이와서 맥(脈)이 없고 입과 코가 차고 검으며 치료하기가 불가능하다.《脈經》

형체(形體)가 연훈색(煙熏色)과 같고 눈이 곧바로 쳐다보며 머리를 흔드는 증세는 심장(心臟)의 기(氣)가 끊어진 증세이며, 입을 둘러서 먹고 황즙(黃汁)이 나오는 증세는 비기(脾氣)가 끊어진 증세이니 전부 치료하기가 불가능하다.《明理》

황달(黃疸)은 18일로써 기약해서 고치는 증세인데 10일이 넘어서 배에 들어가고 천만(喘滿)하며 번갈하고 얼굴이 검으면 치료가 불가능하다.《入門》

비(脾)와 위(胃)가 너무 허하지 않아서 좋은 맛을 끊으면 치료가 되고 주색(酒色)에 상(傷)하고 입맛에 맞는 대로 먹으면 치료하기가 불가능하다.《入門》

달병(疸病)에 얼굴이 검고 노란색이 목이 마르고 배가 부르면 불가능한 치료에 든다.《醫鑑》

납설수(臘雪水)

황달(黃疸)을 치료하니 조금 덥게해서 복용하면 좋다.《本草》

차전초(車前草)

황달(黃疸)을 잘 고치니 찧어서 즙으로 해서 복용하면 좋다.《直指》

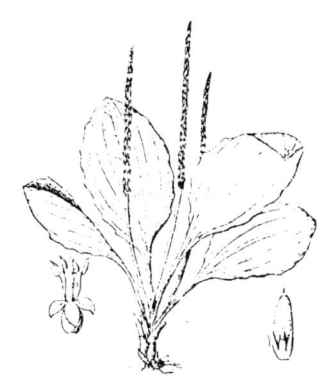

인진호(茵蔯蒿)

황달(黃疸)을 주로 치료하니 온 몸이 발황(發黃)되고 소변이 붉은데 물에 진하게 달여 복용하고 생으로 복용해도 역시 좋다. 《本草》

주달(酒疸)에는 1냥을 맑은 술에 달여서 복용하는데 약명은 주자인진탕(酒煮茵蔯湯)이다. 《醫鑑》

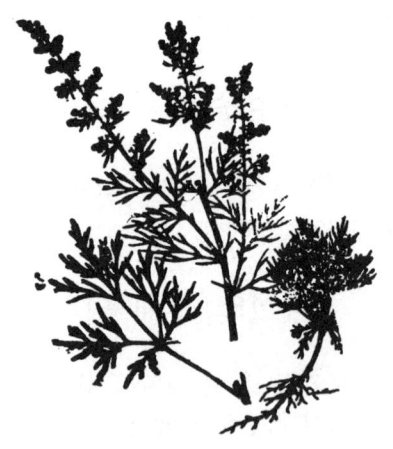

갈근(葛根)

주달(酒疸)에 소변이 붉고 삽(澁)한 증세를 치료한다. 1냥을 물에 달여서 복용한다. 《本草》

과루근(瓜蔞根)

모든 달(疸)에 몸과 얼굴이 노란색이면 물로 달여서 복용한다. 《本草》

산장초(酸漿草)

황달(黃疸)을 주로 치료하는데 맛이 너무 쓴 것이 곤란하다. 찧어서 즙(汁)으로 하여 복용하면 효력이 크다. 《本草》

훤초근(萱草根)

주달(酒疸)을 주로 치료하니 찧어서 즙으로 하여 복용하고 또한 부드러운 새싹을 볶아서도 복용한다. 《本草》

왕과근(王瓜根)

주달(酒疸)이 변해서 흑달(黑疸)이 되면 의원(醫員)이 치료하지 못하니 뿌리를 찧어서 즙으로 하여 공복에 적은 되로 한 되쯤 복용하면 노란물이 소변으로 따라 나오는데 효과가 나타나지 않으면 복용한다. 《本草》

청호(青蒿)

열황(熱黃)에 심(心)이 아픈 증세를 치료한다. 찧어서 즙으로 해서 복용한다. 《本草》

편축(萹蓄)

열황(熱黃)을 치료하니 찧어 적은

되 한 되를 복용한다.《本草》

황벽(黃蘗)

황달(黃疸)을 주로 치료하니 물로 달여 복용한다.《本草》

치자(梔子)

위열(胃熱)과 식달(食疸)을 치료하니 물로 달여 복용한다.《本草》

소맥묘(小麥苗)

주달(酒疸)을 치료하니 찧어 즙으로 해서 복용하고 또는 달여서 복용한다.《本草》

대맥묘(大麥苗)

황달(黃疸)을 주로 치료하니 즙(汁)으로 해서 복용한다.《本草》

부어(鮒魚)

황달(黃疸)을 주로 치료하니 회를 만들어 양념을 해서 복용하고, 또 산 것을 물속에 넣어두고 늘 쳐다보면 효과가 있다.《俗方》

이어(鯉魚)

황달(黃疸)을 치료하니 부어(鮒魚)의 치료하는 방법과 같다.《俗方》

별(鼈)

주달(酒疸)을 치료하는데 두어마리 잡아서 복용하거나 국을 끓여 복용하면 잘 낫는다.《種杏》

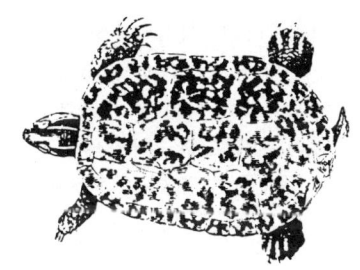

도근(桃根)

황달(黃疸)에 몸과 얼굴이 금색과 같은 증세를 치료하니 동쪽으로 뻗은 도근(桃根)한줌을 잘게 썰어서 물두 종자(種子)에 반쯤 되도록 달여서 공복일 때 한번에 복용하면 3~5일 뒤에 황(黃)이 엷은 구름과 같이 흩어지고 오직 눈의 노란 증세가 마지막으로 나으니 당연히 수시로 맑은 술 한 잔씩을 마시면 쉽게 흩어지고 숙면(熟麵)과 저(猪)·어(魚)를 복용하지 않아야 한다.《本草》

만청자(蔓菁子)

급황달(急黃疸)과 내황복결(內黃腹

結)해서 안 통하는 데 씨를 찧어 물에 타서 2~3돈을 복용하면 나쁜 것과 노란 물을 토해내고 또한 사석(砂石)과 초(草)및 발(髮)과 같은 증세가 겸해서 나오고 낫는다. 《本草》

첨과체(甜瓜蔕)

황달(黃疸)이 처음 일어난 증세와 시기로 인해서 급히 황병(黃病)이 일어나는데 과체(瓜蔕)를 가루로하여 두 코에 넣어두면 노란 물이 나오고 또한 1돈을 더운 물에 섞어서 먹으면 노란 물을 토하고 바로 낫는다. 《本草》

사과(絲瓜)

적(積)과 술 및 면(麵)에 상(傷)해서 황(黃)한 증세를 치료한다. 완전한 사과(絲瓜)를 거죽과 씨를 같이 태운 가루로하여 면(麵)으로 얻은 병이면 면탕(麵湯)에 알맞게 복용하고 술로 얻은 병이면 술로 알맞게 복용하는데 두어 번 복용하면 즉시 낫는다. 《種杏》

생총(生葱)

상한(傷寒)의 발황(發黃)으로 눈에 사람이 보이지 않고 생총(生葱)을 구워 껍질을 벗기고 속의 즙을 내서 향유(香油)를 두 눈의 대·소배(大·小背)에 바르면 곧 밝아진다.

또한 소주(燒酒)를 입에 머금고 환자의 눈에 뿜으면 곧 밝아진다. 《種杏》

고호(苦瓠)

황달(黃疸)을 치료한다. 달여서 즙으로 하여 콧속에 떨어뜨리면 노란 물이 나오고 낫는다. 《本草》

수근(水芹)

5가지 황달(黃疸)을 치료하니 즙으로 해서 마시고 김치나 또는 달여서 복용하고 또한 생으로 복용해도 좋으니 자주 복용한다. 《本草》

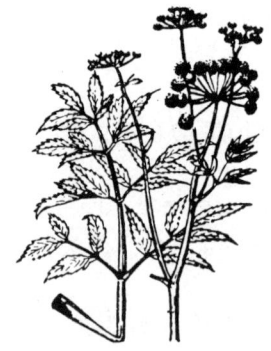

사순(絲蓴)

열달(熱疸)을 치료하니 국이나 김치를 만들어서 수시로 복용하면 좋다. 《本草》

동규(冬葵)

시행(時行)하는 황병(黃病)을 치료

하니 달여서 즙으로 하여 복용하고 또 한 국을 끓이거나 나물을 만들어 자주 복용하면 좋다. 《本草》

백오계(白烏鷄)

상한(傷寒)의 발황(發黃)에 가슴과 심장(心臟)이 혼민(昏悶)해서 인사불성(人事不省)이 되고 죽는 것이 눈앞에 있는 증세를 치료하니 백오웅계(白烏雄鷄) 1쌍을 털과 내장(內腸)은 버리고 칼로써 짓찧어서 심장(心臟)위에 덮어두면 조금 지난 후에 즉시 편안해 진다.

웅담(熊膽)

천행(天行)하는 황달(黃疸)을 치료하니 약간씩 물에 타서 복용한다. 《醫鑑》

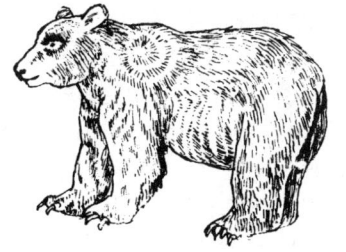

저분(猪糞)

치료 방법은 위에서와 같고, 저분(猪糞)을 내서 물에 담가 맑게 해서 한번에 복용한다. 《本草》

저지(猪脂)

오달(五疸)과 위(胃)를 건시(乾屎)로 인해서 발황(發黃)되는 증세를 치료한다. 저지(猪脂)를 3홉쯤 내서 하루에 3번을 복용하면 대변 마른 것이 내리고 낫게 된다. 《本草》

주달(酒疸)을 가장 중하게 볼 때

오달(五疸)중에서 주달(酒疸)이 제일 전변(傳變)이 많은 증세이니 대부분 술의 성질이 사람에 따라서 양이 같지 않아 말술과 석술로 마셔도 별로 취하지 않는 사람이 있고 입술만 대어도 떠드는 사람이 있으니 온양(溫釀)해서 이루어지는 증세로 큰 열독이 만일 백맥에 스며 들어서 그치지 않으면 황(黃)을 일으키고 피부에 넘치면 검기도 하고 종기도 되며 맑은 기(氣)의 길속에 흐르면 눈이 노랗고 코가 막히는 등의 병 증세가 된다. 《得效》

흑달(黑疸)의 난치(難治)

비(脾)와 신(腎)이 함께 병들면 흑달(黑疸)과 색달(色疸)이 되고 또한 여노달(女勞疸)이라고 하는데 몸이 노랗고 이마가 검게 된다. 《直諸》

황병(黃病)은 해질 무렵에 반드시 열이 나면서 오히려 매우 차거운데 이것은 여노(女勞)로 인해서 생기는 것이다. 방광(膀胱)이 급하며 소복(小腹)이 가득하고 온 몸이 모두 노라며 이마가 검고 발밑이 더워서 그 때문에 흑단(黑疸)으로 변하면 배가 가득차니 물의 형상과 같고 대변이 검으며 어떤 때에는 당설(溏泄)하게 되니 이것은 여노(女勞)의 병이고, 수(水)가 아닌 증세인데 배가 가득한 사람은 치료하기가 불가능한 것이다. 《仲景》

주달(酒疸)이 내리기를 오래하면 변해서 흑달(黑疸)이 되므로 얼굴이 검고 눈이 푸르며, 심(心)속이 마늘 같은 것을 먹는 것 같고 대변이 검으며 소변이 또한 검기도 한데 치료가 불가능하다. 《仲景》

21. 해학 (痎瘧)

학병(瘧病)의 근원이 될 때

내경(內經)에 이르기를 「여름의 더위에 상(傷)하면 가을에 해학(痎瘧)이 된다」고 했다. 여름의 더위에 땀을 내지 않으면 가을에 풍학(風瘧)이 된다. 《內經》

가을이면 풍학(風瘧)을 잘 앓는다. 또한 백한(魄汗)이 모두 나지 않으면 기(氣)가 피부 속에서 성하여 형체가 약하고 기(氣)가 소삭(消爍)하며 혈유(穴兪)즉 주리(腠理)가 닫혀서 풍학(風瘧)을 일으킨다. 《內經》

풍(風)이 한열(寒熱)을 일으킨다. 또는 노풍(露風)으로 인해서 한열(寒熱)이 일어난다. 《內經》

풍기(風氣)가 피부 속에서 성하면 안으로 통하지 않고 밖으로 스며 새지를 못하며 주리가 열리니 오싹오싹 춥고 닫히면 열이 나고 번민(煩悶)하는 한열(寒熱)이라고 부른다. 《內經》

여름의 더위에 상하면 가을에 반드시 학질(瘧疾)을 앓게 되니 상한 증세가 얕으면 사나우며, 상(傷)한 증세가 깊으면 늦게 일어나고 깊으니 해학(痎瘧)이라는 것은 오래된 학질(瘧疾)인데 대부분 여름의 더위에 상하면 습(濕)과 열(熱)이 폐장(閉藏)해서 밖으로 일어나 새지를 못하고 사기(邪氣)가 속으로 따라 가서 가을이 되면 일어나 학질(瘧疾)이 된다. 《保命》

학질(瘧疾)의 병이 더위가 영위(榮衛)의 사이에 들어서 가을의 풍한(風寒)에 상한 것이며, 또한 더위가 아니라도 풍한(風寒)과 감모(感冒)로 인해서 일어나는 경우도 있으며, 양(陽)에 있으면 열(熱)을 일으키고 음(陰)에 있으면 한(寒)을 일으키며 음(陰)과 양(陽)이 함께 하면 병을 낳고 떠나면 병이 낫기 때문에 때에 따라서 병이 일어나는 것이다. 기(氣)에 있으면 일어나는 것이 빠르고 혈(血)에 있으면 일어나는 것이 늦으며 얕고, 마다 일어나고 깊으면 사이를 두고 일어나는데 또한 머리와 목에 있고 또는 등에 있으며 또는 허리와 등에 있으니 비록 위 아래와 멀고 가까움이 다르나 태양(太陽)에 있는 것만은 전부 같다. 《東垣》

대법(大法)에 풍서(風暑)에는 마땅히 땀을 내어야 하는데 여름에 너무 시원한 곳에 살고 있으면 땀을 닫아서

스며새지 못한 이유이다. 《丹心》
　병기(病氣)가 사람을 무시하고 모진 것과 같으니 학(瘧)이라 하여 상한(傷寒)이 오래되면 괴증(壞症)이 되고 내상(內傷)이 오래 되면 노채(勞瘵)가 되는 것이 어찌 좋은 병인가? 《入門》

학질(瘧疾)의 형증(形症)

　학(瘧)이 처음 일어날 때에 호모(毫母)에서 일어나 기지개를 펴고 한률(寒慄)이 생겨서 턱을 떨고 허리와 등뼈가 함께 아프다가 한기(寒氣)가 가고나면 안과 밖이 모두 열이나고 머리가 부서시는 것처럼 아프고 목이 말라서 물을 마시는 것이다. 《內經》
　대부분 음양(陰陽)이 위와 아래가 서로 다투고 허실이 다시 교착(交錯)되면 음양(陰陽)이 서로 옮겨지는데 양(陽)이 음(陰)에 합하게 되면 음(陰)이 실(實)하게 되고 양(陽)이 허해서 양명(陽明)이 허하면 한률(寒慄)해서 턱을 떨며, 거양(巨陽)이 허하면 허리와 등뼈및 두(頭)와 항(項)이 아프고 삼양(三陽)이 모두 허하면 음기(陰氣)가 이기고 음기(陰氣)가 이기면 뼈가 차고 아프게 되니 차가운 것이 안에서 나는 이유로 속과 밖이 모두 차갑다. 양(陽)이 성하면 밖이 열이되고 음(陰)이 허하면 속이 열이나서 속과 겉이 모두 열이 되서 천식하고 목이 마르므로 차가운 것을 마시고자 한다. 《內經》
　학(瘧)이 처음 일어날 때에 양기(陽氣)가 음(陰)에 합치게 되는데 이 때에는 양(陽)이 허하고 음(陰)이 성해서 밖에는 기(氣)가 없기 때문에 우선 한율(寒慄)하는 것이며, 음기(陰氣)가 역하는 증세가 극(極)하면 다시 양(陽)이 나고 음(陰)이 다시 밖에서 합하게 되면 음(陰)이 허하고 양(陽)이 실하기 때문에 먼저 열이나는 증세이다. 겉에 사(邪)가 많으면 한(寒)이 많고 속에 사(邪)가 많으면 열이 많으며 겉과 속이 서로 반씩 되면 한(寒)과 열(熱)이 상반된다. 《入門》
　사람의 영위(榮衛)가 낮에는 양(陽＝즉 表)에 따라다니고 밤에는 음(陰＝즉 裏)에 따라 다니는데 영위가 환부(患部)에 닿아서 아프지 않으면 한율(寒慄)과 고진(鼓振)및 머리와 턱을 떠는 증세를 낳고 중외(中外)가 모두 차가우면 요척(腰脊)이 모두 아프게 되는데 이것은 사기(邪氣)가 속에 들어간 증세이다. 한율(寒慄)이 멈추면 안과 밖이 모두 열이 있고 머리가 아파서 쪼개지는 것 같고 목이 말라 차가운 것을 마시고자 하며 번만(煩滿)해서 토할 것 같고 저절로 땀이 나는데 이것은 사기(邪氣)가 밖에서 열이나기 때문이다. 《丹心》
　서학(暑瘧)은 단지 열만 나고 습학(濕瘧)은 한(寒)이 많으며 한학(寒瘧)은 처음에 춥다가 나중에 열이나고 풍학(風瘧)은 처음에 열이 있다가 나중에 한(寒)하며 나머지의 학증(瘧症)은 전부 처음에 되고 나중에 열이 있다. 《入門》

학질(瘧疾)의 치법(治法)

내경(內經)에는 서(暑)와 풍(風)을 주장하고 국방에는 상식(傷食)을 주장하고 단계(丹溪)는 담(痰)을 주장하였으니 비록 세가지의 원인이 복잡해서 기혈(氣血)을 착란(錯亂)하는 것이나 첩경(捷徑)은 서(暑)를 없애고 소담(消痰)시키는 것으로써 요법(要法)을 삼아서 이진탕(二陳湯)으로 치료하는데 땀이 나지 않으면 갈근(葛根)·시호(柴胡)를 더하고 기(氣)가 허하면 삼(蔘)·출(朮)을 더하며, 열(熱)이 심하면 금련(芩連)을 더하고, 한(寒)이 많으면 초과(草果)를 더하며, 입이 마르면 오매(烏梅)를 더하여 치료한다. 《入門》

땀이 잘 나지 않는 사람은 땀을 내어 사(邪)를 흩는 것을 주로 해서 보(補)를 해야 하며, 땀이 잘 나는 사람은 땀을 내지 않아야 하는데 정기(正氣)를 부지(扶持)하는 것을 위주로 하고 사(邪)를 흩는 것을 겸행하는 것인데 산사탕(山邪湯)과 정기탕(正氣湯)으로 치료한다. 《丹心》

한학(寒瘧)에 초과(草果)와 후박(厚朴)이 아니면 능히 온산(溫散)하지 못하고 열학(熱瘧)에 시호(柴胡)와 황금(黃芩)이 아니면 능히 맑게 풀지 못하며 양학(陽瘧)에 땀이 잘 나지 않으면 모름지기 시호(柴胡)·창출(蒼朮)·건갈(乾葛)로 치료하고, 음학(陰瘧)에는 땀이 잘 나지 않으면 시호(柴胡)·승마(升麻)·천궁(川芎)으로 치료하며 땀이 많이 나면 백출(白朮)·오매(烏梅)로 치료해서 거두어 들인다. 《入門》

금기법(禁忌法)

대부분 학(瘧)에 많이 먹는 것을 크게 꺼리는데 일어나는 날에 많이 먹으면 증세가 더 무거워진다. 《正傳》

대부분 학(瘧)이 일어날 때에 익은 음식을 크게 피하니 그것은 소화가 되지 않고 비괴(痞塊)가 될 염려가 있기 때문이다. 《回春》

학(瘧)이 결국 오려고 할 때와 정확히 일어날 때에는 약을 복용하지 못하는 것이니 복용하는 약을 일어나기 두어 시간 앞에 하면 좋고 그렇지 않으면 약과 병이 서로 다투어서 도리어 해를 보게 된다.

복용하는 약을 일어나기 전 2시쯤 되거나 또는 일어나는 날의 새벽 공복에 복용하는 것이 좋다. 《直指》

음식을 조절하고 풍한(風寒)을 피(避)하며 주색(酒色)을 멀리하고 사는 것을 조심하면 낫지 않는 증세가 없다. 《丹心》

학질(瘧疾)에 쇠고기와 돼지 고기를 먹으면 틀림없이 다시 일어난다. 《本草》

난치(難治)와 불치증(不治症)

대부분 양학(陽瘧)은 쉽게 치료하고 음학(陰瘧)은 치료가 어렵다. 《入

門》

오랜 학(瘧)에 다시 허하고 들뜨며 먹지 못하는 증세는 치료가 어렵다. 《得效》

학(瘧)이 오래되고 요척(腰脊)이 강하고 급하며, 계종(瘈瘲)하는 증세는 치료를 못한다. 《醫鑑》

한(寒)과 열(熱)로 탈형(脫形)되고 맥(脈)이 굳으며 박(博)하면 역사(逆死)라고 하니 치료를 못한다. 《靈樞》

우슬(牛膝)

노학(老瘧)이 오래 낫지 않는데 살찌고 큰 우슬(牛膝) 1오끔을 썰어 술과 물을 반반에 달여서 세 번만 복용하면 낫는다. 《本草》

인진(茵蔯)

장학(瘴瘧)을 치료하니 달여서 복용하고 또 국을 끓이거나 나물을 복용하기도 먹기도 한다. 《本草》

갈근(葛根)

학(瘧)을 치료하니 1냥을 달여서 복용한다. 《本草》

마황(麻黃)

온학(溫瘧)에 땀이 나지 않는 증세

를 치료하니 달여서 복용하면 땀이 나고 낫는다. 《本草》

지모(知母)

열학(熱瘧)에 달여서 복용하면 좋다. 《本草》

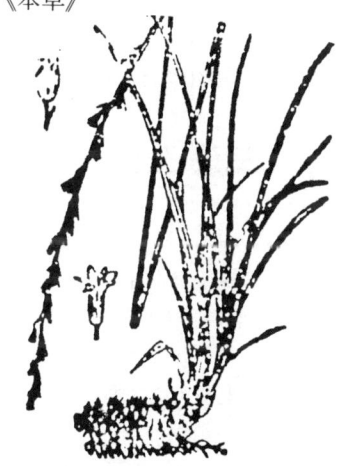

반하(半夏)

담학(痰瘧)을 치료하니 1냥을 달여 생강 즙을 섞어서 복용한다. 《本草》

송라(松蘿)

온학(溫瘧)에 달여서 복용하면 담(痰)을 토하게 된다. 《本草》

사세(蛇蛻)

학(瘧)이 일어나는 날에 허물을 가

지고 양쪽 귀를 막고 또한 손에 약간 가지고 있으면 좋다. 《本草》

별갑(鱉甲)

온학(溫瘧)과 노학(老瘧)을 치료하니 갑(甲)을 구워서 가루로하여 매 2돈을 따뜻한 술에 복용하는데 계속 3번 복용하면 끊어진다. 《本草》

오공(蜈蚣)

온학(溫瘧)과 노학(老瘧)을 치료하니 구워서 가루로하여 온주(溫酒)에 반돈을 복용한다. 《本草》

서부(鼠婦)

한열학(寒熱瘧)을 주로 치료하니 3개를 개어 더운 술에 섞어서 복용한다. 어린 아이에게는 더욱 좋다. 《本草》

백규화(白葵花)

구학(痎瘧)을 주로 치료하니 꽃을 그늘에 말리고 가루로 해서 1돈을 술로 복용한다. 《本草》

오매(烏梅)

열학(熱瘧)의 번갈(煩渴)한 증세는 달여서 복용한다. 《本草》

호두골(虎頭骨)

온학(溫瘧)을 치료하니 술에 구워서 가루로하여 2돈을 따뜻한 술로 복용하고 또 살을 구워 복용하고 또 가죽을 몸위에 덮는다. 《本草》

연시(燕屎)

학질(瘧疾)을 치료하는데 시(屎) 2돈을 주(酒) 1되에 섞어서 그릇에 담고 일어나는 날의 이른 아침에 환자로 하여금 그 그릇을 들어 코밑에 대고 기(氣)를 쪼이면 좋다. 《本草》

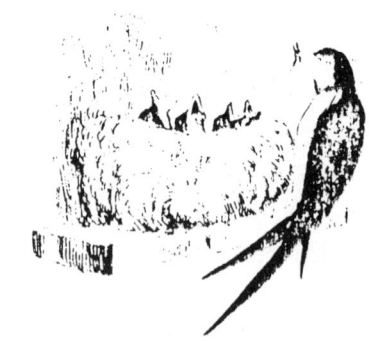

이분(狸糞)

귀학(鬼瘧)을 주로 치료하니 사라서 재를 술에 섞어서 복용하고 또 두골(頭骨)이 좋으니 호두골(虎頭骨)과 같이 해서 치료한다. 《本草》

호육(狐肉)

한(寒)과 열학(熱瘧)을 주로 치료하니 오장(五臟)과 장(腸)을 사라서 5가지 맛을 섞어서 복용한다. 《本草》

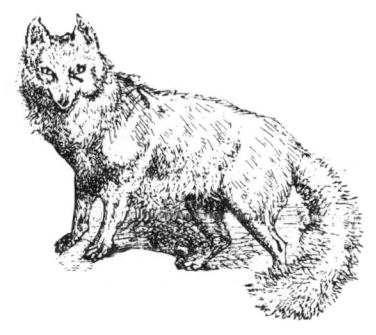

야명사(夜明砂)

편복(蝙蝠)의 똥이니 오학(五瘧)을 치료한다. 가루로하여 매 1돈을 냉차로 알맞게 복용하면 효과를 본다. 《本草》

소산(小蒜)

학(瘧)을 치료하는데 마늘을 잘게 잘고, 황단(黃丹)을 섞어서 오동열매 크기로 환을 지어 매 7알을 도(桃)·유지(柳枝)달인 탕에 복용하는데 이름을 비한단(脾寒丹)이라고 한다. 《類聚》

침구법(鍼灸法)

학(瘧)이 일어나는 증세는 음양(陰陽)이 옮기는 것이니 반드시 4끝에서 비롯 되는 것이다. 양(陽)이 벌써 상하면 음(陰)이 쫓기 때문에 그것을 우선 살펴서 그곳을 굳게 하고 어느 경손(經孫)이든지 성긴(盛緊)하고 혈색(血色)이 보이는 증세는 전부 택해야 한다. 《內經》

삼릉(三稜)으로 치료하는데 손락(孫絡)의 피가나는 곳을 보는 것이다. 학(瘧)에 반드시 그 병의 처음 일어난 곳을 물어서 먼저 찌른다.

오랜 학(瘧)이 낫지 않는 증세를 대추(大顀)혈을 먼저 침(鍼)한 뒤에 37장을 뜸하는 것인데 제삼골절(第三骨節)이라고 한다.

모든 학(瘧)이 맥(脈)이 보이지 않는데 열손가락 사이를 찔러서 피를 내고 피가 멈추면 즉시 나으니 먼저 적소두(赤小豆)같은 것이 나타나 있는 증세는 다 택한다.

학(瘧)에 간사(間使)혈을 택하는 것이 좋다.

학(瘧)의 맥(脈)이 느리고 크며 허하면 약으로 치료하는 것이 당연하지 않는 것이다. 《綱目》

22. 온역(瘟疫)

온역(瘟疫)의 원인이 될 때

내경(內經)에 이르기를 「겨울에 한(寒)에 상하면 봄에 반드시 온병(瘟病)을 앓는다.」

겨울에 정(精)을 간직하지 못하면 봄에 반드시 온병(瘟病)을 앓는다. 《內經》

이 병이 일어나는 이유는 소(召), 또는 구거(溝渠)가 흐르지 않고 예악(穢惡)한 것이 쌓여서 훈증해서 병이 나는 것도 있고, 또는 땅에 사기(死氣 = 祥瑞롭지 못한 地氣)가 있어서 울발(鬱發)해서 되는 경우도 있으며, 또는 관리(官吏)들이 억울(抑鬱)한 일을 당해서 원망(怨望)끝에 되는 경우도 있으니 세상에서 말하는 옥온(獄瘟)·장온(場瘟)·묘온(墓瘟)·조온(竈瘟)·사온(社瘟)·산온(山瘟)·해온(海瘟)·가온(家瘟)·조온(竈瘟)·세온(歲瘟)·천온(天瘟)·지온(地瘟)등이 있는데 연구하지 않아서는 안 된다. 《三因》

역기(疫氣)의 일어나는 것이 크면 천하에 유행시키고 적으면 어느 한 쪽을 유행(流行)하고 다음은 한 고을을 유행(流行)하며 또 한집만 일어나는 경우도 있으니 이것은 모두 기운(氣運)이 승(勝)과 복(腹)이 있어서 바르게 옮겨서 자리를 물러가게 하는 소치이다. 《正傳》

시행병(時行病)이란 주로 봄에는 따스한 것을 응해야 할 것임에도 반대로 서늘하고, 여름에는 뜨거운 것을 응시해야 할 것임에도 반대로 서늘하고, 가을에는 서늘한 것을 응해야 할 것임데도 반대로 뜨거우며, 겨울에는 한(寒)것을 응해야 할 것임데도 반대로 따뜻하니, 이것은 그 시기가 아닌데 그 기(氣)가 있기 때문이다. 그런 이유로 한해 가운데 병이 어른과 어린이 할 것 없이 증세가 모두 같으니 이것이 즉 시행하는 역려기(疫癘氣)라는 증세이니, 속(俗)에 이르기를 천행(天行)이라는 것이다. 《活人》

역질(疫疾)이란 마치 귀려(鬼厲)가 있는 것과 같으니 역려(疫厲)라고 말을 한 것이다. 《入門》

시기(時氣)란 천지(天地)의 바르지 못한 기(氣)이니 그 시기가 아닌데도 그 기(氣)가 있게 되니 온 집안에 어른과 어린이를 가리지 않고 증세가 같으므로 시기라고 하고 또 역려(疫厲)의 기(氣)라고도 한다. 귀(鬼)라는 것은 돌아 갈 곳이 없기 때문에 려(厲)가 되는 것인데 천지(天地)가 바르지 못한 기(氣)가 있으면 귀려(鬼厲)가 의부(依附)해서 사숭(邪崇)가 되는 것이다. 양현조(楊玄操)가 이르기를 「귀려(鬼厲)의 기(氣)가 잡(雜)이면 어느

경(經)이 움직이는 것인지를 알기가 힘들다」는 것이 역시 같은 뜻이다. 《綱目》

온역(瘟疫)의 형증(形症)

겨울의 합(合)이 한한 것인데 오히려 따스하면 봄에 온역(溫疫)을 일으키니 증세가 뜨겁게 일어나고 허리가 아프며 강급(强急)하고 다리가 오므라져서 펴지를 못하며 종아리가 부러질 것 같고 눈에서 꽃이 어른거리며 또는 깔깔하게 증한(增寒)되다가 다시 뜨거워진다.

봄은 난(暖)이 합한 것인데 오히려 서늘하면 여름에 조역(燥疫)을 일으키니 그 증세는 온몸이 떨리고 흔들려서 참을 수가 없고 또는 안이 더워서 입이 마르고 혀가 부서지며 목구멍이 막히고 소리가 쉰다.

여름의 합이 열이 되는데 오히려 차가우면 가을에 한역(寒疫)의 증세가 나타나니 그 증세는 머리가 무겁고 목이 곧으며 거죽과 살이 강비(强痺)하고 또는 온축(蘊蓄)해 결핵(結核)이 되며 인후(咽喉)와 경항(頸項)의 주변에 일어나서 열독(熱毒)을 피부와 분육(分肉)의 가운데 편다.

가을의 합이 양(涼)인데 오히려 음우(陰雨)하면 겨울에 습역(攝疫)의 증세가 나타나니 그 증세가 잠깐 한(寒)했다가 잠깐 열이 됐다가 폐기(肺氣)를 손상하고 폭수(暴嗽)하며 구역하고 또는 몸이 더워서 반점이 새기고 천해(喘咳)하며 인기(引氣)한다. 《三因》

4철의 바르지 못한 기(氣)를 느끼면 담연(痰涎)이 옹성(壅盛)하고 머리와 몸이 아프고 증한과 장열(壯熱)이 겹치게 되고 강하며 안정(眼睛)이 아리고 또는 음식이 평상시와 같고 기거(起居)가 다르지 않다가 어쩌면 목이 쉬고 눈이 붉으며 구창(口瘡)이 나고 볼이 붓게 되며 목구멍이 마비하고 기침이 주점(稠粘)하고 재채기를 많이 한다. 《醫鑑》

대두온증(大頭瘟症)

대두병(大頭病)이란 천지(天地)와 사철의 시기가 아닌 온역(瘟疫)의 기(氣)가 나타나는 증세를 느껴서 일어나며 궤열(潰裂)해서 농이 나오고 다른 사람에게 전염까지 되는데 그 때문에 역려(疫癘)라고 한다. 족양명(足陽明)의 사열(邪熱)이 아주 심하고 실(實)하면 소양상화(少陽相火)가 치성(熾盛)하고 습열(濕熱)이 종기가 되며 목(木)이 성해서 아픔이 되어서 많이 소양(少陽)에 있고 또는 양명(陽明)에도 있으니 양명(陽明)이 사(邪)가 되면 머리가 크게 붇고 소양(少陽)이 사(邪)가 되면 귀의 앞 뒤까지 뻗친다. 《海藏》

대두병(大頭病)은 머리가 아프고 부어서 크기가 말(斗)과 같으니 역시 천행(天行)하는 시역병(時疫病)이다.
《綱目》

　천행(天行)의 한 종류로써 대두병(大頭病)이라 하고 속(俗)에서는 이두(狸頭)라고도 부르며 귀의 앞뒤에서 부기가 일어나는 증세는 하마온(蝦蟆瘟)이라 하고 턱에서 부터 부기가 일어나는 증세는 노자온(鸕鶿瘟)이라고 하는데 매우 흉악하니 이 병에 전염되면 10에 8~9는 죽게 되는데 마땅히 운기(運氣)를 미루어서 치료해야 한다. 《正傳》

　대두종(大頭腫)은 또한 뇌두풍(雷頭風)이라고도 하는데 그 증세가 두면(頭面)이 부어 아프고 흘답(疙瘩)(부스럼 또는 헌데)하며 심하면 목구멍이 막히고 사람을 어렵게 하는데 매우 증세가 빠르게 나타나니 겨울에 따스한 뒤에 이 병이 가장 많이 일어난다. 《入門》

　대두온(大頭瘟)을 또한 시독(時毒)이라고도 하는데 처음 일어날 때에는 상한(傷寒)과 같다가 5~7일 사이에 사람이 죽음에 이르니 그 병세가 비면(鼻面)과 이항(耳項)에서부터 일어나서 목구멍이 붉게 부어서 머리도 없고 결핵(結核)이 뿌리를 만들며 증한(增寒)과 발열(發熱)이 있고 머리가 아프며 지체(肢體)의 아픔도 심하고 황홀해서 편하지 못하고 목구멍이 막히게 된다. 《精義》

대두온치법(大頭瘟治法)

　치료 방법은 마땅히 처음에는 늦추고 뒤 나중에 급하게 하는데 처음에 늦춘다는 것은 사(邪)가 형태가 없는 곳과 지극히 높은 부위에 나타나니 한약(寒藥)이면 주침(酒浸)·주사(朱砂)하는 것과 또는 느긋하고 천천히 복용하는 것이며 나중에 빠르게 한다는 것은 사(邪)가 중앙으로 들어가고 형질(形質)이 있는 곳에 있으니 이것은 객사(客邪)가 되는 것이므로 마땅히 빨리 없애 버려야 하는 것이다. 《海藏》

　대두병(大頭病)이란 것은 열기(熱氣)가 높은 곳에 있으니 밑으로 내리는 약으로 치료하지 말고 강활(羌活)·주금(酒芩)·주대황(酒大黃)등 치료하는 것이 좋다. 《丹心》

　대두온(大頭瘟)은 속(俗)에 말하기를 시독(時毒)이라고도 하는 병인데 언제나 콧속에서 부터 통기산(通氣散)을 들이켜서 10여 차례나 재채기를 해야만 효과가 나타나는 것이고 재채기가 나지 않으면 치료하지 못하며 또 재채기해서 농혈(膿血)이 나면 치료해서 틀림없이 낫는 것이니 매일 재채기하는 약을 3~5차례 써서 독기(毒氣)를 새나오게 하는 것이 좋은 방법이고 근처의 간호(看護)하는 사람이 재채기약으로 치료하면 전염이 되지 않는다.

《精義》

양법(禳法)

유근별전(劉根別傳)에 이르기를 「온역(瘟疫)이 치발(熾發)되면 그 고을 육합처(六合處)에 땅을 파되 깊이 3자 넓이 3자로 하여 깨끗한 모래 3곡(三斛)으로 그 속을 채우고 순주(醇酒) 3되를 그 위에 부은 다음 그 고을의 군수로 하여금 기도(祈禱)하면 이것이 역시 역려(疫癘)를 사라지게 하는 양술(良術)이 된다고 하였다. 이른바 태세육합(太歲六合)이란 그 해의 악기를 새게하는 곳이기 때문에 그곳에 기도하는 것이다.」《得效》

온역(瘟疫)의 예방법

역병(疫病)이 처음 일어날 때에 정기산(正氣散)이나 또는 향소산(香蘇散 = 처방은 寒門)을 큰 남비에 달여 가지고 사람마다 한 사발씩 복용하면 예방이 된다. 《必用》

또 닭이 울 무렵에 마음을 맑게하고 사해(四海)의 신명(神名)을 세 번씩 외우면 백귀(百鬼)와 온역(瘟疫)및 화재(火災)를 물리치는 데 효과가 있다. 동해의 신명(神名)은 아명(阿明), 남해(南海)의 신명(神名)은 축융(祝融), 사해의 신명(神名)은 거승(巨乘)·북해의 신명(神名)은 우(愚 = 音옹)강이다. 《類聚》

소합향원(蘇合香元) 9알을 한 병의 청주(淸酒)속에다 담가서 수시로 마시면 귀역(鬼疫)의 기(氣)를 물리치고 또 조그마한 주머니에다 3알을 넣어서 심장(心臟)에 가까이 닿도록 차면 좋다. 《類聚》

온역(瘟疫)을 물리치는데 도소음(屠蘇飮)·노군소음(老君蘇飮)·무성자형화환(務成子螢火丸)·태창공벽온단(太倉公辟瘟丹)·이자건살귀원(李子建殺鬼元)·선성벽온단(神聖辟瘟丹)·칠물호두원(七物虎頭元)·칠물적산(七物赤散)·태을유금산(太乙流金散)등으로 치료한다. 《諸方》

전염되지 않는 법

대부분 온역(瘟疫)이 있는 집에는 저절로 악기(惡氣)가 일어나 사람에게 침투하면 즉시 니환(泥丸)에 오르고 백맥(百脈)에 흩어져 흘러가서 서로 전염이 되는데 만일 창졸간(倉卒間)에 약이 없으면 향유(香油)를 비단(鼻端)에 바르고 종이를 비벼서 코를 찔러 재채기를 계속 하는 것이 좋다. 《得效》

또 웅황(雄黃)가루를 물에 섞어서 붓에 찧어 콧구멍속에 바르면 비록 환자와 함께 살고 있어도 서로 전염이 되지 않으니 얼굴을 씻은 다음이나 잠자리에 들기전에 하는 것이 좋다. 《得效》

온역(瘟疫)집에 들어갈 때에 먼저

대문을 열고 큰 남비에다 물 2말을 담아서 당(堂)의 중심부에 안치하고 소합향원(蘇合香元) 20알을 달이면 그 향기가 충분히 역기(疫氣)를 흩고 환자가 모두 각각 1병씩 복용한 다음 의원이 들어가서 진찰하면 전염이 되지 않는다. 《得效》

또 역가(疫家)에 들어갈 때에 종이를 비벼서 향유와 웅황(雄黃)및 주사(朱砂)가루를 찍어서 귀와 콧속에 넣으면 가장 예독(穢毒)의 기(氣)를 내몰아내는데 효과가 있고 크고 향촌(鄕寸)의 편만(遍滿)도 여의단(如意丹)으로 잘 치료하면 역시 좋다. 《入門》

무릇 역가(疫家)에 들어갈 때에 행동을 종용(從容)히 하고 좌편으로 들어가야 되며 남자의 병은 예기(穢氣)가 음호(陰戶)에서 나온다는 것을 잘 기억하고 서로 마주대고 앉든지 서든지 할 때는 그 향배(向背)를 요령있게 할 것이며 그곳을 나와서는 다시 종이로써 코를 찔러 재채기를 하는 방법이 좋다. 《回春》

온역열병(瘟疫熱病)의 난치증

열병(熱病)에 침을 놓지 못하는 것이 9가지가 있으니 1은 땀이 나지 않고 대관(大觀)이 붉고 홰(噦)하면 죽고, 2는 설사하고 배가 가득한 것이 심하면 죽으며, 3은 눈이 밝지 못하고 열이 내리지 않으면 죽고, 4는 노인과 어린 아이가 열이 있고 배가 가득하면 죽으며, 5는 땀이 나지 않고 구역하며 하혈(下血)하면 죽고, 6은 혓바닥이 헤어지고 열이 내리지 않으면 죽으며, 7은 기침하고 코피가 나고 땀이 나지 않으며 나도 발에까지 이르지 못하면 죽고, 8은 수(髓)가 열이 있으면 죽으며, 9는 열이 있으면서 경(痙)하면 죽으니 경(痙)이란 증세는 허리가 부러지고 사지(四肢)가 틀어지며 이를 무는 것이다. 《靈樞》

주사(朱砂)

온역(瘟疫)을 몰아낸다. 1냥을 잘 갈아서 흰 꿀에 삼씨 크기로 환을 지어 정조(正朝)의 이른 새벽에 일가의 노유(老幼)가 다른 음식을 먹지 말고 동쪽을 향해서서 물로서 3~7알을 복용하면 영원히 온역(瘟疫)을 면하게 된다. 《本草》

구인즙(*蚓汁)

천행열질(天行熱疾)을 주로 치료하니 생지룡(生地龍)에 소금을 바르면 변해서 물이 되는데 그 즙(汁)을 복용한다. 《本草》

남엽즙(藍葉汁)

천행열광(天行熱狂)에 잎을 찧어서

즙을 내어 한 잔을 복용한다. 《本草》

납설수(臘雪水)

천행온역(天行瘟疫)으로 열이 성한 증세에 복용한다. 《本草》

생갈근즙(生葛根汁)

천행온역(天行瘟疫)을 열질(熱疾)을 치료하니 뿌리를 찧어 즙을 내어 복용한다.

고삼(苦參)

천행장열(天行壯熱)에 1냥을 썰어 초에 달여 마시면 토하고 즉시 낫는다. 《本草》

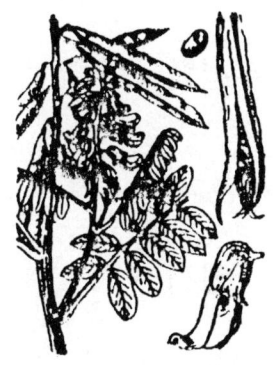

수중세태(水中細苔)

천행열민(天行熱悶)에 찧어서 즙을 짜서 복용한다. 《本草》

청대(靑黛)

대두온(大頭瘟)에 두면(頭面)이 붉게 부은데 진정화(眞靜花) 3돈과 소주(燒酒) 1잔에 달걀 흰자위 한개 분을 타서 복용하면 부기가 즉시 없어지는 신통한 처방이다. 《回春》

사매(蛇苺)

천행열병(天行熱病)에 입안에 부스럼이 난 증세를 치료한다. 사매(蛇苺)의 자연즙(自然汁)을 한말쯤 짜서 5되가 되도록 달여서 조금씩 복용한다. 《本草》

납월서(臘月鼠)

불에 태우면 악기(惡氣)를 몰아내고 또 정월초 1일 아침에 살고 있는 근처에 묻으면 온역기(瘟疫氣)를 몰아낸다. 《本草》

섬여(蟾蜍)

복용하면 열병(熱病)에 걸리지 않으니 생으로 찧어서 즙을 짜 복용하고 또는 불에 태워서 가루로하여 물에 타서 복용하면 모두 온역(瘟疫)의 발반(發斑)을 대부분 치료한다. 《本草》

생우즙(生藕汁)

열병(熱病)의 번갈(煩渴)을 치료하니 우즙(藕汁) 1잔에 꿀 1홉을 넣어 복용한다. 《本草》

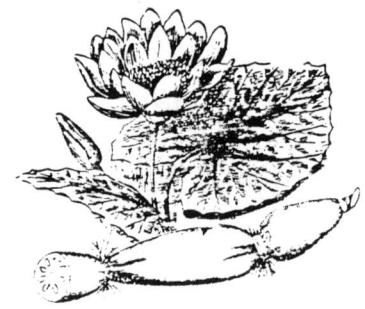

죽력(竹瀝)

시기(時氣)의 온역(瘟疫)에 열이 성하고 번조(煩躁)한 증세를 치료한다. 죽력(竹瀝)반잔에 샘물 반잔을 타서 복용한다. 《本草》

창출(蒼朮)

온역(瘟疫)과 사습기(邪濕氣)를 치료하니 조협(皂莢)과 같이 뜰에서 불에 태운다. 《本草》

도엽(桃葉)

천행병(天行病)에 땀이 나지 않는 증세를 치료한다. 도엽(桃葉)을 많이 취하여 진하게 달인 탕을 침상 밑에 두고 그 위에 앉아서 옷과 이불을 두텁게 덮으면 땀이 나서 잘 낫고 또 도지(桃枝)를 썰어서 파를 넣어 달여 입 속에 머금게 한다. 《本草》

총백(葱白)

천행시질(天行時疾)에 머리가 아프고 열광(熱狂)하는데 파를 진하게 달여서 복용한다. 《本草》

적소두(赤小豆)

온역(瘟疫)을 몰아낸다. 적소두(赤小豆)를 새 자루에 넣어서 이른 아침에 우물 속에 넣었다가 3일 뒤에 건져서 온 집의 노유(老幼)가 남자는 10개, 여자는 20개를 복용하면 좋다. 《本草》

온무청즙(溫蕪菁汁)

온 가족이 복용하면 시질(時疾)을 예방한다. 《本草》

인시(人屎)

천행병(天行病)에 크게 열이 있어서 미쳐 날 뛰는데 마른 인분(人糞)을 끓는 탕에 담가 복용하고 또는 태워 재를 가루로 하여 물에 타서 복용하고 또한 깨끗한 토항(土抗)속에 넣고 새

물을 부어 맑은 똥 물을 떠서 복용한다.《本草》

즉 야인(野人)의 마른 똥이니 깨끗한 모래를 덮고 물을 부어 맑게해서 복용하면 열병(熱病)을 치료하는데 매우 좋다.《本草》

산(蒜)

정월달에 오신(五辛)을 먹어 여기(厲氣)를 물리치니 1은 산(蒜), 2는 총(葱), 3운 구(韭), 4는 해(薤), 5는 강(薑)이다.《本草》

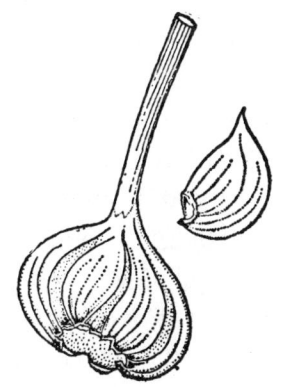

인중황(人中黃)

역독(疫毒)을 치료한다. 큰 죽통(竹筒) 하나를 양쪽 마디를 그대로 둔 채 끊어서 마디의 양쪽에 구멍을 뚫고 거기에 감초(甘草)큰 것을 넣은 다음 나무못 여러 개로 그 구멍을 막은 다음에 똥통에 한달 동안 담가두었다가 끄집어 내어서 말려서 치료한다.

섣달에 담죽(淡竹)을 잘라서 푸른 거죽은 긁어 버리고 똥통에 넣어 두었다가 그 속에 스며들은 즙을 내서 복용하면 천행열질(天行熱疾)의 미치게 되는 증세를 치료하니 바로 분청(糞淸)이 된다.《丹心》

적마제(赤馬蹄)

온역(瘟疫)을 몰아내니 가루를 만들어서 2냥을 자루에 넣어 남좌, 여우로 몸에 차고 있는다.《本草》

모저분(牡猪糞)

천행열병(天行熱丙)과 온독(溫毒)의 큰 열이 있는 증세를 치료하니 마른 것을 가지고 물에 담가 맑게 하여 복용한다.《本草》

웅호시(雄狐屎)

태우면 온역병(瘟疫病)을 몰아내고 살을 복용해도 좋다.《本草》

개채자(芥菜子)

역기(疫氣)가 전염 되어서 처음에 머리가 아픈 증세를 깨달을 때에 씨를 가루로하여 배꼽에 메우고 헝겊을 덮어 문지르면 땀이 나고 즉시 낫는다.

《種杏》

백갱미(白粳米)

반되를 연발총(連髮葱) 20뿌리와 같이 죽을 끓이고 좋은 초 반잔을 넣어 다시 끓여 복용하고 땀을 내면 즉시 낫는다. 《種杏》

달육(獺肉)

역기(疫氣)의 온병(瘟病)에 살을 달여서 즙을 식혀 가지고 복용한다. 《本草》

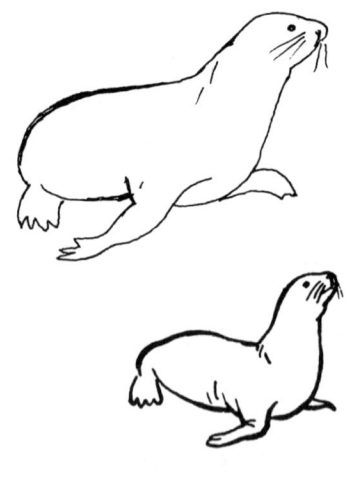

순(蓴)

온병(瘟病)에 순(蓴)을 복용하면 전부 죽게 된다. 《本草》

규채(葵菜)

천행병(天行病)을 겪은 다음에 규채(葵菜)를 복용하면 눈이 멀게 된다. 《本草》

침법(鍼法)

열병(熱病)을 치료하는데 59자라 함은 머리 위의 다섯 행으로, 5라고 하는 것은 모든 양(陽)의 열역(熱疫)하는 것을 넘는 것이며, 머리의 중행(中行)은 상성(上星)·신회(顖會)·전정(前頂)·백회(百會)·후정(後頂)의 오혈(五穴)을 말하고, 그 양쪽 겉이라 함은 승광(承光)·통천(通天)·낙각(絡却)·옥침(玉枕)·천주(天柱)의 십혈(十穴)을 말하는 것이며, 또 그 양쪽 겉의 임읍(臨泣)·목창(目窓)·정영(正營)·승령(承靈)·뇌공(腦空)이 10혈이고, 대저(大杼)·응유(膺兪=즉 中府穴)·결분(缺盆)·배유(背兪=즉 風門穴)의 8혈(八穴)은 가슴속의 열을 사(邪)하고 기가(氣街)·삼리(三里)·거허(巨虛)와 상하렴(上下廉)의 8혈은 윗속의 열을 사(瀉)하며 운문(雲門)·우골(髃骨=즉 肩髃穴)·위중(委中)·수공(髓空=즉 腰兪穴)은 오장(五臟)의 열을 사(瀉)하는 것이다. 《內經》

23. 사수(邪崇)

사수(邪崇)의 형증(形症)

시(視)·청(聽)·언(言)·동(動)이 전부 망(妄)한 것을 사수(邪崇)라고 하는데 심하면 평생에 듣고 보지도 못한 사실과 오색신귀(五色神鬼)를 말하는 증세이니 이것은 기혈(氣血)이 아주 허하고 신광(神光)이 부족하며 또는 담화(痰火)를 낀 것이고 실제로 요사(妖邪)와 귀수(鬼崇)가 있는 것이 아니다. 《入門》

사수(邪崇)의 증세가 전과 같으면서 전(癲)이 아니고 어떤 때는 명랑하고 어떤 때는 어리석어 사리에 어둡기도 하다. 《回春》

사(邪崇)의 병 증세가 혹은 노래하고 혹은 울며 혹은 읊조리고 혹은 웃으며 혹은 도랑에 정신없이 앉아서 분예(糞穢)를 먹고 혹은 나체(裸體)로 몸을 드러내며 혹은 밤낮으로 돌아다니고 혹은 성을 내며 꾸짖는 것이 한도가 없다. 《千金》

사람이 귀물(鬼物)에게 매혹된 경우가 되면 슬퍼하기를 좋아하고 스스로 소동(燒動)하니 마음이 요란(擾亂)해서 취한 것 같고 미친 말을 하고 경포(驚怖)하며 벽을 향하여 슬피 울기도 하며 자나 깨나 귀염(鬼魘)을 잘하고 또는 귀물(鬼物)과 함께 서로 접하고 그 증세는 한열(寒熱)이 오고가며 심(心)·복(腹)이 가득하여 기가 짧아서 음식을 먹지 못하게 된다. 《病源》

사람의 정신이 정상이 되지 않으면 심지(心志)에 두려운 것이 많아서 드디어 귀물(鬼物)의 견체(牽掣)한 바가 되거나 또는 붙어있게 되어서 멍청하며, 미친 말과 헛소리를 잘하고 성내어 꾸짖고, 남의 일을 비방을 잘하며 남이 희롱하고 욕을 해도 잘 알지 못하며, 미연(未然)의 화복(禍福)을 미리 말하고, 그 때를 당해서 조금도 틀리지 않고 남의 마음 먹은 사실을 알며, 높은 데를 오르고 위험한 곳을 지나는데 평지와 같이 여기고 또는 슬피 울고 신음(呻吟)하면서 사람을 대하려 하지 않고, 또는 여광여취(如狂如醉)해서 그 상태가 이루 말할 수가 없다. 《綱目》

사람의 눈에 오색비상한 귀물(鬼物)이 보이는 증세는 전부 자기의 정신이 나가고 신기(神氣)가 올바르지 못한 것이며, 사실은 외사(外邪)가 업신여긴 것이 아니니 즉 원기(元氣)가 아주 허한 증후인 것이다. 《正傳》

자나 깨나 상서(祥瑞)롭지 못하고 공포를 잘하는 증세는 수혹증(崇惑症)이라고 하는 것이다. 《得效》

양법(禳法)

대부분 사수(邪祟)와 귀주(鬼疰)에는 마땅히 약으로 치료해서 양해야 하니 화춘벽사단(回春辟邪丹)과 이자건살귀원(李子建殺鬼元)이 전부 효과가 있다.

소합향원(蘇合香元)을 술에 담가서 복용하고 또 밀랍 종이에 담가서 심(心)과 흉(胸)에 닿도록 차면 사귀(邪鬼)가 감히 범하지 못한다. 《方見氣門》

한 여인이 사귀(邪鬼)와 교접하는데 웅황말(雄黃末) 1냥, 송지(松脂) 2냥을 호조(虎爪)와 녹혀서 탄자 크기의 환을 지어서 불사룬 다음 시루 같은 것을 덮고 여인에게 시켜서 그 위에다 깔고 앉게 한 다음에 이불을 씌워 귀와 얼굴만 남겨두니 3알을 지나지 않아서 그 사(邪)가 저절로 끊어졌다. 《壽城》

도인법(導人法)

신(神)을 안정시키고 이(齒)를 37번을 마주치고 기(氣)를 27편 삼키기를 300번 하면 그치는데 20일 동안이면 사기(邪氣)가 모두 없어지게 되고 100이면 복시(伏尸)가 모두 없어지며 몸이 광택이 난다. 《永類》

주사(朱砂)

정매(精魅)와 사악(邪惡)한 귀기(鬼氣)를 죽인다. 가루로하여 더운 물에 타서 1돈을 복용하고 계속 몸에 지니면 사기(邪氣)를 몰아낸다. 《本草》

웅황(雄黃)

정물(精物)과 악귀(惡鬼)를 죽이고, 시주(尸疰)를 치료하며 백사(百邪)를 몰아내니 한뭉치를 머리위에 매면 좋고, 또한 주머니에 넣어 몸에 지니면 귀사(鬼邪)가 가까이 오지 못하니 가루로하여 더운 물에 섞어서 1돈을 복용하면 매우 좋다. 《本草》

고감(古鑑)

일체의 사매(邪魅)와 여인의 귀교(鬼交)를 치료한다. 붉게 불에 달궈서 술에 담가 복용한다. 《本草》

반천하수(半天河水)

귀정(鬼精)과 전광(癲狂)을 치료하니 환자에게 복용하도록 하고 알리지를 않는다. 《本草》

대자(代猪)

정물(精物)을 죽이고 귀매(鬼魅)를 몰아내니 언제나 몸에 지니고 또한 가루로하여 물에 타서 복용한다. 《本草》

패천공(敗天公)

귀주(鬼疰)와 정매(精魅)를 주로 치료하니 태워 재로 만들고 술에 타서 복용한다. 《本草》

청호자(靑蒿子)

귀기(鬼氣)와 시주(尸疰)를 치료하니 찧어서 가루로하여 1돈을 술로 복용한다. 《本草》

애실(艾實)

백악(百惡)과 귀사기(鬼邪氣)를 주로 치료하니 열매를 취해서 건강(乾薑)과 같이 가루로하여 꿀로 오동열매 크기로 환을 지어 30알을 복용하면 사기(邪氣)가 바로 물러간다. 《本草》

철추병(鐵槌柄)

귀타(鬼打)및 강귀(强鬼)가 튀어나와서 악기(惡氣)된 증세를 치료하니 도노(桃奴)·귀전(鬼箭)과 같이 가루로하여 환을 지어 복용한다. 《本草》

안식향(安息香)

사기(邪氣)가 망량(魍魎)과 귀주(鬼疰)및 악기와 귀태(鬼胎)를 주로 치료하니 불에 사르고 1돈을 술로 복용한다. 《本草》

인동초(忍冬草)

오시(五尸)와 주병(疰病)을 주로 치료하니 진하게 달여서 즙을 1일 2~3번을 복용한다. 《本草》

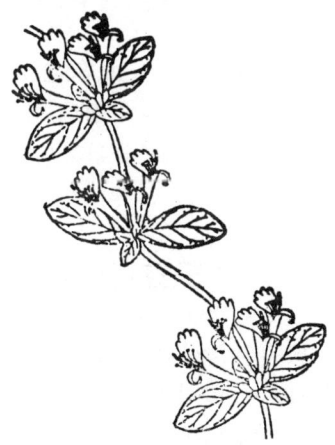

위모(衛矛)

백사(百邪)와 귀매(鬼魅)및 오주(惡疰)를 치료하여 불에 태워서 복용하거나 또 달여서 복용한다. 《本草》

무환자(無患者)

사귀(邪鬼)와 악기(惡氣)를 몰아내니 불에 태워서 먹고 또 속의 씨를 취해서 복용한다. 《本草》

잠퇴지(蠶退紙)

발광(發狂)하고 비읍(悲泣)하며 신음(呻吟)하는 증세가 모두 사수(邪祟)이니 태워서 가루로하여 2돈을 술로 복용한다. 《本草》

천산갑(穿山甲)

오사(五邪)에 놀라서 울고 슬퍼 우는 증세를 치료하니 불에 태워서 가루로하여 매 1돈을 술이나 물로 복용한다. 《本草》

도효(桃梟)

백귀(百鬼)와 정물(精物)및 백독(百毒)이 불상한 증세를 치료하니 가루로하여 더운 술에 알맞게 복용한다. 《本草》

오아(烏鴉)

귀매(鬼魅)를 치료하니 태운 재를 만들어서 술에 타서 복용한다. 《本草》

도인(桃仁)

십주(十疰)와 오시(五尸)의 귀사병(鬼邪病)을 주로 치료하니 50개를 취해서 껍질과 끝을 버리고 물에 달여 즙을 한번에 복용하면 마땅히 토하는 것인데 토하지 않으면 계속해서 다시 복용한다.

그리고 도인(桃仁)으로 죽(粥)을 끓여 수시로 복용하면 좋다. 《本草》

응육(鷹肉)

사매(邪魅)와 야호매(野狐魅)를 주로 치료하니 살을 구워 복용하고 또 주둥이와 발톱을 태워서 술을 복용하면 더욱 좋다. 《本草》

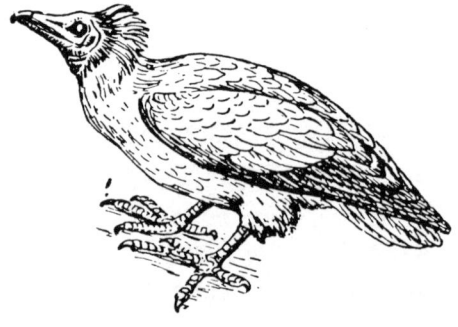

작소(鵲巢)

전광(癲狂)과 귀매(鬼魅)를 주로 치료하니 태워서 가루로하여 더운 술에 타서 복용하고 이어서 수물(祟物)의 이름을 부른다. 《本草》

관골(鸛骨)

오시(五尸)와 주독(疰毒)을 치료하니 다리뼈와 주둥이를 태워서 가루로

하여 더운 술로 복용한다. 《本草》

사향(麝香)

악기(惡氣)를 몰아내고 귀정(鬼精)을 죽이며 백사를 없애니 언제나 몸에 지니는 것이 좋고 또 조금 가지고 술에 타서 복용한다. 《本草》

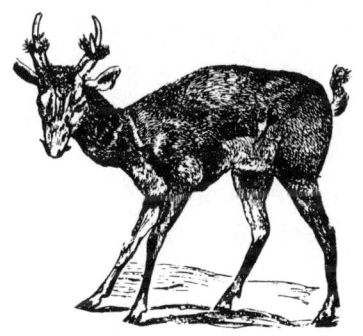

고양각(羖羊角)

악귀사매(惡鬼邪魅)에 호랑(虎狼)을 몰아내니 태워서 연기를 피우고 또 태워 가루로하여 술에 타 복용하면 귀태(鬼胎)를 내린다. 《本草》

녹각(鹿角)

남녀가 꿈에 귀물(鬼物)과 교합(交合)하는 증세를 주로 치료하니 각설(角屑) 1돈을 술에 타 복용하면 귀정(鬼精)이 바로 물러간다. 《本草》

우시(牛屎)

사악기(邪惡氣)를 몰아내니 문호(門戶)에 바르고 또 언제나 불에 태운다. 《本草》

표육(豹肉)

귀매(鬼魅)와 사신(邪神)을 주로 치료하니 끓여 복용하는 것이 좋고 코를 끓여서 복용하면 호매(狐魅)를 몰아낸다. 《本草》

호육(虎肉)

36가지의 정매(精魅)를 몰아내니 끓여서 복용하면 좋고 안정(眼睛)과 두골(頭骨) 및 발톱이 전부 귀사(鬼邪)를 몰아내니 언제나 지니고 있던지 좌우에 둔다. 《本草》

호육(狐肉)

호매(狐魅)를 주로 치료하고 또 사람이 호리(狐狸)의 정(精)에 염착(染着)되어 산과 들에서 혼자 말하고 또는 나체(裸體)로 사람을 대하며 또는 시접(柢椄)하는 일이 한도가 없고 또는 단좌(端坐)해서 입을 다물고 손을 짚고 절하며 대·소변을 함부로 방사(放瀉)하는 등 증세를 치료한다. 살을 내서 구워 먹고 장(腸)과 두(肚)로써 국을 끓여 복용한다.
 또 호리(狐狸)의 거죽과 비단(鼻端)은 검은 것을 취해서 가루로하여 술에 고루 복용하면 매우 효과가 좋다. 또 두(頭)·미(尾)·시(屎)를 태우면 사악(邪惡)을 몰아낸다.《本草》

이육(狸肉)

 대부분 시주(尸疰)와 사기(邪氣)를 주로 치료하니 살은 내서 국을 끓여 복용하고 또 두골(頭骨)을 태워서 가루로하여 2돈을 술로 복용하면 좋고 가리(家狸)도 역시 좋다.《本草》

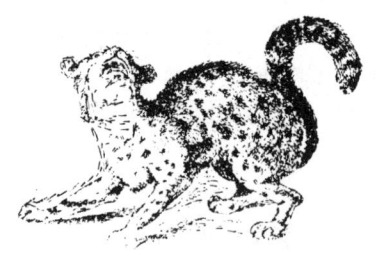

달간(獺肝)

 오시(五尸)와 귀주(鬼疰)가 한집으로 전염된 증세를 치료하니 간(肝) 1구를 그늘에 말려 가루로 해서 1일 2번씩 1돈을 물로 복용하면 역시 귀매(鬼魅)를 치료한다.《本草》

야저황(野猪黄)

 귀주(鬼疰)·사기(邪氣)에 치료하며 갈아서 물에 타 복용한다.《本草》

침구법(鍼灸法)

 백사(百邪)의 병에 침(鍼) 13혈이 있는데 1혈은 귀궁(鬼宮)이니, 바로 인중혈(人中穴)이고, 2혈은 귀신(鬼信)이니 큰 손가락의 손톱 밑에 있는데 살속에 2푼이 들어가며, 3혈은 귀루(鬼壘)이니 큰 발가락의 발톱 밑에 있는데 살에 2푼이 들어가고, 4혈은 귀심(鬼心)이니 바로 태연혈(太淵穴)이며, 5혈은 귀로(鬼路)이니 바로 신맥혈(申脈穴)이고, 6혈은 귀침(鬼枕)이니 대추(大顀)에 있는데 발제(髮際) 1촌에 들어가며, 7혈은 귀상(鬼床)이니, 이전(耳前)과 발제(髮際)의 완완중(宛宛中)·이수하(耳垂下) 5푼에 있고, 8혈은 귀시(鬼市)이니 바로 승장혈(承漿穴)이고, 9혈은 귀로(鬼路)니 바로 노궁혈(勞宮穴)이며, 10혈은 귀당(鬼堂)이니 바로 상성혈(上星穴)이고, 11혈은 귀장(鬼藏)이니 음(陰)의 하봉(下縫)과 여인옥문(女人玉門) 머리에 있고, 12혈은 귀신(鬼臣)이니 바로 곡지혈(曲池穴)이며, 13혈은 귀봉(鬼縫)이니 설(舌)의 하봉(下縫)에 있는데 침(鍼)을 찔러서 설상(舌上)까지 꿰고 나온다.

또 귀사(鬼邪)의 발광(發狂)에 십지단(十脂端)의 손톱 끝에서부터 1푼쯤에 뜸을 하는데 귀성(鬼城)이라고 한다. 《扁鵲》

귀매(鬼魅)와 호혹(狐惑)에 황홀하고 떨며 입을 다무는데 환자의 양쪽 큰 손가락을 한데다 얽어 매고 큰 애주(艾炷)로써 두 손톱의 모난 곳과 손톱 뒤의 살의 4곳의 기봉(騎縫)을 뜸하는데 혹시 한곳만 뜸하지 않아도 효과가 없다. 7장을 뜸하면 환자가 슬피 물러가겠다고 쇠원(衰願)하고 즉시 신통한 효과가 나타나니 이것은 주승조(奏承祖)의 귀(鬼)를 뜸하는 방법으로 바로 귀곡혈(鬼哭穴)이다. 《入門》

오시구(五尸灸)는 유후(乳後)의 3치에 남좌, 여우로 각각 27장을 뜨고 또한 양쪽 큰 모지 끝을 7장 뜸을 한다.

일체의 주(疰)에 먼저 누워서 양유변(兩乳邊)의 사하(斜下) 3치에 제 2 근골을 남좌, 여우로 나이에 따라서 장수를 맞추어 뜬다. 《得效》

갑자기 미쳐서 귀어(鬼語)를 하는 것은 양손의 큰 모지를 함께 얽어 매고 좌우 협하(脇下)에 상대해서 굽어진 늑두(肋頭)의 양쪽을 각각 7장씩 뜸하면 조금 지난 후 귀(鬼)가 저절로 이름을 말하고 물러 가기를 쇠원(衰願)하니 천천히 그 얽은 것을 끌러 버린다. 《得效》

갑자기 사매(邪魅)에 적중되고 황홀한 데 코밑의 인중(人中)과 양쪽 손과 발의 큰 엄지 손발톱의 뿌리에 애주(艾炷)를 반은 손톱에 걸치고 반은 살에 걸쳐서 각각 7장을 뜸하고 낫지 않으면 14장을 뜸한다. 《得效》 갑자기 미치고 귀어(鬼語)를 하는데 발의 큰 엄지 발톱 조갑(爪甲)밑을 뜸하면 즉시 멈춘다.

호매(狐魅)에 양손의 큰 엄지 손가락을 합해서 얽어 매고 합한 사이를 27장 뜸하면 여우 울음을 울고 즉시 낫는다. 《得效》

옹저(癰疽)

옹저발병(癰疽發病)의 근원이 될 때

영기(榮氣)가 순종하지 않고 살의 순리를 역하면 옹종(癰腫)이 나게 된다.

신(腎)이 한(寒)을 간(肝)에 옮기면 옹종(癰腫)이 나고 기(氣)가 적어지며 비(脾)가 한(寒)을 간(肝)에 옮기면 옹종(癰腫)이 나고 힘줄이 당기게 된다.

모든 옹종(癰腫)에 힘줄에 당기면서 뼈가 아픈 증세는 한기종(寒氣腫)이며, 8풍(八風)의 변이 된다.

고량(膏粱)의 변으로 발에 큰 종기

가 나는데 허(虛)를 가진 것처럼 받아들여야 한다. 《內經》

황제(黃帝)가 말하기를 「옹저(癰疽)를 무엇으로써 구별하는가?」기백(岐伯)이 대답하기를 「영위(榮衛)가 경맥(經脈)의 가운데 머무르면 피가 삽(澁)해서 흐르지 않고 피가 흐르지 않으면 위기(衛氣)가 쫓아서 통하지 않고 피가 흐르지 않기 때문에 열이 있으며 큰 열이 있어서 멈추지 않고 열이 이기면 살이 썩고 살이 썩으면 고름이 나온다. 그러나 기부(肌膚)가 밑으로 빠지거나 골수(骨髓)가 초고(焦枯)하거나 오장이 상하지는 않기 때문에 옹(癰)이라 명한다.」

열기(熱氣)가 순성(淳盛)하고 기부(肌膚)가 밑으로 빠져서 수고(髓枯)하고 안으로 오장에 까지 이어져서 근골(筋骨)과 살을 고갈(枯竭)시켜서 남음이 없기 때문에 저(疽)라고 명한다. 《靈樞》

육부(六附)가 온화하지 못하면 맺혀 있어서 옹(癰)이 된다. 또 이르기를 「삼양(三陽)이 병을 일으키면 밑으로 옹종(癰腫)을 나게 하는데 삼양(三陽)은 바로 족태양방광경(足太陽膀胱經)이며 뇌저(腦疽)와 배옹(背癰)및 둔옹(臀癰)의 종류가 모두 이러한 것이다.」《內經》

옹저(癰疽)는 음양(陰陽)이 서로 체(滯)하므로 인해서 나는 것인데 대부분 기(氣)는 양(陽)이고 혈(血)은 음(陰)이며, 혈(血)은 맥(脈)안에서 운행되고 기(氣)는 맥(脈)밖에서 운행해서 전부 흐르고 쉬지 않는 것인데 거기에 한(寒)과 습(濕)이 공박하면 응체(凝滯)해서 운행되는 것이 느리고, 화열(火熱)이 공박하면 끓어 올라서 운행되는 것이 빠르다.

기(氣)가 사(邪)를 얻어서 울(鬱)하면 진액이 주점(稠粘)해서 담(痰)이 되고 음(飮)이 되며 오랫동안 쌓이고 맥(脈)속으로 스며들면 혈(血)이 탁해지는데 이것은 음(陰)이 양(陽)에 체(滯)해서 옹(癰)이 되는 것이며 혈(血)이 사(邪)를 얻어서 울(鬱)하면 추도(隧道)가 조격(阻隔)해서 또는 넘치고 또는 결적(結積)해서 오래 되면 맥(脈)밖으로 넘쳐 나와서 기(氣)가 어지러워지니 이것은 양(陽)이 음(陰)에 체(滯)해서 저(疽)가 된다. 《丹心》

옹(癰)이란 옹(壅)즉 말하는 것이고, 저(疽)라는 것은 저(沮)즉 방해하는 것이니 혈기(血氣)가 막히고 한열(寒熱)이 안 흩어져서 음(陰)이 양(陽)에 체(滯)하면 옹(癰)을 일으키고 양(陽)이 음(陰)에 체하면 저를 일으키는 것이 일정치 않다.

육부(六腑)에 쌓인 열이 부육(膚肉)에 사이로 벗겨 나오면 그 일어나는 것이 아주 성한데 증기가 빛이 나고 연하며 가죽이 엷고 광택하며 피여서 광대(廣大)된 증세는 옹(癰)이 되는 것이며, 오장(五臟)에 쌓인 열이 근골

(筋骨)안에서 공박하면 그 일어나는 것이 정축(停蓄)되어서 벙어리가 되고 가죽이 두텁고 딴딴하며 색이 엷게 희고 초고(焦枯)한 증세는 저(疽)가 되는 것이다. 《直指》

옹(癰)이 육부(六腑)에서 일어나면 요원(燎原)의 불과 같이 밖으로 기육(肌肉)이 헐며 저(疽)가 오장에서 일어나면 도기(陶氣)를 굽는 굴(窟)과 같아서 안으로 골수(骨髓)를 녹이는 것이다. 《入門》

대부분 울(鬱)한 증세를 억제시키면 상심(傷心)하여 소갈(消渴)이 오래 되면 틀림없이 옹서(癰疽)와 정장(丁瘡)을 일으키게 되니 삼가해야 한다. 《丹心》

옹저(癰疽)가 발(發)하려는 증세 일 때

대부분 열이 일어나고 증한(憎寒)되며 머리가 아프고 오심(惡心)하며 근(筋)과 맥(脈)이 구견(拘牽)하며 기(氣)가 급해서 번민(煩悶)하고 또한 병들어 오랫동안 목이 마르기를 전부 옹저(癰疽)가 일어나는 증세이다. 《直指》

모든 맥(脈)이 뜨고 촘촘하면 마땅히 열이 있어야 할 것인데 오히려 주석(酒淅)하게 매우 차갑고 아픈곳이 있는 것은 옹(癰)이 일어난다.

맥(脈)이 가늘고 느린데 오히려 열이 나고 맥이 약하며 촘촘한데 오히려 떨고 차가운 증세는 옹종(癰腫)을 일으킨다.

맥(脈)이 뜨고 촘촘하며 신체가 열이 없고 얼굴이 묵묵하며 가슴속이 약간 조(燥)하며 어디가 아픈지 모르는 증세는 옹(癰)을 일으키려고 하는 것이다. 《仲景》

옹저(癰疽)가 모두 기(氣)의 울(鬱)로 인해서 되는 것이니 경(經)에 이르기를 기(氣)가 묶여있고 경락(經絡)과 혈(血)이 함께 삽(澁)해서 운행되지 않고 막히며 맺혀서 옹저(癰疽)가 된다는 말이니 이것은 칠정으로 인해서 되는 것이다. 《三因》

울분(鬱憤)하고 뜻한바의 일을 이루지 못한 사람이 이 증세가 많다. 《精要》

입이 말라서 오래 고생하면 틀림없이 옹저(癰疽)가 나는데 인동다(忍冬茶)를 수시로 복용하는 방법이 좋다. 《俗方》

옹저(癰疽)가 발(發)하면 위험한 부분

몸에는 오부(五部)가 있는데 복토혈(伏兔穴)이 1이고, 비(腓)가 2이며, 배(背)가 3이고, 오장(五臟)의 유(兪)가 4이며, 항(項)이 5이니, 오부(五部)에서 옹저(癰疽)가 나면 죽게 된다. 《靈樞》

뇌(腦)와 수(鬚)및 빈(鬢)과 이(頤)의 4곳에 옹저(癰疽)가 나면 역시 반

드시 죽게 되는 것이다. 《海藏》

옹저(癰疽)가 나게되면 안 되는 일곱 곳이 있으니 눈 뒤의 허한 곳과 턱의 뼈가 서로 닿은 곳과 음경(陰莖)위의 털사이와 다리의 궁둥이의 뼈가 서로 닿는 곳과 소복(小腹)에 모든 풍(風)·수(水)로 인해서 이루어진 것과 암골(頷骨)의 밑에 위에 가까운 허한 곳과 코뼈속인데 오직 눈 뒤의 허한 곳이 매우 위험하다. 《消子》

뇌(腦)와 빈(鬢)및 미(眉)와 이(頤) 및 배(背)의 다섯 곳에서 일어나는 증세를 오발(五發)이라고 하는데 대단히 위험하고 대부분 부스럼이 눈으로 볼 수 없을 만큼 전부 악한 것이다. 《入門》

목구멍과 혀및 얼굴과 뇌(腦)및 항(項)과 어깨및 등과 가슴 및 배와 사지(四肢)의 큰 마디등 여자의 투유(妬乳)가 모두 위험하고 이 밖의 다른 곳은 느린 곳이다. 《直指》

속(俗)에 암(癌)과 고(痼)와 표(瘭)를 옹저(癰疽)의 배열에 넣었으니 역시 옹저(癰疽)의 1가지가 된다. 《直指》

옹저(癰疽)가 난치(難治)

옹저(癰疽)가 처음 일어날 때에 종기가 딴딴하고 높은 증세는 독기(毒氣)가 얕은 것이니 그 증세가 양(陽)에 들면 치료가 쉽고 만약 처음 일어날 때에 좁쌀이나 콩알만한 것이 살과 같이 평평하고 또는 붉은 색이 나타나며 자주 가렵고 아프면 이 증세는 저(疽)가 되는 증세이니 손톱으로 긁어서는 안되며 그 증세는 음(陰)에 드는 증세인데 독기가 안에서 쌓여서 병세가 비록 느릴지라도 낫기가 쉽지 않다. 《仲景》

처음 일어날 때에 갑자기 열이 있고 부기가 크고 아픈 증세는 밖에서 일어나게 된 것이니 비록 크기가 동이와 같더라도 백번 치료에 백이 다 나을 수 있고, 처음 일어나서부터 열이 있지도 아프지도 않으며 낮게 쩌져서 짓무른 증세는 안에서 일어난 것이니 낫기가 어렵고 틀림없이 죽게 된다. 《精要》

옹(癰)이라는 것은 옹(壅)인데 양(陽)이 되며 육부(六腑)에 드니 치료가 쉽고 저(疽)라는 것은 저(沮)인데 음(陰)이 되며 오장(五臟)에 들으니 치료가 어렵다. 《入門》

치료가 어려운 6가지 증세가 있으니 두 눈이 붉고 심장(心臟)까지 들어가는 것이 1이고, 일어난지가 오래 되었는데 전혀 붓지도 아프지도 않은 증세는 장부(臟腑)가 병을 깊이 받은 증세이니 2이며, 병든 곳이 딴딴해서 소턱의 가죽과 같고 또 석류(石榴)의 모양과 같은데 약으로 치료해도 누그러지지 않는 증세가 3이고, 환자가 수시로 웃는 증세는 신기(神氣)가 빠져 버리고 병이 깊은 증세이니 4이며, 창구

(瘡口)는 작고 속은 넓은데 언제나 맑고 흰 농즙(膿汁)이 나오고 아프지 않은 증세는 속이 문드러진 증세이니 5가 되며, 고약을 붙인 다음에 깨끗한 피와 검은 피가 섞여서 나오는 증세가 6이다. 《得效》

옹저(癰疽)에 실열(實熱)이 있는 증세는 낫기가 쉽고, 허한(虛寒)하고 사열(邪熱)이 있는 증세는 낫기가 어렵다. 《醫鑑》

체침환(替鍼丸)

옹저(癰疽)기 고름이 되이도 파혈(破穴)하지 못하고 또는 고름이 나와도 유쾌하지 못하는 증세를 치료한다.

우선 석회(石灰) 5되, 노회(爐灰) 3되, 물 5되를 한데 섞어서 즙을 내고 가마속에 넣어 달여 3~5되까지 되거든 질그릇에 저장해 두고 치료할때에는 작은 잔으로 반잔쯤 떠서 그 위에 피지(皮紙)를 깔고 찹쌀 14알을 종이 위에 잘 얹어서 하룻밤 지난 뒤에 백정향(白丁香)·망사(網砂)·몰약(沒藥)·유향(乳香) 각 1자를 가루로 하여 찹쌀과 함께 가루로 하고 보리알 크기로 환을 지어 매 1알을 침에 개어 창두(瘡頭)에 붙이면 터져 고름이 나오고 만일 고름이 체(滯)해서 불쾌하거든 1알을 창구(瘡口)에 넣어서 고름으로 하여금 체(滯)하지 않도록 하면 새살이 잘 나온다. 《精義》

용천고(涌泉膏)

옹저(癰疽)가 연한데 창두(瘡頭)가 터지지 않거나 또는 이미 터진 것이 창두(瘡頭)가 종결(腫結)해서 나오지 않는 증세를 치료한다.

반묘(斑猫)를 독을 없애고 불에 말려 가루를 만들어 달이고 고약에 작은 콩 크기의 환을 지어 고약에 붙이고 창(瘡)구멍에 닿도록 붙여 두면 조금 지난 후에 고름이 나오는데 즉시 이 약을 떼이 버린다. 《直指》

파두고(巴豆膏)

파두(巴豆)를 껍질은 버리고 볶아서 가루로하여 고약과 같이 하고 만약 등에 났으면 죽은 살의 중앙에 바르면 바로 썩어 문들어지고 죽은 살이 없는데 바르면 새살이 나며, 오창(惡瘡)과 겸창(膁瘡)이 오래 수렴(收斂)되지 않고, 살에 독 뿌리가 있는 증세는 종이를 비벼 약가루를 찍어서 넣으면 뿌리가 없어지고, 수렴(收斂)이 되며, 만일 원기(元氣)가 허약하고 독기(毒氣)가 흩어져 잠겨 들어서 중앙의 살이 죽었으면 빨리 크게 보하는 약을 복용하고 3~4치쯤 약가루를 넣으면 5~6일에 적암(赤黯)한 경계가 저절로 벌어지고 무늬가 칼로 그어 놓은 모양과 같으며 중앙이 점점 썩어 문드러지는데 만약 비위(脾胃)가 크게 허해서 살이 아픔을 느끼지 못하면 속히 비위(脾胃)를 보해야만 살이 다시 살아난다. 《入門》

옹저(癰疽)의 탕세법(湯洗法)

창종(瘡腫)이 있으면 장부(臟腑)에 열이 있고 열이 피를 찌면 피가 썩어서 살이 썩고 살이 썩으면 고름이 되는데 피고름이 모일 때에 아침 저녁으로 창(瘡)을 씻어서 밖으로 그 독기를 밖으로 퍼 주어야 하며 고름이 있는 증세를 느끼면 뜨거운 초잠(醋蠶)을 덮고 뜸질하여서 터뜨리고 터진 뒤에는 즉시 약을 달여서 탕사(盪射)해버려야 되는 것인데 만일 늦추면 즉시 근골(筋骨)을 침식(侵蝕)한다. 《直指》

탕에 씻는 방법은 살 겉을 선통시키고 사기(邪氣)를 발산시키니 창(瘡)으로 하여금 안에서 사라지게 하는 것이다. 대부분 탕물이란 씻어버리는 효력이 큰 것이니 창종(瘡腫)이 처음 날 때에 1~2일에 즉시 약탕으로 임사(淋射)하고 사지(四肢)에 있는 증세는 담그고 허리와 배 및 등에 있는 증세는 역시 임사(淋射)하고, 하부의 위곡(委曲)한 데 있는 증세는 목욕하듯이 담그는 것이니 만일 약이 2냥이면 물 2되로써 달여서 1되반을 내고 깨끗한 천이나 또는 새면을 약물에 담가 뜨거울 때에 아픈 곳에 붙이고 차가와지면 다시 따뜻하게 해서 찜질하는데 1일에 5~7차례씩 하면 종(腫)이 없어지고 아픔이 나으면 효과가 나타난다. 《精義》

처음 일어날 때에 마땅히 열을 선통시키고 독은 빼고서 밖으로는 씻고 또한 약을 붙여서 그 운(暈)한 증세를 수렴(收斂)하고 이미 터진 것이면 고름을 배설시키고 아픔을 낫게 하는데 조석으로 씻어서 독기를 펴고 모두 고름이 되면 살아나고 딱지가 앉는 것이다. 《得效》

수징고(水澄膏)

옹저(癰疽)의 열독(熱毒)과 종통(腫痛)과 종통(腫痛)을 치료한다.

황련(黃連)·황백(黃柏)·백급(白笈)·백렴(白斂) 각 4돈, 웅황(雄黃) 1돈, 유향(乳香)·몰약(沒藥) 각 5푼을 가루로 하여 물에 섞고 닭의 털로써 아픈 곳을 붙인다. 《丹心》

삼신고(三神膏)

옹저(癰疽)가 등에 난 것을 치료한다.

비마자(萆麻子)껍질을 버리고 49개, 진초(陳醋) 1주발 반, 소금 한줌을 가마속에 같이 넣어 볶되 괴지(槐枝)로 저어서 고약이 되거든 먼저 쌀 뜨물로 창(瘡)을 씻소 붙이면 고름이

안 된 것은 바로 사라지고 고름이 된 것은 바로 나온다. 《醫鑑》

도화산(桃花散)

일체의 창(瘡)구멍이 오래 아물지 않는 증세를 치료한다.

백초(白草)·백렴(白斂)·황백(黃柏)·황련(黃連)·유향(乳香)·사향(麝香)·황단(黃丹) 각 등분 가루로하여 창(瘡)위에 뿌리면 2~3일만에 살아나고 평만(平滿)해진다. 《丹心》

홍옥산(紅玉散)

모든 창(瘡)에 살이 나게 한다.
한수석(寒水石)이 많으나 적으나 관계없이 진흙에 싸서 불에 가루로 하고 황단(黃丹)을 조금 넣어 창(瘡)위에 뿌린다. 《丹心》
모든 악창(惡瘡)에 피가 그치지 않는데 한수석(寒水石)의 가루를 뿌리면 즉시 멈춘다. 《東垣》

죽통흡독방(竹筒吸毒方)

옹저(癰疽)·정창(疔瘡)·종독(腫毒) 및 악창(惡瘡)에 피고름과 나쁜 물을 토해내는 증세에 신통하고 좋다.

고죽통(苦竹筒) 3통 또는 5개, 길이 1~2치쯤 한쪽은 속마디를 그냥 두고 푸른 거죽은 긁어 낸 후 창출(蒼朮)·백렴(白斂)·백질려(白蒺藜)·후박(厚朴)·애엽(艾葉)·백급(白芨)·다엽(茶葉) 각 3돈을 거친 가루로 하여 물 2에 죽통(竹筒)을 넣고 10여번 끓게 되도록 끓여서 죽통(竹筒)이 뜨거울 때에 창(瘡)구멍에 꽂고 손으로 주위를 눌러서 피고름 물이 통(筒)속에 가득차면 통(筒)이 자연히 탈락되고 그렇게 되지 않으면 손으로 빼어버리고 다시 새통을 바꾸는데 이같이 하기를 3~4차례하면 종독(腫毒)이 모두 사라지게 되는데 즉시 생기고(生肌膏)를 붙인다.

폐옹(肺癰)

중부(中腑 = 穴名)가 은은하게 아픈 증세는 폐저(肺疽)이고, 위와 살이 조금 일어나는 증세는 폐정(肺疔)이다. 《靈樞》

폐옹(肺癰)이란 천식(喘息)하고 두 갈비가 가득하며 또한 찹쌀 죽과 같은 피고름을 토하고 목구멍이 마르고 떨며 매우 차가운 것이다. 《內經》

진한(振寒)하고 열이나며 촌맥(寸脈)이 미끄럽고 촘촘하며 피고름을 해타(咳唾)하고 음식과 사는 것이 보통과 같으니 이것은 옹종(癰腫)이라 하는데 고름이 가슴속에 폐옹(肺癰)이 되는데 그 맥이 긴(緊)하고 촘촘한 증세는 고름이 되지 않는 것이며, 긴하지 않고 촘촘하기만 한 증세는 고름이

벌써 된 증세이다. 《仲景》

 폐옹(肺癰)이 고름을 토한 뒤에 그 맥(脈)이 짧고 삽(澁)한 증세는 저절로 낫고 뜨고 큰 증세는 치료가 어려우며 얼굴빛이 흰 것인데 붉은 증세는 화(火)가 금(金)을 이기는 증세이니 치료하지 못한다. 《丹心》

 폐옹(肺癰)이 기침하고 단기(短氣)해서 가슴이 가득하며 가끔 피고름을 해타(咳唾)하고 오래 되어서 찹쌀죽과 같은 것을 토하는 증세는 치료가 어려우며 고름을 구토하고 저절로 멈추는 증세는 잘 낫는 것이다. 《精義》

 처음 일어날 때에는 구할 수가 있고 고름이 되면 죽는 경우가 많다. 《仲景》

 폐옹(肺癰)이란 풍한(風寒)의 기(氣)가 안으로 폐에 객거(客居)해서 생기는 증세이니 우선 삼소음(蔘蘇飮)(처방은 寒門)으로 발표(發表)해야 한다.

길경탕(桔梗湯)

 폐옹(肺癰)을 치료한다.

 길경(桔梗)·패모(貝母) 각 1돈2푼, 당귀(當歸)·과루(瓜蔞)·의이인(薏苡仁) 각 1돈, 지각(枳殼)·상백피(桑白皮)·방풍(防風)·황기(黃芪) 각 7푼, 행인(杏仁)·백합(百合)·감초절(甘草節) 각 5푼을 썰어서 1첩을 하여 생강 5쪽을 넣어 물로 달여 복용한다. 《正傳》

심옹(心癰)

 거궐(巨闕=穴名)이 은근히 아픈 증세는 심저(心疽)고, 상육(上肉)이 약간(若干) 높이 일어나는 증세는 심옹(心癰)이다. 《靈樞》

 심옹(心癰)이란 심경(心經)에 열이 있으면서 또는 음주(飮酒)를 좋아하고 또는 열있는 음식을 즐겨서 적취(積聚)가 열이 되고 응체(凝滯)해서 되는 병이니 처음에 양혈음(涼血飮)으로 치료하고 다음에 가미십기산(加味十奇散)으로 치료한다. 《得效》

 심옹(心癰)이란 흉(胸)과 유방의 사이에 벌의 집 같은 옹(癰)이 일어나는 증세이니 영추경(靈樞經)의 말하는 정저(井疽)란 것으로써 모양이 콩알만큼씩 한 것이 3~4일 동안에 일어나며 빨리 치료하지 않으면 배에 들어가고 7일만에 죽는 증세이니 속히 심화(心火)를 소도시키는 약으로 치료해야 하는데 청심환(淸心丸)·청심산(淸心散)·내고청심산(內固淸心散)·사심탕(瀉心湯)등으로 치료한다. 《入門》

청심환(淸心丸)

 모든 아프고 가려운 장창(瘍瘡)은 전부 심화(心火)에 드는데 이 약으로 주로 치료한다.

 황련(黃連) 1냥, 복신(茯神)·적복

령(赤茯苓) 각 5돈을 가루로 하고 꿀에 오동열매 크기의 환을 지어 미음(米飮)으로 100알을 복용한다. 《入門》

청심산(淸心散)

심옹(心癰)과 옹저열증(癰疽熱症)을 치료한다.

원지(遠志)・적복령(赤茯苓)・적작약(赤芍藥)・생건지황(生乾地黃)・맥문동(麥門冬)・지모(知母)・감초생(甘草生) 각 1돈을 썰어서 1첩을 하고 생강 3, 대추 2를 넣어서 물로 달여서 복용하고 황련(黃連)과 함께 치료하는 것이 더욱 좋다. 《入門》

간옹(肝癰)

기문(期門 = 穴名)이 은근히 아픈 증세는 간저(肝疽)이고, 종육(腫肉)이 조금 일어나는 증세는 간옹(肝癰)이다. 《靈樞》

액하(液下)에서 일어나서 붉고 딴딴한 증세는 미저(米疽)인데 지석(之石)으로 치료하고. 딴딴하여 터지지 않는 증세는 마도(馬刀)로 째고 치료해야 한다. 《靈樞》

신옹(腎癰)

경문(京門 = 穴名)이 은근히 아픈 증세는 신저(腎疽)고, 종육(腫肉)이 조금 일어나는 증세는 신옹(腎癰)이다. 《靈樞》

신옹(腎癰)은 갈비 밑에서 소복(少腹)에 이르러 가득차는 것이다. 《內經》

신옹(腎癰)은 내신(內腎)과 함께 상대되는 증세이며, 모두 신기(腎氣)가 쇠패함으로 인해서 되는 증세이니 뾰족하고 가죽이 일어나는 붉은 증세는 치료하기가 쉽고 빠져 들어서 가죽이 검은 증세는 치료가 어렵다. 가감팔미원(加減八味元)・가미십기산(加味十奇散)으로 치료한다. 《得效》

위완옹(胃脘癰)

황제가 묻기를 「위완옹(胃脘癰)은 어떻게 진찰해야 하는가?」 기백(岐伯)이 대답하기를 「이것은 마땅히 위완(胃脘)을 진찰해야 하는데 그 맥이 마땅히 가늘게 잠기는 것이며 가늘게 잠기는 증세는 기(氣)가 역(逆)하는 증세이고 기(氣)가 역(逆)하면 인영(人

사간탕(瀉干湯)

위완옹(胃脘癰)을 치료한다.

적작약(赤芍藥) 2돈반, 사간(射干)・치자(梔子)・적복령(赤茯苓)・승마(升麻) 각 1돈반, 백출(白朮) 1돈을 썰어서 1첩을 하여 물로 달여 찌꺼기는 버리고 생지황즙(生地黃汁) 1홉과 꿀 반홉을 넣어 다시 끓여서 한번

끓여서 따뜻하게 해서 복용한다. 《河間》

내소옥설산(內消沃雪散)

위완옹(胃脘癰)과 두옹(肚癰)·내저(內疽)에 신통한 효과가 있다.

당귀신(當歸身)·백작약(白芍藥)·감초절(甘草節)·황기(黃芪)·사간(射干)·연교(連翹)·백지(白芷)·패모(貝母)·진피(陳皮)·조각자(芷角刺)·천화분(天花粉)·천산갑(穿山甲)·금은화(金銀花)·목향(木香)·청피(靑皮)·유향(乳香)·몰약(沒藥) 각 5푼, 대황주제(大黃酒製) 1돈반을 썰어서 1첩을 하여 술과 물을 반반으로 하여 달여서 복용한다. 《醫鑑》

장옹(腸癰)과 복옹(腹癰)

관원(關元 = 穴名)은 소장(小腸)에 들고 천추(天樞 = 穴名)는 대장(大腸)에 들며 단전(丹田 = 穴名)은 삼초(三焦)에 드니 위와 같은 혈(穴)들이 은근히 아픈 증세는 저(疽)고, 상육(上肉)이 조금 높게 일어나는 증세는 옹(癰)이다. 《靈樞》

장옹(腸癰)의 병은 소복(小腹)이 부어 차는데 강하게 누르면 아프고 소변이 잦아서 임질(淋疾)과 같은 증세가 나타나고 자주 땀이 나며 열이 나면 다시 매우 차고 몸이 마비되며 뱃속 가죽이 부어서 종기가 난 것처럼 심하면 배가 가득차서 좌우로 돌아 누우면 물소리가 나며 또는 뱃꼽을 둘러서 부스럼이 나고 고름이 그 부스럼으로 따라 나오며 또는 배꼽에서 부터 나오기도 하는데 오직 대변으로부터 피고름이 나오는 증세는 낫기가 쉽다. 《仲景》

습열(濕熱)이 장(腸)속에 울적(鬱積)해서 옹(癰)이 되고 맥(脈)이 느리며 굳은 증세는 대황목단탕(大黃牡丹湯)또는 오향연교탕(五香連翹湯)으로 내리며, 맥이 규(芤)하고 삽(澁)한 증세는 사물탕 도인(四物湯 桃仁)·홍화(紅花)·현호색(玄胡索)·목향(木香)을 더해서 치료하고 넓고 촘촘한 증세는 삼인탕(三仁湯)으로 치료하며 소복이 아프고 소변이 삽(澁)한 증세는 고름이 막힌 것이니 목단산(牡丹散)으로 치료한다. 《入門》

장옹(腸癰)을 치료한 경험일 때

한 부인이 배가 아프고 백가지 처방이 효과가 없는 데 손조(孫兆)가 진찰을 하고 말하기를「배가 아프면 맥이 당연히 가늘게 잠기는 것인데 이제 오히려 미끄럽고 촘촘하니 이 증세는 장옹(腸癰)이라」하고 운모고(雲母膏)를 환으로 지어 더운 물로 복용하니 1냥을 복용하고 나서 피고름을 내리고 편안하여 졌다. 《綱目》

장옹(腸癰)을 뜸하는 방법은 두 팔

목(肘)을 구부리면 팔목 머리의 예골(銳骨)의 끝이 혈(穴)이니 백장을 뜸하면 피고름을 내리고 편안해진다. 《千金》

비옹(臂癰)

비(臂)의 위의 수양명경분(手陽明經分)에 옹(癰)이 나는 증세는 팔풍(八風)의 변(變)을 얻은 증세이며 풍에 상한 증세는 위가 먼저 받으니 백지승마탕(白芷升麻湯)을 복용하여야 한다. 《入門》

둔옹(臀癰)

둔(臀)이 소복(小腹)의 뒤에 있고 또는 그 밑에 있으니 이것은 음(陰)이다. 그 길이 멀고 그 자리가 궁벽(窮僻)한데 비록 피가 많다 해도 기운이 닿지 못하니 피가 역시 많이 닿지 못하고 중년뒤에는 옹(癰)이 나서는 안 되는데 종통(腫痛)이 있는 증세를 느끼게 되면 맥증(脈症)을 참작해서 허약한 것이 보이면 바로 기혈(氣血)을 자보(滋補)하는 약으로 치료하면 결국은 좋아지고 만일 보통 열을 구축(驅逐)하는 약으로 치료하면 허를 한층 더 허하게 하는 화(禍)가 손바닥을 가리키는 것처럼 같이 분명한 것이다. 《丹心》

둔옹(臀癰)이 처음 일어나서 고름이 되지 않은 증세는 격산구(隔蒜灸)로 치료하고 다시 총울법(葱熨法)으로 치료할 것이며 고름이 될 염려가 많은 증세는 내탁강활탕(內托羌活湯)으로 치료하고 아픔이 심한 증세는 선방활명음(仙方活命飮)으로 치료하며 종기가 딴딴한 증세는 탁리소독음(托裏消毒飮)으로 치료하고 터진 다음에는 가미십전탕(加味十全湯)으로 치료하여 둔옹(臀癰)이 단단하고 종통(腫痛)한 증세는 내탁강활탕(內托羌活湯)으로 치료한다.

현옹(懸癰)

곡도(穀道)즉 항문의 앞과 뒤의 옹(癰)이 나는 증세를 현옹(懸癰)이라고 하는데 이것은 곡도(穀道)와 외신(外腎)사이에 나는 것으로 처음 생길 때에는 솔씨 정도의 크기로 나고 매우 가려우며 점점 커서 연밥 크기와 같고 10여일 뒤에는 결국 붉게 부으므로 복숭아만큼 커지고 터지게 되면 대·소변이 전부 그 속에 부터 나오며 치료가 어려움에 속하는 것인데 국노고(國老膏)를 복용해야 한다. 《精要》

이 병은 처음주터 끝까지 국노고(國老膏)로 치료해야 하는데 비록 그 증세가 가볍고 터진 것은 얕으나 잘못해서 한량(寒涼)한 약으로 치료하며 구하기가 어렵다. 처음 일어나 아프고 소변이 삽(澁)한 증세는 선방활명음(仙方活命飮)에 대황(大黃)을 버리고 치료하며 고름이 이미 된 증세는 침으로 찢어야 하고 오랫동안 흘러나오는 증세는 가미십전탕(加味十全湯)·납반원(蠟礬元)으로 치료한다.
　곡도(穀道) 속에서 부스럼이 난 증세는 물속의 행엽(荇葉)을 짓 찧어서 솜에 싸고 1일 3번을 넣으면 즉시 낫는다. 《入門》

변옹(便癰)

　속명 변독(便毒)인데 즉 혈산(血疝)이며 일명 과마옹(跨馬癰)이라는 것인데 이것은 기경충임(奇經衝任)의 병으로 옹(癰)이 궐음경(厥陰經)의 부위에 나타나는 것이니 그 경(經)에 혈(血)이 많기 때문에 일명 혈산(血疝)이라고 한다. 또는 우선 피부에 부스럼이 있어서 일어나고 또는 갑자기 핵(核)이 생겨서 아프게 되니 일어나는 증세로 전부 다 열이 울(鬱)하고 혈(血)이 모여서 되는 증세인데 처음 일어날 때에 소리(疎利)하면 즉시 흩어지고 고름으로 변한 후에도 역시 탁리(托裏)하고 내보(內補)되는 약으로 치료해야 한다. 《正傳》

낭옹(囊癰)

　이것이 습(濕)과 열이 밑으로 흘러드는 것이고, 고름이 생기는 경우도 있는데 이것은 탁한 기(氣)가 순하게 내려서 스며드는 길에 흘러 들어가면 또는 음도(陰道)가 허손(虛損)되고 수도(水道)가 불리해서 그러한 것인데 고름이 모두 되면 저절로 나오니 약으로 치료하지 않아도 좋은 것이며, 또는 복종(腹腫)이 점점 음낭(陰囊)의 속으로 흘러들어가서 부으면 음낭(陰囊)이 저절로 터지고 고환(睾丸)이 달라 붙으면 물이 나오는데 부탄말(麩炭末 = 밀가루를 태운 가루)을 뿌려서 훑고 자소엽(紫蘇葉)으로 싸맨 후에 즉시 누워서 편안하게 하면 낫는다.
　옹저(癰疽)가 음낭(陰囊)에 들어간 증세를 일찌기 여러 사람을 치료해 보았는데 모두다 습과 열이 간경(肝經)에 들어간 것이므로 보음약(補陰藥)으로 도우니 비록 고름이 터지고 가죽이 벗겨지고 고환(睾丸)이 현괘(懸掛)한 증세라도 모두 죽지는 않았다.
　자소엽(紫蘇葉)을 불에 말려서 붙이고 만일 마르면 향유(香油)를 뿌려주면 가죽이 벗겨진 것은 푸른 하엽(荷葉)으로 짜매어 주면 거죽이 저절로 살아난다. 《丹心》

부골저(附骨疽)

　부골저(附骨疽)라는 증세는 백호(白虎)와 비시(飛尸) 및 역절(歷節)과 함께 서로 비슷한 증세인데 다만 역절(歷節)은 아프면 달려 들어서 일정치 않으며 백호(白虎)와 비시(飛尸)는 아픈 증세가 얕아서 어루만지면 즉시 멈추지고 부골저(附骨疽)는 아픔이 깊어서 어루만져도 도리가 없다.
　백호(白虎)와 비시(飛尸)가 또한 곪아서 뼈에 붙어서 나므로 결국은 침으

로 찢게 되면 뼈에 부수어 내어야만 낫게되니 전부 같은 병으로써 그 천심(淺深)이 다른 것이다.《三因》

부골저(附骨疽)라는 증세는 근골(筋骨)의 안에서 아프기가 송곳으로 찌르는 아프고 밖으로는 전혀 부은 것이 튀어 나오지 않는 증세이니 이것은 처음에 풍냉(風冷)한 곳에 이슬을 맞고 눕거나 또는 서늘한 때에 냉수(冷水)에 목욕하므로 인해서 한습(寒濕)이 깊이 침습(侵襲)해서 아프게 되며 몸을 움직이지 못하고 한열(寒熱)하여 땀이 나지 않고 오래 되면 한(寒)이 울(鬱)해서 열이 되며 또한 변해서 고름이 되면 즉시 불침으로 치료하여 독기(毒氣)를 안으로 들어가지 못하게 해야 된다.《入門》

처음 일어날 때는 누노음자(漏蘆飮子)나 오향연교탕(五香連翹湯)복용한 후 내소승마탕(內消承麻湯)으로 치료하며 엉덩이 같은 곳에 있으면 내소강활탕(內消羌活湯)으로 치료하고 종아리의 밖에 있으면 탁리황기탕(托裏黃芪湯)·황연소독음(黃連消毒飮)으로 치료하고 터진 다음 오래도록 낫지 않는 증세는 섬수고(蟾酥膏)·적출원(赤朮元)·평기산(平肌散)으로 치료한다.《入門》

시발(始發)을 예방할 때

환조혈(還跳穴)이 아파서 낫지 않으면 부골저(附骨疽)가 되려는 증세이니 속히 청초창백탕(靑草蒼柏湯)으로 치료하고 그것을 복용해도 낫지 않으면 마황(麻黃) 1돈을 더해서 2~3첩으로 치료하고 계속 낫지 않으면 저(疽)가 앞으로 생기려는 증세이니 속히 땅굴(地坑)을 파고 불을 지펴서 따끈따끈하게 하고 소변을 부은 다음에 환자를 시켜서 옷을 벗고 그 위에 앉아서 하체만 이불로써 덮고 열기(熱氣)를 훈증하게 하면 기혈(氣血)이 유창(流暢)하면서 낫게 된다.《入門》

정저(疔疽)

발의 위와 아래가 일어나는 증세를 사음(四淫)이라 하고 그 상태가 대옹(大癰)과 같으니 급히 치료하지 않으면 백일만에 죽고 발의 옆에 일어나는 증세를 여저(厲疽)라 하는데 그 모양이 그다지 크지 않고 처음은 작은 손가락에서 일어나는데 급히 치료해서 그 검은 부분을 사라지게 하고 사라지지 않으면 점점 더해지는 것인데 그냥 두면 백일 만에 죽고 발가락에 일어나는 증세를 탈저(脫疽)라고 하는데 그 모양이 붉고 검은 것은 죽는 것이고, 붉고 검지 않으면 죽지 않는 것이니 대부분 병이 쇠하지 않으면 베어버려야 하며 그렇게 하지 않으면 죽게 되는 것이다.《靈樞》

고양(膏粱)의 변화는 발에 대정(大疔)이 나는 병이다.《內經》

정창(疔瘡)이 처음 일어나면 못대가

리와 같이 튀어 일어나기 때문에 정(疔)이라고 하는데 근래에는 흔히 스스로 죽는 우마(牛馬)와 금수(禽獸)의 고기를 먹고 일어나기도 하고 또는 천지(天地)의 폭진(暴疹)하는 기(氣)를 감습(感襲)해서 일어나고 또는 신랄(辛辣)한 좋은 맛을 자식(恣食)하여 독을 쌓아서 일어나는 것인데 그 모양이 13가지가 있으니 치료 방법은 전부 같은 것이다. 그런데 처음 일어날 때에는 대수롭지 않은 소창(小瘡)인 증세가 사람을 1~2일 안으로 죽이니 옹저(癰疽)에 비해서 독이 심한 증세이고 또한 홍사정(紅絲疔)과 어제정(魚臍疔)이란 것이 있으니 매우 위험한 증세이다. 《入門》

정창(疔瘡)이 일어나는 것은 정한 곳이 없으나 수(手)·족(足)·두(頭)·흉(胸)·배(背)·골절(骨節)사이에 나는 증세가 가장 위험하고 그 나머지는 위험하지는 않다. 《正傳》

정저(疔疽)의 형증(形症)

정저(疔疽)가 노랗게 부풀고 또는 자흑색이 되며 처음 일어날 때에 틀림없이 처음에 우선 가렵고 나중에 아프며 먼저 차갑고 다음에 더우며 사지(四肢)가 무겁게 잠기고 두통(頭痛)과 심경(心驚)하며 눈꽃이 일어나는 증세이며, 심하여 구역(嘔逆)을 하면 치료가 어렵게 된다. 《三因》

창두(瘡頭)가 검고 굳어서 못과 같고 창(瘡)의 사반(四畔)이 붉은 색을 띠어서 불과 같으며 반근(盤根)이 솟아 일어나서 변화를 보이면서 검다가 얼마 외지 않아 부어서 커지며 광택(光澤)이 나고 다시 습란(濕爛)해지며 구멍이 깊어서 살을 통투(通透)한 것이 큰 침으로 뚫은 것과 같다. 《入門》

겉의 증세는 심경(心驚)하고 머리가 아프며 구급(拘急)하고 매우 차가우며 사지가 심하게 아프고 또는 한(寒)과 열이 번갈아 잇고 뺨(頰)와 혀(舌)의 사이에 붉고 검은색이 점점해서 구슬과 같다. 《直指》

또는 아프거나 가렵지 않고 다만 마목(麻木)하여 한(寒)·열(熱)하고 눈에서 물이 흐르며 아관(牙關)이 긴급(緊急)하고 여러번 놀라고 심하면 구토를 한다.

모든 증세 중에서 구토가 가장 위험한 것이다.

침(鍼)으로써 창(瘡)을 찔러도 아프지 않고 피가 없는 것이 그 질후(疾候)이며 또한 중앙이 빠져서 못대가리를 넣고 흔들어 놓은 것 같으며 뿌리가 있는 것이 정(疔)이다. 《精議》

정저(疔疽)를 치료할 때

정창(疔瘡)의 독기(毒氣)가 대부분 심(心)을 공격해서 죽으려 할 때, 침

(鍼)으로써 창심(瘡心)을 찔러서 만일 아픔을 깨닫고 피가 있으면 정자(錠子)를 넣고 만약 여러 번 찔러서 심(心)에 닿아도 전부 아프지도 않고 피도 없으면 속히 백회혈(百會穴)을 찔러서 아프고 피가 나면 정자(錠子)를 넣고 만일 피가 나지 않으면 환자의 친족 한 사람의 더운 피를 넣어 주면 10에 3~4는 살릴 수가 있는 것이니 회창정자(廻瘡錠子)·벽하정자(碧霞錠子)·회창섬수정자(廻瘡蟾酥錠子) 등으로 치료한다. 《精義》

홍사정(紅糸疔)

정창(疔瘡)이 혹 일조(一條)의 붉은 선 같은 것이 솟아오르면 속히 침으로 침선(鍼線)의 닿는 곳을 찔러서 독혈(毒血)을 낸 다음에 섬수유향(蟾酥乳香)등 고약을 정창(疔瘡)안에 바르는데 침을 찌를 때에 환자가 아픔을 알고 피가 나도록 하는 것이 좋고 그렇지 않으면 붉은 선이 배에 들어가서 위태하게 된다. 《綱目》

정(疔)이 두 발에 나고 붉은 실이 많아서 배꼽에까지 닿고 정(疔)이 두 손에 나고 붉은 실이 많아서 심장까지 닿으며 정(疔)이 얼굴 부위에 나고 붉은 실이 많아서 목구멍에 들어가는 증세는 모두 치료가 어려운데 드니 급히 그 실을 찔러서 피를 내어 그 독을 새 나가도록 해야만 마침내 살 수가 있다. 《入門》

어제정(魚臍疔)

한가지의 창두(娼頭)가 흑심(黑深)되고 형태가 고기의 배꼽과 같은데 침으로 째면 노란 물이 스며 나오고 사반(四畔)이 부장(浮漿)한 증세를 어제정(魚臍疔)이라고 하는데 그 독이 매우 심하나 사과엽(糸瓜葉)과 연수총백(連鬚葱白)및 구엽(韭葉)을 각 등분해서 진흙처럼 찧어 즙을 내고 술에 타서 복용하고 그 찌꺼기는 겨드랑 밑에 붙이되 만일 병이 왼손에 있으면 왼쪽 겨드랑 밑에 붙이고 오른손에 있으면 오른쪽 겨드랑이 밑에 붙이며 왼쪽 다리에 있으면 왼쪽 사타구니에 붙이면 몸 속에 있으면 심(心)과 배꼽에 붙이고, 모두 비단끈으로 후육(候肉) 밑을 동여매 두면 붉은 실이 모두 희게 되며 편안해 지는 것이고 또는 사퇴소회(蛇退燒灰)를 계자청(鷄子靑)에 섞어 붙이고 신선해독산(神仙解毒山)을 복용한다. 《丹心》

탈저정(脫疽疔)

내경(內經)에 이르기를 「고량(膏梁)의 변으로 발에 대정(大疔)이 난다.」했으니 대부분 고량(膏梁)과 주색이 악독(惡毒)을 온적(蘊積)했거나 또는 오랫동안 소갈(消渴)을 앓은 다음에 흔히 이 창(瘡)이 일어나는데 영추경(靈樞經)에 이르기를 「발의 곁에 일어난 증세를 여저(厲疽)라 하고 발가락에 일어난 증세를 탈저(脫疽)라고 하는데 그 모양이 붉고 검은 것은 치료를 못하는데 들고 치료해도 낫지 않으면 속히 베어서 없애 버려야 하는데 그렇지 않으면 죽게 된다.」한 것이 바로 그것이다. 그런데 탈저(脫疽)라고 하는 것은 그 손가락 마디가 문드러져서 빠져 달아나는 증세를 가르킨 말이다. 《入門》

발정법(拔疔法)

정창(疔瘡)에 독 뿌리가 속에 있으면 즉시 빼어 버려야만 구할 수가 있으니 검은 암소를 바위 위로 끌고 올라가면 똥을 누는데 그 똥 위에서 버섯이 나는 것을 거두어서 불에 말리고 희렴초(豨薟草) 잎사귀와 등분 가루로 해서 대나무통을 양쪽 모두 마디를 버리고 살속에 들어가도록 꽂은 다음에 약가루 한 숟갈을 물방울에 섞어서 통속에 넣으면 조금 지나서 약이 끓는 것처럼 일어나고 정(疔)이 저절로 빠져 일어나는 것인데 만일 효과가 나타나지 않을 때에는 약의 정도를 점점 늘려 복용하면 그 정(疔)이 반드시 빠지고 마는 것이다. 그렇게 한 다음에는 금은백지산(金銀白芷散)으로 알맞게 치료한다. 《正傳》

당연히 회창정자(廻瘡錠子)·보생정자(保生錠子)·사성선정산(四聖旋疔散)을 발근(拔根)한 뒤에 두루 치료한다. 《精義》

차이(蒼耳)의 줄기나 잎을 태워서 재로 하여 초에 섞어 정(疔)위에 바르고 마르면 바꾸기를 10번 정도 하면 뿌리가 빠지는데 웅황(雄黃)을 조금 넣는 것이 매우 좋다. 《本草》

선세(蟬蛻)와 백강잠(白彊蠶)을 가루로해서 초에 섞어 창(瘡)구멍은 그냥 두고 사반(四畔)으로 바르면 뿌리가 저절로 나오니 바로 빼어 버린다. 《綱目》

강낭(蜣蜋 = 말똥구리)을 진한 뜨물에 담그고 그 밑에 약한 불을 조금 피우면 뜨거워서 뜨물을 복용하고 그로 인해서 죽는 것이니 뇌(腦)속의 흰살을 취해서 새기와에 위에 불로 말려 가루로하여 더운 술로 2돈을 복용하고 또한 그 가루를 정(疔)위에 조금 바르면 뿌리가 즉시 나온다. 《資生》

또한 처방에는 강낭(蜣蜋)의 심복(心腹)밑에 흰살이 있는데 그것을 취해서 정(疔)위에 붙이면 뿌리가 나오면 즉시 낫는다고 하였다. 《本草》

반묘(斑猫) 1개를 비비고 부숴서 정(疔)위를 침으로 찌르고 그 위에 봉해 두면 뿌리가 바로 나온다.

흑슬(黑虱 = 머릿이) 10마 리를 정(疔)위에 두고 적박승(荻箔繩 = 갈대발을 엮은 노끈)으로 심지를 만들어서 흑슬(黑虱)의 위를 뜸질하면 즉시 뿌리가 나온다.

백구시(白拘屎)를 불에 태워서 술에 섞어 복용하고 또한 정(疔)위에 바르면 뿌리가 저절로 나온다.
　고거경(苦苣莖)속의 흰즙을 취해서 정(疔)위에 바르면 뿌리가 즉시 나온다.
　마치현(馬齒莧)을 소구(梳垢=빗에 끼인 때)와 섞어 짓찧어서 정(疔)위에 봉해 두면 뿌리가 바로 나온다. 《本草》

구법(灸法)

　대부분 옹저(癰疽)가 일어나는 증세가 혹은 안으로 적열(積熱)이 있어서 되는 증세가 있고, 또는 외환(外寒)이 내열을 울(鬱)하게 하는데 그 원인이 있는 증세로 있으니 그의 일어나는 곳에 쑥으로 떠서 그 독을 흩고 치료를 빨리 하면 깊은 것을 변하게 하여 얕게 할 수 있고 무거운 것을 변하게 하여 가볍게 할 수 있는 것이니 모든 항목의 구법(灸法)이 모두 좋으나 오직 기죽마구법(騎竹馬灸法)이 가장 좋으니 (처방은 鍼灸部參照) 이것은 환(患)이 나타나기 전에 소각하기 때문이다. 《丹心》
　옹저(癰疽)가 이미 미지근 하게 종경(腫硬)하고 거죽이 변색되지 않으며 맥(脈)이 잠기고 아프지 않는 증세를 느끼면 당연히 밖으로 뜸을해서 사기(邪氣)를 끌어내야만 비로소 멈추게 되니 경(經)에 이르기를 「밑으로 바지는 것을 뜸하라.」고 하였다. 만일 밖으로 조금 단단하고 아프지 아니한 증세를 느끼면 빨리 뜸을 해야 하는데 이것은 사기(邪氣)가 깊이 빠져 들어간 때문이다. 그러나 얕은 것은 뜸을 못하고 오직 침으로 째야 된다. 《保命》
　옹저(癰疽)가 처음에 종통(腫痛)되는 증세를 느끼면 우선 습지(濕紙)를 그 위에 덮고 자세히 살펴보고 우선 마른 곳이 곧 창(瘡)머리인 것이다. 큰 마늘을 썰어서 그 머리위에 덮고 큰 쑥심지로써 3장을 뜸하고 바로 한번 바꾸는데 아픈 증세는 뜸을 하면 아프지 않고 아프지 않는 증세는 아프도록 뜸을 뜨고 멈춘다. 대부분 백장으로서 표준을 정하는 것이 가장 요긴(要緊)한 방법인데 가능하면 일찍 느끼고 일찍 뜸을 하는 것이 상책(上策)이 되고 만일 머리가 나타났으면 반드시 종일를 덮을 필요가 없다. 《三因》 만약 수십개의 머리가 한 곳에 생긴 증세는 바로 큰 마늘을 찧어서 고약을 만들어 엷게 펴서 창(瘡)머리에다 덮고 그 위에 쑥을 모아 놓고 뜸을 뜬다. 《三因》
　처음에 일어나는 작은 점은 1~2일만에 속히 마늘쪽으로 그 중심에 덮고 작은 쑥심지로써 5장을 뜸하면 즉시 멈추게 된다. 《直指》
　처음 일어나 1~2일만에 10번을 뜸하면 10이 모두 낫고, 3~4일은 6~7이 낫게 되며, 5~6일은 3~4가 낫게

된다. 《綱目》

　구법(灸法)은 창달(暢達)해서 울독(鬱毒)을 빼내는 것이니 이것은 종치(從治)의 뜻인데 비유해 보면 도둑이 집에 들어올때 틀림없이 문을 열어서 쫓아 내야지 혹시 문을 열어주지 아니하면 나갈 곳이 없어서 주인을 해치게 되는 것과 같은 이치다. 《綱目》

　머리는 모든 상(傷)이 모이는 자리이니 만일 종기가 일어나면 즉시 뜸을 해야 하는데 쑥심지는 작게 하고 장수는 3~5장으로 하는 것이 마땅하고 배와 등에는 뜸을 많이 하는 것이 좋다. 《精要》

　뜸을 많이 하면 안으로 유분탁리산(乳粉托裏散)을 복용해서 화기(火氣)가 심(心)에 들어가는 것을 막아 주어야 한다. 《丹心》

　옹저(癰疽)를 치료하는 사람은 전부 창(瘡)위에 200~300장을 뜸하면 낫지 않는 것이 없는 것인데 단지 쑥심지를 작게해서 뜨는 것이 좋으니 쑥심지가 작으면 환자가 뜸하는 것을 무서워 하지 않고 뜸이 많으면 틀림없이 효과가 나타난다. 《資生》

　격산구법(膈蒜灸法)・두시병구법(豆豉餅灸法)・상지구법(桑枝灸法)・부자구법(附子灸法)・유황구법(硫黃灸法)・토병구법(土餅灸法)이 모두가 옹저악창(癰疽惡瘡)의 종독(腫毒)을 치료하는 것이다. (모두 鍼法에 나와 있음)

애구(艾灸)의 치험(治驗)

　한 사람이 배창(背瘡)이 일어나서 달이 넘도록 낫지 않고 증세가 더욱 심한데 장생(張生)이란 사람이 쑥으로 뜨라고 가르치므로 150장을 뜨니 아픔이 그쳤다.

　그 이튿날 검은 딱지를 떼어 버리니 종기가 전부 곪아 나오고 육리(肉理)가 모두 붉으며 다시 아프지 않았다. 고약을 붙여서 하루 한번씩 바꾸고 바꿀 때에 검게 문드러진 부분을 베어 버리고 하니 한달 남짓해서 회복 되었다. 《本事》

석옹(石癰)을 구(灸)하는 법

　딴딴해서 터지지 않는 증세를 석옹(石癰)이라고 하는 데 백장의 뜸을 하면 석자(石子)가 저절로 부서져 나온다. 《資生》

발이(發頤)를 구(灸)하는 법

　이 창(瘡)이 가장 위험하니 머리와 얼굴이 많이 붓고 아치(牙齒)가 역시 빠지게 되는 데 머리털을 헤치고 백회(百會)혈안에 21장 또는 49장까지 뜸을 한다.

정저(疔疽)를 구(灸)하는 법

　큰 마늘을 짓 찧어서 고약을 만들어 창정(瘡疔)만 남겨두고 사방에 바른 다음에 쑥심지로써 뜸하는데 폭구(爆

灸)를 해야 하고 그렇지 않으면 낫기 어려우니 백장이면 틀림없이 낫게 된다. 《正傳》

변독(便毒)을 구(灸)하는 법

세초(細草)로써 환자의 좌우수(左右手)의 중지 끝에서 부터 손바닥 끝 나는 곳의 세로 무늬까지 재어서 끊어 가지고 그것을 다시 손바닥 끝나는 곳의 세로 무늬에서 재어 팔로 올라가서 풀이 끝나는 곳이 즉시 혈이 되니 쑥 심지를 보리알 만큼 해서 23장을 뜸하면 종기가 흩어지며 그 아픈 증세가 낫고 즉시 편안해신다. 《得效》

주사(朱砂)・웅황(雄黃)

예전의 양의(瘍醫)는 5독(五毒)으로써 양(瘍)속을 쳤는데 결국 창독(瘡毒)을 푸는 데는 웅황(雄黃)과 주사(朱砂)가 없어서는 안 되는 것이다. 《本草》

주사(朱砂)・웅황(雄黃)・담반(膽礬)・백반(白礬)・자석(磁石)을 와합(瓦盒)속에 넣고 3일밤을 불에 사르고 그 연기가 뚜껑에 붙으니 닭의 털로 쓸어서 악창(惡瘡)에 넣으면 나쁜 살이 뼈에 붙고 피고름이 즉시 터져 나오며 낫는데 이것을 오독(五毒)이라고 한다. 《入門》

복룡간(伏龍肝)

모든 옹저(癰疽)의 등에 나는 증세와 일체의 종독(腫毒)에 계란 노란자에 섞어서 바르고 또는 초(醋)나 또는 큰 마늘과 함께 찧어서 붙여도 좋다. 《本草》

생지황(生地黃)

일체의 옹종(癰腫)을 치료한다. 지황(地黃)을 찧어서 진흙처럼 만들어 헝겊의 위에 펴서 붙이고 그 위에 목향(木香)가루를 뿌리고 다시 지황니(地黃泥)를 덮어 펴서 종기 위에 붙이면 3번이면 낫는다. 《本草》

연석(煉石)

모든 악종(惡腫)이 등에 나는데 석자(石子)를 내서 불에 달구고 초(醋)에 10여번을 담가 부스러기를 내서 가루로하여 초(醋)에 섞어 바르면 즉시 낫는데 즉 마애(麻磑)를 만드는 보통 돌이다. 《本草》

감국(甘菊)

옹독(癰毒)및 정종(疔腫)이 죽게 된다. 국엽(菊葉)을 찧어 즙을 내여 2되쯤 복용하면 효과가 좋고 또 경엽(莖

葉)을 취하여 정상(疔上)에 바르고 부치면 역시 효과가 나타나니 이름해서 도잠고(陶潛膏)라 한다. 《醫鑑》

야국화(野菊花)

정창(疔瘡)을 치료하니 들국화와 녹두(綠豆)를 가루로하여 술에 섞어 복용하고 취해서 한잠 자고 나면 아픔이 진정되고 열이 없어진다. 《入門》

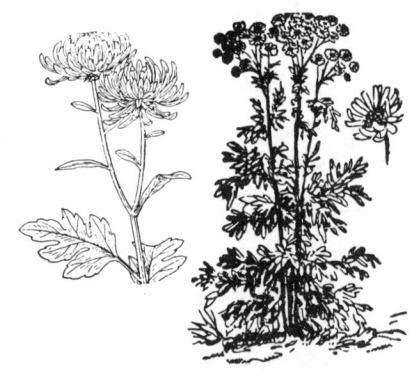

충위경엽(茺蔚莖葉)

정창(疔瘡)과 유옹(乳癰)및 모든 독종(毒腫)을 치료하니 찧어서 즙을 내어 복용하고 찌꺼기는 겉에 붙인다. 《本草》

백봉선화(白鳳仙花)

옹저(癰疽)와 발배(發背)를 치료한다. 꽃과 연 뿌리 잎을 가지고 찧어서 아픈 곳을 씻고 1일 1번으로 갈아 붙이면 신기한 효과가 나타난다. 《回春》

폐려(薜荔)

배옹(背癰)을 치료하니 잎을 찧어 즙을 내서 복용하고 찌꺼기는 창(瘡) 위에 붙인다.
또는 잘 갈아서 술을 섞어 즙으로 내서 두어번 끓여 복용한다. 《本草》

황기(黃芪)

옹저(癰疽)와 구패창(久敗瘡)에 고름을 배설시키고 아픔을 그치게 한다. 진하게 달여서 복용하고 내탁(內托)하는 데나 음증(陰症)의 창양(瘡瘍)을 치료하는 약이다. 《東垣》

인동등(忍冬藤)

일체의 옹저(癰疽)의 종독(腫毒)을 치료하니 꽃과 줄기 및 잎을 생으로 찧어서 더운 술로 복용한다. 《直指》

창이(蒼耳)

정저(疔疽)를 주로 치료한다. 줄기와 잎을 태워서 초(醋)에 섞어 정(疔) 위에 붙이면 뿌리가 나오는데 웅황(雄黃)을 약간 더하는 것이 좋다.

또는 창이(蒼耳) 1줌과 생강(生薑) 4냥을 찧어 즙을 내서 술에 섞어 복용하면 정독(疔毒)이 심(心)에 들어가서 구역(嘔逆)하는 증세를 치료한다. 《入門》

백지(白芷)

발배(發背)와 유옹(乳癰)을 치료하고 지통(止痛)과 생기(生肌)하며 고름을 없앤다. 썩은 고름이 없어지지 않은 증세에 백지(白芷)를 더한다. 《丹心》

모침(茅鍼)

옹독(癰毒)·악창(惡瘡)이 머리를 짓지 않는데 술에 모침(茅鍼)을 달여서 즙을 복용하면 1침에 1구멍, 2침에 2구멍이 틀림없이 뚫리게 된다. 《本草》

자고(茨菰)

뿌리와 줄기를 취해서 찧어 종독옹(腫毒癰)위에 붙이면 독이 사라지고 달여서 복용해도 좋다. 《俗方》

괴화(槐花)

백가지의 창독(瘡毒)을 치료한다. 괴화(槐花) 4냥을 초향(炒香)하고 술 2잔에 달여서 2~3번 끓어서 복용하면 즉시 사라진다. 《入門》

황상엽(黃桑葉)

옹저(癰疽)의 창(瘡)구멍이 크게 되어서 수렴(收斂)하지 못하는데 서리를 맞은 상엽(桑葉)을 가루로하여 창(瘡) 속에 여러번 뿌리거나 또는 달인 탕으로 씻는다. 《本草》

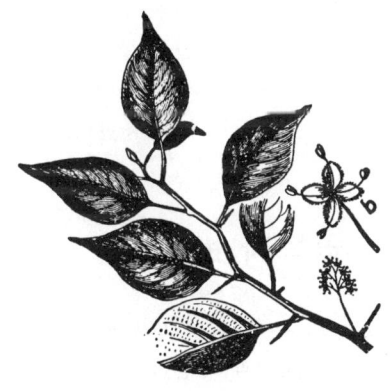

대황(大黃)

옹저(癰疽)의 열독(熱毒)을 치료하니 대황(大黃)을 술에 씻어서 2돈을 썰고 감초(甘草) 1돈과 같이 달여 복용하면 맥(脈)이 실(實)하고 고량(膏梁)의 사람에게 매우 좋다. 《綱目》

유향(乳香)

아픈 증세를 낫게 하고 살을 기르며

모든 창(瘡)을 안에서 사라지게 한다. 대부분 피가 체(滯)하면 기(氣)가 막히고 경락(經絡)이 만급(滿急)해서 종기가 아프게 되니 유향(乳香)이 능히 줄어드는 피를 부수고 종기를 소각(消却)하며 아픔을 낫게 하니 창(瘡)을 치료하는 신기한 약이 된다.《入門》

조각자(皂角刺)

옹저(癰疽)를 치료하며 아픈 곳까지 뚫어 들어가고 또한 선독(宣毒)을 하는 데 불에 태워서 가루로하여 박하(薄荷)에 1돈을 알맞게 복용한다.《綱目》

곡목피(槲木皮)

달여 탕으로 해서 씻으면 모든 썩어 문드러진 창(瘡)과 유옹(乳癰)및 모든 창(瘡)에 매우 효과가 있다.《本草》

생구(生龜)

찔러서 피를 내고 옹저종독(癰疽腫毒)에 바르면 즉시 나으며 신기한 효과가 있다.《俗方》

지주(蜘蛛)

현옹(懸癰)을 치료하는 큰 놈 한 개를 취해서 짓이기고 알맞게 복용하며

병의 좌우에 따라 그 쪽으로 누우면 좋다.《醫林》

지마유(脂麻油)

옹저(癰疽)의 창(瘡)이 처음 일어날 때에 복용하면 독기(毒氣)로 하여금 안을 치지 못하게 한다. 마유를 달여 10여번 끓여서 식게 되면 1근을 좋은 술 2주발에 섞어서 5번으로 나눠서 뜨시게 복용하되 하루 낮과 밤에 전부 복용하니 신선농법(神仙膿法)이라고 한다.《直指》

또는 음증(陰症)의 잠긴 독을 푼다.《直指》

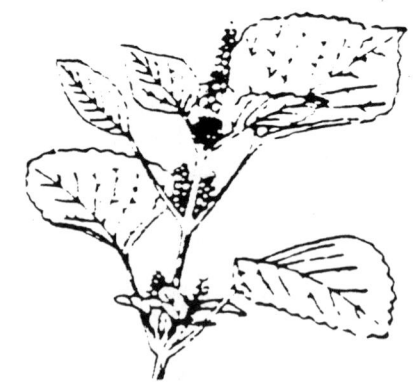

웅작시(雄雀屎)

일명 백정향(伯丁香)·옹종(癰腫)에 고름이 있으면서 나오지 않는 증세를 치료한다. 작시(雀屎)를 초에 섞어서 작은 콩 크기와 같이 하여 붙이면

즉시 구멍이 뚫어지고 고름이 나온다. 《本草》

첨과자(甜瓜子)

배안의 결취(結聚)를 주로 치료하고 피고름을 터져 나오게 하고 또는 위장복내(胃腸腹內)에 옹(癰)의 중요한 약이니 가루로하여 2~3돈을 술로 복용한다. 《本草》

촉규화(蜀葵花)

모든 옹창종독(癰瘡腫毒)으로 견디지 못하는 증세를 치료하니 접시 꽃뿌리를 짓찧어서 붙이면 즉시 효과가 나타난다.

노란 접시꽃 잎에 소금을 조금 넣고 찧어 붙이면 즉시 효과가 나타난다. 《綱目》

호(葫)

즉 작은 마늘인데 옹독(癰毒)과 창종(瘡腫)으로 고통(苦痛)하며 눕지도 못하는 증세를 치료한다. 독두산(獨頭蒜)을 짓찧어서 마유(麻油)에 섞고 두껍게 붙이되 마르면 구워서 다시 붙인다. 《本草》

인구중타(人口中唾)

대부분 옹절(癰癤)이 붉은 머리가 조금 나타나고 은근히 아픈 증세는 속히 마르지 않은 진한 침을 여러번 바르면 저절로 사라지고 술마신 다음의 침으로 치료하지 못한다. 《綱目》

저현제(猪懸蹄)

옹저(癰疽)의 짓무른데는 저제(猪蹄)를 진하게 달여서 맑은 즙으로 씻어 내면 좋다. 《直指》

상륙(商陸)

문지르면 옹종(癰腫)을 치료하고 또는 악창(惡瘡)에 붙인다.

일체의 열독증(熱毒症)에 상륙(商陸)뿌리를 소금을 조금 넣고 함께 찧어서 하루 한번씩 붙이면 낫는다. 《本草》

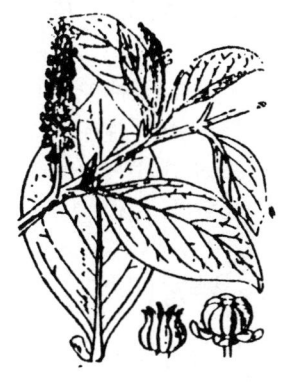

저근(苧根)

옹저(癰疽)의 발배(發背)가 고름이 되지 않는데는 저근(苧根)잎을 짓찧어서 붙이고 하루 두세번씩 바꾸면 종(腫)이 사라지고 즉시 차도가 있다. 《本草》

초(醋)

소옹종(消癰腫)하니 노래로 말하기를 발배정창(發背疔瘡)을 아는 사람도 드물다.
초(椒)에다 경묵(京墨 = 好墨 즉 松煙墨)을 갈아 사방으로 두르고 생강(生薑)과 저담(猪膽)을 같이 개어서 창(瘡)위에 바르니 날이 밝으면 귀신(鬼神)의 힘으로 옮겨진 것과 같으니라. 《種杏》

적소두(赤小豆)

열독옹종(熱毒癰腫)에 가루로하여 계란 흰 자위 위에 섞어 바르면 즉시 차도가 있고 또한 일체의 종독의 아픈 증세를 치료한다. 《本草》

부용(芙蓉)

등에나는 창절(瘡癤)과 모든 종독(腫毒)및 장창(杖瘡)을 치료한다. 부용(芙蓉)의 꽃과 잎을 같이 볕에 말려 가루로 해서 초(醋)에 섞어 장창(杖瘡)에 붙이고 달걀의 흰자위에 백련(白蓮)을 알맞게 붙이면 매우 좋다. 《丹心》

형개(荊芥)

짓찧어서 초(醋)에 섞어 정종(疔腫)에 붙이면 매우 효과가 좋고 또한 물로 달여서 진한 즙을 복용하면 좋다. 《本草》

인시(人屎)

옹저(癰疽)가 등에나서 죽으려는 증세에 지나가는 사람의 마른 똥을 태워서 초(醋)에 섞어 종기위에 붙이되 마르면 바꾸는 것이 매우 좋고 또 정종(疔腫)의 위에 붙이면 하루만에 뿌리가 무르녹아 빠진다. 《本草》

25. 제창(諸瘡)

대풍창(大風瘡)

맥(脈)의 풍(風)이 나병이 되는데 나병이라는 증세는 영위(榮衛)가 열이 있고 썩게 되니 그 기(氣)가 맑지 못해서 콧대가 무너지고 색이 패하며 피부가 양궤(瘍潰)되는 것이다. 《內經》

대풍(大風)의 근원이 3가지의 오사(五死)가 있으니 한가지는 풍수(風水)이고 또 한가지는 전변(傳變)이며 너모자 한가지는 자불조섭(自不調攝)즉 아픈 사람 스스로가 병을 잘 조섭(調攝)하지 않는 것이고, 오사(五死)라는 증세는 1은 피사(皮死)해서 마목(麻木)이 되고 어질지 못한 것이며, 2는 살이 죽어서 끊어 낼 때까지 아픈 증세를 깨닫지 못하는 것이고, 3은 피가 죽어서 문드러지고 고름이 되는 것이며, 4는 근(筋)이 죽어서 손과 발이 빠져 버리는 것이고, 5는 뼈가 죽어서 콧대가 무너지고 눈이 차단이 되며 입술이 뒤집어지고 소리가 쉬게 되는 것이다.

또 말하기를 첫째 풍(風)은 폐(肺)가 병을 받은 것이니 우선 눈썹이 떨어지고, 둘째 풍(風)은 간(肝)이 병을 받은 것이니 얼굴에 자포(紫疱)가 일어나며, 세째 풍(風)은 신(腎)이 병을 받은 것이니 발바닥이 먼저 뚫리고, 네째 풍(風)은 비(脾)가 병을 받은 것이니 온몸이 선(癬)과 같고, 다섯째 풍(風)은 심이 병을 받은 것이니 우선 눈을 손상시키게 된다.

또는 분묘(墳墓)와 사는 땅의 풍수(風水)가 좋지 못하거나 또는 출입을 조심하지 않고 분갱(糞坑)·방실(房室)·상포(床舖)·의상(衣裳)·교상(橋上)·수하(樹下)의 헐식(歇息)과 거처(去處)에 운이 흉성(凶星)을 만나

서 이렇게 나쁜 병을 얻은 것이니 마땅히 소풍산(消風散)·추풍산(追風散)·마풍원(麻風元)을 복용하고 겸해서 씻는 약과 펴는 약으로 치료한다. 《儵然子》 대풍병(大風病)이란 천지 사이의 살물(殺物)의 풍을 받는 것인데 옛사람이 말하는 여풍(癘風)이란 이름은 흑연(酷然)과 폭한(暴悍)함을 이름한 것이다. 이 병에 걸리면 모름지기 위에 있는 증세와 아래에 있는 증세를 구분해야 하는데 위에 있는 증세는 취선산(醉仙散)으로써 취연(臭然)과 악혈(惡血)을 치봉(齒縫)속에서 끌어내고 아래에 있는 증세는 통천재조산(通天再造散)으로써 악물(惡物)과 충적(蟲積)을 곡도(穀道)속에서 끌어내는데 나오는 물건이 비록 위와 아래의 틀린 점이 있으나 전부 양명(陽明) 1경의 밖에는 없는 것이다. 대부분 양명(陽明)이란 위(胃)와 대장(大腸)이 물건을 받지 않는 것이 없으니 즉 비폐(脾肺) 2장(二臟)의 부(府)인데 비(脾)는 살을 주관하고 폐(肺)는 거죽털을 주관하니 이것은 부(腑)가 장(臟)에 미치는 병이 된다. 《丹心》

나병(癩病)을 치료하는데 창이(蒼耳)잎으로 군을 삼고 다시 주자오리어(酒煮烏鱧魚)로써사(蛇)를 대신해서 보하거나 또는 가루로하여 풀로 오동열매 크기의 환을 지어 맑은 차로 70~80알을 복용하고 다시 자평(紫萍)을

넣는 것이 아주 빠르니 며칠 동안이면 편안해진다. 《丹心》

약을 복용하고 나은 후에는 뒤에는 종신(終身)토록 우(牛)·마(馬)·노(驢)·루(騾)등의 고기를 먹지 말아야 하는데 범하면 다시 일어나고 죽게 된다. 《得效》

백나창(白癩瘡)

나풍(癩風)이 처음 일어나면 백설(白屑)을 벗겨내고 또 1가지는 매 아침마다 창(瘡)위에서 흰 거죽이 1되쯤 일어나서 마치 뱀허물과 같으니 해독웅황원(解毒雄黃元)으로 치료하고 겸해서 백화사환(白花蛇丸)을 복용한다. 《得效》

백화사환(白花蛇丸)

나풍(癩風)에 백설(白屑)이 창양(瘡痒)되고 피부(皮膚)가 말라 주름진 증세를 치료한다.

백사(白蛇) 1조, 당귀(當歸) 2냥, 천궁(川芎)·백지(白芷)·생지황(生地黃)·방풍(防風)·형개(荊芥)·주금(酒芩)·연교(連翹)·호마자(胡麻子)·하수오(何首烏)·승마(升麻)·강활(羌活)·길경(桔梗) 각 1냥을 가루로 뱀술에 담가서 물을 타고 끓인 면풀에 담가서 물을 타고 끓인 면풀에 오동열매 크기로 환을 지어 맑은 차로 50~70알을 복용한다. 《入門》

침법(鍼法)

여풍(癘風)이란 본래 종기위를 찔러야 하는 것이니 먼저 예침(銳鍼)으로써 찔러 그곳에서 악기(惡氣)가 전부 나온 다음에 그치고 상식(常食)·방식(方食)·무식(無食)·타식(他食)을 한다.

대풍(大風)에 뼈마디가 무겁고 수미(鬚眉)가 빠지는 증세는 기육(肌肉)을 찔러서 백일동안 땀을 내고 골수(骨髓)를 찔러서 백일동안 을땀을 내어 3백일 동안을 그렇게 하면 수미(鬚眉)가 다시 나니 침을 그친다. 《內經》

나풍(癩風)에 삼릉침(三稜鍼)으로써 살의 자흑한 곳과 위중(委中=穴名) 자맥(紫脈)을 찔러서 피를 내되 너무 많이 내면 진기(眞氣)를 모손하게 된다. 《正傳》

천포창(天疱瘡)

일명 양매창(楊梅瘡)인데 나병(癩病)과 흡사하고 간(肝)·비(脾)·신(腎)의 풍(風)·습(濕)·열(熱)의 독으로 인해서 일어나고 남녀의 합방으로 인해서 전염되는 것이다. 모양이 양매와 같고 배홍(焙紅)하고 습란(濕爛)하여 가렵고 아픈 증세는 심(心)에 들으니 유(乳)와 협(脇)에 많이 나고, 모양이 고정(鼓釘)처럼 되나 노란 콩 같은 것은 비(脾)에 속하니 얼굴에 가득히 많이 나며, 모양이 금화(錦花)같은 것은 폐(肺)에 속한데 머리털에 많이 나고, 모양이 자포도(紫葡萄)와 같으면서 누르면 급히 아픈 증세는 간(肝)과 신(腎)에 속한데 고둔(尻臀)과 양음(兩陰)의 근골(筋骨)의 사이에 많이 모여서 나며 모양이 어포(魚疱)와 같고 안에 흰물이 많으며 눌러도 팽팽하지 않는 증세만 포창(疱瘡)이라고 하는데 이러한 증세는 전부 가벼운 것이다. 《入門》

처음 일어날 때에 바로 방풍통성산(防風通聖散) 1첩에서 마황(麻黃)을 없애고 안에 독을 없애며 다시 1첩으로 치료하되 초황(硝黃)을 빼서 땀을 내고 겉의 독을 없애고 그 다음부터는 가감통성산환(加減通聖散丸)을 많이 복용해야 이 처방이 머리와 꼬리의 중요한 약이 되는 것이다. 가벼운 증세는 1제이고, 무거운 증세는 1첩으로 치료하며 다음은 화독산(化毒散)을 3일동안 복용하고 다시 음약(吟藥)으로 3일동안 치료해서 부스럼이 말라 떨어지려고 하면 다시 화독산(化毒散)을 먹고 3일 뒤에 통성산(通聖散)을 먹고 3일 뒤에 통성산의 분량을 조정해서 더하거나 덜해서 치료한다. 《入門》

금기법(禁忌法)

천포(天疱)와 양매창(楊梅瘡)에는 우(牛)·마(馬)·구(拘)의 고기와 계(鷄)·저(猪)·어(魚)와 생냉과 주(酒)·면(麵)·다(茶)·유니(油膩)·신(辛)·열물(熱物)등을 피하고 주(酒)·색(色)·염(鹽)을 끊으며 밥을 볶아서 복용하는 것이 좋다. 《回春》

아장선(鵝掌癬)

대부분 천포(天疱)와 양매창(楊梅瘡)에 경분(輕粉)을 복용하고 나은 다음에 손바닥 위에 발선(發癬)이 되고 가죽이 한번 벗겨지면 다시 또 벗겨져서 층이 되는 증세를 창아장선(瘡鵝掌癬)이라 하고 또 아장풍(鵝掌風)이라고도 하는데 마땅히 창이산(瘡耳散)을 복용하고 옥지고(玉脂膏)로 문지른다. 《醫鑑》

또는 돼지의 앞 발굽을 쪼개고 국화(菊花)나 창이(瘡耳)가루를 넣어 선(癬)으로 얽어매어 삶아서 복용하고 다음날에 백선피(白鮮皮)·조각(皂角)·웅황(雄黃) 각 5푼, 볶은 연(鉛)으로 수은(水銀) 3푼을 가루로하여 잠 잘때에 아지(鵝脂)와 생강즙에 섞어서 문지르고 다음날 아침에 자봉(磁鋒)으로 거친 거죽을 긁어버리고 창이산(蒼耳散)에 먹은 다음에 옥지고(玉脂膏)를 문지르면 다시 노궁(勞宮)또는 내관혈(內關穴)을 뜸하면 뿌리를 끊는다. 《入門》

또 한가지는 황단(黃丹)·경분(輕粉)을 등분 가루로하여 돼지 기름에 섞어서 문지른다.

천오(川烏)·초오(草烏)·하수오(何首烏)·천화분(天花粉)·적작약(赤芍藥)·방풍(防風)·형개(荊芥)·창출(蒼朮)·지정(地丁) 각 1냥, 애엽(艾葉) 4냥의 달인 물에 쐬이고 씻으면 즉시 효과가 나타난다. 《回春》

누력(瘰癧)

누력(瘰癧)의 증세는 내경(內經)에 말한 결핵(結核)이 바로 그것인데, 경전(頸前)과 항측(項側)에 결핵(結核)이 생겨서 큰 콩이나 은행알과 같은 것을 누력(瘰癧)이라고 하고, 가슴과 갈비 및 겨드랑이 밑에 나서 딴딴하여 돌과 같으며 모양이 마도합(馬刀蛤)과 같은 증세를 마도(馬刀)라고 한다. 《入門》

결핵(結核)이 연이어진 증세를 누력(瘰癧)이라고 하고 모양이 길어서 조개와 같은 증세를 마도(馬刀)라고 한다. 《綱目》

목에 둘러서 핵(核)이 일어나는 증세를 반사력(蟠蛇癧)이라 하고 어깨와 목에 많이 나서 또는 붉고 또는 희며 또는 잠기고 또는 뜸으로 처음에는 콩알만큼씩 하던 것이 오래되면 매실(梅實)과 같고 또는 계란과 같아서 줄을 짓고 열을 만들며 또는 2~3이 되고 또는 6~7이 되는데 성(性)을 쓰고 노력과 사려(思慮)가 너무 오래되면 더욱 아프게 되고 붉게 붓는데 빨리 치료하지 않으면 안 된다. 《綱目》

유주력(流注癧)이란 부인에게는 흔히 있는 증세인데 그 성질이 조급하고 그 기가 불울(怫鬱)하며 그 심이 열민(熱悶)되므로 처음 날 때에 목에 있는 것을 찔러 터뜨린 뒤에 사지(四肢)에 유주(流注)되고 온몸에 독을 맺어서 매실과 오얏 열매의 모양과 같고 치료하지 않아도 저절로 터지게 되어서 구멍이 서로 뚫리고 한(寒)과 열이 되고 아프며 또는 고름이 흐르는 것이다. 이것을 또한 천세창(千歲瘡)이라고도 하는데 화기조경탕(化氣調經湯)으로 주로 치료한다. 《綱目》

난치(難治)와 가치증(可治症)

제(帝)가 말하기를 「한(寒)·열(熱)한 누력(瘰癧)이 목과 겨드랑이에 나는 것은 무슨 기(氣)로 인해서 되는 것인가?」 기백(岐伯)이 답하기를 「이것이 모두 서루(鼠瘻)라고 하는 것이니 한열(寒熱)의 독기(毒氣)가 맥(脈)에 머물러서 떠나지 않기 때문이다.」 제(帝)가 말하기를 「그것이 생사(生死)에 관계되는데 어떻게 해야 하는가?」 기백(岐伯)이 답하기를 「환자의 눈을 뒤집어 보아 붉은 맥이 위아래로 동자(瞳子)를 꿰었는데 일맥(一脈)이 보이면 1년만에 죽고 일맥반이 보이면 1년반만에 죽으며 이맥(二脈)은 2년이고, 이맥반(二脈半)은 2년반이며 삼맥(三脈)은 3년만에 죽게 되는 것이고 붉은 맥이 동자(瞳子)를 꿰지 않는 증

세는 치료할 수 있다.」《得效》
　부인에게 누력(瘰癧)이 걸리면 경(經)이 고르거나 또는 경(經)이 닫혀도 조열(潮熱)이 없으면 치료가 되고 경(經)이 닫히고 조열(潮熱)이 있거나 또는 기침을 하면 죽게 된다. 누력(瘰癧)에 경수(經水)를 통하는데 옥촉산(玉燭散)을 하루 한 첩을 복용하면 7~8일만에 저절로 없어진다.
　남자가 누력(瘰癧)에 걸려서 조열(潮熱)과 기침이 있으면 누력(瘰癧)의 상증(傷症)인 표이다. 그러므로 노병(勞病)의 종류에 뱃속에 덩이가 있고 경(頸)위에 핵(核)이 있으면 매우 치료하기가 어려운 것이라고 하였다. 《入門》
　누력(瘰癧)이 가슴 중부(中府)・운문(雲門)・폐경(肺經) 부분(部分)에까지 뻗어나가면 죽는다. 《得效》

구법(灸法)

　누력(瘰癧)을 치료할 때 손을 어깨위에 편히 놓고 약간 팔목을 들어서 주골(肘骨)의 뾰족한 위가 닿는 곳이 혈(穴)이니 거기서 아픈 곳의 주위를 따라 7장, 또는 27장을 뜸하면 신통한 효과가 나타난다. 《得效》
　또는 손바닥 뒤에서 팔목이 모두 된 곳의 가로 무늬에서 재량(裁量)하여 둔(臀)(세로 무늬에서 어깨까지의 중간부분)의 중심에서 똑바로 위에 3촌 반의 혈을 잡아 3장을 뜸하면 즉시 효과가 나타난다. 《丹心》
　비법(秘法)에 견첨(肩尖)과 주첨(肘尖)과 이혈(二穴) 즉 견우(肩髃) 주료(肘髎) 2혈을 뜸하니 이 혈(穴)이 경락(經絡)을 소통하는 혈(穴)이다. 《良方》
　역(癧)의 핵상(核上)마다 7장씩 뜸하고 마늘을 쪽으로 썰어서 덮고 뜸하는 것이 매우 좋다. 《資生》

결핵(結核)

　단독으로 핵(核)이 작은 증세가 결핵(結核)이 된다. 《綱目》
　결핵(結核)이란 화기(火氣)가 열이 심하면 울결(鬱結)하고 딴딴해서 과일 속의 씨와 같은 것이니 이것은 터뜨리지 않아도 열기(熱氣)만 흩으면 저절로 없어지는 것이다. 《河間》
　결핵(結核)이 종독(腫毒)과 같은 것은 거죽과 속의 막(膜)밖에 있는 것이니 이것이 습담(濕痰)이 흘러 들어서 핵(核)이 되어서 흩어지지 않는 것이다.
　환자가 보통 날에 무엇을 즐겨 먹었는가를 물어서 토하고 내린 다음에 약으로 치료하고 핵을 흩는다. 《丹心》
　담력(痰癧)은 가려 움직이며 활연(滑軟)한다. 《入門》

영류(癭瘤)

　사람 몸의 기혈(氣血)이 응체(凝滯)

되고 맺혀서 영류(癭瘤)가 되는데 영(癭)은 우(憂)·노(怒)때문에 생기며 어깨와 목에 많이 나고, 유(瘤)는 기(氣)를 따라 응결(凝結)되는 증세이다. 이러한 증세는 모두다 년수가 오래되고 점점 커져서 단단하여 옮겨지지 않는 것인데 이름을 석영(石癭)이라 한다. 살색이 변하지 않는 증세를 육영(肉癭)이라고 하고 근맥(筋脈)이 노결(露結)된 증세를 근영(筋癭)이라 하며, 붉은 맥(脈)이 서로 맺혀진 것을 혈영(血癭)이라 하고 우수(憂愁)를 따라서 소장(消長)되는 증세를 기영(氣癭)이라 하니 이같은 다섯가지의 영(癭)은 모두 터뜨려서는 안 된다. 터뜨리면 피고름이 붕궤(崩潰)해서 요사(夭死)하기가 쉽다.《三因》

류(瘤)역시 기혈(氣血)이 응체(凝滯)되여 맺혀서 되는 증세이니 처음에는 매실과 오얏의 껍질과 같아서 연약하고 빛이 나지만 차츰 술잔이나 란(卵)과 같이 되는 것이다. 류(瘤)가 또한 여섯 가지가 있는데 골류(骨瘤)·육류(肉瘤)·농류(膿瘤)·혈류(血瘤)·석류(石瘤)·지류(脂瘤)등으로 역시 터지게 해서는 안되고 육류(肉瘤)는 더욱 터지면 안되니 혹시 터지면 사람을 죽게하고 단지 지류(脂瘤)만은 터지게 해서 그 기름을 내면 낫게 된다.《三因》

영류(癭瘤)란 전부 기혈(氣血)이 응체(凝滯)해서 맺어지는 것이니 우수(憂愁)가 심(心)과 폐(肺)를 상하기 때문에 병은 경항(頸項)과 어깨가 많이 나고 노(怒)와 욕(慾)및 사기(邪氣)가 경(經)의 허한 증세를 타고 머물기 때문에 류(瘤)는 곳에 따라서 나는 것이다.《入門》

영류(癭瘤)를 두루 치료하는데 납반원(蠟礬元)을 오래 복용하면 저절로 줄어드는데는 가장 좋다.《直指》

오병(五病)과 육류(六瘤)가 또는 연하고 굳으며 아프지도 않고 가렵지도 않으나 파결산(破結散)·인삼화병단(人蔘化病丹)·해대환(海帶丸)·지장산(舐掌散)·신효개결산(神效開結散)·치지류방(治脂瘤方)·고류방(枯瘤方)·남성고(南星膏)등으로 치료한다.《諸方》

영류(癭瘤)를 다스리는 약을 복용하면 우선 후미를 끊어야 한다.《丹心》

영류(癭瘤)와 우췌(疣贅)등이 연쇄해지면 저절로 안이 물러가는데 연장할 때에 치료해야만 후우(後憂)가 없다.《精義》

영류(癭瘤)가 처음 생기면 십육미유기음(十六味流氣飮 = 처방은 癰疽)·단지주방(單蜘蛛方)을 두루 치료하고 납반원(蠟礬元)을 오래 먹으며 남성고(南星膏)를 밖으로 붙인다.《入門》

구법(灸法)

영(癭)을 치료하는데 천돌(天突)혈

에 37장을 뜸하고 또 견우(肩髃)를 남자는 왼쪽에 18장 오른쪽에 17장을 여자는 오른쪽에 18장을 왼쪽에 17장을 뜸하면 좋다. 《傳效》

감루(疳瘻)

루(漏)라는 증세는 모든 루(瘻)의 궤루(潰漏)이니 낭루(狼瘻)·서루(鼠瘻)·누고루(螻蛄瘻)·봉루(蜂瘻)·비부루(蚍蜉瘻)·제조루(蠐螬瘻)·누력루(瘰癧瘻)·부저루(浮疽瘻)·전근루(轉筋瘻)등 9루(九瘻)가 있는데 그 증세는 구멍이 깊이 뚫리고 고름이 모두 안 되어 풍냉(風冷)이 침입하므로 연연(涓涓 = 쉬지 않고 흐르는 것)하게 루(漏)가 되는 것이다. 《直指》

루(漏)는 목과 겨드랑이 등 또는 음벽(陰僻)한 항문의 사이에 많이 나니 잘못 치료하면 즉시 한(寒)과 열(熱)이 나는 것이다. 또한 옹저(癰疽)의 모든 증세에 묵은 고름과 썩은 뼈가 안에서 정축(停蓄)되면 모두 루(漏)가 된다. 《直指》

견우주(牽牛酒)

누창(漏瘡)속의 나쁜 물을 끌어내서 대장(大腸)으로 쫓아 나오도록 한다. 견우두말(牽牛頭末) 2돈을 저요자(猪腰子 = 즉 猪의 腎)속에 넣고 실로 묶어서 습지로 싼 다음 약한 불에 익혀 말려서 공복에 잘 씹고 더운 술로 복용한다. 《入門》

일명 저신주(猪腎酒)라고 하는데 원래는 물이 신에 속한 것이니 신(腎)이 허하고 물이 넘치면 누창(漏瘡)에 스며새는 것이다. 신(腎)의 물을 돌아다니게 하는 데는 흑견우(黑牽牛)만큼 좋은 것이 없으니 가루로하여 저(猪)의 신(腎)에 넣어서 먹으면 신(腎)을 빌어서 신(腎)에 들어가 서로 그 편리한 것을 얻어 나쁜 물이 바로 새나오며 다시는 임색(淋濇)하지 않는다. 《直指》

훈루창방(熏漏瘡方)

애엽(艾葉)·오배자(五倍子)·백교향(白膠香)·고련근(苦練根)을 등분하고 썰어서 향(香)을 불에 사루듯이 긴 통속에다 피우고 그 위에 앉아서 김으로 지진다. 《入門》

세루창방(洗漏瘡方)

누창(漏瘡)의 구멍속에 예악(穢惡)한 것이 많으니 언제나 바람을 피(避)하고 깨끗이 씻어야 된다. 백지(白芷)·노봉방(露蜂房) 또는 대복피(大腹皮)·고삼(苦蔘)달인 탕에 씻어서 닦아 말리고 동으로 향한 석류뿌리 껍질을 가루로하여 말려 복용하면 음충(淫蟲)을 죽인다. 《入門》

모든 창(瘡)을 생물로 씻는 것은 절

대로 피해야 된다. 《傳效》

치심루방(治心漏方)

가슴 앞에 구멍이 있고 언제나 핏물이 나오는 증세를 심루(心漏)라고 하는데 이 병이 의서(醫書)에 기록된 것이 희귀해서 사람들이 치료 방법을 잘 모른다. 녹용(鹿茸)·수구(酥灸)·부자포(附子炮)·염화(鹽花) 각 등분 가루로 하고 대추살에 오동열매 크기의 환을 지어 공복에 더운 술로 30알을 복용한다. 《丹心》

취루충법(取漏虫法)

활선어(活鱔魚) 두 세마리를 서려서(盤屈) 대나무 꼬챙이로 꿰어 향유(香油)를 위·아래에 바르고 창(瘡)을 덮은 다음에 붕대로 싸매어 두면 잠시 지난 뒤에 가렵고 아파서 견디지 못하니 선어(鱔魚)를 다시 물속에 넣으면 실과 같은 벌레가 나오는데 모두 나오지 않은 것 같으면 다시 한번 위의 방법대로 하고 벌레가 모두 나온 다음에는 쑥탕에 백반(白礬)을 넣고 씻은 뒤에 황련(黃連)·빈낭말(檳榔末)을 붙이는데 겸창(膁瘡)을 치료하는 데도 역시 좋다. 《入門》

금기법(禁忌法)

누창(漏瘡)에는 칠정(七情)과 방사(房事)를 절대 피하고 노기(怒氣)를 더욱 경계해야 한다. 그렇지 않으면 핵(核)이 대루(大漏)해서 물이 많이 나온다. 《直指》

상두자(橡斗子)

누창(漏瘡)과 감누창(疳漏瘡)을 치료하니 12개를 내서 한 개에는 황단(黃丹)을 넣고 한개에는 백반(白礬)을 넣어서 서로 합치고 마피(麻皮)로 싸서 불에 사루어서 가루로 하고 사향(麝香) 조금 넣어 씻은 다음에 뿌려 흩으니 이름을 오금산(烏金散)이라고 한다. 《濟生》

제조(蠅蛆)

아래로 복사담(蝮蛇膽)에 닿기까지 치료 방법은 모두 위에서와 같다.

양쪽 머리를 문지르고 창(瘡)위에 잘놓은 다음 쑥심지로 7장을 뜸하는데 한 장에 한 마리씩 치료하면 효과가 나타나지 않는 증세가 없다. 《東垣》

리어장(鯉魚腸)

불에 구워서 창(瘡)구멍을 봉해 두면 반일동안에 가려운 증세를 느끼게 되니 열어보면 벌레가 나와 있고 낫는다. 《本草》

언서(鼴鼠)

불에 태우고 기름을 내서 바르면 좋다. 《本草》

만려어(鰻鱺魚)

기름을 취해서 바르고 또한 그 살을 복용하면 아주 좋다. 《本草》

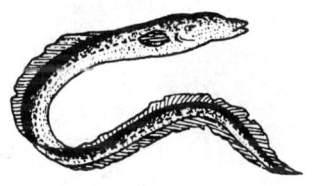

송지(松脂)

달인 것을 창(瘡)구멍에 메워서 꽉 차도록 하고 하루 세 번씩 바꾸면 즉시 효과가 나타난다. 《本草》

복사(蝮蛇)

즙을 바른다. 《本草》

숙견육(熟犬肉)

즙을 내서 바른다. 《本草》

구법(灸法)

오래 된 누창(漏瘡)에 발의 안복사뼈 위로 1치에 3장을 뜸하고 윗부분에 있으면 견정(肩井)과 구미(鳩尾)를 뜸한다. 《東垣》

냉루(冷漏)는 많이 넓적다리와 발의 사이에서 나는데 처음에는 비록 열이 쌓여도 흘러들어가 오래되면 차겁게 되는 것이다. 마땅히 부자구법(附子灸法)·유황구법(硫黃灸法=2 처방이 모두 鍼法에 나와 있음)으로 치료하고 오래된 창(瘡)이 투(漏)가 되어 고름물이 안끊어지는 증세도 역시 뜸을 해야 한다. 《丹心》

개선(芥癬)

개창(芥瘡)이 다섯 가지가 있는데 1은 건개(乾芥)니 거죽이 마르고 가루가 일어나는데 오수유산(吳茱萸散)으로 치료하고, 2는 습개(濕疥)니 혼종(焮腫)하고 아파서 흐르는 즙이 임색(淋瀒)하니 일상산(一上散)으로 치료하며, 3은 사개(砂芥)이니 사자(砂子)와 같은 것이 또는 아프고 또는 가려우니 전초산(剪草散)으로 치료하고 4는 충개(蟲芥)니 가렵고 아픈 줄을 모르며 전염되기 쉬우니 유황병(硫黃餠)으로 치료하며, 5는 농개(膿疥)니 장색(漿色)을 띠고 흔통(焮痛)하는 데 삼황산(三黃散)으로 치료한다.

선창(癬瘡)도 또한 다섯가지가 있는데 1은 습선(濕癬)이니 모양이 벌레가 기어다닌 것과 같아 긁으면 즙이 나오고, 2는 완선(頑癬)이니 전연 아픔과 가려움을 느끼지 못하며, 3은 풍선(風癬)인데 또는 건선(乾癬)이라고도 하니 긁으면 백설(白屑)이 일어나고, 4는 마선(馬癬)이니 조금 가려우며 흰 점이 서로 이어져 있으며 5는 우선(牛癬)이니 소의 턱가죽 처럼 두껍고 또는 딴딴하다.

개선(疥癬)이란 모두 혈분(血分)이 열로 마르므로 되는 것이며 풍독(風毒)이 피부를 이긴 것이니 뜨고 얕은 것은 개(疥)가 되고 깊고 잠긴 것은 선(癬)이 된다. 개(疥)는 열을 낀 것이 많고 선(癬)은 습(濕)을 낀 것이 많으며 개(疥)의 모양은 뚜껑이나 갑옷을 입은 것 같고 선(癬)의 모양은 버즘을 무릅 쓴 것과 같아 서로 비슷한 것이다. 《入門》

유황(硫黃)

생으로 치료하면 개선(疥癬)과 또는 악창(惡瘡)을 치료하는데 그 냄새를 맡아서 쉬지 않으면 개창(疥瘡)이 저절로 낫는다. 《本草》

웅황(雄黃)

개선(疥癬)의 벌레를 죽이니 가루를 뿌려 문지른다. 《本草》

근수피(槿樹皮)

완선(頑癬)을 치료하니 파두(巴豆)와 반묘(斑猫)를 더하고 비상(砒霜) 조금 넣어 가루로하여 물에 섞어서 붙인다. 《丹心》

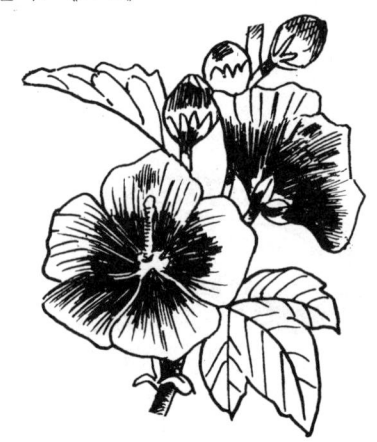

수은재(水銀滓)

납저지(蠟猪脂)에 개어 문지르면 살풍이 되고 즉시 낫는다. 《得效》

양제근(羊蹄根)

개선(疥癬)을 치료하니 짓찧어서 초(醋)에 섞어 붙이면 좋다. 《本草》

여로(藜蘆)

개선(疥癬)을 치료하니 가루로하여 마유(麻油)에 섞어 바른다. 《本草》

지마(脂麻)

생것을 기름을 짜서 개선(疥癬)과 악창(惡瘡)에 바르면 아주 좋다. 《本草》

구피혜저(久皮鞋底)

우피선(牛皮癬)에 태워 재로하고 경분(輕粉)을 조금 넣어 기름을 섞어서 붙인다. 《入門》

전라(田螺)

삶아서 살을내고 술초에 볶아서 복용하면 평생의 창개(瘡疥)를 막을 수 있다. 《回春》

납저지(蠟猪脂)

생반(生礬)·행인(杏仁)에 경분(輕粉) 약간을 더해 찧어서 개선(疥癬)에 바르면 좋다. 《綱目》

발합(鵓鴿)

오래 아픈 개창(疥瘡)을 복용하면 아주 좋다. 《本草》

사상자(蛇床子)

온몸의 개창(疥瘡)을 치료한다. 유황(硫黃)·백반(白礬) 각 2돈, 수은재(水銀滓) 3돈을 가루로하여 고루 문지르면 즉시 효과가 나타난다. 《回春》

침구법(鍼灸法)

개창(疥瘡)과 완선(頑癬)에 절골(絶骨)·삼리(三里)·간사(間使)·해계(解谿)·위중(委中)혈을 침을 놓고 또는 뜸을 한다. 수개(手疥)에 노궁(勞宮)을 취해서 대릉(大陵)혈을 뜸한다. 《綱目》

온몸의 창개(瘡疥)에 곡지(曲池)·합곡(合谷)·삼리(三里)·절골(絶骨)·행간(行間)·위중(委中)혈을 뜸한다. 《綱目》

선(癬)을 치료하는데 8월8일 해가 뜰 때에 환자로 하여금 동쪽을 보고 꿇어 앉아서 두 손으로 지개문 양쪽을 잡고 어깨와 머리를 조금 숙인 다음에 제골(際骨)·해완(解宛)·완중(宛中)혈의 좌우의 양수(兩水)를 함께 붙여서 7장을 뜸하면 7일만에 낫는다. 《資生》

한 여자가 두 다리 사이에 습선(濕癬)이 나서 밑으로 무릎에 닿기까지 가렵고 아프며 노란물이 흐르는데 백약이 효과가 없는 증세를 어떤 의원이 침으로 아주 가려울때에 백여 곳을 찔러서 피를 내고 소금 탕으로 씻으니 그렇게 한지 4번만에 나았다. 대부분 습(濕)이 혈(血)에 침음(浸淫)되면 침을 놓지 않을 도리가 없는 것이다.

《子和》

나두창(癩頭瘡)

머리 위에 창(瘡)이 나서 나병(癩病)과 같은데 소금탕에 따뜻이 씻고 일상산(一上散)을 고루 붙이면 오래 낫지 않은 나두창(癩頭瘡)에 아주 좋다. 《丹心》

두창(頭瘡)에 주귀음(酒歸飮)을 복용하고 밖으로 치료하는 것은 웅황(雄黃)·수은(水銀)을 등분 가루로하여 납저지(蠟猪脂)를 반은 생것, 반은 익혀서 고루 붙이고 습란(濕爛)한 것은 연와토(燕窩土)·황백(黃柏)을 가루로하여 뿌린다. 《入門》

백독두창(白禿頭瘡)에 신응고(神應膏)로 치료한다. 《醫鑑》

두면창(頭面瘡)에 밀타승(蜜陀僧)·유황(硫黃) 각 2돈, 경분(輕粉) 약간을 가루로하여 저지(猪脂)에 섞어서 붙인다. 《丹心》

또한 섣달의 마지유(馬脂油)를 문질러 바르면 아주 좋다. 《丹心》

또한 송피회(松皮灰) 5돈, 황단(黃丹)·백교향(白膠香) 각 2돈반, 고백반(枯白礬)·대황(大黃)·황백(黃柏) 각 1돈2푼을 가루로하여 숙유(熟油)에 고루 붙인다. 《丹心》

어린아이의 나두창(癩頭瘡)에 송지(松脂)에 1냥, 현용미(懸龍尾)·황단(黃丹) 각 3돈, 백지(白芷) 5돈, 송수피(松樹皮)·수은(水銀)·웅황(雄黃)·백반(白礬) 각 2돈을 가루로하여 향유(香油)에 난발(亂髮)을 넣어 진하게 달인 것과 고루 섞어서 붙인다. 《丹心》

또한 난목이(爛木耳)를 가루로하여 꿀에 섞어서 붙인다.

또는 목탄(木炭)을 불에 달군채 멀리서 흐르는 물에 담가서 뜨겁게 하여 씻는다.

또는 호채자(糊菜子)·복룡간(伏龍肝)·현용미(懸龍尾)·황련(黃連)·백반(白礬)을 가루로하여 기름에 섞어서 붙이고 연상산(連床散)·여성흑고(如聖黑膏)도 역시 좋다. 《丹心》

또는 토사자(兎絲子), 혹은 질여자(疾藜子)의 달인 물로 씻어 준다. 《本草》

음식창(陰蝕瘡)

대부분 음창(陰瘡)이 세 종류가 있는데 1은 습음창(濕陰瘡)이고, 2는 투정창(妬精瘡)이며, 3은 음식창(陰蝕瘡), 또한 하감창(下疳瘡)이라고 한다.

습음창(濕陰瘡)이란 신허(腎虛)로 인해서 풍습(風濕)의 사기(邪氣)가 타고 있으니 소양(瘙痒)하고 침음(浸淫)해서 즙이 나는 모양이 마치 개선(疥癬)과 흡사하고 투정창(妬精瘡)이란 젊은 사람이 오랫동안 방사(房事)를 광(曠)했기 때문에 색을 생각하고 욕정이 움직여 패정(敗精)이 경(莖)의 속에 흘러 들어가면 음위에 창(瘡)이 나서 붉게 붓고 흰색으로 문드러져서 가렵고 아프며 방민(妨悶)하는 것이고 음식창(陰蝕瘡)이란 열이 하초(下

焦)에 맺혀서 경락(經絡)이 삽체하고 또는 부인의 자궁에 패정(敗精)이 맺어 있거나 또는 월경물이 끊어지지 않았는데 서로 합하거나 방사(房事)후에 씻지 않아 사예(邪穢)한 기(氣)가 남아 있어서 결국 음경(陰莖)으로 하여금 고환(睾丸)에 이어져서 아프게 되고 소변이 임질(淋疾)과 같으면서 오래되면 짓무르고 살갗을 침식(侵蝕)하며 피고름이 멈추지 않고 결국은 하감창(下疳瘡)이 되는데 이것이 오래도록 낫지 않으면 틀림없이 양매창(楊梅瘡)이 되는 것이다. 마땅히 선유량탕(仙遺粮湯)을 복용해서 미리 막고, 한열(寒熱)하며 소변이 삽(澁)한 증세는 팔정산(八正散 = 처방은 小便)으로 치료하고 습열(濕熱)이 심하면 부어서 아프고, 소변이 삽(澁)하며 경(莖)속이 가렵고 아프며 또는 흰진물이 나니 용담사간탕(龍膽瀉肝湯 = 처방은 前陰)으로 치료하고 부은 증세가 터진 다음에는 팔물탕(八物湯 = 처방은 虛勞)에 시호(柴胡)·치자(梔子)·지모(知母)를 더해서 오랫동안 복용한다.《入門》

하감창(下疳瘡)이 오래 되어도 낫지 않고 또는 변독(便毒)이 되며 또는 양물(陽物)을 손란(損爛)해서 위독(危篤)한 경우가 되니 속(俗)에 말하기를 「감창(疳瘡)이 낫지 않으면 변독(便毒)이 다시 생긴다」는 것이 바로 그것이다.《醫鑑》

겸창(臁瘡)

두 다리에 나서 부어 문드러지고 냄새가 나며 걸음이 간신(艱辛)한 것인데 이 창(瘡)이 겸골(臁骨 = 즉 칼뼈)에 나는 것이 신중한 것이니 그 뼈위에 살이 적고 거죽이 넓기 때문에 치료하기가 어려운 것이다. 방법에 마땅히 먼저 벌레를 없앤 다음에 밖으로 고약을 붙이고 안으로는 납반환(蠟礬丸 = 처방은 癰疽)을 복용하고 발을 포개고 단정하게 앉아서 걸음 걷는 것을 될 수 있는한 피하면 나을 수 있다.《醫鑑》

양겸(兩臁)의 위에 나는 겸창(臁瘡)이 처음에 혼종(焮腫)해서 아프게 되는 경우는 삼음(三陰)이 허한 증세이니 팔물탕(八物湯)을 쓰고 만약 환부가 흑암하고 오한(惡寒)하며 음식을 잘 먹지 못하는 증세는 간(肝)과 신이 허한 증세가 되니 팔미환(八味丸)을 쓰고 오랫동안 낫지 않는 증세는 대고삼환(大苦蔘丸)으로 치료한다.《入門》

황랍(黃蠟)

1냥을 저담(猪膽) 1개, 경분(輕粉) 2돈과 같이 녹여서 기름 종이에 펴서 붙이면 간창(肝瘡)을 치료한다.

백교향(白膠香)

치료 방법은 같고 황백(黃柏)·연석고(軟石膏) 각 1돈, 청대(青黛) 5돈,

용골(龍骨) 1돈을 가루로하여 향유(香油)에 섞어 붙인다. 《丹心》

갈양시(羯羊屎)

치료 방법은 같고, 불에 태워서 5돈, 석고(石膏) 2돈반, 적석지(赤石脂) 1돈2푼을 가루로하여 섞어 붙이고 붕대로써 싸매어 두면 뿌리를 없앤다. 《丹心》

녹각회(鹿角灰)

간창(肝瘡)을 치료한다. 유발회(油髮灰)와 유향(乳香)을 같이 가루로하여 청유(淸油)에 섞어 붙인다. 《得效》

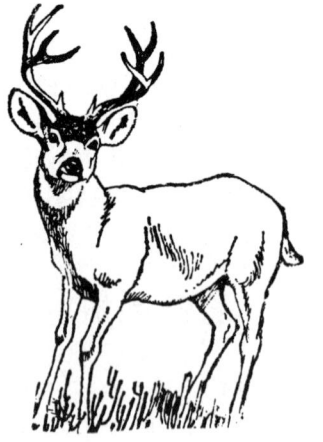

사당설(砂糖屑)

간창(肝瘡)이 구멍이 되서 오랫동안 낫지 않는 데 침에 섞어서 1일 2번씩 붙이면 3일 동안에 낫는다. 《得效》

홍견(紅絹)

치료 방법은 위에서와 같고, 잠공견(蠶空繭)과 같이 태워서 재로하고, 호분(胡粉) 각 3푼, 진주(眞珠) 태운 것 2푼, 고반(枯礬)・발회(髮灰)・백면(白麵) 각 1푼을 가루로하여 황랍(黃蠟) 2냥을 녹여서 고루 섞어 붙이면 아주 좋다. 《回春》

침법(鍼法)

겸창(膁瘡)의 자흑색인 증세는 우선 삼능침(三稜鍼)으로 찔러서 나쁜 피를 없애고 찬 물에 깨끗이 씻어서 고약을 붙이는데 햇빛과 화기(火氣) 및 양기(陽氣)를 피하고 만약 검게 부어 있으면서 없어지지 않으면 다시 피를 내고 자흑색인 피가 모두 끝나는 증상을 한도로 한다. 《綱目》

취충방(取虫方)

오랜 겸창(膁瘡)은 당연히 벌레를 잡아내야 하니 선어(鱔魚)몇 마리의 배밑에 청유(淸油)를 발라서 창(瘡)위에 반곡(盤曲)해서 두고 붕대로 감아두면 약간 지난 다음에 가려운 증세를 느끼고 못견디니 그러한 다음에 가려운 증세를 느끼고 견디지 못하니 그러한 다음에 선어를 집어내고 보면 배밑에 작은 구멍들이 뚫려 있는데 이것이 전부 벌레인 증세이다. 모두 없어지지 않았으면 다시 한번 더 붙이고 죽은 사람의 각경골(脚脛骨)을 태워서 재로 하여 기름에 섞어서 붙인다. 《得效》

오래된 겸창(臁瘡)에 여어탕(鱺魚湯)을 5가지 맛과 같이 구워서 붙이면 벌레가 나오며 즉시 떼어 버려야 한다. 《本草》

훈세방(熏洗方)

겸창(臁瘡)의 취란(臭爛)한 증세를 치료하는데 먼저 아픈 곳을 해동피(海桐皮)·석유피(夕榴皮) 달인 물에 씻고 우방자(牛蒡子) 반냥을 가루로하여 소훈(燒熏)하는데 해동피(海桐皮)가 없으면 지골피(地骨皮)로 대신 치료한다. 괴지(槐枝)·총백(葱白)·천초(川椒) 달인 물이나 또는 맑은 차로 씻어서 마른 다음에 고약을 붙인다. 《得效》

신장풍창(腎臟風瘡)

처음 일어날 때에 두 발이 수시로 열이 나고 발 뒤꿈치가 아프니 내경(內經)이나 또는 무릎위에 많이 나고 선(癬)과 흡사한 증세가 점점 커지니 일찍 치료하지 않으면 경(脛)과 역(股) 온몸에 번지는 경우가 있는 것이다. 신기환(腎氣丸)으로 주로 치료하고 사생산(四生散)이나 황기환(黃芪丸)으로 도우며 백교향산(白膠香散)을 밖에 붙인다.

사생산(四生散)가루 2돈을 저신(猪腎)속에 넣어서 구워 익히고 공복에 염탕(鹽湯)으로 씹어서 삼키면 매우 좋다. 《入門》

혈풍창(血風瘡)이 신장풍창(腎臟風瘡)과 흡사하니 즉 삼음경(三陰經)의 풍열(風熱)과 울화(鬱火)로 인해서 피가 마른 때문으로 소양(瘙痒)한 것이 때가 없고 고름물이 흐르며 조열(潮熱)하고 식은 땀이 나니 사물탕(四物湯)에 부평(浮萍)·황금(黃芩)을 더해서 치료하거나 또는 당귀념통탕(當歸拈痛湯)으로 치료하고 겉의 치료는 마풍고(磨風膏)·대마치고(大馬齒膏)를 바른다. 《入門》

하주창(下疰瘡)이 또한 신장풍창(腎臟風瘡)과 함께 서로 같으니 각경(脚脛)의 부위에 많이 나고 타박으로 인해서 생기는데 창(瘡)구멍이 좁고 가죽의 속이 열려서 일어나며 가죽이 엷어서 죽막(竹膜)과 같으며 아주 가렵고 아프며 노란물이 임리(淋漓)해서 해가 쌓이도록 낫지 않아 또한 다른 사람에게 전염하는데 환자는 방사(房事)를 끊고 구채(韭菜)와 지용분(地龍糞)을 가루로 해서 경분(輕粉)을 조금 넣고 청유(淸油)에 섞어서 붙이고 또는 흰개피를 바르며 또는 빈낭산(檳榔散)을 붙인다. 《入門》

석유근피(石榴根皮)

각두(脚肚)위의 창(瘡)이 나서 점점 커지고 가려워서 견디지 못하는 달여서 진한 즙을 낸 다음 식혀서 창(瘡)을 씻으면 (氷雪)처럼 찬 것이 좋음)

곧 딱지가 앉는다. 《得效》

침음창(浸淫瘡)

병이 생길무렵 대수롭지 않던 증세가 우선 가렵고 나중에 아파서 땀이 나고 침음(浸淫)하며 습란(濕爛)해서 살갗이 썩으면서 온몸에 번지는 증세이다. 고연근(苦練根)을 불에 태워서 가루로하여 저지(猪脂)에 섞어서 붙이고, 습(濕)하면 말려서 붙이는데 우선 고삼대복피(苦蔘 大腹皮)달인 탕에 씻는다. 《入門》

침음창(浸淫瘡)이 입에서부터 사지(四肢)로 향하는 증세는 치료하기 쉬우나 사지로부터 입으로 들어가는 증세는 치료하기 어렵다. 《仲景》

어린 아이의 침음창(浸淫瘡)에는 고호산(苦菰散)으로 치료한다. 《綱目》

고호산(苦菰散)

고호(苦菰) 2냥, 사세소회(蛇蛻燒灰)·봉방미초(蜂房微炒) 각 5돈, 냥상록(梁上塵) 1홉을 가루로 하고 기름에 섞어서 비단에 문질러 붙인다. 《綱目》

호마(胡麻)

갑자기 침음창(浸淫瘡)을 얻어 일찍 치료하지 않고 온몸에 퍼지면 살인을 하니 호마(胡麻)를 무르게 씹어서 붙인다. 《本草》

소계(蘇薊)

이 밑으로 4가지는 치료 방법이 위와 같다. 문드러지게 다져서 새물에 섞어서 붙이되 마르면 바꾼다. 《本草》

출미(秫米)

볶아서 가루로하여 물에 섞어 붙인다. 《本草》

계관(鷄冠)

더운 피를 바른다. 《本草》

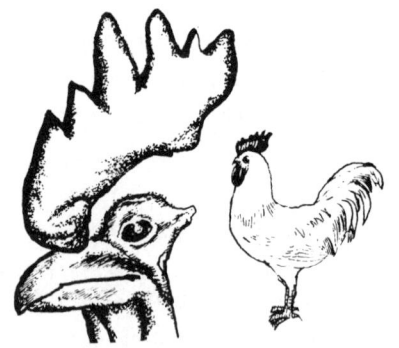

연과토(燕窠土)

물에 개어서 붙인다. 《本草》

동창(凍瘡)

겨울에 얼어서 창(瘡)이 되고 물이 나는 증세를 보통 동창(凍瘡)이라고 하는데 생부산(生附散)·백렴산(白斂

散)·여신산(如神散)·납정고(蠟亭膏)로 치료한다.《諸方》

동이창(凍耳瘡)이 짓무른데 패모(貝母)가루를 뿌린다.《入門》

발이 얼어서 터지고 창(瘡)이 난 데 황단(黃丹)을 저지(猪脂)에 섞어서 붙인다.《得效》

또 천초(川椒)달인 탕으로 터뜨려서 썩은 살을 긁어 버리고 침으로 찔러서 피를 낸 다음 마발(馬勃)가루를 생골수(生骨髓)에 섞어서 바른다.《入門》

오배자(五倍子)달인 물로 씻은 다음 토끼의 뇌수(腦髓)와 참새의 뇌수를 붙인다.《本草》

탕화창(湯火瘡)

탕과 물에 소상(燒傷)됐을 때에 처음에 아픈 증세를 억지로 참으면서 급히 불을 향하여 한동안 쬐면 즉시 아픔이 그치니 찬 것을 덮어서 열독(熱毒)이 나오지 못하면 근골(筋骨)에 들어가서 짓누르는 작용을 하게 되는 증세이다. 한수석(寒水石) 3냥반, 황백(黃柏)·황련(黃連)·황금(黃芩)·치자(梔子)·대황(大黃)·적석지(赤石脂) 각 5돈, 편뇌(片腦)를 조금 가루로하여 압자청(鴨子淸)에 섞어서 붙이고 술에 섞어도 좋다.《入門》

황촉규화(黃蜀葵花)

탕수창(湯水瘡)을 치료하니 가루로 하여 기름에 섞어서 붙이면 좋고 또는 적수(滴水 = 물방울)에 짓이겨서 붙여도 역시 좋다.《正傳》

상엽(桑葉)

이 밑으로 백반(白礬)에 이르기까지 치료 방법은 모두 같다. 서리를 맞은 것을 불에 말려 가루로 해서 향유(香油)에 개어 붙인다.《正傳》

측백엽(側柏葉)

진흙같이 찧고 개어서 찬물에 섞어 바르고 붕대로써 싸매어 두면 2~3일이면 낫는다.《本草》

생리(生梨)

썰어서 붙이면 헤어지지 않고 아픔이 멎는다.《本草》

생호마(生胡麻)

짓찧어서 진흙같이 해서 붙인다.《本草》

생백반(生白礬)

가루로하여 향유(香油)에 섞어서 바른다.《醫鑑》

백밀(白蜜)

탕화상(湯火傷)및 열유상(熱油傷)

에 바르고 대나무속의 백막(白膜 = 俗名 대창)을 1일 3번씩 붙이면 아픔이 즉시 그치고 낫는다. 《本草》

초니(醋泥)

치료법은 위와 같고, 붙이면 흉터가 생기지 않으며 두장즙(豆醬汁)을 붙여도 역시 좋다. 《本草》

번화창(飜花瘡)

한 뭉치의 살이 뒤집혀 나와서 버섯과 같고 또는 뱀모양과 같아서 길이가 두어치 되는 것이다. 웅황을 가루로하여 붙이고 안으로 십전대보탕(十傳大補湯) 또는 팔물탕(八物湯)에 삼(蔘)·기(芪)·귀(歸)·출(朮)을 배가 시키고 밖으로는 여로(藜蘆)를 가루로하여 돼지 기름에 섞어서 바르고 하루 한번씩 바꾸면 원기(元氣)가 점점 회복되면 종독(腫毒)이 앞으로 사라지려 할 때에 밖으로 치료하는 약을 계속해서 바르면 노육(勞肉)이 저절로 들어가는 것인데 이 약으로 치료하지 않으면 비록 한 때는 들어가도 다시 나오며 만일 침이나 뜸을 잘못하면 위태로운 것이다. 《入門》

중품정자(中品錠子)가 번화창(飜花瘡)을 치료한다. 《入門》

일면 금화창(錦花瘡)이라 하고 또는 광동창(廣東瘡)이라고 하니 천궁(川芎)·천화분(天花粉) 각 5돈, 경분(輕粉)·경유(輕油) 2돈반, 주사(朱砂)·웅황(雄黃) 각 1돈2푼반, 사향(麝香) 5푼을 가루로하여 떡을 쪄서 녹두알 크기로 환을 지어 매 7알이나 9알을 더운 술로 복용한다. 《正傳》

마치현(馬齒莧)

번화창(飜花瘡)을 치료하니 태워서 가루로하여 돼지 기름에 섞어서 붙인다. 《本草》

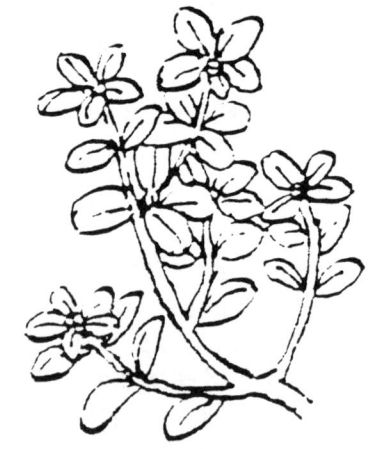

유지엽(柳枝葉)

치료는 위와 같으니 진하게 달여서 고약을 만들어 바른다. 《本草》

칠창(漆瘡)

옻칠을 싫어하는 사람은 옻칠을 보기만 해도 중독 되어서 창(瘡)이 되고 얼굴이 가렵고 부으며 온몸이 아프게 되니 생게의 노란 것을 내서 바른다. 《得效》

석해(石蟹)의 즙을 자주 바른다.

《本草》

납다(蠟茶)가루를 기름에 개어서 바르고 버들가지나 잎을 달인 물에 씻는다. 《入門》

망초탕(芒硝湯)에 담가서 서늘하게 해서 씻는다. 《千金》

철장(鐵獎)에 자주 씻으면 즉시 낫는다. 《本草》

우물속의 이끼를 붙이면 좋다. 《本草》

부추를 찧어서 붙인다. 《本草》

자소(紫蘇)잎을 찧어서 문지른다. 《綱目》

연절(軟癤)

좌(痤)라는 것은 작은 절(癤)이니 속칭 열절(熱癤)이라는 것인데 큰 것은 신대추와 같고 또는 콩알 만큼씩한데 빛이 붉고 안에는 피고름이 있다. 《綱目》

저두산(猪頭散)·삼물산(三物散)·대황고(大黃膏)로 치료한다.

계포란(鷄抱卵)껍질을 태워서 재로 하여 경분(輕粉)을 조금 넣어 기름에 섞어서 붙인다. 《得效》

대지각(大枳殼) 1개의 속을 내어 버리고 갈아서 입이 평평하게 하고 주면호(稠麵糊)를 사진(四脣)에 발라서 절(癤)의 위에 덮어서 붙여 두면 저절로 터지고 고름이 나오면 낫는다. 《得效》

유명·무명한 모든 악창(惡瘡)

포도창(葡萄瘡)·천행반창(天行斑瘡)·월식창(月蝕瘡)·내감창(內疳瘡)·와창(㾦瘡)·주피구창(走皮疣瘡)·백사전창(白痤纏瘡)·어목창(魚目瘡)·열독창(熱毒瘡)·화반창(火斑瘡)등은 모두 이름이 있는 창(瘡)이고, 이밖에는 모두 이름이 없는 악창(惡瘡)들이다.

또는 세창법(洗瘡法)·살충법(殺蟲法)·생기법(生肌法)·제창중풍수작통법(諸瘡中風水作痛法)이 있다.

생호마유(生胡麻油)

악창(惡瘡)과 또는 모든 창(瘡)에 바르면 좋고 생마유(生麻油)도 역시 좋다. 《本草》

마치현(馬齒莧)

치료 방법은 위에서와 같고 짓찧어서 붙이면 바로 낫는다. 《本草》

한 부인이 배꼽 밑에서 음부(陰部)에 까지 이어서 악창(惡瘡)이 나고 열이있고 가려우며 아프고 대소변이 삽(澁)하며 노란 즙이 나오는데 백약이 효력이 없는 증세는 먼저 더운 물로 씻어서 말리고 마치현(馬齒莧) 4냥, 청대(靑黛) 1냥을 같이 갈아 섞어서 붙이는데 마르면 새것을 바꾸고 또 팔정산(八正散)을 먹으니 20일만에 완전히 나았다. 《本草》

웅담즙(熊膽汁)

치료 방법은 위와 같고 바르면 좋으며 큰 담(膽)도 좋다.《本草》

섬여(蟾蜍)

불에 태워서 재로하여 기름에 섞고 모든 악창(惡瘡)에 붙이면 아주 좋다.《本草》

사세피(蛇蛻皮)

오래된 악창(惡瘡)이 낫지 않는데 태워서 재로하여 돼지 기름에 섞고 붙인다.《本草》

조생모낙화(朝生暮落花)

일명 괴개(鬼盖＝即 朝菌)니 분예(糞穢)한 곳에 나서 버섯과 같은 것인데 가루로 하고 기름에 개어서 악창(惡瘡)에 바르면 아주 좋고 쇠똥 위의 검은 버섯이 더욱 좋다.《本草》

강랑(蜣蜋)

일체의 악창(惡瘡)에 10마리를 단오일에 잡아서 말리고 가루로해서 기름에 섞어 붙인다.《本草》

납저지(臘猪脂)

악창(惡瘡)을 치료하는데 웅황(雄黃)과 경분(輕粉)을 섞어서 붙이면 좋다.《正傳》

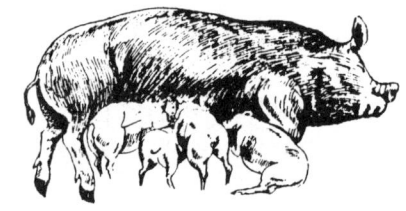

웅황(雄黃)

악창(惡瘡)을 치료하는 데 아주 좋다.《本草》

유황(硫黃)

효력이 위에서와 같다.《本草》

패모(貝母)

모든 악창(惡瘡)에는 패모(貝母)가루에 웅황(雄黃)을 약간 넣어서 붙이면 아주 좋다.《本草》

언서고(鼴鼠膏)

악창(惡瘡)을 주로 치료하니 바르면 좋다.《本草》

파초엽(芭蕉葉)

치료 방법은 위와 같고 서리 맞은 것을 가루로하여 향유(香油)에 섞어 붙인다. 《丹心》

석회(石灰)

일어서 즙을 낸 다음 악창(惡瘡)을 따뜻이 씻으면 좋다. 《本草》

26. 제상(諸傷)

금인산(金刃傷)

금창(金瘡)에 상해서 창자가 끊어진 것은 병의 깊고 얕음에 따라 살고 죽는 것이 각기 다를 수가 있으니 창자의 한쪽 끝만 나온 것은 이어 주기가 어렵고 만약 배가 아프며 기(氣)가 짧아서 음식을 못먹는데 큰 창자가 끊어진 것은 1일반이면 죽고 작은 창자가 끊어진 것은 3일이면 죽으며 창자의 양쪽이 끊어진 것은 빨리 침(鍼)과 실로 이어주고 닭벼슬 피를 발라서 기(氣)가 설(泄)하지 못하도록 하여 바로 밀어 넣는 다음에 끊어지지 않은 창자를 끄집어 내어서 대맥죽즙(大麥粥汁)으로 씻고 침적(沈滴)해서 넣으며 죽의 맑은 즙을 약간씩 마시고 20여일이 지난 다음에 결국 미죽(糜粥)을 먹으며 100일이 지나면 밥을 먹을 수가 있다. 《病源》

금창실혈(金瘡失血)이 당연히 고갈(苦渴)이 생기게 되나 참아야 하고 언제나 마른 음식을 할 것이며 살찐 기름의 음식물을 먹어서 그 목마른 것을 그치게 하고 죽을 많이 먹으면 피가 넘쳐 나와서 사람을 죽이는 것이다. 또한 호노(呼怒)와 큰 소리및 폭소와 노력동작하는 것과 함(鹹)·산(酸)·열유(熱油)·열갱(熱羹)등을 피하니 모두가 창통(瘡痛)을 일어나게 하며 심하면 죽게 된다. 《聖惠》

모든 금창(金瘡)과 절상(折傷)에는 찬 물을 먹어서는 안된다. 그것은 피가 차갑게 되면 응경(凝結)되어 심(心)에 들어가면 죽기 때문이다. 《丹心》

불치증(不治症)

불치증(不治症)에는 열 가지가 있는데 금창(金瘡)의 상(傷)을 입어서 폐(肺)에 들어가면 죽으니 2~7일을 넘기기가 어렵다. 왼쪽 갈비 밑을 상해서 속으로 들어간 것은 치료하지 못하고 창자가 반만 끊어진 것은 치료가 되나 모두 끊어진 것은 치료하지 못하며 작은 창자의 밑을 속으로 상한 것과 증후가 번다한 것 및 맥(脈)이 실하지 못하며 중한 것 및 노인의 왼쪽 다리가 눌려서 부서진 것과 음자(陰子)가 부서진 것 및 피가 나와서 진(盡)한 것과 어깨 안과 귀 뒤가 상(傷)해서 통투(通透)된 것은 모두 약

을 쓸 필요가 없다. 《得效》

 대개 금창(金瘡)이 천창(天窓=穴名)·미각(眉角)·뇌후비(腦後臂)속의 맥이 뛰는 곳, 비(脾)안의 음역(陰股)·양유(兩乳) 상하의 심(心)인 구미(鳩尾)·소장(小腸)및 오장육부(五臟六腑)의 유(兪)를 상한 것은 죽게되고 또 뇌를 부딪쳐서 수(髓)가 나오고 말을 못하며 눈을 거들떠서 곧게 보고 목구멍 가운데서 끓는 소리가 나며 입을 악물고 침을 흘리며 두 손을 헛되게 놀리는 것은 모두 치료를 못한다. 《聖惠》

금창(金瘡)의 맥후(脈候)

 금창(金瘡)에 피가 너무 많이 난 데 맥(脈)이 허하고 가늘은 것은 살고 살이 촘촘하고 실한 것은 죽으며 피가 많이 나고 맥(脈)이 잠기며 작은 것은 살고 뜨고 큰 것은 죽으며 금도(金刀)에 상해서 피가 나와 그치지 않고 맥(脈)이 큰 것은 7일이면 죽고 맥이 미끄럽고 가늘은 것은 살게 된다. 《脈經》

 금창(金瘡)에 피가 많이 나고 맥(脈)이 허하며 가늘은 것은 좋고 실(實)하고 큰 것은 위태롭다. 《得效》

 상한 것이 얕아도 명맥(命脈)이 허하고 촉(促)하면 위태롭고 상한 것이 무거워도 명맥(命脈)이 온화하고 느리면 걱정되지 않는다.

 피가 많이 나온데 맥(脈)이 넓고 크면 좋지 못하고 평정(平正)하고 중실(重實)하면 좋다. 《得效》

활촉과 금인(金刃)이 뼈에 박혀 맥이 끊어졌을 때

 백렴(白斂)과 반하(半夏)를 등분 가루로하여 매 1돈을 묽은 생강 탕에 고루 먹고 20일이면 낫는다. 《入門》

 활촉과 침(鍼)이 살에 박혀서 안 나올때 상아(象牙)가루를 물에 타서 바르고 또 누고즙(螻蛄汁)을 자주 마르거나 쥐의 뇌(腦)를 바르고 또는 자석(磁石)을 그 위에 붙여 놓으면 저절로 나온다. 《聖惠》

구급(救急)처방 일 때

 금창(金瘡)과 모든 상처가 아파서 못견디는 데 소의 배를 쪼개고 그 속에 환자를 집어 넣어서 뜨거운 피속에 흐뭇하게 잠기면 소생되고 만약 배가 상했으면 혈갈말(血竭末)을 초탕(醋湯)에 고루 먹으면 피가 쏟아져 나오면서 낫는다. 또는 싸움터에 나가서 포와 화살에 상하여 피가 많이 나고 기(氣)가 흉격(胸膈)을 상충(上衝)해서 못견디는 것도 위의 방법과 같이 치료하면 바로 낫는다. 《入門》

 상한 것이 심해서 졸도하고 인사불성(人事不省)이 되었을 때 뜨거운 오줌을 많이 먹으면 바로 살아나고 사내아이 오줌이면 더욱 좋다. 《丹心》

신급수(新汲水)

 칼에 찔려서 창자가 나오는데 새로 떠온 샘물을 뿜고서 몸을 움추리면 창

자가 스스로 들어간다. 《本草》

석회(石灰)

칼이나 창의 거죽 상처에 아주 좋으니 석회(石灰)가루로써 싸매면 아픈 증세가 진정되고 피가 그치는데 특히 효과가 있다.

또는 석회(石灰)를 계란 흰 자에 넣어 불에 태워서 가루를 만들어 붙이면 바로 낫는다. 《本草》

갈근(葛根)

금창(金瘡)을 치료하고 아픔을 그치게 한다. 가루를 붙이고 또 달여서 마신다. 《本草》

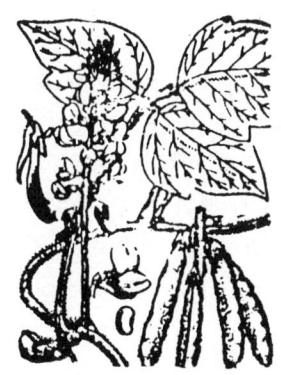

상근백피(桑根白皮)

생껍질을 벗겨 실을 만들어서 배가 터져 창자가 나온 것을 꿰매면 잘 낫는다. 당나라의 안금장(安金藏)이란 사람이 복부수술을 할 때에 이 방법을 썼다.

칼이나 화살에 상한데 상엽(桑葉)을 가루로하여 뿌려 주면 특히 좋은 것은 말할 것도 없다.

금창(金瘡)에 상시회(桑柴灰)를 붙이면 바로 낫는다. 《本草》

누고(螻蛄)

활촉이 목구멍이나 가슴 속에 걸려서 나오지 않는데 누고(螻蛄)를 찧어 즙을 내서 떨어뜨려 넣으면 3~5번이면 저절로 나온다.

침(鍼)이 살에 들어가서 나오지 않는데 누고(螻蛄)의 뇌(腦)와 유황(硫黃)을 같이 찧어 붙이면 가려움을 느끼면서 침이 저절로 나온다. 《本草》

강랑(蜣蜋)

활촉이나 쇠조각이 뼈에 박혀서 나오지 않는데 약간(若干) 오(熬)한 파두(巴豆)와 강랑(蜣蜋)을 같이 찧어서 상처에 바르고 가려워 못견디게 되거든 상처를 흔들어 빼내고 생기고(生肌膏)를 바로 붙인다.

완전한 강랑(蜣蜋)과 사향(麝香)약간을 가루로하여 상처에 붙이면 스스로 나온다. 《本草》

선복근(旋葍根)

즉 선화(旋花)뿌리로써 금창(金瘡)

을 아물게 하고 끊어진 힘줄을 이어주니 뿌리를 찧어 즙을 내어서 창의 속에 떨어뜨리고 찌꺼기는 창(瘡)을 싸매어 두면 좋다.《本草》

상아(象牙)

활촉이나 침(鍼)이 살에 박혀서 안나올때 가루로하여 물에 타서 창(瘡)위에 붙이면 바로 나온다. 묵은 상아(象牙)의 빗(梳)은 더욱 좋다.《本草》

편복(蝙蝠)

금창(金瘡)에 피가 나고 안에서 부터 새나오는데 편복(蝙蝠) 2마리를 태워가 가루로하여 매 1돈을 물에 타서 먹되 하루동안에 모두 먹으면 물과 같이 내리는 데 이것이 바로 피가 없어지는 것이다.《本草》

흑슬(黑虱)

활촉이 살에 박혀서 안나오는 데 머리의 검은 이(虱)와 사람의 이빨을 갈아서 바르면 바로 나온다.《本草》

총(葱)

금창(金瘡)이 놀라게 되어서 피가 나와 그치지 않을 때 총(葱)을 구워 찧어서 즙을 내서 바르면 피가 바로 그친다.

금창(金瘡)이 풍(風)과 수(水)에 중독되서 붓고 아픈 증세를 치료하니 줄기나 잎을 구워서 찧어 붙이면 바로 낫는다.《本草》

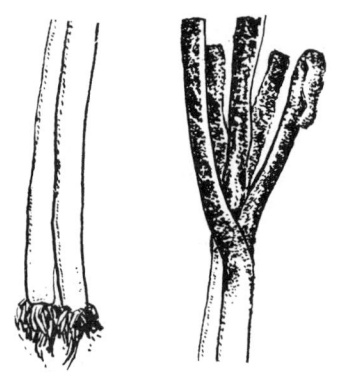

소맥(小麥)

창자가 나와서 안들어갈 때 소맥(小麥) 5되에 물 9되를 달여 4되쯤 되거든 찌꺼기는 버리고 아주 차게 해서 창(瘡)위에 뿜고 또한 등위에도 뿜으면 창자가 점점 저절로 들어가는 데 여러 사람에게 안 보이는 것이 좋다.《本草》

석류화(石榴花)

금창(金瘡)에 피가 흘러서 안 그칠때 석류 꽃에 석회(石灰)를 섞어 찧어서 가루로하여 붙이면 바로 그친다.《本草》

벽전(壁錢)

금창(金瘡)의 피가 안 그칠 때 즙을 내서 창(瘡)위에 떨어뜨리면 좋다. 《本草》

서뇌간(鼠腦肝)

활촉과 침(鍼)또는 칼 끝이 목구멍이나 흉격(胸膈)의 깊은 곳에 걸려 안 나올 때 산 쥐의 뇌(腦)와 간을 찧어서 붙이면 바로 낫는다. 《本草》

자단간(紫檀肝)

금창(金瘡)에 가루를 만들어 붙이면 피와 아픔이 그치는데 아주 좋다. 《本草》

혈갈(血竭)

금창(金瘡)의 피와 아픔을 그치게 하고 살을 돋아나게 하는데 아주 좋으니 가루를 긁어서 붙이며 성질이 급한 환자에게는 많이 쓰지를 말아야 한다. 《入門》

호박(琥珀)

피가 멎고 새살이 돋아나며 금창(金瘡)을 아물게 하니 가루로하여 붙인다. 화살을 맞아 죽을 지경이 되었을 때 가루 1돈을 사내아이 오줌에 섞어서 먹으면 좋다. 《本草》

숙애(熟艾)

금창(金瘡)에 피를 그치게 하고 아픔을 진정시키며 잘 아물게 하는 데 달여서 먹고 그 연기를 쐬여서 역시 좋다. 《俗方》

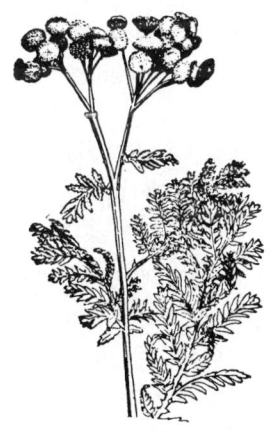

사함초(蛇含草)

금창(金瘡)에 찧어 붙이면 좋다.
또한 사함고(蛇含膏)가 이미 끊어진 손가락을 잇는다. 《本草》

청호(靑蒿)

생 것을 찧어서 금창(金瘡)에 붙이면 피와 아픔을 그치게 하고 새살을

돋아나게 하는데 아주 좋다. 《本草》

소계(小薊)

금창(金瘡)에 피가 안 그칠때 잎을 찧어서 덮으면 좋다. 《本草》

차지(車脂)

침(鍼)이 살에 박혀서 나오지 않을 때 수레바퀴 기름을 종이에 펴서 환부에 덮으면 2일 1번 하기를 3~5차례하면 저절로 나온다. 《本草》

엎어지거나 떨어지거나 눌려서 상할 때

대개 떨어지거나 눌려서 죽게 되면 급히 조용한 곳에 편하게 눕히고 소매로 그 입과 코 위를 가리고 밥한 솥 할 정도의 시간이 지나면 눈을 뜨는데 뜨거운 소변을 마시게 하고 만약 한번 깨어났다 다시 기절하거든 급히 입을 젖혀 열고 더운 소변을 따라 넣어주면 멍든 피를 없앤다. 《得效》

갑자기 떨어져서 압도(壓倒)하여 죽었을 때 심장(心臟)과 머리가 따스한 때에는 구할 수가 있다. 환자를 곧바로 앉게하고 그의 두발(頭髮)을 움켜쥐고 뒤로 젖힌 다음 반하(半夏)가루나 또는 조각(皂角)가루를 코안에 불어 넣은 다음 깨어나거든 생강즙과 향유(香油)를 따라 넣어 준다. 《綱目》

만약 약을 지어 오는데 시간이 오래 걸리고 급박한 경우에는 바로 입을 억지로 열고 더운 소변을 만히 다라 넣어준다. 《入門》

칼과 도끼로 상하거나 또는 험한 땅에 떨어졌거나 또는 신체를 타박해서 근골(筋骨)과 가죽살이 모두 피가 나서 그치지 않고 또는 멍든 피가 정적(停積)되였은데 만약 빨리 축출(逐出)하지 않으면 배에 들어가서 심장(心臟)을 치고들 우려가 있다. 《醫鑑》

엎어지거나 거꾸러져서 손상된 것은 소목(蘇木)으로 혈(血)을 살리고 황련(黃連)으로 화(火)를 내리고 백출(白朮)로 속을 온화하게 하는데 사내아이 오줌으로 달여서 먹는 것이 제일 좋고 상한 것이 위에 있으면 부추즙을 마시는 것이 좋다. 《丹心》

타박상(打撲傷)이나 또는 높은 곳에서 떨어지면 사지(四肢)와 오장을 놀라게 하여 나쁜 피가 반드시 속에 있어서 심장(心臟)을 치고 들어갈 것이 우려되니 먼저 이 변을 통하게 하는 약을 쓰되 사내아이 오줌에 섞어서 먹는 것이 효력이 나고 대장(大腸)과 소장(小腸)을 같이 통하도록 하면 저절로 번민(煩悶)하거나 심장을 칠 염려는 없는 것이다. 《得效》

맥후(脈候) 및 불치증(弗治症)

대개 타박상손(打撲傷損)으로 속에 멍든 피가 있고 맥(脈)이 굳고 강한

것은 살고 소약한 것은 치료를 못한다.《脈經》

타박상손(打撲傷損)에 출혈이 너무 많으면 맥(脈)이 당연히 허세(虛細)해야 되는 것인데 혹시 급(急)·질(疾)·대(大)·촉(數)하면 치료를 못한다.《醫鑑》

절상(折傷)에 밖으로 근골(筋骨)을 상한 것을 치료하고 속으로 장부(臟腑)의 속 막(膜)과 음자(陰子)및 또한 귀뒤가 찢어진 것은 치료하기가 어렵다.《入門》

혹시 장부(臟腑)의 치명(致命)적인 곳을 상하고 맥이 허촉(虛促)하면 위태롭다.《得效》

포황(蒲黃)

타박상(打撲傷)에 멍든 피가 속에 있어서 번민하는 것을 치료한다. 포황(蒲黃)가루 3돈을 더운 술에 고루 내린다.《得效》

백양수피(白楊樹皮)

타박상(打撲傷)에 멍든 피 때문에 아픈 증세 때문으로 못견디게 아픈 것을 치료하니 수피(樹皮)를 술에 담가서 마신다.《本草》

생구(生龜)

타박(打撲)으로 발을 뺀 증세를 치료하니 피를 내서 술에 타 마시고 살은 생으로 찧어서 상처에 두껍게 붙이면 바로 효과가 난다.《本草》

호도(胡桃)

눌리거나 타박(打撲)으로 상손(傷損)된 것을 치료하니 호도(胡桃)살을 짓찧어서 더운 술에 타서 한번에 먹으면 바로 낫는다.《本草》

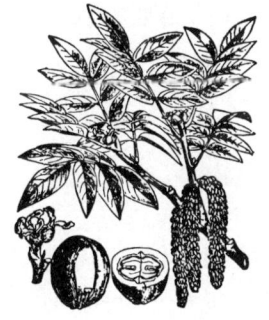

제조(蠐螬)

타박(打撲)으로 발목이 부러지고 멍든 피가 갈비 밑에 있어서 견만(堅滿)하고 아픈 것을 치료하니 제조즙(蠐螬汁)을 내새 술에 타 먹고 또는 찧어서 상처에 붙인다.《本草》

서시(鼠屎)

떨어져서 근골(筋骨)이 상해서 아픔을 못견디는 것을 치료하니 서시(鼠

屎)를 태워서 가루로하여 저지(猪脂)에 섞어 싸매어 두면 반일 동안이면 낫는다. 《本草》

하엽(荷葉)

타박(打撲)과 낙상(落傷)으로 인해서 나쁜 피가 심(心)을 쳐서 번민(煩悶)하는데 건하엽(乾荷葉)을 태워서 가루로하여 더운 오줌에 1일 2번으로 2돈을 고루 먹는다. 하엽(荷葉)이 펴지지 않은 것을 가루로하여 사내아이 오줌에 고루 먹으면 나쁜 것을 내리게 한다. 《綱目》

마근(麻根)

타박(打撲)과 낙상(落傷)및 발목이 부러져 피가 엉겨서 아파 못견디는 데 뿌리와 잎을 찧어 즙을 내서 마시고 또는 달여서 먹으며 마(麻)가 자랄 시기가 아니면 건마(乾麻)를 달여 먹어도 좋다. 《本草》

도간회(稻稈灰)

추락(墜落)・타박상(打撲傷)에 아파서 못견디는 데 볏짚을 태워 재로해서 술찌꺼기와 섞은 다음 즙을 낸 것을 달여서 상처를 따뜻이 씻으면 바로 차도가 있다. 《本草》

개자(芥子)

타박상(打撲傷)의 피가 멍들어 아픈데 개자(芥子)에 생강(生薑)을 넣어 갈아서 따뜻하게 하여 환부에 붙이면 바로 효과가 있다. 《本草》

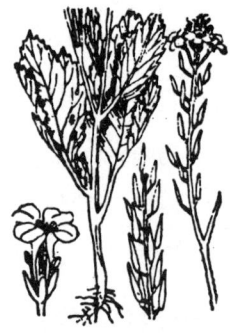

총백(葱白)

타박(打撲)에 아픔을 못견디는 증세를 치료하니 파를 화로불에 구워서 뜨거울 때에 쪼개면 그 속에 더운 즙이 있는데 그 즙과 같이 상처에 덮고 식으면 다시 더운 것으로 바꾸면 약간 지난 다음에 곧 아픔이 진정된다.《本草》

또한 총백(葱白)과 사당(砂糖)을 등분해서 찧어 붙이면 아픔이 바로 그치고 또한 반랑(瘢痕)도 없어진다. 《丹心》

인뇨(人尿)

타박(打撲)과 낙상(落傷)의 멍든 피가 심(心)을 쳐서 운절(暈絶)한 데 더운 오줌을 1~2되 마시면 바로 소생이 되며 사내아이 오줌이 더욱 좋다. 《本草》

오계(烏鷄)

압착상(壓窄傷)・주차역상(舟車轢傷)・마답(馬踏)・우촉(牛觸)등 상(傷)에 가슴과 배가 파함(破陷)되고 사지(四肢)가 최절(摧折)하여 기민(氣悶)해서 사경이 되었을 때 오계(烏鷄) 1쌍을 털채 절구로 짓이겨서 고주(苦酒) 1되에 섞고 새 헝겊을 환부(患部)에 덮은 다음 그 위에 펴서 붙이고 마르면 바꾸는데 한기(寒氣)가 들고 토하려고 해도 약을 버리지 말고 계속해서 1쌍을 더 쓰면 아주 효과가 있다. 《本草》

견담(犬膽)

타박상(打撲傷)・도전상(刀箭傷)에 멍든 피가 있는데 개 쓸개를 더운 술에 고루 먹으면 멍든 피가 모두 내린다. 《本草》

개똥을 태워서 가루로하여 더운 술로 2~3돈을 고루 먹어도 역시 큰 효과가 있다. 《俗方》

수질(水蛭)

추락(墜落)・타박(打撲)・절상(折傷)으로 속에 멍든 피가 있는 데 수질(水蛭)을 볶아서 가루로하여 사향을 약간 넣고 매 1돈을 더운 술로 고루 먹으면 멍든 피가 내린다. 《本草》

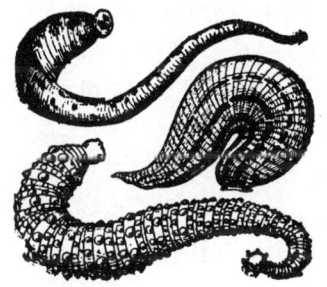

오아우(烏鴉羽)

추락손상(墜落損傷)에 멍든 피가 심(心)을 팽창하여 얼굴이 푸르고 기(氣)가 짧은 데 오아우(烏鴉羽) 7개를 태워서 술에 타 먹으면 피를 토하고 낫는다. 《本草》

주조(酒糟)

타박(打撲)・추락상(墜落傷)에 멍든 피가 부어서 아픈 데 술찌꺼기와 초 찌꺼기를 쪄서 뜨거울 때에 찜질하면 좋다. 《俗方》

골절(骨折)・근단상(筋斷傷)

대개 다리와 팔의 각각 여섯 곳에 출구가 있으며, 네 곳에 골절(骨折)이 있으며, 손의 세 곳에 출구가 있고, 또한 다리의 세 곳에 출구가 있으며, 손바닥의 뿌리에도 출구가 있으니, 그 뼈가 서로 연쇄되어 있는데 또는 출구가 되면 이것은 연쇄된 뼈가 밖으로 튀어 나오는 것이니 바로 출구(出臼)한 뼈를 연쇄골(連鎖骨)밑으로 밀어 넣어서 본과(本窠)에 들어가도록 해야 한다.

혹시 밖으로 튀어나왔으면 안으로 밀어넣고 안으로 밀려 들어갔으면 밖으로 끌어내어야면 결국 정과구(正窠臼)에 들어가는 것이니 방법에 따르지 않고 경솔하게 손으로 주물러서 과구(窠臼)에 넣은 방법은 10에 8~9는 고질(痼疾)이 되는 것이다.《得效》

뼈마디가 상손(傷損)되고 부러지거나 주비(肘臂)와 요슬(腰膝)이 출구(出臼)하거나 차질(蹉跌)된 것은 방법에 따라서 정돈해서 환원시켜야 하는데 마약(痲藥)을 써서 아픔을 느끼지 못하게 한 다음 비로소 수법을 쓴다.《得效》

어긋날 뼈를 환원시키는 방법은 대쪽 한개(生柳木片이 더욱 좋음)를 판자에다 1쪽은 고정시켜 움직이지 않도록 하고 1쪽은 그냥 두어서 그 위에 환부(患部)를 얹어서 수시로 당기고 폈다 오그렸다 해야지 그냥 두고 당기면 나은 뒤에 펴고 오므리지를 못하게 된다.《得效》

뼈가 부서진 것은 마약(痲藥)(即 草烏散)을 쓴 다음에 칼침으로써 째고 수술하며 심한 것은 부서진 골봉(骨鋒)을 끊어 내고서 살을 찔러 터지지 않도록 하고 혹시 부슬어진 것은 잔뼈를 골라서 끄집어 내어야만 피고름의 화를 면하는 것이니 다시 약물로써 하루 한번씩 씻고 냄새가 나지 않도록 해야 된다.《得效》

대개 뼈가 부서진 것은 접골약(接骨藥)을 불에 녹여서 부서진 뼈를 붙인 다음에 동여매고 안으로 맥두산(麥斗散)・몰약강성단(沒藥降聖丹)・접골산(接骨散)・자연동산(自然銅散)・접골자금단(接骨紫金丹)등을 쓰고 깨끗이 씻은 약은 만창산(蔓創散)을 쓴다.《諸方》

적동설(赤銅屑)

타박(打撲)과 추락(墜落)으로 인해서 절상(折傷)한 것을 치료한다. 적동(赤銅)을 화하초쉬(火煆醋淬) 7차례 한 것, 또는 9차례하고 잘게 갈아서 따뜻한 술에 1자 또는 반돈을 섞어서 먹으면 바로 뼈가 상한 곳에 들어가서 정돈이 된다.

어느 사람이 말에서 떨어져 발이 부러졌는데 동가루를 술에 타서 먹고 나었더니 죽은 뒤 10년이 지난 다음에 개장을 하고 그의 뼈가 상했던 곳을 보니 동(銅)이 얽혀 있더라는 것이다. 《本草》

자연동(自然銅)

상손(傷損)으로 인해서 뼈가 부러진 것을 치료한다. 화하초쉬(火煆醋淬) 7차례하여 갈아 가지고 수비해서 당귀(當歸)·몰약(沒藥) 각 반돈과 같이 더운 술에 고루 먹고 연하여 손으로 아픈 곳을 문지른다. 《本草》

이 약이 새로 불에 사른 것은 독이 있으니 만약 뼈가 부러졌거나 부서지지 않았으면 안쓰는 것이 좋다. 《丹心》

합환피(合歡皮)

골절(骨折)에 접골(接骨)하는 것을 주로 치료하니 껍질을 검게 볶은 것 4냥과 개자초(芥子炒) 1냥을 가루로하여 2돈을 술에 섞어서 먹고 찌꺼기는 붙이면 좋다. 《本草》

속단(續斷)

타박(打撲)의 멍든 피를 치료하고 근골(筋骨)의 끊어진 것을 이으니 쪄서 즙을 마시고 찌꺼기는 붙인다. 《本草》

생지황(生地黃)

뼈가 부서진 것을 치료하니 짓찧어 쪄서 상처에 하루 두번씩 싸맨다. 《本草》

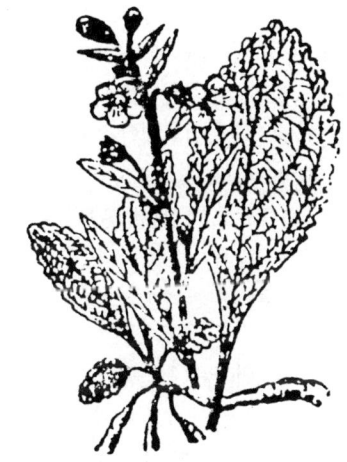

선복근(旋葍根)

즉 선화(旋花) 뿌리인데 힘줄이 끊어진 것을 치료하니 뿌리를 즙을내서 씻고 찌꺼기는 창(瘡)위에 봉하되 하루 두서너번씩 자주 부치면 끊어진 힘줄이 이어진다. 《本草》

백랍(白蠟)

금름(金稟)의 수렴(收斂)하고 견응(堅凝)한 기에 속하니 외과(外科)의 중요한 약이며 살을 돋아나게 하고 혈

(血)을 그치고 아픔을 진정시키며 뼈와 힘줄을 잇고 허를 보하니 합환피(合歡皮)와 같이 쓰면 아주 효과가 있다. 《丹心》

해(蟹)

다리 속의 수(髓)와 뇌(腦)속 및 껍질속의 노란것이 근골(筋骨)의 끊어진 것을 이으니 분쇄(粉碎)해서 약간 볶으고 창(瘡)속에 넣는다.

근골(筋骨)이 절상(折傷)한 데 생으로 찧어서 볶아 가지고 덮어 붙이면 좋다. 《本草》

제조(蠐螬)

발목을 삐어서 뼈가 부러지고 피가 맺힌 것을 치료하니 즙을 내어 술에 타서 먹고 또 찧어서 상처에 붙인다. 《本草》

모서(牡鼠)

근골(筋骨)을 절상(折傷)했을때 치료하니 숫쥐를 생으로 찧어서 상처에 붙이고 3일에 한번씩 바꾸면 상한 근골(筋骨)을 잇는다. 《本草》

생률(生栗)

근골(筋骨)이 부러지고 피가 멍들어 부어서 아픈 증세를 치료한다. 생률(生栗)을 씹어서 붙이고 한 밤송이 안에 있는 세알 중에서 가운데 알이 더욱 좋다. 《本草》

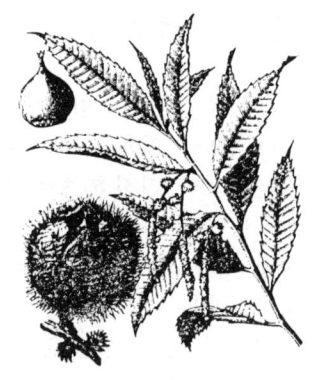

인중백(人中白)

섬좌(閃挫 = 삔 것)과 질박상(跌撲傷 = 엎어진 것)으로 인해서 뼈가 아주 무거운 증세를 치료한다. 인중백(人中白)을 불에 사루고 가루로하여 5푼을 더운 술로 고루 먹는다. 《入門》

와거자(萵苣子)

타락(打落)해서 절상(折傷)한 데 상추씨를 약간 볶아서 가루로하여 3돈씩 술로 먹으면 근골(筋骨)을 이어 주는데 그 이름을 접골산(接骨散)이라고 한다. 《回春》

오웅계(烏雄鷄)

발목을 삐어서 뼈가 상하여 아픈 것을 치료하니 혈(血)을 내서 술에 타 먹고 그 닭의 배를 쪼개고 상처를 덮어 씌우면 특히 효과가 있다. 《本草》

또한 뼈를 가루로하여 1냥과 자연동 말(自然銅末) 4돈을 한데 섞어서 더운 술로 2돈씩 공복에 먹는다. 《綱目》

이(耳)·비(鼻)·설(舌)이 상해서 끊어진 것을 치료할 때

귀나 코기 싱해시 떨어진 데 유발회 말(油髮灰末)에 떨어진 이(耳)·비(鼻)를 빨리 담근 다음 떨어졌던 그 자리에 그대로 붙이고 꿰매고 붕대로 싸매어 둔다. 어느 사람이 당나귀에서 물려서 코가 떨어졌는데 이 방법을 쓰니 아주 효과가 있었다 한다. 《綱目》

저절로 엎어져서 혀를 깨물어 끊어지고 피가 안그칠 때 닭의 털로써 쌀초를 찍어서 상처에 바르면 피가 바로 그치는데 곧 이어서 포황(蒲黃)·행인(杏仁)에 붕사(硼砂) 약간을 넣어 가루로하여 꿀에 섞어서 입속에 머금어 녹아 내리면 낫는다. 《綱目》

손가락이 끊어진 것을 붙이는 방법은 소목(蘇木)을 가루로하여 붙이고 명주 실로써 단단하게 싸매어 두면 며칠이면 전과 같아진다. 《入門》

어느 사람이 말에서 떨어져 차고 있던 자물쇠에 찔려서 음낭의 2알이 모두 떨어지고 거의 끊어져 아픈 고통을 못견디고 고칠 도리가 없는 것을 내가 사람을 시켜서 천천히 거둬놓고 벽전(壁錢)을 내서 덮어 붙이니 점점 편안해지고 음낭이 전과 같았다. 《醫鑑》

장상(杖傷)

곤장(棍杖)으로 심하게 얻어 맞았을 때에는 바로 사내아이 오줌과 좋은 술 1잔을 합해 따뜻이 먹으면 피가 심장(心臟)을 치는 것을 면하고 병 증세가 실(實)하면 계명산(鷄鳴散)으로 내리고 허하면 당귀수산(當歸鬚散)에 시호(柴胡)·강활(羌活)을 달여 먹고 이어서 파를 찧어 볶아 익혀서 상처에 붙인 다음 차지면 뜨거운 것으로 바꾸는데 아픔이 그치고 멍든 피를 흩는데 아주 좋다. 《種杏》

또는 두부를 손바닥처럼 저며서 소금 물에 달여 따스하게 해서 맞은 곳에 붙이면 그 기(氣)가 찌는 것 같고 두부가 바로 자색이 되는데 다시 바꾸어 붙이되 두부가 맑은 색이 되는 것을 한도로 하고 벌써 문드러진 데도 역시 좋다. 《種杏》

아픔이 심한 것은 유향정통산(乳香定痛散)을 내복하고 따라서 더운 술을 양대로 마신 다음 황랍고(黃蠟膏)를 붙이되 멍든 피가 뭉쳐 있으면 먼저 나쁜 치를 찔러서 내고 고약을 붙인다. 《入門》

곤장(棍杖)에 상한 것은 단지 혈(血)에 열이 있어 아픈 것이니 찬약을 써서 멍든 피를 없내는 방법을 먼저 쓰고 계명산(鷄鳴散)의 종류를 먹은 다음에 오황산(五黃散)을 붙이거나 대황(大黃)·황백(黃柏)을 가루로하여 생지황즙(生地黃汁)에 섞어서 붙인다.

또한 야저근(野苧根) 연한 것을 씻어서 소금과 같이 찧어서 붙이면 좋다. 《丹心》

또한 봉선화(鳳仙花)는 대궁이의 뿌리와 잎이 달인 채로 찧어서 붙이되 마르거든 다시 붙이면 하룻밤에 흩어지고 바로 낫게 한다. 《醫鑑》

또한 녹두분(綠豆粉)을 약간 볶아서 계란 흰자에 섞어 붙인다. 《醫鑑》 장창(杖瘡)에는 유향산(乳香散)·화어산(化瘀散)·보기생활탕(補氣生血湯)·오룡해독산(烏龍解毒散) 등을 쓴다. 《諸方》

대체로 체혈(滯血)을 통하는 것은 모두 술에 녹여서 먹는 것인데 혈(血)이 체(滯)하면 기(氣)가 막히고 기(氣)가 막히면 경락(經絡)이 만급(滿急)하기 때문에 붓고 아픈 것이니 모든 타박(打撲)이 기육(肌肉)에 붙어 있어서 붓고 아픈 것은 경락(經絡)이 상하고 기혈(氣血)이 돌아다니지 못하기 때문이다. 《本草》

장창(杖瘡)이 갑자기 말라지고 검게 꺼지며 독기(毒氣)가 심(心)을 쳐서 황홀하고 번민(煩悶)하며 구토하게 되면 죽는 것이다. 《入門》

맞아도 아프지 않는 방법

맞기 전에 먼저 백랍(白蠟) 1냥을 가늘게 썰어서 그릇에 넣어 술과 같이 끓여서 먹게 되면 혹시 곤장(棍杖)을 맞아도 아프지 않으니 그 이름을 기장산(寄杖散)이라고 한다. 《醫鑑》

나복근(蘿蔔根)

장창(杖瘡)으로 가죽은 찢어지지 않고 안으로 손상(損傷)한 경우를 치료하니 뿌리를 찧어서 상처에 덮어 붙이면 아주 좋다. 《種杏》

마분(馬糞)

장창(杖瘡)에 바람이 들어가서 아픈 것을 치료하니 말이나 또는 노새의 묽은 분(糞)을 덮고 뜨겁게 문지르는 것을 하루 50번쯤 하면 아주 효과가 크다. 《本草》

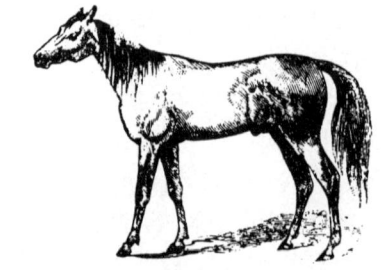

몰약(沒藥)

장창(杖瘡)이 붓고 아파서 못견디는 것을 치료하니 잘 갈아서 1돈을 더운 술로 고루 먹으면 좋다. 《本草》

서(鼠)

타상(打傷)한 창(瘡)에 산쥐 한마리를 통채로 모두 찧어서 기름 반근에 달여 검게 타도록 만들어 가지고 닭의 털로 찍어서 창(瘡)위에 바르면 좋다. 《本草》

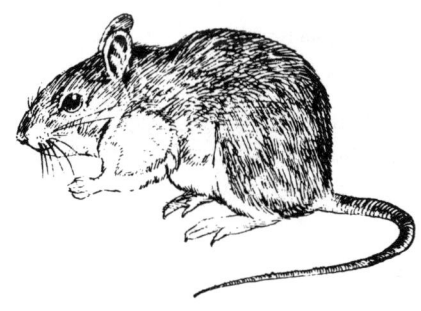

이당(飴糖)

타상(打傷)에 멍든 피에 엿을 끓여서 더운 술에 타서 먹으면 나쁜 피를 내린다. 《本草》

사람이 물어서 상했을 때

사람이 물어서 창(瘡)이 된 것은 구판(龜板)이나 또는 별갑(鼈甲)을 태워서 그 재를 기름에 섞어 붙이면 좋다. 《綱目》

모든 짐승에 상했을 때

호상(虎傷)

호랑이게게 물리면 먼저 청유(淸油)한 사발을 마시고 또 백반(白礬)을 가루로하여 물린 상처에 넣고 또 사당(砂糖)을 물에 타서 1~2주발 마시고 겸해서 상처에 붙인다. 《入門》

호교창(虎咬瘡)에 푸른 헝겊을 단단하게 말아서 죽통(竹筒)속에 넣고 푸른 헝겊의 1쪽을 태워 창(瘡)구멍을 향해서 연기로 쏘이면 좋다. 《本草》

호랑이게게 물리면 언제나 술을 마셔서 크게 취하고 털을 토해내면 좋다.

호랑이나 개가 문데 부추즙을 1일 3번으로 1되를 마시고 찌꺼기는 붙인다. 《本草》

호랑이와 이리가 문데 생계육(生鷄肉)을 먹고 또 생갈즙(生葛汁)을 마시며 또 씻고 또 부인의 월경대(月經帶)를 태워서 그 재를 술에 타서 먹는다. 《本草》

마른 생강 가루를 창(瘡)에 넣는 것이 좋다. 《本草》

웅상(熊傷)

푸른 헝겊을 태워서 창(瘡)구멍을

연기로 쏘이면 독이 빠져 나온다. 《本草》

또 갈근(葛根)을 달여서 진한 즙을 내서 10번 이상 창(瘡)을 씻고 겸해서 갈근(葛根)을 찧어 가루로하여 역시 갈근즙(葛根汁)에 섞어서 하루 5번쯤 먹는다. 《本草》

또 삭조(蒴藋)를 썰어서 물에 담가 즙을 마시고 찌꺼기는 창(瘡)에 붙인다.

웅호(熊虎)의 상(傷)에 생철(生鐵)을 진하게 달여서 씻고 또 웅호(熊虎)의 조갑(爪甲)에 상한데는 생밤을 씹어서 붙인다. 《本草》

마려라교탕상(馬驢騾咬踢傷)

말이 물어서 상한 데는 익모초(益母草)를 찧어서 초에 섞어 볶아서 붙인다. 《本草》

또 말채찍대를 태워서 붙이고 또는 독과율자(獨顆栗子)를 태워서 붙이는 것이 좋다. 《得效》

쥐똥 14알과 묵은 말채찍대 5치를 같이 태워서 돼지 기름에 섞어 바른다. 《本草》

상처를 쑥뜸을 하고 인분(人糞)또는 마분(馬糞)을 태워서 그 재를 붙인다. 《入門》

생밤을 씹어서 붙인다. 《綱目》

또 계관(鷄冠)의 더운 피를 창(瘡)속에 넣든지 또는 담그든지 한다. 《本草》

나귀나 말이 물어서 뼈가 상한데 그 오줌을 취해서 씻고 분(糞)을 바르고 또는 분(糞)을 즙을 내어서 마신다. 《本草》

우상(牛傷)

소에게 떠밀려 창자가 나와 끊어지지 않은 것은 바로 상백피(桑白皮)나 또는 백마(白麻)로 실을 만들어 창자를 넣은 다음에 뱃가죽을 꿰매고 그 위에 혈갈(血竭)가루나 또는 백초상(百草霜)가루를 뿌려 두면 혈이 그치는데 덮어서 봉해주면 속에서 고름이 생길 우려가 있다. 《入門》

갈비가 부러지고 창자가 나온 데 급히 향유(香油)를 발라서 손으로 밀어 넣고 인삼(人蔘)과 지골피(地骨皮)달인 물을 흥건하게 바르면 가죽이 저절로 아무는데 양육(羊肉)곰을 10일동안 먹으면 낫는다. 《入門》

견상(犬傷)

봄 여름의 환절기에 개가 발광을 하는 경우가 많으니 그 꼬리가 늘어져 처지고 걷어 올리지 못하며 입으로 침을 흘리고 혀가 검은 것이 즉 미친 개인데 물리면 구사일생의 환(患)을 당하는 것이니 빨리 침(鍼)으로 찔러서 피를 빼고 오줌으로 씻은 다음에 호도 껍질 반쪽에다 인분(人糞)을 담아서 물린 곳을 덮고 그 위에 쑥으로 떠서 호도(胡桃) 껍데기가 타고 인분(人糞)

이 마르거든 갈아 치우면서 100장을 뜨고 다음날 또 그렇게 해서 300~500장까지 뜨면 좋다. 《千金》

풍구교상(風拘咬傷)에 바로 먼저 입에 장(漿)물을 머금어 씻거나 또는 더운 인뇨(人尿)로서 씻은 다음에 생강(生薑)을 씹어서 문지르고 또한 피를 씹어서 바르거나 또는 행인(杏仁)을 씹어서 붙이고 붕대로 싸매어 주며 또는 마린근(馬藺根)을 짓이겨서 파 달인 탕에 넣어 씻은 다음에 바르는 것이 더욱 좋다. 《綱目》

환사의 백회(百會)철에 붉은 털 한 개가 나는데 그것을 빼어 버리고 약을 쓰면 효과가 빠르다. 《十三方》

반묘(斑猫) 21개를 날개와 발은 버리고 찹쌀 1작에 묘(猫) 7개를 넣어 볶아서 묘(猫)의 빛이 붉게 변하거든 버리고 또 7개를 넣어 볶아서 쌀에 푸른 연기가 나면 묘(猫)를 버리고 쌀을 가루로하여 찬물에 청유(淸油) 탄 것으로써 그것을 3푼하여 자주 먹되 소변이 나오고 나쁜 것이 나오는 것을 한도로 하고 그래도 소변이 나오지 않으면 다시 한번 더 만들어 먹으면 반드시 나오게 되는 것인데 배가 아프면 찬물에 청정(靑靛)을 섞어서 마시거나 또는 황연탕(黃連湯)을 먹어서 그 독을 풀 것이며 그렇게 하지 않으면 상하기가 쉬우니 더운 것을 못먹는다. 《綱目》

견교독(犬咬毒)의 재발예방(再發豫方)

미친 개에 물렸을 때에 급히 반묘(斑猫) 7개를 머리와 발 및 날개를 버리고 가루로하여 더운 술로 그 독이 반드시 소변으로 따라 나오는데 요강에다 맑은 물을 담아서 환자가 거기에 소변을 하고 반일쯤 지나서 보면 탁기(濁氣)가 어려서 개의 모양이 없으면 다시 7차례를 먹어야만 결국 예방이 되는데 그렇게 하면 개의 모양이 나타나지 않아도 좋으니 이것이 아주 효험이 있는 방법이다. 만약 소변이 삽(澁)하면 익원산(益元散 = 처방은 暑門)을 물에 섞어 먹는 방법이 가장 좋다. 《十三方》

미친 개에 물렸을 때 먼저 입에다 장(漿)물을 머금어서 씻은 다음에 옥진산(玉眞散 = 처방은 風門)을 마른 대로 붙이면 재발되지 않는 데는 아주 좋다. 《丹心》

또 문 개를 죽여서 뇌(腦)를 내가지고 상처에 붙이면 재발되지 않는다. 《本草》

광견상(狂犬傷)이 오랜 뒤에 재발되서 치료하기 어려운데 웅황(雄黃)밝은 것 5돈과 사향(麝香) 5푼을 가루로하여 2돈을 술에 섞어 내리면 반드시 잠을 자는 데 깨우지 말고 저절로 깨도록 기다려서 나쁜 것이 나오면 효과가 있다. 《綱目》

광견상치독(狂犬傷治毒)

당연히 부위산(扶危散)을 쓰는데 방풍(防風)5돈, 대황(大黃)·흑축두말(黑丑頭末) 각 3돈, 반묘(斑猫) 1돈, 사향(麝香) 3푼, 웅황(雄黃) 2돈 반을 가루로 하여 매 2돈을 흐르는 물에 고루 먹으면 나쁜 것이 소변으로 따라 나온다.《入門》

지렁이를 덮어 붙이면 개털 같은 것이 나오고 특이한 효과가 있다.《本草》

또 생마유(生麻油)에 메주를 넣어서 고약을 만들고 환약을 탄자 크기로 지어 물린 것을 언제나 문지른 다음에 그 환약을 쪼개어 보면 그 안에 개털 같은 것이 얽히어 들어 있으니 이것이 독이 나온 증거인데 그렇게 문질러서 쪼개어 보아도 털이 없을 때까지 되면 안 심음 되는 것이다.《十三方》

백반(白礬)

미친 개에게 물리면 백반(白礬)가루를 창(瘡)속에 넣으면 아픔이 그치고 빨리 낫는다.《本草》

갈근(葛根)

또 칡뿌리를 찧어 즙을 내어서 먹고 씻으며 찌꺼기는 상처에 붙인다.《本草》

행인(杏仁)

구독(拘毒)을 죽이는 데 죽을 쒀서 자주 먹고 또 찧어서 상처에 붙이는 것이 아주 좋다.《本草》

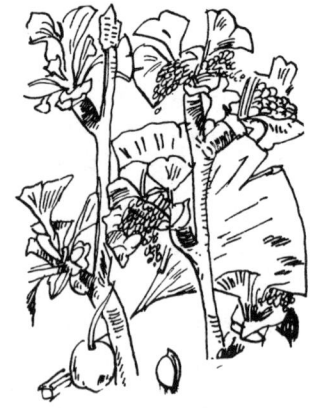

야국(野菊)

미친 개에게 물리면 가루나 또는 갈아서 술에 타먹되 많이 취하면 큰 효과가 있다.《綱目》

섬여(蟾蜍)

두꺼비와 같은 것이다. 미친 개에게 물렸기 때문에 발광해서 죽으려는 데 회(膾)를 만들어 먹이려면 환자에게는 알리지 말고 또한 뒷다리를 짓이겨서 술에 섞어 먹는 것이 아주 좋다.《本草》

침구법(鍼灸法)

미친 개에게 물리면 뜸하는 것보다 더 좋은 것은 없다. 미친 개의 어금니가 들어간 곳을 뜸하되 하루 3장씩 해서 120일이 되면 그치고 계속해서 부추나 물을 계속 먹으면 영원히 재발되지 않는다. 《千金》

언제나 부추의 자연즙(自然汁)을 먹고 찌꺼기를 붙이고 창(瘡)구멍에 뜸하면 영원히 재발하지 않게 된다. 《資生》

미친 개독이 나오지 않고 한열(寒熱)이 일어나는 것은 쑥으로 외구혈(外丘穴)에 3장을 뜸하고 또한 물린 자리에 7장을 뜸하면 잘 낫는다. 《銅人》

묘상(猫傷)

박하엽(薄荷葉)을 씹어서 붙이고 또 호랑이 털을 태워서 붙인다. 《雜方》

서교상(鼠咬傷)

고양이 털을 태워서 사향(麝香)을 약간 침에 섞어서 붙인다. 《入門》

사향(麝香)을 바르면 낫는다. 《本草》

충상(蟲傷)

사교상(蛇咬傷)

뱀에게 물려 그 독으로 인해서 혼곤(昏困)한 것은 오령지(五靈脂) 5돈, 웅황(雄黃) 2돈반을 가루로하여 2돈을 술에 섞어서 집어 넣고 찌꺼기는 환처(患處)에 붙이면 바로 소생이 된다. 《綱目》

또한 오령지(五靈脂)·웅황(雄黃)·패모(貝母)·백지(白芷)를 등분 가루로하여 2돈을 더운 술에 섞어 먹으면 좋다. 《丹心》

사독(蛇毒)을 치료하는 데는 웅황(雄黃)만한 것이 없으니 가루를 창(瘡)구멍에 붙이면 바로 효과가 있다. 《綱目》

또 와거(萵苣)의 즙을 내어 웅황(雄黃)에 섞어 떡을 만들어 말린 다음에 가루로하여 창(瘡)구멍에 붙이면 독물이 흘러 나오고 부어서 아픈 것이 바로 낫는다. 《綱目》

또 백반(白礬)을 불에 녹여 그 즙을 물린 곳에 떨어뜨리면 바로 낫고 갑자기 백반(白礬)을 구하지 못할 때는 빨리 애주(艾炷)를 만들어 5장을 뜸한다. 《綱睦》

독사(毒蛇)에게 물려 죽게 된데는 웅황(雄黃)과 다른 생강을 등분 가루로 해서 상처에 붙인다. 《本草》

뱀독을 입어서 눈이 검어지고 입을

다물며 죽으려고 할때는 창이(蒼耳)의 연한 잎 한 줌을 찧어 그 즙을 내서 더운 술에 섞어서 넣어주고 그 찌꺼기는 환처에 붙인다. 《本草》

또한 백지(白芷)가루를 맥문동탕(麥門冬湯)에 섞어 먹고 찌꺼기는 환처(患處)에 붙인다. 《綱目》

또한 세신(細辛)·백지(白芷) 각 5돈, 웅황(雄黃) 2돈, 사향(麝香) 약간을 가루로하여 각 2돈을 더운 술에 섞어 먹는다. 《綱目》

또 패모(貝母)를 가루로하여 술에 타고 취하도록 먹이면 약간 지난 다음에 술이 상처로부터 물로 변해서 흘러 나오니 바로 찌꺼기를 아픈 곳에 붙이면 소생이 된다. 《綱目》

또한 백반(白礬)과 감초(甘草)를 등분 가루로하여 매 2돈을 찬물에 섞어 먹는다. 《綱目》

독사에게 물리면 빨리 뜨거운 사람 오줌으로 씻으면 피가 나오는데 바로 침을 바르고 또 어금니의 치석(齒石)을 긁어서 바르되 그 위에다 인분(人糞)을 두텁게 덮은 다음에 베로 싸매어 두면 독이 사라지게 된다. 《丹心》

빨리 좋은 술 2잔을 마시면 독기(毒氣)가 혈(血)을 따라 퍼지지 못하니 또는 청유(淸油)도 가능한 일이다. 《入門》

모든 뱀독에는 독두산(獨頭蒜), 또는 소산(小蒜), 또는 고거(苦苣)·두엽(豆葉)·임엽(荏葉)등을 찧어 즙을 내어 마시고 찌꺼기는 상처에 붙인다. 《本草》

또 사조근(絲爪根)을 깨끗이 씻어 짓이겨서 술에 섞어서 취하도록 마시면 특히 효과가 있다. 《海上》

또한 황새부리와 그 각골(脚骨)을 태워서 가루로하여 술에 타서 마시고 찌꺼기는 상처에 붙이며, 또한 구인(蚯蚓)이나 또는 하마(蝦蟆)를 찧어서 붙이며 또 소의 귓속이나 돼지의 귓속의 때를 내서 붙이고 저치(猪齒)를 태워 재로하여 붙인다. 《本草》

뱀에게 물린 사람은 매실(梅實)이나 그 밖의 모든 신것을 먹으면 더욱더 아픈 것이다. 《綱目》

뱀독을 없애는 데 오공(蜈蚣)을 가루로하여 붙인다. 《本草》

뱀을 몰아내는 것은 영양각(羚羊角)을 태우면 멀리 달아나고 또는 작은 주머니에다 웅황(雄黃)을 넣어 차고 있으면 뱀이 도망가며 거위를 기르면 뱀 종류가 접근을 못한다. 《本草》

갈석상(蝎螫傷)

갈(蝎)의 수놈에게 상한 것은 아픔이 한 곳에만 있으니 우물 속의 진흙을 붙이고 암놈에게 상한 것은 아픔이 여러 곳을 끌어 당기는데 기와지붕에서 물방울이 떨어지는 곳의 진흙을 붙이거나 비올 때가 아니면 새물을 기와지붕 위에서 흘러 내려서 그곳의 진흙을 파서 써도 좋다. 《本草》

또한 찬물에 담그면 아프지 않는데 그 물이 약간 미지근하여지면 다시 아프게 되니 바로 새물로 바꾸어야 한다. 《本草》

반하(半夏)생 것 1자와 웅황(雄黃) 1자에 파두(巴豆) 1개를 개어서 붙인다. 《綱目》

또한 백반(白礬)과 반하(半夏)를 가루로하여 초(醋)에 섞어서 붙이면 아픔이 그치고 독이 나온다. 《得效》

또한 나귀의 귓속 때나 또는 고양이 똥을 붙이고 거미를 짓이겨서 붙이면 또는 땅바닥에다 생강(生薑)을 갈아서 바르거나 박하(薄荷)를 씹어서 붙이거나 백반(白礬)을 녹여서 그 즙을 상처에 떨어뜨리면 좋다. 《本草》

△ 오공교상(蜈蚣咬傷)

지네에게 물린 것은 산 거미를 잡아 물린 곳에 다시 물리면 독을 빨아내는데 이렇게 해서 아픔이 그치지 않으면 아픔이 그칠 때까지 거미를 바꾸어서 빨리고 거미가 죽으면 물에 넣어서 살려 줘야 된다. 《綱目》

사함초(蛇含草)를 찧어 붙이고 또한 달팽이를 찧어 즙으로 만들어 물린 곳에 떨어뜨리고 또는 오계혈(烏鷄血)과 그 똥을 붙인다.

상백피즙(桑白皮汁) 또는 독두산(獨頭蒜)을 개어서 바르고 또한 사람의 머리 때를 바르면 아프지도 가렵지도 않게 된다.

또한 청유(淸油)를 등잔불의 연기에 쪼이기도 하고, 소금 탕물에 담그기도 하며, 또는 황랍(黃蠟)을 불 위에 녹여서 그 즙을 환처(患處)에 떨어뜨리는 것도 좋다. 《本草》

지주교상(蜘蛛咬傷)

거미에게 물리면 배가 불러서 아이 밴 것 같고 온몸에 실같은 것이 나오니 양젖을 계속 마시면 며칠만에 낫게 된다. 《本草》

거미에게 물려서 온 몸이 창(瘡)이 되는 것은 좋은 술을 마셔서 크게 취하면 살속에서 쌀알 정도의 벌레가 저절로 나온다. 《本草》

또는 청총엽(靑葱葉)속에 지렁이를 넣고 기(氣)가 통하지 않도록 넣은 구멍을 매어두면 지렁이가 녹아서 물이 되는데 물린 자리에 떨어뜨리면 바로 낫는다. 《本草》

거미에게 물린 창(瘡)속에 실같은 것이 나오면 죽는 경우를 많이 보았는데 오직 양젖을 마셔야 그 독을 제거시킨다. 《本草》

또한 남즙(藍汁) 1잔에 웅황(雄黃)·사향(麝香) 가루 각 1돈을 타서 천천히 약간씩 마시고 겸해서 상처에 찍어 바르면 낫는다. 어느 사람이 무늬 거미에게 물려 붓고 아파서 죽게 되었는데 이 처방을 얻어 쓰고 나았으며 남즙(藍汁)을 한번 먹어도 역시 좋다. 《本草》

지주상(蜘蛛傷)에 땅벌을 태워서 가루로하여 기름에 섞어 붙이고 또 땅벌 빈집 속의 흙을 초에 섞어서 붙이기도 하는데 굴의 흙 속의 검붉은 물체가 바로 땅벌인 것이다.《本草》

또한 인뇨(人尿)를 큰 통에다 붓고 그 속에 들어앉아 있으면 독이 속으로 들어가는 것을 막을 수 있다.《本草》

또한 오계(烏鷄)똥을 술에 담가서 먹고, 오계(烏鷄)의 벼슬피도 바른다.《本草》

해백(薤白)이나 또는 구백(韭白)을 찧어서 붙이고 또 상백피즙(桑白皮汁)을 바르거나 또는 만청자(蔓菁子)를 기름에 개어서 바르고 또한 소계즙(小薊汁)을 마시기도 한다.《本草》

구인상(蚯蚓傷)

어느 사람이 지렁이의 독을 입어서 배가 부르고 밤이 되면 지렁이의 우는 소리가 몸 속에서 나는데 소금 물에다 몸을 담그니 낫더라는 말이 있다. 또는 어떤 사람은 맨발로 습지속에 섰다가 지렁이 독을 입었는데 먼저 소금탕 1잔을 마시고 다음 소금탕에다 그 발을 담그니 바로 나았다.《本草》

지렁이 문 데가 심하면 그 모양이 대풍(大風)과 같아서 눈썹이 모두 떨어지는데 석회(石灰)물에 몸을 담그면 낫는다.《本草》

혹은 닭의 똥을 붙이기도 하고 오리 똥을 붙이기도 하며 또는 늙은 차잎을 가루로하여 기름에 개어서 붙인다.《綱目》

각수상(蠼螋傷)

이 벌레를 팔각충(八角蟲)이라고 한다. 그 모양이 작은 지네와 같고 빛이 푸르며 검고 발이 길게 생겼는데 벽 사이에 숨어 있다가 오줌을 싸서 사람을 쏘면 온몸에 부스럼이 나서 탕화(湯火)에 상한 것 같은데 오계(烏鷄)날개 깃을 태워 재로하여 흰자에 섞어서 바른다.《綱目》

각수뇨창(蠼螋尿瘡)은 열이 있는 땀띠와 같고 주로 허리를 둘러서 생기는데 이것은 치료가 어렵다. 벌레가 작은 오공(蜈蚣)과 같고 빛이 청흑색이며 발이 긴 놈은 편두(遍豆)잎을 찧어서 붙이면 바로 낫는다.《本草》

또는 소금탕을 창(瘡)위에 발라 씻으면 며칠 만에 낫고, 또한 서각(犀角)을 물에 갈아서 바르고 또는 닭의 똥을 붙이며, 호연(胡燕)집 속의 흙을 저지(猪脂)와 고주(苦酒)에 섞어서 붙이고 또한 계장초(鷄腸草)를 찧어 붙이며 또는 호분(胡粉)을 초에 개어 붙이기도 하고, 배(梨)를 씹어서 붙이기도 한다.《本草》

봉정상(蜂叮傷)

벌에 쏘인 것은 청고(靑蒿)를 씹어서 붙이고 또 박하(薄荷)를 찧어서 붙이며 혹은 벌집을 가루로하여 돼지 기름에 개어 붙이고 또는 우경(芋莖)으로 문지르면 바로 낫는다.

웅황(雄黃)을 초에 갈아서 바르고 또는 청유(淸油)를 문지르며 또는 사람의 머리 때에 소금으로 문지르고 장을 바르기도 하며 또는 동과엽(冬瓜葉)을 찧어서 붙인다.《本草》

잠교상(蠶咬傷)

초가 지붕위의 썩은 모초(茅草)를 장즙(漿汁)에 개어서 붙이고 또는 사향(麝香)을 꿀에 개어서 바르면 또는 서즙(芧汁)을 마시고 또는 바르니 잠종(蠶種)이 저(芧)를 가까이 하면 망하게 된다.《本草》

와우상(蝸牛傷)

달팽이에게 물리면 독이 온 몸에 뻗치는데 요자즙(蓼子汁)에 담그면 바로 낫는다.《本草》

누고상(螻蛄傷)

석회(石灰)를 초(醋)에 섞어서 바르고 또 곡엽을 태워서 뜨물에 타서 씻으며 찌꺼기는 붙인다.《本草》

벽경상(壁鏡傷)

벽경(壁鏡)에게 물리면 사람이 죽는 경우가 있는데 상회(桑灰)를 진하게 물에 타고 백반(白礬)가루를 넣어서 바른다. 또는 웅황(雄黃)을 초에 갈아서 바르기도 한다.《得效》

잡색충상(雜色蟲傷)

여름철에 잡색(雜色)의 모충(毛蟲)이 있는데 그 독이 사람에게 저촉(抵觸)이 되면 창(瘡)이 되어서 아프고 가려우며 뼈와 살이 모두 무르녹는데 콩자반 1주발과 청유(淸油) 반잔을 같이 찧어서 붙이고 하룻밤 지난 다음에 콩자반을 떼어서 쪼개어보면 벌레의 털이 있으니 흙속에 묻어 버리고 백지탕(白芷湯)으로 씻은 다음에 오징어 뼈가루를 붙이면 바로 낫는다.《綱目》

또한 복룡간(伏龍肝)을 초에 섞어서 단을 만들어 가지고 상처를 슬슬 문지르면 그 털이 모두 나와서 붙어있고 아픔이 그치면 낫는다.《綱目》

포공영(蒲公英)뿌리와 줄기의 흰즙을 바른다.《綱目》

독사가 초목(草木)에 오줌을 싸서 그것이 사람에게 저촉(抵觸)이 되면 갑자기 부어서 아프고 살이 무르녹으며 손과 발에 저촉되면 손가락의 마디가 떨어지는데 비상(砒霜)을 갈아서 교청(膠淸)에 개어서 바른다.《本草》 뱀의 뼈가 사람을 찌르면 그 독이 부어서 아픈데 죽은 쥐를 태워서 가루로하여 붙인다.《本草》

모든 알기 어려운 충독탕(蟲毒湯)에 청대(靑黛)·웅황(雄黃)을 등분 가루로하여 새로 떠온 물에 2돈을 섞어 먹고 또한 밖으로 붙인다.《本草》 천사독(天蛇毒)을 입으면 라(癩)와 같으나 천사(天蛇)란 것은 즉 초목(草木)속의 황화지주(黃花蜘蛛)다. 그 독을 입은 다음 이슬에 젖어서 이 증세를 얻게 되는데 진피즙(秦皮汁) 1되를 끓여 먹으면 낫는다. 《本草》

모든 독벌레의 상에 종이를 말아서 향유(香油)를 찍어 불을 붙여 가지고 입으로 불어 끄고 그 연기를 쏘이면 바로 낫는다. 《綱目》

오독충(五毒蟲)의 모석상(毛螫傷)에 아픔이 안 그치면 마치현(馬齒莧)을 찧어서 붙인다. 《本草》

사갈(蛇蝎)·지주(蜘蛛)의 물린 상처에 생계란을 작은 구멍을 내어서 물린 곳에 합해 두면 바로 낫는다. 《本草》

모든 벌레에 물린 데 사향(麝香)을 바르고 또 소계(小薊)나 또는 남엽(藍葉)을 찧어서 즙을 내어 마시고 붙이기도 한다. 《本草》

여름철 창상(瘡傷)의 파리·구더기를 몰아내는 방법

여름철의 모든 상손(傷損)한 것이 문드러지면 그 속의 구더기가 생기고 독한 냄새가 나서 가까이 할 수가 없는데 사퇴(蛇退)를 태워서 재로한 것 1냥, 선각(蟬殼)·청대(靑黛) 각 5돈, 세신(細辛) 2돈반을 가루로하여 매 3돈을 노란술에 1일 2번은 섞어 내리는데 일명 선화산(蟬花散)이라 하고 또는 한수석(寒水石)이 여름철의 모든 창(瘡)의 냄새를 치료한다.

어느 사람이 여름의 보리를 거두다가 나귀에게 차이고 또 두 세군데 물리었는 데 57일이나 되어서 고름이 터지고 독한 냄새가 나며 파리와 구더기가 아주 성해서 약으로 구할 도리가 없는데 한 도인(道人)이 보고 이 처방을 전해주기에 먹으니 구더기가 모두 물이 되어 나오고 파리가 가까이 하지 못하더니 며칠만에 잘 나왔다고 한다. 《回春》

첨자상(簽刺傷)

대나무의 가시가 살에 들어가니 나오지 않을 때는 구맥(瞿麥)을 진하게 달인 즙을 1일 3번을 먹는다. 《本草》

또한 녹각(鹿角)을 태워서 가루로 하여 물에 타서 바르면 바로 나온다. 《本草》

또는 양의 마른 똥을 태워서 재로 하여 돼지 기름에 섞어서 바르면 저절로 나온다. 《本草》

사람의 머리 때를 바르면 바로 나오고 또는 오웅계(烏雄鷄)를 생으로 찧어서 덮어 붙여도 나온다. 《本草》

또한 백매육(白梅肉)을 씹어서 붙이면 나오고 또 밤(栗)가운데 알을 씹어서 붙여도 나오며, 또한 누고(螻蛄)를 개어서 붙이면 좋고, 또는 열옹(蠮螉)을 생으로 갈아서 덮어 붙이면 나오며 또한 제조(蠐螬)를 찧어서 붙이고, 우슬(牛膝)뿌리를 찧어서 붙이기

도 하며, 어표(魚鰾)를 창(瘡)의 사방에 붙이면 살이 무르녹아서 바로 나온다.《本草》

생선 뼈가 살속에 들어가서 나오지 않는 데는 오수유(吳茱萸)를 씹어서 덮으면 뼈가 무르녹아서 나오고 또한 해달피(海獺皮)를 달여서 즙을 먹거나 어구오(魚拘烏)를 태워서 물에 타서 한번에 먹고 상아(象牙)가루를 두껍게 붙이면 모두 저절로 물러져서 나온다.《本草》

철책(鐵冊)과 대나무 가시가 살에 들어가서 나오지 않을 때 서뇌(鼠腦)를 두텁게 붙이면 바로 나온다.《本草》

구법(灸法)

모든 사훼(蛇虺)와 오공(蜈蚣)및 독충(毒蟲)의 물린 상처에다 5장 또는 7장을 뜸하면 바로 낫는다.《丹心》

독사(毒蛇)의 교상(咬傷)에 바로 뱀껍질을 덮어 붙이고 그 위를 불뜸을 하면 독기(毒氣)를 끌어내고 아픔이 그친다.《本草》

27. 부인(婦人)

구사(求嗣)를 할 때

사람이 사는 길이 자식을 구하려는데 시작이 되고 자식을 구하는 방법은 우선 경도(經度)가 순조로와야 하는데 매번 부인의 자식이 없는 것을 보면 그의 경도가 먼저 있거나 또는 뒤에 있으며 또는 많고 또는 적으며 또는 앞으로 하려고 할때 아픈 증세가 있고 또는 지난 뒤에 아픈 증세가 있으며 또는 자색이 되고 또는 검고 또는 묽으며 또는 엉겨져 고르지 않으니 고르지 않게 되면 혈기(血氣)가 정상이 되지 않아서 잉태가 되지 않는 것이다.《丹心》

자식이 이어지는 길은 부인의 경도(經度)가 고른 것이 필요하고 남지의 신이 만족한 것이 요구되며 또 욕심이 적고 마음이 맑은 것이 상책이고, 과욕(寡慾)을 버리면 망령(妄佞)되게 교합하지 않으며 기(氣)를 쌓고 정(精)을 모아서 때를 기다려 움직이기 때문에 자식을 두게 되는 것이다. 그렇기 때문에 과욕(寡慾)을 버리면 신이 완전해서 자식이 많을 뿐만 아니라 또한 오래 살게 되는 것이다.《入門》

남자의 양정(陽精)이 미박(微薄)하면 비록 혈해(血海)를 만나도 허정(虛精)이 흐르고 능히 자궁에 직사(直射)를 못하기 때문에 성태(成胎)가 되지 않는데 대부분 보통 때에 기감(嗜感)을 조절하지 못하고 사설(射泄)하는 것이 너무 많으니 마땅히 정원(精元)을 보하고 겸해서 존양(存養)을 공부해서 큰 것이 움직이지 않도록 하며

양정(陽精)이 충실할 때를 갖추어 교합을 하면 정확하게 된다. 《入門》

남자의 양(陽)이 탈망(脫亡)해서 위약하고 정(精)이 차갑고 엷으면 고본건양단(固本健陽丹)·속사단(續嗣丹)·온신환(溫腎丸)·오자연종환(五子衍宗丸)으로 치료한다. 《入門》

남자의 맥이 미약하고 삽(澁)한 증세는 자식을 낳지 못하는데 그것은 정기(精氣)가 맑고 차기 때문이며 양기석원(陽起石元)이 적합한 것이다. 《脈經》

여자는 마땅히 미양(微陽)을 파동해야 하는데는 옥약계영환(玉鑰啓榮丸)·종사환(螽斯丸)·애궁종기환(艾宮螽欺丸)으로 치료한다.

부인이 자식이 없는 것은 대부분 피가 적어서 정(精)을 포섭(包攝)하지 못하기 때문에 마땅히 경혈(經血)을 조양해야 되니 백자부귀환(百子附歸還丸)·호박조경환(琥珀調經丸)·가미양영환(加味養榮丸)·가미익모환(加味益母丸)·제음환(濟陰丸)·승금단(勝金丹)·조경종옥탕(調經種玉湯)·선천귀일탕(先天歸一湯)·신선부익단(神仙附益丹)·조경양혈원(調經養血元)·온경탕(溫經湯) 등으로 치료한다.

부인의 음혈(陰血)이 쇠약하면 비록 진정을 사입(射入)해도 능히 자궁에 포섭(包攝)해 들지 못해서 교합해도 잉태를 못하고 잉태를 해도 기르를 못하게 되기 때문에 남녀의 배합이 반드시 그 나이에 적합해야 되는 것이다. 《入門》

자식이 없는 부인이 여위고 겁이 많은 증세는 자궁이 건삽(乾澁)해서 그러하니 당연히 음(陰)을 불리고 혈을 길러야 하기 때문에 사물탕(四物湯)에 향부(香附)·황금(黃芩)을 더해서 치료하고 비성해서 몸의 기름이 자궁에 가득차서 넘치는 것은 마땅히 습을 연행하고, 담을 마르게 해야 하니 남성(南星)·반하(半夏)·천궁(川芎)·활석(滑石)·방기(防己)·강활(羌活)으로 치료하고 쓰고 또한 도담탕(導痰湯)으로 치료하기도 한다. 《丹心》

여자의 상(相)을 볼 때

출가하지 않은 여자는 음기(陰氣)가 완전하지 못하고 감정이 많은 여자는 정감이 많이나고 여자의 성행(性行)이 온화하면 경(經)이 고르고 윤택하며 성행(性行)이 투기(妬氣)하면 월경이 고르지 못하고 얼굴이 사나우면 무거운 형이 있고 얼굴이 너무 아름다우면 복이 엷으며 너무 살쪄서 기름이 많은 증세와 자궁이 여위고 자구에 피가 적은 증세는 너무 자식을 낳지 못한다는 것을 몰라서는 아니된다. 《入門》

맥법(脈法)

자식이 이어지는 맥(脈)은 완전히

척맥(尺脈)에 있다.

오른쪽에 척맥(尺脈)이 왕성하면 화(火)가 동(動)하고 색을 좋아하며 왼쪽 척맥(尺脈)이 왕성하면 음(陰)이 허하고 복되지 못하며 오직 침활(沈滑)하고 고른 것이 생식(生息)하기 쉬운 것이다.

작고 삽(澁)하면 정(精)이 맑고 겸해서 느리면 냉(冷)이 심한 것이다.

만약 작고 젖은 것이 보이면 방사(房事)를 해도 힘이 없다.

여자가 생식(生息)을 잘 못하는 증세도 역시 척맥(尺脈)이 깐깐한 것이다. 《回春》

남자의 맥(脈)이 미약하고 삽(澁)하면 자식을 얻지 못하게 되니 정기(精氣)가 맑고 차기 때문이다. 《脈經》

태잉(胎孕)

틀림없이 아들을 이어가려면 반드시 먼저 그 부인의 경맥(經脈)이 고른가에 여부를 보아야 하는데 만일 고르지 아니하면 약으로써 고르도록 하고 경맥(經脈)이 고르게 된 후에는 당연히 인사(人事)로써 뒷받침을 해야 되는데 방법을 따라 시행하면서 그 시기를 놓치지 않아야 한다. 부인의 월경이 끊어지려 할 때 금수가 비로소 나는 것이니 이 때에 자궁이 정확히 열려서 수정하고 결태(結胎)하는 시후(時候)이며 태화(太和)에 묘합(妙合)되는 적기인데 이러한 계기를 놓치면 자궁이 닫히므로 수태하기가 어렵다. 《正理》

월경이 시작한 날짜에 1, 3, 5일에 교합하면 남자가 되고 2, 4, 6일에 교합하면 여자가 되며 이 시간을 지나면 잉태하지 못하는 것이다.

또한 자시후(子時後)에 교합하여야만 좋다. 《正傳》

부인의 경수(經水)가 오는 것이 2일 반에 그치는 것과 3일에 그치는 것이 있고 또는 부인의 혈(血)이 왕성하고 기(氣)가 성하면 6~7일만에 그치는 경우도 있는데 다만 월수(月水)와 얼굴색이 어떠한가를 잘 살펴 보아야 한다. 아주 깨끗한 물건으로써 (즉 솜이나 폐백으로) 호구(戶口)를 끼워 두었다가 빼어 보아서 금색이 비치는 때가 아주 적합한 계기가 되고 붉고 산뜻한 것은 깨끗지 않는 것이니 시기가 못된 것이며 묽은 것은 주기가 지난 것이니 오직 썩은 피는 지나고 새로운 피가 나서 금색과 같은 것이 계기가 되기 때문에 이때에 교합을 하면 틀림없이 성태(成胎)가 될 것이다. 《回春》

대부분 사람이 처음 태어날때 결국 혈해(血海)가 맑아 지는데 1일, 2일, 3일에는 깨끗한 피를 이기므로 남자가 되고 4일, 5일, 6일에는 혈맥(血脈)이 벌써 왕성해서 깨끗이 피를 이기지 못하니 여자가 되는 것인데 2가지가 서로 박장(薄長)해서 몸보다 먼저 나는 것을 신(神)이라고 하고 또 정(精)이라고 하니 도가(道家)와 선가이문(禪家二門)에서 이르는 바 본래면일(本來面日)이라는 것이 바로 그것이다. 《東垣》

자식을 구하려면 부인의 월경이 끊어진 뒤의 1, 3, 5일 가운데 그 왕상일(旺相日)을 골라서 교합해야 되는데 예를 들면 봄에는 갑(甲)·을(乙)이고, 여름에는 병(丙)·정(丁)이며, 가을에는 경(庚)·신(辛)이고, 겨울에는 임(壬)·계(癸)로서 생기(生氣)할 때의 한 밤중이 지난 후에 시사(施瀉)하면 잉태가 되고 남자가 되며, 반드시 오래 살고 현명한 것이며 2, 4, 6일에 시사(施瀉)하면 잉태해도 여자가 되고 이 시기를 지나면 교합하지 않는 것이 좋다. 《得效》

음양교합(陰陽交合)을 기피해야 할 때

대개 남녀의 교합을 마땅히 병(丙)·정(丁)일과 보름 및 초하루와 그믐 및 대풍(大風)·대우(大雨)·대무(大霧)·대한(大寒)·대서(大暑)·대뢰전(大雷電)·대벽력(大霹靂)·천지해명(天地晦冥)·일월식(日月蝕)·홍예(虹霓)·지동(地動)할 때는 기피해야 하니 어기면 사람과 신(神)에 손(損)이 되고 길하지 못하며 남자는 백배나 손상(損傷)을 하고 여자는 병을 얻게 되며 자식을 낳아도 틀림없이 우둔(愚鈍)하거나 전지(癲痴)하거나 음아(瘖瘂)하거나 농외(聾聵)하거나 연파(攣跛)하거나 맹묘(盲眇)하거나 병이 많으며 오래 살지 못하고 불효불인(不孝不仁)한 것이다. 또는 일월(日月)·성(星)·진(辰) 및 화광(夏光)의 밑과 신조(神廟)·불사(佛寺)의 가운데와 정조(井竈)·청치(圊厠)의 근방(近傍) 및 총묘(塚墓)와 시구(尸柩)의 곁에서 교합을 하면 해로운 것이다.

교합의 방법에 따라서 하면 복덕(福德)과 지혜가 있고 태교(胎敎)를 베풀어서 태중(胎中)에서부터 성행이 순조로우며 가도(家道)가 날로 융성해지는 것이고, 만일 방법을 어기면 복(福)이 엷고 우지(愚痴)하며 태중(胎中)에서부터 성행(性行)이 흉험(凶險)하고 소작(所作)이 나빠져서 가도(家道)가 날로 부패하게 되는 것이니 화복(禍福)의 응하는 것이 그림자와 소리나는 것 같은 것이다. 《千金》

임신맥(妊娠脈)

부인의 족소음(足少陰)에 맥(脈)이 심하게 움직이는 증세는 잉태한 징조가 된다. 《內經》

전원기(全元起)는 족소음(足少陰)이라 하고 왕빙본(王氷本)에는 수소음(手少陰)의 말이 맞는 것이다. 심하게 움직이는 증세는 흔들림이 심하게 한다는 뜻이다. 《綱目》

음(陰)이 박(搏)하고 양(陽)이 떨어지는 것을 잉태했다고 하는데 주(註)

에 이르기를 「음(陰)은 천중(天中)이고 박(博)이란 것은 손에 박촉(博觸)하다는 것이니 척맥(尺脈)이 박격(博擊)해서 촌구맥(寸口脈)과 달리 분별이 되고 양기(陽氣)가 꿋꿋하게 솟아오르면 임신이 될 징조인데 그것은 음기(陰氣)가 다른 양(陽)이 있기 때문이다.」라고 했다. 《內經》 경맥(經脈)이 움직이지 않는 증세는 3달이 된 증세이며 척맥(尺脈)이 안 그치는 않는 것은 잉태가 된 것이다. 《回春》

맥(脈)이 미끄럽고 빠른데 무거운 손으로 눌러서 흩어지는 것은 태(胎)가 이미 3달이 된 것이고, 무거운 손으로 눌러도 흩어지지 않고, 단지 빠르고 미끄럽지 않는 것은 5달이 된 것이다.

부인의 삼부맥(三部脈)이 뜨고 잠긴 것이 바르고 끊어지지 않는 것은 임심이 된 것이다. 《脈經》

임신이 된지 8달이면 맥(脈)이 실(實)하고 크며 굳어지고 강하며 팽팽하고 급한 것은 살며 잠기고 가늘은 증세는 치료가 어렵다.

임부(姙婦)의 맥(脈)이 가늘어지면 역산(易產)이 되고 크며 뜨고 느리며 기(氣)가 흩어지면 난산이 된다. 《脈經》

태(胎)를 징험할 때

부인이 2~3개월 동안 경(經)이 움직이지 않으면 두 몸이 된 것을 알아야 하니 혈(血)이 체(滯)하고 심(心)이 번거로우며 한열(寒熱)이 되고 황홀한 증세가 일어나게 되는 경우가 있는데 신방험태산(神方驗胎散)을 치료해서 징험(徵驗)해 보는 것도 좋다. 《海藏》

애초탕(艾醋湯)으로 징험(徵驗)해야 된다. 《醫鑑》

남녀를 분별하는 방법

부인이 태(胎)를 가졌을 때 손으로 어루만져 보아서 술잔을 엎어 놓은 것 같으면 남자이고, 팔목을 만지는 것처럼 참차부제(參差不齊)는 여자가 된다. 《脈經》

부인의 왼쪽 유방에 핵(核)이 있으면 남자가 되고, 오른쪽 유방에 핵이 있으면 여자가 되는 것이다. 《醫鑑》

잉부(孕婦)를 시켜서 얼굴을 남쪽으로 보면서 가게하고 갑자기 불러서 왼쪽으로 머리를 돌려서 보면 남자가 되고, 오른쪽으로 돌아보면 여자가 되는 것이다.

잉부(孕婦)가 변소에 들어갈 때에 남편이 뒤에서 급하게 불러서 왼쪽으로 돌아보면 남자가 되고, 오른쪽으로 돌아보면 여자가 된다. 대부분 남태(男胎)는 왼쪽에 있으니 왼쪽이 무겁기 때문에 머리를 돌릴 때는 무거운 곳을 삼가 보호하려고 왼쪽으로 돌리는 것이며, 여태(女胎)는 오른쪽에 있으니 오른쪽이 무겁기 때문에 또한 머리를 돌릴 때는 무거운 곳을 삼가 보호하려고 오른쪽으로 돌리는 것이다. 맥(脈)을 추측해서 생각해도 뜻이 역시 그러하니 왼쪽에 있으면 혈기(血氣)가 태(胎)를 보호해서 왼쪽이 성하기 때문에 맥(脈)도 역시 따라서 왼쪽이 빠르고 남자가 되는 것이니 왼쪽 맥(脈)이 큰 것이 바로 그것이며, 오른쪽이 여자가 되는 것도 또한 이와같은 이치에서 음양(陰陽)의 이치가 저절로 그렇게 되는 것이다. 《脈經》

맥법(脈法)

부인의 임신 4개월에 남녀를 알려고 한다면 왼쪽이 가벼우면 남자이고, 오른쪽이 가벼우면 여자이며 왼쪽과 오른쪽이 전부 가벼우면 쌍동이를 낳게 되니 모두 함께 미끄럽고 빠르다는 것이다. 《脈鈴》

척맥(尺脈)의 왼쪽이 표가나게 크면 남자가 되고 오른쪽이 표나게 크면 여자가 되며 좌우가 전부 크면 쌍동이를 낳게 된다. 《脈經》

좌수맥(左手脈)이 잠기고 실(實)하면 남자이고, 우수맥(右手脈)이 뜨고 크면 여자이며 좌우수(左右手)의 맥이 모두 같이 잠기고 실(實)하면 두 쌍동이 남자를 낳고 모두 같이 뜨고 크면 두여자 쌍동이를 낳게 된다. 《脈經》

남녀의 구별을 좌우로써 알아내는 것인데 왼쪽이 빠르면 남자가 되고 오른쪽이 빠르면 여자가 되는 것인데 잠기고 실(實)한 것은 왼쪽에 있고 뜨고 큰 것은 오른쪽에 있으니 우여(右女)와 좌남(左男)을 이것으로 미리 알 수가 있다. 《脈經》

쌍태(雙胎)와 품태(品胎)

(三胎를 品胎라고 한다)

태(胎)가 되어서 정혈(精血)이 후선(後先)으로써 남녀를 구별하는 것은 저징(楮澄)의 의론인데 나는 이것을 의심하지 않을 수 없다. 동원(東垣)이 말하기를 「경(經)이 끊어진 후 1~2일에 정(精)이 혈(血)을 이기면 남자가 되고 4~5일에 혈(血)이 정(精)을 이기면 여자가 된다.」하니 이것도 역시 확실하지 못하다. 역(易)에 이르기를 「건(乾)의 길은 남자를 이루고 곤(坤)의 길은 여자를 이룬다.」하였으니, 대부분 건(乾)과 곤(坤)은 음양(陰陽)의 성정(性情)이고, 왼쪽과 오른쪽은 음양(陰陽)의 길이며, 남자와 여자는 음양(陰陽)의 의상(儀象)이니 부정(父精)과 모혈(母血)이 음양(陰陽)으로 인해서 느껴 서로 모이면 정(精)의 새는 것과 양(陽)의 베푸는 것을 혈(血)이 충분히 섭취하는 것은 음(陰)의 조화이기 때문에 정(精)이 자태(子胎)가 되는 것이니 이것은 만물의 자생이 건원(乾元)에서 시작되는 것이고, 혈(血)이 포(胞)가 되는 이것도 만물의 자생이 곤원(坤元)에서 시작되는 것이다. 음양이 서로 화합해서 태잉(胎孕)

이 엉기고 태(胎)의 있는 곳을 자궁이라고 하는데 일계(一系)는 밑에 있고 위에도 두 가지가 있어서 한가지는 왼쪽에 닿고 한가지는 오른쪽에 닿으니 정(精)이 혈(血)을 이기게 되는 것은 강목(綱目)의 양시(陽時)에 교감(交感)하면 양(陽)이 주가 되어 왼쪽 자궁에서 기(氣)를 받기 때문에 남자의 모양이 되는 것이며, 정(精)이 혈을 이기지 못한다는 것은 유일의 음시(陰時)에 교감되면 음(陰)이 주가 되서 오른쪽 자구궁에서 기(氣)를 받기 때문에 여자 모양이 되는 것이다. 어떤 사람이 말하기를 「남자가 되고 여자가 되는 것은 알 수 있어도 쌍동이가 되는 것은 어떤 이치인가?」「그것은 정기가 남는 것이 있어서 두 갈림길로 나눠지니 혈(血)이 나눠지는 것으로 인하여 섭취하기 때문이고, 또한 남녀가 같이 잉태가 되는 것은 강일(綱日)의 양시(陽時)와 유일의 음시(陰時)에 교감되면 음양(陰陽)이 섞여서 왼쪽에도 들지 않고 오른쪽에도 들지 않으며 기를 두가지의 중간에서 얻게되는 것이다. 또한 삼태(三胎)・사태(四胎)・오태(五胎)・육태(六胎)가 되는 이치도 이와 같은 이치가 된다.」하였다. 또한 물어 말하기를 「남자가 아비의 노릇을 못하며 남녀의 모양을 같이 한 것은 또한 어떻게 분별하여야 되는가?」「남자가 아비 노릇을 못하는 것은 양기(陽氣)의 휴(虧)한 것이고, 여자가

어미 노릇을 못하는 것은 음기(陰氣)의 꼭막힌 것이며, 남녀의 모양을 같이 한 것은 음(陰)이 박기(駁氣)의 같이 탄것이 되어서 그 모양이 똑같지 못한 것이며, 또한 여자가 남자 모양을 같이 한 것이 두 종류가 있으니 하나는 남자를 만나면 여자가 되고 여자를 만나면 남자가 되는 것이며 또 다른 하나는 여자의 구실을 해도 남자의 구실을 못하는 것이 있고 또한 아래는 여자의 몸모양을 가지고 위는 남자의 몸모양을 가진 것이 있으니 이것은 역시 박기(駁氣)가 매우 심한 것이다.」 또한 물어 말하기를 「박기(駁氣)의 같이 탄것이 홀로 음(陰)에만 나타나서 몸의 모양이 되는 것이 이처럼 같지 않는 것은 어째서인가?」「음(陰)이 몸이 허하면 박기(駁氣)가 같이 타기 쉬우니 박기(駁氣)의 같이 타는 곳에 음양(陰陽)이 서로 섞여서 주장하는 것이 없어서 왼쪽에도 들지 않고 오른쪽에도 들지 않아 기(氣)를 두기 사이에서 받기 그 받은 것이 박기(駁氣)의 경중(輕重)을 따라서 몸의 모양이 되기 때문에 같이하는 몸의 모양이 똑같지 않는 것이다.」《丹心》

단계(丹溪)의 논설이 아주 정미(精微)한 지경에 들어간 것이다.

임신의 금기법(禁忌法)

일단 수태가 된 다음에는 남녀의 교합을 금해야 된다.《入門》

임부(姙婦)가 술을 마시는 것과 또는 술에 섞은 약을 피하는데 술이란 흩어서 모든 병이 되는 것이기 때문이다. 단지 물로 달여 먹는 방법이 좋다. 《得效》

수태한 다음에 살상(殺傷)하는 것을 보지 말고 또한 이웃집의 수선하는 것도 보지 말아야 한다. 경(經)에 말하기를 칼을 든 범인은 모양이 상하고 진흙을 범하며 구멍이 막히며 타격하는 것은 빛이 검고 푸르며 얽어매는 것은 구련(拘攣)되며 심하면 잉부(孕婦)가 죽는 경우도 있으니 그 징험(徵驗)은 손바닥을 뒤치는 일과 같은 것이다. 《得效》

음식의 금기법(禁忌法)

노마(驢馬)의 살을 먹으면 달을 넘기고 난산(難産)을 하게 된다.

개고기를 먹으면 아이가 말을 못하게 된다.

토끼 고기를 먹으면 자식의 입술이 째지고,

비늘이 없는 고기를 먹으면 난산(難産)이 된다.

게를 먹으면 횡산(橫産)하게 되고,

양간(羊肝)을 먹으면 아이에게 재앙이 많으며,

닭고기와 계란에 찹쌀을 합해서 먹으면 아이에게 촌백충(寸白蟲)이 있고,

집오리 고기나 계란을 먹으면 도산(倒産)하게 되고 심장(心臟)이 차가와지며,

참새 고기를 먹고 술을 마시면 아이가 커서 불량하고 부끄러움이 없으며

자라 고기를 먹으면 아이의 목이 짧아지고,

생강 싹을 먹으면 아이의 손가락이 많아지며,

연밥을 먹으면 타태(墮胎)가 되고,

보리 싹을 먹으면 태기(胎氣)를 사라지게 하며,

비름 나물을 먹으면 타태(墮胎)가 되고,

마늘을 먹으면 태기(胎氣)가 사라지게 되며,

메기 고기를 먹으면 아이에게 감식창(疳蝕瘡)이 생기고,

산양(山羊)고기를 먹으면 아이가 병이 많으며,

모든 버섯을 먹으면 아이가 경풍(驚風)이 많고 죽게 된다. 《入門》

약물의 금기법(禁忌法)

노래에 말하기를 「원묘(芫猫)・수질(水蛭) 및 망충(䖟蟲)과 오두(烏頭)・부자(附子)・천웅(天雄)에 야갈(野葛)・수은(水銀)・파두(巴豆)를 아울러 우슬(牛膝)・의이오공(薏苡蜈蚣)을 이어서 삼릉(三稜)・대자(代*)・원화사(芫花麝=麝香)와 대극(大戟)・사세(蛇蛻)・황자웅(黃雌雄=雌黃雄黃)과 아초(牙硝)・망초(芒硝)・

모단계(牡丹桂 = 桂皮)에 괴화(槐花)
• 견우(牽牛) • 조각(皂角)을 같이하
여 반하(半夏) • 남성(南星) 및 통초
(通草)에 구맥(瞿脈) • 건강(乾薑) •
해조갑(蟹爪甲)과 망사(硇砂) • 건칠
(乾漆) 및 도인(桃仁)과 지담(地膽) •
모근(茅根)을 쓰지 말라.」《正傳》

또한 정촉화(躑躅花) • 누고(螻蛄)
• 우황(牛黃) • 여로(藜蘆) • 금박(金
箔) • 호분(胡粉) • 석척(蜥蜴) • 비생
(飛生) • 선각(蟬殼) • 용뇌(龍腦) • 위
피(蝟皮) • 귀전우(鬼箭羽) • 저계(樗
鷄) • 미도(馬刀) • 익어(衣魚) • 대산
(大蒜) • 신국(神麴) • 규자(葵子) • 서
각(犀角) • 대황(大黃) 등을 피한다.
《局方》

임신중에 조리 할 때

옷을 너무 두껍게 입지 말고 음식을
배가 너무 부르게 먹지 말며 술을 취
하도록 마시지 말고 경솔하게 탕약을
먹지 말 것이며 마음대로 침이나 뜸을
놓지 말고 무거운 것을 들고 높은 데
나 위험한 곳을 오르지 말며 힘을 너
무 많이 쓰지 말고 너무 지나치게 누
워있지 말며 걸음을 걷고 마음에 놀라
는 일이 있으면 아이에게 전간(巓癎)
이 생긴다. 《入門》

산(産)달에 머리를 씻지 말고 너무
높은 변소에 들어가는 일을 삼가해야
한다. 《正傳》

반산(半産)

낙태한 것은 바로 혈기(血氣)가 허
손(虛損)해서 태(胎)를 영양(榮養)하
지 못하면 저절로 떨어지는 것이 마치
나무 가지가 마르면 과실이 떨어지는
것과 같고 힘을 많이 쓰거나 분노로
인해서 정(情)을 상하고 내화(內火)가
움직여서 낙태되는 것은 마치 바람이
나무를 흔들고 사람이 그 가지를 꺾는
것과 같은 이치다.

화(火)가 능히 물건을 소멸시키는
것은 자연의 이치인데 병원(病源)에
말하기를 풍냉(風冷)이 자장(子臟)
(卽 子宮)을 상한 것이라. 하니 이것
은 병정(病情)을 잘 모르고 하는 말이
다. 대체로 허(虛)에 드는 것인가 열
에 드는 것인가를 잘 살피고 그 경중
(輕重)을 보아 치료를 해야 된다. 《丹
心》

바로 출산하는 것은 마치 과실중에
밤이 익으면 그 껍질이 저절로 벌어져
서 밤알이 약간의 손상도 없는 것이고,
반산(半産)은 여기에 비하면 익지 않
은 밤송이를 쪼개서 그의 살과 껍질을
벗기고 거죽과 막(膜)을 훼손해서 알
을 꺼내는 것과 같으니 그러면 태장
(胎臟)이 상손(傷損)하고 포사(胞糸)
가 단절된 다음에 태(胎)가 밑으로 내
리게 되니 반산(半産)한 뒤에는 10배
의 치료를 더해야 된다.

도시와 촌락의 사람들이 자기 뜻대

로 자행(恣行)하고 위생을 바르게 못하면서 자녀의 양육을 괴롭게 생각하고 간혹 독한 풀약으로써 태아를 놀라게 해서 썩은 피가 내리지 않고 위로 심장(心臟)을 찔러서 번란(煩亂)하며 천한(喘汗)이 교작(交作)해서 죽는 경우도 많으니 여기에 해독(解毒)이 되고 행혈(行血)하는 약을 기록해서 치료의 방법을 알릴 것이니 백편두산(白扁豆散)을 쓰는 것이 아주 좋다. 《得效》

맥법(脈法)

반산(半產)으로 누하(漏下) 되는 것은 혁맥(革脈)이 주관을 하니 약하면 혈(血)이 소모해서 위태로운 것을 보게 된다. 소음맥(少陰脈)이 뜨고 굳은 병은 선가(疝瘕)로 뱃속이 아프고 유산되기가 쉬운 것이다.

갑자기 낙태(落胎)가 될 때

임부가 6~7달 만에 혈수(血水)를 지나치게 내리면 반드시 유산이 되는 고장(孤漿)이 미리 내리기 때문이다.

태루(胎漏)란 것은 천천히 물을 내리는 것인데 지나치게 내리면 그 양이 많아서 낙태가 되는 것이다. 《脈經》

얼굴색을 진찰하여 태의 생사를 알 때

태(胎)가 움직여서 심하게 편치 못한 사람은 반드시 잉부의 얼굴색을 살펴보면 얼굴이 붉고 혀가 푸른 것은 그 잉부는 살고 태아는 죽으며 얼굴이 푸르고 혀가 붉으며 입안에서 거품이 나는 그 잉부는 죽으며 태아는 살게 된다. 혀가 모두 푸르고 입의 양쪽으로 거품이 나는 잉부는 태아와 같이 죽게 된다. 《良方》

잉부의 배가 아프고 태가 움직이지 않는데 태아(胎兒)의 생사(生死)를 알고 싶으면 손으로 어루만져 보아서 태아의 있는 곳이 차면 죽은 것이 되고, 따뜻하면 살아있는 것이다. 《脈經》

태아(胎兒)가 죽으면 산모의 손톱과 혀가 모두 푸르고 입에 냄새가 나는데 만약 두 볼이 약간 붉으면 산모는 살고 태아는 죽게 된다. 《丹心》

잉부의 혀가 검으면 태아가 벌써 죽은 것이다. 혀로써 징험하고 불수산(不手散)으로써 구하는 것이다. 《回春》

해산하려는 증후가 보일 때

잉부가 산 달이차면 맥이 난경(難經)이 되는데 배가 아프고 허리와 척추를 땅기게 되니 이것을 해산을 하려는 증후가 된다. 《脈經》

잉부가 8달에 배가 아파서 그쳤다가 아프다가 하는 증세는 농태(弄胎)라 하는데 정산(正產)의 증후가 아닌 것이며, 혹시 배는 아파도 허리가 아프지 않으면 역시 정산(正產)의 증후가 아니고, 태(胎)가 높고 밑으로 꺼지지 아니하면 또한 정산(正產)의 증후가 아니며, 곡도(穀道)가 솟아오르지 않는 것과 수장(水漿)이 내리지 않고 혈(血)이 나오지 않는 것과 장(漿)과 혈은 나와도 배가 아프지 않는 것은 모두 정산(正産)의 증후가 아닌 것이니 사람에게 의지해서 움직여야 하고, 가만히 있지 않는 것이 좋다. 《良方》

잉부의 태기(胎氣)가 밑으로 꺼지면서 태아(胎兒)가 음호(陰戶)에 핍박(逼迫)해서 허리가 무겁고 아파서 눈에서 불이 나고 곡도(穀道)가 솟아오르면 정산(正産)의 증후가 되니 초석에 앉아서 힘을 써야 한다. 《良方》

맥법(脈法)

노래에 말하기를 해산을 하려는 부인은 맥이 이경해서 침세(沈細)하고 미끄러운 것은 똑같은 것이다. 밤중에 아픔을 느끼면 분만을 하는 것이니 다음날 오후에 해산 될 것을 미리 알 수가 있다. 《綱目》

척맥(尺脈)이 전급(轉急)해서 노끈을 끊고 구슬을 구르는 것과 같은 것은 바로 출산이 되는 증세가 된다. 《脈經》

난경(難經)이란 것은 한 번 숨쉬는데 맥이 여섯 번이 되는 것이니 침세(沈細)하고 미끄러우며 진통이 허리에 이어지면 곧바로 나오는 증세이다. 《丹心》

사태(死胎)를 산하(產下)시킬 때

위의 잉부의 얼굴색을 살펴 태의 생사를 아는 경우를 참조해서 치료한다.

태아가 죽으면 잉부의 혀가 반드시 검고 겉 증세로 손톱이 검푸르며 심복(心腹)이 창민(脹悶)하고 입속이 냄새가 심한데 평위산(平胃散) 1첩에 박초(朴硝) 5돈을 더해서 술반 물반으로 달여 먹으면 그 태가 핏물로 변해서 내린다. 《得効》

쌍태(雙胎)가 일사일생(一死一生)이 된데 이 약을 먹으면 죽은 것은 나오고 산 것은 편하게 되는데 해조(蟹爪) 1되, 큰 감초(甘草) 5돈을 반은 생으로 반은 볶아서 동유수(東流水) 10잔에 달여서 3잔이 되거든 찌꺼기는 버리고 아교(阿膠) 2냥반은 생으로 반은 볶은 것을 넣어 녹여가지고 2~3차례 한번에 먹으면 바로 나오는데 약탕기는 동쪽으로 하고 갈대 불로 달인다.

사태(死胎)가 등에 붙어서 나오지 못하고 죽게 된 데 저지(猪脂)•백밀(白蜜) 각 1되, 신술 2되를 같이 달여서 따뜻할 때에 2번으로 먹으면 바로 출산(出産)이 된다. 《良方》

포의(胞衣)가 내리지 않을 때

대개 산후에 포의(胞慰)가 안 나오고 오래 되면 피가 포(胞)속에 흘러들어 가서 가득차며 위로 심(心)과 가슴을 찌르고 가슴이 천급(喘急)하며 아프고 반드시 위독(危篤)하게 되는데 당연히 속히 제대(臍帶)를 단단히 맨 다음에 끊어서 나쁜 피가 포(胞) 속에 흘러드는 것을 막으면 포의(胞衣)가 저절로 위축하여 내려가며 비록 몇일을 늦어지드라도 역시 산모를 해롭게 하지는 못하는 것이니 단지 산모의 심회(心懷)를 편하게 하고 죽을 힘써서 먹으면 다음에는 저절로 내린다. 《良方》

산후(産後)의 모든 증세

아침복통(兒枕腹痛)•혈운(血暈)•혈붕(血崩)•뉵혈(衄血)•천수(喘嗽)•해수(咳嗽)•산후 불어(産後 不語)•산후의 견귀섬망(見鬼譫妄)•산후 발열(産後發熱)•산후유현(産後乳懸)•하유즙(下乳汁)•산후음탈(産後陰脫)•산후울모(産後鬱冒)•산후풍(産後風)•산후두통(産後頭痛)•산후심복(産後心腹)•요(腰)•협통(脇痛)•산후구역(産後嘔逆)•산후림력(産後淋瀝)•유뇨(遺尿)•산후설리(産後泄痢)•산후비결(産後秘結)•산후부종(産後浮腫) 등 증세가 있다.

아침복통(兒枕腹痛)

태(胎)의 곁에 어떤 물건이 성형(成形)되서 덩어리가 되어 있는 것을 태아가 베고 있다가 나올 때에는 그것이 부서지고 피가 내리는 것인데 혹시 썩은 피가 내리지 아니핟년 덩어리가 되어서 아프게 되어 못견디는데 그것을 혈가(血瘕)라고 한다.

혈운(血暈)

산후의 혈운(血暈)은 기혈(氣血)이 심하게 허함으로 인해서 혈(血)이 기(氣)를 따라 올라가 심신(心神)을 미란(迷亂)케 하기 때문에 눈에서 꽃이 나타나고 더 심하면 민절(悶絶)하고 입이 다물어지며 정신이 혼미(昏迷)하고 기(氣)가 차게되는 것이니 청혼산(靑魂散)을 써야 한다. 《良方》

혈붕(血崩)

산후(産後)의 죽은 피가 그치지 않는 것을 중상(重傷)이라고 하는데 대제궁귀탕(大劑芎歸湯 = 처방은 아래에 있음)에 작약(芍藥)을 더해서 달여 먹고 혹시 소복(小腹)이 가득차고 아프면 이것은 간장(肝臟)이 벌써 짓문드러진 것이니 치료가 어렵다. 《得効》

산후(産後)에 죽은 피가 안 그치는 것은 사물탕(四物湯)에 포황(蒲黃)

뉵혈(衄血)

산후(産後)의 입과 코에 검은 빛이 일어나는 것은 위기(胃氣)가 끊어지고 폐(肺)가 못쓰게 된 것이니 난치(難治)에 드는 것이다. 급히 형개산(荊芥散)과 양법을 쓴다. 《良方》

천수(喘嗽)

산후(産後)의 천수(喘嗽)가 심한 것은 위태로운 증세이니 죽는 경우가 많다. 《産寶》

산후(産後)에 목구멍속의 기(氣)가 급하고 천촉(喘促)한 증세는 내린 것이 많아서 영혈(榮血)이 심하게 마르고 위기(衛氣)가 주관이 없어서 폐(肺)에 모이기 때문에 천촉(喘促)하는 것이니 이것을 고양절음(孤陽絶陰)이라고 하는데 난치(難治)에 드는 것이다.

해역(咳逆)

산후(産後)에 해역(咳逆)이 안 그치고 죽으려 하는 증세는 육계(肉桂) 5돈을 썰어서 생강즙 3홉에 달여 2되되면 2홉을 따뜻이 먹고 손바닥을 불에 쬐어서 등을 문질러서 따뜻하게 하고 약즙(藥汁)을 수시로 바르면 좋다. 《良方》

산후불어(産後不語)

죽은 피가 심장(心臟)을 핍박(逼迫)하여 심기(心氣)가 막히고 혀가 굳어서 말을 못하는데 칠진탕(七珍湯)•사미산(四味散)을 쓰고, 담열(痰熱)이 심장(心臟)을 미란(迷亂)하게 해서 말을 못하는 것은 고봉산(孤鳳散)을 쓰고, 산후(産後)에 목이 쉬어서 말을 못하는 것은 복령보심탕(茯苓補心湯)을 쓴다. 《入門》

산후견귀담어(産後見鬼譫語)

산후(産後)에 귀신을 보고 언어가 전도(顚倒)하는 것은 죽은 피가 심장(心臟)을 찔러서 그러는 것이니 소합향원(蘇合香元) 1돈을 사내아이 오줌에 개어서 먹으면 바로 깨어나고 소조견산(小調經散)도 역시 좋으니 용뇌(龍腦) 조금을 더해서 먹는다.

산후발열(産後發熱)

산후(産後)에 혈(血)이 허하면 열이 혈실에 들어가서 열이나고 번조(煩燥)하여 낮에는 가볍고 밤에 무거우며 또는 헛소리를 하여 귀신을 본 것 같고 또는 한(寒)과 열(熱)이 오고가는 데 시호사물탕(柴胡四物湯)•양혈지황탕(涼血地黃湯)•우황고(牛黃膏)를 쓴다. 《保命》

하유즙(下乳汁)

산후(産後)에 유즙(乳汁)이 나오지 않는 것이 2가지가 있는데 혈기(血氣)가 성하여 막혀서 나오지 않는 증세와 또한 기혈(氣血)이 약하여 말라서 나오지 않는 증세가 있으니 막힌 증세는 누로산(漏蘆散)을 쓰고 말라버린 것은 통유탕(通乳湯)과 저제죽(猪蹄粥)을 쓴다. 《良方》

산후음탈(産後陰脫)

산후 음문이 빠져나온 것은 대개가 힘을 너무 써서 그렇게 되는 것이니 마치 항문(肛門)이 빠져 나온 것처럼 되어서 핍박(逼迫)하고 부어 아프면서 맑은 물이 계속하고 소변이 임색(淋

濇)하여 참지를 못하는데 당귀황기음(當歸黃芪飲)을 쓰고 밖으로는 유황(硫黃) • 오적골(烏賊骨) 각 5돈, 오배자(五倍子) 2돈반을 가루로하여 아픈 곳에 붙이면 바로 효과가 난다. 《丹心》

음탈치험(陰脫治驗)

한 부인이 산후(産後)에 음호(陰戶)에서 한 물건이 나오는데 마치 사발을 합한 것과 같고 두 가닥의 줄이 달려 있으니 이것이 바로 자궁인데 기혈(氣血)이 허약해서 밑으로 떨어진 것이다. 결국 승마(升麻) • 당귀(當歸) • 황기(黃芪)의 대료(大料) 2첩을 쓰니 반일 만에 들어가게 되고 단지 말라서 부스러진 것이 손바닥만하게 떨어져 있는데 산부의 창자가 떨어진 것으로 잘못 알고 걱정을 하여 두려워 했으나 이것은 창자가 아니고 자궁에 붙어있던 조박(糟粕)인 것이다. 살이 부서져도 보완할 수 있는데 혹시 기혈(氣血)을 출성시키면 그것을 용이(容易)하게 생성(生成)시킬 것이라는 생각으로 바로 보중익기탕(補中益氣湯)에 시호(柴胡)를 빼고 2~3번을 계속 먹게 했으니 그것이 결국 따라서 들어가게 되었다. 다음 사물탕(四物湯)에 인삼을 더해서 백여첩을 계속 먹게 했으니 3년 뒤에는 다시 아이를 분만하게 된 것이다. 《丹心》

산후울모(産後鬱冒)

부인의 월경이 나오는데 땀을 너무 많이 내면 울민(鬱悶)하고 혼모(昏冒)해서 사람을 몰라보는 것은 경수(經水)가 내릴 때에는 허한 것인데 땀을 내면 겉도 결국 허하니 이것은 겉과 속이 같이 허한 것이 되므로 울모(鬱冒)하게 되는 것이다. 《脈經》

산후풍치(産後風痓)

대개 산후(産後)에 열이나서 혀가 말리고 입술이 당기며 손가락이 느리게 움직이면서 아주 빠르게 풍치가 되려고 할 때는 귀형탕(歸荊湯) • 독활주(獨活酒)를 쓴다. 《直指》

산후두통(産後頭痛)

산후(産後)에 열이나서 몸과 머리가 아픈 것을 경소랗게 감모(感冒)로 치료해서는 안 된다. 이러한 증세는 대부분 혈허(血虛)와 죽은 피가 굳게 막힌 것이니 옥로산(玉露散)이나 또는 사물탕(四物湯)에 시호(柴胡)를 더해서 달여 먹는다. 《良方》

산후임력유뇨(産後淋瀝遺尿)

부인의 해산에 산후의 조리가 순조롭지 못하여 손상을 입고 소변을 때도 없이 흐르는 증세는 삼출고(三朮膏)를 쓴다. 《丹心》

산후설리(産後泄痢)

산후(産後)의 설리(泄痢)에는 적기산(的奇散)을 쓰고 산후(産後)의 한 달 안의 이질(痢疾)에는 압자전(鴨子煎) 또는 사물탕(四物湯)에 도인(桃仁)•황련(黃連)•목향(木香)을 더해서 쓴다. 《入門》

산후대변비결(産後大便秘結)

산후(産後)에 3가지의 증세가 있으니 울모(鬱冒)하면 땀이 많으며 대변이 비결(秘結)되는 깃이디. 대개 해산하고 처음에는 피가 허해서 땀이 많이 나며 위(胃)가 조급하고 진액(津液)이 죽기 때문에 대변이 비결(秘結) 되는 증세가 되니 소마죽(蘇麻粥)과 자장오인환(滋腸五仁丸)을 쓴다. 《正傳》

산후부종(産後浮腫)

산후(産後)에 부종(浮腫)이 나는 것은 죽은 피가 경(經)을 따라서 사지(四肢)에 흘러 들기 때문이니 혈(血)이 피가 움직이면 움기가 바로 사라지고 낫게 된다. 또한 죽은 피가 변해서 물이되고 부종(浮腫)에는 대조경산(大調經散)•소조경산(小調經散)•정비산(正脾散)을 쓴다. 《良方》

산후맥법(産後脈法)

부인의 산후(産後)에 맥(脈)이 넓어지고 실(實)해서 조리를 못하면 죽고, 잠기고 가늘어서 뼈에 붙어서 끊어지지 않는 것은 산다. 부인의 새로 해산한 맥(脈)이 잠기고 작은 것은 살고, 실(實)하고 크며 굳고 강하며 급한 것은 죽게 된다. 《脈經》

새로 해산한 맥이 느리고 미끄러운 것은 좋고, 실하고 크며 팽팽하고 급한 것은 죽게 되며, 또는 잠기고 가늘어서 뼈에 붙어 끊어지지 않는 것은 살게 된다.

산후치법(産後治法)

산후(産後)에 당연히 기혈(氣血)을 크게 보하는 것을 위주로 하는데 보허탕(補虛湯)을 쓰고 비록 다른 증세가 있어도 그것은 다음으로 치료해야 된다.

대개 태(胎)속에는 어머니가 막히기가 쉽고 산후(産後)에는 어머니가 허하기 쉬운 것이기 때문에 산후(産後)에는 절대로 발표(發表)하지 말고 또한 작약을 써서는 안되는데 즉 작약(芍藥)은 성미가 산한(酸寒)해서 일어나는 기(氣)를 바꾸기 때문이다. 《丹心》

산후(産後)에는 반드시 먼저 어혈(瘀血)이 사라진 다음에 비로소 보를 해야하는 것이다. 만약 어혈을 쫓지 않고 경솔하게 삼출(蔘朮)의 종류를 먹으면 혹시 어혈(瘀血)이 심(心)을 쳐서 위태한 경우가 될 우려가 있기 때문이다. 《入門》

산후허노(産後虛勞)

 산후(産後)에 달이 차지도 안했는데(대부분 백일을 말한다), 칠정(七情)의 노권행동(勞倦行動)이나 또는 침공(鍼工)을 하거나 생냉(生冷)과 점갱(粘粳)한 음식물을 많이 먹거나 또는 풍한(風寒)을 범하거나 하면 당시에는 느끼지 못하여도 다음에 욕노라는 병증을 일으킨다. 그리고 산후(産後) 백일이 지난 다음에 부부의 교합을 하여야 되며 그렇지 아니하면 허리(虛羸)가 극심해서 백병이 자생을 하게되니 삼가해야 된다.《良方》

 산후(産後)에 노상(勞傷)이 지나치는 것을 욕노(蓐勞)라 하는데 그 증세가 허리(虛羸)해서 잠깐 일어났다가 잠깐 눕고 음식이 소화가 안되고 가끔 기침을 하며 머리와 눈이 어둡고 아프며 갈증(渴症)이 생기고 식은 땀이 나며 한(寒)・열(熱)이 오고 가서 학질(瘧疾)과 같으니 십전대보탕(十全大補湯)에 천궁(川芎)을 빼고 속단(續斷)・우슬(牛膝)・별갑(鼈甲)・상기생(桑寄生)・도인(桃仁)을 더하여 거친 가루(末)로 해서 먼저 저신(猪腎) 1대에 생강 1쪽, 대추 3개를 넣어 물 3잔에 달여서 절반이 되거든 앞의 약가루 3돈과 파 3치 및 오매(烏梅) 1개와 형개(荊芥) 5이삭을 넣어 달여서 7푼쯤 조려서 찌꺼기는 버리고 공복에 따뜻이 먹는다.《入門》

과월불산(過月不散)

「잉부(孕婦)가 한달씩 걸려 경(經)을 돌아다니게 하면서 태가 저절로 자라는 것도 있고 또는 3~5개월 만에 피가 크게 내려도 태가 떨어지지 않는 것도 있으며 또는 적기에 분만이 되기도 하는데 그 이치가 어떻게 된 것인가?」 말하기를 「한달씩 걸려 경을 움직이게 하고 태(胎)를 저절로 자라게 하는 것을 성태(盛胎)라고 하는데 잉부(孕婦)의 기혈(氣血)이 충성해서 태를 기르는 외에 피가 많이 남아있는 것이고, 몇달만에 피가 많이 내리는 것을 태루(胎漏)라고 하는데 대개 사물 때문에 경맥(經脈)을 촉동(觸動)시킨 것인데 피가 내려도 자궁은 상하지 않는 것이다. 그러나 임신중(姙娠中)에 피를 잃으면 비록 떨어지지 않으나 기가 모자라서 달이 지나도 분만이 되지 못하는 것이다. 또는 12~13개월 또는 17~18개월, 24~25개월 만에 분만되는 경우도 가끔 있으니 이러한 것은 모두 기혈(氣血)이 모자라서 태가 자라나지 못했기 때문에 그러한 것이다.」 대체로 10개월이 지나도 분만하지 않는 것은 당연히 기혈(氣血)을 크게 보하는 약을 써서 배양시키면 분만에는 염려가 없는 것이다.

단산(斷産)

 부인의 산육(産育)이 어려운 데도

일세(一歲) 일산하는 것은 사물탕(四物湯)에 운대자(芸薹子) 1줌을 더해서 경(經)이 움직여 간 다음에 바로 물로 달여 공복에 먹는다. 《得效》

부인의 숙질(宿疾)이 있어서 태를 보전을 못했을 때는 우슬(牛膝) 4푼, 구맥(瞿麥) • 계심(桂心) • 해고(蟹爪) 각 2푼을 가루로하여 공복에 더운 술로 섞어 먹고 태(胎)를 내리면 산모에게는 해가 없다. 《入門》

임부가 질병(疾病)으로 인해서 태(胎)를 보전하지 못했을 때는 누룩(麴) 4냥을 물 2잔에 달여서 1잔이 되거든 찌꺼기는 버리고 2번으로 먹으면 태가 잘 내린다. 《良方》

또는 맥아(麥芽) • 신국(神麴) 각 반되를 달여서 한잔씩 먹으면 태(胎)가 내리는 데는 특효가 있다. 《良方》

또는 부자(附子) 2개를 가루로하여 초에 섞어서 산모의 오른발에 발랐다가 약간 지난 뒤에 씻어 버리면 좋다. 《良方》

잉태(孕胎)를 끊는 방법은 백면국(白麵麴) 1되에다 좋은 술 5되로 풀을 끓여서 반쯤 달여서 비단으로 여과하여 3등분해서 하나는 월경이 오는 날에 먹고 하나는 다음날 밤중에 먹고 하나는 다시 그날 밤이 새는 새벽에 먹으면 월경이 제대로 움직이면서 평생 잉태를 하지 않는다. 《丹心》

또는 수은(水銀)을 기름에 달여서 공복에 먹되 대추씨 크기로 하면 단산(斷産)이 되고 해롭지 않다. 《良方》

과부(寡婦) • 여승(女僧)의 병이 일반 부인과 다를 때

송나라의 저등(楮燈)이 과부(寡婦)와 여승을 치료하는 처방을 따로 했는데 매우 이치가 있다. 두사람은 혼자서 삶으로 독음(獨陰)에 양(陽)이 없으니 정욕(情慾)이 움직여도 뜻을 못 이루어서 음(陰)과 양(陽)이 서로 다투고 한(寒)과 열(熱)이 오고가니 학질(瘧疾)이나 온병(溫病)과 흡사하고 오래 되면 허노(虛勞)가 되는 것이다. 사기(史記)에 창공(倉公)의 병 치료법을 실었는데 제북(濟北) 사람 왕시인(王侍人)의 딸이 허리가 아프고 등이 한(寒)과 열(熱)의 증세로 여러 의원들이 한열병(寒熱病)으로 치료를 해도 효과가 없는데 창공(倉公)이 말하기를 「이것은 남자를 그리워해서 얻지 못하는 데 기인된 증세이다. 그 이유는 간맥(肝脈)이 팽팽해서 촌구(寸口)에 나오는 것을 보아 알 수 있는 것이다」하였다. 대개 남자는 정기(精氣)로써 위주하고 부인은 혈(血)로써 위주하고 남자는 정기가 성하면 여자를 생각하고 부인은 혈(血)이 성하면 태를 품고자 하는 것인데 만약 궐음맥(厥陰脈)이 팽팽해서 촌구(寸口)에 나오고 또 어제(魚際)에 오르면 음이 성한 것을 능히 알 수 있는 것이므로 창공(倉公)의 말이 이치가 있는 것이다. 《寶鑑》

부인의 잡병(雜病)

부인은 음혈(陰血)의 결집체(結集體)가 되며 언제나 습기(濕氣)를 가까이 하기 쉬운데 15가 넘으면 음기가 부일(浮溢)하고 백가지가 사념(思念)이 마음을 거쳐서 안으로 오장(五臟)이 상하고 밖으로 용모(容貌)를 손하며 월경의 전후에 어금니를 다물고 어혈(瘀血)이 정체(停滯)되서 중도(中道)가 단절이 되며 그 속에 상해서 떨어지는 등 그 증세를 낱낱이 헤아릴 수가 없다. 그러기 때문에 부인은 따로 처방을 만들어야 되는데 그의 기혈(氣血)이 일정치 못하고 잉태와 생산(生產)에 손상이 많기 때문이다.

부인의 병이 남자와 함께 10배나 치료하기가 어려운 것은 기욕(嗜慾)이 장부(丈夫)에 비해서 많고 병을 느끼는 것이 남자보다 배나 되며 거기에다 질투(嫉妬)와 걱정 및 자연(慈戀)과 애증(愛憎)하는 것 등이 침착하고 견로(堅牢)해서 저절로 억제하지 못하기 때문에 신근(神根)이 깊어진다. 《聖惠》

칠징(七癥)과 팔가(八瘕) 및 9가지의 심통(心痛)과 12의 대하(帶下) 등 36병이 비록 명촉(名數)은 있으나 증세를 자연히 알기가 어려운데 대체로 보아서 혈병이 아닌 것은 없다. 《得効》

산후(產後)에 죽은 피가 심장(心臟)에 들어가서 귀수(鬼*)와 비슷한 증세를 치료하니 주사(酒砂) 1~2돈으로 유즙(乳汁) 3~4수저에 섞고 산 지렁(地龍) 1마리를 넣어서 한동안 혼전(混轉)한 다음에 지렁(地龍)은 건져버리고 좋은 술과 젖을 넣어 7푼잔쯤 진하게 끓여서 따뜻이 먹으며 2~3번 먹으면 특효가 있다. 《良方》

대부(大斧)

산후(產後)의 혈가통(血*痛)을 치료하니 도끼를 불에 달궈서 술에 담가 마시고 쇠공이나 또는 저울추도 역시 좋다. 《本草》

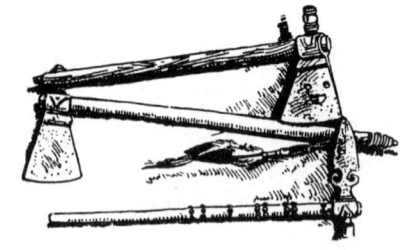

복룡간(伏龍肝)

횡산(橫產)이나 역산(逆產) 및 아이가 뱃속에서 죽어 나오지 않고 산모의 기(氣)가 끊어지려고 하는 증세를 치료하니 복룡간(伏龍肝) 1~2돈을 물에 타서 마시면 아이가 흙을 이고 나오는데 아주 좋다.

난산(ㅑ難産)으로 3일동안 고통을 받는데는 복룡간(伏龍肝) 가루 1돈을 술에 타서 먹는다. 《丹心》

박초(朴硝)

사태(死胎)가 나오지 못하는 것을 치료하니 잘 갈아서 반냥을 사내 아이 오줌에 섞어 먹으면 특효가 있고 염초(焰硝)도 좋다. 《丹心》

석연자(石燕子)

난산(難産)에 산모가 두 손에 따로따로 1개씩 움켜 쥐고 있으면 효험을 본다. 《本草》

충위(茺蔚)

즉 익모초(益母草)를 말한다. 산전(産前)과 산후(産後)의 백병을 치료하며 행혈(行血)과 양혈(養血)를 한다. 줄기와 잎을 채취해서 즙을 내어 은석기에 달여 고약을 만들어 술에 타 먹으면 난산(難産)과 사태(死胎) 및 포의(胞衣)가 안 내리는 증세에 가장 효력이 있다. 또는 즙 1잔을 술 한 홉에 1잔에 타서 따뜻하게 먹기도 한다. 《本草》

천기(天氣)의 움직여 다니는 것이 쉬지 않으므로 생생해서 궁(窮)한 것이 없는데 충위(茺蔚)의 씨는 피를 살리고 돌아다니게 하면서 보음(補陰)의 공효가 있으므로 익모(益母)라고 이름을 하였고 또한 움직이는 가운데 보(補)가 있으므로 태전(胎前)에 체하는 것이 없고 산후(産後)에도 혀가 없는 것이다. 《丹心》

생지황(生地黃)

임신중의 태루(胎漏)의 하혈(下血)이 그치지 않으면 태(胎)가 말라서 죽게 된다. 생지황즙(生地黃汁) 1되와 술 5홉을 달여서 35번을 끓여서 2~3차례 먹는다. 《本草》

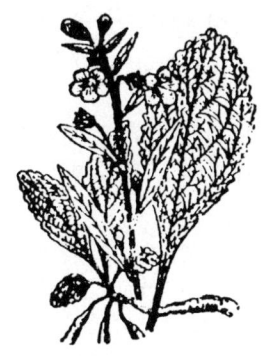

포황(蒲黃)

산후 출혈(産後 出血)이 너무 많아서 갈증이 나는 것을 치료하는데 포황

(蒲黃) 2돈을 백탕(白湯)으로 섞어 먹고 목마름이 심하면 샘물에 섞어 먹는다. 《本草》

당귀(當歸)

부인의 백병을 치료하고 산후(産後)에 배가 아픈 데는 당귀(當歸) 가루 3돈을 물로 달여 먹으면 독성탕(獨聖湯)이라고 한다. 《良方》

혈자통(血刺痛)에 당귀(當歸)를 쓰는 방법은 화혈하는 공효가 있으니 쓰게 되고 혹시 혈적자통(血積刺痛)이면 도인(桃仁)·홍화(紅花)·당귀두(當歸頭)를 쓴다. 《丹心》

황금(黃芩)

산후(産後)에 태(胎)를 편하게 하는 데 黃芩)·백출(白朮)이 아주 좋은 약이다.

황금(黃芩)이 태(胎)를 편하게 하는 것은 화를 내려 밑으로 돌아다니게 하기 때문이다.

조금(條芩)은 태를 편하게 하는 성약(聖藥)이다. 속세의 사람들은 온열(溫熱)한 약으로 태(胎)를 기르니 이것은 산전(産前)에는 열을 맑게하고 혈(血)을 길러 피가 경(經)을 따라 망행(妄行)을 못하게 하여야 태를 기르는 것을 모르는 것이다. 반드시 가늘고 끝부분이 침실(沈實)한 것을 써야 되는데 영출환(芩朮丸)이 이것이다. 《丹心》

작약(芍藥)

부인의 모든 질병와 산전(産前)·산후(産後)의 모든 병을 치료하고 또한 혈허복통(血虛腹痛)에 술과 물에 달여 먹는다. 《本草》

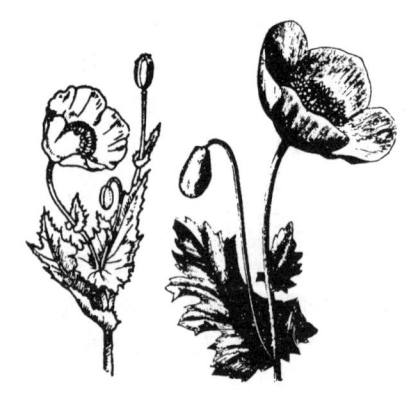

홍화(紅花)

산후(産後)의 혈운(血暈)과 입이 닫히고 민절(悶絶)한 것을 치료한다.

홍화(紅花) 1냥, 술 2잔을 달여서 1잔이 되거든 2번 나누어 먹으면 바로 효과가 있다. 《十三方》

현호색(玄胡索)

산후(産後)의 혈운(血暈) 및 나쁜 피가 심장(心臟)을 찌르는 것과 또는 아침통(兒枕痛)이 끊어지게 아픈 것을 치료하니 가루 1돈을 술에 섞어 먹으면 바로 그치게 된다.

또는 현호색(玄胡索)·계심(桂心) 각 반냥, 당귀(當歸) 1냥을 가루로하여 매 2돈을 사내 아이 오줌이나 또는 더운 술로 섞어 먹는다. 《本草》

계심(桂心)

산후 혈가(産後 血瘕)가 통민(痛悶)해서 끊어지는 듯 아픈 것을 치료한다.

계심(桂心) 가루를 구담즙(拘膽汁)으로 앵도 크기의 환을하여 더운 술로 2알을 삼켜 내린다.

상기생(桑寄生)

태루(胎漏)가 안 그치고 태(胎)를 편하고 또한 태를 굳건하게 하니 달여 먹거나 가루로 먹어도 모두 좋다. 《本草》

소목(蘇木)

산후 혈운(産後 血暈)가 내리지 않아 통민(痛悶)하는 것을 치료하니 1냥을 썰어서 술과 물을 반반으로 달여 먹는다. 《本草》

상표초(桑螵蛸)

임부(姙婦)의 소변이 잦아서 참지 못하는 것을 치료하니 가루로하여 매 2돈을 공복에 미음(米飮)으로 섞어 먹는다. 《得效》

애엽(艾葉)

잉태(孕胎)하게 하고 또한 태를 편안하게 하며 배가 아픈 것을 그치게 한다.

태루(胎漏)에 생애즙(生艾汁)을 먹고 또 태(胎)가 움직여서 편치 못한 증세와 또는 허리가 아프고 하혈(下血)이 안 그치는데 애엽(艾葉) 반냥을 술에 달궈서 취하도록 먹으면 좋다. 《本草》

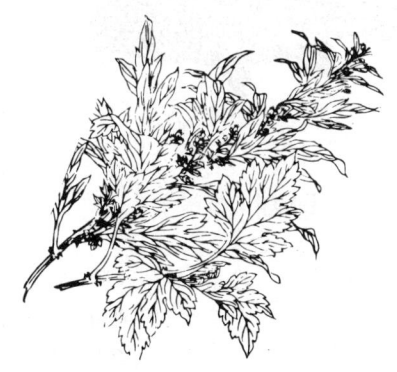

오적어육(烏賊魚肉)

자식이 없을 때 오래 먹으면 잉태가 된다.

이 고기의 뱃속에 먹이 있으니 부인의 혈붕(血崩)과 심통(心痛)을 치료한다. 심한 것을 살혈심통(殺血心痛)이라고 하는데 유산(流産)이 되고 하혈(下血)을 너무 많이 하여 심통(心痛)이 되는 것도 역시 치료한다. 먹을 볶아 가루로해서 초탕(醋湯)으로 고루 내린다. 《良方》

이어린 (鯉魚鱗)

산후(産後)의 혈가통(血瘕痛)을 치료하니 비늘을 불에 태워 술에 타서 1잔을 먹으면 체혈(滯血)을 흩으린다. 《本草》

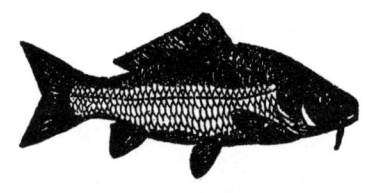

담채 (淡菜)

산후(産後)의 혈결(血結)과 복통(腹痛) 및 또는 해산으로 인해서 여위게 되고 혈기(血氣)가 적취(積聚)한데 쓰며 삶아 먹기도 한다. 《本草》

사세 (蛇蛻)

해산이 순조롭지 못해서 아이의 손과 발이 먼저 나오는데 뱀 허물 1조의 완전한 것을 태워서 재로 하고 사향(麝香) 약간을 넣어 동쪽으로 바라보고 1돈을 술로 섞어 먹으면 다시 남은 찌꺼기로 어린 아이의 손과 발에 바르면 순조롭게 자란다. 《本草》

우즙 (藕汁)

산후(産後)의 번민(煩悶)과 피가 올라가서 심(心)을 찔러 아프게 되는 것을 치료하니 즙 2되를 마신다. 대개 산후(産後)에 생것과 찬것을 피하되 오직 우즙을 꺼리지 않는 것은 혈(血)을 흩뜨리기 때문이다. 《本草》

감자피 (柑子皮)

산후 부종(産後 浮腫)에는 술에 달여 먹으니 뇌공(雷公)이 이르기를 산후(産後)에 살이 부은데 감피(柑皮)를 술로 먹는다는 것이 바로 이것이다. 《本草》

포도근 (葡萄根)

잉부(孕婦)의 아이가 위로 심(心)을 떠 받는 증세를 치료하니 뿌리를 진하게 삶은 즙으로 마시면 바로 내리고 태가 편안해진다. 《本草》

도인 (桃仁)

부인의 산후(産後)의 백병을 치료하고 또한 여름달에 젖을 너무 서늘하게 해서 뱃속의 적취(積聚)가 된 것을 치료하니 도인(桃仁) 1천2백개를 껍질과 씽씨는 버리고 볶아서 가루로하여 청주(淸酒) 1말 반을 타고 반죽해서 보리 죽과 같이 하여 항아리 속에 넣어 잘 봉하여 중탕(重湯)으로 달여서 꺼낸 다음 따뜻한 술 한숟갈씩 1일 두번을 먹는 것이니 이름을 도인전(桃仁煎)이라고 한다. 《千金》

산후(産後)에 음호(陰戶)가 부어서 아픈 것을 치료하니 도인(桃仁)을 개어 바르고 또는 오배자(五倍子)와 고백반(枯白礬)을 가루로하여 도인(桃仁)에 개어서 고약을 만들어 바른다. 《正傳》

호마유(胡麻油)

호마(胡麻)는 즉 흑임자(黑任子)인에 포의(胞衣)가 내리지 못하는데 생으로 찧어 기름을 내서 마시면 바로 내린다. 《本草》

흑두(黑豆)

잉부가 달이 차지 않고 아이가 뱃속에서 죽어 잉부(孕婦)가 기절(氣絶)한 것과 또한 태의(胎衣)가 내리지 못하는데 흑두(黑豆) 3되를 삶아서 진한 즙을 한번에 먹으면 바로 나오게 된다. 《本草》

신국(神麴)

태(胎)를 떨어지게 하고 또한 태(胎)가 죽어서 나오지 않는 것을 치료 하는 데 가루 2돈을 물에 타 마시고 또한 진하게 달여서 즙을 마신다. 《本草》

대마근(大麻根)

최생제(催生劑)이다. 마근(麻根)을 진하게 달여 즙을 단번에 바로 분만이 되고 태의(胎衣)가 내리지 못하는 데도 역시 좋다. 《本草》

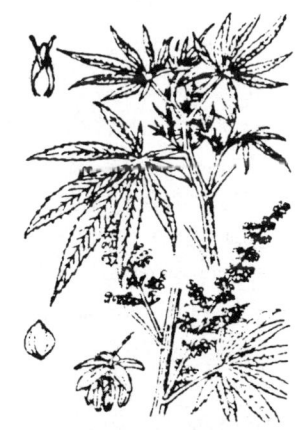

대맥얼(大麥蘗)

최생(催生)과 낙태(落胎)에 같이 쓰는 것으로 1냥을 물로 달여 먹으면 바로 효과가 있다. 또한 잉부(孕婦)가 병이 있어서 낙태를 원할 때 먹으면 바로 떨어진다. 《本草》

초(醋)

잉부(孕婦)의 태(胎)가 죽어서 못나오는 데는 초 2되에 검은 콩을 삶아서 1

되씩 즙을 내 먹는데 2번을 먹으면 바로 나온다. 《本草》

동규자(冬葵子)

난산(難産)에 1홉을 가지고 부순 다음 물로 달여 먹으면 바로 효과가 있고 또한 사태(死胎)가 나오지 않을 때 찧어 가루로하여 술에 타서 먹는다. 《本草》

총백(葱白)

태(胎)가 움직여서 편치 못하거나 또는 태(胎)가 심(心)을 찔러서 번민(煩悶)하는 것을 치료하니 파 큰 것 20 뿌리를 진하게 삶아서 즙을 마시면 태(胎)가 죽지 않았을 때는 바로 편안해지고 죽었으면 바로 나오게 되는 특효가 있다. 《本草》

마치현(馬齒莧)

산후(産後)의 혈리(血痢)와 복통(腹痛)을 치료하니 즙(汁) 3홉을 달여서 한번 끊거든 꿀 1홉을 넣고 저어서 마신다. 《本草》

번루(蘩蔞)

산후(産後)의 핏덩이가 있어서 배가 아픈데 즙(汁)을 내서 사내 아이 오줌에 타서 따뜻이 먹으면 나쁜 피가 모두 나오게 된다. 《本草》

계자(鷄子)

산후(産後)의 혈운(血暈)과 풍치(風痙)에 몸이 뻣뻣하고 입과 눈이 비뚤어지는데는 계란 세개, 흰자위를 내서 형개(荊芥) 가루 2돈을 섞어서 1일 3번을 먹는다. 《本心》

난생(難生)과 포의(胞衣)가 내리지 않을 때는 계란 3개를 초에 타서 먹으면 바로 효과가 있다. 《本草》

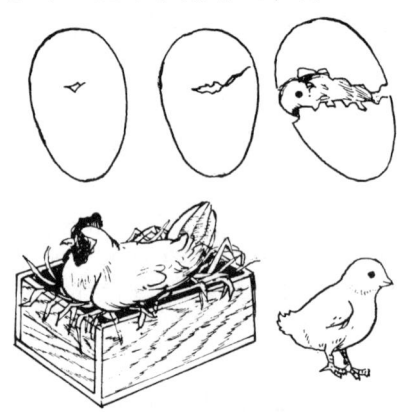

녹각교(鹿角膠)

능히 태(胎)를 편하게 하고 아픔을 멎게 하니 볶아서 구슬을 만들어 가루로하여 미음으로 2돈을 섞어 내린다. 《本草》

아교(阿膠)

난산(難産)으로 기진(氣盡)한 데는 명교(明膠) 2냥을 좋은 술 1되반으로

약한 불에 녹이고 생계란 1개와 소금 1돈을 넣어 저어서 따스하게 하여 한번에 마시면 곧 낫는다. 《良方》

녹각(鹿角)

사태(死胎)가 안 나오는 증세를 치료한다. 녹각세설(鹿角細屑) 1냥과 물 1잔에 파 5뿌리, 콩자반 반홉을 넣어 같이 달여 먹으면 바로 나온다. 《本草》

토두골(兎頭骨)

최생(催生)과 낙태(落胎)에 쓰고, 또한 산후(産後)에 나쁜 피가 나오지 않을 때는 토끼 머리골을 털과 골수를 같이 불에 태워서 가루로하여 각 1돈을 술에 섞어 내린다. 《本草》

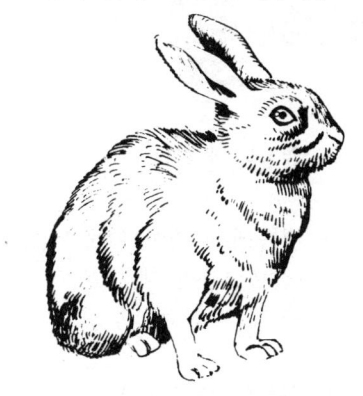

묘두골(猫頭骨)

난산(難産)의 최생(催生)에 아주 좋다. 묘두골(猫頭骨)·토두골(兎頭骨)

각 1개를 불에 태워서 가루로하여 매 2돈을 궁귀탕(芎歸湯) 달인 물로 섞어 내리면 바로 분만이 되고 이두골(狸頭骨)이 더욱 좋다. 《正傳》

양신(羊腎)

산후(産後)의 허리(虛羸)가 마르고 힘이 없는 것을 치료하니, 양신(羊腎) 1쌍을 구워 익혀서 잘게 썰고 5가지 맛을 섞어서 국이나 죽을 끓여 먹으면 좋다. 《本草》

사향(麝香)

난산(難産)을 치료하고 또한 재촉해서 낳으며 낙태(落胎)하고 순산도 하니 사향(麝香) 1돈을 물로 섞어 내린다. 《本草》

유백피(楡白皮)

태가 뱃속에서 죽은 것이나 또는 잉부(孕婦)가 병이 있어서 태를 없애려는 데 쓴다. 유백피(楡白皮) 달인 즙 2되를 먹으면 바로 내린다.

잉부(孕婦)가 산월이 되서 가루 1돈을 1일 2번씩 먹으면 분만이 아주 쉬워진다.

저신(猪腎)

산후(産後)의 욕노(蓐勞)와 뼈마디

가 아플 때나 땀이 멎지 않는 증세를 치료한다. 저신(猪腎)을 가늘게 썰어서 곰을 만들어 5가지 맛을 섞어서 쌀을 넣고 죽을 끓여 먹는다.《本草》

난산(難產)에 청유(淸油)와 백밀(白密)을 등분해서 저간(猪肝) 달인 물에 섞어 먹으면 바로 효과가 있다.《入門》

저근(苧根)

임부(姙婦)의 태가 움직여서 떨어지려 하고 아픔을 참기 어려운 데는 저근(苧根) 2냥(二兩)을 썰어서 은석기에 술과 물 반반으로 해서 달여 먹으면 좋다.《肘後》

구맥(瞿麥)

태(胎)를 깨뜨리고 태아(胎兒)를 떨어지게 한다.

난산(難產)에 오랫동안 나오지 않고 또는 아이가 뱃속에서 죽게 되고 산모가 기절(氣絶)한 데 구맥(瞿麥) 달인 즙을 먹는다.《本草》

대황(大黃)

산후(產後)의 나쁜 피가 심(心)을 찌르는 증세나 또는 태의(胎衣)가 내리지 않아 뱃속에서 덩어리가 된 것을 치료한다. 대황(大黃) 1냥을 가루로 하여 초 반되에 달여 고약을 만들고 오동열매 크기의 환을 지어 더운 초로 5알을 먹으면 약간 지난 다음에 피가 내리고 바로 낫는다.《本草》

차전자(車前子)

난산(難產) 횡(橫)·역산(逆產)을 치료하는 데 좋으니 가루로하여 술에 2~3돈을 먹는다.《本草》

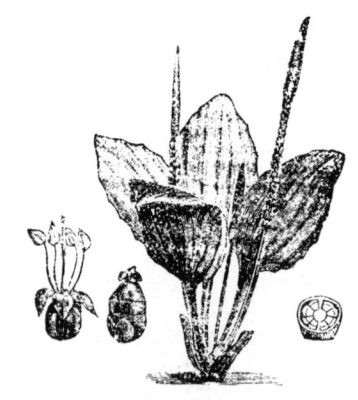

수은(水銀)

태(胎)가 뱃속에서 죽어 나오지 않고 산모가 기절(氣絶)한 데 수은을 먹으면 바로 나온다.《本草》

침구법(鍼灸法)

남자가 자식이 없을 때 소금을 배꼽에 메우고 쑥으로 뜸을 해서 2~3백장이 되면 반드시 효과가 난다.《綱目》

부인이 자식이 없는 데는 관원(關元) 30장을 뜸을 하는데 보구(報灸)로 한다.

부인이 잉태(孕胎)를 해도 자주 타태(墮胎)를 할 때는 포문(胞門)과 자호(子戶)에 각각 50장을 뜸하는데 포문(胞門)은 관원(關元)의 왼쪽으로 2치에 있고, 자호(子戶)는 관원(關元)의 오른쪽의 2치에 있으며, 자호(子戶)는 일명 기문(氣門)이라고 한다. 《得效》

자궁(子宮)을 37장 뜸을 하고 또는 침을 2치를 넣는데 혈(穴)은 중극(中極)가이 좌우에 가가 3치를 언다. 《綱目》

자식이 없을 때는 음교(陰交)·석문(石門)·관원(關元)·중극(中極)·용천(涌泉)·축빈(築賓)·상구(商丘)·음염(陰廉)들을 택한다. 《甲乙》

최생(催生)과 난산(難產) 및 사태(死胎)를 내리는 데 대충(大衝 = 補)·합곡(合谷 = 補)·삼음교(三陰交 = 瀉)를 택하면 바로 나온다.

아이가 상충(上衝)해서 심장(心臟)을 괴롭히는데 거궐(去闕) 혈을 택하고 산모를 바로 앉혀서 다른 사람을 시켜서 머리와 허리를 안고 약간 침(鍼)을 눕혀서 6푼을 넣고 7번의 숨을 내쉬고 기(氣)를 얻으면 바로 사(瀉)하고 갱생이 되는데 혹시 아이가 산모의 심장을 두 손으로 움켜 쥐었으면 아이의 손바닥에 침의 자국이 남아 있고 뒤로 향했으면 침골(枕骨)에 침(鍼)의 자국이 있게 되니 이것이 그의 징험(徵驗)이 되고 특효가 있는 것이다. 《綱目》

한 부인이 산후(產後) 후 폭줄(暴卒)했는데 그의 어머니가 회음(會陰)과 삼음교(三陰交) 혈을 각각 두어 장씩 뜸을 하니 바로 갱생이 되였는데 그 어머니는 바로 명의(名醫)의 딸이었던 것이다. 《資生》

횡산(橫產)과 역산(逆產)에 모든 약이 효과가 없는 데 속히 산모의 오른쪽 발의 작은 발가락 끝부분의 위를 3장을 뜸하면 바로 해산이 되며, 포의불하(胞衣不下)노 지묘하니 의감(醫鑑)에 말했듯이 바로 음혈(陰穴)에 이른다고 하였다. 《得效》

포의불하(胞衣不下)에는 삼음교(三陰交)·중극(中極)·조해(照海)·내관(內關)·곤륜(崑崙) 혈을 택한다. 《綱目》

산후(產後)에 음(陰)이 빠져 내리는데는 배꼽 밑의 가로 주름에 27장을 뜸하고 또한 조해(照海) 혈을 택한다. 《良方》

부인의 자식이 없는데나 또는 산후(產後)에 오랫동안 다시 잉태가 되지 못하는데 짚의 대궁으로써 신촌(身寸 = 鍼灸篇에 身寸)의 길이가 상세히 나와 있음)의 4치와 같이 잰 다음 부인을 눕게하고 손과 발을 편 다음에 위의 짚으로 배꼽에서부터 곧게 아래로 재어서 짚의 끝이 닿는 곳에 믹으로 점해두고 그 짚을 한번 접어서 앞의 점에다 접혀진 것을 대어보면 짚의 두 끝이 혈이니 만지면 동맥이 있어서 손에 잡힌다. 각각 37장을 뜸하면 신통하게 되니 바로 위에 말하는 포문자호혈(胞門子戶穴)이다. 《醫鑑》

28. 소아(小兒)

소아병(小兒病)의 난치(難治)

옛부터 말하기를 10사람의 남자를 치료하기는 편할지라도 한 부인을 치료하기는 어렵고, 또한 10사람의 부인을 치료하기는 편할지라도 한 어린 아이를 치료하기가 어렵다고 하였으니 대체로 어린 아이는 증세를 물어 볼 수도 없고 맥(脈)을 살필 수도 없으니 더욱 구원하기가 어려운 것이다. 《入門》

의료(醫療)의 길은 대체로 맥을 치료하기가 어렵고 어린 아이가 더욱 어려운 것인데 그 장부(臟腑)가 위수(脆嫩)하고 피부가 연약하고 혈기(血氣)가 성(盛)하지 못하며 경락(經絡)이 실끝과 같고 맥식(脈息)이 털과 같아서 허하기도 쉽고 실하기도 쉬우며 냉(冷)하기도 쉽고 열(熱)하기도 쉬운데 겸해서 입으로 말을 못하고 손으로 가리지도 못하니 질통(疾痛)하는 증세를 알 수가 없고 단지 얼굴을 보고 또는 빛을 살피며 소리를 듣고 맥(脈)을 만져 보아 그 원인을 연구하고 음양(陰陽) 및 겉과 속의 허실을 잘 알고서 치료하는 도리 밖에 없으니 참으로 어려운 것이다. 《得效》

처음 나서 해독(解毒)할 때

아이의 태에 있을 때는 입 속에 틀림없이 나쁜 것이 있는 것이니 아이가 힘들게 나오면 우는 것을 기다릴것도 없이 산파(産婆)가 빨리 부드러운 헝겊을 손바닥에 감고 황련(黃連)과 감초(甘草)를 진하게 달인 즙에 찍어서 입속의 나쁜 것을 깨끗이 닦아 버려야 되니 혹시 나쁜 것을 빨아 삼켜서 뱃속에 들어가면 틀림없이 모든 질병이 생기게 되는 것이다.

다시 달인 꿀 약간으로 주사(朱砂) 가루 1자를 개어 입속에 발라 준 다음 빨아 삼키면 일생동안 창두(瘡痘)의 환(患)을 면할 수가 있다. 《得效》

주사와 꿀을 빨아삼킨 다음에 젖을 적당하게 먹일 것이며, 너무 많이 먹이면 젖을 토하기가 쉽다. 《良方》

처음 나와서 바로 솜으로 황련(黃連)과 감초(甘草) 달인 즙을 찍어서 아이의 입속에 넣어 준 다음 빨아 삼키고 3일 뒤에 나쁜 것이 대변으로 나오는 것을 배꼽똥이라고 한다. 《良方》

처음 나서 세욕(洗浴)시킬 때

삼일 아침을 아이의 목욕을 시키는

데 호두골(虎頭骨)•도지(桃枝)•저담(猪膽)을 금 은 그릇에 달인 물로 씻으면 아이가 적게 놀라는 것이다.

언제나 아이를 씻을 때는 저담즙(猪膽汁)을 탕(湯) 속에 넣고서 씻으면 창개(瘡疥)가 나지 않게 된다. 《良方》

속세의 사람들은 아이의 몸이 열이 있거나 또는 목욕을 너무 시켜서 탕(湯)물속에 오래 앉혀두면 풍냉(風冷)이 밖에서 상하고 수습(水濕)이 안으로 스며들어서 변하여 풍축이 되기 쉬우니 심중히 살피지 않으면 안 된다. 《東指小兒篇》

처음 나서 배꼽을 끊을 때

아이가 뱃속에 있을 때에 10달동안 포태(胞胎)안에서 단지 배꼽으로만 산모와 함께 기(氣)를 통(通)하였으니 비록 포(胞)에서 나왔다 해도 그 배꼽속의 통하는 기(氣)가 모두 끊어지지 않으니 배꼽을 끊은 다음에 바람이 들어가서 병이 되는 경우도 있으니 끊는 방법은 처음 나오는 아이의 탯줄을 솜으로 싸서 배꼽에서 5~6치쯤 부드러운 솜이나 비단으로 졸라맨 노끈밖에 받치고 탯줄을 끊은 다음 잠깐 동안 노끈을 끌러서 피가 모두 흐른 다음 가볍게 만져서 핏기가 없어지면 탯줄 끝을 쑥으며 3장 또는 5장을 뜸하고 다시 노끈으로 매어서 부드러운 헝겊으로 싸두고 경솔하게 떼어 보지 말 것이며 탯줄 끝이 저절로 떨어질 때까지 기다리면 자연히 무사하게 된다. 《丹心》

처음 나오면 바로 부드러운 솜으로 배꼽의 끝을 싸서 비단으로 덮고 3일이 되면 배꼽에서부터 두 손가락 넓이의 길이로 끊고 생강자연즙(生薑自然汁)이나 또는 향유(香油)에 면(麵)을 섞어서 배꼽의 주위를 둘러싸고 탯줄 끝에는 쑥으로 3장을 뜸하는데 이것을 훈제(熏臍)라고 하며 그 뒤로는 바람이 들지 않는다. 《丹心》

먼저 아이의 탯줄을 덮어 2치쯤 남겨두고 면으로써 묶은 다음에 세욕(洗浴)을 시켜야 되며 그렇지 않으면 습기(濕氣)가 배에 들어가서 반드시 제풍(臍風)의 병을 일으키게 된다. 《良方》

젖을 먹일 때

사람이 16세 전에는 혈기(血氣)가 함께 성해서 해가 뜨고 달이 둥글게 되는 것과 같으나 오직 음기(陰氣)의 성장이 모자라고 장위(腸胃)가 아직 약하니 수양의 길을 삼가하지 않아서는 안 되는 것이다. 《東垣》

대체로 처음 젖을 먹일 때에는 반드시 묵은 젖을 짜버린 다음 먹어야 좋다.

어머니가 잠이 들려고 할 때에는 곧 그 젖을 뺏어야 하니 그 까닭은 잠을 잘 때에 너무 많이 먹을 염려가 되기 때문이다.

아이가 울음을 안 그치면 유모(乳母)가 젖을 먹이지 말아야 되니 그것은 흉격(胸膈)이 정체(停滯)해서 구토가 되는 경우가 있다.

젖먹인 다음에 밥을 먹이지 말고 밥먹인 다음에도 젖을 먹이지 말아야 하니 젖과 밥이 서로 합하게 되면 소화가 잘 안 되고 뱃속에 맺혀서 아프게 되니 대개 벽(癖)과 적(積) 및 감(疳)이 모두 여기서부터 일어나기 때문이다. 《得效》

어린 아이는 혈기(血氣)가 모두 성해서 음식이 잘 소화가 되므로 먹는 것이 때가 없으나 그래도 장위(腸胃)가 아직 약하고 협소하니 일체의 열이 나고 소화하기 어려운 음식은 모두 끊어여 되고 다만 건시(乾柿)와 숙채(熟菜) 및 흰죽을 먹이는 것이 좋으니 이 방법으로 기르면 질병이 없을 뿐만 아니라 아이의 덕(德)을 기르는 것이다. 이 밖에 생밤은 맛이 짜고 마른 감은 성분이 차니 음(陰)을 기르는 음식이 되는 것이다. 그러나 밤은 대보(大補)하고 감은 대삽(大澁)하니 약간씩 주는 것이 좋다. 《東垣》

소아(小兒)의 보호법일 때

어린 아이의 기부(肌膚)가 실(實)하지 못하니 혹시 두터운 옷에 너무 따뜻하게 하면 피부를 상하고 혈맥(血脈)을 손(損)해서 창양(瘡瘍)이 나고 땀이 나서 주리(腠理)가 열리고 풍사(風邪)가 들어가기 쉬우니 천기(天氣)가 온화할 때에는 안고 나가서 햇빛과 바람을 쏘이면 기혈(氣血)이 굳건하고 풍한(風寒)을 견디어 질병이 못생기는 것이다. 손세의 사람들은 아이를 안고 땅바닥에 대지 않기 때문에 근골(筋骨)이 완약(緩弱)해서 질병이 나기 쉬운 것이니 이것은 애호(愛護)의 길이 못되는 것이다. 《得效》

밤에 아이에게 팔을 못 베개하고 콩자루를 1~2개 만들어 아이가 같이 베고 좌우에 붙어 있으면 저절로 유모(乳母) 곁으로 가까이하게 되는데 대체로 포대기를 덮고 아이의 머리를 한쪽으로 나오도록 해서 그대로 눕히면 경질(驚疾)이 생기는 경우가 있으니 수시로 돌려 눕히고 움직여 주어야 좋은 것이다. 《良方》

날씨가 추울 때는 부모가 언제나 입는 헌 옷으로 옷을 지어 아이에게 입힐 것이며 새 천이나 비단으로써 만즐지 말 것이다. 헌 옷을 쓰는 이유는 혹시 너무 따뜻하면 근골(筋骨)이 연약해서 질병을 얻기가 쉽기 때문이다. 《良方》

70~80세 노인의 헌 옷으로 어린 아이의 옷을 지어 입히면 진기(眞氣)가 서로 자양이 되어서 아이에게는 장수가 되는 것이며, 부유한 집에서 새 천과 보통 천으로써 아이 옷을 만드는 것은 질병이 생길 뿐만 아니라 또한 복을 더는 일이 된다. 《回春》

처음 나서 3~5개월 동안은 이불이나 요게 기대어 눕히고 머리를 곧추 세우지 말 것이며, 6개월이 되어서부터는 묽은 죽을 주는데 젖과 같이는 먹이지 말아야 된다. 《入門》

아이를 기르는 10법일 때

1은 등을 따뜻하게 하고, 2는 배를 따뜻하게 하며, 3은 발을 따뜻하게 하고, 4는 머리를 서늘하게 하며, 5는 심흉(心胸)을 서늘하게 하고, 6은 나쁜 것을 보이지 말 것이며, 7은 비위(脾胃)를 언제나 따뜻하게 하고, 8은 울음을 그치기 전에는 젖을 주지 말 것이며, 9는 경솔하게 경분(輕粉)과 주사(朱砂)를 먹이지 말고, 10은 세욕(洗浴)을 적게 해준다. 《入門》

변증(變蒸)의 증세일 때

어린 아이의 변증은 속(俗)에 말하기를 아기 나고 뼈가 자란다는 것인데 비유하면 누에가 눈이 생기고 용(龍)이 탈골(脫骨)하며 호랑이가 발톱을 가는 것과 같이 변해서 생장되는 것이다. 《醫林》

변증(變蒸)이란 음양(陰陽)과 수화(水火)가 혈기(血氣)에 증울(蒸鬱)해서 형체(形體)로 하여금 성취되게 하는 것인데 이것이 바로 오장(五臟)의 변기(變氣)로서 칠정(七情)으로 인해서 나는 것이 되는 것이다. 대개 아이가 난 지 32일이면 한번 변하는데 매

양변증(每樣變蒸)을 마시면 바로 성정(性情)이 먼저보다 달라지는 것은 장부(臟腑)와 의지(意智)를 생장시키기 때문이다. 어째서 32일만에 골맥(骨脈)이 성장되고 정신이 더해지느냐 하면 사람이 365의 뼈마디가 있는 것은 천수(天數)를 상충(上衝)하고 기세(期歲)를 응해서 12의 경락(經絡)을 나누기 때문에 처음 나서 32일이면 한번 변해서 신(腎)이 생기고, 64일이면 두 번 증발(蒸發)해서 방광(膀胱)이 생기며, 96일이면 세 번 변해서 심이 생기고, 128일이면 네 번 변하여 두 번 증생(蒸生)해서 소장(小腸)이 생기며, 160일이면 다섯 번 변해서 간이 생기며, 192일이면 여섯번 변하고 세번 증발(蒸發)해서 담(膽)이 생기고, 224일이면 일곱 번 변해서 폐(肺)가 생기며, 256일이면 여덟 번 변하고, 네 번 증발(蒸發)해서 대장(大腸)이 생기고, 288일이면 아홉 번 변해서 비(脾)가 생기며, 320일이면 열 번 변하여 다섯 번 증발(蒸發)해서 위(胃)가 생기는 것인데, 수궐음 심포(手厥陰 心包)와 수소양 삼초(手少陽 三焦)는 모양이 없기 때문에 변하지도 않고 증(蒸)하지도 않는 것이니 결국 열 번 변하고 아홉 번 증(蒸)하는 것은 즉 천지의 수(數)로써 자라난 다음에 비로소 이가 나고 말을 하며 희노(喜怒)를 느껴서 성정(性情)이 대부분 생기는 것이다. 대창공(大倉公)이 말하기를 「기(氣)가 사

지(四肢)에 들어가서 쇄골(碎骨)이 열 번 변하는 사이에 성장시킨다」는 것이 바로 그것이다. 《錢乙》

변(變)과 증(蒸)이 모두 되면 아이가 바로 사람 구실을 하는데 변(變)이란 변해서 오장(五臟)을 낳는 것이고, 증(蒸)이란 육부(六腑)를 기르는 것이다. 또 변(變)이란 기(氣)가 오르는 것이며, 증(蒸)이란 몸에 열이 생기는 것이니 변(變)하고 증(蒸)이란 지나는데 가벼우면 열이 나고 약간의 땀이나서 균 상태가 놀란 것과 같고 무거우면 열이 심하여 맥(脈)이 어지럽고 촘촘하며 또는 토하고 또는 땀이나며 번거롭고 울고 조갈(躁渴)해서 가벼운 것은 5일이면 풀리고 무거운 것은 7~8일이면 풀리는데 그 증후가 상한(傷寒)과 흡사한 데 단지 변증(變蒸)은 귀가 차고 궁둥이가 차며 웃입술의 중심에 백포(白泡)가 나서 그 모양이 고기의 눈동자와 같으니 치료 방법은 평화(平和)한 약제로써 미표(微表)해야 하니 당연히 성성산(惺惺散)을 쓰는 것이고, 열이 실(實)하여 미리(微利)해야 하니 당연히 자상환(紫霜丸)을 쓰고, 또는 그냥 두어도 저절로 낫는 경우가 있으니 경솔하게 약이(藥餌)와 침과 뜸을 같이 쓰지 말아야 된다. 《錢乙》

소아의 계병(繼病)과 기병(魃病)

부인이 임신이 되면 유아(乳兒)가 학질같은 병이 생기고 그것이 계속해서 배가 커지며 또는 발작이 되고 차도(差度)가 없으니 백로조(百勞朝)의 털을 차는 것이다.

일명 격(膈)이라 하니 바로 박로(博勞)라는 것이다. 또한 홍사대(紅紗袋)에 야명초(夜明炒)를 담아서 아이에게 채워준다. 《海藏》

어린 아이가 난 지 10달이 되어서 어머니가 다시 임신이 되면 먼저 아이와 정신이 상쾌(爽快)하지 못하고 신체가 위약한 것을 기병(魃病)이라고 하는데 박쥐를 태워서 가루로하여 죽에 5푼씩 타서 1일 4~5번을 먹이고 구워 먹여도 역시 좋다. 《聖惠》

부인이 먼저 난 아이가 걸어다니기도 전에 다시 임신해서 아이에게 그 젖을 먹이면 지병(岐病)이 되어서 누렇게 여위게 되고 뼈만 남으며 열이 나고 털이 빠지게 되니 천금(千金)에 어린이의 지병(岐病)을 말한 것이 바로 그것이다.

임부(姙婦)가 나쁜 신에게 끌려서 그 의 뱃속에 들어가면 어린이를 질투(嫉妬)하여 이 병이 나게 하니 그 증세가 미미(微微)하게 하리(下痢) 되고 한(寒)과 열(熱)이 오고가며 털이 말갈기처럼 일어나는 것인데 용담탕(龍膽湯)을 써야 된다. 《三因》

아이의 명(命)의 장단을 볼 때

대부분 아이는 3세위와 10세 밑으로

는 그의 성기의 높고 낮음을 보아서 그의 수(壽)와 요(夭)를 능히 알수가 있으니, 아이의 어릴 때에 알고 느끼는 것이 통민(通敏)해서 남보다 우수하면 요(夭)가 많고 미리 사람의 뜻을 알아서 주선(周旋)하고 민첩(敏捷)하면 요(夭)하고, 아이의 골법(骨法)이 성취해서 위의(威儀)가 넉넉하고 회전이 느리고 보는 사람의 정신을 너그럽게 하면 수(壽)하고, 처음 나서 우는 소리가 계속해서 이어지는 것은 수(壽)하고, 우는 소리가 계속해서 이어지는 깃은 수(壽)하고, 우는 소리가 끊겼다가 다시 나는 것은 요(夭)하며 우는 소리가 흩어지고 깊으며 땀이 나도 흐르지 않고 머리가 사방으로 조각이 나며 소변이 어려워 기름과 같으며 언제나 손과 발을 흔들고 머리털이 고르지 못한 것은 모두 사람이 되지 못하며, 배꼽 속에 피가 없으면 좋고 배꼽이 작은 것과 온몸이 연약해서 뼈가 없는 것과 피와 땀이 괘는 것은 재앙이 많아서 모두 수(壽)하지 못하며, 깨끗하고 크게 자라며 난봉(卵蓬)이 통달(通達)되고 검은 것은 모두 오래 살며, 보는 것이 바르지 않고, 자주 움직이는 것은 좋은 징조가 못되며, 일찍 앉고 일찍 걷고 일찍 말하며, 일찍 이가 나는 것은 모두 좋지 못하며, 털이 희소(稀少)하면 성질이 강해서 남의 말을 잘 듣지 않고, 머리 위의 선수(旋手 = 속칭 가르마)가 있으면 부

모에게는 해로우나 일찍 귀하게 되며, 처음 나서 침골(枕骨)이 약하면 시작하면서 죽고, 궁둥이의 뼈가 약하면 걸터 앉을 때에 죽게되며, 손바닥의 뼈가 약하면 길 때에 죽고, 발꿈치의 뼈가 약하면 걸을 때에 죽으며 종지뼈(膝骨)가 약하면 설때에 죽고, 몸을 거두지 못하면 죽으며, 다리 사이에 생살이 없으면 죽고, 인중(人中)이 깊고 길면 오래살고, 음경(陰莖)이 일어나지 아니하면 죽으며, 불알 밑이 희면 죽고 붉어도 또한 죽게 된다. 《得效》

소아의 맥을 진찰할 때

어린 아이의 3세에서 5세가 되기 까지는 한손가락으로써 인영(人迎)과 기구맥(氣口脈)을 눌러서 언제나 1식(一息)이 6~7번이면 정상으로 한다. 《入門》

7세에서 8세까지를 친(齔)이라 하고 9세에서 10세까지를 초(齠)라 하는데 결국은 한손가락으로써 삼부맥(三部脈)을 눌러서 1식(一息)에 7~8번 까지는 평화한 것이고, 8~9번 까지는 열이나는 것이며, 5까지는 안이 찬 것이다. 《綱目》

어린 아이의 맥(脈)이 어지러우면 치료하지 못하고 팽팽하고 급하면 기(氣)가 온화하지 못하며, 잠기고 느리면 음식에 상한 것이고, 몹시 급한 것은 허경(虛驚)이며, 들뜬 것은 풍(風)

이고, 잠기고 가늘은 것은 냉(冷)이 된다.《錢乙》

뜨고 느린 것은 풍(風)에 상한 것이며, 넓고 급한 것은 한(寒)에 상한 것이고, 촘촘한 것은 열이 있으며, 더딘 것은 한(寒)이 된다.《入門》

이마는 심화(心火)에 드니 남쪽에 있고,

왼 볼은 간목(肝木)에 드니 동쪽에 있으며,

비준(鼻準)은 비토(脾土)에 드니 가운데에 있고, 오른 볼은 폐금(肺金)에 드니 서쪽에 있으며, 턱은 신수(腎水)에 드니 북쪽에 있는 것이다.

왼쪽 뺨은 간(肝)이 되고 오른쪽 뺨은 폐(肺)가 되며, 천정(天庭)은 심(心)이 되고 지각(地閣)은 신(腎)이 되며 준두(準頭)는 비(脾)가 되는 것이니 오악(五岳 = 額, 頦, 右頰, 準頭)이 붉은 것은 모두 열이고, 담백(淡白)한 것은 모두 허(虛)가 된다.

천정(天庭)의 색이 붉으스레한 것은 열이 크게 있는 것이고, 푸른 것은 간풍(肝風)이며, 인당(印堂)이 홍백한 것은 수화경(水火驚)이며, 붉으레한 것은 담열(痰熱)이고, 인당(印堂)이 준두(準頭)에 이어져서 붉은 것은 삼초(三焦)의 적열(赤熱)이며, 인당(印堂)이 산근(山根)에 이어서 붉으레한 것은 심(心)과 소장(小腸)의 열이고, 산근(山根)이 비주(鼻柱)에 이어져서 붉은 것은 심(心)과 위(胃)의 열

이며, 코가 얼굴 가운데 있고, 비(脾)가 되는데 붉고 노란 것은 병이 없는 것이며, 비(脾)가 입술에 응하니 붉으레한 것은 갈(渴)을 주장하고 회충(蛔蟲)이 심두(心頭)를 물면 입술이 반드시 뒤집혀지고 인중(人中)이 입술의 즈음이니 검으면 사리(瀉痢)하고 죽게 되며 붉은 색은 열담(熱痰)이 옹성(壅盛)한 것이고, 푸른색은 경풍(驚風)이며, 검은 색은 중악(中惡)에 아픈 것이고, 노란색은 음식에 상해서 토리(吐利)하는 것이며, 좌태양(左太陽)의 푸른 색은 놀란 것이 가볍고 붉은 색은 상한(傷寒)이며, 검푸른 색은 유적(유적)이고, 우태양(右太陽)의 푸른 색은 놀란 것이 무겁고 붉은 색은 풍휵(風搐)이며, 눈안이 검으면 죽게 된다.

지각(地閣)이 신(腎)이 되니 색이 푸르면 먹을 때에 번조(煩躁)하며 밤에 울고 노란 색이 많으면 토역하고 붉은 것은 신(腎) 속의 기병(氣病)이며 두볼이 붉은 것은 폐(肺)가 열이 있는 것이다.

산근(山根)이 검푸르면 자주 재위(災危)가 나타나는데 반드시 검은색의 이질(痢疾)이며, 붉고 검은 색은 토사(吐瀉)이고, 노란 색은 곽란(藿亂)이며, 붉으레한 색은 밤에 울고, 자색은 음식에 상한 것이 된다.

중정(中庭)·천징(天庭)·사공(司空)·인당(印堂)·액각(額角)·방광

(膀胱)은 모두 명문(命門)의 부위이니 푸르고 검은 것은 경풍(驚風)이 악증(惡症)이 되니 또한 빠져 들어간 것은 피한다.《入門》

소아병(小兒病)에 두부(頭部)와 정신을 중요시할 때

어린 아이의 모든 병에 두 눈이 맑은 빛이 없고 검은 동자가 구르지 않으며 목첩봉망(目睫鋒芒)이 없어서 물고기나 고양이 눈과 같고 또는 두 눈을 감고 검은 동자가 멍청한 것은 죽게 되며, 또는 밝은 혼곤(昏困)한 것 같이도 정신이 안으로 간직 뇌어서 빠져나가지 않은 것은 살고, 흑주(黑珠)가 둘레에 가득해서 동자가 밝은 것은 병이 잦고 눈이 희고 청주(晴珠)가 많으며 또는 노랗고 또는 적은 것은 품약(禀弱)해서 많은 병이 있고 눈의 안이 붉은 것은 심열(心熱)이며, 붉으스레한 것은 심(心)이 허열(虛熱)한 것이고, 푸른 것은 간열(肝熱)이며, 천담(淺淡)한 것은 간허(肝虛)이고, 노란 것은 비열(脾熱)이며, 동자가 빛이 없는 것은 신허(腎虛)이고, 혼탁한 것은 폐(肺)가 열이 있는 것은 것이다.《入門》

소이에 경중(輕重)이 있고 우는 것에 건습(乾濕)이 있을 때

소리가 경청(輕淸)한 것은 기(氣)는 있어도 약한 것이고, 걸죽한 것은 아프고 풍(風)이 있는 것이며, 고함을 지르는 것은 열이 있어서 미칠 지경인 것이고, 소리가 급한 것은 신이 놀란 것이며, 차가운 것은 담이고, 떠도는 것은 찬 것이며, 목이 잠기는 것은 기(氣)가 순조롭지 않는 것이고, 헐떡거리는 것은 기(氣)가 촉박한 것이며, 재채기하는 것은 풍(風)에 상한 것이고, 놀라면서 울고 소리가 잠겨서 울리지(響)않는 것은 무거운 것이며, 탁하고 침정(沈靜)한 것은 감적(疳積)이고 나면서부터 우는 소리가 크지 않고 음침한 것은 요사(夭死)하게 된다.

화(火)가 크게 일어나면 갑자기 놀라서 부르짖는 것은 화(火)가 움직이고 기허(氣虛)한 것이니 반드시 죽고 밤중에 울음을 내는 것은 구창(口瘡)이 있는 것이니 잘 살펴 보아야 된다. 《入門》

자면서 놀라 우는데 소리가 뜨는 것은 치료하기가 쉽고 소리가 잠겨서 울리지(響)않는 것은 낫기가 어려우며 또는 소리가 까마귀가 탄환을 맞은 것 같은 것은 치료를 못한다. 《得效》

외마디 소리로 울었다 그쳤다 하면서 눈물이 없는 것은 아픈 것이고, 소리가 연달아 끊어지지 않고 눈물이 많은 것은 놀란 것이며, 자지러지는 소리가 번조한 것은 낫기가 어렵고, 소리가 촉하는 것은 감한(感寒)이 된 것이다. 《入門》

금구(噤口)・촬구(撮口)・제풍증(臍風症)

금구풍(噤口風)이란 눈을 감고 우는 소리가 차차 작아지며 혓바닥에 살이 모인 것이 좁쌀과 같고 젖을 빨지 못하며, 입으로는 흰 거품을 토하고 이변이 모두 통하는데 이것은 태(胎) 속의 열독(熱毒)이 심(心)과 비(脾)에 흘러 들어간 증세이니 일명 아구창(鵝口瘡)이라고 한다.

아구창(鵝口瘡)이라는 것은 어린 아이가 처음 나서 백설(白屑)이 입에 가득차고 거위 입과 같으며 코밑에도 역시 그러해서 젖을 잘못 빨게되니 심(心)과 비의 열 때문인 것이다. 흩어진 머리털을 손가락에 감아서 박하즙(薄荷汁)으로 깨끗하게 씻고 그래도 벗어지지 아니하면 보명산(保命散)・주반산(朱礬散)을 쓴다. 《入門》

또는 일념금산(一捻金散)을 쓰고 또한 흩어진 머리털을 손가락에 감고 깨끗한 물에 담가 닦고 또 밤껍질 달인물에 찍어서 닦는다. 《湯氏》

진사고(辰砂膏)가 가장 좋고 또한 지계(地鷄 = 즉 鼠婦蟲)의 젖은 물을 바르면 좋으며 또한 버드나무 가지를 태워서 물에 담가 임력(淋瀝)을 내서 바르면 특효가 있다. 《正傳》

촬구(撮口)

얼굴과 눈이 누렇고 붉으며 기(氣)가 헐떡거리고 울음소리를 못내는 것은 태열(胎熱)의 독(毒)이 심(心)과 비(脾)에 흘러 들어가서 혀가 강하고 입술이 푸르며 입을 오므리고 얼굴을 모아서 젖을 잘못 빠는데 백념잠(白捻蠶) 2개를 약간 볶아서 가루로하여 꿀에 섞어서 입술과 입에 붙이면 바로 낫고 또는 갈초산(蝎梢散)을 쓴다. 《入門》

촬구(撮口)란 것은 처음 난 지 1납 (一臘 = 一臘은 三七일)안의 독질(篤疾)이니 기(氣)가 촉박하고 입을 오므려 주머니와 같아서 젖을 못 먹게 되는 것이다. 《直指・小兒》

치료 방법은 우황(牛黃) 1돈, 죽력(竹瀝) 1홉을 고루 섞어서 입속에 바르면 바로 낫고 선풍산(宣風散)을 쓴다. 《丹心》

촬구(撮口)란 것은 그 증세가 혹시 입에서 흰거품이 나오고 사지(四肢)가 얼음같이 차면 가장 나쁜 증세가 되는 것이니 난 지 37일전에 나타나는 증세가 더욱 급한 증세가 된다. 《得効》

처음 나서 7일 안에 촬구(撮口)와 제풍(臍風)으로 젖을 못 먹으면 아이의 잇몸 위를 보면 작은 물집이 좁쌀처럼 나와 있으니 속히 손가락에 따뜻한 물을 찍어서 가볍게 문질러 터뜨려 주면 바로 입을 열고 편안해지는 것이니 약을 먹지 않아도 좋다. 《入門》

어린 아이의 입을 다물고 열지 못하는데 남성 가루 1돈, 뇌자(腦子) 약간

을 개어서 생강즙에 섞은 것을 손가락으로 찍어서 문지르면 입이 바로 열린다. 《綱目》

제풍(臍風)

어린 아이의 배꼽을 끊은 다음에 풍습(風濕)이 편승된 것이며 또는 기지귀를 오줌 싼 것처럼 적시고 결국은 제풍증(臍風症)이 되어서 얼굴이 붉고 천식이 급하며 울음소리가 나오지 않으며 배꼽이 부어서 튀어나오고 배가 가득차서 밤낮으로 울음이 많고 젖을 못 빨며 심하면 사지(四肢)가 틀어지고 입을 다물며 오므려서 열지를 못하는데 조기익황산(調氣益黃散)을 심하면 금오산(金烏散) 또는 선풍산(宣風散)을 쓴다. 《入門》

또한 열이 가슴에 있어서 펴서 움직이고 끌어당겨 기(氣)를 괴롭게 하는 것도 역시 제종(臍腫)이 되어서 풍을 일으키게 되니 천금용담탕(千金龍膽湯)을 쓴다. 《入門》

제풍(臍風)에 입을 오므려서 젖을 못먹는 것은 갈소병(蝎梢餠)・선풍산(宣風散)을 쓴다. 《入門》

대개 배꼽 주위에 검푸른 색이 나타나고 손발톱이 검으면 죽게 된다. 《得効》

처음 나서 7일안에 입을 다물고 제풍(臍風)의 세증세가 나타나면 위태하고 백일 안으로 이 증세가 나타나서 손과 발이 말리는 것도 역시 치료하지 못한다. 《入門》

제종(臍腫)과 제창(臍瘡)을 치료할 때

형개전탕(荊芥煎湯)으로 제종(臍腫)을 씻은 뒤에 파잎을 불에 구워서 식은 다음에 손톱으로 긁어서 부은 곳에 붙이면 다음날에 갑자기 사라지는데 결국은 통심음(通心飮)을 먹는다. 《入門》

배꼽을 끊은 다음에 수습(水濕)에 상한 것이 되고 또는 풍냉(風冷)이 들어가서 사지(四肢)가 온화하지 않으며 제종(臍腫)이 생겨서 많이 울고 젖을 못 먹는 데는 백묵산(柏墨散)・오통고(五通膏)・향라고(香螺膏)를 쓴다. 《錢乙》

배꼽에서 피물이의 즙이 생기고 또는 붉게 붓고 아픈데 당귀(當歸)・백석지말(白石脂末)・건하마소회(乾蝦膜燒灰)・유발회(油髮灰)를 모두 붙이면 좋다. 《入門》

배꼽 끊은 데가 부스럼이 된 데 백반고(白礬枯)・용골하(龍骨煆)・당귀(當歸)가루를 뿌려 흩고, 또는 기름에 섞어서 붙여도 좋다. 《綱目》

객오(客忤)와 중오(中惡)

객오(客忤)란 어린 아이의 신기(神氣)가 연약한데 갑자기 이상한 물건이나 또는 모르는 사람과 충돌이 되거나 또는 신조(神朝)와 불사(佛寺) 및 귀기

(鬼氣)가 인하여 서로 거슬리게 되는 것이다. 그러므로 객오(客忤)라고 하는데 그 증상이 입으로 청·황·흰 거품을 토하고 또는 수곡(水穀)의 잡물을 내리며 얼굴이 오색으로 경간(驚癎)과 같은데 단지 눈을 치뜨지 않고 입속의 현옹(懸壅) 좌우로 잔잔한 종핵(腫核)이 있는데 대나무 침으로 찔러서 따버리거나 또는 손톱으로 집어 터뜨리고 속히 초탄(醋炭)에 조각(皂角)을 태우서 쏘인 다음에 소합향원(蘇合香元)을 생강 탕으로 섞어서 자주 먹이고 다음 웅사산(雄麝散)과 함께 황토산(黃土散)으로 쓴다. 《得效》

중오(中惡)란 그 증세가 갑자기 심(心)과 배가 찌르는 듯이 아프고 민란(悶亂)해서 죽으려 하며 인중이 검푸른 것이며 바로 소합향원(蘇合香元)을 먹어서 또 깨어나지 않으면 조각(皂角) 가루를 코에 불어 넣고 함께 벽사고(辟邪膏)를 쓰며 또 침에 사향(麝香) 1돈을 섞어서 초 1홉으로 타서 먹으면 바로 차도가 있다. 《錢乙》

객오(客忤)에 메주 3홉을 물에 추겨 찧어서 계란크기로 환을하여 아이의 이마위에 발 바닥에 각각 5~6번씩 문지르고 다음은 배꼽과 또는 그 위 아래를 문지르면 그 환약에 털이 붙어 있으니 바로 길 바닥에 던져 버린다. 《得效》

말 땀의 기(氣)나 또는 말의 우는 소리에 놀란 것은 말 꼬리를 태워서 아이의 얼굴에 그 연기를 쏘이면 낫는 것을 한도로 한다. 《入門》

야제(夜啼)

어린 아이가 밤에 우는 것이 4종류가 있으니, 1은 한(寒)이고, 2는 열이며, 3은 구창종설(口瘡腫舌)이고, 4는 객오(客忤)이다.

차가우면 배가 아파서 울고 얼굴이 창백하고 입에 냉기(冷氣)가 있으며 손과 발이 차고 배가 또한 차며 허리를 굽혀서 울게 된다. 또는 하반야제(下半夜啼)라는 것은 대개 밤이면 음기(陰氣)가 성하니 차거워서 아프게 되니 야반(夜半) 뒤에 울게 되므로 육신산(六神散)·익황산(益黃散)을 쓴다.

열이 있으면 심(心)이 조(躁)해서 울고 얼굴이 붉고 소변도 붉으며 입속에 열이 있고 배가 따스하며 또는 땀이 나고 몸을 우러러 우는데 또한 상반야앙(上半夜仰)이라고 하는데 몸에 땀이나고 울며 얼굴이 붉고 몸이 열이 있는 것은 반드시 담열(痰熱)로서 새벽이 되어서 결국은 쉬게 되니 도적산(導赤散)에 황금(黃芩)을 더해서 달여 먹고 통심음(通心飮)도 역시 좋다.

구창(口瘡)과 중설(重舌)에 젖을 못빨고 입이 젖에 닿으면 바로 울며 몸과 이마가 모두 약간 열이 있게 되니 등불로써 입에 비추어 보아서 만약 부스럼이 없으면 반드시 중설(重舌)인 것이니, 구창(口瘡)과 중설의 치법으로 치료하면 울음이 저절로 그치게 된다.

객오(客忤)란 것은 다른 것들에 거슬림을 받아서 밤에 울고 또는 생소한 사람의 기운을 범촉(犯觸)해서 울며 낮에 울고 놀라는 것도 있고 밤이면 반드시 황혼 전후에 더욱 심한 것은 객오(客忤)와 중악(中惡)을 같이한 것이니 전씨안신환(錢氏安神丸)이 주로 치료하고 객오법(客忤法)에 의하여 치료한다.

난 지 한달 안으로 밤에 울고 경체(驚蔕)하는 것은 태(胎) 속에서 이미 놀람을 받은 것이니 저유고(猪乳膏)·진경산(鎭驚散)을 쓰고 담(痰)이 있으면 포룡환(抱龍丸)을 쓴다.

어린 아이가 밤에 우는 것은 심경(心經)에 열과 허의 작용 때문인 것이니 등심산(燈心散)·황련음(黃連飮)·선화산(蟬花散)을 쓴다. 《綱目》

밤에 울어 안 그치는 것은 매미 허물 27개를 발은 버리고 가루로하여 주사(朱砂) 1자를 넣어 꿀로 섞어 먹는다. 《綱目》

또는 가만히 계소초(鷄窠草) 1줌을 취해서 어린 아이의 잠자리 밑에 넣어 두면 바로 그치게 된다. 《丹心》

난 지 한 달 안에 많이 우는 것은 좋은 것이니 태열(胎熱)과 태독(胎毒) 및 태경(胎驚)이 모두 이것을 따라 흩어지고 또한 기질(奇疾)이 없어지기 때문이다. 《入門》

오장이 주관하는 허(虛)와 실증일 때

허하면 그 모(母)를 보하고 실(實)하면 그 자(子)를 사하되 반드시 먼저 모(母)를 실(實)하게 하고 다음에 자(子)를 사(瀉)한다.

대개 오장(五臟)이 각각 제자리에 있는 것, 즉 기가 성하면 더 보하지 못하고 이기는 자리에 있어서 다시 사(瀉)하지 못하는 것이니 간병(肝病)은 봄이 되어서 보하지 못하고 가을이 되면 사(瀉)하지 못하는 것과 같은 것이니 나머지도 이것을 모방한다. 《錢乙》

심주경(心主驚)

실(實)하면 소리를 내고 울며 열이 나고 물을 찾으며 사(瀉)한다.

심기(心氣)가 열이 있으면 얼굴을 가리고 누우며, 실(實)하면 우러러 누우니 대개 실(實)하면 기(氣)의 오르 내리는 것이 삽(澁)하고, 만약 얼굴을 가리고 누우면 기(氣)가 통하지 못하기 때문에 우러러 눕기를 즐겨해서 기(氣)로 하여금 위 아래로 통하도록 하는 것이다.

심병(心病)은 소리를 내고 울기를 많이 하며 경계하고 손과 발을 흔들며 열이나고 물을 마시게 된다.

심(心)이 열을 주장하는데 실(實)하면 번열(煩熱)하게 된다. 《錢乙》

심(心)이 실(實)하면 당기는 지세를 일으키며 말을 못하고 얼굴을 가리며 번열(煩熱)하기 때문에 눈을 뒤집고, 혀가 굳어지니 말을 못하며 슬피 울고 가슴에 열이 있기 때문에 얼굴을 가리고 누워서 음량(陰凉)을 취하는 것이니 사심탕(瀉心湯)·도적산(導赤散)을 쓴다.

허하면 피곤하여 누워서 놀라고 편치 못하게 되는데 생서산(生犀散)이 주로 치료한다. 《錢乙》

간주풍(肝主風)

실(實)하면 눈을 곧게 보고 고함을 지르며 기지개를 하며 목이 급(急)하고 번민(煩悶)한다.

실(實)하면 두 눈자위가 모두 급해서 구르지 못하고 곧게 보게 되니 대개 눈이 푸르면 반드시 놀라고 어금니를 깨물며 심하면 경계(驚悸)를 일으켜서 손으로 옷깃을 어루만지고 물건을 번거롭게 더듬으며 더 심하면 몸이 굳어지고 뒤틀어지는데 사심환(瀉心丸)을 쓰고, 또한 허하면 어금니를 깨물며 지지개를 하며 눈이 갈구리와 같고 당기지는 않으니 지황원(地黃元)을 쓴다.

간병(肝病)은 풍휵(風搐)의 힘이 작으니 육미지황원(六味地黃元)을 쓴다. 《錢乙》

비주곤(脾主困)

실(實)하면 곤(困)하여 졸고 몸이 열이 있으며 물을 마신다.

비병(脾病)은 곤(困)해서 졸고 설사하여 음식의 생각조차 나지 않는다.

실(實)하면 졸기를 잘 하고 몸이 무거우며 혼권(昏倦)하고 피곤(疲困)해서 눈동자를 드러내지 않고 몸이 열이 있으며 목이 말라서 물을 찾고 적황색의 설사를 하는데 사황산(瀉黃散)을 써야 되고 허하면 토사하며 풍(風)이 나고 백색의 설사를 하며 잠자면서 눈동자를 드러내고 또는 담(痰)이 있으니 전씨백출산(錢氏白朮散)을 쓴다. 《錢乙》

폐주천(肺主喘)

실(實)하면 민란(悶亂)하고 천촉(喘促)하면서 물을 마시는 경우도 있고 마시지 않기도 한다.

폐(肺)가 조(燥)를 주관하므로 저절로 병들면 천수(喘嗽)하는 것인데 실하면 천식(喘息)하면서 기(氣)가 성하고 또는 목이 마르게 되니 사백산(瀉白散)을 쓰고, 허하면 기(氣)가 껄떡거리는 것이(硬氣) 길고 기(氣)를 내는 것이 짧은 것이다.

폐(肺)가 병들면 경기(硬氣)가 길고 출기(出氣)는 짧은 것이니 허하면 입술이 희고 천식(喘息)하면서 기가 적으니 먼저 익황산(益黃散)을 먹고 다음에 아교산(阿膠散)을 쓴다.

폐장(肺臟)이 겁을 내면 입술이 회니 당연히 폐를 보해야 하는데 아교산(阿膠散)이 주로 치료하고 만약 번란(煩亂)하고 기(氣)가 성하며 천촉(喘促)하고 편기한 것은 치료가 어려우니 폐(肺)가 허손했기 때문이다.

비(脾)와 폐(肺)의 병이 오래 되면 허해서 입술이 회게 되니 비(脾)는 폐(肺)의 모(母)인데 모자(母子)가 허해서 영위(營爲)하지 못하기 때문에 겁이 있다고 하는 것이니 이것은 입술로씨 폐(肺)를 진찰하는 것인데 입술이 흰 것은 폐장(肺臟)에 겁이 있는 것이다. 《錢乙》

신주허(腎主虛)

실(實)한 것이 없다.

신병(腎病)은 눈에 맑은 빛이 없고 밝은 것을 두려워하며 온몸의 뼈가 무겁다.

신허증(腎虛症)이란 것은 아이가 원래 허겁(虛怯)한 것이니 태기(胎氣)가 성하지 않으면 신기(神氣)가 모자라고 눈에 흰색이 많으며 머리뼈가 풀어지고 열리며 얼굴빛이 회게 되니 이러한 것은 기르기가 어려우니 길러도 팔팔(八八)의 수(數)를 지나지 못하고 만약 색욕(色慾)을 경계를 못하면 40을 넘지 못하고 죽는다. 또는 병으로 인해서 신허(腎虛)한 것은 이 종류에 들지 않는다.

또 신(腎)이 모자라면 눈을 내리뜨고 뼈가 무거워서 밑으로 떨어지고 신축(身縮)이 된다.

신(腎)이란 음(陰)인데 신기(腎氣)가 허하면 밝은 것을 두려워하니 당연히 보해야 하는데 육미지황원(六味地黃元)이 주로 치료한다.

신(腎)이 한(寒)을 주장하니 저절로 병들면 발과 종아리가 차가워서 역(逆)을 한다. 사람의 오장(五臟)에 오직 신(腎)이 실(實)한 것이 없고 다만 어린 아이의 창진(瘡疹)이 변해서 검게 꺼지면 이것은 신(腎)이 실(實)해서 수(水)가 극(克)하여 심화(心火)를 몰아내는 것이다. 《錢乙》

신(腎)이 허하면 하찬(下竄)하고 발이 열이 있는데 하찬(下竄)이란 뼈가 무거워서 밑으로 몸이 위축되는 것이며 발에 열이 있다는 것은 이불을 잘 덮지 않는 것이다.

심기(心氣)가 열이 있으면 눈을 치뜨게 되니 도적산(導赤散)을 쓰고 신기(腎氣)가 허하면 눈을 내려 뜨게 되니 지황원(地黃元)을 쓴다. 《入門》

오장상승(五臟相乘)

대개 오장이 저절로 병드는 것은 사기(邪氣)가 된다.

처(妻)가 부(夫)를 승(乘)하면 허사(虛邪)가 되고 자(子)가 모(母)를 승(乘)하면 실사(實邪)가 되며 부가 처(妻)를 승(乘)하면 적사(賊邪)가 되는

것이다. 《錢乙》
　말하자면 승(乘)이란 수레를 타는 일과 같은 것이니 오장(五臟)이 서로 승(乘)해서 예측하기가 어려운 것인데 만약 간(肝)이 병들면 반드시 먼저 폐(肺)를 치료하고 신(腎)을 보한 다음에 간장(肝臟)의 허실(虛實)을 살펴서 고루 치료할 것이니 남은 장(臟)들도 이것에 준해서 해야 된다. 《入門》
　앞에서 오는 것을 따르는 것이 실사(實邪)가 되고 = 子가 母를 乘하는 것) 뒤에서 오는 것을 따르는 것이 허사(虛邪)가 되며 (母가 子를 乘하는 것) 이기는 것을 따르는 것이 미사(微邪)가 되며 (妻가 夫를 乘하는 것) 이기지 못하는 것을 따르는 것이 적사(賊邪)가 되는 것이다. (夫가 妻를 乘하는 것) 상세한 설명은 반 병문(審病門)에 나와 있다. 《難經》
　오장(五臟)에 전변(傳變)하는 것이 모두 담(痰)의 작용으로 대개 담(痰)이란 바람의 싹인데 화(火)가 조용하면 침복(沈伏) 되고 화(火)가 움직이면 폐(肺)를 막아 버리는 것이다. 담(痰)과 화(火)가 결(結)하고 체하면 전간(巓癎)이 되고 또는 해수(咳嗽)가 되며 담과 화(火)가 왔다 갔다 하면 사청(瀉靑)이 되는데 모두가 다 비(脾)의 습(濕)으로 인해서 되는 것이니 경풍(驚風)이 되는 것이다. 그러므로 경풍(驚風)에 풍약을 전부 쓰는 것을 피하고 양혈(養血)하는 약으로 사(使)를 삼으니 옛 처방의 보원탕(保元湯)에 백작약(白芍藥)을 더하는 것이 만경(慢驚)의 좋은 약이 될 것이다. 《入門》

경풍증(驚風症)

　어린 아이의 병이 급·만경풍(急·慢驚風)과 두진(痘疹) 등이 가장 혹질(酷疾)이 되는 것은 그의 증세가 급하고 흉한 것이 손바닥을 둘리는 것과 같으며 살고 죽는 것이 눈과 눈썹에 있기 때문이다. 《正傳》
　어린 아이의 경풍(驚風)이 세 번 일어나면 간(癎)이 되는 것이니 악증(惡症)이 되는 것이다. 《入門》
　어린 아이의 병에 가장 위급한 것은 경풍(驚風)으로 이보다 더한 것이 없는데 경(驚)에는 급경(急驚)·만경(慢驚)·만비풍(慢脾風)의 세 가지의 다른 종류가 있다. 《醫鑑》

경풍(驚風)에 먼저 나타나는 증세일 때

　경(驚)이란 첫째로 놀라고 가슴이 두근거리며 기가 겁약(怯弱)하고 신산(神散)하며 가래침이 오고가며 사(瀉)하는 것이 반드시 푸르고 그것이 차차 쌓여서 풍(風)이 나는 것이다. 《得効》
　경사(驚邪)가 심(心)에 들어가면 얼루이 붉어지고 볼이 붉으며 깜짝깜짝 놀라는 듯 하면서 밤에 간(肝)에 들어가면 얼굴과 눈이 모두 푸르러서 눈동자가 흘겨보고 신(腎)에 들어가면 얼굴이 검으며 큰 소리를 지르고 젖을 물고 이빨을 갈며 폐(肺)에 들어가면 얼굴색이 담백(淡白)하고 천식(喘息)해서 기(氣)가 떨어지며, 비(脾)에 들어가면 얼굴색이 담황(淡黃)하고 구토하며 먹지를 못한다.《直小》

유아(乳兒)가 경풍(驚風)을 일으키려고 하면 먼저 신지(神志)가 정하지 않고 황홀해서 사람을 두려워 하고 눈이 갈고리 같아서 좌·우로 돌아다 보고 손을 폈다가 오그렸다가 하고 민울(悶鬱)하며 노기(勞氣)하고 정태(情態)가 심상치 않는 것이 모두 경풍(驚風)의 우선 증세가 된다.《直小》

이를 가는 것이 심하면 경풍(驚風)을 일으키고 눈을 곧게 보며 얼굴이 푸르며 경풍(驚風)을 일으키고 기지개를 하며 얼굴이 누르면 비(脾)가 허해서 놀라고 눈이 붉으며 겸해서 푸르면 휵증(搐症)을 일으키고 간에 풍(風)이 있어서 눈이 갈퀴 같은 것은 휵증(搐症)을 일으키지 않고 열이 있어서 곧게 보아도 휵증(搐症)을 일으키지 않으며 오직 심(心)의 열이 생기면 휵증(搐症)을 일으킨다.

간(肝)이 풍(風)을 주관하는데 풍(風)이 움직이면 머리와 눈에 오르게 되며 눈이 간(肝)에 들으니 풍이 눈에 들어가면 위 아래와 좌·우가 모두 바람이 부는 것과 같아서 진정되지 않으면 아이가 감당하지 못하기 때문에 눈이 갈퀴와 같은 것이다. 만약 열이 눈에 들어가면 근(筋)과 맥이 끌어 당기고 두 눈동자 위가 급해서 구르지 못하기 때문에 곧게 보고 심(心)이 열을 얻으면 휵증(搐症)이 일어나는 것은 그의 자모(子母)와 같이 실열(實熱)하고 풍(風)과 화(火)가 서로 치기 때문이다.《錢乙》

왕씨(王氏)가 말하기를 「수(水)가 토(土)을 이기고 열이 심(心)과 신(神)을 움직이면 경풍(驚風)이 난다」

전씨(錢氏)가 말하기를 「간(肝)에 풍(風)과 심(心)의 화(火)는 이장(二腸)이 서로 다투어서 휵증(搐症)을 일으키는 것이다.」《正傳》

경풍(驚風)을 4증과 팔후(八候)로 볼 때

사증(四症)이란 경(驚)과 풍(風) 및 담(痰)과 열이니 어린 아이가 열이 성하면 담(痰)을 낳고 담(痰)이 성하면 경(驚)을 낳으며 경(驚)이 성하면 휵(搐)을 일으키고 휵(搐)이 성하면 아관(牙關)이 긴급해서 팔후(八候)가 되는 것이다.《直小》

간(肝)은 풍(風)을 주장하고 비(脾)는 담(痰)을 낳으며 폐(肺)는 열을 짓고 심(心)은 경(驚)을 일으키게 되니 사증(四症)이 서로 임해서 중한 것이

먼저 일어난다. 《直小》

팔후(八候)란 1은 휵(搐)이고, 2는 약(搦)이며, 3은 체(掣)이고, 4는 전(顫)이며, 5는 반(反)이고, 6은 인(引)이며, 7은 찬(竄)이고 8은 시(視)이니 휵(搐)이란 두 손을 신축(伸縮)하는 것이며, 약(搦)이란 10손가락을 개합(開合)하는 것이고 체(掣)란 것은 형세가 서로 칠 듯이 서로 하는 것이며, 전(顫)이란 머리가 편측(偏側)해서 바르지 않는 것이고, 반이란 몸을 우러러 뒤로 향하는 것이며, 인(引)이란 팔이 활을 당기는 것과 같은 증세이고, 찬(竄)이란 눈을 치떠서 성낸 것 같은 것이며, 시(視)란 것은 눈동자가 드러나서 활기가 없는 것이다. 《直小》

또한 말하기를 휵(搐)은 팔과 팔목이 당기고 오므라지는 것이며 약(搦)은 열 손가락이 개합(開合)되는 것이니 약(搦)해서 먹지 않으면 바로 주먹을 쥐는데 남자는 큰 엄지 손가락이 밖에 있으면 온순하고 안에 있으면 역(逆)한 것이며 여자는 반대되는 것이며, 체는 어깨죽지가 당기고 견체(牽掣)하며 또는 온몸이 뛰어서 일어나 움직이는 것이고, 전(顫)은 수(手), 각(脚)·두(頭)·신(身)의 사체(四體)가 떨고 움직이는 것이며, 반(反)은 몸과 등이 활이 뒤집어지는 것과 같은 것이고, 인(引)은 손에 활을 당기는 것과 같은 것인데 남자는 왼손이 곧고 오른손을 구부리는 것이 온순하고 오른손이 곧으며 굽은 것이 역(逆)한 것이며, 여자는 이와 반대되는 것이고, 찬(竄)은 눈을 위로 치떠 보는 것인데 남자는 상찬(上竄)하는 것이 온순한 것이며, 하찬하는 것이 역(逆)한 것이고, 여자는 이와 반대되는 것이며, 시(視)란 남자는 옆눈으로 왼쪽을 흘기는 것이 온순한 것이며, 오른쪽을 보는 것이 역(逆)한 것이고, 여자는 이와 반대되는 것이다. 《直小》

경풍(驚風)이 대체적으로 열(熱)은 허(虛)·실(實)을 논하고 증세는 역(逆)·순(順)을 분별하며 치료하는 순서

실열(實熱)은 급경(急驚)이 되고 허열(虛熱)은 만경(慢驚)이 되는 것이니 만경(慢驚)은 원래 경(驚)이 없는 것이지마는 열이 있는 것은 허가 그렇게 만든 것이고, 급경(急驚)은 양(陽)에 속하는 약을 써도 한(寒)으로 써야 되며 만경(慢驚)은 음(陰)에 들으니 약을 써도 온(溫)으로 써야 되고 음양(陰陽)을 분별하지 않고 치료해서는 안 된다. 그러므로 열은 허실(虛實)을 논하는 것이다.

남자는 왼쪽이 당기니 왼쪽을 찬시(竄視)하고 여자는 오른쪽이 당기니 오른쪽을 찬시(竄視)하는 것이다.

남자의 눈은 위로 찬시(竄視)하고 여자의 눈은 아래로 찬시(竄視)하는 것이다.

남자가 주먹을 쥐면 큰 엄지 손가락이 밖으로 나오고 여자가 주먹을 쥐면 큰 엄지 손가락이 안으로 들어가는 것이다.

남자는 손을 끌어 당기면 왼쪽이 곧고 오른쪽이 곧고 오른쪽이 굽는데 여자는 그의 반대가 되니 이것이 모두 온순한 것이고, 반대되면 역(逆)하게 된다. 또한 먼저 왼쪽을 당기고 뒤에 좌우로 모두 당기는 것이 있는데 단지 휵(搐)이 온순하면 소리가 없고 역(逆)하면 소리가 있는 것이며 그 손가락 무늬의 형세가 활을 당겨서 안으로 들어오는 것은 온순하고 밖으로 나가는 것은 역(逆)하는 것이며 출입이 상반되는 것은 치료하기가 어렵다. 그러니 증세는 역순을 분별해야 된다.

열이 성하면 담(痰)을 낳고 담(痰)이 성하면 경(驚)을 낳으며 경(驚)을 낳고 풍이 성하면 휵(抗)을 일으킨다. 그러므로 휵(搐)을 치료하는 것은 먼저 풍을 끊고 풍(風)을 치료하는 것은 경(驚)을 치료하고 경(驚)을 치료하는 것은 먼저 담(痰)을 개활(開豁)하고 담(痰)을 치료하는 것은 먼저 열을 푸는 것이다. 만약 네 증세가 모두 같이 있으면 약을 쓰되 당연히 아울러 치료해야 되는 것이니 하나가 빠지면 반드시 위험한 증세가 생기니 치료하는 것이 앞과 뒤가 있는 것이다. 《直指》

대체로 휵(搐)과 담(痰)은 기(氣)가 울(鬱)한 것이니 기(氣)가 온순하면 담(痰)이 녹고 혹(搐)이 저절로 그치는 것이다. 먼저 소합향원(蘇合香元)을 박하탕(薄荷湯)에 생강즙을 탄 것으로써 녹여 내리고 또는 성향산(星香散)도 좋다. 《入門》

태경(胎驚)과 간풍(肝風)

임부(姙婦)가 기욕(嗜慾)을 자의(恣意)하고 분노(忿怒)하며 경박(驚撲)하고 또는 풍사(風邪)에 상해서 아이가 처음 나면 구토하고 휵약(搐搦)해서 입과 눈이 너무 비뚤어지고 놀라서 소리가 짧은 볼이 오므라지며 정문(頂門)이 열리고 또는 볼이 붉고 근골이 구련(拘攣)하며 몸과 허리가 뻣뻣하고 제복(臍腹)이 부어 오르는데 눈썹사이를 보아서 빛이 붉으면 살고 검푸르면 죽게 되니 진사고(辰砂膏)가 가장 좋고, 저유고(猪乳膏)・진경산(鎭驚散)・태을산(太乙散)도 모두 좋다. 《入門》

급경풍(急驚風)

급경(急驚)이란 큰 소리를 듣고 크게 놀라서 혹(搐)을 일으키다가 지나고 나면 보통 때와 같은 것인데 이것은 음(陰)이 없는 것이니 당연히 내려야 하고 이경환(利驚丸)을 써야 된다.

급경(急驚)이란 안에 열이 있으면 바로 풍(風)이 나고 또는 놀람으로 인해서 연조(涎潮)를 내며 휵약(搐搦)을 일으키고 몸과 입속의 기(氣)가 모두 열이 있다가 그 일어나는 증세가 정해지거나 또는 한잠 자고 나면 바로 명랑하기가 보통 때와 같은 것이니 약을 쓰는 방법은 담열(痰熱)을 흘러 내리게 하면 심신(心神)이 안정되고 바로 낫게 되는 것이다. 《錢乙》

급경(急驚)이란 갑자기 얻은 것으로써 심(心)이 경(驚)을 받은 증세이니 간(肝)이 풍(風)을 주관하기 때문이며, 나아가서 근맥(筋脈)이 휵약(搐搦)하는 것은 또한 간(肝)이 근(筋)을 주관하기 때문인데 통심음(通心飮)·사청환(瀉靑丸)·양경환(涼驚丸)·대청고(大靑膏)를 쓴다. 《得効》 급경(急驚)이란 정상이 아닌 소리를 듣거나 또는 금수(禽獸)가 으르렁거리는 소리를 듣고 놀라서 아관(牙關)이 긴급(緊急)하고 많은 열을 내고 침을 흘리며 바로 보고 반장(反張)하며 경휵(驚搐)하고 떨려 움직이고 입안의 기(氣)가 열이나고 볼이 붉고 대·소변이 누르고 붉으며 맥(脈)이 뜨고 촘촘하며 넓고 급한 것은 모두 안에 실열(實熱)이 있으며, 밖으로 풍사(風邪)가 껴서 심장(心臟)이 열을 받아 쌓이고 간장(肝臟)이 풍(風)을 내어서 휵(搐)을 일으키는 것이니 간풍(肝風)과 심화(心火)의 이세(二歲)가 서로 다투어서 혈(血)이 어지러운 데 기(氣)가 어울려서 가래침이 막히므로 백맥이 막히고 관규(關竅)가 안 통하며 풍기(風氣)가 성해서 발설(發泄)하지 못하기 때문에 사납고 장렬한 것이다. 《直小》

치료 방법은 관(關)을 통하고 풍(風)을 끊으며 휵을 진정시켜서 담(痰)을 없애는 것인데 그래도 열이 아직 남아 있으면 당연히 내리되 한번 설사하고 나면 바로 위(胃)를 온화하게 하고 심(心)을 진정시켜야 된다.

풍(風)을 끊고 휵(搐)을 진정시키는 것은 먼저 개관산(開關散)·체경산(嚔驚散)을 쓰고 구풍고(驅風膏)·진간환(鎭肝丸)·전씨안신환(錢氏安神丸)·진경환(鎭驚丸)·보유화풍단(保幼化風丹)·영신고(靈神膏)등을 쓰며 담(痰)이 성하면 포용환(抱龍丸)·절풍환(截風丸)을 쓰고 심신을 진정시키는 데는 금박진심환(金薄鎭心丸)·영심고(寧心膏)를 쓴다. 말하자면 온경환(溫驚丸)·이경환(利驚丸)·양경환(涼驚丸)은 대개 허하면 따뜻하게 하는 치료 방법이다. 《直小》

경풍(驚風)의 형(形)증이 분명치 않은 것은 혹시 음증(陰證)이라고 보면 온몸이 따뜻하고 또한 양증이라 보아도 역시 심하게 휵(搐)을 일으키지 않는 것이니 이것은 음양(陰陽)이 서로 온화하지 않아서 나타나는 증세이니 마땅히 방풍온담탕(防風溫膽湯)으로 대경원(大驚元)·소경원(小驚元)을 섞어 내려야 된다. 《得効》

급경(急驚)에는 휵증(搐症)을 진정시켜야 되는데 그 이유는 휵(搐)은 풍

(風)으로 인한 것이고, 약(搦)은 열로 인한 것인데 휵(搐)이 이미 일어났으면 반드시 열을 내리고 경(驚)을 몰아내야 되는 것이며 열이 만약 물러가지 아니하면 경(驚)도 역시 흩어지지 않는 것이다.

급경풍(急驚風)에 풍(風)을 끊고 휵(搐)을 진정시키는 것이 가장 긴요한 것이니 풍(風)과 휵(搐)이 이미 정하면 다음 하열재(下熱滓)를 투여해서 열이 물러가면 풍(風)이 없고 풍(風)이 흩어지면 휵(搐)하지도 않는 것이다.《直小》

급경풍(急驚風)의 불치증(不治症)

눈동자가 뒤집혀서 구르고 입에서 피가 나며 두발이 떨고 뛰며 배가 불룩거리고 몸을 만지며 옷을 더듬고 정신이 혼모(昏冒)하며 기(氣)가 촉급(促急)하고 약을 뿜어서 내려가지 않으며 관(關)을 통해도 재채기 안하고 심(心) 속이 열로 아파서 갑자기 크게 소리치는 것은 모두 치료하지 못한다.《醫鑑》

만경풍(慢驚風)

만경(慢驚)이란 큰 병의 나머지와 토사(吐瀉)의 다음과 한량(寒涼)한 약을 많이 먹는 데서 생기는 것이니 그 증세는 눈이 부질없이 비틀거리고 또는 눈동자를 드러내며 손과 발이 계종(瘈瘲)하고 얼굴색이 청백해서 드러내며 온몸과 사지(四肢)가 차고 묵묵히 말을 안하며 맥(脈)이 잠기고 더딘 데 백출산(白朮散)이나 익황산(益黃散)에 방풍(防風)・동과인(冬瓜仁)을 더하여 달여 먹는다.《得效》

만경(慢驚)이란 토사(吐瀉)를 오래 한 나머지 중기가 허해서 생기는 것이니 몸이 냉하고 입과 코의 기(氣)가 차며 대・소변이 청백하고 혼수(昏睡)해서 눈동자를 드러내며 눈을 거듭뜨고 손과 발이 계종(瘈瘲)해서 되니 대개 비(脾)가 허하면 풍(風)이 나고 풍이 성하면 근(筋)이 급하게 되는 것인데 황기탕(黃 湯)・온백환(溫白丸)을 쓴다.《正傳》

음증(陰症)의 만경(慢驚)은 양증(陽症)에서 전해 오는 것인데 겨우 토사(吐瀉)를 지나면 바로 만경(慢驚)이 되는 것이다. 남자는 사(瀉)에서 얻은 것이 무겁고 여자는 토(吐)에서 얻은 것이 무거운 것이다.

만경(慢驚)은 눈을 반쯤 뜨고 감아서 자는 것 같으면서 자지 않으며 열 손가락이 벌리고 또는 합하여 휵(搐)과 같으면서 휵(搐)이 아니며, 입과 눈 및 손과 발이 때때로 견제(牽制)하고 맥(脈)이 혹은 뜨고 잠기며 몸이 냉하고 또는 더우며, 또는 토하고 또는 사하며, 또는 토(吐)・사(瀉)하지 않고, 젖을 먹기도 하며 또는 먹지 않기도 하는데 이것을 반음반양(半陰半陽)의 합병(合病)이라고 하는 것인데 토(吐)나 사(瀉)로 얻은 것은 가미출부탕(加味朮附湯)・성비산(腥脾散)・양유방(釀乳方)을 쓰고 허풍(虛風)에 담(痰)이 많은 것은 팔선산(八仙散)이 좋다.

만경(慢驚)의 순음증(純陰症)은 오갈산(烏蝎散)을 쓰고 양증(陽症)이 남아 있는 것은 선갈산(蟬蝎散)을 쓴다.

결국은 만경(慢驚)으로 전변(傳變)하려는 데 오히려 양증(陽症)이 남아 있는 것은(八候가 있는 것) 양(陽)을 돌릴 필요가 없고 단지 풍(風)을 끊고 위(胃)를 조정할 약을 쓰는데 선갈산(蟬蝎散)・성비산(腥脾散)을 쓰며 만약 손과 발이 얼음 같이 차면 결국 양(陽)을 돌려야 하는 것인데 유황(硫黃)・부자(父子)에 뇌(腦)・사(麝)를 더해서 쓰고 은분(銀粉)・파(巴)・초(硝) 등은 일체 금해야 된다. 《入門》

옛날에「환자는 경(驚)을 무서워 하고 사(捨)하는 것은 무서워 하지 않으며, 의자(醫者)는 사(瀉)하는 것을 무서워 하고 경(驚)은 무서워 하지 않는다.」하였으니 혹시 설사가 그치지 않는데 먼저 설사를 치료하고 다시 풍(風)을 치료하면 경풍(驚風)이 더욱 심해진다는 것이다. 《直小》

푸른색을 설사(泄瀉)하는 것은 당연한 만경(慢驚)을 막아야 되니 대개 청설(青泄)은 바로 경(驚)을 낀 것인데 목(木)이 토(土)를 이겼기 때문이다.

대개 아이가 청설사(靑泄瀉)하는 것은 비토(脾土)가 간목(肝木)의 극(剋)을 받아서 목색(木色)이 나타나는 것이니 장(臟)의 허한(虛寒) 때문인 것으로서 변(變)해서 황기익황산(黃芪益黃散)으로 주로 치료한다.

어린 아이의 만경(慢驚)에 토(吐)와 이(利)가 그치지 않고 변해서 허풍(虛風)과 휵약(搐搦)이 되는 것은 풍(風)이 아니며 위기(胃氣)가 끊어지려 하기 때문이니 내복단(來復丹) 5알을 개어서 미음(米飮)으로 내려 보내면 즉효가 있다.

만비풍(慢脾風)

만비풍(慢脾風)이란 만경(慢驚) 뒤의 토사(吐瀉)로 인해서 비(脾)를 손상하여 증세가 악화되면 모두 허한 곳으로 돌아가는 것을 비(脾)가 홀로 받게 외니 비풍(脾風)이라고 하는데 만약 풍(風)을 몰아내면 풍(風)이 없어지고 경(驚)을 치료하면 경(驚)이 없어지는데 단지 비(脾) 속에 가래침이 응체(凝滯)해서 허열(虛熱)이 왔다 갔다 하고 취합(聚合)이 되니 비(脾)가 곤해서 기(氣)가 떨어지고 신(神)이 혼미(昏迷)한 속에 말하기를 만풍(慢風)을 고치기기 어렵다는 말이 바로 그것이다. 《直小》

눈을 감고 있으면 비풍(脾風)에 가까운 증세이다.

만경증(慢驚症)은 잘 살펴보는 것

이 요긴한 것으로 눈동자가 어둡고 조용한 것이 무거우며 눈을 치뜨는 것과 사지(四肢)의 궐냉(厥冷)한 것 및 눈동자가 구르지 않는 것과 비록 굴러도 좌·우로 보지 못하는 것 및 땀이 나서 흐르는 것과 같은 것이 모두 무거운 증세이며, 입과 눈이 검어지는 것이 더욱 무거운 증세이고, 눈이 반은 검고 반은 뜬 것은 앞으로 만비풍(慢脾風)이 되려는 것으로써 음기(陰氣)가 성하여 장(臟)속으로 전해 들어가고 양기(陽氣)가 벌써 결허된 것이다. 비경(脾經)이 음(陰)에 돌으므로 모든 증세가 차례차례로 비(脾)에 들어감으로써 만비풍(慢脾風)이라고 한다.

만경(慢驚)에 눈을 반은 뜨고 반은 감으면 만비풍(慢脾風)으로서 미리 고루 치료해야 된다.

만비풍(慢脾風)의 증상은 얼굴이 푸르고 이마에 땀이 나며 혀가 짧고 머리가 낮으며 눈을 감고 자면서 머리를 흔들고 혀를 토하며 자주 성취(腥臭)를 구토하고 입을 다물며 교아(咬牙)하고 손과 발이 약간 휵증(搐症)을 일으켜 거두지 못하고 또는 몸이 따뜻하기도 하고 차겁기도 하며, 사지(四肢)가 냉하고 그 맥(脈)이 잠겨서 가늘며 음기(陰氣)가 아주 성하고 위기(胃氣)가 몹시 허하게 되니 10에 1~2밖에 구하지 못하는 것이다.

만비풍(慢脾風)의 불치증일 때

몸이 차고 끈끈한 땀이 나며 곧추 누워서 시체와 같고 천수(喘嗽)하며 머리가 연하고 등이 곧으며 입을 다물고 머리를 흔들며 대·소변을 참지 못하고 입이 오므라지며 기(氣)가 굵고 담(痰)이 톱질하는 소리가 나는 증세는 모두 치료가 어려운데 드는 것이다. 《直指》

만비풍(慢脾風)에 혹시 한 장기(臟氣)가 끊어져도 약을 쓰지 못하며 또 눈에 광채가 없고 손톱이 검으며 사지(四肢)가 드리워지고 오체(五體)가 차면 약을 쓰지 못한다. 《直小》

천조경풍(天吊驚風)

손진인(孫眞人)이 말하기를 「말을 타고 멀리 달리고 난 다음은 당연히 목욕을 하고 옷을 갈아 입은 다음에 영아(嬰兒)에게 가까이할 것이며, 그렇지 않으면 천조 급경(急驚)의 병이 되는 것이다.」 전중양(錢仲陽)이 말하기를 「분예(糞穢)에 걸음하는 기(氣)로 하여금 영아(嬰兒)에게 가까이 하면 아이로 하여금 급경(急驚)과 풍휵(風搐)을 일으키게 한다.」 《類聚》

천조(天吊)란 역시 경풍(驚風)의 증세인데 다만 천조(天吊)가 일어날 때에 머리와 눈이 앙시(仰視) 되고 경풍(驚風)은 그러한 증세가 없다. 《綱目》

어린 아이가 계종(瘈瘲)해서 진정

되지 못하고, 눈을 거듭뜨고 눈동자가 올라가서 신병(神病) 같고 머리와 눈이 우러러 보며 손과 발이 견체(牽掣) 하며 고기가 낚여 올라가는 것과 같고 심하면 손과 발톱이 푸른 것은 소합향원(蘇合香元)을 먹인다.

이것은 유모(乳母)가 열독(熱毒)한 음식을 많이 먹어 심(心)과 폐(肺)에 열이 이기면 보명단(保命丹)을 쓰고 담(痰)이 이기면 포용환(抱龍丸)을 쓴다.

또한 경풍내조(驚風內釣)라는 증세가 있으니 배가 아프고 울기를 많이 하며 얼굴이 푸르고 입술이 검으며 뒤집히고 외신(外腎)이 부어서 소변이 뜨물과 같으며 눈에 붉은 선과 혈점(血點)이 있으니 즉 한기(寒氣)가 맺혀 있는 때문인데 조등고(釣藤膏)를 쓴다. 《入門》

치경(瘈瘲)

치(瘈)와 경(瘲)도 역시 경풍(驚風)의 종류이다.

치(瘈)라는 것은 손과 발이 얼음처럼 차고 경(瘲)이란 온몸이 뻣뻣한 것이니 치(瘈)와 경(瘲)이 원래는 같은 병인데 당연히 양강(陽剛)과 음유(陰柔)로써 분별해야 된다. 강(剛)이란 땀이 있고 유(柔)란 것은 땀이 없는데 그 증상은 지체가 뻣뻣하고 허리와 몸이 뒤집혀서 풍간(風癎)보다 더하니 대체로 치료하기가 어려운 것이다.

《直小》
몸이 연해서 수시로 깨어나는 것은 간(癎)이 되고 몸이 뒤집히고 뻣뻣하여서 활과 같고 불시에 깨는 것은 치(瘈)가 되는데 10에 1이 살기 어려운 증세이다. 《湯氏》

증후(症候)와 치료 방법은 풍문(風門)에 나와 있다.

전간(巔癎)

경풍(驚風)에 세 번 걸리면 간(癎)이 되는 것인데 간(癎)이 되는 어린 아이의 나쁜 병인 것이다. 어른의 것을 전(巔)이라 하고 어린 아이의 것을 간(癎)이라 하는데 그 실상은 같은 병이다. 또 10살 위로는 전(巔)이라 하고 그 밑으로는 간(癎)이라고도 한다. 《入門》

경간(驚癎)이란 바로 급경(急驚)의 증세인데 그것이 일어날 때에는 땅에 엎어져서 소리를 부르짖고 깰 때에 거품을 토하는 증세이며, 급・만풍(急・慢風)은 소리를 내지 않고 거품을 토하지도 않는다. 《綱目》

간(癎)이란 갑자기 운도(暈倒)해서 눈을 뻔히 뜨고 침을 흘리며 신기(神氣)가 울울(鬱鬱)하고 사지가 휵약(搐搦)하며 침묵하고 혼모(昏冒)해서 죽는 것도 산것과 같으며 고함을 지른 다음에 깨어난다. 《直指》

전씨(錢氏)의 치료 방법에 오간병(五癎病)이 오장에 관한 것으로써 오생환(五生丸)을 썼다.

치료 방법은 오직 경(驚)•풍(風)•식(食) 의 3가지와 음(陰)•양(陽) 의 2 증세로 구별하여 치료한다.

경간(驚癇)이란 두려워하여 놀라는 것이 쌓여서 울며 소리를 지르고 황홀하게 되니 정백환(定魄丸)•침향천마탕(沈香天麻湯)을 쓴다.

풍간(風癇)이란 풍사(風邪)가 밖에서 침습(侵襲)하여 먼저 손가락을 굽혀서 무슨 물건을 헤아리는 것과 같이 해서 일어나는 데 추풍거담환(追風祛痰丸)을 쓴다.

식간(食癇)이란 젖을 먹을 때에 놀라는 일을 만난것이 쌓여서 또는 벽(癖)이 되고 또는 대변에 신 냄새가 나는 데 자상환(紫霜丸)을 쓴다.

처음에는 몸에 열이 없고 손과 발이 청냉(青冷)해서 견체(牽掣)하지 않고 부르짖지도 않는데 이것은 음간(陰癇)이며 치료하기가 쉬우니 용뇌안신환(龍腦安神丸)•청심곤담환(靑心滾痰丸)을 쓴다.

급경(急驚)으로 인해서 간질(癇疾)이 된 증세는 삼간단(三癇丹)을 쓰고, 만경(慢驚)으로 인해서 간질(癇疾)이 된 증세는 내복단(來腹丹)을 박하탕(薄荷湯)에 1~2알을 녹여 내리고 도와주면 바로 낫는다. 《入門》

또 태(胎) 속에서 놀람을 당하며 귀 뒤의 간질(癇疾)이 된 것은 소단환(燒丹丸)을 쓴다.

간병(癇病)이 싹을 살게 하려면 귀 뒤의 고골쯤에 반드시 푸른 무늬가 얽혀 있으니 이것을 발견하면 바로 손톱으로 뜯어서 피를 내고 울게 하여 기(氣)를 통하게 하면 미리 방비가 된다. 《直小》

감병(疳病)

감(疳)이란 것은 건하다는 뜻으로 수췌(瘦瘁)하고, 피가 적은 것이다. 아동의 20살 안의 증세를 감(疳)이라 하고, 20살 위의 증세는 노(勞)라고 하는데 모두가 기혈(氣血)이 허약하고 장부(臟腑)가 상(傷)을 받기 때문에 오장감(五臟疳)이 있는 외에 회감(蚘疳)•척감(脊疳)•뇌감(腦疳)•건감(乾疳)•감갈(疳渴)•종창감(腫脹疳)•무고감(無辜疳)•정해(丁奚)•포로(哺露) 등 증이 있으니 치료 방법이 각각 다르다. 대부분 이러한 병은 젖먹이는 것이 정상을 잃고 비(肥)•감(疳)의 음식물을 알맞게 조절하지 않아서 장(腸)과 위(胃)가 쌓이고 막혀서 생기는 것이므로 그의 증세가 머리의 가죽이 광급(光急)해서 모발이 타고 성글며 볼이 오므라지고 코가 마르며 입이 담(炎)하고 입술이 희며 두 눈이 어둡고 짓무르며 코를 비비고 눈을 닦으며 척골(脊骨)이 높아지고 몸이 무거우며 손톱을 긁고 이를 악물며 초건(焦乾)하면서 저절로 땀이나고 소변이 저절로 새면서 시고 배가 가득차면서 장(腸)이 울고 벽(癖)이 맺혀서 차차 열이 나고 또는 창개(瘡疥)가 많이 나며 과과(瓜果)와 산함(酸鹹) 및 탄미(炭米)와 니토(泥土)를 편벽하게 즐기고 물을 많이 마시는 것이다. 그러한 가운데도 신감(腎疳)이 가장 사람을 해하는 것이 빠르니 대개 신(腎)이 허해서 사(邪)를 받으면 감(疳)이 달려서 상초(上焦)에 오르기 때문에 말(馬)이 달리는 것으로 비유(譬諭)하였는데 처음에 입냄새가 나고 다음에 이가 검으며 잇몸이 무르녹고 더운 피가 아울러 나오며 심하면 이가 빠지는데 방법에 따라서 속히 치료해야 되고 비록 나았다 해도 이가 나지 않는 경우가 많다. 《得効》

감건(疳乾)·감갈(疳渴)·감로(疳勞)·감사(疳瀉)·감리(疳痢)·감종(疳腫)은 모두 위증(危症)이며, 회감(蛔疳)·뇌감(腦疳)·척감(脊疳)·무고감(無辜疳)·정해감(丁奚疳)·포로감(哺露疳)은 모두 오감(五疳)의 사증(死症)이니 그 이유는 오장(五臟)이 모두 병든 때문이다. 《入門》

대체로 감병(疳病)이란 것이 당연히 냉열(冷熱)과, 비(肥), 수(瘦)를 분별해야 되는 것인데 처음에는 비열감(肥熱疳)이 되고 오래 되면 수냉감(瘦冷疳)이 되며 냉(冷)과 열이 번갈아 일어나는 증세는 냉열감(冷熱疳)이 되는 것이니 이것을 잘 구별해서 치료해야 한다. 《錢乙》

감병(疳病)이 대부분 비감(肥疳)한 것을 많이 먹고 일어나는 것이므로 병이름을 감(疳)이라고 한다. 《正傳》

아이의 대변 빛이 희고 소변이 탁해서 쌀뜨물과 같은 것이 바로 감병(疳病)인 것이다. 《回春》

모든 감(疳)이 모두 본장(本臟)에 의해서 그 어머니를 보해야 하는데 가령, 하루안에 일어나서 차차 더운 것은 심허(心虛)의 열이니 간(肝)이 심(心)의 어머니가 되기 때문에 방법에 따라 당연히 먼저 간모(肝母)를 보하여 간(肝)이 실(實)한 다음에 심(心)을 사(瀉)하면 심(心)이 기(氣)를 얻어서 속이 편하고 열이 저절로 물러나면서 낫게 된다. 《錢乙》

오장감 (五臟疳)

1은 간감(肝疳)이니 그 증세가 머리를 흔들고 눈을 비비며 흰 막이 눈동자를 가리고 얼굴을 가리우며 눕고 살색이 푸르고 누르며 머리털이 곤추서며 힘줄이 푸르고 뱃 속이 적취(積聚)하며 설사가 잦고 많으며 차차 이수(羸瘦)하는 증세이다. 또는 간감(肝疳)을 일명 풍감(風疳)이라고 하는데 흰 막이 눈동자를 가리고 또는 새눈이 되고 어두 컴컴하다.

2는 심감(心疳)이니 그 증세는 혼신(渾身)이 장열(壯熱)하고 토(吐)와 이(利)가 정상이 아니고 볼이 붉으며 얼굴이 누르고 입과 효에 부스럼이 나고 설사 증세가 오랫동안 낫지 않으며 피고름이 내리고 때때로 허경(虛驚)하는 증세이다. 또 심감(心疳)을 일명 경감(驚疳)이라고 하는데 곤고(困苦)하면서 배에 푸른 힘줄이 많고 젖을 많이 먹지 못해도 심(心)과 복(腹)이 가득 차고 얼굴색이 시들어 노랗게 뼈만 남아 털이 초고(焦枯)하며 젖과 음식이 소화가 안 되고 진흙을 즐겨 먹고 설사가 신 냄새가 많은 증세이다. 또한 비감(脾疳)을 일명 식감(食疳)이라고 하는데 얼굴 빛이 누르고 배가 크며 진흙을 즐겨 먹고 몸에 창개(瘡疥)가 있다.

4는 폐감(肺疳)이니 그 증세는 해수(咳嗽)하고 기(氣)가 역하며 거죽과 털이 초건(焦乾)하고 코를 비비며 손톱을 물어 뜯고 열이 많으며 증한(憎寒)해서 입과 코에 부스럼이 나고 설사를 자주 하며 대변에 쌀알이 섞여 나오고 피부에 좁쌀같은 것이 나는 증세이다. 또한 폐감(肺疳)을 일명 기감(氣疳)이라고 하는데 해수(咳嗽)하고 기(氣)가 급하며 입과 코에 부스럼이 난다.

5는 신감(腎疳)이니 그 증세는 기육(肌肉)이 사라져서 여위고 잇몸에 부스럼이 나며 한(寒)과 열(熱)이 오고 가며 뇌(腦)가 열이 있어 불과 같고 다리가 냉해서 얼음과 같으며 젖을 잘 먹지 못하고 설사가 잦은 증세이다. 또한 신감(腎疳)을 일명 급감(急疳)이라고 하는데 오감(五疳) 속에 가장 급하는 것으로 즉 주마아감(走馬牙疳)이라는 것이며 또 골감(骨疳)이라고도 하는데 찬 땅바닥에 눕기를 좋아하는 증세이다.

심감(心疳)은 혀가 마르고 간감(肝疳)은 우는 것이 마르며 비감(脾疳)은 입이 마르고 폐감(肺疳)은 소리가 마르며 신감(腎疳)은 소변이 마르는데 연담환(連膽丸)을 두루 쓴다.《入門》

제감(諸疳)

열감(熱疳)·냉감(冷疳)·냉열감(冷熱疳)·회감(蚘疳)·뇌간(腦疳)·척감(脊疳)·주마감(走馬疳)·무고감(無辜疳)·정계감(丁奚疳)·포로감(哺露疳) 등이 있고 또 감갈(疳渴)·감리(疳痢)·감종(疳腫)·감창(疳瘡)·감노(疳勞)·감사(疳瀉) 등 모든 증세가 있다.《諸方》

열감(熱疳)

감병(疳病)이 처음 일어나면 볼이 붉고 입술이 타며 조열(潮熱)이 불과 같고 대변이 비삽(秘澁)할 때는 호황련환(胡黃連丸)을 쓴다.《入門》

열감(熱疳)은 누르고 여위며 참새눈이 어둡고 또는 부스럼이 나는데 오복화독단(五福化毒丹)·국방용담원(局方龍膽元)을 쓴다.《入門》

냉감(冷疳)

감병(疳病)이 오래 되면 눈이 붓고 얼굴이 검으며 배가 부르고 활설(滑泄)이 푸르며 또는 회고 또는 더러운 기름과 같으니 지성환(至聖丸)을 쓴다. 《入門》

냉감(冷疳)은 목이 마르고 찬 땅바닥에 눕기를 좋아하며 번조(煩躁)하며 울부짖으며 대변이 활설(滑泄)하여 차차 이수(羸瘦)하는데 목향환(木香丸)·사군자환(使君子丸)을 쓰고 감(疳)이 안에 있으면 눈이 붓고 배가 부르며 이색(痢色)의 청백이 일정치 않고 차차 여위어지는데 이것은 냉증(冷症)이다. 《錢乙》

냉열감(冷熱疳)

냉열(冷熱)이 서로 작용해서 새것도 아니고 오래된 것도 아니며 당연히 적(積)을 소멸시키고 위(胃)를 온화하게 하며 자혈(酒血)을 하고 조기(調氣)해야 되는 데 여성환(如聖丸)을 쓴다. 《錢乙》

회감(蛔疳)

젖이 떨어진 다음 죽과 밥 및 고기음식을 너무 일찌기 먹어서 감비(甘肥)를 너무 많이하면 회충이 생기고 울기를 잘하며 거품을 토하고 배가 아프며 입술이 붉고 회(蛔)가 비록 식충(食蟲)에 드는 것이나 움직이지 못하고 움직이면 입과 코로 쫓아 나오니 치료가 어렵고 대개 감적(疳積)이 오래 되면 반드시 벌레가 있으니 하충환(下蟲丸)을 먹어야 된다. 《入門》

뇌감(腦疳)

뇌감(腦疳)이란 코가 가렵고 모발이 곤추서며 얼굴이 누르고 여위게 된다. 《聖惠》

머리 가죽이 광급(光急)하고 머리털이 곤추서며, 또는 머리에 부스럼이 나고 종기가 정문(頂門)에 나서 눈의 힘을 덜고 목이 연하며 거꾸러져서 여위지 않으니 부자생(附子生)·천남성(天南星)을 가루로하여 생강즙에 섞어서 아픈 곳에 붙이고 즉어담즙(鯽魚膽汁)을 콧속에 떨어뜨려 넣으면 3~5일 동안에 효과가 난다. 《湯氏》

뇌감(腦疳)은 두창(頭瘡)이 떡처럼 덮어서 나서 뇌(腦)가 열이 있어 불과 같고 정문(頂門)이 부어서 높고 온몸에 땀이 많으니 용담환(龍膽丸)을 쓴다.

척감(脊疳)

어린 아이의 감적(疳積)이 차차 여위고 누르며 등을 두드리면 북소리가 나고 등 뼈가 톱날과 같으니 노회환(蘆薈丸)·노성고(露星膏)를 쓴다. 《湯氏》

척감(脊疳)은 벌레가 등골을 먹어서 뼈가 톱날과 같고 등을 두드리면 북소리와 같이 나고 열 손가락의 등에 부스럼이 나며 손톱을 자주 물어뜯고 번열(煩熱)이 되며 노랗게 여위고 설사하는 데 노회환(蘆薈丸)을 쓴다. 《入門》

주마감(走馬疳)

신감(腎疳)이라고도 하고 또는 급감(急疳)이라고도 하는데 두(痘)를 앓은 다음에 남은 독이 있는 데 다시 유식(乳食)의 감미(甘味)를 잘 조절을 못해서 비(脾)에 들어가 벌레가 되어서 위로 잇몸을 먹으면 입에 부스럼이 나고 피가나며 취기(臭氣)가 나고, 심하면 잇몸이 썩으며 이가 빠지고 볼에 구멍이 나는 것을 주마감(走馬疳)이라고 하는데 양명(陽明)의 열기(熱氣)가 위로 달리기를 말과 같이해서 아래로 위장(胃腸)을 먹으면 설사를 하고 항문(肛門)이 무르녹으며 또 뇌(腦)가 열이 있어 살을 깎고 손과 발이 얼음과 같으며 손톱과 얼굴이 검고 심하면 천주골(天柱骨)이 거꾸러지는데 신기환(腎氣丸)에 사군자(使君子) • 천연육(川練肉)을 더해서 쓴다. 《入門》

주마아감(走馬牙疳)에는 유향환(乳香丸) • 입효산(立效散) • 동청산(銅靑散) • 뇨백산(尿白散)을 쓴다. 《銅目》

무고감(無辜疳)

무고감(無辜疳)의 증세는 얼굴이 누르며 털이 곧고 수시로 열이 심하며 음식을 먹어도 살이 나지 않고 경락(經絡)에 쌓이기를 오래해서 결국 죽게 되는데 하늘에 새가 무고(無辜)라는 것이 있고 낮에는 엎드려 있으며 밤이 되면 날아 다니다가 아이가 있는 집 뜰안의 아이의 의욕(衣褥)을 씻어서 널어넣은 데다 날개를 떨어뜨리거나 더럽힌 것을 아이가 입으면 갑자기 이 병에 걸리는 것이다. 또한 뇌(腦)의 뒤에 뼈가 생기는데 처음에는 연하고 아픔을 느끼지 못하던 것이 그 속에 벌레가 있어 쌀가루와 같은 것이 쌓여 있으니 속히 터지지 않으면 열기(熱氣)가 차차 디혜지고 벌게가 기혈(氣血)을 따라 흘러서 흩어지며 장부(臟腑)를 먹고 기육(肌肉)에 부스럼이 나며 또는 대변이 피고름을 설사해서 여위어서 누르고 몸이 커지며 곧추서서 손과 발이 가늘고 약한 데 월섬환(月蟾丸) • 십전단(十全丹) • 이련환(利連丸)을 쓴다. 《綱目》

정계감(丁奚疳)

정계(丁奚)란 배가 크고 목이 가늘며 누르고 여윈 증세이다. 정(丁)이란 것은 손과 발의 목이 아주 작고 영정(怜丁)한 것이고, 계(奚)라는 것은 배가 큰 것이니 또는 곡징(穀癥)이 생겨서 생쌀과 토탄(土炭)등을 즐겨 먹으니 십전단(十全丹) • 포대환(布袋丸)을 쓴다. 《入門》—

포로감(哺露疳)

허열(虛熱)이 오고가며 두골(頭骨)이 분해되며 음식을 먹고 나면 벌레를 토하며 번갈(煩渴)하고 구홰(嘔噦) 하며 뼈가 여위어서 드러나고 얼굴이 여위는데 대개 정계(丁奚)와 포로(哺露)란 증세는 모두 비위가 오래 허함으로 인해서 형체가 여위고 사라진 것이며 또한 태(胎) 속에서 받는 경우도 있는 것이니 모두 무고감(無辜疳)의 종류로써 치료가 어려운 것도 서로 같다. 역시 십전단(十全丹)·포대환(布袋丸)을 쓴다. 《入門》

감갈(疳渴)

감병(疳病)이 낮에는 번갈(煩渴)해서 물을 마시고 젖과 식물(食物)을 먹지 못하며 밤에는 목마르는 것이 그치는데 연담환(連膽丸)을 쓴다. 《入門》

감노(疳勞)

골증(骨蒸)하고 조열(潮熱)해서 식은 땀이 나고 해수(咳嗽)하며 설사하고 배가 뻣뻣하여 돌과 같으며 얼굴빛이 은(銀)과 같으니 치료하지 못하는 것인데 연담환(連膽丸)에 하마회(蝦蟆灰)를 더해서 구하는 것이다. 《入門》

감사(疳瀉)

몸이 여위고 얼굴이 누르며 창개(瘡疥)가 나고 또는 진흙을 먹고 푸르고 희며 누른 거품, 또는 구니(垢膩) 또는 진흙 같은 것을 설사하는데 지성환(至聖丸)을 쓴다. 《入門》

감리(疳痢)

감(疳)이 안에 있으면 눈가가 붓고 배가 가득차며 설사한 색이 정상이 못되는 것이다. 《錢乙》

감리(疳痢)의 황·백과 적(積)을 설사하고 또는 5가지 색이 보이며 사(瀉)하는 것이 때와 한도가 없으며 차차 여위게 되는 데 사군자환(使君子丸)·목향환(木香丸)을 쓴다. 《錢乙》

감종(疳腫)

어린 아이의 감병(疳病)이 허한 속에서 적(積)이 있고 몸과 생굴이 부종(浮腫)하고 복두(腹肚)가 크게 부르는데 비아환(肥兒丸)을 쓰고 심하게 부르는 증세는 갈환자(褐丸子)를 쓴다. 《錢乙》

△ 감창(疳瘡)

비감(脾疳)과 신감(腎疳)이 모두 창개(瘡疥)가 나고 무고감(無辜疳)은 벌레가 흘러 흩어져 기부(肌膚)에 부스럼이 나고 폐감(肺疳)은 코에 부스럼이 나는 것이다.

감병(疳病)으로 온몸에 부스럼이 나는 것은 벌레가 피부를 먹기 때문이니 노회환(蘆薈丸)·월담환(月膽丸)

• 화닉환(化䘌丸) • 저두황련환(豬肚黃連丸) • 옥섬산(玉蟾散) • 세감창약(洗甘瘡藥) 등을 쓴다. 《入門》

모든 열(熱)

간열(肝熱) • 심열(心熱) • 폐열(肺熱) • 신허열(腎虛熱) • 조열(潮熱) • 경열(驚熱) • 두열(痘熱) • 변증열(變蒸熱) • 감열(疳熱) • 적열(積熱 = 驚熱과 變疳의 四熱은 위에 있음). 태열(胎熱) • 골증열(骨蒸熱) • 담열(痰熱) • 학열(瘧熱) • 풍한열(風寒熱) • 장열(壯熱) • 실열(實熱) • 허열(虛熱) 이 있다.

얼굴에서 왼쪽 볼이 간(肝)이고, 오른쪽 볼이 폐이며, 이마가 심(心)이고, 코가 비(脾)이며, 턱밑이 신(腎)이니 위와같은 것이 붉으면 거의 열인데 증세에 따라서 치료한다.

신열(腎熱)에 물을 마시지 않는 것은 열이 밖에 있는 증세이고, 물을 마시는 증세는 열이 안에 있는 것이다.

어린 아이의 열병(熱病)에 익원산(益元散)이 좋은 약이고, 한수석산(寒水石散)도 역시 좋을 것이다. 무릇 열증(熱症)은 소리(疎利)한 뒤에 풀어 주어야만 다음에 허증(虛症)이 안생기는 것이며 따뜻이 보하면 열이 바로 따라서 나는 것이다. 《錢乙》

모든 열에 소아청심환(小兒淸心丸) • 천을환(天乙丸)을 쓴다. 《入門》

간열(肝熱)

간열(肝熱)은 손으로 옷깃을 어루만지고 요한하게 물건을 더듬으며 왼쪽 볼이 붉으니 사청환(瀉靑丸)으로 주로 치료한다. 《入門》

심열(心熱)

심열(心熱)은 입안의 기(氣)가 따뜻하고 또는 얼굴을 가리우고 누우며 눈을 위로 치뜨고 이마가 붉으며 머리를 흔들고 이를 악무는데 도적산(導赤散)으로 주로 치료한다. 《入門》

비열(脾熱)

비열(脾熱)은 얼굴이 누렇고 배가 크며 태만해서 눕기를 잘하고 신열(身熱)이 있어 물을 마시고 코가 붉어지니 사황산(瀉黃散)으로 주로 치료한다. 《入門》

폐열(肺熱)

폐열(肺熱)은 해수(咳嗽)하고 한(寒)과 열(熱)이 오고가면서 열이 심하고 물을 마시며 천식(喘息)하고 오른 볼이 붉어지니 사백산(瀉白散)으로 주로 치료한다. 《入門》

신열(腎熱)

신허열(腎虛熱)은 눈을 내리깔고 밝은 것을 무서워하며 턱밑이 붉어지니 지황환(地黃丸)으로 주로 치료한다.
《入門》△ 조

열(潮熱)

조열(潮熱)이란 호수가 오듯이 신기(信期)가 있어서 날마다 때를 응하여 일어나다가 그 때가 지나면 바로 그치는데 통심음(通心飮)·감로음(甘露飮)·이장음(梨漿飮)으로 주로 치료한다. 《入門》

태열(胎熱)

태열(胎熱)이란 태(胎) 속에서 열을 받고 나면 얼굴이 붉고 눈을 감으며 대변이 비결(秘結)하고 소변(小便)이 붉으며 누르고 젖을 먹지 못하는데 생지황탕(生地黃湯)과 양유방(釀乳方)을 먹게 한다. 《湯氏》

골증열(骨蒸熱)

골증열(骨蒸熱)이란 살이 빠지고 볼이 붉으며 입이 마르고 조열(潮熱)이 되고 식은 땀이 나며 오심(五心)이 번조(煩躁)하는 데는 지선산(地仙散)·생서산(生犀散)을 쓴다.

담열(痰熱)

담열(痰熱)은 얼굴이 붉고 열이 있으며 천해(喘咳)하고 흉격(胸膈)이 이롭지 못하여 목구멍에 담이 있어서 소리가 나는데 포용환(抱龍丸)을 쓴다. 《錢乙》

학열(瘧熱)

학열(瘧熱)은 1일 1번씩 일어나고 또는 2~3일에 1번 일어나면 한열(寒熱)이 오고 가는 데는 이장음(梨漿飮)이 좋다. 《入門》

풍한열(風寒熱)

풍한열(風寒熱)은 열이나는 것을 쉬지 않고 신열(身熱)과 입안 기열(氣熱)이 나며 기지개를 하고 코가 메인 데는 인삼강활산(人蔘羌活散)을 쓴다.

장열(壯熱)

심한 열은 온몸이 열이나고 열(熱)이 계속 같아서 심하면 놀라고 혹증(搐症)을 일으키는데 통심음(通心飮)·인삼강활산(人蔘羌活散)을 쓴다. 《入門》

실열(實熱)

실열(實熱)은 신열(身熱)이다. 물을 마시며 대·소변이 비삽(秘澁)한 데는 청량음자(淸涼飮子)가 좋다.

허열(虛熱)

허열(虛熱)은 몸에 열이 있되 물을 마시지 않고 대·소변도 보통과 같은 데 지골피산(地骨皮散)을 쓴다. 《入門》

두창(痘瘡)의 일한(日限)

성창(聖瘡)이 7일은 열을 일으키고 7일은 물집이 됐다가 마르고 또는 7일은 평탄해서 예전과 같은 것이다. 《得效》

처음 열이나서 3일은 없애고 계산을 하지 않으니 대개 열이나는 것이 3~5일 또는 10여일이 되기 때문이다. 보두(報痘)로부터 수엽(收靨)이 되기까지 수미(首尾) 12일의 중간에 금해야 하는 것을 지키지 않으면 결국은 침엄(浸淹)하고 한만(閑慢)하게 되는 것이고 또한 기혈(氣血)이 온화하면 12일이 되지 않아도 잘 낫는다. 《入門》

두창(痘瘡)이 허한(虛寒)에 드는 것은 10여일을 끌다가 죽게 되고 독이 성해서 자색으로 변하는 것은 7~8일이면 죽으니 대개 두(痘)라는 것은 태독(胎毒)이 속에서부터 밖으로 나오는 것인데 2~3일이면 결국 한꺼번에 나오고 독기(毒氣)가 속에 남아 있으면 6일이면 겉으로 모두 일어나고, 7, 8, 9일이면 고름이 생겨서 결가(結痂)가 되는 것인데 만약 독기가 성해서 모두 나오지 아니한 것은 5일이 지나면 독이 오히려 안으로 장부(臟腑)에 들어가기 때문에 모름지기 6일이 못되서 속히 양혈(涼血)이 되고 해독(解毒)이 되는 약을 써서 독을 물리쳐야 하고 6일이 넘어서는 치료가 모두 미치지 못하기 때문에 생사(生死)가 달린 아주 위급한 것인데 만약 허약하고 독기(毒氣)가 적은 것은 기혈(氣血)이 모자라서 고름을 제거하지 못하기 때문에 날자를 미루다가 죽게 된다. 《丹心》

열이 나는 것이 3일 동안이고, 두(痘)가 나는 것이 3일이며, 부풀어 일어나는 것이 3일이고, 고름이 저절로 부어 올라서 터져 나오려하는 것이 3일이며, 고름이 걸어지고 오무라 붙는 것이 3일이 되니 두(痘)가 나와서 오무라 붙기까지 12일이면 안전하게 되는 것이다. 《醫鑑》

발열삼조(發熱三朝)

두창(痘瘡)은 역시 시기(時氣)의 일단(一端)으로서 대부분 상한(傷寒)과 비슷한 것이다. 《得效》

두진(痘疹)이 나오려고 하는 것은 기지개하고 재채기하며 귀끝이 차고 눈이 삽(澁)하며 자면서 빨리 놀라고 심한 열이 갑자기 사나워서 기부(肌膚)가 당기고 급한 것이다.

또는 혼수(昏睡)하고 재채기를 잘 하며 놀라는 것은 창두(瘡痘)를 일으키는 징조이다. 《錢乙》

두진(痘疹)이 나오려고 할 때에 열이 오장(五臟)에서 움직이면 오장(五臟)의 증세가 함께 나타나는데 하품을 하고 번민(煩悶)하는 것은 간증(肝症)이며, 수시로 경계(驚悸)를 일으키는 것은 심증(心症)이고, 잠깐 냉했다가 열이나고 손과 발이 냉한 것은 비증(脾症)이며, 얼굴과 볼이 붉고 해수(咳嗽)하고 재채기 하는 것은 폐증(肺症)이며, 오직 신(腎)에는 증세가 없는 것은 그것이 육부(六腑)의 밑에 있기 때문에 나쁜 것을 먹지 않아서 그러한 것이다. 《錢乙》

경휵(驚搐)을 일으키고 한결같이 열이나는 것이 두진(痘疹)인 것이다. 《局方》

열이나는 것이 상한(傷寒)과 같아서 증세를 확인 못하고 의사간(疑似間)에 있을 때에 승마갈근탕(升麻葛根湯)·삼소음(蔘蘇飮)·가미패독산(加味敗毒散)으로써 겉을 푸는 것이 좋다. 《丹心》

열이 성하고 경휵(驚搐)을 일으키는 증세는 좋은 증후이니 이런 때는 홍면산(紅綿散)에 가미육일산(加味六一散)을 섞어서 발표(發表)하고 가래침이 옹성한 것은 박하탕(薄荷湯)에 포룡환(抱龍丸)을 녹여 내린다.

열이나고 두(痘)가 나오려고 할 때에 허리가 험하게 아픈 것은 신해탕(神解湯)으로 땀을 내서 아픈 증세가 그치는 것을 한도로 해서 신경(腎經)의 두(痘)가 나오지 않게 해야 된다.

열이나는 처음에 속히 땀을내서 장부(臟腑)의 태독(胎毒)과 외감(外感)의 사(邪)로 하여금 모두 땀을 따라서 흩어지도록 하면 두(痘)가 일어나는 대로 아주 적게 된다. 그러면 붉은 점이 나타나기 전에 이 방법을 써야 한다. 《醫鑑》

상한(傷寒)과 창진(瘡疹) 및 역려(疫癘)의 호열이 5일만이면 쇠퇴해서 비슷하여 분별을 못하는 증세는 사물해기탕(四物解肌湯)을 써서 나오도록 하면 바로 나오고 6일안으로 나오지 않는 것은 반(斑)이 아닌 것이다.

열이 난 지 3일만에 아무런 자취가 보이자 않는 것은 생주(生酒)로써 몸위에 바르고 수시로 자세히 보면 벼룩이 문 것 같은 흔적(痕跡)이 있으면 반(斑)인 것이다. 《綱目》

발열시(發熱時) 의 길흉증(吉凶症)

열이날 때에 몸에 큰 열이 없고 뼈가 아프며 허리가 아프지 않고 3일이 지난 뒤에 겨우 붉은점이 나고 단단해서 만지면 손에 걸리는 것은 좋은 것이니 약을 먹지 않아도 좋다.

열이 날 때에 갑자기 놀라는 증세는 두(痘)가 심경(心經)에서부터 나오는 것이니 좋은 징조가 된다.

열이 날 때에 하룻동안에 온몸에 붉은점이 나고 조밀해서 잠종(蠶種)과 같으며 어루만져 보아도 손에 안 걸리는 것은 나쁜 증세이다.

열이 날 때 뱃속이 크게 아프고 허리가 몽둥이로 맞은 것과 같으며 두(痘)가 나는 것이 마른 것은 나쁜 징조이다.

열이 날 때 머리와 얼굴 위의 한쪽

의 빛이 연지(臙脂)와 같은 것은 나쁜 것이니 위와 같은 증세는 죽게 될 증세다. 《醫鑑》

출두삼조(出痘三朝)

열이 난 다음 하루만에 바로 두(痘)가 나오는 것은 아주 중한 것이고, 2일만에 나오는 것도 역시 중한 편이며, 응근하게 열이나서 2일 뒤에나 바로소 나오는 것이 가벼운 것이고, 4~5이만에 몸이 서늘하면서 나오는 것은 더욱 가벼운 증세인데 두(痘)가 나와서부터 2~3일이 되면서 결국은 한번에 온몸과 발에까지 나오는 것을 출제(出齊)라고 한다. 《醫鑑》

두창(痘瘡)이 처음 나면 마진(麻疹)이나 비창(痱瘡)과 비슷한데 근과(根窠)의 끝머리가 허하고 연하며 맑은 물이 약간 나고 만져도 손에 걸리지 않는 것은 마진(麻疹)과 비창(痱瘡)이다. 《醫鑑》

열이 난지 3일이 지나도 창(瘡)이 나오지 않고 또는 결정을 못하고 나와도 아주 적은 것은 소독음(消毒飮)·화독탕(化毒湯)·서각소독음(犀角消毒飮)을 쓰며, 만약 창(瘡)이 나온 다음에 계속해서 많이 나타나지 않는 증세에는 바로 약을 하루에 2~3번 써서 나타나도록 해야 되는 것이다. 또한 약으로써 나타나게 하려해도 결국 많이 나타나지 않는 것은 창(瘡)의 근원이 드물어서 더 나올 가망이 없는 경우를 말한다. 《錢乙》

두(痘)가 먼저 나는 것은 모(母)가 되고 다음에 나는 것은 자손(子孫)이 되는 것인데 모(母)가 자손(子孫)이 많은 것을 좋아하면 자연히 평등하지 못한 것이니 해로운 것이 없다.

나오는 것이 빠르고 또한 빽빽하며 가슴과 등이 더욱 많은 것은 바로 독이 성한 것이니 소독음(消毒飮)·해독방풍탕(解毒防風湯)을 써서 뒷날의 푸르게 마르고 검게 꺼진 것을 미리 막아야 된다.

나오는 것이 성하고 안과 밖에 열이 막히고 번갈(煩渴)하며 싫없는 것은 묘미고(猫尾膏)를 쓴다.

나이가 많아지고 피부가 두터우면 두(痘)가 쉽게 나오기가 어려운 것이니 투기탕(透肌湯)을 쓰고 두(痘)가 나와서 풍한(風寒)을 입고 오히려 들어가는 것은 가미사성산(加味四聖散) 또는 쾌반산(快斑散)을 쓰고 머리와 얼굴 위에 갑자기 3~5개 또는 한개가 나서 솟고 자흑색으로 엄연히 정두(疔痘)와 같은 것은 비두(飛痘)라고 하는데 이것이 가장 가벼운 것이며 또는 단지 두증(痘症)만 지나면 다시는 두환(痘患)에 걸리지 않는 경우가 많다. 《入門》

대개 열이 난 지 1일만에 바로 붉은 점이 나타나는 것은 이것이 독기(毒氣)가 아주 성하기 때문에 나오는 것이 빠른 것인데 화독탕(化毒湯)에 자

초(紫草)·홍화(紅花)·선각(蟬殼)을 더해서 혈(血)을 서늘하게 하고 독을 풀어준다. 《醫鑑》

두(痘)가 나오는 것이 불쾌한 증세는 사성산(四聖散)·가미사성산(加味四聖散)·자초음(紫草飮)·사과탕(絲瓜湯)의 종류를 쓴다. 《醫錦鑑》

한번 나와서 바로 빽빽하고 바로 침두와 같아서 증세가 무거운 것은 당연히 그 겉을 가볍게 하고 속열을 서늘하게 하여야 하는데 연교승마탕(連翹升麻湯)으로 주로 치료를 한다.

창진(瘡疹)이 빽빽하고 몸과 겉의 열이 급한 것은 서점자탕(鼠粘子湯)으로써 푸르게 마르고 검게 꺼지는 것을 미리 막아야 된다. 《綱目》

두(痘)가 나오는 것이 너무 성해서 눈에 들어가 해가 될 염려가 있는 것은 소독음(消毒飮)에 주초금련(酒炒芩連)을 쓰고 밖으로는 호안고(護眼膏)를 쓴다. 《入門》

두(痘)가 나오는 것이 불쾌한 것은 화피음자(樺皮飮子)·호유주(胡荽酒)를 쓴다. 《正傳》

출두시(出痘時)의 길흉(吉凶)

두창(痘瘡)이 처음 나서 좁쌀 및 기장과 같거나 또는 녹두 크기가 되고 수주(水珠)과 같이 빛이나는 것은 좋은 것이다.

두(痘)가 한번 나서 바로 검은색으로 변하는 것은 신증(腎症)인데 이것은 사나운 증후이다. 보원탕(保元湯)에 자초(紫草)와 홍화(紅花)를 더해서 수검(收歛)하고 두(痘)가 나서 붉으레한 고 손으로 어루만지며 연해서 걸리지 않는 증세를 적두(賊痘)라고 한다. 3일이 지나면 변해서 물집이 되고 심하면 자흑포(紫黑疱)가 되는 것은 위험한 증세이니 보원탕(保元湯)에 자초(紫草)·선각(蟬殼)·홍화(紅花)를 더해서 풀어주고 벌써 물집이 된 증세는 보원탕(保元湯)에 사령산(四苓散)을 더해서 이롭게 하는 것이 좋은 방법인 것이다. 이 방법을 쓰지 않으면 온몸이 손톱으로 부순 것 같고 붉게 문드러져서 죽는다.

열이나고 두(痘)가 날 때에 머리와 얼굴 위에 한쪽의 연지색(臙脂色) 같은 것이 나타나는 것은 나쁜 증세이다.

두(痘)가 나올 때에 붉은 무늬가 나서 비단 무늬와 같은 것은, 6~7일 뒤에 죽게 되니 속히 화독탕(化毒湯)에 홍화(紅花)·황금(黃芩)·승마(升麻)를 더해서 구하는 것이나 검은 무늬로 변하면 바로 죽게 된다.

기창삼조(起脹三朝)

기창(起脹)한 지 삼조(三朝)면 독이 다해서 겉에 떠나오는 것인데 대개 두(痘)가 나온지 3일 뒤에 조수와 같이 기창(起脹)해서 먼저 난 것은 먼저 일어나고 뒤에 나온 것은 뒤에 일어나 5~6일이 되면 독기(毒氣)가 모두 겉으로 일어난다. 두(痘)의 허실(虛實)과 변독(變毒)의 깊고 얕음을 살피는 것이 온전히 이 시기에 있는 것이다.

관자뼈 위가 붉으면 결국은 기창(起脹)하지 않으니 관자와 볼은 한몸의 주가 되므로 만약 관자뼈가 먼저 기창(起脹)하면 사지가 모두 순응하고 관자 위가 기창(起脹)하지 않으면 온몸에 모두 기창(起脹)하지 않는다.

윗몸이 벌써 기창(起脹)되었는데 아랫 몸이 원만(緩慢)한 것은 해가 없고 아랫 몸이 기창(起脹)하고 윗몸이 원만한 것은 역이 되는 것이다.

기창(起脹)할 때에 농장(膿漿)이 막혀서 움직이지 않고 머리끝이 일어나지 않으며 또는 풍한(風寒)의 침용(浸襲)한 것이 되었을 때는 수양탕(水楊湯)에 씻는 것이 좋다.《入門》

대개 기창(起脹)할 때에 독이 모두 겉에 있으면 속에 의뢰해야 하는데 속이 실(實)하면 염려가 없으나 혹시 사(瀉)가 생겨 내기(內氣)가 허탈하여 독이 허를 타고 안을 치면 창(瘡)이 함복(陷伏)하게 되니 고직탕(固直湯)을 쓴다.

두(痘)가 기창(起脹)하지 않고 잿빛처럼 회고 머리끝이 움푹한 것은 허한(虛寒)한 것이니 내탁산(內托散)에 정향(丁香)을 더해서 쓴다. 또는 술에 자초고(紫草膏)를 섞은 처방을 쓰며 만약 자흑하고 함복(陷伏)해서 일어나지 않는 것은 화(火)가 성하고 혈(血)이 더운 것이니 자초탕(紫草湯)에 사치산(四齒散)을 섞은 처방을 쓴다. 또는 독성산(獨聖散)을 쓴다.

기창(起脹)할 때에 두(痘)가 크고 길며 자흑한 것을 두정(痘疔)이라고 하는데 두창(痘瘡)을 일어나지 못하도록 해야 되며, 만일 잘못 치료하면 죽게 되니 속히 보원탕(保元湯)에 서점자(鼠粘子)•형개수(荊芥穗)•금련(芩連)을 보통 술에 볶아서 더해 쓰고 밖으로는 은잠(銀簪)으로써 정두(疔痘)를 터뜨려서 부모에게 시켜 빨아서 나쁜 피를 없애고 또는 솜을 손가락에 싸서 나쁜 피를 막아 내야 된다. 대체로 두(痘)가 부서지면 독기(毒氣)가 새나오기 때문이다. 그 다음에 웅황말(雄黃末) 1돈을 연지(臙脂)에 섞어서 정두(疔痘) 위에 진하게 바르면 바로 홍활(紅活)해지니 웅황(雄黃)이 독을 빼고 연지(臙脂)가 피를 살리기 때문이다.《醫鑑》

기창시(起脹時) 길흉증(吉凶症)

5~6일경에 창(瘡)의 뾰족한 끝이 가득히 일어나서 못 대가리 같은데 어루만지며 손가락에 걸리고 빛이 나며 밝고 윤택하며 비만(肥滿)하고 홍활(紅活)한 것은 좋고 출두(出痘)가 시원치 못하다가 기(氣)가 찰 때엔 연달아 나와서 좁쌀과 같으며 두창(痘瘡)의 틈이 빈 곳이 원정(圓淨)한 것이 좋은 것이다.《入門》

기창(起脹)할 때에 근과(根窠)가 아주 일어나지 않고 얼굴이 붉게 부어서 오이와 같은 것은 나쁜 증세이고, 기창(起脹)할 때에 두(痘)끝이 검고 그 속에 눈이 있어서 침(鍼)구멍과 같은 것도 역시 나쁜 것이며, 또한 온몸에 두창(痘瘡)이 함복(陷伏)해서 일어나지 않고 배가 부르며 먹지 못하고 기(氣)가 아주 급하고 정신이 흐릿한 것은 모두 나쁜 증세이다. 《醫鑑》

복주사법(腹朱砂法)

쌀알과 같은 빛이 밝은 주사(朱砂)를 물에 여과해서 가루로하여 매 5푼을 3차례로 달인 꿀에 섞어서 아이의 크고 작음에 따라 양을 더하고 덜해서 두(痘)의 나고 안나는 것을 가리지 않고 따뜻한 물로 내려 보내는데 수미(首尾) 일관해서 먹이면 빽빽한 것이 성기어지고 성긴 것이 없어지고 검게 빠진 것은 일어나고 두옹(痘癰)이 된 것은 사라지는 데 성질이 약간 차니 양을 약간씩 먹는 것이 좋다. 《入門》

또 한 방법에는 꿀 약간에 주사말(朱砂末) 한 자를 섞어서 쓴다고 하였다. 《得效》

연생제일방(延生第一方)

어린 아이가 처음 나서 탯줄이 떨어진 다음에 그 탯줄을 새 기와 위에 잘 놓고 숯불을 사변에 피워서 태우되 연기가 다 되는 것을 한도로하여 땅바닥에 쏟아 놓고 기왓장 같은 것으로 덮어서 타고 남은 것을 가루로하고 미리부터 주사(朱砂) 투명한 것을 분가루로 하여 물로 여과해 두었다가 만약 탯줄 가루가 5푼 무게가 되면 주사(朱砂)를 2푼 넣고 생지황(生地黃)・당귀신(當歸身)을 진하게 끓인 즙에 먼저의 2가지를 섞어서 아이의 입천정과 어머니의 젖꼭지에 바르되 하룻동안 모두 써버리면 다음날 아이의 대변을 따라 탁구(濁垢)가 모두 나오고 그 아이가 죽는 날까지 창진(瘡疹)과 제질(諸疾)이 없어지고 한 아이를 보전하는데 가장 좋은 방법이 된다. 《醫鑑》

체이(滯頤)

체이(滯頤)란 어린 아이의 입 아귀에 침이 흐르는 것을 말하는데, 침이란 비(脾)와 액(液)이 흘러나와 턱에 고이는 것으로 비(脾)와 위(胃)가 허냉(虛冷)해서 진액을 제거하지 못하는 때문에 침이 입아귀로 흐르는 것이니 치료 방법은 당연히 비(脾)를 따뜻하게 해야 된다.

내경(內經)에 이르기를 「혀가 서로 놓이고 침이 흐르는 것은 모두 열에 드는 것이다.」하였으니 분별해서 치료해야 된다. 더운 침은 위화(胃火)가 달아오른 것이니 통심음(通心飮)을 쓰고 냉한 침은 위(胃)가 허해서 흐르는 증세이니 목향(木香)반돈을 쓴다.

담연(痰涎)과 천수(喘嗽)

담(痰)이란 풍(風)의 삭(苗)으로 화(火)가 조용하면 비(脾)에 숨어있고 화(火)가 움직이면 폐(肺)를 막아서 담(痰)과 화(火)가 서로 일어나며 천식(喘息)이 급하게 되는데 사백산(瀉白散)·도담탕(導痰湯)을 함께서 달여 먹는다. 《入門》

한수(寒嗽)에는 화개산(華盖散)을 쓰고 열수(熱水)에는 청금강화탕(淸金降火湯)을 쓴다.

비(脾)와 폐(肺)는 모지인데 이 이장(二臟)이 함께 허하면 두연(頭涎)을 낳으니 두연(頭涎)이란 것은 비(脾)와 폐(肺)에서 나오는 것이다. 연이 흘러 넘쳐서 목구멍에 있으면 수계(水鷄)의 소리와 같고 천수(喘嗽)하며 번민(煩悶)하는데 포용환(抱龍丸)·탈명산(奪命散)을 쓴다. 마비풍(馬脾風)에는 마비풍산(馬脾風散)·우황탈명산(牛黃奪命散)·보명단(保命丹)을 쓴다. 《入門》

설리(泄痢)

어린 아이의 감리(疳痢)에 청·황·흰거품을 사(瀉)하고 이색(痢色)이 변하여 정상과 다른 것이다. 감이란 바로 양사(膿瀉)인데 양(膿)이라 함은 바로 창증(脹症)인 것이다. 그 증상은 눈언저리가 붓고 배가 가득차며 이색(痢色)이 일정치 않고 물을 마시기를 좋아하며 점차 여위게 된다.

적리(赤痢)에는 황금작약탕(黃芩芍藥湯)을 쓰고 허활(虛滑)한 것은 고상환(固腸丸)을 쓰며 감리(疳痢)로 배가 아픈 데는 소감원(蘇感元)을 쓴다.

팔리(八痢)의 위험한 증세에 1은 적리(赤痢)이고, 2는 백리(白痢)이며, 3은 적백리(赤白痢)이고, 4는 식적리(食赤痢)이며, 5는 경리(驚痢)이고, 6은 비허리(脾虛痢), 7은 시행리(時行痢)이고, 8은 감리(疳痢)인데 두루 쓰는 것으로 소주차원(小駐車元)·진인양장탕(眞人養臟湯)을 쓴다. 《類聚》

어린 아이의 이실(痢疾)에 곡도(穀道)가 안 닫히고 노란즙이 계속 흐르는 것은 치료가 어렵다. 《得效》

또는 사리(瀉痢)를 치료하는데 오배자(五倍子)를 노랗게 볶아 가루로하고 오매육(烏梅肉)을 물에 담가서 탄자 크기의 환을하여 매 1알을 백리(白痢)는 미음으로 적리(赤痢)는 생강탕으로 수사(水瀉)는 냉수로 각각 삼켜 내린다. 《回春》

복통(腹痛)과 복창(腹脹)

어린 아이가 배가 아파서 허리를 굽히며 헛울음을 울고 눈물이 없으며 얼굴이 푸르고 희며 입술이 검고 사지(四肢)가 냉하며, 또는 대변의 빛이 푸르고 실하지 않는 것은 반상내조증(盤腸內吊症)이 되니 속히 파탕에 배를 타고 파를 비벼서 배꼽과 배를 문지르면 약간의 시간이 지난 다음에 소변이 저절로 나오고 아픔이 바로 그치는데 계속해서 유향산(乳香散)을 쓴다. 《錢氏》

어린 아이의 배가 아픈 데는 대부분 젖과 음식에 상한 것이니 소식산(消食散)·소적환(消積丸)을 쓴다. 얼굴이 푸르고 희며 몸이 냉하고 물 설사를 하는 것은 냉병(冷病)이 되니 이중탕(理中湯)을 쓴다.

적통(積痛)·식통(食痛)·허통(虛痛)·충통(蟲痛)이 거의가 비슷한 것인데 오직 충통(蟲痛)은 어린 아이에게 많이 있는 증세이다. 그 증세는 심복(心腹)이 아프고 소리를 질러서 울며 몸을 꺼꾸러 뜨리고 손으로 방바닥을 치며 구토해서 맑은 물과 거품이 나오고 얼굴빛이 청황색이고 더하고 덜했다 하며 입과 입술이 검붉은 회궐증(蛔厥症)이니 안충산(安蟲散)·안충환(安蟲丸)을 쓴다. 《錢之》

배가 가득 부르는 것은 비위(脾胃)의 허기(虛氣)가 치는 증세인데 탑기환(榻氣丸)·소적환(消積丸)·십전단(十全丹)을 쓴다. 《正傳》

단독(丹毒)

어린 아이의 단독(丹毒)은 기(氣)가 피로 하여금 서로 치고 싸워서 풍(風)이 편승(便乘)했기 때문에 붉게 부어서 그것이 온몸에 돌아다니는 증세이므로 적유풍(赤遊風)이라고도 하며 신(腎)과 뱃속에 들어가면 죽게 된다. 《湯氏》

어린 아이의 단독(丹毒)이 백일안에 일어나면 반드시 죽게 되니 속히 구하지 않으면 안 된다. 《湯氏》

금사창(金絲瘡)을 일명 홍사창(紅絲瘡)이라고도 하는데 그 모양으로 보아서 선이 굵고 가는 것이 같지 않으니 경(經)에서 말한 내독(內毒)이란 것이다. 《保命》

단독(丹毒)이 뱃속에서 생겨 사지(四肢)로 흩어져 나가는 때는 치료하기가 쉽고 사지에서 뱃속에 들어가는 때에는 치료하기가 어렵다. 《三因》

독기(毒氣)가 들어가 배가 가득차면 죽게 되는데 독기(毒氣)가 도망가는 곳에 경(經)을 끊어서 침으로 찔러 피를 내야 된다. 또는 빨리 가는 침으로 찔려서 나쁜 피를 내면 바로 없어진다고 하였다. 《入門》

단독(丹毒)으로 서각지황탕(犀角地黃湯)·사순청량음(四順淸涼飮)을 쓰고 밖으로 발독산(拔毒散)·영황산(永黃散)·니금고(泥金膏)를 바르게 된다.

또한 도랑가운데 작은 새우를 잡아서 찧어 붙이고 또 복용간(伏龍肝)를 계자청 흰자에 섞어서 바르고 또한 이어혈(鯉魚血)·선어혈(鱔魚血)·파초근즙(芭焦根汁)·남엽즙(藍葉汁)·수중태(水中苔)를 바르면 모두 좋다. 방게 침으로써 나쁜 피를 빨아내는 것이

가장 좋다. 《諸方》

제창(諸瘡)

어린 아이가 처음 나서 한달 안의 모든 병은 바로 태독(胎毒)의 엷은 증세이고, 만약 1~2살 뒤에 나는 병은 태독(胎毒)의 깊은 것인데 방법에 따라서 치료해야 된다. 《綱目》

어린 아이의 악창(惡瘡)은 외선법(外宣法 天氣가 따뜻할 때 자주 씻어주고 옷을 갈아 입히는 것)이 좋고 애써서 약을 안 먹여도 되는 것이다. 봄에는 버들가지와 형개(荊芥)를 쓰고 여름에는 대추 잎과 괴지(槐枝)를 쓰며 가을에는 고삼(苦蔘)달인 물에 각각 씻는다. 《湯氏》

1~2살에 부스럼이 나서 온몸에 번진 증세는 먼저 오복화독단(五福化毒丹)•서각지황탕(犀角地黃湯)을 쓰고 밖으로 아버지의 더운 오줌을 닭의 털로 씻어서 씻고 청대말(靑黛末)을 바르면 좋다. 《入門》

어린 아이의 면창(面瘡)에 얼굴의 전부가 짓무르고 고름이 나오며 백약이 효과가 없는 증세는 납저지(臘猪脂)를 바르면 신통하고 백양목(白楊木)의 가지를 태워서 그 재를 물에 임력(淋瀝)해서 바르면 좋다. 《丹心》

어린 아이의 나두탕(癩頭瘍)에 방풍통성산(防風通聖散)을 술로 만들고 가루로해서 매 1돈씩 30첩을 먹으면 낫는데 제창문(諸瘡門)에 상세히 나와 있으니 참고하는 것이 좋다. 《丹心》

어린 아이의 입속에 백병 및 구창중설(口瘡重舌)•중악(重腭)•후비종한(喉痺腫寒)등 모든 증세에 우황산(牛黃散)을 두루 쓴다. 《醫鑑》

태열(胎熱)•혈열(血熱)•풍열(風熱)의 모든 부스럼이 온몸에 퍼져서 가렵고 아픈 것은 대연교음(大連翹飮)•생료사물탕(生料四物湯)을 쓴다. 《醫鑑》

약독이 임병(淋病)을 이룰 때

한 아이가 처음 날 때부터 임질(淋疾)이 있는데 5~7일만에 반드시 한번 일어나면 크게 아프고 칠속과 같은 것을 약 한잔쯤 내린 뒤에 진정이 되니 이것은 그 아버지가 하부(下部)의 약을 많이 먹어 독이 쌓여서 태(胎)속에 아이의 명문(命門)에 쳐들어갔기 때문이다. 자설(紫雪)에 황백말(黃柏末)을 섞어서 오동열매 크기의 환을하여 더운 탕으로 100알을 먹게하니 반나절이 지나서 다시 크게 아파 허리와 배에까지 이어지고 칠속(桼粟)과 같은 것을 한사발쯤 내린 다음에 병이 8푼쯤 덜한데다가 다시 진피(陳皮) 1냥, 길경(桔梗)•목통(木通) 각 5돈을 1첩을 하여 먹이니 다시 칠속(桼粟)과 같은 것을 1홉쯤 내리고 나았다. 아버지가 조열(潮熱)한 병이 있어도 태(胎)에 병이 전하는데 하물며 어머니에게 있어서야 말할 필요가 있겠는가? 이것

이 동원(東垣)이 말한 홍사류(紅絲瘤)의 증세인 것이다. 《丹心》

두창(痘瘡)의 제증(諸症)

처음 열이난 3일은 상한(傷寒)과 비슷하고 첫 열에서 보두(報痘)에 오기까지 상한(傷寒)의 육경증(六經症)과 비슷하다. 6일뒤를 잡증(雜症)이라고 하고 보두(報痘)에서 수엽(收靨)에 오기까지를 불통 증세라하며 증세가 이상한 것을 변증(變症)이라 하고 수두(水痘)와 반진(斑疹)을 유증(類症)이라 하며 치료를 못하는 것을 양증(壞症)이라 하며 남아 있는 독을 채증(瘥症)이라고 한다. 《入門》

보두(報痘)는 두증(痘症)을 확인하는 것이고, 수엽(收靨)은 창가(瘡痂) 즉 딱지가 떨어지는 것이다.

두창(痘瘡)을 치료할 때

두창(痘瘡)의 치료 방법은 혹은 발표(發表)하고 혹은 해기(解肌)하고 혹은 독을 삭이며 피를 차게 하고 또는 폐(肺)를 맑게해서 그 장부(臟腑)를 조정하고 음식을 순조롭게 하며 피해야 하는 것을 삼가하고 섭양(攝養)을 적절하게 하며 차고 더러운 것을 조절해서 나올 때에 경락(經絡)의 불쾌함이 없도록 하고 고름이 되어서 결가(結痂)가 아름답게 하고 이미 나은 다음에 유독(遺毒)과 유한(流汗) 및 슬리(膝理)가 허한 것과 목질(目疾)의 신막(腎膜) 및 창절(瘡癤)·옹류(癰瘤)와 후폐(喉閉)·일종(溢腫) 및 조열(兆熱)과 한설(汗泄)등 증세가 생기지 않도록 하는 것이 치료 방법의 큰 꾀가 되는 것이다. 《海藏》

두창(痘瘡)이 기육(肌肉)에서 일어나고 양명위기(陽明胃氣)가 주관하는데 비토(脾土)가 일단 온화하면 위기(胃氣)가 따라서 화창해서 결코 꺼질 염려가 없는 것이다.

모든 열을 갑자기 없애지 말고 당연히 천천히 풀어야 되는데 대개 두창(痘瘡)의 열이 없으면 일어나기가 잘 안 되는데 비유하면 콩을 심어서 천시(天時)의 따뜻한 때를 만나야만 쉽게 나는 것과 같다. 《直指》

대개 두(痘)가 나는 것이 더디고 발반(發斑)이 게으른 것과 또는 근처가 홍활(紅活)하지 않은 것은 치료를 속해 해야 되고, 신수방관(神手傍觀)하고 죽기만을 기다려서는 안 된다. 《正傳》

창진(瘡疹)은 오직 온화하고 순수한 약을 써야 되고, 경솔(輕率)하게 급망(急妄)한 약을 써서 풍냉(風冷)을 받게 해서는 안 된다.

창진(瘡疹)의 처음과 끝에 이상한 잡증(雜症)이 없으면 설사를 시키지 말고 당연히 온화한 약을 쓰고 젖을 자주 먹여서 풍냉(風冷)을 받지 않도록 하는 것이 좋은 것이다. 《錢氏》

온화한 약이란 열제(熱劑)가 아닌

형개(荊芥)·박하(薄荷)·방풍(防風)·악실(惡實)·감초(甘草)의 종류를 말하는 것이다. 활인서(活人書)에는 서점자탕(鼠粘子湯)·결고해독방풍탕(潔古解毒防風湯)을 적절하게 쓰라고 하였다. 《海藏》

악실(惡實)·연교(連翹)·산사(山楂)·감초(甘草)는 두창(痘瘡)의 처음과 끝에 반드시 써야 되는 약이다. 《丹心》

처음과 끝을 모두 실없이 내리지 말고 다만 온량(溫凉)한 약을 쓰고 겸해서 독을 풀며 가운데를 온화하게 하고 겉을 편하게 할 따름이다. 《正傳》

큰 열이 있으면 소변을 흘려야 하는데 도적산(道赤散)·사령산(四苓散)을 쓰고 약간의 열이 있으면 독을 풀어야 하는데 소독음(消毒飮)·사성산(四聖散)을 쓴다. 《錢氏》

홍사류(紅絲瘤)

한 부인이 아이를 나았는데 온몸에 홍사유(紅絲瘤)가 나서 구해 내지를 못하고 또한 다음에도 3~5아이를 나아도 그러하니 동원(東垣)이 말하기를 「이것은 남자의 신(腎)속에 복화(伏火)가 있고 정액속에 홍사(紅絲)가 있어서 기(氣)서로 전해서 아이를 낳기 때문에 이 증세가 있는 것인데 속명 태유(胎瘤)라고 한다.」하고 그 사람에게 자세히 보라 했더니 과연 그 말과 같았다. 결국은 자신환(酒腎丸)을 두어번 먹어서 신(腎)속의 화사(火邪)를 사(瀉)하고 술과 고기및 시끄러운 음식을 피하도록 하고 그의 처(妻)에게 육미지황원(六味地黃元)을 먹여서 그 음혈(陰血)을 기른 다음에 수태한지 5개월만에 황금(黃芩)·백출(白朮)을 가루로하여 먹이고 아이를 낳으니 먼저의 증상이 없어졌다. 《東垣》

단유(斷乳)

어린 아이의 젖을 끊으려면 화미고(畵眉膏)를 쓴다. 《入門》

소아(小兒)의 제병사증(諸病死症)

눈 위의 붉은 맥이 아래로 내려와서 눈동자를 꿰는 것과 신문(顖門)이 솟아 오르거나 또는 꺼져드는 증세(心氣)가 끊어질 때)는 죽게 된다.

코가 마르고 검으며 마르는 증세(肺氣)가 끊어진 때는 죽게 된다.

배가 크고 청근(靑筋)이 있는 증세(脾氣)가 끊어진 때는 죽게 된다.

눈을 곧바로 보고 보아도 눈동자가 구르지 않는 증세(五臟)이 모두 끊어진 때와 손톱이 검은 증세(肝氣)가 끊어진 때는 죽게 된다.

혀가 입밖으로 나오는 증세(心氣)가 끊어진 때는 죽게 된다.

이빨을 갈고 사람을 무는 증세(腎氣)가 끊어진 때는 죽게 된다.

입이 물고기 입과 같고 기(氣)가 급해서 울어도 소리가 나지 않는 증세

(肺氣)가 끊어진 때는 죽게 된다.
 회충(蛔蟲)이 저절로 나오는 증세 (胃氣)가 끊어진 때는 죽게 된다.
 대개 병이 들어 땀이 나서 구슬처럼 맺히고 흐르지 않는 증세와 머리털이 위로 거슬러 올라가는 증세 및 입술과 입이 마르고 눈가죽이 뒤집어지며 입속의 기가 차고 손과 발이 드리워지고 누워 있는 형태가 묶어 놓은 것과 같으며 손바닥이 냉한 증세는 모두 죽게 된다. 《入門》
 오연(五軟)·오경(五硬)·오냉(五冷)·오건(五乾)이 모두 나쁜 증세이다. 《直小》

오연(五軟)과 오경(五硬)

 오연(五軟)이란 1은 머리 끝이 연한 것이고, 2는 손이 연한 것이며, 3은 다리가 연한 것이고, 4는 몸이 연한 것이며, 5는 입이 연한 것이니 머리끝이 연한 것은 천주골(天柱骨)이 무너진 것인데 건골산(健骨散)을 두루 쓰고 밖으로는 생근산(生筋散)을 붙이며 연한 것은 움직일 힘이 없으니 의이환(薏苡丸)을 쓰고 다리가 연한 것은 걸음이 더딘 탓이니(치료 방법은 아래에 있음) 몸이 약한 것은 살이 적고 피부가 저절로 서로 떠나며 또는 온몸에 힘줄이 연한 것이니 녹용(鹿茸) 4근알에 당귀(當歸)·청염(靑鹽)을 더해서 쓰고 입이 연한 것은 말이 더딘 탓이니 치료 방법은 아래에 있고 위와 같은 오연(五軟)은 모두 품수(禀受)가 모자라는 데 있다. 토사(吐瀉) 때문에 생긴 것인데 치료하지 않으면 경질(硬疾)이 되는 것이다. 《入門》
 오경(五硬)이란 두항경(頭項硬)·수경(手硬)·신경(身硬)·구경(口硬)이니 경(硬)이란 것은 뻣뻣하고 얼음처럼 찬 것으로서 바로 간(肝)이 풍사(風邪)를 받은 증세이니 오약순기산(烏藥順氣散)을 쓴다. 《綱目》

말과 걸음이 더딜 때

 말이 더딘 것은 오연(五軟) 가운데 구연(口軟)이 바로 그것인데 아이가 태(胎)에 있을 때에 어머니가 놀랄 일이 있었으면 경기(驚氣)가 심(心)의 포락(包絡)에 들어가서 아이로 하여금 심신(心神)이 모자라서 설본(舌本)이 통하지 않기 때문이니 창포환(菖蒲丸)을 쓴다. 《錢乙》
 어린 아이의 모든 병 뒤에 말을 못하는 것은 계두환(鷄頭丸)을 쓴다. 《錢乙》
 5살까지 말을 못하면 폐인으로 생각하는데 육미지황원(六味地黃元)에 오미자(五味子)·녹용(鹿茸)을 더한 약과 보중익기탕(補中益氣湯)을 쓰니 반년이 되니 결국은 한두마리를 하고 1년이 지나니 말을 모두 하는 것이다. 《回春》—
 걸음이 더딘 것은 바로 각요증(脚凹症)이니 이것은 기혈(氣血)이 모자라고 골수(骨髓)가 충만(充滿) 되지 못해서 연약하고 행하지 못하며 또는 간(肝)과 신(腎)이 같이 하는데 기인되기도 하니 간(肝)이 근(筋)을 주관하는데 근(筋)이 약하면 뼈를 묶지 못하는 것이다. 육미지황원(六味地黃元)에 녹용(鹿茸)・우슬(牛膝)・오미자(五味子)・오가피(五加皮)를 더해서 오래 먹고 호골환(虎骨丸)이 역시 좋으며 또는 오가피산(五加皮散)을 쓰기도 한다. 《得効》

어린 아이의 걸음이 더디고 치아(齒牙)가 늦게 나며 해로증(解顱症)이 있는 것은 오연(五軟)속의 학슬병(鶴膝病)으로 인해서 눈동자가 희고 근심이 많은 증세이니 이것은 품수(禀受)와 견기(堅氣)가 모자라서 그러한 것이다. 육미지황원(六味地黃元)에 녹용(鹿茸)을 더해서 보하고 또한 조원산(調元散)을 쓰기도 한다. 《回春》

어린 아이의 학슬증(鶴膝症)은 품수(禀受)가 모자라고 혈기(血氣)가 허하여 기육(肌肉)이 여위고 골절(骨節)이 드러나서 학의 무릎과 같이 되는 것으로 첫째는 신(腎)이 허한 데서 생기는 증세이다. 육미지황원(六味地黃元)에 당귀(當歸)・우슬(牛膝)・녹용(鹿茸)을 더하여 오래 먹고 겸해서 천남성(天南星)을 구워 가루로하여 뜨겁게 해서 붙이면 아주 좋다. 《回春》

백반(白礬)

어린 아이의 제창(臍瘡) 및 배꼽속에 즙이 나와서 멎지 않는 증세를 치료하니 가루를 바른다.

처음 난 아이가 피막(皮膜)이 석류(石榴)의 막과 같은 것이 혀를 싸고 있으면 손톱으로 피를 내고 고백반(枯白礬) 가루를 붙이면 낫는데 만약 그대로 두면 아이가 반드시 벙어리가 되는 것이다.

지룡즙(地龍汁)

어린 아이의 열병(熱病)과 전간(癲癎)을 치료하는데 즙을 내서 약간 먹는다. 《本草》

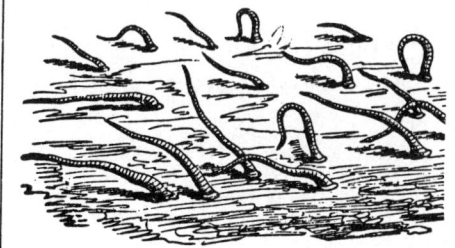

복용간(伏龍肝)

어린 아이가 적유단독(赤遊丹毒)이 몸의 위와 아래에 다니다가 심장(心臟)에 닿으면 죽게 되니 복용간(伏龍肝)을 가루로하여 파초즙(芭蕉汁) 또

는 계란 흰자 또는 샘물에 섞어서 바른다. 《本草》

호분(胡粉)

치료하지 않으면 기 뱃가죽이 푸르고 검을 때는 속히 즉사한다. 술에 호분(胡粉)을 타서 배에 바르고 또한 뜸을 쓴다. 《資生》

남엽즙(藍葉汁)

감충(疳蟲)과 어린 아이의 장열감(壯熱疳)을 치료하니 즙을 마시고 또는 단독(丹毒)이 속으로 들어간 것을 치료한다. 《本草》

황련(黃連)

감충(疳蟲)을 치료하니 저두(猪肚)를 쪄서 같이 찧어 환약을 만들어 먹는다.

또한 비감(鼻疳)을 치료하고 코밑의 창(倉)에 가루로하여 1일 3번을 붙인다. 《本草》

포황(蒲黃)

어린 아이의 허열(虛熱)에는 꿀에 섞어서 열매처럼 만들어 먹으면 아주 유익한 것이다. 《本草》

저근(苧根)

어린 아이의 악독창(惡獨瘡)이 오색무상(五色無常)한 것을 치료하니 저근(苧根) 달인 탕물에 1일 3~4번을 목욕시킨다. 《本草》

암순(鵪鶉)

어린 아이의 감리(疳痢)에 오색(五色)을 사(瀉)하는 것을 치료하니 구워서 아침마다 먹이면 보가 되고 이질(痢疾)을 낫게 한다. 《本草》

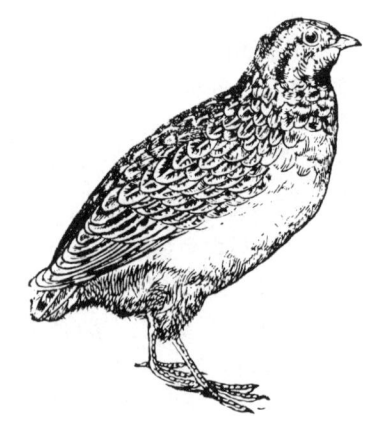

납설수(臘雪水)

어린 아이의 열간(熱癇)으로 미처서 소리를 지르는데 약간 따뜻하게 해서 먹이고 적유단독(赤遊丹毒)에 그물을 바른다. 《本草》

염초(焰硝)

어린 아이의 화단독(火丹毒)에 초(硝)를 탕물에 넣고 닭의 털로써 자주 바른다. 《本草》

죽엽(竹葉)

어린 아이의 경열(驚熱)에 달여서 즙을 마신다.

죽력(竹瀝)이 더욱 좋으니 1~2홉을 따뜻하게 먹는다. 《本草》

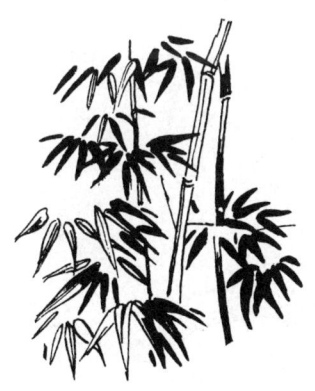

왕과(王瓜)

어린 아이의 이질(痢疾)에 배꼽을 봉하면 좋은 처방이 된다. 과등(瓜藤)의 서리 맞은 것을 말려서 불에 태워 가루로하여 향유(香油)에 섞어서 배꼽 속에 넣으면 바로 효과가 있다. 《醫鑑》

산장(酸漿)

어린 아이가 먹으면 열을 없애고 유익한 것이다. 《本草》

사군자(使君子)

어린 아이의 감충(疳蟲)과 회충(蛔蟲) 및 촌백충(寸白蟲)을 죽이니 속의 씨를 내서 먹으면 벌레가 바로 내린다. 《本草》

편축(篇蓄)

어린 아이의 회충통(蛔蟲痛)을 치료하니 달여서 즙을 진하게 먹이면 바로 내리고 달인 즙으로 쑨 죽도 역시 좋다. 《本草》

유서(柳絮)

많이 모아서 이부자리의 솜을 대신해 쓰면 유연해서 어린 아이에게 적합하니 성질이 서늘하기 때문이다. 《本草》

구뇨(龜尿)

어린 아이의 구배(龜背)를 치료하

니 오줌을 내서 등에 문지르면 바로 차도가 있다. 《本草》

즉어(鯽魚)

어린 아이의 뇌감(腦疳)에 코가 가렵고 머리털이 꼿꼿하고 얼굴이 누르며 여위는데 붕어의 쓸개를 내서 콧속에 그 즙을 떨어뜨려 넣으면 3～5일이면 차도가 있다.

두창(痘瘡)과 구창(口瘡)에 붕어의 머리를 태워서 가루로하여 바른다. 《本草》

노봉방(露蜂房)

어린 아이의 적·백리(赤·白痢)를 치료하니 태워서 가루로하여 바른다.

대·소변이 통하지 않는데 벌집을 태워서 가루로하여 술에 타서 1일 2번으로 1돈씩 먹인다. 《本草》

별(鱉)

어린 아이의 탈항(脫肛)에 머리를 태워서 가루로하여 먹인다. 《本草》

어린 아이의 골증(骨蒸)과 노수(勞瘦)에 살을 고아서 먹인다.

천남성(天南星)

경풍(驚風)에 목이 잠기고 말을 못하는 것과 모든 병 뒤에 말을 못하는 것을 치료한다. 남성(南星) 1개의 껍질과 배꼽을 버리고 포(泡)해서 가루로 한 것을 3살 아이는 1자 또는 반돈을 저담즙(猪膽汁)으로 섞어 내리면 바로 말을 하고 신통하게 낫는다. 《醫鑑》

백강잠(白殭蠶)

어린 아이의 객오(客忤)와 제풍(臍風)·촬구(撮口)·구금(口噤)에 2개를 가루로하여 꿀에 섞어서 입술 안에 붙이면 바로 차도가 있다. 《本草》

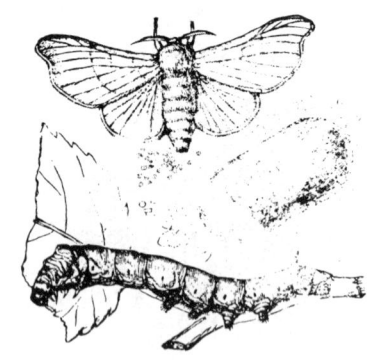

모서분(牡鼠糞)

어린 아이의 감(疳)과 정계(丁奚) 및 포로증(哺露症)에 진흙으로 싸서 불에 구워 뼈는 버리고 살을 내서 5가지 맛을 섞어 국을 끓여 먹인다. 뼈를 먹이면 여위게 된다. 《本草》

벽전(壁錢)

어린 아이의 토역(吐逆)에 27마리를 잡아서 달여서 즙을 먹인다. 《本草》

제조(蠐螬)

단독(丹毒)이 거죽속에 돌아다녀서 잠기고 들뜬 데는 제조즙(蠐螬汁)으로 바르면 좋다. 《本草》

섬어(蟾蜍)

어린 아이의 감충(疳蟲)을 죽이니 불에 태운 재를 미음(米飮)에 타서 먹는다. 감창(疳瘡)과 제(臍)·구창(口瘡)에 태워서 가루로하여 붙인다. 《本草》

웅서분(雄鼠糞)

어린 아이의 치아(齒牙)가 나지 않는데는 21알을 내서 매 1알을 가루로 하여 잇몸에 문지르면 21일이면 이가 나는 데 그 두 머리가 뾰족한 것이 숫놈의 것이다. 《本草》

소하(小鰕)

어린 아이의 적백유진(赤白遊疹)과 단독(丹毒)에 개울속의 아주 작은 새우를 생으로 찧어서 붙인다. 《本草》

수질(水蛭)

어린 아이의 단독(丹毒)과 적백유진(赤白遊疹)에 기침법(蜞鍼法)을 쓰는데 거머리를 잡아서 나쁜 피를 빨아내게 하면 좋다. 《本草》

지주(蜘蛛)

어린 아이의 큰 배와 정계증(丁奚症)과 3살에 걷지 못하는 것을 치료하니 태워서 먹인다. 《本草》

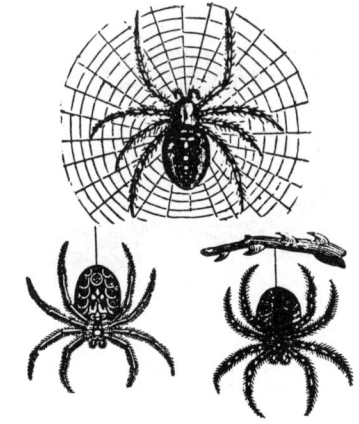

사세(蛇蛻)

어린 아이의 120가지의 경간(驚癎)에 불로 태워 재로해서 먹는다.
몸의 모든 창(瘡)에 태운 가루로하고 돼지 기름에 섞어 붙인다. 《本草》

작옹(雀瓮)

어린 아이의 만경(慢驚)에 천장자(天漿子 = 雀瓮)·전갈(全蝎)·백강잠(白殭蠶) 각 3마리를 가루로하여 마황전탕(麻黃煎湯)으로 1자를 섞어 먹으면 신통한 효과가 있다.

경간(驚癎)에 즙을 내서 먹이고 계속 먹이면 아이가 병이 없다.

촬구증(撮口症)에 입 가장자리에 즙을 바르면 바로 차도가 있다.《本草》

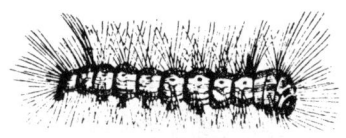

건시(乾柿)

쌀가루에 타서 죽과 인절미를 만들어서 어린 아이의 가을 이질(痢疾)에 먹인다.《本草》

이(梨)

심장(心臟)의 풍열(風熱)로 혼곤(昏困)하고 조민(燥悶)한 것을 치료하니 생 배 즙에 쌀을 넣고 국을 끓여 먹인다.《本草》

담수(痰嗽)와 천식(喘息)을 치료하니 씨를 버리고 꿀을 넣어서 구워서 먹인다.《醫鑑》

지마(脂麻)

생으로 씹어서 어린 아이의 두창(頭瘡)에 붙이면 좋고 또한 연절(軟癤)을 치료한다.

한열(寒熱)이 있을 때는 즙을 내 먹인다.《本草》

적소두(赤小豆)

어린 아이의 단독(丹毒)과 볼의 연절(軟癤)에 찧어 가루로하여 계란 흰자에 섞어 바르면 바로 사라진다.《本草》

요실(蓼實)

어린 아이의 두창(頭瘡)에 찧어 가루로하여 계란 흰자에 섞어 바른다.《本草》

동과인(冬瓜仁)

만경풍(慢驚風)에 가루로 먹거나 달여 먹어도 모두 효과가 있다.《得效》

마치현(馬齒莧)

어린 아이의 감리(疳痢)에 삶아서 5가지 맛을 섞어 공복에 먹인다.
두(痘)가 난 뒤의 반흔(瘢痕)과 백독창(白禿瘡)에 즙을 고아 고약을 만들어 바른다. 《本草》

개자(芥子)

두(痘)가 나는 것이 유쾌하지 못하고 색이 홍윤하지 않은데 자초음(紫草飮)을 내복시키고 개자(芥子)가루를 백탕(白湯)에 섞어서 고약과 같이 하여 아이의 발바닥에 바르고 마르면 다시 바르는데 바로 두(痘)가 유쾌하게 나오고 홍활(紅活)해진다. 《入門》

계장초(鷄腸草)

어린 아이의 적백리(赤白痢)에 찧어서 즙을 내서 1홉을 타서 먹이면 아주 좋다. 《本草》

인조갑(人爪甲)

어린 아이가 처음나서 경기(驚氣)가 많은데 부모의 양쪽 손의 손톱을 베어 태워서 가루로하여 면풀에 삼씨크기로 환을하여 1알을 샘물에 개어 먹인다. 《千金》

수근(水芹)

어린 아이의 더운 열과 곽란(霍亂)·토사(吐瀉)를 치료하니 즙을 내어 먹이고 또는 달여서 먹인다. 《本草》

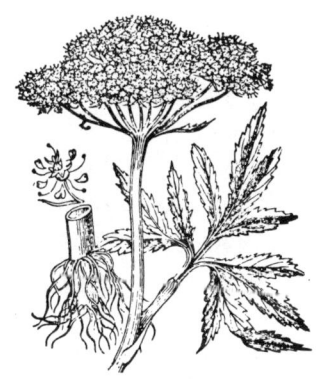

난발회(亂髮灰)

어린 아이가 열창(熱瘡)에 흩어진 머리를 달걀 뭉치만큼 해서 남비에 볶아 기름을 내서 바르면 매우 좋다. 《本草》

계란(鷄卵)

어린 아이의 감리(疳痢) 및 휴식리(休息痢)에 계란을 황랍(黃蠟)에 섞어서 달여 떡쪽을 만들어 먹인다. 머리와 몸의 모든 창(瘡)에 계란 껍질을 가루로해서 돼지 기름에 타서 붙인다. 《本草》

백압(白鴨)

어린 아이의 열경간(熱驚癎)과 두창(頭瘡)에 살을 내서 파와 두고(豆鼓)를 넣어 고아서 즙을 먹인다. 《本草》

아모(鵝毛)

가볍고 가는 털을 가지고 솜을 만들어 러인 아이의 이부자리속에 넣으면 좋고 경간(驚癎)을 치료하니 그의 성질이 서늘한 때문이다. 《類聚》

야명사(夜明砂)

어린 아이의 무고감(無辜疳)과 모든 감(疳)을 치료하니 야명사(夜明砂)를 볶아서 가루로하여 음식에 넣어 마음대로 먹는다. 《本草》

노자분(鸕鷀糞)

어린 아이의 감회(疳蛔)에 똥을 내서 가루로하고 돼지 고기를 구워서 발라 먹이면 특효가 있다. 《本草》

오가피(五加皮)

어린 아이가 3살에 걸음을 못 걷는데는 껍질을 가루로하여 매 1돈을 죽에 섞어 먹되 술을 약간 넣고 1일 3번을 먹으면 바로 걷게 된다. 《本草》

백설조(白舌鳥)

어린 아이가 오래 말을 못하는 데 살을 구워서 먹는다. 《本草》

바로 꾀꼬리인데 일명 반설(反舌)이라고도 한다. 《綱目》

와우(蝸牛)

젖먹이의 경풍약(驚風藥)에 넣으면 아주 좋으니 잘 갈아서 쓴다. 《本草》

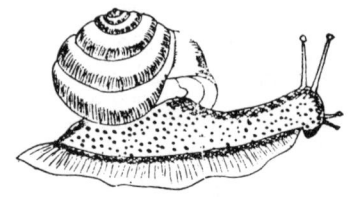

사향(麝香)

어린 아이의 경간(驚癎)과 객오(客忤)에 당문(當門)한 것 1알이 주사(朱砂)와 같은 것을 가루로하여 더운 물에 타서 먹인다. 《本草》

우황(牛黃)

어린 아이의 경간(驚癎)에 미민(迷悶)하고 눈을 곧바로 보며 입을 다문

것을 치료하니 우황(牛黃)콩알만큼을 개어서 꿀물에 타서 먹는다.《本草》

웅담(熊膽)

어린 아이의 오감(五疳)에 벌레를 죽인다. 콩알만큼한 것 두개를 내서 젖이나 죽력(竹瀝)에 개어 먹인다.《本草》

아교(阿膠)

신(神)을 양육(養育)하는데 이런 아이의 경풍(驚風) 다음에 눈의 눈동자가 바르지 않는 것을 치료하니 아교(阿膠) 1배에 인삼(人蔘) 반배를 달여 먹는다.《本草》

호골(虎骨)

물을 끓여서 어린 아이를 목욕시키면 창개(瘡疥)와 귀주(鬼疰) 및 경간(驚癎)을 없앤다.
호조(虎爪)를 어린 아이의 팔에 매어 두면 악귀(惡鬼)를 몰아낸다.
놀라서 우는 것과 객오(客忤)에는 호랑이의 눈동자를 가루로하여 죽력(竹瀝)으로 섞어 내린다.《本草》

저유즙(猪乳汁)

어린 아이의 경간(驚癎)과 천조(天吊)에 돼지 젖 2홉에다 솜을 담가서 아이의 입속에 넣어 빨게 하고 또는 주사(朱砂)·우황(牛黃)을 각각 약간씩 넣으면 더욱 좋다.

선각(蟬殼)

어린 아이의 경간(驚癎)과 야제(夜啼), 신열(身熱)을 치료하니 가루로하여 먹인다.
껍질을 물로 달여 먹으면 두진(痘疹)이 나는데는 아주 유쾌하다.《本草》

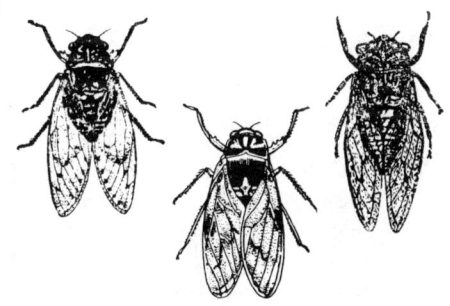

토육(兎肉)

섣달에 토끼 고기를 장에 담가 먹으면 어린 아이의 완두창(豌豆瘡)을 미리 막고 비록 난다해도 아주 적다.《本草》

해(蟹)

어린 아이의 두골(頭骨)이 해로(解

顖)해서 아물지 않는데 게(蟹)의 흰 껍질 가루를 같이 찧어 신문(顖門)에 붙이면 바로 아물게 된다.《本草》

와(蛙)

어린 아이의 열창(熱瘡)에 찧어 붙이면 좋다.
적백리(赤白痢) 및 설사(泄瀉)와 번열(煩熱)에 지지거나 태워서 가루로하여 먹인다.《本草》

박하(薄荷)

어린 아이의 경풍(驚風)의 심한 열을 치료하고 또한 풍연(風涎)을 치료하고 중요한 약이 되는데 달인 즙을 먹인다.《本草》

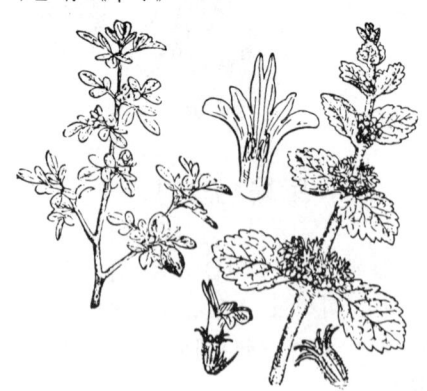

율모각(栗毛殼)

어린 아이의 화단(火丹)과 오색단(五色丹)에 밤껍질을 달여서 즙으로 씻는다.《本草》

포도(葡萄)

두진(痘疹)이 나지 않는데 먹이면 모두 나오니 또는 술에 개어서 먹어도 좋다.《本草》

호음경(狐陰莖)

어린 아이의 음경(陰莖)이 짓무르고 음란(陰卵)이 부은 달여 먹거나 구워 먹으면 모두 좋다.《本草》

저담(猪膽)

어린 아이의 두창(痘瘡)에 저담즙(猪膽汁)을 바른다.
백독창(白禿瘡 = 머리의)에 납저분(臘猪糞)을 태워서 가루로하여 붙인다.《本草》

침구법(鍼灸法)

어린 아이가 처음 나서 제풍(臍風)과 촬구(撮口)에 모든 약이 효과가 없는데 연곡(然谷)에 침(鍼) 3푼을 넣고 또 3장을 뜸하면 바로 효과가 있다.《三因》
전간(癲癇)과 경풍(驚風)에 신정(神庭) 7장을 뜸하고 코위로부터 발제

(髮際)에 3푼, 완완(宛宛) 속에 3장을 뜸하되 쑥심지를 밀알 크기와 같이하고 또 백회(百會)의 계맥(瘈脈)을 택한다. 《綱目》

전간(巓癎)과 계종(瘈瘲)에 양교(兩蹻)가 주혈(主穴)인데 남양 여음(男陽 女陰)으로 낮에 일하는 것은 양교 갑맥(兩蹻 甲脈)을 택하고 밤에 일어나는 것은 음교 조해(陰蹻 照海)를 택해서 각각 27장을 뜸한다. 《易老》

급・만경(急・慢驚)에 인당(印堂)을 뜸한다.

급・만경풍(急・慢驚風)의 위험한 증세에 뜸하기가 어려운 것은 먼저 두 젖꼭지의 검은 살 위에 남좌, 여우로 3장을 뜸하고 다음 발제(髮際)・미심(眉心)・신회(顖會)에 각각 3장씩 뜸한다.

손과 발의 큰 발가락을 혈(穴)로 해 벽(癖)을 뜸하는 법이 혈(穴)은 어린 아이의 등뼈속에 있으니 미저골(尾骶骨)에서부터 손으로 등뼈의 양쪽 곁을 먼저 올라가면 혈근(血根)이 움직이는 곳에 양혈(兩穴)이 있으니 매 일혈(一穴)에 동전 서푼으로 눌러 덮고 쑥심지를 동전 구멍에 잘 놓아서 각각 7장을 뜸하는데 이 혈(穴)이 벽(癖)의 뿌리가 혈(血)을 꿰뚫은 곳이다. 《回春》

어린 아이의 학질(瘧疾)이 오래된 데 육정(肉庭)을 1장 뜸하고 대추(大顀)와 백회(百會)를 각각 뜸을 하되 수년장(手年壯) 한다. 《綱目》

어린 아이의 곽란(藿亂)에 남자는 왼쪽 여자는 오른쪽으로 두번째 발가락 위에 3장을 뜸하면 바로 낫는다. 《得效》

어린 아이의 참색새 눈에 큰 손톱 뒤의 1치의 혈(穴)과 내겸(內兼)의 횡문(橫紋) 머리의 흰살의 부위에 각각 1장씩 뜸한다.

감안(疳眼)에 합곡(合谷)을 1장 뜸을 한다. 《綱目》

어린 아이의 탈항(脫肛)에 미저골(尾骶骨)의 뾰족한 위에 1장 뜸하고 또 배꼽속의 3장 백회(百會)에 7장을 뜸한다. 《綱目》

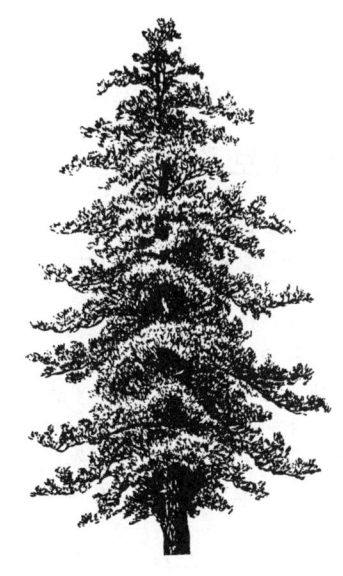

동의보감

초판 1쇄 발행 2011년 1월 10일
초판 9쇄 발행 2019년 11월 15일

지은이 허준
편 역 송영주
펴낸이 배태수   펴낸곳 신라출판사
등 록 1975년 5월 23일 제6-0216호
전 화 02)922-4735   팩 스 02)922-4736
주 소 서울 구로구 중앙로 3길12 (서봉빌딩)

ISBN 978-89-7244-103-8 03510
*잘못된 책은 구입한 곳에서 바꾸어 드립니다